作者简介

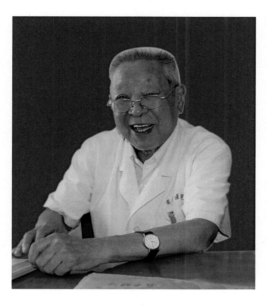

  徐景藩（1927.12～2015.3），江苏省中医院（南京中医药大学附属医院）主任中医师、终身教授，江苏省名中医。出生于江苏吴江盛泽镇的中医世家，1941年起随父徐省三学医，1944年夏从江浙名医朱春庐续学3载，1947年悬壶乡里，1952年报考卫生部"中医研究人员"班被录取，在北京医学院学习5年毕业，1957年至江苏省中医院，迄今一直从事医疗、教研工作。曾任江苏省中医院院长兼江苏省中医研究所所长，现任江苏省中医药学会名誉会长，中华中医药学会终身理事。1990年被遴选为全国500名老中医药专家之一，1992年敬受国务院政府特殊津贴，1993年被评为江苏省中医系统先进工作者，1994年被评为全国卫生系统先进个人，1996年获全国白求恩奖章，2009年4月评选为"国医大师"，2009年8月被评为"50位新中国成立以来感动江苏人物"。

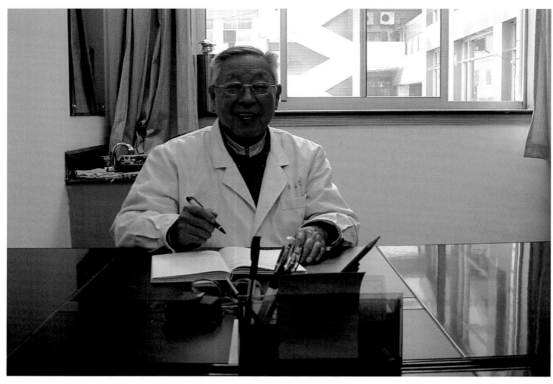

▲ 徐景藩教授坚持博览群书，笔耕不辍

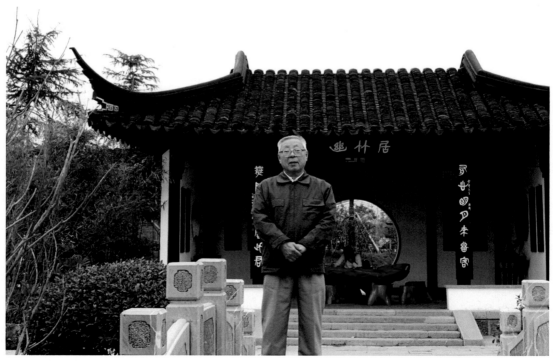

▲ 徐景藩教授游览幽竹居

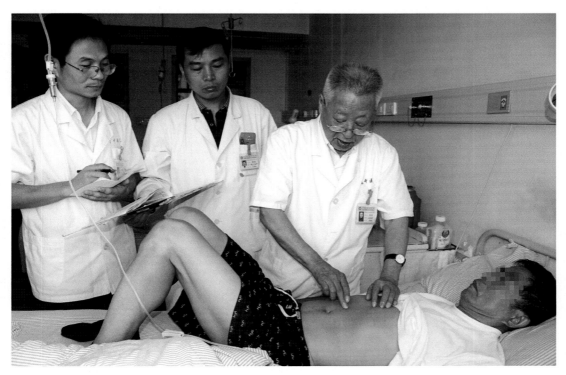

▲ 徐景藩教授在查房

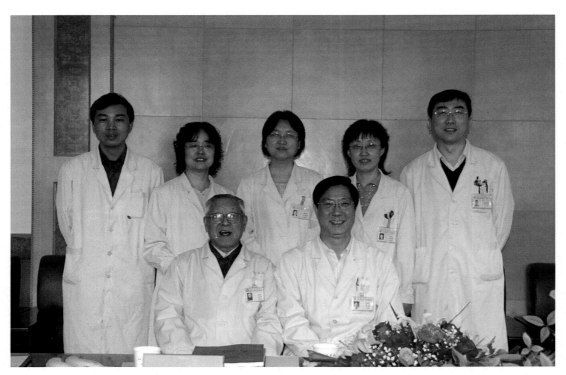

▲ 2007 年 4 月 13 日，"十五"国家科技攻关课题"徐景藩学术思想及临证经验研究"通过鉴定，徐景藩教授与课题组成员合影

中華醫藥 治病保健 源遠流長 民族瑰寶
博采眾長 勤學深研 繼承創新 啟後承前
認真診療 熱情恭謙 辨證用藥 合理檢驗
仁心為本 服務志堅 廉潔淳良 誠信可鑒
杏林之聲
丙戌春月令凡書

張機字仲景，南陽人也，嘗舉孝廉於同郡張伯祖，善於治療，尤精經方，舉孝廉，初為長沙太守，後在京師為名醫，於當時為上手，以宗族素多，向餘二百，建安紀年未及拾稔，其死亡者三分有二，傷寒十居其七，乃著論合十六篇，雖未能盡愈諸病，庶可以見病知源，若能尋餘所集思過半矣，故後世稱為醫聖。
醫林到修之首篇
丁亥荷月徐景藩書

永和九年歲在癸丑暮春之初會於會稽山陰之蘭亭修禊事也群賢畢至少長咸集此地有崇山峻嶺茂林修竹又有清流激湍映帶左右引以為流觴曲水列坐其次雖無絲竹管弦之盛一觴一詠亦足以暢敘幽情是日也天朗氣清惠風和暢仰觀宇宙之大俯察品類之盛所以遊目騁懷足以極視聽之娛信可樂也夫人之相與俯仰一世或取諸懷抱悟言一室之內或因寄所託放浪形骸之外雖趣舍萬殊靜躁不同當其欣於所遇暫得於己快然自足不知老之將至及其所之既倦情隨事遷感慨係之矣向之所欣俛仰之間以為陳跡猶不能不以之興懷況修短隨化終期於盡古人云死生亦大矣豈不痛哉每覽昔人興感之由若合一契未嘗不臨文嗟悼不能喻之於懷固知一死生為虛誕齊彭殤為妄作後之視今亦猶今之視昔悲夫故列敘時人錄其所述雖世殊事異所以興懷其致一也後之覽者亦將有感於斯文
錄蘭亭集序
丙戌八十叟令凡書

▲徐景藩教授部分書法作品

李×× 丙戌中秋

三年来经带上腹胀满，食后尤甚，嗳噫欲吐，胃中漉漉有声，畏寒，纳差，暖则舒，目昏眩，舌质偏淡，苔白，脉细濡，检查谓胃下垂、慢性胃炎。病属脾胃中阳不运，胃失和降，宗仲景法，以温药和之。苓桂术甘合二陈，拟写汤加减。

川桂枝 吴茱萸 淡干姜 佛手片
生白术 炒陈皮 福泽泻 炒谷芽开
云茯苓 姜半夏 紫苏梗 小红枣七枚

七帖，每日一帖，上下午两次兑温服。饮啜宜热，细嚼慢咽，勿过劳，调情志。

徐景藩（印）

徐景藩教授书写的处方（一）

×××× 江苏启东部 丙戌冬至前三日 膏方

年逾五旬，气血渐亏，不足抑且长期烦劳过度，阳气易张，阴液龙雷，心神不宁，胸胃升降失司，表此常发……目昏，耳鸣，腰膝酸软，胸胁……少寐，烦红苔……调阴潜阳宁心安神健运……中宫补消兼施，方治结合，候张身……

大生地 甘杞子 天麻 西洋参
山萸肉 藜首乌 珍珠母 炒白术
女贞子 东党参 双钩藤 淮山药
墨旱莲 杭菊花 白蒺藜 酸枣仁 橘络
生山楂 福泽泻 美瓜 白芍 龙眼肉
以上诸药依法熬制用真阿胶……膏……晚各一匙，开水冲服，忌食萝卜等品。

（药量两×××克）

徐景藩教授书写的处方（二）

国医大师徐景藩教授《金匮要略方论读本》手抄本 ▶

◀ 国医大师徐景藩教授《验苔大全歌诀》手抄本

国医大师徐景藩教授整理老师朱春庐《验案集粹》 ▶

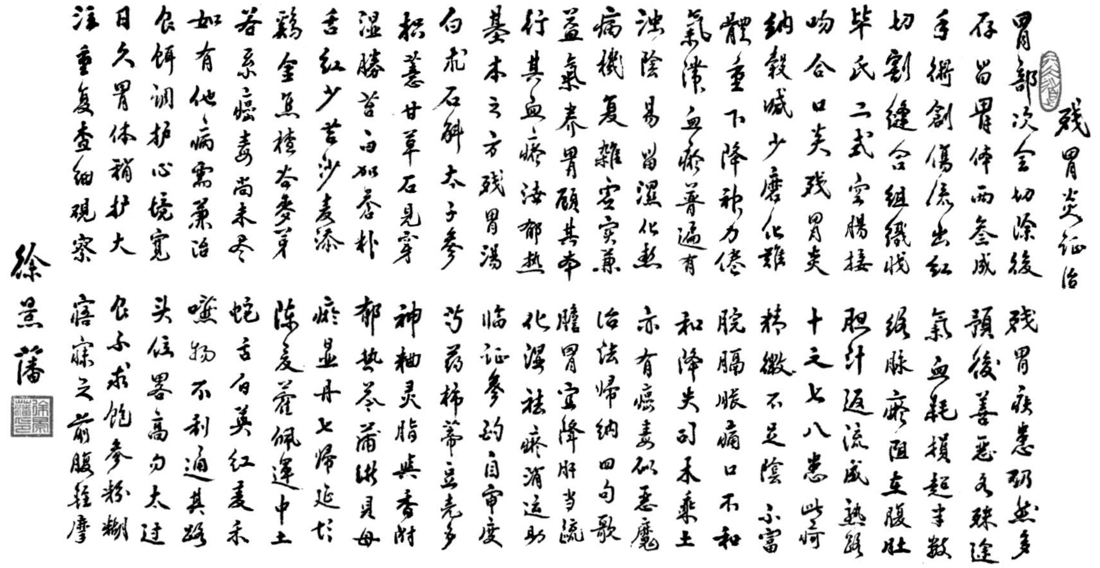

▲国医大师徐景藩教授脾胃病诊治歌括手迹（一）

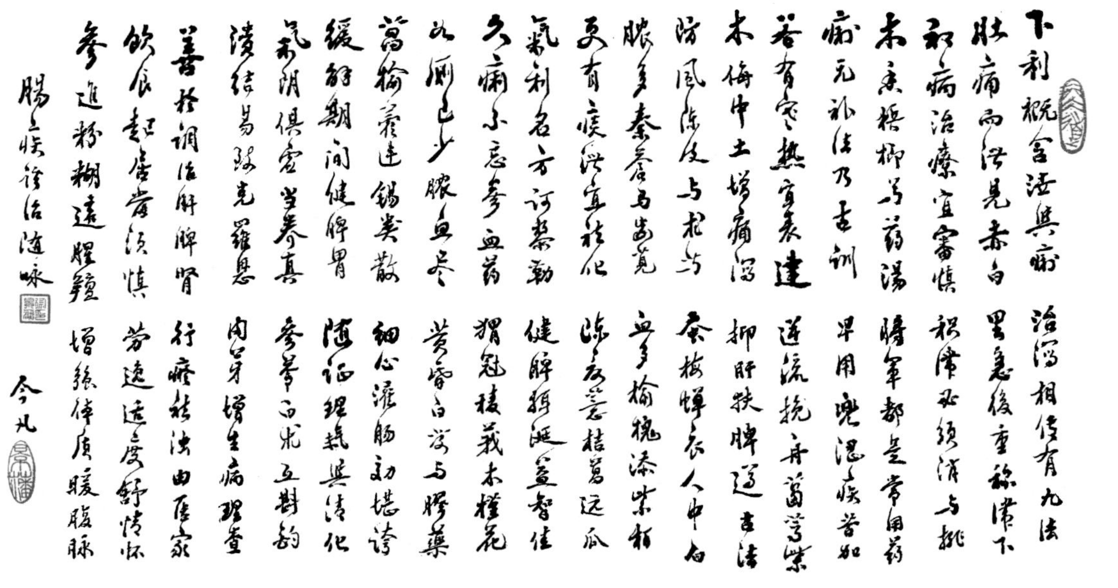

▲国医大师徐景藩教授脾胃病诊治歌括手迹（二）

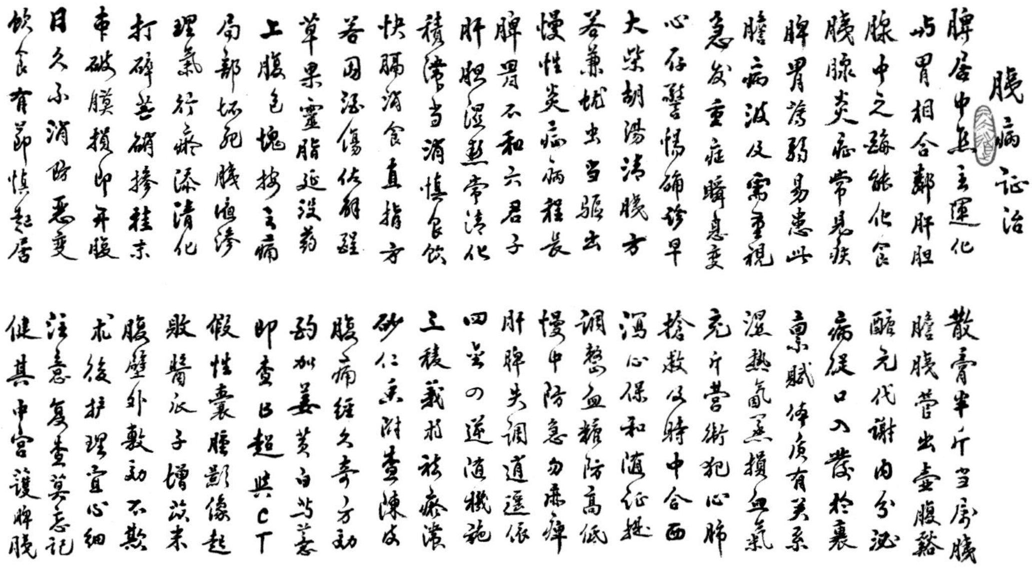

▲国医大师徐景藩教授脾胃病诊治歌括手迹（三）

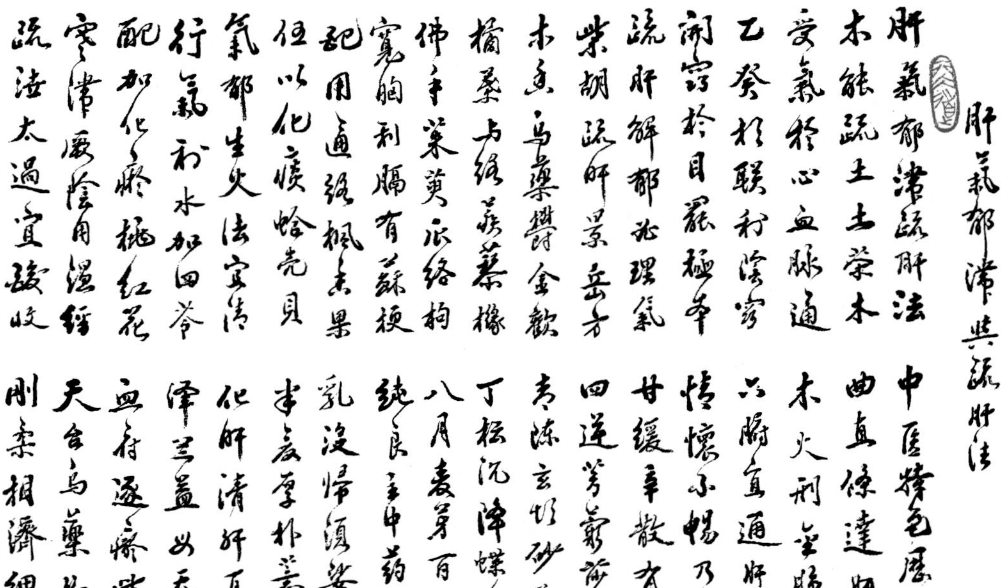

▲国医大师徐景藩教授脾胃病诊治歌括手迹（四）

国家出版基金项目
NATIONAL PUBLICATION FOUNDATION

"十二五"国家重点图书出版规划项目

国医大师临床研究

中华中医药学会 组织编写

徐景藩

脾胃病临证经验集粹

【第2版】

陆为民 徐丹华 罗斐和 整理

徐景藩 著

科学出版社
北京

内 容 简 介

　　本书是系统论述国医大师徐景藩教授脾胃病临证经验的学术著作，全书分六篇。第一篇为医论篇，"纵论"从脏象、病因病机等方面纵论脾胃的生理病理；阐述了脾胃病的诊治要论，尤其对食管病、残胃炎等常见而又较为疑难的疾患，详细介绍了作者自己独特的经验，"三脘"腹诊颇有临床参考价值；对胃病用药选择、刚柔配伍，以及胃病夹湿、夹瘀等都作了较为详细的叙述；介绍了与脾胃有关的疾患如肝胆胰等一些常见病及难治病的诊疗特点及经验；对历代前贤诊治脾胃病的经验及学术思想，进行了系统总结，并有自己的认识和观点。第二篇为医话篇，介绍作者临床诊治、用药等经验和体会，有助于拓宽思路。第三篇为歌括篇，收录脾胃（消化系）病诊治歌括 12 首及舌诊简歌 1 首，是对脾胃病症的理论认识与实践经验的概括，言简意赅。第四篇为医案篇，选择了作者历年来及其门人整理的脾胃系疑难病证验案 100 余例，并逐一进行了深入分析，对临床诊治有启迪作用。第五篇为继承篇，主要收集整理了徐老诊治脾胃病的经验，作为门人继承学习的体会，可与徐老所著医论、医话篇互参；并介绍了作者的从师习医、行医经历，治学精神，读书方法，临证心法等，对学医从医有很大帮助。附篇则将不能归类的与脾胃病学习有关的论述加以收集。

　　本书是脾胃病专著，可供临床医师和从事中医教学、科研工作者参考。广大群众阅读此书，对防治脾胃病，维护身体健康，也有裨益。

图书在版编目（CIP）数据

　徐景藩脾胃病临证经验集粹／徐景藩著；陆为民，徐丹华，罗斐和整理．—2 版．—北京：科学出版社，2015.6
　（国医大师临床研究）
国家出版基金项目"十二五"国家重点图书出版规划项目
　ISBN 978-7-03-045062-3

　Ⅰ. 徐⋯　Ⅱ.①徐⋯　②陆⋯　③徐⋯　④罗⋯　Ⅲ. 脾胃病-中医学-临床医学-经验-中国-现代　Ⅳ. R256.3

　中国版本图书馆 CIP 数据核字（2010）第 131787 号

责任编辑：鲍　燕／责任校对：张凤琴
责任印制：赵　博／封面设计：黄华斌　陈　敬

斜 学 出 版 社 出版
北京东黄城根北街 16 号
邮政编码：100717
http://www.sciencep.com
三河市春园印刷有限公司印刷
科学出版社发行　各地新华书店经销
＊
2010 年 8 月第 一 版　　开本：787×1092　1/16
2015 年 6 月第 二 版　　印张：31　插页：4
2025 年 3 月第九次印刷　　字数：735 000
定价：158.00 元
（如有印装质量问题，我社负责调换）

《国医大师临床研究》丛书序

2009 年 5 月 5 日，人力资源和社会保障部、卫生部和国家中医药管理局联合发布了《关于表彰首届国医大师的决定》。30 位从事中医临床工作（包括民族医药）的老专家获得了"国医大师"荣誉称号。这是新中国成立以来，中国政府部门第一次在全国范围内评选国家级中医大师。国医大师是我国中医药事业发展宝贵的智力资源和知识财富，在中医药的继承创新中发挥着不可替代的重要作用。将他们的学术思想、临床经验、医德医风传承下来，并不断加以发展创新，发扬光大，是继承发展中医药学，培养造就高层次中医药人才，提升中医药软实力与核心竞争力的重要途径。

为了弘扬中华民族文化，广泛传播和充分利用中医药文化资源，满足中医药人才队伍建设的需要；进一步完善中医药传承制度，将国医大师的学术思想、经验、技能更好地发扬光大。科学出版社精心组织策划了"国医大师临床研究"丛书的选题项目，这个选题首先被新闻出版总署批准为"十二五"国家重点图书出版规划项目，后经科学出版社遴选后申报国家出版基金项目，并在 2012 年获得了基金的支持。这是国家重视中医药事业发展的重要体现，同时也为中医药学术传承提供良好契机。国家出版基金是国家重大常设基金，是继国家自然科学基金、国家社会科学基金之后的第三大基金，旨在资助"突出体现国家意志，着力打造传世精品"的重大出版工程，在"弘扬中华文化，建设中华民族共有精神家园"方面与中医药事业有着本质和天然的相通性。国家出版基金设立六年来，对中医药事业给予了持续的关注和支持。

作为我国成立最早、规模最大的中医药学术团体，中华中医药学会长期以来为弘扬优秀民族医药文化、促进中医药科学技术的繁荣、发展、普及推广发挥了重要作用。本丛书编辑出版工作得到了中华中医药学会大力支持。国家卫生和计划生育委员会副主任、国家中医药管理局局长、中华中医药学会会长王国强亲自出任丛书主编。

作为中国最大的综合性科技出版机构，60 年来科学出版社为中国科技优秀成果的传播发挥了重要作用。科学出版社为本丛书的策划立项、稿件组织、编辑出版倾注了大量心血，为丛书高水平出版起到重要保障作用。

本丛书同时还得到了各位国医大师及国医大师传承工作室和所在单位的大力支持，并得到各位中医药界院士的支持。在此，一并表示感谢！

本丛书从重要论著、临床经验等方面对国医大师临床经验发掘整理，涵盖了中医原创思维与个性诊疗经验两个方面。并专设《国医大师临床研究概览》

分册，总括国医大师临床研究成果，从成才之路、治学方法、学术思想、技术经验、科研成果、学术传承等方面疏理国医大师临床经验和传承研究情况。这既是对国医大师临床研究成果的概览，又是研究国医大师临床经验的文献通鉴，具有永久的收藏和使用价值。

文以载道，以道育人。丛书将带您走进"国医大师"的学术殿堂，领略他们深邃的理论造诣，卓越的学术成就，精湛的临床经验；丛书愿带您开启中医药文化传承创新的智慧之门。

《国医大师临床研究》丛书编辑委员会

2013 年 5 月

第 2 版前言

《徐景藩脾胃病临证经验集粹》自 2010 年 8 月出版以来，历时 5 年，两次印刷，转瞬售罄，一时洛阳纸贵，一书难求，网络上竟出现全书的盗版扫描文件可供下载！本书自 2013 年春季断货以来，出版社多次接到读者电话询问重印、修订事宜。恰逢中华中医药学会和科学出版社联合组织编写国家出版基金项目《国医大师临床研究》丛书之契机，为满足读者参考学习之需求，经与出版社反复沟通，交换意见，决定对原书内容进行增补再版。

徐景藩教授继承和发扬吴门、孟河医派的学术思想，一生致力于脾胃病的临床诊疗工作，对食管病、慢性胃病、消化道出血、慢性肝胆胰疾患、慢性结肠炎等的研究从未间断，如对食管病主张调升降、宣通、润养，创"藕粉糊剂卧位服药法"；治胃病主张从三型论治，参用护膜法；创"残胃饮"治疗残胃炎症；治疗以便泄为主症的慢性结肠炎，创"连脂清肠汤"内服和"菖榆煎"保留灌肠法；脾胃病重视参用疏肝理气；用药注意刚柔相配、升降相须等法，不断提高疗效。他饱读经典，温故知新，对历代有关各家脾胃病的论著、医刊，反复研读，取其精华；他衷中参西，融会新知，汲取现代医学的先进成果，为我所用，以补中医之不足。发表的 130 余篇学术论文中，绝大部分为脾胃病专业性论文。徐老对脾胃病的诊疗经验，均源于他多年的临床总结和体会，他一贯强调"多劳者多能"、"实践出真知"，因此，读徐老的著作，易于理解，易于掌握，学习其经验，有助于提高自己的临证水平。

基于此，我们对徐老诊治脾胃病的经验再次加以收集、整理和补充，以更全面地反映徐老的学术思想。其中，主要补充了歌括篇，首次收录了徐老亲自撰写的脾胃（消化系）病诊治歌括 12 首（附舌诊简歌 1 首），是对脾胃病症的理论认识与实践经验的高度概括，言简意赅，有助记忆和掌握。医案篇则在原书基础上，增加了徐老历年来及其继承人整理的脾胃系疑难病证验案，总计 100 余例，逐一进行深入分析，探讨其病机、治法、处方、用药等特点，对临床诊治有启迪作用。继承篇则对徐老从师、习医、行医经历，治学精神，读书方法，临证心法等作了总结，并收集整理了继承人撰写的徐老诊治脾胃病经验的论文，作为学生学习的体会，继承中有创新，若能与徐老所著医论、医话等互参，则相得益彰。

在本书的整理过程中，得到了周晓波、邵铭、叶柏、周晓虹等诸位徐老门人、同道的大力支持，深表感谢！并以此书追忆我们敬爱的老师——徐景藩教授！

整理者

2015 年 6 月

第1版自序

脾胃位居中焦，为气机升降之枢纽，受纳水谷——外界各种营养物质，经腐熟、运化而成精微，充养全身以达脏腑躯体五官百骸。其重要性自不待言，故历来誉之为"后天之本"。千百年来，先贤医家对脾胃生理、诊疗与选方用药经验等论著，极为丰富且代有阐发，不断创新，这些宝贵财富，贻益后人，功莫大矣。

脾胃病证，基本上含概消化系统疾患。时至今日，随着物理、化学等科学研究成果在临床广泛运用，有助于进一步了解疾病本质，明确诊断，判测治效。诸多中医医疗机构，将原来内科脾胃病组（科）易名为"消化科"。所诊病种，主要包括食管、胃、肠及肝胆胰等疾患，诊疗人次常为内科诸专科之冠，亦常为中医中药特色较为突出之专科。以本院为例，2009 年我消化科全年门诊达 17 万人次，日门诊量平时为 800 人左右，最高达 1000 人次。二个病区 88 张床位，使用率超过 110%，出院 3500 人，天天有加床。门诊、病房、诊务繁忙，同事们应接不暇，人尽其才，各司其职，医教结合，教学相长。中医中药使用率高，中医综合疗法广为施治，中医护理特色亦相应彰显，科研工作有序进行。中医事业常青长兴，令人欣慰，深受鼓舞。

笔者自小学毕业即随父学医，秉承家业。弱冠悬壶，行医乡里。自 1957 年夏来院工作，从事脾胃（消化系）病证诊疗，迄今尚未退休。在工作中学习，向老一辈医家学，向同辈贤达学，向书本学习，学有所悟，学有所得，勤加记述。临证中点滴体会，治验案例，积累资料，日增月累，稿页渐增。撰文交流，辅导讲学，文稿不断修充。现由学术继承人陆为民、徐丹华、罗斐和、邵铭、周晓波及施建勇等编纂整理初成，恰值科学出版社编辑前来联系索稿，允将付梓，愿供读者参考，诚请同道指正。

时光岁月如箭，转瞬步入耄年。涉足医林已七十载，平凡一生，乐作奉献。事业发展，片瓦相添，夕阳余晖，老马扬鞭。平素常以座右之言对照、鞭策："读书由博到精，撷采众长，分析思考，须有自己见解。寸阴足惜，自学不懈。诊病务必细心，审因辨证，选方宜慎，择药熟知性能。针对病情，注重服药方法，冀其达到病所，旨在提高治效。勤于积累资料，撰文务实，常年不息，集腋始能成裘。"愿自勉并互勉之。

单兆伟

庚寅春

目　录

第一篇　医　论　篇

第二篇　医　话　篇

第三篇 歌 括 篇

第四篇 医 案 篇

第五篇　继　承　篇

附 篇

第一篇
医论篇

第一章　脾胃生理病理纵论

一、论　　脾

《难经·四十二难》谓："脾重二斤三两,扁广三寸,长五寸,有散膏半斤。"所描述扁而长的形态,颇似解剖学的脾脏。明代李梴《医学入门》载"脾扁似马蹄,微着左胁",对脾的形态、位置作了明确的补充。由此可见古今对脾的大体解剖学认识上是比较一致的。

但是,中医学所说的脾,也包括小肠在内。如《难经集注》杨玄操注谓:"脾,俾也,在胃之下,俾助胃气,主化水谷。"联系脾的功能,并重申与胃的密切关系。至于"在胃之下",似概指十二指肠和小肠,位置均在胃之下。亦可理解为胃主纳在先、在上,脾主化水谷在后、在下。脾主运化的功能,也包括小肠的吸收,这是无疑义的。

脾所包括的"散膏半斤",系指胰腺。从组织形态来看,"散膏"与胰腺亦比较相似。当然,古代记载解剖器官的重量,只能从大体上去理解,就其记述而言,仍不失其可贵之处。胰腺的功能,主要是通过多种酶的作用,参与水谷——营养物质的进一步消化,有利于运化。所以,脾脏包括胰腺在内,古代这种概括性的认识,也是合乎客观存在的,是合理的。

（一）生理功能

关于脾的生理功能是多方面的,就其主要者分述如下:

1. 主运化

这是脾生理功能的概括,也是脾的主要生理功能。

《素问·经脉别论》关于"饮入于胃,游溢精气,上输于脾,脾气散精……"的论述,对脾主运化的功能似已比较明确、概括。《素问·刺禁论》"脾为之使,胃为之市"和《灵枢·营气》"谷入于胃,乃传之肺,流溢于中,布散于外"等,对脾主运化的功能,论述得尤为详尽。《诸病源候论》所说"脾主磨",我认为,脾既能进一步消化食物,又具有主要的功能——运,即指吸收功能。故自张景岳明确提出"脾司运化"以来,医家多宗此意。

"运化"的内容,包括精微与水湿。前者为主,后者为相应之辅。精微源于水谷——外界营养物质,输布以滋养脏腑躯体经脉百骸。水湿包括过剩的水液和水谷不归正化的湿浊(病理因素)。精微为生理所需,水湿常为致病的物质基础。由此而论,"脾虚生湿"的"生"似可理解为病理过程,"湿"乃是病理产物。湿的形成,亦必然与脾的功能失调有关。湿留于中,则为胀满,湿从下泄,则生濡泻或小溲不清;布散于外,则可为浮肿。

3

2. 关于脾统血

按《难经》谓脾"主裹血"，《灵枢·本神》谓"脾藏营"。"裹血"与"藏营"可以理解为藏与统的动态平衡机制。统指统摄、统调。藏血本系肝之主司，但是脾也属裹藏血液的脏器。脾既裹藏血液，又能统摄血液，就其功能而论，又为气血生化之源。气能统血、帅血，若统血无权，可导致血离其经，血溢于外。如裹藏过多，不能正常地调配运行，则脾脏之内裹血虽多，仍可见血虚或出血之证。裹藏之血如瘀滞日久，留于络中，成为"老血"，则同样亦不能营其正常运行、滋养等功能。总之，脾对血液的功能应包括裹藏与统摄两个方面。

3. 与抗病功能有关

《灵枢·五癃津液别》早有"脾为之卫"的记载，《灵枢·师传》亦谓"脾者主为卫"。"卫"指人体抗御外邪的功能。脾主运化，为后天之本，气血生化之源，则自与抗病能力密切相关。征诸临床，凡脾虚之人，若不慎寒温，常易感受外邪。经补脾治疗后，病情好转，脾气健旺，抗御外邪的功能亦相应提高，曾观察血液体液免疫功能指标如 IgG、IgA、IgM、C3 等数值的增加，也获得客观的证实。从而提示我们在外感疾病的预防措施中，应重视维护和提高脾胃功能。在复杂或重症外感疾患的病程中，亦应注意勿使脾胃气阴受损并及时予以调治，俾正气充盛，邪气自祛。在热病恢复期的善后调治中，如能重视脾胃功能，有助于早趋康复，避免复发或再感外邪。

4. 脾与涎和意

《素问·宣明五气篇》曾载："五脏化液……脾为涎。""五脏所藏……脾藏意。"《难经·三十四难》亦谓："脾藏意与智。"关于脾与涎和意的关系，从我数十年临床实践中体会到确甚密切。

一般脾虚患者与涎液的量和质均有一定的影响。脾气虚者可见多涎，脾阴虚者则见少涎。前者还能从涎的唾液淀粉酶活力差的动态观察中获得旁证。我曾观察 30 例脾虚患者，通过健脾方药治疗，每 10 日测定其唾液淀粉酶，治疗前后对比，其活性差逐渐由负值上升至正值。提示脾虚患者经健脾药治疗后，在症状取得改善的同时，其自主神经系统功能得到恢复，从而促进消化腺的分泌趋向正常。

"意"与"智"均属于人体高级神经系统的功能活动，反映为人们的感觉、意识、意志和智力（能）等等。中医学历来重视精神神经的生理、病理。情志，从心理生理学的观点来看，它是精神活动的一部分，是人体对外界事物的一种反映。内脏功能如有所改变，反过来又可影响精神活动的变化。大脑是精神活动的物质基础。大脑的功能不但能影响人的情感、思维、意识、智力（能）等精神活动，同时也控制和调节内脏的功能活动。脑为髓之海，需气血的濡养。脾为气血生化之源，故脾胃功能不足达到一定程度时，也自然会影响到"意"与"智"等精神活动。脾虚者常可伴有"意"和"智"的不足，例如小儿弱智或"五迟"，病因与脾虚也有一定的关系。若参用补脾方药和饮食调治，可以使脾气健旺，意与智亦相应可以得到改善。说明脾与意和智有关，也说明健脾方药对高级神经中枢也具有一定的影响。

关于脾主四肢、肌肉等生理功能，均源于"运化"这一主要功能，一般中医教材言之甚详，兹不赘述。

5. 脾小则安

《灵枢·本脏》曾有关于五脏形态病理方面的论述。其中提到"小则脏安"的有脾、肝和肾。如"脾小则脏安"。与此相应，又提到"脾高"、"脾下"均属异常。尤其可贵的是，古代早就指出"脾脆"的危害。"脆"则不坚，容易破裂。脾既能"裹血"，脾大者裹血必多。裹血过多，统摄失常，可致血瘀、血虚和出血等病变。脾"脆"，一旦破裂，则所裹之血必然外溢。类似这些内脏形态病理上的认识，对防治疾病具有实践指导意义。

《灵枢》还提到从人体体表形态，观察和判断内脏是否异常。认为"黄色小理者脾小，粗理者脾大，揭唇者脾高，唇下纵者脾下……唇大而不坚者脾脆……"这些均值得认真研究，对提高体表诊断学的价值将作出有益的贡献。

（二）病因病机

探讨关于引起脾病的原因，将有利于脾病的防治。

1. 体质因素

人的体质有强弱，每常与先后天有关，而先后天又互有联系。对先天不足者，主要责之于肾，殊不知与脾亦有关联。特别是有些"体素脾胃虚弱"或"脾弱之体"，包含着先天、后天都由于脾功能不足所致。

《灵枢·阴阳二十五人》所载"土形之人……黄色、圆面……多肉、上下相称"，似指脾胃功能健壮之体质。"瘦而无泽者，气血俱不足"，此"气"亦包括脾胃之气，脾胃虚弱，气血亦不足。这些论述，说明人的体质差异，对发病学亦有参考意义。

2. 饮食因素

水谷经胃的受纳、腐熟，脾的运化，而化生气血津液。如若谷、肉、果、菜的质；量、硬度、温度以及进食时间等等不能适合生理的需要，就有可能成为损伤脾胃的致病因素。

《内经》早有五味所伤的论述，如"味过于酸……脾气乃绝……味过于苦，脾气不濡"等（《素问·生气通天论》）。脾在味为甘，适当进些甜食，有益于脾气，但味过于甘，反有害处。所以朱丹溪曾概括地说："五味之过，疾病蜂起（《格致余论·饮食箴》）。"

又如《灵枢·师传》所载"食饮者，热无灼灼，寒无沧沧"。灼灼过热，沧沧过寒，都不适合消化系统的生理所需，故应以之为座右铭，俾能维护脾胃之正常功能。

暴饮暴食、强食、强酒、饥饱失常等等都能导致脾胃疾病。历来医家著述对此颇为重视。早在《千金方·道林养性》中就有"食当熟嚼，莫强食，莫强酒……令如饱中饥，饥中饱……"等养生防病之名言。此外，应严格注意食品卫生，这对防治脾胃诸疾，均十分重要。

李杲非常重视饮食调理，在《东垣十书·脾胃将理法》中，告诫人们在情绪很坏时勿进食，并提倡"宜谷食多而肉食少"，"勿困中饮食"等等。前人还有主张"茹素"之说。素食中一般含膳食纤维多，新鲜蔬菜不仅具有营养价值，又利于保持大便通畅，且有减少胆汁酸分解成潜在性具有致癌作用的复合胆固醇的可能。至于"肉食"，按我国习惯，一般均少于谷食，中年以上之人，更应减少油脂类食品。以上简要所述，足见饮食因素与脾胃关系之密切。饮食所伤，可以成为湿浊、食滞等病理因素，湿与滞均可化热，食滞还可以成积，使脾胃升降失司,气机窒滞,消运无权,变生种种病证,宜不慎之乎?

3. 外邪

外感六淫致病,对人体脏腑均有不同程度的伤害,脾亦不例外。尤以湿邪侵袭,易伤脾气。外湿,特别是霉雨季节或长夏之令,"土湿受邪,脾病生焉"(《素问·至真要大论)》。湿邪入侵后,影响脾的运化功能,常由外湿而兼病内湿,至此则外内合邪,于病尤重。湿邪又常兼风、寒、暑或温热等病邪伴随而伤人。湿邪又有随体质和脾胃功能等因素而可转化——寒化或热化。但一般以损及脾胃之阳而呈寒湿者居多,诚如吴鞠通在《温病条辨·寒湿》中所说"湿之入中焦……伤脾胃之阳者,十常八九"。损及脾胃之阳,则阳不足而阴有余,每呈寒湿之证。如属胃热内盛或素体阳旺者,湿邪可从热化。不论寒化、热化,多兼见胃家病症。由于脾土与肝木的密切相关,湿热病邪可由脾胃而及于肝胆。湿热蕴于肝胆,可见寒热、胁痛、口苦等症;胆热液泄,可见黄疸;肝胆热毒内侵,还可内传营血,发生严重病变。

脾胃湿热,还可下趋膀胱,或流注经络。可见外感湿邪伤脾,可以转化,可以及于其他脏腑,可以及于五体。

4. 生活起居

如劳逸不当,可以影响脾的功能。所谓"饮食劳倦即伤脾"一语,早载于《素问·本病论》。劳累过度,能量消耗过多,使物质基础——气血津液不足,脾的功能负荷增加,渐致脾虚。反之,体力活动过少,逸多劳少,尤以长时间的伏案久坐,思虑多,更易使脾气失运,气血不畅。若此之人,饮食量一般常较少,气血精微化源不足,脾本脏的濡养亦相应不足,互为因果,四肢肌力渐弱,故《灵枢·九针论》曾谓"久坐伤肉"。

5. 情志不调

同"论胃"相关内容。

二、论　胃

胃为六腑之一,与脾相合,水谷(饮食)通过脾胃的腐熟、运化,生成气、血、精、津液,营养全身。

(一) 生理功能和特点

1. 胃主纳,能磨谷

自《灵枢·平人绝谷》载胃"受水谷三斗五升"。《诸病源候论》提出"胃受谷而脾磨之"的论述后,对胃的生理功能主要着眼于"纳",故后人有"胃者围也"、"汇也"之说。亦可能宗"肠胃为海"、"胃为水谷之海"之意,认为胃似百川所归,源源不绝之"海"。

胃能否磨谷?《素问·太阴阳明论》早谓脾主"为胃行其津液"。可以看出,胃既纳谷,亦能磨谷,才能使食物腐熟、消化而下入小肠,成为精微、津液而由脾"行"之。不仅如此,脾还能"助胃气,主化水谷"(《难经·四十二难》),故可知胃能磨谷,已不待言。程应旄在《医经句测》中明确提出"胃无消磨健运则不化"之说，强调了胃有主要的消化功能。并且认为胃的消磨功能借其"胃中所禀之性"，即"胃气"。食物消化后成为"谷气"，"胃气"亦需"谷气以充(养)之"，指出胃的受纳、消化功能及其物质能量供应的相互关系。

"磨谷"一词，生动地概括胃的蠕动和消化过程。胃既有此重要功能，经过腐熟、磨化，才能完成"饮入于胃，游溢精气"(《素问·经脉别论》)的作用。

此外，《难经·三十五难》提出"小肠谓赤肠……胃者谓黄肠"。意即胃与小肠相连，有色泽之异，而胃与小肠上段尚有部分功能相似之处，两者协调完成"化物"的功能。十二指肠球部紧接胃腑，可以看成是胃的下部，故临床上该球部疾患(炎症或溃疡)表现的主症，也属于胃脘痛范畴。

2. 体阳用阴，多气多血

胃既有纳谷、磨化的功能，全赖胃中之气——阳气，故程应旄氏曾概述"阳气即胃中所禀之性"，犹如"灶中之火"。由于胃腑体阳而主动，其动自上而下，蠕动不已，才能使已腐熟之谷气下入小肠，由小肠继续"化物"，大肠为之传导。在胃与小肠"磨"、"化"的基础上，由脾行其津液。津液也是胃体功能活动的物质基础。如无胃之阳气则饮食不能纳，纳而不能磨化。若无胃中之津液，水谷何能腐熟？人之所以能食能化者，全赖胃中之津液，故"胃之为腑，体阳用阴"的论述，在吴瑭《温病条辨·中焦篇》一再提到。虽然体阳用阴似属六腑之生理共性，但这一生理特性对胃的病机证治显得更为突出，吴氏一再强调胃腑体阳用阴之语，亦是见其对临床实践的重要性。叶桂提出"阳明阳土，得阴自安"的论述，也是重视胃阴的理论概括。

人体各脏腑皆禀气于胃，胃不仅是"水谷之海"，也是"气血之海"(《灵枢·玉版》)。全赖胃之气血充足，才能完成其重要功能。胃中水谷不断，气血亦充盛不息。"水谷之海"与"气血之海"，两者功同而义同，相辅相成。《素问·血气形志篇》指出"阳明常多气多血"，此"阳明"既指经脉，亦包括胃腑。在生理上胃腑多气多血，故在病理状态下，气病多而血病亦多。

3. 上清下浊，主降宜和

胃居膈下，位于中焦，与脾同为上下升降之枢纽，升其清而降其浊，这是从脾胃整个功能而言。喻嘉言《寓意草》中提到"一胃分与三脘，上脘多气，下脘多血"，并认为"上脘清阳居多，下脘浊阴居多"，此论甚为精辟。据个人体会，胃部容量较大，形态"迂曲屈伸"，应该分部位，深入了解其解剖、生理特点，有助于临床诊断治疗。上脘是胃底为主的部位，下脘应在胃角水平线以下，上、下脘之间属于中脘。胃中气体轻而在上，故与"多气"之说相吻。水谷及胃中津液贮于下脘，即使胃中食物已排空，该部尚有胃津，在一定意义上说，称之为"浊阴"。慢性胃病噫嗳常见，其气常"清"。若呕吐(或反胃)，胃中食物残渣及津液或痰涎从口吐出，其液为"浊"。又如胃本腑病变的出血，以下部为多。

胃以通降下行为顺，才能磨谷、化物，清浊分明、糟粕得下。胃气和则能食而化，气血以生，寝寐得安。"降"与"和"具有同义之意，降则和，不降则病。诚如《临证指南医案·脾胃》篇所述："胃宜降则和……胃气上逆固病，即不上逆，但不通降亦病矣。"

4. 胃气为本,喜润喜燥

人体借水谷以化生精微气血,充养脏腑百骸,故有"五脏皆禀气于胃"、"胃者人之根本也"之说。人的胃气为本的重要性已不需赘言。至于"胃气"的含义,除胃的功能外,还体现在气血充盛,运化通畅,缓和均匀的正常脉象。由于人体气血运化与胃相关;故有"胃者乎人之常气也"之称(《素问·平人气象论》)。"脉以胃气为本"、"人无胃气曰逆"、"脉无胃气亦死",四季平脉,均称"胃脉"。可见前人以"胃气"作为平脉的基本概括,以示胃在人体中的重要性。临床如见重病之人,胃尚能纳,犹有生机。若谷不纳,胃气败绝,则预后严重。于此可见胃气亦可作为判断疾病预后的主要指征之一,足见胃功能的重要。

东垣详于治脾,药以甘温居多,叶桂重视胃阴,补前人之不足,各有所长,互为补充。但如片面地以"脾喜刚燥,胃喜柔润"为常法,对胃家之疾一概投以滋阴柔养,势必矫枉过正,同样会犯偏执之弊。

据个人的体会,对临床病例应作具体分析,用润用燥,根据病情。人体禀素有阴阳偏胜,所食的谷、肉、果、菜,其性不一,四时寒温不同,情绪及劳逸有异,故胃之喜恶亦不能一概而论。

例如病后津亏,汗多液耗,郁热伤阴,口干舌红者,胃喜柔润。若寒邪内侵,痰饮停蓄,泛吐痰涎,舌白口黏者,当用辛燥。梨汁、蔗浆,胃燥所喜,秋燥亦宜。姜葱韭蒜,胃寒宜进,冬月所适。一润一燥,各有相当,俱为胃家所宜。从胃对食品、药物之属性所需而言,既喜润,亦喜燥。

(二) 病因

1. 先天有不足,后天易损伤

临床上往往从病史、体质形态结合征象而判断其先天情况。当然,体质因素与后天亦不无关系。从胃的解剖形态而言,有位置、大小或厚薄的差异,这些差异对胃的功能亦密切相关。古代医家早已注意及此,认为肌肉较丰满而结实者"胃厚",反之则"胃薄"、"胃下"、"胃不坚"。并且提出"瘦而胃薄者,不胜毒"等论述(《灵枢》"本脏"、"论痛"等篇)。总之,凡属先天不足,胃之形态病理有不足者,易罹胃疾。

后天易损伤,包括饮食所伤,用药不当,尚有少数服食毒物,或跌打损伤上腹等等因素。

征诸临床,"胃薄"形体瘦弱之人,不仅易罹外邪,并易因内伤而致病。胃既病而复因用力、劳累、饮食不当,气血壅滞,亦有导致胃体穿孔、出血之可能,在同样致病因素中,发病率高于"胃厚"体壮之人。

总之,后天损伤胃腑的因素多端,讨论上述诸因,对预防疾病具有重要意义。

2. 口鼻受邪,必犯于胃

凡属感受外邪,口鼻为主要途径。"鼻气通于肺,口气通于胃"。风寒外邪,亦常可犯胃,如一般日常所见"寒气客于胃,为噫(呃逆或嗳气)"即是其例。寒邪犯于胃腑,还可引起胃中冷痛、呕吐等症。至于湿热病邪,经口而入者亦为常见。诸如湿温、黄疸、痢疾、吐泻等病证,都由于湿热经口而入,伤于胃腑,波及他脏所致,诚如吴瑭(《温病条辨·中焦篇》)所说:"湿热之邪,从表伤者,十之一二;由口鼻入者,十之八九。"

胃居中焦,邪乘虚入,可以外达于卫,充斥三焦,甚则因热邪炽盛而扰于心。余师愚"疫病"篇中所列举的"疫邪"犯胃,可表现为壮热、斑、疹、不寐、鼻衄如泉、呃逆、干呕、吐、脘腹胀痛,甚则发狂等等征象,并认为"毒既入胃,势必敷布于十二经,戕害百骸"(《温热经纬》)。

3. 饮食不当,易虚易实

饮食质量不足,无以充胃气、化精血,营养全身,亦损伤脾胃,使中气虚馁。

古云"饮食自倍,肠胃乃伤"(《素问·痹论》),是指饮食过多,超过胃的负荷功能,以致食填中焦,气血壅滞,损伤脾胃。其所说"自倍",意即超过正常的量,这对小儿、老人尤其应加注意,虚人、病后亦必须掌握饮食的量,否则饮食过量,非徒无益,反而有害。

饮食所伤,除质、量以外,还包括饮食的温度、硬度以及进食的时间等等因素。

从病因而言,有伤食与伤饮之分。关于伤饮,历来主要着眼于饮酒所伤,论述颇多。《医述》所说"若醉饮过度,毒气攻心,穿肠腐胁,神昏志谬……"《医门法律》详论"饮沸酒"(黄酒)之毒害,使胃中"生气不存,窄隘有加","多成隔证"。对浓度较高的白酒(烧酒)之害,人皆知之。惟当今各种饮料日益增多,过量恣饮而损伤脾胃者已不少见,值得引起高度重视。

伤于饮食,纳而难化,食滞停积,气机窒塞,为胀为痛;胃气上逆,为哕为呕;或食而不及磨化,传化失司,清浊不分,杂而下泄。

胃既易由饮食所伤,随之而易实易虚。胃虚则病,胃实亦病。实证不及时调治或反复患之,则可由实致虚。气血不充,气不化湿,血行不畅,虚中尚可夹实。磨谷无能,稍食即滞,虚证亦可转实。故概以"易虚易实",以示治胃病之不可拘泥于一味补虚或专攻其实,亦说明饮食有节对防治疾病的重要性。

4. 情志失调,胃腑易病

中医学历来重视精神致病因素。由于情志不畅而引起或加重脾胃疾病者,甚为常见。"木克土"的病机概念,即包含情志失调而导致胃病的内容。高鼓峰曾强调指出"七情内伤,脾胃先病",叶桂所谓"胃土久伤,肝木愈横",都说明在胃家已病的情况下,情志因素尤易作祟。

据我在临床实践中的体会,胃对情绪的反应非常敏感。从 700 例慢性胃脘痛患者的资料中分析,情志失调引起者占 42.3%,尤以肝胃气滞证为最多(48.7%),其次为胃阴不足证(42.6%),情绪对胃的影响于此可见一斑。

(三) 病机

上述诸因,均可引起胃病。病理性质,有虚有实。病理因素有寒有热。虚实和寒热互有关联,而气血病理是其基础。

1. 气血之病

(1) 气病:胃气以和降为顺,气不和则滞,不降则易逆。气滞则病,气逆亦病。气滞每为气逆之基础或先导,常先滞而后逆。胃气上逆,又促使气机窒滞,故二者又互为因果,互相影响。

气滞不畅,可表现为胃脘痞胀、疼痛,不知饥,食入而胀尤甚。气滞甚则窜络,还可撑胀及于两胁,或及于胸腹。嗳气、矢气可以排其滞气,故得嗳及矢气觉舒,嗳气不遂则脘胀尤甚。

气逆之状,如呃逆、恶心、呕吐,并常伴见嗳气,食后嗳逆,有时可出现食物反流。

实证常见明显的气滞、气逆病机,胃虚亦可伴见气滞。胃气既虚,磨化功能不足,气机不畅,气留而不降,亦可伴见气滞。如兼肝气横逆,乘侮胃土,则胃气虚而可伴见气逆。如脾气亦虚,阳微不升,胃气亦随脾气以陷。

概括胃之气病,大致如下图:

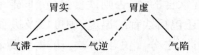

(2)血病:胃热胃实,气火上亢,可以伤及胃络而致出血,阳络内伤,血从上溢为吐血,血色鲜红。胃中虚,气不摄血,亦可出血,一般呈黑便溏泄,属于便血——远血,若血出多时亦可上溢,从口而出,血色暗淡。

出血之疾,其血必虚,根据出血量之多少,而呈现相应的血虚证候。与此同时,离经之血不能尽去,常伴有不同程度的血瘀。

气滞久则血运不畅,可致血络瘀滞。气滞与血瘀又可相互影响。气滞不消,其瘀尤甚;血瘀不祛,其气尤滞。

血虚者其气亦虚,尤以原系气虚之人,因气不摄血而出血者,气血俱虚之证尤著。少数因出血暴急,血去过多,在短时间内即可出现较重的血虚,甚至气随血虚、气随血脱的危重征象。

综上所述,血病与气病有关,列表示意如下:

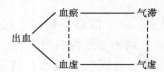

2. 胃寒胃热

(1)胃寒:外感寒邪,经口入胃,或经体表肌肤通过经络而及于胃。胃气虚、胃阳虚弱者,寒自内生(胃之阳虚与脾肾之阳不足亦有关)。其寒虽有内外之分,每常相兼,如有内寒者易感外寒,感受外寒者亦易加重内寒。

胃中寒,胃气易滞。饮食水谷不易腐熟,容易停积于胃中。胃寒而气滞,久则津液凝聚,可以成为痰、饮,表现为多唾清涎、呕吐、脘痛且胀、胃中有水声、腹鸣辘辘、头眩等症。脾阳亦虚者,则见下利,腹胀浮肿。肾阳不足,命门火衰,则可见反胃,朝食暮吐、暮食朝吐等症。

(2)胃热:外感寒邪,郁而化热,或感受温热之邪,正如吴瑭所说:"邪从口鼻而入,阳明为必由之路。"素体胃热;或酒食不节,胃中生热;或肝气久郁化火犯胃;或胃阴不足,阴虚生热。

胃热由于外邪所干者属实,自内而生者有虚有实。性俱属热,但病变有同有异。相同者,胃热必耗津液,故口干而渴;胃热上蒸则叫见口臭、口疮;胃热兼气滞气逆,碍于升降,腑气易秘,故脘腹胀满,大便干结;气逆于上,亦可为吐为哕。所异者,外感者必有相应症状,若外感邪毒盛者,"毒既入胃,势入敷布于十二经",征象不必赘述。

胃中热则耗伤胃津,热愈盛则津伤愈甚。外感温热病邪炽盛者,耗阴尤速,故在病后胃阴迟迟不复。

此外,胆热可以犯胃。《灵枢》早就提出"邪在胆,逆在胃"之说。《素问》亦有"口苦者,胆瘅也,瘅者热也"之论。胆热逆于胃中,胃之膜络受其影响,易致气滞、郁热,若原有胃病者,尤增其疾。关于胆热犯胃之主要症状,一般表现为口苦,甚则咽际苦,呕吐苦液色黄,并常兼见心下及右胁部隐痛、嘈杂而觉热。胃经手术,大部分(包括幽门)切除后,胆液容易反流至残胃之中。若胆无邪热,则不必有口苦、呕苦等症。然胆液损伤胃膜,常可加重气滞、血瘀、中虚等病理因素。

对胃大体解剖的认识,古今基本一致。胃之上口为贲门、下口为幽门,这些名称也早在《难经》中就提出过。《灵枢》所记述胃的形态"横屈受谷"、"迂曲屈伸"也很确切,还有对胃的形态病理如"胃下"、"胃薄"等记载,均有临床实践意义。

胃的生理功能特点,不能局限于"受纳"之说,也不宜笼统地认为"胃喜柔润"。其主要内涵应是纳而磨化,体阳用阴,多气多血;上清下浊,主降宜和;胃气为本,喜润喜燥等方面。

引起胃病的病因较多,有先天因素和后天因素。外邪、饮食所伤和情志失调等均为常见之因,至于劳倦过度,损伤脾胃,亦应予以重视。上述诸因,还可相兼为患。

关于胃病的病理,主要是气和血的异常,气血之间又常相互影响。病因除胃寒、胃热之外,尚有湿浊、痰饮、食积等等。其病理过程和临床表现,可互参脾病篇。脾合胃,为后天之本,故有关的内容,脾、胃两篇中应相互参考,以免重复赘述。

第二章　脾胃病诊治要论

一、论脾的病证和治法大要

（一）脾的病证

关于脾的病证，历来记述甚多。如《素问·脏气法时论》谓"脾病者身重、肌肉痿、足不能收，善瘈、脚下痛，虚则肠鸣、飧泄、食不化"等。《灵枢·经脉》载："是动则病舌本强，食则呕，胃脘痛，腹胀善噫，得矢与气则快然，如失，身体皆重。""是主脾所生病者，舌本痛，体不能动摇，食不下，烦心，心下急痛，溏、瘕、泄、水闭、黄疸，不能卧，强立股膝内肿厥，足大指不用。"又按《难经·五十六难》尚谓。"脾之积，名曰痞气，在胃，覆大如盘，久不愈，令人四肢不收，发黄疸，饮食不为肌肤。"此外，《素问》还有脾瘅、脾热病等与脾有联系的病证。

如上所述，脾病甚多。在临床最常见的脾病主要有：泄泻（尤其是久泻）、胀、痞、胃脘痛等等。由于脾居中焦，为升降之枢纽，故脾与其他脏腑互有联系。如肝病及脾，脾病及肝，脾虚及肾，脾弱影响肺、心等等。脾胃有病，还可反映为头面窍络与二便的病证，正如《素问·通评虚实论》所述："头痛耳鸣，九窍不利，肠胃之所生也。"此处谓"肠胃"，主要指脾胃。"九窍"中七窍在头面，二窍为前后阴，司大小便。又如"中气不足，溲便为之变"一语，亦概括提出大小便异常也与脾胃之气健旺与否有关。可见脾脏在病理状态下，其症状可涉及整体。

脾病多属里证。其病机有虚、有实、有寒、有热。慢性脾病每常以虚为本，以寒居多。病理因素有水、湿、痰、饮、气滞、食积等等。

脾之虚，每以气虚为主。气虚不愈，可致阴虚。或由气虚而致阳虚，阳虚及阴，而成阴虚。一旦出现脾阴虚衰之证，一般亦尚兼有脾气之虚。

水、湿、痰、饮，都是水谷不归正化的病理产物。其性质俱属阴邪，但由于形态、病位、程度等差异，故与之相应的征象有所不同。至于气滞，则往往是脾病常见的伴随因素。因为脾病必然影响运化功能，运化需借气的调畅，脾病而致升降失常，气机随之不畅，不畅即易气滞。由于气滞而致（或促成）水聚、湿凝、停痰、蓄饮，气滞久则尚可导致血瘀。

脾病（尤其是慢性脾病），以虚实夹杂者占多。往往是以脾气虚为本，以气滞为标，虚中夹实。

脾病的血瘀，可由于脾虚气血不足，血行涩滞而成；或由脾不能统摄血液，血溢而仍有留经之血，积而成瘀；或因"裹血"过多，裹藏有余，运行不足，不能营其血液的正常功能，留而为瘀。瘀血不去，有碍新血的滋生，又使血虚不易恢复。若瘀滞过多，脾大且脆，如遇跌仆外伤或屏气用力，可致脾破失血，危及生命。

食积一般常是初起或在病程中伴有的病理因素。食滞有碍脾的运化，反复的食滞，久则导致脾虚。若脾气已虚，失于健运，则饮食稍多，超过脾胃的负荷，又易形成食滞，这与一般暴饮暴食而致食积者,程度上有所不同。

人体五脏六腑,互为表里,互有密切联系。脾居中土,为升降之枢纽,与他脏关联而产生相应的病证甚多,其病机亦涉及较广,兹不一一列述。

现仅从脾本脏的主要病机及其关系,列下图示意:

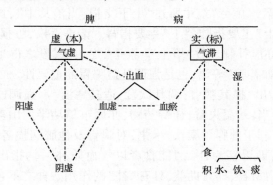

(二) 脾病治则大要

关于脾病的治疗原则,亦不外乎"虚则补之,实则泻之"。《素问·脏气法时论》早有"脾苦湿,急食苦以燥之……脾欲缓,急食甘以缓之,用苦泻之,甘补之"等论述,一直为后世所宗。历代对调治脾胃之治法方药,续有阐发,不断充实、丰富,已为医家所熟知。据个人实践体会,治脾方法,主要可归纳为如下数项:

1. 健脾益气法

此法旨在补益脾气,为治脾虚的基本法,适用于脾气虚的证候。主症如饮食减少,食后有不同程度的脘腹胀满,大便溏泄或易溏,神倦乏力,面色少华,脉细。主要方药如党参、白术、茯苓、甘草、黄芪、山药(方名六君子汤,见《医方集解》)。如兼脾气下陷,腹部坠胀,小溲频而色清、脱肛,佐用升阳举陷,配加升麻、柴胡、荷叶等。

脾阳虚证,兼见畏寒、肿胀较著、舌质淡白、脉沉,配加干姜(或炮姜)、附子、草豆蔻等。

脾血虚证,兼见头昏、心悸、欠寐、不耐劳累、面色萎黄或苍白,唇舌淡而无华,配加炒当归、白芍、酸枣仁、龙眼肉等。

脾阴虚证,兼见口干、形瘦、舌红、脉数等症,配加莲肉、扁豆、石斛、白芍等。

2. 理脾行气法

此法旨在运理脾气以消气滞,主症为脘腹痞胀,消化不良,为治脾经气滞的基本法。常用药如广木香(煨)、陈皮、砂仁等。

兼食积等,食停中宫,胀而食少,舌上有薄腻苔,配加建曲、山楂、鸡内金、炒麦芽等,并根据所伤饮食而佐用相应的消食药。

湿浊困脾证,症见舌苔白腻,口黏而淡,不欲饮水,溲少、大便溏薄,配用运脾化湿法。例方如平胃散、不换金正气散等。常用主药如炒苍术、厚朴、姜半夏、佩兰、茯苓等。如系饮停心下,胃中辘辘有声,泛吐清涎,头目昏眩者,用桂枝、茯苓、白术、甘草、半夏、泽泻等。如见水肿、尿少,配加猪苓、车前子、玉米须等。脾湿酿痰者,以二陈汤为基本方,随证加减。

上述两项基本治法(健脾益气与理脾行气),配用他法,针对脾本脏之病证,执简驭繁,择其要者而列。虚实夹杂者占多,则两法互配参用。至于脾虚不能摄血而致出血之疾患,或继见血瘀之证,均可在健脾益气方药的基础上,配用收敛止血或活血化瘀之品。若脾病而兼心、肝、肺、肾等脏之病证,当根据证情而选方用药,分清主次、缓急而治之。

叶桂《临证指南医案》"虚劳"篇中所述"上下交损,当治其中",这是总结历来治虚劳调理脾胃的实践经验。"上"主要指肺,"下"主要指肾。诸虚百疾,脏损以肺、脾、肾为多,脾虚固当补脾,肺虚、肾损,亦应补脾。故"培土""崇土"之治法,投之得当,立见其效。又如"补肺理宜补脾"、"补肾不如补脾"等语,也是强调补益脾胃的重要性。

《难经·十四难》指出"损其脾胃,调其饮食,适其寒温"。强调饮食起居是防治脾胃病的重要措施。如饮食不当,寒温失常,徒恃药物,亦属事倍功半。山药、红枣、莲肉、粳米等,亦药亦食,药食相辅,有利于健脾。糜饮、米粥,对脾胃及他脏病损者,可以养胃益脾。诚如叶桂所述"食物自适者,即胃喜为补","能食者以气血兼补",均指出饮食调养必须根据胃气。食物适于胃气,为胃所喜,即有助益,具有"补"的作用。食之不合,胃所不喜,虽有丰富之营养,亦不必有益于机体。惟其食欲颇佳,胃气健旺,方可进食补养之药物。这些简要之语,源于实战,医者患者均应铭记之。现将上述脾病治法用药大要,列简表于下:

健脾益气	理脾行气
党参　白术　茯苓 甘草　黄芪　山药	广木香　砂仁　陈皮
脾气下陷　配加升麻、柴胡、荷叶	兼食积　酌加神曲、山楂、鸡内金、麦芽
脾阳虚　酌加干姜、附子、草豆蔻	湿困　酌加苍术、厚朴、半夏、藿香、佩兰
脾血虚　酌加归身、白芍、枣仁、龙眼肉	停饮　酌加桂枝、茯苓、白术、甘草、泽泻
脾阴虚　酌加莲肉、扁豆、石斛、白芍	水肿　酌加猪苓、车前子、连皮苓、玉米须

脾的病证甚多,主要是消化道功能不良,以及与此相关的物质代谢障碍所引起。

脾病的机理每多以虚为本,以实为标。虚证以气虚为基础,实证以气滞为常见。其演化虽各有别,其基本治法当以健脾益气,理脾行气为要,两者参治,据证配伍。至于脾与他脏相关而产生的病证甚多,应分清主次、缓急而随证治疗,其中调理脾胃方法甚为重要,每常配伍及此。

二、论脾胃(消化系统)病诊法

整体观辨证施治,是中医诊疗疾病的核心、特色和主要指导思想,于此所形成的个体化治疗方法,更显示一定的优势。脾胃(消化系统)病是人群中最为常见的疾患。诸凡食管、胃、肠、肝、胆及胰腺诸多病症,近代因理化检测的不断普及,发病者渐增,且常可早期发现,在中医最基础的四诊中,医生切忌过于片面、草率马虎,急躁简单,兹就个人体会,对脾胃病诊法简述如下。

望、闻、问、切四诊,在病历记录中,一般次序为问、闻、望、切。

（一）问诊

1. 主诉

请病人诉说主症及其发生的时间,亦即"主诉",通过主要症状,亦即病人自觉的主要疾苦,利于基本推断其主要脏腑病位以及病机要领之概状。了解其发生的久暂,可以明白疾病的卒暴或久痼。

围绕主症,询问主症的相关状况,以期获得比较完整的信息。例如患者主症是上腹疼痛,应问清其部位,在脘部、心下、胁部、脐等,疼痛是否局限或广泛,是否涉及其他部位。

其次为疼痛的性质如胀痛、隐痛、灼痛、纠痛、绞痛,还是刺痛;程度的轻、中、重;疼痛的频度;引起疼痛或导致加重或复发的原因,还可以询问使疼痛可以得到不同程度缓解的因素(如进食、时间、体位、药物等),后者可由病人仔细回忆诉说,对辨证、诊断和治疗也很有参考价值。

2. 与主症相关的伴随症状与时间

询问主症之后,对相关的伴有症状(或称兼症)也应详细了解。如以胃脘痛为例,是否伴有嗳气、泛酸(或咽酸、吐酸)、恶心、嘈杂、食欲、食量、大便性状次数、睡眠等等症状。同时了解这些症状的程度、久暂。是否还有除主症以外的其他宿疾伴发症象,以便掌握是否存在其他脏腑同时存在的一些病证,尤甚是中年以上之人,是否有胃心同病,胃胆兼病,或胃肺同病,甚至二种以上疾病兼存并发等。

3. 诊治经过

询问患者起病以来的诊断和治疗经过,包括诊治单位,检查的时间、项目和结果,诊断的病和证,用药的名称、剂量和时间,治疗反应和结果等情况,不论是中、西药物以及其他治疗措施(包括手术)。如曾行内窥胃肠镜检查者,还应询问当时检查后是否有黑便,医生有无口头其他嘱咐等。如系手术,还应了解手术方式(例如胃大部切除采用比尔罗特Ⅰ或Ⅱ式),胆道手术放置引流管的时间等,术中有否输血,输量多少,术后检测以及复查情况。近代有微创手术、肿瘤病人的介入、化学药物疗法等等,这些经过的特点,对辨证治疗也均有一定的参考意义。

4. 其他病史

既往有哪些疾病及其治疗内容,例如风湿疾病、肺结核等治疗药物及其服药时间,估计其对胃黏膜有无受损及其程度,某些疾病如曾用过甲状腺素、肾上腺皮质类激素等情况,对脾胃病症象的产生和表现,也有一定的影响。

生活起居,饮食嗜好,饮酒(时间、频度、酒名、度数、饮量)。对妇女月经生产(包括流产、小产)史的了解,有助于判断气血虚实病理与冲任失调程度。并了解家人病患,本人幼小时期的健康状况,有助于遗传、先天因素的考虑。患者劳动性质、强度,是否久坐、久行,对于发病也有一定的影响,诸如与脾胃本病及体质可能产生的各种有关因素,均应在问诊时询知。

问诊是四诊中重要的诊法,凡是精神正常的患者,在医生的启发下,都可提供其自身的有关信息。中医的问诊,常由辨证的需要而增加不少的内涵。例如口干欲饮这一症状,要询知饮量、喜温、喜热、喜冷;问口有异味的口甘、口苦、口黏等等。有经验的医生,往往从某一症状问知的信息,获得对辨证很重要的启发。

门诊诊疗时间较短暂,加以有的病人情绪欠稳定、精神紧张等原因,可能诉说不全,医生应态度和蔼,善于必要的启发,应有耐心。最后还应询问一句:"还有什么不舒服? 还有什么要补充?"稍待须臾,病员无言,问诊才算初步完成。以后在切诊、望诊,思考处方的过程中,还常常会提出有目的的询问。因此,问诊往往是诊病时全程的项目。

医生切忌过于片面、草率马虎、急躁简单,有的病人因地域不同,说的方言有欠明了,不妨令其再述、比喻,直到问清楚为止。有的属"隐情曲意",应低声询知,若人多不便,还可写字示意,因人而异。

《素问·征四失论》早有记载,"诊病不问其始,忧患饮食之失节,起居之过度,或伤于毒,不先言此,卒持寸口,何病能中,妄言作名,为粗所穷"。告诫医者应重视问诊,时至今日,此诚语仍有现实意义。

问诊是医患之间的语言交流,医生的态度,既要庄重,又不使病人生畏,既要耐心倾听诉说,又要善于适当的引导,还应在谈话过程中注意人际关系,共同形成和谐、互信、活跃的气氛。对病人或陪侍人提出的一些问题要逐一以解释清楚,做到"百问不厌"。问诊也应结合健康教育,有针对性地向患者说明与疾病防治有关的医嘱,注意事项,条理清晰,通俗易懂,有些要点还可写在纸上,或提供一些预先准备好的文字资料。

(二)闻诊

闻诊包含耳听、鼻嗅。耳听病人语言的内容,获取问诊的各项信息,加以分析、综合,去芜存精,去伪存真。听其语言表达的连贯性和逻辑性,借以了解其精神神经的一些状况,也可对其职业、文化知其梗概。从病人诉说时的体态、形神,也可知道某些症状的轻重程度,若脾胃有疾而兼有咳、喘等病证者,闻其咳音及气息、痰声等,以利综合辨治。

胃病患者常有嗳逆之症,良由胃气失于和降所致。有的单声嗳气、或长或短,有得嗳气为快之感。有的嗳声响而连续不已,不得自制,嗳而脘痞更甚。有的嗳声似呃,嗳、呃兼有。有的患者自诉腹鸣,腹式呼吸稍稍用力,即可闻其胃中有水气互击之声,虽厚衣亦可听到。有嗳气时食物反流,毫不费力,吐出未消化食物。有的连声恶心,干呕无物。有的卒然一哕,吐物声小而量多。若有吐出之物,除视其内容物外,也应鼻闻其气味。上述举例的种种征象,对辨证以测知其病位、病理因素及其轻重缓急,都有一定的参考价值。

也有一些年轻病人(以城市男性青年为多)求诊时主诉为口有异味,询知其有无口苦、口甜、口黏、口干、饮食等等情况以外,在望舌之时,病人张口伸舌,医者可用鼻凑近其口,常可闻及一些气味异常。如无其他病症,可据上述诸端,分析其脾胃肝胆之湿热轻重、程度,采用汤液内服或泡服代茶,常可解其疾苦。

泄泻下利患者,如有气与屎杂下,水与气同出,属"气利"之症,若有此状则有助于辨治。

(三)望诊

目视望病之重要性,医所共知。望其舌象,判测脾胃病正邪状况、病理因素、湿热轻重,血瘀程度及津液之存耗。除望舌质、舌苔、舌下络脉外，还望其口腔黏膜、咽、腭、唇及唇周等部位，均不可疏忽。

望面色时，也应注意眼眶色泽，并望其眼、耳轮、耳郭之形态、色泽。

望手掌时注意鱼际、指尖的色泽，望形体，望腹、胸、体形、皮肤等病痛之所。

舌质大致有淡、淡红、红、光红、剥脱、紫等项，并注意其湿润程度，少数患者可见舌色深红而绛。舌苔薄白为大致正常或稍有寒、湿。腻苔多数为脾胃湿浊、黄腻者为湿与热合，或中有积滞。白腻者多数属湿盛或寒湿相杂。黄白相兼者有热有湿，黄多热胜，白多湿胜。舌苔糙而少津者，提示气阴不足而兼湿热。舌上白腻而滑润者，多兼中焦痰饮。尚有黄腻兼灰、黑者，脾胃湿郁化热，热久湿恋。舌苔白黄兼灰而腻，可称为"垢苔"，中焦湿热积滞，氤氲而上泛于舌，常如抽蕉剥茧之状，层出不穷，病久且痼，调治费时而为难，亦示预后之不佳。

胃病舌质红者不少，应视其红色之轻重、程度及部位，且需询其口干、饮水情况。根据恙之久暂，体之丰瘦，脉之虚实而综合判断其是否阴虚、气阴两虚及其虚证的程度，或里热熏蒸所致。舌紫为血瘀之征，舌质紫色有全舌、边侧之分，范围大小，紫色深浅，均需细心察看。

对有些患者舌之一侧苔腻，另一侧苔薄或无苔的患者，常察其苔腻一侧之上齿，看有否缺脱，若牙齿有脱，碍于咀嚼，对清刷舌面不无影响，不必泥于前人左右舌面脏腑隶属之说。对药食所染之苔色，必须慎于识别，可察其色泽之沉浮，询其诊病前所食所饮，包括汤药、含噙之药，必要时以棉签蘸水轻拭，或令以清水漱口后再看，以免草率中引起误判。

望舌下之血络，可测知其血瘀病理因素。从血络粗细，血管凸起程度及紫色轻重，区分其血瘀之久暂，程度之轻重，治疗后效果之优劣。望舌下系膜如有黄色，可测知其黄疸，此征象常可出现在目黄、肤黄之前，有利于早期诊断与治疗。

《灵枢·经脉》谓"鱼际络赤，胃中有热"，此处所言"胃中"，是泛指腹中的脏腑。凡看到大、小鱼际色红较甚，殷红色深，与掌部截然不同者，应注意肝脏病变，常为肝经郁热、毒邪、血瘀、脂浊的手部表象。

望掌侧指尖之色，可推测其血液病理，同样也可从指甲形、色而了解其体质及内脏有无异常。还需望其掌、指、寸口等皮肤皱折纹路的色泽，若其色较黑，常有不同程度的肾虚。

《灵枢·五色》对两颧、天庭（前额）色泽异常的诊断，早有记载，诊治脾胃时同样也应从整体着眼而详察面部。

胸腹部望诊，对消化系统疾病也甚重要，如胸部有无异常形态，乳部以上颈胸皮肤有无蛛丝红痣。若有臌胀者，视其是否脐突，腹壁有无青筋露显。

（四）切诊

除脉诊以外，对脾胃病患者必须按诊腹部。脉诊的时间，每侧寸口切脉不少于一分钟。并养成食指按寸脉的习惯。所按三部脉之前臂应呈水平状，与心脏位置相当。左右两脉，一般均呈相同脉形和脉象，但亦有极少数见反关或斜飞，应细心按寻。

诊脉寸、关、尺三部，一般寸主心肺、关主中焦脾胃，尺脉反应肝肾。故脾胃病的诊法应细心辨识关脉是否有异常之象。

形盛者皮下脂肪稍厚，脉象常较细伏，形瘦者脉较显而大。妇女之脉多细，老人之脉寸口常有纡曲之状。身材魁梧者脉较长，矮小者脉形较短，医者应适当调整三指的间距。

有的患者看见医生后心情紧张，有的患者因行动后匆匆入病室，均可见数脉，故应待病人心情平和或稍憩息后方可诊脉。

浮而细者为濡脉,常为脾胃虚弱功能不全之征象,沉而细者亦以虚证为多。

数脉为有热。细而数者,常有虚热,或为气阴之虚较甚而无热证。

脾胃疾患,可见缓脉,常因中焦阳气不振,或气血虚弱所致。迟脉者应注意心阳虚馁。脉见结代者,亦属心气不足或心血瘀阻,当进一步诊察检测,予以心胃同治或治心为主。

"肝病多弦脉","多"见并非是必见。脾胃与肝密切相关,肝木犯胃、克脾,症见脘胁痛、泛恶、腹痛即欲便、下利腹胀等肝胃、肝脾不和之证,常可见弦脉。中有食滞,酒辛过度而损肝胃,胆经湿热内盛等证候,亦常见弦脉,且常以关部脉弦为多见。脾胃病而兼有肝阳上扰、阳化内风者,弦象亦较显著。如呕吐频现而眩冒不食,脉见弦象,是乃"胃风"。此外,胃中痰饮内停,其脉亦呈弦象。

弦而滑者,常见于实证,以肝胆湿遏热蕴,湿热充斥者多见。弦滑而长,痛势尚在发展。

涩脉常见于血瘀、气虚血亏之证,细而至数欠清,必须潜心推寻脉之至数。

诊脉常取掌后腕部,此处泛称"寸口",遇病情危重者,或寸口脉部位有外伤、输液针头粘贴、损伤等等特殊情况,还应按诊"趺阳"脉。位于足背两筋之间,候其迟、数、细、微,测知其病情轻重、邪正盛衰等概况,从而进行针对性的治疗。

对脾胃疾患,必进行腹部切诊。凡主诉有腹痛症状者,先让病人指点痛处,医者以手先按其他部位,轻重适当,边按边问是否有压痛,最后才按其自诉之痛点。腹诊还可结合经络穴位,联系经气络血,并作为痛位的标志,有助于辨证。例如主诉为胃脘痛者,经单指(中指)按腹诊断,凡鸠尾至中脘部压痛者以气滞者为多,属实者多。中脘、建里部压痛,或虚或实,虚者脾胃气虚,实者常有气滞。下脘压痛者,实则气滞血瘀,虚者胃气内虚。胁下压痛,多属气滞,或兼肝胆湿热。胁下结癥而压痛者必有血瘀。上腹以两手交替压之,侧耳闻得有辘辘水声者,胃中有饮,或因下管(幽门管部)约而不利,兼有气血瘀结。

尚有肠痈腹痛,初发之际主诉痛在上腹,然仔细诊查,右下腹有压痛,医者诊治胃痛久病之人,如诉说突发加重者,更应认真按腹诊查,切勿疏忽,避免万一之中出现误诊。

尚有背痛、腰痛之患者,亦应按其背腰。右中下背肋压痛者,病在肝胆。偏左下背腰按痛者,疑有胰病。

其他如头颈肢体等部,根据患者病痛所在或诊断需要,应予认真诊查。始终从整体考虑,以便了解脾胃以外的其他疾病。

上述问、闻、望、切四诊之间,密切关联,边问边闻,望望再问,边望边切,并非截然分割。这种特有的诊病技巧,可在实践中逐步提高。

四诊是传统的诊法,由于感官视听按摸均以体表为主,故晚近均辅以体格检查、物理、化学及某些特殊检查,相互配合,辨证、辨病。利于了解疾病的本质,作出初步的诊断。从表现的征象,判断病机,四诊与理化检查相辅相成,不可偏废。

(五) 临床思考分析

临床思考分析的目的是为了作出较正确的诊断和治疗方法。这是一个重要而必有的过程,是一种专业技术。掌握是否正确和熟练,反映医者的业务水平,并影响到治疗效果。临床思考分析的基本指导思想,是整体观和辨证施治。还要从脾胃病以外,考虑是否还有其他疾患,病位在何脏何腑。病理因素是外邪,还是内伤,内伤是由于气滞、血瘀、寒、热、湿、痰浊等因素,性质的虚实、标本,分析其主次、轻重、缓急,卒病与痼疾的区别和联系,判测其可能发展预后和转归。在此过程中,当以四诊为主,参合理化检测结果,从而得出初步诊断和确定病机辨证,拟订治法,选方用药。

脾胃疾病,位居中焦,与上焦心肺、下焦肾,均有联系。是脾胃同病,还是肝病犯胃克脾,或脾病及肾,心胃同病,肺卫失宣,诸如此类,均应凭诊查资料认真分析。

临床上往往分胃脘痛、胃痞或下利、泄泻、便秘等病名诊断,实际上大多数患者是脾胃同病,仅仅是症状表现有所侧重而已,治胃治脾应当兼顾及之。肝病传脾,脾病及肝。故治疗一般患者均应从胃、脾、肝三经同时考虑,脾虚久则必及于肾,脾肾又息息相关。

食管疾患晚近发现者渐多,有的表现为胸骨后不适及于两侧胸部,有的胸闷、胸痛、状似胸痹、咽部不利,甚则时时咳逆。胸廓心肺,肺气失宣,胸阳失旷,或肺胃阴虚,兼有痰、气,痰聚或痰气瘀交阻。若有吞咽不利者,当属噎证。然胃食管同病者,贵在早期治疗,故需重视食管病证。

肝胆互为影响。胆附于肝,故肝病可及于胆,胆病可及于肝,一脏一腑当同时考虑,虽各有侧重,但应兼筹并顾。

胰病亦不少见,胰属脾而与肝、胆、胃相关。上腹疼痛,或痛及后背,经常下利者,亦应想到是否为胰病。

此外,女子"以肝为先天",肝气郁滞,肝气横窜络脉,及于脾胃。有时症状绪紊,以致辨证为难,常从郁证考虑。郁证有轻有重,重者可致"郁痨沉疴",切不可等闲视之。

(六) 参考理化检测

晚近有关脾胃(消化系统)病理化验检测逐渐增多,有利于明确诊断。内窥镜检查有利于了解胃肠黏膜病变的性质、程度,根据胃肠部位的病变,利于参用护膜宁络、清热、化瘀等法,或配用药物保留灌肠等等。但不可见有"充血糜烂"等描述而即认为属于热证,把"炎"与"热"等同看待。还当从整体、从症状、舌象、脉象全面分析确定其病理属性。

血液检测,如红、白细胞、血红蛋白的减少,可看成是虚证的依据之一。肝肾功能中有些酶谱或尿素、尿酸、胆红素等高于正常值者,可作为内有湿热的依据之一。B超查见胆道、肝胆管内结石,可补望诊之不足,借以确定肝胆内湿热蕴结所致。

通过理化检查,能早期发现肿瘤特别是恶性肿瘤,以利诊断和治疗,若单凭四诊,易致漏诊。总之应及时根据病情而进行合理的理化检查。

经过周密的思考分析,最终要确定的是病位、病机(包括主、次,有无相兼)、病名和相应的治法、进一步需要进行何种理化检查、对预后的估计等。

(七) 慢性胃脘痛辨证

凡以上腹部上、中、下脘为中心,慢性而不时发作的疼痛性疾患,称为慢性胃脘痛。"胃脘"为胃之内腔,故病位以胃为主(包括十二指肠等)。临床上如胃、十二指肠溃疡、慢性炎症等等疾病,以上腹脘部疼痛为主症者,均属本病范畴。因临床最为常见,特专门论述。

1. 辨证要点

根据个人的经验,慢性胃脘痛的辨证要点,主要有如下数项:

（1）辨别脏腑病位。根据患者疼痛部位，凡在上脘至下脘穴部及其周围有自觉痛（或兼压痛）者，病在胃。如疼痛及于胁下（一侧或二侧）者，兼及于肝。痛以上脘至鸠尾者，病位常在胃之上部（近贲门处）。痛以下脘为主，及于水分、神阙者，病位在胃之下部及脾。

（2）辨虚实

1）与饮食的关系，得食则痛缓，空腹则痛甚者为虚。进食后痛甚，空腹时痛较轻者为实证。空腹时脘痛，进食得缓，但隔不多时又复疼痛者，多属虚实兼夹证。

2）舌苔腻者，多有实邪。舌质淡、红而干且舌体小者，多属虚证。

3）脉象细、濡、沉为虚；弦、滑尤以关脉弦、滑者为实。

4）药后反应。如曾服党参、黄芪、白术等补益脾胃药后，脘痛缓解、胃中舒服者属虚；反之，疼痛加重，胃脘胀而不适者属实。

5）痛时，手按得减，喜按者为虚。按之痛甚而拒按者为实。

（3）气血辨证

1）气：胃脘疼痛，常有气滞。胃脘痛发作之时，胃气失于和降，气滞往往是主要病理因素。如伴有恶心、呕吐、嗳气频多，嗳而食物反流者，为胃中气滞而胃气上逆。如痛及胁下，平素性躁善郁，脘痛发作与情志因素关系显著者，则兼有肝气郁滞。

如属虚痛，一般为胃气虚。但常兼见饮食减少、食后易胀、大便溏薄、舌质偏淡等症，则为脾胃气虚。在脘痛之际，每多脾胃气虚而兼气滞，可简称为"中虚气滞"。

2）血：血出于胃，经肠腑迂曲而排出，大便一般呈黑色，甚则如漆。如胃中有热或肝火犯胃，阳络损伤，出血量较多者，则呕血或吐血。初吐之时，常夹未消化食物。血流入肠，亦必兼便色漆黑。出血量多者，便黑而稀薄，用水冲之，可见红色之液。

头目昏眩，面色萎黄或苍白，口唇爪甲不荣，心悸、神倦，舌淡，脉细，是为血虚之征。大多见于胃脘痛合并出血者。有的是暴急出血量多，也有系小量反复多次出血。少数患者，虽无出血，但由于胃脘痛经常发作或持久不已，饮食长期减少，气血生化之源不足，也会导致上述诸症。但一般严重的血虚，甚至出现气随血脱征象者，每见于大出血时。

胃脘痛患者的血瘀证，一是脘痛久发，痛位固定，刺痛或隐痛；二是舌质紫（或舌下脉络瘀紫）；三是大便色黑（既有出血，又有血瘀）。此外，胃脘部有癥积者，血瘀尤甚。

一定量的出血，必然导致血虚，也常伴有血瘀。故对慢性胃脘痛病人应详为诊查，注意并警惕其合并出血。

（4）辨寒热

1）寒：脾胃气虚者，大多易生内寒，气虚发展至阳虚时，必有内寒。在内寒的基础上，易感外寒，以致形成内外俱寒。

内寒的主症，一般表现为胃脘部冷痛，得温则痛减，进冷的饮食则痛发作或加重，平时不多饮水，饮则喜热。

外寒常见于冬春气候寒冷，气温骤降之时，诱发胃痛或使原来的疼痛加重，形体觉冷。或兼头痛、鼻塞流涕等症。

不论内寒、外寒，舌苔多现薄白，脉象多细。内寒阳虚者，舌质淡、脉沉。

2）热：胃热的主症，一般如胃脘痛具有烧灼感，口干，或口臭、口疮，牙龈肿痛，进食热的饮食则胃中烧灼感更明显，大便干或秘结。兼有脘痛及胁，嗳气频多，性躁善郁，脉弦小数者，属肝胃不和，气滞化热（火）。舌质红，食少形瘦，胃阴不足者，多由阴虚生热。如系气滞郁热而伤阴者,上列症状亦均可出现,而且程度一般较重。

胃热的患者,虽具有上述症状,但是胃脘部一般都喜温暖而怕寒冷,几乎没有一个病人在冬寒时令,喜欢解上衣使胃部吹冷风而觉舒服的。由于中宫胃腑需要一定的温度,才能腐熟水谷,脘部体表温度降低,有碍腐熟功能。因此,有时易被误诊为"胃寒证"。

(5) 辨湿、痰饮、食滞

1) 湿:胃中有湿,反映的症状主要如舌苔白腻,伴有口黏、口甜、胸脘痞胀,不思饮食等。如兼大腹胀满、大便溏泄者,湿浊兼及于脾。实际上,湿困之证,病位必然与脾有关,脾湿胃湿,相互兼见,不易分割。

2) 痰饮:胃中有痰饮,主要表现为胃中辘辘有声、喜温畏寒,或泛吐涎沫,或呕吐清水,头眩。常兼见于部分脾胃气虚证患者。

3) 食滞:主诉因饮食不当而使胃痛发作或加重,脘痞胀满,不思饮食,胃脘按之不适,重者出现舌苔垢腻。

(6) 腹部切诊。见上述脾胃疾患之腹部切诊。

2. 辨证注意点滴

对慢性胃脘痛患者,在诊查时尚须注意如下事项。

(1) 痛与不痛。疼痛的程度,一般与病情轻重相应,亦即自觉痛与压痛均显著者为重,反之则轻,亦有自觉痛较重但压痛不著或无压痛,腹部柔软,一般情况均好者,可能由于体质因素对疼痛的反应性有关。胃痛发作,经恰当的治疗后,疼痛缓解,余症亦随之改善,说明病情好转。如仅仅是自觉痛及压痛减轻,但饮食减少,食欲不振,形体更瘦者,不宜过于乐观。若系中年以上,尤需警惕其不良转归。因恐胃气进一步衰败,或胃中气滞血瘀不祛,有酿成痼疾之可能,应继续观察诊治,勿因痛定而大意。

慢性胃脘痛(或曾有吐血黑粪史),脘痛发作甚剧,经治疗或未经治疗而顿觉疼痛如失,当密切观察,注意饮食起居,警惕其出血(或再次出血)的可能性。

白昼不甚痛,子夜或黎明胃痛,可令其睡前适当进食,若此法有效,说明胃中因虚而致痛。

(2) 痛与饮食

1) 食量:中虚(脾胃气虚)证痛时得食可缓,但一日之内总的食量还是较少的。胃阴不足者,饮食量亦必减少。总之,虚证的饮食量常不足。肝胃不和证患者情志因素不著之时,一般饮食不太减少,病容亦不显著。

2) 米、面主食:一般与病人饮食习惯有关。原来习惯食米饭者,胃痛后喜吃面食,常提示中虚或兼寒兼饮的可能。习惯于面食者,若食面即胀,欲进米食则舒,一般应考虑气滞为多,以肝胃不和为多。

3) 五味:中虚证多喜甜食,兼胃寒者亦喜辛辣。胃中湿浊较重者恶甜食,胃阴不足较重者,喜少量酸味或醋。

(3) 胃与心。《素问·平人气象论》谓:"胃之大络,名曰虚里,贯膈络肺,出于左乳下,其动应衣。"《灵枢·厥病》谓:"厥心痛,腹胀胸满,心尤甚者,胃心痛也。"昔人以心与胃的部位相近,认为心与胃之病位密切有关,故不少医籍将胃脘痛列于"心腹痛"门,朱丹溪亦有"心痛即胃脘痛"之说。一般的胃痛与真心痛可从痛的部位、性质、程度和全身情况,结合年龄、病史等加以鉴别。但也有心胃同病,甚至即时不易区别者,应按当时临床表现,辨证处理。对心病心痛预后的严重性要加以警惕,如有危重征象出现(如面色苍白、汗出、脉细或数疾或结代、肢冷等),及时采取积极的抢救措施,切勿麻痹大意。

(4)胃邻肝胆。在解剖上胃与肝胆相邻,在病机上亦常相关。疼痛位于鸠尾附近及右胁下,按之诉痛者,病在肝经为主。如兼目黄,舌下络膜色黄,甚则溲黄肤黄,或兼寒热往来,病在肝胆。胆附于肝,肝病常及于胆,胆病亦易及于肝。肝胆有病,必犯于胃。胃先有病,亦常易受肝木乘侮。故对胃病患者,必须详为诊查,注意有否肝胆之疾,明辨主次,妥为处理,才不致误诊误治。

(5)脘痛与虫。原有蛔虫者,如蛔扰于胃,亦可致胃脘疼痛,或使胃痛加重。如因胃气上逆而呕吐蛔虫则诊断即可明确。小儿面有虫斑,脘痛及于胁腹,痛剧转侧不宁,倏发倏止,饮醋使蛔安而痛缓者,均可帮助诊断确定虫积腹痛,予以针对处理。

(6)外伤脘痛。胃脘部位如由于跌仆、拳脚或钝器等外伤因素,胃中气血运行失常,血络瘀滞,亦可出现脘痛,日久成为慢性。故诊查时应询问有无类似病史,虽不多见,亦应注意及此,有助于辨证治疗。

(7)残胃疼痛。有的患者已行胃次全切除手术,术后仍觉胃脘疼痛,除按前述辨证要求外,还应考虑到下列几点:

1)经过手术,胃已大部切除,气血多虚。

2)胃的容量减少,腐熟与运化功能不足。饮食稍有不当,又易引起食滞。

3)手术创伤,容易有瘀血留滞。

4)胃经切割,和降失司,影响"胆随胃降"的正常生理,凡幽门已切除者,胆液尤易逆流入胃,有损胃之膜络,易兼"胆瘅"疾患。

5)手术后脾阳不振而饮食经残胃进入肠中,可见形瘦、腹鸣辘辘、头目昏眩等痰饮征象。

(徐丹华　罗斐和　整理)

三、论胃病证治

目前对慢性胃脘痛的辨证分类各地尚不一致。我通过对多年的病例资料——1042例单纯胃脘痛而无其他脏腑疾病的患者进行分析,发现慢性胃脘痛主要为三类证型即中虚气滞证(占49.3%)、肝胃不和证(38.2%)及胃阴不足证(12.5%)。

在上述三类证型的病程中,尚有兼证:血瘀证和湿阻证,可兼见于三类证型。此外,胃寒多见于中虚证,胃中郁热可见于肝胃不和及胃阴不足证。食滞证在慢性患者的病程中可短时出现,经治疗并注意饮食后,症状常即缓解。惟有血瘀证和湿阻证二者,既可见于各主要证型患者,而且持续存在的时间也长,因此,这二证应是主要的兼证。

(一)主要证型

1. 中虚(脾胃气虚)气滞证

主要症状:胃脘部隐痛、胀痛,空腹尤甚,得食则缓,痛时喜按,饮食减少,无力,大便易溏,脉细等。

治法:健脾益气,佐以理气。

处方:炒党参 10～15g,炒白术 10g,黄芪 10～20g,炒山药 10～20g,云茯苓 15～20g,炙甘草 3～5g,炒陈皮 5～10g,煨木香 10g,红枣 5 枚。

如兼有畏寒怕冷、舌淡白、脉沉细等阳虚证,酌加干姜、桂枝(或肉桂)、草豆蔻等温阳暖胃。兼腹部坠胀,小溲频而色清,便后脱肛等脾气下陷者,配用炙升麻、柴胡、荷叶等升提举陷。

2. 肝胃不和证

主症:胃脘部隐痛、胀痛,痛及胁下(一侧或两侧),嗳气较多,得嗳则舒,嗳气不遂,则胃脘胀痛尤甚,胸闷不畅,舌苔薄白,脉象带弦。症状的发作或加重,与情志因素关系较为显著。平时常表现为性躁、善郁。

治法:疏肝和胃。

处方:炙柴胡 5～10g,苏梗 10g,炒白芍 10～20g,炒枳壳 10g,佛手片 10g,广郁金 10g,炙鸡金 5～10g,甘草 3～5g。

如胃气上逆,嗳逆泛恶,酌加法半夏、公丁香、柿蒂、煅赭石、刀豆壳等和胃降逆。若兼咽中不适、胸膺隐痛,可配加木蝴蝶、八月札。情志不畅显著,加合欢花、香附。脘痛、胁痛较著,加延胡索、川楝子。

气滞久而化热,胃脘有灼热感、嘈热、口干、泛酸,舌质微红者,可酌加丹皮、山栀、象贝母、黄芩、蒲公英、左金丸等清泄肝胃郁热。

3. 胃阴不足证

主症:胃脘部隐痛、灼痛,病史久而经常发作,食少,消瘦,舌质干红,或多裂纹,或光红无苔,脉细带数或细弦。

治法:滋养胃阴。

处方:麦门冬 10～30g,北沙参 10～15g,石斛(金石斛、川石斛或枫石斛)10g,白芍15～30g,炒生地 12～15g,乌梅 10g,炒山药 10～15g,甘草 3～5g,川楝子 6～10g。

脘痛较著者,酌加绿萼梅、佛手片、青木香等。阴虚郁热较著者,酌加蒲公英、石见穿、黄芩、知母、山栀等。大便干结者,酌加瓜蒌、麻子仁等。

(二)兼证

1. 湿阻证(湿浊中阻证)

主症:胃脘痞胀,甚则隐痛,食欲不振,口黏或甜,不欲饮食,身体困倦。舌苔白腻,脉细、濡。

治法:芳香化湿。

常用药:藿香 5～10g,佩兰 10g,炒陈皮 5～10g,配入处方中。

如白苔厚腻,胸闷,腹胀,加苦温化湿如炒苍术 10g,厚朴 10g 等。胸痹脘痞不畅,加砂仁2～3g,蔻仁 2～3g,炒薤白 5～10g。口渗清涎,可加益智仁。脘胀便溏,配加炒白术、茯苓、炒薏仁、焦建曲等。舌苔白腻经久不化,可酌加干姜、草豆蔻等。

2. 血瘀证

主症:胃脘痛经久时发,隐痛、刺痛,痛位固定,舌质紫色(点状或成片)、舌下膜络明显紫色,或有黑粪史。

治法:化瘀通络。

常用药:当归 10g,赤芍 10g,五灵脂 10g,延胡索 10g,另吞服参三七粉 1~2g。可据证选配莪术、蒲黄、九香虫等,并酌加香附、枳壳等行气药物。

凡中虚气滞证而兼血瘀证者,参用健脾益气方药。若原属胃阴不足证,兼见血瘀征象,为防其里热损络,可加丹皮、制大黄、地榆等。

3. 胃寒证

主症:多见于中虚气滞证的病程中,胃中冷痛,痛势较重,喜热喜暖明显,舌苔薄白。

治法:温中暖胃。

常用药:高良姜 5~10g,香附 10g,白檀香 5~10g,桂枝 3~6g(或肉桂 2~3g,后下),吴茱萸 1~3g。如值气候骤冷,头痛、畏寒,兼外寒者,可酌加紫苏叶或苏梗、生姜、白芷、防风等。如兼胸痹气窒,或泛涎水,酌加姜半夏、蔻仁、炒薤白等。脘痛甚者酌加甘松、荜茇、沉香等。

4. 食滞证

主症:可见于中虚气滞、肝胃不和及胃阴不足证的病程中。因饮食不当,使胃痛、痞胀等症发作或加重,食欲不振,甚则不欲食,舌有腻苔或薄腻苔。胃中食滞兼寒者舌苔白腻,食滞兼热者舌苔黄腻,大便不畅或秘结。

治法:消食和胃。

常用药:神曲、山楂、麦芽、鸡内金、陈皮等。

脘腹胀痛明显者,加莱菔子、枳实等。大便不通,酌加芒硝、生大黄。食滞夹湿者,加制川朴、法半夏等。兼胃热者加黄连、黄芩等。瓜果所伤,加肉桂、丁香或七香饼(《临证指南医案》方,组成:丁香、香附、甘松、砂仁、广皮、莪术、益智仁)等。伤于酒者,酌加葛花、枳椇子、砂仁、蔻仁等。因食油脂食品或乳制品过多者,重用山楂。甜味食品所伤,加佩兰、干姜、茯苓等。心下痞胀疼痛,按之不适,还可用皮硝(或芒硝)30g,布包敷腹(脐或脘痛处)。

四、论治胃病八法

临床所见胃病,常以胃脘疼痛为主要症状,其次如胃脘痞胀不适,嘈杂泛酸、多嗳、不知饥等症,有时诸症可以兼见。胃病的中医病位以胃、脾、肝为主。病理性质有虚有实,虚证主要为脾胃气虚和胃阴不足,实证的病理因素主要为气滞,并常兼寒、热、湿阻、血瘀、食积等,故治疗大致可归纳为八法。

(1)健脾益胃法:此法补益脾胃之气,使中气健旺,消化吸收功能得以改善、增强。适用于脾胃气虚证,临床表现为胃脘部不适,隐痛绵绵,空腹时为甚,得食则缓,但多食则又不适,故食量减少,神倦无力,面色萎黄少华,大便溏,脉细,舌质偏淡等症。

例方如六君子汤(《医方集解》)。常用药如党参、白术、黄芪、怀山药、茯苓、甘草、广木香、陈皮等。

如兼有畏寒怕冷,舌淡白、脉沉等阳虚证,酌加干姜、桂枝(或肉桂)、草豆蔻等温阳暖胃。兼腹部坠胀,小溲频而色清,便后脱肛等脾气下陷者,佐用升麻、柴胡、荷叶等升提举陷。

(2)滋养胃阴法:此法滋液养胃,使胃中阴液濡润,气血充旺,以利胃黏膜病变的修复,并促进胃液分泌功能。适用于胃阴不足之证,表现为胃脘隐痛,胀痛,灼痛,病久屡发,口干,食少形瘦,舌质红或光红等症。

例方如沙参麦冬汤。常用药如北沙参、麦门冬、石斛、白芍、归身、生地、乌梅、川楝子、怀山药等。

阴虚胃热,常可配加青木香、蒲公英、山栀等。便秘或大便干结,加瓜蒌、麻子仁等。

(3)温中暖胃法:此法为温药和胃,祛除寒邪,使胃寒得祛,水饮渐消,胃的神经调节功能改善,幽门括约肌舒松,促进胃的排空。适用于胃寒证,多见于脾胃气虚而兼气滞之证。因胃寒而脘痛发作,痛势较甚,喜热喜暖,舌白,脉细缓。

例方用良附丸、大沉香丸(《局方》)。常用药如高良姜、香附、白檀香、肉桂(或桂枝)、甘松、沉香、吴茱萸等。

如值气候骤冷,头痛、畏寒、兼外寒者,可酌加紫苏、生姜、防风、白芷等。若兼胸痹气窒,或泛涎水,配加薤白、姜半夏、白蔻仁、陈皮、茯苓等。

(4)疏肝和胃法:此法疏泄肝气郁滞,调和胃气,使气机调畅,食道、胃和肠管的功能得以改善。适用于肝胃不和证,表现为胃脘痞胀,脘痛及胁,痛位不定,嗳气频多,脉象小弦。症状的发作或加重,与情志因素关系较显著。

例方如柴胡疏肝散、解郁合欢汤(《医醇賸义》)等。常用药如炙柴胡、枳壳、合欢花、广郁金、佛手片、绿梅花、炒川芎、甘草等。

如胃气上逆,嗳逆泛恶,选加姜半夏、公丁香、柿蒂、煅赭石、刀豆壳等和胃降逆。若兼咽中不适,胸膺隐痛,可配加木蝴蝶、八月扎。脘痛较著,加延胡索、陈香橼。气郁日久而化火者,配加丹皮、山栀、黄芩、左金丸等。

(5)芳化胃湿法:此法芳香化湿,祛胃中之湿浊,使胃气得旺,纳食有增,腐熟功能得复。适用于湿浊中阻证。主症如胃脘痞胀,甚则隐痛,食欲不振,不欲饮水,口黏无味,身体困倦,舌苔白腻或厚白腻。

例方如不换金正气散加减。常用药如藿香梗、佩兰、炒苍术、厚朴、陈皮、法半夏、茯苓、薏仁等。

如兼胸闷胸痹,配加薤白、砂仁、蔻仁。口渗清涎,可加益智仁。腹胀、便溏,配加炒白术、草豆蔻、车前子等。经服药调治,舌苔厚白腻未化,可考虑加入干姜、草果仁。泛酸较多,可加乌贼骨或瓦楞子。

(6)化瘀通经法:此法化胃中血瘀,通胃中血络。适用于胃络瘀滞之证,表现为胃痛日久,痛位固定,隐痛刺痛,舌质紫(包括紫点、瘀斑),或有黑粪史。

常用方如膈下逐瘀汤、失笑散等。常用药如当归、赤芍、五灵脂、蒲黄、延胡索、九香虫、莪术、香附、枳壳等,另服参三七粉。

如系脾胃气虚证而兼血瘀者,参以益气之品;若原系胃阴不足证,兼见血瘀症象,防其里热损络,可加丹皮、地榆。胃痛仍著,大便色黑,可加降香。

(7)消食和胃法:此法消除食滞,和其胃气,以助消化功能。适用于食滞中阻证,常见于脾胃气虚、胃阴不足或肝胃不和等证的病程中。因饮食不当,使胃痛、痞胀等症发作或加重,食欲不振,甚则不思饮食,舌有腻苔或薄腻苔;胃中食滞兼寒者,舌苔白腻;食滞兼热者,舌苔黄腻,大便不畅或秘结。

常用方如保和丸。常用药如神曲、山楂、麦芽、鸡内金、陈皮、大腹皮等。脘腹胀痛明显者,加莱菔子、枳实。

食滞夹湿者,加制川朴、广木香。瓜果所伤,加肉桂、丁香,或七香饼(《临证指南医案》)。食滞胃热加黄连、黄芩。伤于酒者配加葛花、砂仁、蔻仁、枳椇子。因油脂食品或乳制品过多者,重用山楂。甜味食品所伤,加佩兰、干姜、茯苓。

心下痞胀疼痛,按之尤甚,可配合外治,用皮硝 30g,布包敷脐部或中、下脘。

(8) 护膜宁络法:此为保护胃膜及宁络止血之法。适用于胃痛、脘胀、胃中膜络损伤、出现便血(远血),大便隐血明显阳性等症。

常用药如白及、侧柏叶、地榆、甘草等。若出血量多,色红,热伤胃络,远血,吐血,脉数有力,宜十灰丸。宁络而兼化瘀,常用参三七、白及,均用粉剂,加适量温开水,调成糊状吞服,一日二至四次。

以上八法,当根据临床证候选用。如证有兼夹,应分清主次、标本、缓急,互相配伍参用,或先后选用。所列加减,均择其要,未能一一列举。至于兼有或原有心、肺、肾经之症证,当据证辨治,不及细述。

五、论食管病的诊治

食管自咽至胃,《难经集注》称为"胃之系"。《医贯》所载"咽系柔空,下接胃本,为饮食之路",不仅说明食管的解剖特征,还指出其具有"柔空"的生理特点。正因为如此,要求人们在饮食的质、量、温度、硬度等方面均需加以注意,适应"柔空"的生理要求,还需注意情志因素,以防食管疾患。凡是引起胃病的诸种病因,同样地也易导致食管病变,包括功能障碍或器质性疾患。

(一) 症状和病机

本病在临床上颇为常见。一般表现为咽中不适,甚则如有物阻,吞咽欠利,嗳气频多,食物反流(至口中再咽下或吐出)等症状。经过 X 线钡餐或胃镜检查,有的没有发现明显器质性病变。病人深感痛苦,求治心切。但是,有的医生往往不予重视,使患者失望。实际上食管疾病诊断不易早期明确,"功能"与"器质"之间有时不易截然分开。不少"功能性"疾病,到一定时间就会发展成"器质性"病变,所以,在"功能性"阶段就应加以重视,给以积极而认真的治疗。

早在张仲景的《金匮要略》一书中,就有"咽中如有炙脔"的症状描述,继有《圣济总录》描述其症状特点谓"咽喉噎闷,状如梅核",后来遂有"梅核气"之名,近代又有"癔球"之简称。病因与情志不畅有关,常由心肝气郁,郁而生痰,痰气交结所致。

关于吞咽不利,应归属于"噎"证范畴。古代记述其病因由于"忧恚嗔怒所生"(《诸病源候论》)。赵献可明确提出其病位在"咽喉胸膈之间,在胃口之上"。

嗳气多,古代医籍称之为"噫",也是由于胃气失于和降所致。若在食后嗳气不能自主,也会引起食物反流。一般反流至咽或口腔,少量而尚未变味,往往再行咽下。如反流量稍多从口中吐出。主要病机是胃气上逆,或由胃腑本经之病,或由肝气犯胃所致。总之,以气病为主。若因肝郁气滞而化热,热扰于胃,则反流物可兼酸味。

(二)证候、治法、用药经验

据我多年的临床经验,总结出治疗的原则,当以理气调升降为主。在此基础上,根据证候而参以化痰散结,清热(肝胃郁热)或活血化瘀的方药。从临床主症而论,大致有以下几类证候。

1. 气郁证

主症:表现为嗳气频多,食后嗳气而致食物反流,胸闷,舌苔薄白,脉象细弦或正常,情志不畅或烦劳紧张后症状尤著。

治法:宜理气解郁,和胃降逆。

常用方:如木香调气散(《丹溪心法》方:木香、丁香、蔻仁、砂仁等),解郁合欢汤(《医醇賸义》方:合欢皮、柴胡、白芍、郁金、沉香、薄荷、茯神、橘饼等),新制橘皮竹茹汤(《温病条辨》方:橘皮、竹茹、柿蒂、姜汁)。

根据《素问》所说:"肝欲散,急食辛以散之。"以上所列方中的薄荷、姜汁等正是辛散以宣通气郁之品。如因心肝气郁,心神失养者,还可佐以甘草、小麦、大枣,以甘缓养心。嗳气多者,还可配用刀豆壳、代赭石、旋覆花等。

2. 肝胃郁热证

主症:如嗳气多,食物反流,呕吐,口干或兼口苦,舌质微红,脉象稍弦或细数等。

治法:宜清泄肝胃之热而兼理气和胃降逆。

常用方:如左金丸(川连、吴茱萸),济生橘皮竹茹汤(《济生方》:橘皮、竹茹、麦冬、枇杷叶、半夏、茯苓、甘草、人参)等加减。

胃热偏盛,大便干结者,配加大黄。

3. 痰气交阻证

主症:如咽中不适,如有物阻,胸闷,或自诉胸骨后不适,舌苔薄白,脉象稍弦,症状的发作与加重常和情绪不佳有一定的关系。

治法:当理气解郁,化痰散结。

常用方:如半夏厚朴汤(《金匮要略》方:半夏、厚朴、茯苓、紫苏、生姜)加减。厚朴也可用花(厚朴花)。并可加桔梗、枳壳、青皮或陈皮以调升降气机。

如有咽干而痛,咽弓充血者,去厚朴、紫苏,配加射干、挂金灯、金果榄等清热利咽。

4. 气滞血瘀证

主症:一般在气郁证的基础上,兼有舌质紫暗,胸骨后隐痛部位固定等,病史较久。

治法:宜行气化瘀。

常用方:可用血府逐瘀汤(《医林改错》方:柴胡、芍药、枳壳、甘草、当归、生地、川芎、桃仁、红花、牛膝、桔梗),解郁合欢汤加减。

此类患者一般症状较多,用药亦须随证加减。

以上四类证候,常以气郁为先导,由气郁可以导致郁热、痰聚、血瘀。在程度上一般气郁较轻,血瘀较重,有些病人可以兼有痰和瘀的证候,故应据证而分析其主次,妥为配伍调治。

关于汤药的服法,必须嘱病人采用一日多次服法。每日1剂,煎2次,每次药液分2~3次服,包括晚间睡前服1次。如用沉香,最好加少量冷开水在粗糙的陶器或石上磨,使磨成混悬液状,少量频服,效果较好。也可用沉香粉极少量置于舌上(或舌下)含化,使药物作用较持久。总之,应注意恰当的服药方法。如果白昼多次服药不方便者,可配用"代茶剂",如每天用橘皮3g、桔梗2g、木蝴蝶3~5g,开水泡后加盖闷几分钟,代茶饮服。厚朴花也可泡服,每日用3~5g。如兼肝胃郁热者,加麦冬10~15g、生甘草2g。汤剂和代茶剂还可以含、漱,通过口腔、咽部黏膜,既有洁净作用,又可增强治疗食管疾病的效果。

对食管病患者,还必须十分重视情志致病因素。除上述药物治疗以外,还应给予精神上的宽慰,鼓励病人保持乐观的情绪,努力做到"移情易性",力戒躁怒、抑郁,树立治愈的信心。医生耐心、热情的态度和言行,对病人是十分重要的。

此外,食管功能性疾病经久不愈,或存在食管炎症及(或)溃疡,由于郁热久而伤阴,或体素营阴不足,必须遵从"虚者润养"的治疗原则。如自觉食管部位有灼热或嘈热感,甚则吞咽时有干涩不利的感觉,口咽干,舌质红者,就需给予润养,滋阴清热生津。据证选用麦门冬、玉竹、沙参、生地、杏仁、白蜜等品。兼血虚者,配用当归、白芍、枸杞子、何首乌、桑椹子之类药物。润剂之中,酌加枳壳、川朴花、橘皮等微辛理气药物,使气机调畅,胃得和降,有利于润剂更好地发挥药效。

另外,还有几味宣通食管疾患的药物,如鹅管石、婆罗子、橘络、通草、急性子(凤仙花子)、威灵仙、王不留行等,都是我在临床上常用而较有效者。如鹅管石能治胸膈痞满,与母丁香同用,具有扩张食管的功用,如无母丁香,用公丁香也可。婆罗子行气而宽胸膈,且能宣通心脉、食管,对胸骨后隐痛、刺痛,或兼冠状动脉供血不足而连及心前区疼痛者,用之有效。橘络宣通气血,善治胸膈疾患,虽非主药,但轻清善行,久服无弊。通草入肺、胃,甘淡而凉,凉而不寒,也是食管病具有宣通功用的辅助药。急性子在《本草纲目》中早有"治噎膈、下骨鲠"的记载,功擅破瘀通利,散结软坚,对食管病吞咽不利或困难者用之有效。即使是功能障碍,经一般诸药治疗而效果不著者,短期用之,也较有效。威灵仙走而不守,宣通十二经络,历来用治骨鲠在咽,实际上也是治疗食管疾病的常用良药,王不留行功擅行水化瘀,对食管疾病痰瘀互结者,疏通之功甚著,且无不良副作用。

(三) 糊剂卧位服药法

凡是食管有炎症(包括食管憩室炎)、溃疡,治疗性药物力求能在食管稍稍停留,使药物对食管黏膜直接起作用。我从临床实践中总结出一种服药方法,就是"糊剂卧位服药法"。

根据病证而处方,汤药要求浓煎,头煎和第二煎各浓煎成150ml左右。每次药液中加入藕粉1~2匙。如无藕粉,可用山药粉、首乌粉或米粉代替。充分调匀后,文火加热,边煮边搅,煮沸而呈薄糊状半流质药,盛于碗中,置于床边。病人解衣卧床,左侧卧、平卧、右侧卧、俯卧各咽药1~2匙,余下的药可以仰卧时吞服。服药毕,温水漱口吐出,卧于床上,稍稍翻身,半小时内不饮水,不进任何食品,若是晚间服药,按上法服完后即睡,作用尤佳。

人在直立或坐位时服药,迅即经食管而入于胃中,所以改进为卧位服,加上粉糊的黏性,可有利于直接作用于"病所"。藕有清热凉血之功,藕粉性黏,兼能"护膜"。若患者胸骨后隐痛、刺痛,痛位固定,证兼瘀滞者,还可在药糊中调入参三七粉每次 1~1.5g,或云南白药每次 0.5g。如诊断为食管憩室炎症,可按 X 线片上所示,卧位服药后向憩室突向的一侧睡,腰臀部稍垫高。10~20 分钟后转向对侧卧 20 分钟。此时抽出枕头,使头部位置低,20 分钟后再加枕头。这样,可使药物先作用于憩室部位,再使之流出。

按上述方法服药,对食管炎症、溃疡等疾患,可以提高疗效。至于有的病人嫌药味较苦,可以放少量的糖调匀后服。但糖量不可多,特别是舌白、胸闷较著,有痰咯出者,最好不放白糖为好。

六、论老年人胃病

在诊治老年人胃病的过程中,根据老年人生理、病理特点,总结诊断治疗方面的经验主要有以下几点。

(一) 病证特点

由于老年人的生理特点,一是气血不足,二是阴液易亏。既患胃病,胃气易虚,胃阴亦常不足,脾胃功能受损,但仍须摄食水谷,气机失于调畅,故常表现为本虚标实的证候。况且老年人的胃病又往往常兼其他脏病变,出现脏腑兼病,惟其各有主次之别,常见的如:

(1) 肺胃同病。肺主气,老年人患肺疾慢性咳嗽、气短者不少,肺气失于宣肃,气道不利,痰阻气道。兼有胃病者,每于咳喘发作或加重之际,引起胃病复发。胃病加重,食少脘痞,胃气郁滞而上逆,亦易引动肺疾,两者常相互影响。

(2) 胆胃同病。胃邻肝胆,木能疏土,肝胆失于疏泄,容易影响及胃。胃气虚弱,又兼气滞,或因胃阴不足而致郁热内结,湿与热合,蕴于肝胆,正如《灵枢》所说:"邪在胆,逆在胃。"临床表现有上脘及右胁疼痛,口苦,脉弦等症。胃镜常见胆汁反流入胃,实时超声诊断仪常见伴有慢性胆囊炎,不少还有胆结石。

(3) 心胃同病。胃居心下,胃中气滞,胃气上逆,可以影响心主血脉的正常功能。心气不足,心血瘀阻的患者,心悸怔忡,甚则心痛、胸痹,气血运行不畅,食少不易消运,且由于经络的联系,疼痛及于心下。有的患者原系胃痛,由于湿阻气滞,胃气不和,上犯于心,湿浊痹阻,胸阳不展,每于胃病发作之时出现胸闷心痛等症。

此外,因"肾为胃之关",老年人肾气有不同程度虚衰。胃病久发,水谷少进,气血不足,肾气尤亏。或摄纳无权而致短气、夜尿频多;或因开合不利而引起溲少、跗肿;或肾失温煦,畏寒怯冷,灶中无火,谷不易熟,脘痞腹胀便泄,使脾胃病证加重。

(二) 症状特点

据我的经验,老年人胃病的临床表现多端,但一般具有以下几种情况:

一是胃脘痞胀,饮食减少多见。痞胀位于心下、中脘或整个上腹部。有的在进食初时似有所缓解,但隔不多时,又觉痞胀不适。有的在食后加重,常需在餐后走动方觉胃中舒服,有的病人希望"饿透"后才欲进食。所以,一般患者的饮食均有所减少,以致神倦、头昏、短气,也可因胃中不和而影响睡眠。

二是胃脘隐痛,嗳气则舒。隐痛往往见于痞胀加重之时。痛时喜俯坐,喜按抚。得嗳气脘痛改善,有时欲嗳不遂,其痛尤甚,这在老年女性尤为多见,若遇情志不畅之际,上述症状更加明显。

三是苔腻不易骤化,舌红不易恢复。由于胃病消化功能差,易夹湿、滞而致苔腻,或寒湿,或湿热,或痰湿。加以老年人脱齿者较多,上颌有缺齿,舌面不易洁净,腻苔也难脱化。舌质红者,每先见于尖边,约有半数的红色呈暗紫状。虽经滋阴养胃的方药内服,舌红也不易转淡。若红干而起裂纹,提示胃津枯竭,往往由于阴虚而兼瘀热,因瘀热内燔,灼津耗液,提示其预后不良。如果调治护理得当,红舌逐渐转淡,常示其病变有好转趋势。反之,在短期之内突然由红而转淡白,应警惕合并上消化道出血。约有1/4的患者舌质红而舌苔腻,阴虚夹湿,给治疗带来困难,每属预后不良之征。

其四是腑行不畅者占多。有半数老年胃病患者大便干结难解,或虽不甚干而不易畅解,有的大便不畅却不成形。这都由于老年胃病的气化功能不良,肠腑津液失濡所致。以上是常见而主要的一些症状特点,至于兼有他脏病变者,症状的出现常因人、因病位不同及病变轻重而异,不再详细列述。

(三) 治疗注意点

关于老年人胃病的治疗,主要应注意几个特点。

首先是气阴常须兼顾。由于生理特点的影响,胃气虚者易伴胃阴虚,阴虚者其气亦虚,惟其各有侧重而已。所以在处方用药时应注意补气勿过温,滋阴佐以益气而勿过于滋腻滞气。例如补气用黄芪者,配用白芍;用党参、白术者,配用山药。老年妇女不妨先用太子参,如服后舒服,再改用党参。养胃阴常用麦门冬、石斛、北沙参等,也可参用太子参、山药以兼顾气阴。或以白芍、乌梅、甘草、山药、茯苓相伍,酸与甘合,酸甘化阴,和胃调脾。有的阴虚较重,可酌配生地、百合、枸杞,再加少量白术。

其次是理气宜调升降。老年人胃病表现为肝胃气滞证者,治法亦宜疏肝和胃。惟在疏和之中,应注意调其升降,掌握恰当的配伍,也要防其辛燥过多,以冀气机调畅而不致耗伤阴液。理气药如苏梗、柴胡、陈皮、佛手片、木香等等,配以桔梗、枳壳;或以杏仁、广郁金宣肺开郁,或用竹茹配刀豆壳降胃气,除烦热;或用木蝴蝶、娑罗子宣通肺胃。这些都是有升有降,升降相伍的"药对子",能善于在理气之中注意调其升降,常可提高治效。

再次是化湿防辛燥过度,清热勿过于苦寒。老人气阴不足,气虚及阳,湿浊易生。湿郁、气郁,可能化热;阴虚亦易生热。所以湿热之证常见而需化湿清热。化湿常用苦温、芳香,如炒苍术、厚朴、藿香、佩兰等等,尽量不要重用、久用。为使湿浊宣化,可佐以石菖蒲、郁金,若胸脘痞闷有湿者,以杏仁、蔻仁、橘皮、桔梗、法半夏开宣之。有肝胃郁热者,选用左金丸时,黄连用量不宜过大。据个人的经验,用小剂量的黄连,取化肝煎的丹皮、白芍、浙贝母,再配以蒲公英、石见穿之类,避免过寒以伤脾胃。一般慢性胃脘痛的胃热或阴虚郁热,知母可用而生石膏一般均不适用。

此外,老人胃病,运化不力,容易引起食滞而导致胃病发作或加重。故应据证而加一些消滞药物,并注意饮食的质、量与温度,以利胃病的防治。常用药如炙鸡金、焦建曲、山楂、麦芽等。由于老人中阳不足,饮食稍冷或进食生冷食品稍多,就会影响胃的腐熟功能。若遇生冷所伤,可佐用温胃之品如肉桂、公丁香或良姜之类,药量不必过大,如肉桂1~1.5g,公丁香1~3g,良姜5~9g,旨在温中祛寒而消生冷瓜果之滞。凡脾胃气虚而兼食滞者,配用炒白术。胃阴不足而兼食滞者,佐以白芍、乌梅。若脘腹痞满甚著,上述诸药未效,或豆制品积滞不消,暂用莱菔子以消之。因乳制品所伤者,可重用山楂。甜食多而致消化不良者,可用佩兰、炮姜、橘皮。

胃气久虚,摄血无权,胃阴不足,里热易损胃络。故老人胃病更应注意护膜、宁络。如有大便隐血阳性,小量出血,据证而配用白及粉、参三七粉,加温开水调成糊状服,效果甚良。平时方中早加地榆、白及,防患于未然。有的黑便而干硬,兼有瘀血,可配用小量大黄以导瘀。

老年人胃病,还有脾胃气虚而兼肝阳上扰化风者,治法宜"培土宁风"。补益脾胃不宜用黄芪甘温升阳,平肝息风又不宜投药过凉。我的经验用药为白术、山药、甘草、茯苓、桑叶、决明子、天麻、钩藤、豨莶草等随证配用之。至于前述肺胃、胆胃、心胃同病等患者,由于证候不一,虚实比重各异,应分清主次,随时辨证治之,本书相关章节,可供参考。

七、论妇女更年期慢性胃脘痛

慢性胃脘痛系临床常见疾病,以慢性胃、十二指肠炎症、溃疡占多,不少患者还伴有不同程度"胃下"(垂)。从个人所诊疗的临床资料分析,在慢性胃脘痛患者中,妇女更年期(45~55岁)占三成左右,且该组患者主要证候以肝胃气滞者为主,占72%。妇女更年时期由于生理、心理上的因素,在慢性胃脘痛的病因、诊疗方面有其一定的特点,爰择要介绍,旨在提高防治效果。

(一) 治用疏肝和胃,参照"三不"原则

患者发病多以情志善郁、易躁为主,临床表现为胃脘痞胀、隐痛,痛及胁、背,胸闷不畅,得嗳气则舒,嗳气不遂则脘痛腹胀加重,症状的发作或加重常与情志不畅呈平行关系。舌苔薄白,脉象细弦或细。一般在上腹胃脘部压痛不著,常无固定的痛点,心下(剑突部)及上脘疼痛多于中、下脘,右胁胀满不适或疼痛者多于左胁。

主要治法为疏肝和胃,在柴胡疏肝散的基础上常需加强理气开郁,常需酌加合欢花、广郁金、佛手片、绿萼梅、白蒺藜等。凡脘胁痛而兼胸闷不畅、胸膈不利者,苏梗为必需之品。此药温性极微,其色白,其味不辛,《本草崇原》谓其"性平",此说甚为确当。苏梗疏肝和胃而宽胸膈、开郁气,实为肝胃气滞证之良药,不必以"辛温"而畏避之。

若嗳气频多者,可用沉香或白檀香、刀豆壳、青皮等降逆顺气,嗳气不遂而脘痞胀痛加重者,可加木蝴蝶、桔梗与枳壳相配,调升降气机。

麦芽健胃消滞,又能疏肝,配炙鸡金、陈皮、六曲等调和胃气,增进食欲,亦属个人临证常用之品。

柴胡疏肝散中有白芍、甘草,亦寓芍药甘草汤意,酸甘相合,入肝入胃。张山雷《脏腑药式补正·肝部》谓白芍能"收敛耗散之阴气,摄纳而涵藏之……实是肝胆气浮,恐肆横逆必需之品。"对更年期妇女胃病脘痛,肝胃不和之证而无湿阻兼夹者,白芍可以重用,柔敛和阴,缓急定痛,实为常用要药。

宗《内经》"肝苦急,急食甘以缓之"之意,在疏肝理气和胃药中参用百合,有助于舒调心肝气郁而兼益胃柔肝,善为配用,可以提高疗效。

此类患者,虽经胃镜查谓萎缩性胃炎,若无明显口干、舌质光红之症,胃阴不虚,胃中气滞,不必多用麦冬、石斛、生地等滋阴之剂,虽有神倦乏力、大便易溏、面色不华、脉细等脾虚之证,却不宜擅用黄芪、党参、白术等甘温滞气之品。

此外,如兼见头皮麻、手麻,亦不能泥于"麻为气虚"之说,需知肝气不调,即可引起麻木。肝气上逆,犯于巅顶,该部疼痛,联系经络关系,足厥阴与督脉会于巅,而非风邪所袭。肝胃之气郁滞,容易化热,然此属郁热而非肝经实热。且因胃病脘痛屡发,胃气易损,故一般清热以微苦微凉之品为宜,如丹皮、象贝母、蒲公英、淡子芩等随证选用,勿因苦寒过度而有损胃气。叶桂治疗肝气郁滞的经验"用苦泄热,而不损胃,用辛理气,而不破气,用滑濡燥涩,而不滋腻"的"三不"治则,对妇女更年期胃脘痛肝胃气滞证具有实践指导意义。

(二)若见胆胃同病,辅以通降清化

胆附于肝,同主疏泄。更年期妇女患慢性胃脘痛的同时,常伴有胆病。据不完全统计,患者既有慢性胃炎,又伴有胆囊炎者占75%,其中半数兼有胆石症。由于肝胆疏泄失常,气机不畅,湿热互蕴,久则导致结石。究竟是先有胃病?还是先有胆病?有时甚难分清。当胆石症在急性阶段,表现为胁痛、结胸或黄疸时,诊断不难,与胃脘痛容易鉴别。但在缓解期及慢性胆囊炎而兼有慢性胃十二指肠炎症、溃疡者,疼痛位于心下、上脘,痛及右胁、背部,多表现为肝胃气滞证候,这也是妇女更年期胃脘痛患者的特点之一。

凡是胆胃同病者,不少具有口苦症状。据《素问》所载,口苦由于胆热。又按《灵枢·四时气》篇谓"邪在胆,逆在胃。"此"邪"可能包含气滞、湿热等病理因素。胆与胃俱属腑,腑宜通。"胆随胃降",胃病和降失司,甚易影响胆腑,胆腑有病,邪逆于胃,胃胆同病,故胆与胃疾互为因果,互相助长。

治疗当从胆胃兼顾,一是宜降宜和,二是参以清化。因其基本病机仍然是肝胃气滞,所以疏和肝胃之气仍是基本治法。应据证而相互参用。

降与和,药取微辛微苦,如枳壳、青皮、陈皮、广郁金、法半夏、砂仁,并可酌加刀豆壳、柿蒂、煅赭石、制军等,降胃气而有利于改善胆汁反流。参以清化,是针对胆经湿热,常用者如茵陈、青蒿、黄芩、金钱草、海金沙、薏仁、芦根、玉米须等。

人在卧位时胆液容易经幽门而反流入胃,故应嘱患者取头位略高之卧位。适当的卧位,结合药治,有利于改善症状与胃黏膜病损。怡悦情怀,戒躁怒、避免过度烦劳,以达肝气之调畅,注意饮食起居等,均需善自调摄,其重要性自不待言。

(三)健脾防止滞气,消肿着眼肝肾

更年期胃病经久,必及于脾,且常因肝气横逆,易犯脾土,以致脾气虚弱,运化不力,表现为食后常伴胃脘、腹部痞胀,稍多食则善胀,神倦乏力,大便或干或溏等症。

此类病人一般以肝、脾、胃不和为多,不同于单纯脾气虚弱证。故宜健脾和胃调肝并重,可用香砂六君子汤合疏肝理气之品,或选逍遥散加味。健脾以党参或太子参、怀山药、茯苓、甘草为主。挟湿者参以藿香鼓舞肠胃而化湿浊,陈皮、半夏和胃祛湿,防风祛风胜湿,与白芍相配,抑其肝木。不少患者进黄芪、白术而增脘腹痞胀,提示宜通补、运补而不宜甘温滞气,

这也是更年期妇女胃病脾虚证的特点之一。

朱丹溪《格致余论》曾谓:"主闭藏者肾也,司疏泄者肝也。"说明肾的气化亦与肝的疏泄功能有关。疏泄不及,也可影响肾的开阖,引起溲少、浮肿。妇女更年期胃病患者,在病程中亦有伴见面肢轻度浮肿,小溲不畅之症,但一般无尿痛、尿频。每于肝胃气滞证加重之际,晨起面浮,入暮跗肿,肢体觉胀,多次查尿未见异常,心脏与肝功能检查正常,颇似特发性水肿。治疗时当善于运用疏肝理气方药。据个人经验,以乌药、炙柴胡、香附、合欢花、麦芽(重用)等配天仙藤、潼蒺藜、杜仲、茯苓、泽泻等疏调肝气、益肾利水,肝肾同治,以肝为主,常获良效。待肿胀渐消,仍从胃病辨治。

八、论残胃炎症

早期胃癌,胃、十二指肠溃疡经久不愈或合并上消化道出血等疾患,经胃次全切除术后,不少病人仍有残胃炎症(包括吻合炎症),发病率约为 60%。由于胃大部分切除后,失去正常的功能,胆液、十二指肠液容易反流入残胃腔内,破坏胃黏膜的屏障作用。通过临床观察,探索研究其病机,拟订治疗方药,取得了较好的效果,曾以近一年多时间内所治 50 例患者分析,有效者计 45 例(90%)。

(一)病机概要

因为残胃容量较小,患者的饮食均不同程度地减少,而且胃的磨化腐熟功能不足,气血生化之源亦减少,所以,中虚气血不足是本病的基本病机。加以气机不畅,升降失调,肝气郁结,横逆犯胃,胃气不降而上逆,是以呕恶、嗳噫、吞酸。脾气不升而反降,浊阴填塞中焦,故见脘痛痞胀,便溏不实。胆胃通降失常,肝之"余气"胆液可以上逆入胃,可见口苦,甚则泛吐苦黄液,胃镜可见胃中不断有黄绿色胆液自吻合处反流入胃的征象。因此,肝失疏泄、胃失和降,胆液逆入于胃,也是本病的主要病机。手术损伤组织,脉络难免有留血。留血为瘀,影响气化功能,导致气滞血瘀。气滞与血瘀又互为因果,使血瘀内结,不易骤化。有的病人术前就有血瘀,术后又添血瘀,故残胃炎症的病理因素中,血瘀也是其中之一。气虚、阳虚者,瘀得寒而尤凝。阴虚、郁热者,易致瘀热互结,并有可能因瘀热伤络,继病出血,复因离经之血内留,使血瘀更甚。

总之,残胃炎症的病机比较复杂,以虚为本,以实为标。血瘀、气滞、湿浊、食滞均易形成,升降平衡遭受障碍,因而诸症丛生,不易速愈。

然而,胃腑阳明多气多血。虽然切除大半,若术前身体较健壮,手术精细,术中输血补虚,术后调养得宜,残胃之腔逐渐扩充,虽有轻度升降失调,其虚不甚,其实亦较轻者,患有炎症也可经及时防治而向愈。

(二)治法要点

治疗大法主要有四,即益气和胃、利胆疏泄、化瘀泄热和化湿消积等治法,根据病情,随证用药。

我从多年临床实践中总结经验,自拟一方名为"残胃饮",方中药物为炒白术、炒枳壳、炒白芍、制香附、五灵脂、石见穿、刀豆壳、柿蒂等。每日 1 剂,加水煎至 100～150ml,2 次煎服。

主要加减为:兼湿盛者,加藿香、佩兰、制川朴;兼郁热者加黄连、象贝母、蒲公英;兼阴虚者加麦门冬、石斛;兼食滞加炙鸡金、焦建曲、麦芽;血瘀明显者加入紫丹参、桃仁、制大黄。

凡残胃炎症具有胃脘痞胀、隐痛、口苦、饮食减少、乏力等症状者,为上方的适应证,以"残胃饮"为主方,随证加减。1 个月为 1 个疗程,可根据病情服用 1~3 个疗程。治疗效果以溃疡、慢性胃炎手术后的残胃炎较好。如因胃癌而切除胃之大部者,疗效不理想,因为已患恶性肿瘤,可能尚遗留病根,有的甚至潜在转移病变,已非单纯的残胃炎。

关于胃次全切除的手术方式与疗效的关系,以比尔罗特(Billroth)Ⅰ式优于Ⅱ式。

在药物治疗的同时,应该嘱咐病人(及其家属),务使患者做到慎饮食、起居。尤其是饮食宜少量多次,勿过烫、过冷,食物要质软容易消化,进食时要细嚼慢咽。要使其心情开朗,戒躁戒怒。胃脘部要注意保暖,即使在夏天,午休及晚间睡眠时,上腹部也要加盖一些布类或毛巾被。由于残胃已经丧失幽门的特点而易致胆汁反流,卧床时头及上背部略垫高,尽量多向右侧卧。白天服药后应坐或仰卧片刻,有利于药物在残胃中借胃气以行药力。配合上述调护措施,可以提高治效。

上列"残胃饮"的功用特点,白术甘苦,有补益脾胃,燥湿和中之功。白芍苦酸,入肝脾经,与白术同用,也能补益脾胃,亦且缓急止痛,养血柔肝,使柴胡、香附等疏肝抑木之品不致有损胃气。枳壳下气行滞而消痞胀,与白术同用,寓通于补,通补兼施。五灵脂通利血络,散瘀定痛,与香附同用则气血兼行,通气滞而行瘀。石见穿清郁热而行瘀醒胃,刀豆壳、柿蒂和胃降逆下气。综合全方,具有益气和胃、疏利降逆(降胆)、行气化瘀的功用。至于所列几种主要加减药物,都在上述主方的基础上针对病情而加强药效,不再一一列举。由于残胃炎症的病机较复杂,症情和体质有所差异,有的还兼有其他疾患,所以仍需继续观察治疗和认真研究,努力提高其治疗效果。

九、论胃病饮停呕吐

(一) 饮停原因

胃病患者常会伴有呕吐症状。其中有的属于痰饮中阻,因饮停于胃,胃气不和,上逆为呕。这类病人自觉胃脘部痞胀不适,畏寒喜暖,胃中辘辘有声,头目昏眩,吐出多量液体,兼有未消化的食物,轻则数日一呕,重者每日呕吐。由于中焦阳气不振,水谷不归正化,水反为湿,湿停成饮。加以胃中津液留于胃脘之中,与饮食之物俱不易顺利地排入十二指肠,于是达一容量时随胃气上逆而吐出。往往使小溲渐少,形体逐渐消瘦,气血亦随之而不足。

这些患者常有胃、十二指肠溃疡而伴有幽门不完全性梗阻,凡有胃下垂者,尤易并发此疾。因是不完全性梗阻,可以先服中药调治,通过恰当的治疗,得以使病变改善而控制呕吐。

(二) 治呕之方、药

根据张仲景《金匮要略》中所述:"诸呕吐,谷不得下者,小半夏汤主之","胃反而渴欲饮水者,茯苓泽泻汤主之"等方论,可认为小半夏汤是诸种呕吐的通用方,茯苓泽泻汤由茯苓、泽泻、白术、桂枝、甘草、生姜组成,包含苓桂术甘汤,又是五苓散的类似方,功用为祛饮止呕而利小便。我运用上述两方为主,治疗溃疡病合并幽门不完全梗阻而呕吐的病例,颇有一定的效果。其中茯苓和泽泻各用 20~30g。配加通草加强通利之功,加蛴螬以祛瘀通络,或再加红花活血以助其药力。服药数剂后,呕吐止而小溲增多,诸症亦随之而改善。

(三) 服药法

这里必须说明的是,应注意服药的方法。汤剂要浓煎,最好每剂药煎 2 次,取药液一起浓缩成 150~200ml。待病人在吐后 20~30 分钟温服,半小时以内勿进食,勿饮水。服药后取右侧卧位,腰臀部稍稍垫高,这样可以使药液充分作用于幽门部位。或先插入胃管,将胃中潴留液抽出后,旋即注入药液,然后拔出胃管,体位同上所述。

如病人胃气上逆不和,呕吐较频,可令其在服药前先嚼生姜片,舌上感辛辣后吐出姜渣,随即服药半量,可防其吐出药液。或者令病人嚼生姜,医生给病人针刺内关穴,平补平泻,频频捻针,服药后仍行捻针。如有恶心欲吐之状,再加针刺天突穴,这样能控制其呕吐,才有利于药物在体内起作用。否则,药入即吐,效果也就差矣。

若幽门部位梗阻较甚,可另加云南白药每日 1~1.5g,与汤药一起调匀服下。饮食以半流质少量多次为宜。一般服药 5~7 剂,呕吐可渐控制或改善。若效果不著,仍然呕吐,提示幽门病变较重,梗阻难通,则应考虑手术治疗。所以在运用以上方药时,也寓有诊断性治疗之意。

(四) 治呕与利小便

关于前述金匮方茯苓泽泻汤,古人立方之意旨在利小便祛饮而止呕吐。然而从服药后取得止呕的效果来看,我认为有这样的可能性:那就是药物作用于幽门部位,消除梗阻病变组织中的水肿,使幽门管得以通畅,胃内容物包括潴留的液体下入十二指肠、小肠,运化随之而改善,才使小便量增多。所以,其机理可能由于茯苓泽泻汤首先消除幽门组织的水肿,然后达到利小便的作用。由此可见古方应用得当,自有良效,其中的原理,值得进一步深入地去研究。

(五) 半夏、生姜

最后,再提出关于半夏与生姜两药。按半夏性味辛温,燥湿化痰祛饮,降逆止吐。仲景治呕吐以半夏为方名的有六,如小半夏汤、大半夏汤、半夏干姜散、半夏泻心汤、小半夏加茯苓汤和生姜半夏汤等,充分说明半夏为止吐的主要药物。生姜辛温,入肺、胃、脾经,其治呕之功用,历来医籍中载之甚详,《千金方》誉之为治呕吐的"圣药"。生姜止吐的机制大致有三:一是由于生姜所含主要成分姜辣素和姜醇等,刺激舌上味蕾及胃黏膜的神经感受器,反射性地抑制下丘脑的呕吐中枢;二是具有调整食管、胃的蠕动和胃的分泌、消化功能;三是具有解毒作用,这是次要的,但能消除胃中有害因素的刺激。因此,生姜止呕吐具有较广泛的适应证和良好的效果。研究一下仲景治呕吐方发现,原书中生姜的用量为三两至半斤,如小半夏汤中生姜即用半斤,半夏的用量为半斤至二升,可见药的量需根据病情,并参考配用药物的作用而确定。

小半夏汤原文"加水 7 升,煮取 1 升半",说明煎煮时间宜长些。用生姜汁之方,先煎半夏,后入生姜汁,煮取量为加水量的 1/2。据我的经验,治呕吐用生姜,一般为 5~10g,吐其而胃寒盛者用 15~20g，处方勿写"片"，因为"片"的大小厚薄不一，不如计量为好。煎煮时间不宜过久，沸后 10 分钟即可。一般宜温服，如用量较大者，药宜稍冷服下。

十、论胃下（胃下垂）

（一）胃下属形态异常之一

关于胃腑形态的异常，早在《灵枢·本脏》篇中就有较为详细的记载。如"肉䐃不称身者，胃下"，"肉䐃么者，胃薄"、"肉䐃小而么者，胃不坚"和"胃下者，下管约不利"等等。征诸临床，胃下、胃薄、胃不坚和下管约不利，都是相互联系而往往同时存在。

"胃下"，是胃组织结构位置下垂的简称。古人根据"肉䐃小而么"作出推断，"䐃"是指腹部脂肪和躯干的脂肪。凡是瘦人"肉䐃"甚小，远低于标准体重者，易患胃下的疾患。

胃薄，是指胃壁肌层的厚度不足，也包括胃消化分泌功能欠佳。不坚与胃薄相联系，不仅功能不足，还具有组织结构上较脆弱、易损伤的特点。至于"下管约不利"可能指胃的下口——幽门管食物进入十二指肠的通道约束有余而畅通不够。

凡属上述胃下的病人，经 X 线钡剂检查所见，常常是胃呈鱼钩样，小弯横线低于髂嵴联线，胃的排空迟缓，并常伴有溃疡或慢性炎症（在胃镜检查时发现慢性胃炎的患病率尤高）。根据外科医生的经验，也大多认为上述病人合并急性胃穿孔而施行手术者，发生率大于正常人，而且术中所见胃壁也较薄。由此联想，古代凭借望诊而推断"胃下"、"胃薄"等形态方面的病理，这种经验是极为可贵的。

（二）症状、病机

"胃下"的患者，临床表现大致有如下特点：

一般以瘦人较为多见，体重与身高不甚相称，呈"负重"型。饮食稍多则自觉胃脘痞胀不适，腹部或有坠胀感，饮水稍多后胃中常有辘辘之声。一般精神体力较差，不耐劳累。如伴有胃、十二指肠溃疡者，多数有上腹部疼痛，伴有慢性胃炎者，胃脘痞胀尤显著，并可有嗳气、嘈杂、隐痛等症状。

胃下的病机具有脾胃中气虚弱的一面，同时还兼有气滞和痰饮的病理因素，久病之人，气虚、气滞而易兼血瘀。由于脾胃升降气机失调，水谷腐熟、运化功能不足，中焦阳气不振，气机不畅，以致湿浊痰饮易于潴留，血行滞涩，营卫气血生化之源不足。

脾胃与肝密切相关，在脾胃气虚的基础上，肝木容易乘侮，肝气失疏，增加了原有胃中气滞的病理因素。如再加情志抑郁，气血瘀滞，或郁热与血瘀互结，即有可能演变成癥积而致严重的预后。

此外，若影响及肾，肾气虚弱，命火不足，不能暖土，使胃中痰饮愈聚愈多。水谷不易腐熟，水反为湿，谷反为滞，可以引起腹胀腹满，呕吐、反胃，或泄泻完谷不化，畏寒，下肢浮肿，脉象沉细等症。

由上分析，胃下的病位，不能单纯看成是在胃（脾），还涉及肝（胆）、肾等脏腑。病机的演化也较复杂。若因中气虚馁，摄血无权，更可出现合并急性上消化道出血，甚而危及生命。所以，对这种病应予以重视防治为要。勿以为胃下无碍，更不可简单地认为仅仅是"中气不足"，株守补中益气一法一方,治之不效而听之任之。

（三）治法大要

关于药物治疗,补益脾胃之气是医家所习知之法,我认为必须以"通补"为主,寓通于补,使气虚与气滞得以兼顾。这是治疗的关键之一,或者就是治法特点之一。

胃下应重视治肝。特别是有些具有明显情志不畅的患者,或妇女原有或伴有血虚证,血不养肝,肝气容易横逆,以致疏泄失常,肝气郁滞。联系叶桂《临证指南医案》中曾说："肝为起病之源,胃为传病之所",治胃不忘治肝,这是治法特点之二。

肾阳命火,暖胃熟谷,肾为胃之关。治疗胃下疾患应重视补益肾元。一般以阳虚为多见,自宜温肾助阳。既利于补益中气,发挥协同的药效,也有助于温阳化饮,促进胃的消化和排空功能,减少胃中的潴留液体。这也是治疗胃下应该重视的原则或特点之三。

他如有郁热者宜清泄,药忌苦寒过度,免损脾胃。气滞血瘀者,宜理气佐以活血行瘀,但不可用破瘀药耗伤正气。对湿盛者应投以苦温或芳香之品,并重视佐用祛风胜湿之法,以鼓舞脾胃。

据我多年的实践经验,诊治胃下患者必须以辨证为主,较常用者有三法。服药调治,重视饮食、情志、起居等方面的调摄,适当锻炼身体,症状改善较为显著,X线钡餐复查也有不少患者有不同程度的改善。

1. 补中理气法

此法也就是上面提到的"通补法"。旨在补益脾胃,兼以理气,补气与理气同用,寓通于补。适用于一般胃下疾患,表现为脘腹坠胀,饮食不多,饥时胃中不适,稍多食则又觉胀,神倦、脉细或濡,舌苔薄白等症。常用药如黄芪、党参、白术、炙升麻、怀山药、炙甘草、炒枳壳、广木香、炒陈皮、红枣等。遇寒则症状尤甚者,加入良姜,若胃脘隐痛喜暖喜按,酌加桂枝或甘松以温中,并配加白芍。

2. 肝胃同治法

此法系疏肝理气与和中健胃相配之法,旨在疏调肝胃之气,增强消运功能。适用于胃下疾患自觉胃脘痞胀,甚则胀及胸胁,嗳气较多,得嗳则舒,食后尤甚,故常须走动或用手按揉,否则消化不良,脉象小弦或细弦,舌苔薄白等症。上述这些症状的发作或加重,往往与情志因素有一定的关系。常用药如苏梗、炙柴胡、炒白芍、炒枳壳、香附、佛手片（或佛手花）、白檀香、当归等。性情抑郁,胸闷不畅,加合欢花、广郁金、百合。腹胀甚则及于小腹者加乌药、炒小茴香、防风。神倦乏力,口干欲饮,舌苔薄净,病久肝胃阴虚者,配加川石斛、乌梅、麦门冬、木瓜、枸杞子,去白檀香。他如麦芽、鸡内金、建曲等和胃消滞药物,均可随证酌用,特别是麦芽,兼有良好的疏肝作用。

3. 温肾化饮法

此法温肾助阳,壮其命火,化痰饮,利小便。适用于胃下而胃中辘辘有声,泛涎清冷或呕痰涎,食少脘腹胀满,畏寒怕冷,甚则背腰部亦有冷感,舌淡白,脉细或沉细等症。用药如制附子、肉桂（后下或研粉另吞）、益智仁、法半夏、白术、泽泻、茯苓、猪苓、干姜、炙甘草等。如脘腹鸣响甚者,配加防风、藿香。呕吐甚者,酌加煅赭石、旋覆花、通草、蛄螂等与上药相伍,通利走窜,有利于使胃的"下管"通畅,胃中痰饮下行。

胃下、胃薄之人,汤药宜浓煎,药液一般不宜过多,且须温服。还有一点值得一提,治胃下、胃薄疾患的药味、剂量、剂型品种均不宜过多,以免有损胃气,务使医者、患者共同注意。

十一、论急性吐泻证治

胃内容物从口而出,是为呕吐。便次增多,粪质稀薄甚则如水样是为泄泻。急性吐泻是指上述两病卒暴同发而言。有的表现为先吐后泻,有的吐多泻少,有的吐少泻多。

(一) 病因、病机

导致急性吐泻的病因,不外乎感受外邪和饮食不当。如气候骤冷,风寒之邪犯胃,胃中水谷腐熟受碍,寒凝气滞,胃气不降而上逆,于是引起卒然呕吐。风寒犯胃,及于脾土,运化无权,水谷杂下,清浊混淆,则导致卒然泄泻。尚有外感暑湿,或秽浊之气干于脾胃,邪扰于中,胃气上逆则吐,脾气不升则泻。外感湿热病邪,诚如吴瑭所说"阳明为必由之路",由口鼻受邪,胃肠为阳明经络,亦可出现卒然呕吐、便泄。这类病证的特点是:吐泻止后,继见身热,或恶寒、畏风、口渴、溲赤,身热有汗不解,表现为邪在卫、气的证候。少数严重病例有可能及于营血。吐泻止而发热高者,正气损伤,阴液骤耗,预后较为严重。

诸凡暴饮暴食,酒食不节,或过食生冷、不洁、腐馊或有毒之物,食而不化,毒扰胃腑,胃气上逆而致呕吐。亦可能属于驱邪外出的正常防御机制。若进食时间稍长或吐而未尽,下传肠腑,即可伴见腹痛、泄泻。

如原来脾胃功能健旺,邪去而正伤不甚者,症状较轻,其疾渐愈。反之,如平素脾胃虚弱,又罹卒病,吐泻交作,脾胃升降功能严重失常,一般症状较重,而且气阴迅见亏虚,病情常较严重。若原有他脏宿疾,一旦患急性吐泻之后,也可能因正气损伤而使原来疾病诱发或加重。

吐泻经及时治疗,病因祛尽,气阴渐复,可即向愈而不留后患。若病邪未尽,治不得法,复因饮食不调,可能转为慢性泄泻,或胃虚食少,脘腹痞胀,甚至脾虚及于肝、肾,以致诸恙丛生。

(二) 诊查要点

对急性吐泻患者,诊查时应着重注意以下几点:

一是明确主病主证。区别是呕吐、泄泻,还是"霍乱";注意有无表证,是风寒、湿热证候;是否有中毒之可能,所中何种毒物;患者原有哪些慢性病证;吐泻次多者,注意有否脾胃津伤征象,有无亡阳、亡阴之危象;

二是注意鉴别诊断。急性呕吐,须鉴别黄疸、胁痛、胃脘痛、肠痈,以及肾痨、消渴病重证阶段。妇女呕吐还应注意有无早期妊娠可能。老年人卒病呕吐,应考虑是否系眩晕、头痛,由于肝阳犯胃所致。急性泄泻,应与痢疾鉴别。总之,对急性呕吐、泄泻患者当及时参合四诊资料,辅以必要的理化检验,以便明确诊断,了解疾病的性质与轻重,有利于作出针对性的治疗处理。

（三）治疗方法

关于急性呕吐的治疗，据我的经验，若由中毒所致者，应采取因势利导之法，及时探吐以驱毒外出，反复给水，然后探吐，力求洗净胃中毒物。若因暴饮暴食、酒食不节而致呕恶、胸脘懊恼不适，也不妨探吐以吐出胃中食物，不必即予止吐。

欲求止吐，一般可采用针药同治。针刺内关、天突，配间使、合谷、足三里等穴。若仍未止吐，加针廉泉。若吐多而呈虚寒证候者，可灸神阙、天枢、中脘、关元等穴。

因暑湿秽浊引起的急性呕吐，首选药为红灵丹，次为玉枢丹或行军散。此三种药可以口服，每次0.1~0.3g，用少量温开水送服，也可将药粉倒在口中或舌下，少量分次，含化后咽下。有寒湿征象者，可用藿香正气丸，每次3~5g，吞服，或用15g布包后煎浓汁，趁热饮其药汁。现有藿香正气水，每次服1支，藿香正气胶囊，每次2粒，其效相似。也可用辟瘟丹每日2~3次，每次0.2~0.5g。上述诸药均属应急之品，待呕吐止后，续服1~2次即可停药。

呕吐控制后，据证拟方内服，以防再吐。凡属外邪所致胸脘痞闷，恶心，伴有恶寒、身热、头痛、肢楚、舌苔薄白者，治当疏散表邪，化浊和胃。常用药如藿香、苏叶（或梗）、陈皮、法半夏、厚朴、蔻仁、茯苓、生姜、炒枳壳等，夏暑宜用香薷。如由温热病邪所致，吐止而身热汗出不解，当及时辨证用药。若因卒犯寒邪，或脾胃素虚，外内俱寒，舌白、脉细缓者，可用温胃祛寒和胃法，《和剂局方》温中良姜丸（高良姜、生姜或干姜、肉桂、白术、甘草）或《济生方》丁香半夏丸（丁香、半夏、干姜、橘红、白术）加减。如因饮食所伤，胃气窒滞，上逆为吐，法当消食和胃，宜保和丸加减。热甚者配入黄连、黄芩，伴有脘腹胀痛、舌黄便秘者，应加大黄、元明粉以通导腑气。瓜果冷饮所伤，加丁香、肉桂，或七香饼（香附、丁香、甘松、砂仁、陈皮、莪术、益智仁）。饮酒所伤者，加枳椇子、葛花，并可用枳椇子煎水代茶饮服。呕吐后脾胃气虚者，香砂六君子汤加减。若吐伤胃阴，干呕不止，中脘嘈杂，口干、舌红少苔者，宜麦门冬汤加减，常用药如麦门冬、法半夏、太子参、橘皮、白芍、枇杷叶、冬瓜子、茯苓、甘草、石见穿等，养胃和中，善后调理。

急性泄泻，针灸取穴如：寒泻宜天枢、气海、中脘、足三里、大肠俞等，热泻刺曲池、合谷、阳陵泉、足三里、公孙、内庭等穴。药物治疗，初起一般以祛邪为主，据证而用解表、化湿、清热、消导等法。属寒者用纯阳正气丸，亦可用藿香正气丸。疏风化湿如荆芥、防风、羌活。芳香化湿加藿香、佩兰、陈皮、砂仁、半夏等。苦温化湿如炒苍术、厚朴。分利化湿如茯苓（或赤苓）、车前子（或草）、泽泻，利小便以实大便。苦温化湿与分利合法之常用方为胃苓汤。高良姜亦善于止泻，确系寒邪盛者，可取良姜、干姜或炮姜炭、肉桂等同用，丹溪大已寒丸即以干姜、良姜二姜同投之方（见《丹溪心法》）。脾胃虚寒夹湿，卒暴泄泻如注，升阳除湿汤（《脾胃论》方：苍术、升麻、柴胡、羌活、防风、神曲、泽泻、猪苓、陈皮、麦芽、甘草）可以止泻。

急性泄泻若由湿热所伤，治宜清利湿热，一般如葛根芩连汤加减。本人常用葛根、黄连、黄芩、银花、地锦草、马齿苋、茯苓、滑石、车前子、煨木香、焦建曲等。若因食滞所致，积滞蕴结而致湿热者，宜在早期佐以通导，俾积滞下泄，减少湿热病邪之源，关于消导药物，大致可参考呕吐所列之品。

水泻多而腹痛不甚，舌苔不腻，可加用石榴皮、白芍炭、乌梅炭、益智仁等涩肠敛阴止泻，必要时暂用罂粟壳10g，服1~3日，泻止即停用。

如症状疑似痢疾,一时难以分清,可参用治痢方药。初起时一般以寒湿或湿热证较多。寒湿者藿香正气散加减,表寒甚者加荆芥、防风,里寒甚者加炮姜、辣蓼草。湿热证以葛根芩连汤、白头翁汤加减。总以辨证施治为主。诚如仲景所列"下利"病名,包括泄泻、痢疾,在初起急性阶段,不易即时分清,然而治法方药却有共同之处。

吐泻交作者,参合上述治呕、治泻之法。如吐泻正虚已著,神怠、脉细、有汗、四肢不温,急当温阳救逆。附子理中汤、参附汤、六柱汤(《证治准绳》方:人参、附子、白术、肉豆蔻、木香、茯苓)之类均属常用之方。另外,可参用《霍乱论》有关方药,兹不一一列述。

急性吐泻时的护理工作,极为重要。应密切观察病情,妥为照料,注意保暖,给予适量饮水,以维护胃中津液。频饮米汤,可以生津益胃健脾,加适量糖、盐,以保生理所需,但不宜过甜过咸,过甜则滞气碍湿,过咸则凝湿聚津。不宜为求"补虚"而骤给滋腻食品。

急性吐泻,病势急,应根据病情随时酌量从静脉补液,维持水与电解质的平衡,纠正酸中毒。为防治"副霍乱",需及时作大便培养,配用相应抗菌药物,并及时按规定申报。对急性吐泻还必须做好卫生消毒工作,诸如此类之处理,均甚重要。

十二、论久泻治法方药

慢性泄泻亦称久泻,一般以病程 3 个月以上,大便次多,粪质稀薄为特征。若单纯便次增多,大便量少而不稀溏者,不得称之久泻。

(一) 治肝、脾、肾

久泻常兼腹痛,腹痛必有气滞。因肝气失于条达之气痛,痛位常不固定,痛而兼胀,症状的加重或反复常与情志不畅、紧张、激动有关。由于湿热内留肠腑,湿伤气,热伤血,侵及肠中脂膜,气血壅滞而致腹痛,其痛较甚,且粪稀而常见有红白黏液。如由于脾胃虚寒,寒凝气滞,则腹痛绵绵,喜暖喜按,若感受外寒则泄泻尤著,腹痛腹鸣。尚有久泻病及血络,气血运行不畅,或阴络内损,离经之血内留,气滞血瘀,腹痛痛位固定,按之不适,粪稀而夹有酱红色或紫污液。如属单纯脾虚之久泻,一般无明显或经常的腹痛。

久泻者脾必虚。久泻的一般病理过程是先伤脾气,久延不愈可致脾阴亦虚,或由脾气虚而发展至脾阳虚,阳虚而及阴。所以,脾气虚是久泻的病理基础。脾阳虚的临床特征,一是畏寒怕冷,喜温喜暖,易感外寒。二是舌质偏淡白,下肢易肿,这是由于阳虚则寒盛,水湿易留所致。脾阳既虚,常易及肾,肾阳亦不振,无以暖土,甚则飧泄完谷不化,脉见沉细,舌质淡白显著。若脾阴亏虚,则表现为舌红少津,饮食少,形体渐瘦。

由上所述,治疗久泻必须补益脾气,这是基础治法。若延至阳虚或及阴虚时,仍应补益脾气,参以温阳祛寒(或佐分利水湿)以及滋养脾阴。

考《难经·五十七难》曾载:"泄凡有五,其名不同,有胃泄、脾泄,有大肠泄,有小肠泄,有大瘕泄。"按此分类,主要说明泄泻之病位主要在胃、脾、小肠与大肠。至于"大瘕泄",据杨玄操注谓:"瘕,结也,少腹有结,而有下利者是也。"从原文症状描述如"里结后重,数至圊而不能便,茎中痛",可能属于痢疾、结肠肿瘤等疾患。以后各家对泄泻的分类有从病因、有从病机症状,颇不一致。有些分类名称,确系前人从实践中总结所得,具有症治特点。例如《医学入门》有痰泻之称,《医宗必读》列"七情泻"之名。"痰泻"指大便多黏液之久泻或兼有慢性咳嗽痰喘而易泄泻,治疗当以化痰或止嗽平喘为法。痰、饮、水、湿本属同源。"七情泻"提示与情志因素密切相关,肝气乘侮,脾运不健,治泻当以抑肝舒郁为主。类似的记述,值得我们重视并在实践中观察研究。征诸临床,桔梗、半夏、陈皮、茯苓、蛤壳(或蛤粉)等化痰治咳之品,不仅可治肺疾咳痰,亦可祛除大便中黏液或脓样液。香附、橘叶、郁金、合欢花(或合欢皮)、绿梅花等舒肝解郁之品与痛泻要方配用,对肝郁乘脾之久泻,效果颇佳,这些药物通过调节自主神经之功能,减少肠管蠕动,增强吸收功能,纠正肠功能紊乱,运用得当,常可收意外之效。

久泻脾必虚,脾虚湿自生。大便溏泄,粪质稀薄,即是湿的征象之一。从病机而言,水谷不归正化,即可成湿,尤以脾阳一虚,失于运化,水湿尤甚,脾虚及肾,水湿可以泛溢肌肤。故治久泻常须健脾气而化湿。由于风药多燥,燥能胜湿,古人取类比象而喻之为"风能胜湿。"《素问·风论》早有"久风入中,则为肠风飧泄"之记述。由于风性善动,肠管蠕动增强,水气在肠腔相搏,产生腹鸣及便泄,此现象即是"风"。羌活、防风、秦艽等药能祛外风,亦能驱肠中之"风",这些药物可使肠管蠕动减慢,从而改善消化、吸收功能,缓解肠鸣、泄泻等症。故驱风胜湿治疗久泻,也是常用而有效之法。若脾阴不足,肝阴亦虚者,祛风之药配用白芍、乌梅、莲肉、煨木香等品,润燥相伍,祛湿敛阴,相互兼顾,不致有过燥之弊。

王清任《医林改错》所述膈下逐瘀汤的适应证中有"肾泻、久泻"。根据病久及血的一般病机规律,久泻脾虚,气血瘀滞,可以在辨证的基础上配用活血化瘀之品。据我的经验,对久泻用健脾温肾化湿等方药治疗效果不满意时,或症见舌质紫、腹痛痛位固定,大便中夹有紫红污者,配加赤芍、红花、紫草、三棱、参三七、地榆等化瘀药物,每可取得良效。

(二)用药数则

黄连苦寒,苦以燥湿,寒能制热,历来治泻痢之方用此甚多。久泻脾湿内蕴,湿有化热的可能,即使临床表现热象不著,也不能完全排除"潜在"之热。诸如脾胃虚寒证用理中汤,脾肾阳虚证用附子理中汤合四神丸时,亦可以配用小量黄连。一则可清除肠腑"潜在"之热,二则亦寓有反佐之意。我常用补骨脂温肾涩肠止泻,并配用黄连,两药之比为5:1~8:1,使泻止而不致敛邪,坚阴而不致过温。炮姜配用黄连,辛苦相合,温中祛寒而降胃助运,治泻和胃,相得益彰。

仙鹤草系蔷薇科植物龙芽草的全草,具有止血作用,还能治泻治痢,故《闽东草药》载其异名为"泻痢草",对久泻颇为适用。如大便溏泄而杂有黏冻者,配加桔梗、陈皮、法半夏、黄芩等药,效果颇佳。

高良姜一般用治胃寒疼痛,脾合胃,脾胃虚寒之久泻用之亦效。其适应证为便泄腹痛绵绵,畏寒喜暖,舌苔薄白,用炮姜或炮姜炭而其效不满意者,即可用良姜5~10g。考《普济方》吴茱萸散(吴茱萸、肉豆蔻、干姜、良姜、陈皮、厚朴、砂仁、白术、甘草),主治"肠痹寒湿内留,腹胀满气急,大便飧泄",即是良姜与干姜二姜同用之方,该书尚有草豆蔻散,亦是良姜与生姜同用。

罂粟壳治疗久泻而无邪滞者,历史悠久。如《和剂局方》真人养脏汤,方中用药10味,罂粟壳用量较大,为白术的6倍,诃子的3倍,罂粟壳一味药量约占全方的1/3。《普济方》当归散、木香散等治泻诸方,亦均用罂粟壳。该药对肠腑无积滞而确属久泻次多之脾肾阳虚证候,用后即可控制症状,李时珍《本草纲目》也提到必要时可用之。据个人经验,久泻发作时若便次过多,据证而用罂粟壳 5~10g,配以乌梅、白芍、诃子、煨肉豆蔻、炒白术、炒山药、茯苓等药,其效甚捷,但必须掌握无邪滞、权宜暂用这两项原则,一般用 2~5 日,泻止即去罂粟壳。

治泻一般习用汤剂煎服,如泄泻次数较多者,药需浓煎,减少液量。根据久泻脾虚生湿的病理特点,在临床上常常配用散剂。一般脾虚证患者,处方用山药、党参、白术、茯苓、甘草等药总量约 500g,同炒,研极细末,过筛。另嘱病家备米粉 1kg,分别贮于干燥瓶罐中,加盖密闭防潮。每次取药粉约 30g,米粉约 60g,再加白糖适量,加水调匀,边煮边搅拌,煮熟呈糊状服下,每日一二次。这种剂型的优点是在胃、肠各部易发挥药效,健脾益胃止泻,既提高疗效,又有滋养作用,若以红枣煎汤代水则尤佳。忆及《诸证辨惑》曾有论散剂治泻之比喻,谓"譬如地中有窟之水,用燥土掺之,其水自散"。此说颇为确切而生动。

(三)保留灌肠方

从 20 世纪 50 年代以来,对久泻顽疾采取煎剂浓缩液保留灌肠的方法,已渐获推广。此法对下消化道病变,特别是由于结肠炎症、溃疡所引起的泄泻,有利于直达病所。我在临床治疗过百余例慢性泄泻,多获良效,所用方药以地榆 30g,石菖蒲 20g 为主,浓煎成 150ml。于晚上 8 时令患者排便后,取左侧卧位,臀部垫高约 20cm,肛管插入约 15cm,将药液保持40℃,以 60 滴/分速度灌入肠中。灌肠毕,拔去肛管,左侧卧 5 分钟,再平卧 5 分钟,再右侧卧 5 分钟(如回盲部也有病变则右侧卧 10~15 分钟),以后平卧。按此法一般均可保留较长时间,药液几可全被肠腔吸收。每日 1 次,连续 5 日,停 1~2 天,再灌 5 天,一般灌肠 20~30 次即可。如溃疡较大,加入云南白药或其他药粉适量,务使溶散在药液中,不使阻塞管腔。凡经服药加保留灌肠者,有效率较单纯服药者高,说明治久泻从直肠给药确是良好的途径。

十三、慢性胃肠炎诊治经验

临床上慢性胃炎兼慢性结肠炎(尤以非特异性结肠炎)者甚为常见。两者发生有先后,程度有差别,症状表现有侧重。病位在脾胃,涉及肝、肾。病机较为复杂,往往虚实兼夹。现就个人历年临证体会,简述其治疗用药经验。所述内容可与本书相关章节参阅。

(一)脾胃气虚阳衰,健运温阳据证治之

慢性胃、肠炎兼病者,一般以脾胃不和证候占多。由于脾胃气虚,和降失司,运化不力。治当健脾和胃,理气助运,如常用香砂六君子汤,即是基本方。具体用药时应据证加减。如气虚及阳,肾火不足,当佐温肾,胃阳不振者,宜祛饮温中。

1. 健脾益气,兼护其阴

黄芪甘温,升阳补气,能改善消化道的蠕动和分泌功能,提高免疫机能,故对一般脾胃气虚证候,常可据症选用。凡脘腹疼痛不甚,舌无厚腻苔、舌质不红(剥)者,均可随证加入。山药甘平,健脾益胃,补气养阴,补气而不滞气,养阴而不滋腻。配黄芪则增强健脾之功而又

兼护阴,对慢性胃、肠炎兼有溃疡之脾胃气虚证,尤为相宜。

2. 助胃消谷,当是关键

增强胃的受纳、腐熟水谷功能,是治疗慢性胃肠炎的重要措施。故在补益脾胃的同时,必须随证配加消食助运之品,不一定要出现食滞中阻证候时才用。如谷麦芽、神曲(或建曲)、山楂等均为常用配药。又如炙内金,助胃消谷功用最佳,对胃酸分泌具有双向调节作用,故适应证较广。不仅如此,该药尚有化瘀消坚及强壮作用,常用量久服没有副反应。

3. 温肾助阳,止其泻利

凡证见便泄次多,甚则完谷不化、腹鸣、畏寒、神怠、脉细,甚则面肢微肿,腹部胀者,显系脾病及肾,火衰不能暖土。此类患者不仅肠炎较重,也常导致胃炎加剧,两者又相互影响。治疗当重在止利,健脾温肾和胃,常用方如附子理中汤、四神丸,重者配真人养脏汤加减。个人经验,常于健脾温肾药中加益智仁。此药兼顾胃、肠,温肾摄涎,提高肠管对水分的吸收功能,服后可使粪便中水分减少。四神丸中补骨脂治泻作用最好,一般用量为 10~20g,加入少量黄连以反佐,如此配伍,治泻功效尤著。此外,如附子理中汤再加肉桂,或桂附同用,也可加入少量黄连。配用苦辛而平的仙鹤草 15~45g,止泻功用更佳。待便次减少,粪渐转稠,巩固 5~7 日,再随证调治。

4. 消其痰饮,振其中阳

不少慢性胃肠炎病人主诉兼有眩晕,脘腹部辘辘有声,这是中焦痰饮的症状表现。胃中痰饮盛者,可兼呕吐。肠中痰饮甚者,下利次多,便中黏液较多,腹鸣而痛不甚,诚如前人所称"痰泻"。对此类患者,当以消痰祛饮为要。欲祛其饮,常用温药,并需利其小便,宜用苓桂术甘汤、茯苓泽泻汤等方。个人常用桂枝、炒白术、泽泻、茯苓、法半夏、陈皮、煅赭石、炙甘草、干姜(或良姜)等药,泽泻应重用(25g)。脘腹畏寒较著者,酌加桂心。

5. 辅以外治,调畅气机

可用丁桂散(丁香与肉桂等分),置少许于中脘、气海、天枢等穴,外贴胶布 1~2 层。使药物经皮肤吸收,利于改善症状,亦可再加灸治,以艾条在上述胶布外温灸,调畅气机,效果颇好。

(二) 肝与脾胃同病,治肝调中妥为兼顾

有的因脾胃气虚而致木乘,也有因肝(胆)先病,犯及脾胃,最后均导致肝脾胃俱病。对此类患者,必须以治肝和调理脾胃妥为兼顾。在某些病例的某一阶段,治肝尤重于治脾胃。

1. 木郁宜疏

如胃炎症状较著之肝胃气滞证,治宜疏肝和胃。常用如炙柴胡、白芍、炒枳壳、制香附、广郁金、广木香、橘皮、佛手片等,尤以苏梗具有宽胸利膈、顺气疏肝功用,不必拘于"性温"而远之。肝脾不和者,常用白术、山药、茯苓、甘草,选配上列疏肝之品。并可加入乌药,此药

功擅顺气开郁,散寒止痛,实际上并无耗气之弊,配用此药,可提高疗效。

2. 气散须敛

如脘腹胀甚,或兼隐痛,经久不愈,舌红,脉细而弦。此因肝气横逆、肝阴不足,气散而不收敛。当以白芍(药量应适当加重)配乌梅、木瓜、绿萼梅、合欢花(皮)等。肝脾阴伤者,配加五味子、石榴皮等。古方用合欢皮治肺痈脓尽而未敛,据肺与大肠相表里之机理,个人常用治溃疡性结肠炎脓黏大便已消失、腹痛不著的患者,可以协同他药,止泻而利于溃疡的愈合。

3. 郁热当清

清肝之法,适用于肝胃郁热证候,如胃脘嘈痛、灼痛,口干、口苦,或见泛酸、呕恶,舌苔薄黄,脉象略数等症。亦可用于肝脾郁热如心情烦郁,下利腹痛,肛门灼热。清肝胃郁热的常用药如黄芩、丹皮、浙贝母、竹茹、石见穿等。清肝脾之郁热如黄连、苦参、白芍、瓜蒌、败酱草、贯众等。如肝脾胃均有郁热者,以上方药随证选配同用。

据叶桂经验(《临证指南医案》卷六郁证),桑叶、丹皮同用,擅清肝经气血之郁热。凡慢性胃肠炎肝经有郁热而症兼形热、手足心热、头额昏痛、性躁、脉弦等症,尤以妇女更年时期较常多见,配加二味,颇有良效。

4. 胃风宜平

按喻昌"胃中空虚若谷,风自内生"(《寓意草》第36论案例)之说,后人简称之为"空谷生风"。关于脾胃病如呕吐而致目眩,不思饮食,脘腹中辘辘鸣响,大便溏泄等症象,即属"空谷"之风。此类患者,常兼痰饮,也常伴有头痛、肢麻、肉瞤等症。当据证选配平肝息风之品。肝阳犯胃者,常用白蒺藜、钩藤、牡蛎、瓦楞子、菊花、白芍、半夏等药。兼犯脾土者,配加白术、茯苓、莲肉、山药、麦芽等。症状重者,酌配龙齿(或龙骨)、赭石、琥珀。

上述治肝数法,常须据证与健脾和胃之法参合配用,根据病情,分别主次先后。临证凡善于参用治肝者,确能提高治效。

(三)肠胃湿热内蕴,视其偏胜分别清化

胃中气滞,消化不良,水反为湿。脾气久虚,必生内湿,湿胜则困遏脾气,两者又常互为因果。湿郁于内,可以化热。或缘肝胃郁热及于脾土。故当审证而视其湿、热之偏胜,分别清化。

1. 胃湿脾湿,治法同中有异

脾胃有湿,共同的临床表现为舌苔白腻,食欲不振,脘腹痞胀,大便易溏,神倦乏力。药用苦温、芳香化湿之品,如藿香、佩兰、炒苍术、厚朴、陈皮、茯苓等,均可随证用之。胃湿盛者,不思饮食,胃脘胀甚,或兼泛恶,宜加半夏、干姜或生姜,湿盛者加草豆蔻、薏仁、石菖蒲等。薏仁与陈皮除煎服之外,还可泡茶频服,俾药力持久,不失为方便有效之法。脾湿盛者,便溏便泄尤著,腹胀腹鸣,宜配健脾化湿之品如参术苓草、山药等,佐用防风、羌活,或加秦艽等祛风胜湿。或稍佐黄连苦以燥湿,补骨脂或益智仁温肾以祛湿。

2. 胃热肠热,用药各有所归

胃热肠热一般共有之症为口干、舌黄。胃热者脘中胀痛有灼热感,肠热者大便黄臭或带血黏,肛门灼热。治胃肠之热,黄连、黄芩均为适用。一般胃热者,蒲公英、石见穿常可配入,脘痛者配加青木香行气清热。慢性胃肠炎虽有胃热,但不同于急性热证,故一般不宜用生石膏。肠热甚者,败酱草、银花炭、地榆、秦皮等均可参用。胃热者服药即可。结肠疾患热盛者,服药以外,宜配用药物保留灌肠,尤以下段结肠疾病,利于直达病所,虽其药量加大,亦不致过寒戕胃。灌肠之方甚多,个人经验方主要用地榆、石菖蒲,详见相关章节。

(四)脾胃阴液亏虚,甘凉甘酸佐以气药

病久由于气虚及阴,或因素体阴虚,或因湿热久蕴耗阴,以致出现脾胃阴虚之证。舌质红或光红,胃纳甚少,胃中嘈痛,大便或干结难解或溏泄而量少次多,形瘦无力,脉细或细数。阴伤甚者,一般预后较差,调治颇为棘手,一般宜投养阴之剂,但须注意以下几点:

1. 阴虚多兼气虚

胃肠炎久病,必然损伤脾胃之气,因而证见阴虚而实质上每兼气虚。故于养阴方中必须佐以健脾益气之品,但须补气而不滞气,健脾而不使过温。个人体会一般以怀山药、太子参二药较好,补脾益胃之力虽不强,但能兼顾气阴,补而不滞,清而不凉,实为健脾养胃佳品。又如夏季病发加重,神怠、脉细,或伴低热者,太子参尤为适宜。如气虚显著,必须用黄芪、党参者,宜配以白芍。

2. 药以甘凉为主

慢性胃肠炎之脾胃阴虚证,一般每多胃阴先虚,故药以甘凉濡润为主。诚如吴瑭所说:"欲复其阴,非甘凉不可",所立沙参麦冬汤、益胃汤均为甘凉养胃之常用方。沙参、麦冬、石斛、玉竹之类,甘能入脾胃,凉而不寒,不致窒碍脾胃中气。养脾阴如扁豆、莲肉、山药,随证而兼筹并顾。甘凉为主,配以甘平,若再佐酸味,既利于滋阴敛液,又兼能化生阴液,利于脾胃阴虚的恢复。

3. 养阴配以理气

脾胃阴虚者,津液不足,胃中失濡,胃气不和,常兼气滞,故病人常有脘腹痞胀,得嗳气矢气则舒等症。应于甘凉濡润方中,佐以理气而不致伤阴之品。疏理胃气如佛手片(或花)、橘皮、砂壳、枳壳之类,兼肝郁者配绿萼梅、合欢花、广郁金,脘痛甚者配用娑罗子,腹痛隐隐,气滞不畅者,加煨木香。夹湿者佐以厚朴花、炒薏仁、冬瓜子、法半夏、佩兰等。

此外,对慢性胃肠炎患者除汤剂以外,可配用散剂。随证选用药物研极细末,适量分次吞服,或加温开水调成糊状服。也可用药粉加米粉 1~2 倍,加水调匀,文火煮熟,入少量白糖服之,药食相兼,益脾胃,疗病损,护胃肠之膜,实为方便有效之法。

第三章　脾胃病诊治经验补论

一、论胃病用药选择

治疗胃病与其他病证一样,必须在辨证的基础上选用方药。但在具体药物的选择与运用时,还要因人、因时制宜。对于功用相似的药物,要认真比较、分析其间的特点和差异,充分利用某药的长处,才能不断提高疗效。下面举一些本人多年来的用药经验为例。

（一）党参、太子参

党参甘平,为补益脾胃的常用药。太子参微甘,补益脾胃之力弱,但补气而不滞气,并有健胃养胃作用。

（1）对慢性胃病证属脾胃气虚者,一般常用党参。但如其虚不甚,脘痛隐隐,初次诊治,未知其个体反应性如何,不妨先用太子参,如无不合,再投党参。

（2）有的属胃阴不足证,兼有气虚,脘痛喜按,舌红口干,食少形瘦,可在滋养胃阴方中配加太子参。

（3）妇女脾胃气虚,常兼有较明显的气滞,较适合用太子参。

（4）夏季胃病发作,食思不振,脘痞,神倦,午后低热,证属脾胃气虚者,可用太子参。

（二）黄芪、怀山药

两药同具补益脾胃之功。黄芪甘温升阳,擅于"填虚塞空";山药甘而不温,兼能滋养脾胃之阴。

（1）胃病空腹之时辄发脘痛,得食可缓,神倦、短气、脉形甚细者,宜用黄芪。兼有内寒者,宜用黄芪。

（2）胃阴不足而胃气亦虚者,宜用山药。

（3）脾胃气虚,脘腹痞胀,饥时不适,食后亦胀,饮食不多,稍多则胀者,多用山药,少用黄芪。

（4）中虚兼湿,治宜健脾燥湿（或运脾化湿）。如方中用炒苍术、厚朴、草豆蔻等,为防燥性过度,配入山药,有健脾之效而免过于温燥之弊,亦寓刚中有柔之意。

（5）用桂枝或肉桂以温阳,若已往曾有上消化道出血（血热）病史,或口干欲饮水。可佐以山药、白芍,润燥相当而具有建中之功。

（三）苍术、白术

苍术运脾燥湿,白术健脾化湿,用于胃病,苍术宜炒,白术可生用或炒用。

（1）脾胃气虚而兼有湿浊证，脘腹痞胀，舌苔白腻，饮食少，大便溏，二术同用。

（2）脾胃气虚证，脘腹痞胀较甚，舌苔薄白而不甚腻，然口中渗涎，不欲饮水，二术亦可同用，苍术用量小于白术，为2∶3～1∶2。

（3）有的胃阴不足证患者，舌红而苔薄白，经常大便溏泄，可配用白术（炒）。

（4）脾胃气虚，胃脘胀且隐痛，背心觉冷且胀，可重用白术。

（四）姜

姜有生姜、干姜、良姜、炮姜之别，同具温中祛寒之性。胃病用姜，有单用，也可合用。

（1）胃寒用良姜或干姜，外寒犯胃用生姜。内外俱寒者，良姜（或干姜）与生姜同用。

（2）胃中有饮，饮水即吐，干姜与生姜可以同用。

（3）凡胃病见呕吐者，鲜生姜打汁滴入汤剂中，并可先滴于舌上少许，然后服汤药。或将生姜切片，嘱病人嚼姜，知辛时吐渣服汤剂，可防药液吐出。

（4）脾胃气虚，腹痛隐隐，畏寒喜暖，大便溏泄，良姜可与炮姜（或炭）同用。

（5）脾胃气虚，不能摄血，脘痛便血色黑而溏，腹中鸣响，宜用炮姜或炮姜炭。

上述用姜的量，根据病情并参考患者平素饮食习惯，如喜吃辛辣者，用量适当加重。

（五）桂

桂辛甘而温。桂枝通达表里，桂心温里暖胃，官桂通阳化气。胃病中虚易兼内寒，气温骤冷，寒证尤著。用桂使胃得温而气畅血行，内寒自祛，腐熟水谷之功能得复。

（1）脾胃气虚兼寒者，黄芪配入桂枝，为黄芪建中汤主药之二。建其中气，补脾温胃，并使补虚建中之性行而不滞。

（2）内外俱寒，桂枝配苏梗、良姜，温中祛寒而定痛。

（3）胃寒卒然疼痛如挛，喜温喜按，舌白，脉细，用肉桂甚效。煎剂必须后下，温服；也可吞服肉桂粉；也可用肉桂粉与烂米饭共捣匀，制成丸剂吞服（称"肉桂饭丸"），作用更为持久。

（4）胃寒痛引脐周，或及于少腹者，可配用官桂。

（六）木香

木香辛苦而温，擅于行气消胀定痛。青木香（马兜铃根）辛苦而寒，亦能行气而治胃痛。

（1）脾胃气虚、胃寒气滞，用广木香。胃阴不足，阴虚郁热或肝郁化火之胃痛，用青木香。胃痛久病寒热夹杂者，二药同用。

（2）胃脘灼痛，兼咽干而痛，伴有食物反流者，宜青木香。

（3）胃痛而兼头晕、头胀，肝经郁热而兼阳亢于上者，可用青木香。

（4）辛辣食品伤胃而致脘痛者，可用青木香（配蒲公英等）。

（七）黄芩、蒲公英

二药均属清热药，胃病有热者宜之。惟其苦寒之性，黄芩略甚于蒲公英。

（1）肝经郁热，常用黄芩，胃阴虚而有热，常用蒲公英，肝胃俱热，二味同用。

（2）胃病兼肝经湿热，湿偏重者宜配用蒲公英。热偏重者，黄芩与蒲公英合用，并配山栀、茵陈等。

（3）孕妇胃热，黄芩较好，兼能安胎。

（4）胃痛如用温药理气之品较多，若防其辛燥，可酌配蒲公英。胃阴不足，配加蒲公英，可防其里热滋生。

（八）白檀香、降香

二药均辛温。檀香祛脾胃之寒，理气温中定痛。降香祛寒理气，兼入血分，降气而行血中之瘀。

（1）胃中寒凝气滞，胃脘冷痛，白檀香配良姜或桂心，尤增其效。证兼血瘀，便血（远血）后胃中仍痛，宜用降香。

（2）胃阴不足证，原则上不宜运用，但值冬春胃中自觉冷痛，可参用白檀香以缓其痛，短时用之，取效较良。

（3）胃中气滞，欲嗳不遂，胸闷脘痞，或兼腹中鸣响，可用檀香。嗳而兼呃，一般理气药效果不著时，可加入檀香。一般均入煎剂，后下，症状较重者，还可用檀香木质水磨服，或研细末吞服。

（4）胃病卒然吐血，气火上亢，胃络内损者，降香配黄连、黄芩。肝火犯胃者，降香配丹皮、山栀、黄芩。降香降气止血，属缪希雍"吐血三要法"中"降气"之品（《先醒斋医学广笔记》）。

（九）柴胡、苏梗

柴胡微寒，苏梗微温，同具疏肝理气的功用。胃病常有气滞，尤以肝胃不和证常需运用二药。

（1）脘痛及胁（一侧或二侧），口苦，宜用柴胡，水炙或醋炒。脘痛及胸膺，胸闷脘痞，口不苦，宜用苏梗。脘部胀痛而兼及胸、胁者，柴胡与苏梗同用。

（2）胃痛因受寒而诱发，宜用苏梗。吃螃蟹等水产品诱发者，用苏梗及苏叶。

（3）妇女怀孕期胃脘胀痛，无阴虚郁热之证，宜用苏梗，理气又兼安胎。

（4）胃病而兼低热绵绵，少阳不和者，宜用柴胡。

（5）情怀抑郁，诱发胃病，柴胡配合欢花。妇女更年期，肝胃不和，气滞水留，脘痞隐痛，兼有面肢微肿，柴胡（或苏梗）配天仙藤、益母草等。

（十）陈皮、香橼、佛手

三药均为理气药。胃痛且胀，多有气滞，不论虚证实证，均常配用施治。

（1）按其辛香气味，三药大致相似。惟其温燥之性，陈皮偏重，香橼次之，佛手又次之。

（2）胃脘胀宜陈皮，痛宜香橼，胀甚加佛手，嗳气频多用佛手。

（3）舌苔白腻宜陈皮。舌苔薄净，舌质微红，胃阴不足者，佛手仍可参用。

（十一）薤白、草豆蔻

二药均为温中行气之品，薤白宣通胸阳，草豆蔻理脾燥湿。

（1）薤白适用于胃寒且有停痰伏饮，脘痛且胀，胸痹隐痛，舌苔白或白腻。常配半夏、桂枝等品。

（2）草豆蔻适用于胃脘冷痛，痛及脐腹，食欲不振，畏寒，舌白等寒湿中阻，脾胃阳气不运之证。常配干姜（或炮姜）、厚朴等品。

（3）自胸膺至脐腹（包括胃脘）均感闷胀不适而属寒者，薤白与草豆蔻同用。

（4）一般胃中湿浊内盛之证，用苦温化湿、芳香化湿而效不著，舌苔白腻不化，可加用草豆蔻。

（5）胃病兼食管疾患（功能障碍或炎症），脘痞隐痛，胸骨后不适，食物反流，嗳气多而舌白，可据证加用薤白。

（6）薤白系野蒜，如平素不吃大蒜，恶闻蒜味者，勿用之。

（十二）丁香、柿蒂

丁香与柿蒂习用于胃寒呃逆，主要作用为和胃降逆。胃病患者，胃气不和，常有气逆，故可据证用之。丁香且有理气定痛作用。

（1）嗳气频频，食后嗳气而食物反流，味不酸者溢自食管下段，味酸者泛自胃中，只要没有明显的阴虚证，可用丁香、柿蒂，配以半夏、代赭石等。

（2）胃脘嘈杂，隐痛，欲进酸食，得醋可缓者，可用小量丁香，促进胃酸分泌功能。

（3）胃寒脘痛，伴噫嗳呃逆，丁香、柿蒂配橘皮、白檀香，寒甚还可配肉桂。

（4）胃镜检查见有胆汁反流至胃、胃液反流至食管，可在辨证方中加入丁香、柿蒂，有助于改善反流。

（十三）木蝴蝶、八月札

二药均有疏肝理气作用，可用治胃病肝胃气滞之证。木蝴蝶色白质轻，兼能利咽开音。八月札微寒，兼能除烦泄热。

（1）一般胃病肝胃证，二药可作辅佐之品。兼有咽中不适，配用木蝴蝶，兼咽干者，加入麦冬，可作煎剂，也可用木蝴蝶与麦冬作为代茶剂频频饮服，取效亦佳。

（2）胃部灼痛，舌红、口干，胃阴不足，胃中郁热，可据证加用八月札。胃病心中烦热，亦可用八月札。

（3）食入即吐，胃中有热，适用大黄甘草汤者，可酌配木蝴蝶、八月札。幽门不完全梗阻，幽门水肿，呕吐食不下，在辨证的基础上酌配八月札、通草等。

（十四）乌贼骨、瓦楞子

乌贼骨微温，瓦楞子性平，均有制酸作用，适用于胃痛泛酸嘈杂之症。

（1）乌贼骨制酸功用较强，兼能止血。对胃寒而多酸，气虚不摄血致黑便出血者甚宜。一般以研成极细末吞服者效良。

（2）瓦楞子制酸作用较逊，但兼能行瘀消癥。上消化道出血后之脘痛多酸，胃中郁热证，常可用此。汤剂应打碎先煎。

（十五）九香虫、五灵脂

二药均为行瘀定痛之品。九香虫偏温，其性走窜，兼能理气。五灵脂性平，兼能通经和络。

（1）胃病脘痛久发，痛位固定，舌质有紫色，二药可单用或同用。

（2）血瘀证兼阳虚者，宜九香虫；兼阴虚者宜五灵脂。

（3）胃病合并上消化道出血后，脘痛仍作，宜五灵脂，不用九香虫。

（4）胃寒冷痛兼瘀，九香虫配肉桂或良姜等。肝胃不和气滞而痛，经用疏肝理气和胃药物效果不著，可加入九香虫或五灵脂，行血以助理气。

（5）妇女经行不畅，月经前后胃痛辄作，可加五灵脂。胃痛而兼肢体痛，亦可据证配用五灵脂。

二、论胃病用药刚与柔

余历年诊治胃病，深感在辨证的基础上，必须精研用药配伍。多数慢性胃病病位不仅在脾胃，还常及于肝经，尚有不少兼有肺、心、肾等疾患，病机也较为复杂，立方遣药常须刚柔相配。若能注意及此，每可提高治疗效果。现将个人对此经验体会简述于下。

（一）刚柔各有适应，两者须善配伍

从药性而论，辛、热、甘温者属阳为刚，酸、咸、凉剂属阴为柔。刚药具有理气（包括降气）、温胃、散寒、燥湿暖土的作用。柔药功擅益胃养阴、柔肝滋肾、敛液生津、润养肺金等。华岫云氏概括叶桂治疗"木乘土"疾患的经验时曾谓："至于平治之法，则刚柔寒热兼用"，实为叶氏经验精髓之一，也是关于用药注意刚柔相兼的宝贵论述。

胃病与肝（胆）密切相关，治胃常须治肝。肝胃之气不和，疏泄不及，和降失司，自宜理气和胃。肾火暖土，若肾阳不足，脾胃之阳亦虚，治当温阳补气，以上两法，药性以刚为常。至于胃阴不足，肝阴亏虚之证，投药自宜柔养，各有适应，其理甚明。然而，胃病经久，病机每见虚实错杂，或寒热兼夹。如肝胃气滞久则有可能因气郁化热，热易耗阴；脾胃气虚及阳，肾阳不振，有的患者阴亦可不足；胃阴亏虚者，又可兼有气滞。因此，用药刚柔往往需要兼筹并顾，不可过偏一端，执一不化。

（二）刚中配柔

现据慢性胃病常见之例，分述于下。

（1）理气（降逆）法：药如陈皮、半夏、砂仁、沉香（或降香、檀香）等。适用于脘痛痞胀，嗳逆不畅，甚则恶心呕吐，脉象弦甚者，应配以白芍；胸闷不舒，甚则短气者，配用杏仁；胃中多酸或有咯痰者，加象贝母；舌干口干者，配加麦冬等。

（2）温胃祛寒法：药如桂枝（或桂心）、姜（干姜、生姜或良姜）、甘松、吴茱萸、延胡索、苏叶等。适用于胃中有寒，胃阳不振，脘中冷痛，喜温畏寒，舌白，脉缓细之症。临床可加白芍、大枣，缓急止痛，且防辛燥过度而使胃液暗耗。

（3）甘温补气法：常用药如黄芪、党参、白术、甘草等。适用于脾胃气虚，胃脘隐痛绵绵，得食则缓，按之则舒，神倦、短气，舌质偏淡，脉细等症。我在临床上常配以怀山药，益气又兼养阴。妇女患此证，以太子参代替党参，清养胃气，补而不滞，刚柔适宜。如脘痛较著者，加入木香、白芍，亦属刚柔兼用，行气缓急而定痛。

(4)燥湿和胃法:药如炒苍术、厚朴、陈皮、法半夏(或姜半夏)、藿香、草豆蔻等,适用于胃脘痞胀,胸闷,不饥,口黏不欲饮水,舌苔白腻等症。若胸闷较著,可配加杏仁宣润以开泄上焦。夜寐不佳,胃中不和,可加秫米缓中润养。如遇苔白腻厚而舌边尖微红者,提示兼有郁热或素体营阴不足,可配以石斛、芦根、白芍之类,护阴泄热,刚柔兼投,不致因燥湿而助热、耗阴。

(5)苦寒清热法:药如黄连、黄芩、山栀、川楝子、蒲公英等。适用于胃痛脘胀而有灼热感,口干、口苦,脉象稍数,舌质微红,舌苔黄等属于肝胃郁热之证。一般可配加白芍、甘草缓肝定痛,且能缓解苦燥之性。舌红少津,脘胁俱痛,可加入乌梅、木瓜以敛肝和阴,柔其肝肾之阴。热伤胃津者,并加入石斛、瓜蒌皮、麦门冬之类以濡养之。

(三)柔中配刚

(1)益胃养阴法:药如北沙参、麦门冬、玉竹、白芍、石斛、百合等。适用于胃阴不足证,临床表现为胃脘嘈热、灼痛,痞胀不适,不饥少纳,口干欲饮,咽燥,形瘦,乏力,舌质干红或光,脉细或细数等症。鉴于胃阴虽虚,常兼气滞,胃中失濡,和降失司,故须配以理气和胃之品,如川朴花、绿梅花、橘皮、佛手片(或佛手花)等微辛而不燥烈耗阴的药物。如胸痹痞闷不畅,可酌加郁金、木蝴蝶、苏梗、薤白,脘痛较著者加延胡索、娑罗子等。

(2)柔肝滋阴法:药如枸杞子、大生地、何首乌、桑椹子、木瓜、女贞子等。适用于胃阴不足而兼肝肾阴亏证。在前述胃阴不足症状的基础上兼有头眩目涩、腰酸、筋脉拘急等症,与益胃养阴药物配伍运用。如脘痛及胁者,酌加川楝子、延胡索;嗳气频多者,加刀豆壳、陈香橼;眩晕泛恶者,宜添入半夏、白术、天麻等。

(四)几种常见兼病的刚柔配伍

临床上常可遇到胃病兼有他脏疾患,尤以中年以上,兼有肺、心、胆等疾病者不少,亦需从整体辨证,投药注意刚柔配伍。

1. 肺胃兼病

肺有"娇脏"之称,久病咳喘反复发作,肺气多虚,每易气虚及阴而致气阴两虚。肺失宣肃,咳逆上气,常影响及胃,和降失司。或先有胃病,继感外邪,因脾胃运化不力,痰浊易生,正虚容易反复感邪,以致咳久不愈,肺胃同病。若肺气肺阴俱虚又兼胃寒、气滞或中阳不振,用药既当从辛从温,然应祛寒、理气或温阳方中酌配沙参、麦冬、百合等品。尤其可考虑加入白及,此药入肺胃两经,既利于补肺,又兼护胃膜而宁胃络,肺胃兼顾。若肺胃之阴不足,肺气失于宣肃,痰阻气道者,养阴之外,尚宜宣肺或肃肺化痰。气逆不降者,酌加苏子、杏仁、半夏、陈皮等,与养阴润肺药物同用。上述举例,亦属刚中配柔,柔中添刚,配伍恰当,可以兼筹并及,提高治效。

2. 心胃同病

中年以上之人,心胃俱病者不少。胃居心下,气血之间密切联系,两者罹疾常可相互诱发,前人有"胃心痛"之称,说明兼病引起疼痛的可能。现在治疗心痛、胸痹之成药较多,常含有辛香行气走泄之品,有的方中有冰片、细辛、山奈等药,刚燥之性甚。急病暂用则可,如若经常服此,容易耗伤胃液。故在汤剂方中宜据证而配以柔养之品,如养心理气行瘀之品中,酌加白芍、玉竹、天冬、麦冬等等。反之,若胃病阴虚而兼有心前区闷痛不已者,养胃方中仍宜随证佐以薤白、延胡索、郁金等,柔中配刚,以利于病。

3. 胃与食管兼病

食管与胃相连,具有柔空的特点。临床上食管与胃常可相兼为病,其先后、主次、轻重虽各有不同,但调治必须兼顾。如食管疾患(炎症或功能障碍)的症状较显著,饮食吞咽欠利,咽中不适,甚则胸骨后窒闷隐痛,病机以气郁、痰阻或病久及血,气血瘀滞为多,治疗用药自当据证而议。一般属痰气交阻者,常用理气化痰之剂,其性每偏刚。余对此等病人,常嘱其药物浓煎,以药汁俟温时调以适当藕粉(每次 1 ~ 2 匙),和匀后再用文火煮成薄糊状液,令患者卧位服下,转动体位,半小时内不进饮食。如在晚间,服后即睡。此法可使药物充分作用于食管黏膜。若由于瘀血内停,胸骨后疼痛较著者,调入云南白药,每次 0.5 ~ 1g,或参三七粉,每次 1 ~ 1.5g,1 日 2 次,亦按上法服下,其效甚良。藕粉甘凉濡润,以之为糊,药达病所,柔养食管与胃,有利于病损的修复。

4. 胆胃同病

胆与胃亦属木土相关。诸凡饮食不当,情志不畅等因素,既可引起胃病,亦易导致胆病。肝胆失疏,气机不调,若湿热蕴久,可致胆内凝成结石。胆胃同病者当分别主次而兼顾治之,疏利肝胆,清热化湿治胆时,可重用白芍,两和肝胃。若胆囊结石较大,未能从胆囊管排出者,可用白芍、乌梅等酸柔肝木,利于化石,然后再予排石。如胃阴肝阴俱亏,胃脘及右胁灼痛,治当养肝柔肝,佐以疏肝理气和胃之品,亦属柔中配刚,刚柔相伍。

整体观念及辨证论治是中医学的基本特点,对胃病或兼他病患者,用药刚柔兼顾,符合辩证统一规律。谨择其要,俾共同进一步研究,旨在提高防治效果。

三、论胃病用虫类药

胃与食管相连,病机常有气滞,气滞久则及血,可以导致血络瘀阻。虫类药物一般具有活血化瘀,通络走窜之功用。能据证而在辨治方中配用某些虫类药物,常可提高治疗效果。据个人的经验,择要提出数味常用之品,以供参考。

(一)九香虫

蝽科昆虫九香虫的干燥虫体,性味咸温,功擅理气通络止痛。煎剂每日常用量为 5 ~ 10g。适应证有如下数项:

(1)胃脘疼痛久病时发,痛位比较固定,痛甚常窜及下胸、背、胁等部位,可配用九香虫。

(2)胃脘痞胀难受,心窝有时有堵塞感,其胀可及于下胸、腹部,嗳气、矢气不遂,用一般理气药物效果不著者,可加九香虫。

(3)食管炎或反流性食管炎、贲门失弛缓症,自觉胸骨下方隐痛不适,常伴有嘈杂、恶心、食物反流,甚则呕吐,一般药物治效不著者,可配用此药。

注意点:本药有活血作用,凡胃病有上消化道出血史,一般在 2 个月以内,慎用或不用九香虫。胃阴甚虚而兼气滞血瘀,胃脘部灼痛,舌红而干,不宜用九香虫。

(二) 蜣螂

金龟子科昆虫屎壳郎的干燥全虫。性味咸寒,功擅破瘀散结攻毒,走窜通络。煎剂每日常用量为 5~10g,必要时短时(3~5 天内)可用 15g。适用于:

(1) 食管中下段有阻滞不畅之感,吞咽不利或困难,大便干结而量少,可用蜣螂加入辨证方中。

(2) 幽门不完全梗阻,胃中胀满,辘辘有声,呕吐胃内容物,甚则呈朝食暮吐、暮食朝吐之状,可据证配加蜣螂。应在呕吐后服药,或先用胃管插入将胃内潴留液抽出,再从胃管中注入药液,拔去胃管,右侧卧,臀腰部稍垫高,1 小时内勿进饮食。

(3) 胃中有息肉,不易摘(灼)除,表现有胃脘痞胀、隐痛等症,据证配加蜣螂,重用薏苡仁。药须浓煎,服后卧床半小时,根据息肉部位,使药物尽量作用于患部。如属多发性息肉,卧后隔数分钟转换体位 1 次。

(三) 地龙

地龙即蚯蚓,性味咸寒,有清热平肝,通络活血之功。煎剂常用量每日 10~15g。适用于:

(1) 慢性胃炎、食管炎,具有心下、胸骨后胃脘部隐痛、灼痛,舌质微红,口干,久治未愈,属肝胃郁热证,可配加地龙。

(2) 食管功能障碍,咽中不适,兼有隐痛。或伴有食物反流,经其他药物治疗而效不著者,可配加地龙。

(3) 胃病兼有肝阳上亢或肝阳化风证,胃痛痞胀,头目昏眩,脉弦,据证可配加地龙。

注意点:脾胃气虚而内寒,脘腹冷痛,大便溏泄者,不宜用地龙。

(四) 蝉蜕

蝉蜕即蝉衣,蝉科昆虫黑蚱羽化后的蜕壳。性味甘咸凉,功擅散风热,宣肺定痉。煎剂常用量每日 3~6g。适用于:

(1) 胃脘痞胀、隐痛而兼有痒感,痒属风,可据证配加蝉衣。如痒甚而有血瘀证者,另加云南白药,以煎剂汤液送服。

(2) 胃痛发则卒然而作,如有痉挛收缩之感,甚则剧痛,需伛背手按上腹,腹壁软,可据证加用蝉衣。

(3) 食管功能障碍或食管炎症,胸骨后不适,咽中如有物阻而干,证属痰气而有郁热,可据证配加蝉衣。

(4) 胃脘发作或加重时,伴有风疹块,由于过敏因素所诱发者,可配加蝉衣。

(五) 䗪虫

虫又名地鳖虫,鳖蠊科昆虫。性味咸寒,功用为逐瘀破癥,通络活血。煎剂常用量每日 5~10g。适应于:

(1) 食管功能障碍较重,饮食吞咽时胸骨后不适、欠畅,或有隐痛,甚则呕吐少量食物,可据证配加此药。

（2）贲门失弛缓，剑突部有不适、刺痛感，或伴恶心呕吐，可配加地鳖虫。

（3）上腹部有跌打损伤史，以后胃部时觉隐痛，痛位较固定，久治未愈，内有瘀阻，可配加地鳖虫，并加降香。

上述九香虫、蜣螂、地鳖虫等药，如用后出现荨麻疹或皮下紫癜者，应即停用。原有过敏性紫癜者，不用或慎用。

四、论多药、胃喜、服药法

"多药伤胃"和"胃喜为补"是叶桂对治疗用药和调护的两句至理名言，见于《临证指南医案》卷三的医案中。我认为这是医者和患者都很适用的"座右铭"。

（一）"多药"

"多药"是指药物的品种多、药量重、药物剂型多等。有的病人由于病证较复杂，医者用药面面俱到，冀其速效，药多量重，汤剂以外，又服丸、散，再加西药。1日3次，每次七八种，汤药一碗，丸、散、片剂一大把。药入胃中，饱不知饥，影响消化和饮食，大便溏泄，食欲不振。不仅没有达到"预期"的效果，反而增加脾胃的负荷，不同程度地影响脾胃功能，原有胃病者往往使病情有所加重。

有的处方中运用黄连、黄芩又加上穿心莲、板蓝根、大青叶、银花等等苦寒药，品种多，剂量重，欲以苦寒"消炎"，却不知药味甚苦，胃先受戕。殊不知慢性胃"炎"并非都是热证，即使属于肝胃郁热或阴虚里热，也不同于急性外感热病。以大量苦寒药治之，不对证，不利于病，甚至反而有害。

用药须顾胃气，多药胃气易伤，此理甚明。如遇有些病人认识上的误解，要求医生多用药，用"重药"，医生应耐心说明，善于劝导，不可迁就。

（二）"胃喜"

"胃喜为补"这句话，可能有两重含义。一是指胃所接受的食物，具有营养价值；二是指确属虚证而须补益的方药，服药后胃中感觉舒服，说明胃气可以运药，药合病证，才能起到补益的作用。

例如，有些病人胃病有湿，饮食宜清淡，食后胃中舒服，饮食渐增，就有营养价值，就有"补"的作用。如果片面地讲究"营养"，给以肥腻炙煿等食品过多，影响脾胃功能，滋长胃中湿浊，非徒无益，反增其病。当然，对于"胃喜"的饮食内容也必须有一定的限制，而绝不是恣意放任。如胃病而喜辛辣或素嗜辛辣者，若系胃中有寒，少食之尚无妨。胃中有热，则当忌辣。平素喜甜食者，胃气不和而气滞、夹湿、胃酸过多者，亦应尽量少吃甜食，以免"甘令人满"，滞气、生湿。

脾胃气虚之证，应投补气健脾药，胃阴不足者，宜滋阴养胃药。若胃中兼有气滞，宜佐以理气和胃之品，助胃气以运药，理气而兼补益，使益气或养阴药物更好地发挥治疗作用。如片面强调补益而不顾胃中气滞，药后反致滞气、滋腻，病人诉说脘胀、纳呆、不知饥，嗳气多，胃所不受，岂能达到补益的作用。所以，医生应尊重病人的主诉，及时调整处方用药，切忌过于主观武断。人以胃气为本,用药治病,饮食营养,均当根据脾胃运化功能。时应想到"多药伤胃"之诫,投补益方药时宜联系"胃喜为补"的原则。

(三)剂型与服法

医者辨证确当,组方遣药认真推敲,还必须采用恰当的剂型,注意服药的方法,才能充分发挥药效。

1. 汤剂

汤剂是迄今为止治疗脾胃病的常用剂型。可随证加减,随时调整配伍用药,能更好地切合病情,所以也是主要的剂型。

汤剂一般分两次煎服,每次煎成的药量以 200ml 左右为宜。如患者胃气上逆、呕吐、恶心,或胃中湿浊、痰饮内盛,胃中辘辘有声,眩而欲吐,舌苔白腻,不欲饮水者,药液应适当浓缩。胃阴亏虚,舌红、口干欲饮者,药液的量可适当增多。

胃需腐熟水谷,要求饮食及药液均要热,故一般汤剂药液的温度以 60℃ 左右为宜。必须温服,但不宜过烫,以免灼伤食管和胃的膜络;不宜过凉,以免寒凝气滞。《灵枢·师传》所说"食饮者,热无灼灼,寒无沧沧"("无"意即"毋"),这对胃病患者确是至理名言,饮食和药液温度都同样适用。

关于服药时间,一般胃病可在上、下午两餐饮食之间服药,如上午 9 点,下午 3 点钟左右。如因故不能按上述时间服药者,也必须在进餐前或进餐后相隔 1 小时服药。脾胃气虚者以餐前为宜,肝胃气滞证患者以餐后为宜,胃阴不足者餐前或餐后各 1 小时均可。总之,勿在服药后即进食或食后即服药,以免药与食物相杂,影响药物的效应。如胃痛以夜间尤甚或子夜、黎明胃痛辄作者,最好在临睡前服一次药,最好是"头煎"药液,翌日白昼再服二煎。呕吐、反胃病人,宜在吐后胃中空虚之时服药。如呕吐量多,或呈朝食暮吐者(十二指肠、幽门部溃疡引起不完全梗阻),也可用胃管抽出胃中潴留液,然后从胃管中注入浓缩的药液,再抽出胃管,右侧卧,腰臀部稍加垫高,以利药物作用于幽门梗阻部位,有利于改善局部病理损害,提高疗效。

一般胃病服汤剂后,宜安坐约半小时左右为好。不要服后疾行,不要药后即劳作、持重或弯腰。

2. 散剂

散剂主要是指药材经研细过筛的粉末,或用几种药复方共研,或用多种单味药分别研细后分装,便于根据病情,选配一种至数种,用温开水送服或调匀后服。既方便、灵活,又利于胃中分解和小肠的吸收,还能直接作用于上消化道黏膜,发挥较快的护膜作用,并能节省药材。《圣济总录》曾指出"散者,渐渍而散解,其治在中","中"字即指中焦脾胃。说明前人早已肯定了散剂对脾胃疾病具有较好的治疗作用。

散剂的服法,前已述及可直接吞服或加水调服。如上消化道出血而运用参三七、白及等粉剂者,加温开水 8~10 倍,调匀呈薄糊状吞服。如属食管或胃底静脉曲张破裂出血,用三腔管压迫止血时,可在充气前吞服上述药糊状液。服后立即充气,既利于止血,又可防止管腔与食管、胃黏膜粘凝而致拔管时再次出血。如味苦或辛,吞服不便,可考虑将药粉装入胶囊中服。

3. 冲剂

目前国内的中成药冲剂一般含糖量较多,有的竟超过80%,但服用方便,可随身携带,是其优点。脾胃气虚证候,适合用黄芪、党参、白术等方药者,冲剂尚可增进甘以补中的功用。脾胃之阴不足证需用甘凉濡润之剂者,冲剂亦尚适合,但不能多服久用。凡胃中湿盛、痰饮内留,或肝胃气滞不畅,症见舌苔白腻、泛酸、呕吐、恶心、脘腹痞胀、疼痛,嗳气频多者,冲剂含糖量过多,难免有助湿、滞气之弊,不甚适宜。现在,低糖、无糖的颗粒可以防止糖"甘"的弊病。一般冲剂每包10g,每次服1包,1日2~3次。

4. 代茶剂

慢性脾胃病凡有湿浊中阻、肝胃气滞或胃阴亏虚等证者,运用适当的药物,经开水泡闷后,代茶饮服,既方便而又使药力持久起作用,这是简便而良好的一种辅助剂型。现简要介绍几张代茶剂的简易方:

(1)陈皮薏苡仁茶:适用于胃中有湿浊,食欲不振,胃脘痞胀,舌苔白腻等症,常见于慢性胃炎(浅表性、肥厚性及疣状胃炎等)。每日用炒陈皮3~5g,薏苡仁10~20g,泡服代茶,可服15~30天。

(2)佛手绿梅茶:适用于肝胃气滞证,症见胃脘痞胀隐痛及于胁下,嗳气频多,得嗳则舒,情志不畅时症状尤著,舌苔薄白等,常见于慢性胃炎、溃疡病、胃下垂等疾患。每日用佛手片10g,绿萼梅5~10g,也可加入代代花数朵,开水泡后代茶饮服。

(3)麦冬甘草茶:适用于胃阴不足证,表现为舌红、口干、食少、胃脘嘈热、痞胀等症,常见于慢性萎缩性或浅表性胃炎。每日用麦门冬10~20g,生甘草1g,如大便干结者加决明子10g,泡茶饮服。

以上数方,仅属举例而已,可根据病情而选用一些药味不甚苦而易溶于水(是指药效成分)者,处方1~3味,泡服代茶。

此外,如用白糖收膏的膏剂,大致与冲剂的注意点相似,但因糖量一般不多,故适应证稍广,服时用开水冲溶。"合剂"系由几种中药共煎成浓缩的汤液,加适量防腐剂而成。服时再加入1~2倍开水冲匀,趁热即服。但制剂过久则失效,不若汤剂当日煎而即服。一般而言,合剂的疗效不如汤剂。至于胃痛服丸剂,原则上颗粒要小,要求容易崩解,但凡胃阴不足而胃中失于濡养者,丸剂入胃,不易消化,故不甚相宜。丸剂用温开水送服,服药的时间大致可参照汤剂。每次剂量2~5g。

五、论胃病与湿

从几年诊治观察的642例胃病资料加以分析,其中具有湿阻证候者计160例,占胃病总数的24.9%。可见胃——胃、十二指肠炎症、溃疡、胃下垂、胃黏膜脱垂等疾患夹湿者甚为常见。因湿的轻重程度不一,病机和临床表现也有所差异。经过认真地辨证治疗,取得95.2%的总有效率。体会到治疗时兼顾好治湿是一个重要的环节,或者说也是提高胃病治疗效果的关键之一。

（一）病因、病机、证候

胃病为何有湿,主要的病因病机有四个因素。

一是饮食因素。平素多食生冷或甜腻之品,易损胃气;经常饮酒,亦多伤胃;由于脾胃运化功能的障碍,中阳不振,湿自内生;饮食不节,水谷不易消化,食滞亦常生湿浊。二是药物因素。如不恰当地过用滋阴养胃之品,滋腻滞气而生湿;若服用某些抗痨药(如异烟肼、对氨水杨酸、利福平等)过久,或有些抗菌药物用之不当,由于对胃黏膜的影响而引起胃中湿浊证候。三是外邪因素。如梅雨、长夏季节,湿邪从口入胃;如原来已有胃湿,外内合邪则湿浊尤甚;如脾胃素虚,湿自内生,再感外寒则胃中寒湿更重。四是情志因素。因情志不畅而致肝气郁结,气郁于中,胃津不布,导致气滞湿阻,若肝气久郁化火则湿与热相合,胃腑通降更加障碍。

上述诸种因素,往往在同一患者可以兼有,如既有饮食因素,又兼情志因素等。凡由多种原因所致湿证者,不易骤化。湿蕴经久,超过半年以上者,也不易在短期内使湿浊尽化。

胃中的津液源源而生,胃既有病,升降气化功能存在不同程度的障碍,在病理状态时,胃中津液即易成湿。湿为黏腻之邪,胃中之湿亦黏腻而浊。胃病夹湿具有一定的"易发性",或者说有一定的病理基础。所以在某些致病因素的作用下,就有可能呈现湿的征象。

我曾观察过 160 例胃病患者,其中属胃阴不足证者有 65 例,兼湿证者 7 例。虽其比例较小,仅占 10.7%,既是阴虚,却又夹湿,其因何在? 分析这 7 例患者的证候演变,均系脾胃气虚和肝胃气滞证久延未愈,转成胃阴不足,但气虚和气滞的病机依然存在,故阴虚与湿阻之证兼见。有 3 例患者胃阴甚虚而胃气失降,脘痛且胀,饮食少进,舌质光红而舌苔白腻。阴虚与湿均较重,治疗效果不佳,化湿易伤阴,滋阴又碍湿,调治为难。尚有 4 例阴虚与湿浊的程度较轻,经治疗后获得好转,也说明争取早期治疗的重要性。

胃病有湿的兼证,除胃脘隐痛、痞胀等症状外,一般表现有口黏、饮水少、不饥、舌苔腻等症。属寒湿者,口中黏、甜,或口泛清涎,不欲饮水或喜热饮,畏寒、舌苔白腻或呈水滑之苔,脉濡缓。属湿热者,口黏而干苦,心中嘈热,泛吐酸苦液,舌苔黄腻,脉濡小数。

脾胃气虚而兼气滞夹湿者,计 108 例,占 67.5%,均系寒湿证。肝胃气滞而兼湿证有 45 例,占 28.1%,以气郁化热而呈湿热证者偏多。上述兼湿的患者经恰当的治疗,并注意饮食、生活起居和情志等方面的调摄,95%的病人症状逐渐改善,苔腻渐化,湿浊渐祛,病情获得好转或近期治愈。在病程中也看到有些患者湿证时消时长,这正是由于湿浊有黏腻不易骤化和可能反复出现的特点。

（二）治法、用药

从我的临床经验中,总结出两点治法提要,那就是治湿必兼和胃;巧用温化、清化和淡渗,而这两点又是密切关联的。

胃既有病,升降失常,胃气不和。若一旦兼有湿浊则更加有碍升降,湿阻而使气滞尤甚,湿阻与气滞两者互相助长,互为因果。故一般均须以化湿与理气和胃并投,俾湿祛而气降,气行而湿化。陈皮、半夏既能化湿,又能和胃,故为胃病兼湿的常用药物。他如枳壳、佛手片(或佛手花)、青皮、木香(广木香或青木香)等和胃理气药物,也常可随证配用。

胃中有湿,湿为阴邪,一般多宜温化,辛温祛其寒湿,或苦温祛其秽湿。脾胃气虚而兼湿者,宜健脾化湿,用药宜偏于辛温,甘辛温或甘苦湿相合。肝胃不和,气滞夹湿者,一般可用微苦微辛微温,勿用过辛过温,防其化湿而助热伤阴。若肝气久郁化火,肝胃俱有郁热,或胃阴不足,阴虚里热而兼湿者,均宜选用清化之品,可取甘凉、微辛或微苦淡渗之剂。关于淡渗药物,也是治湿的基本药物,但胃病之湿不同于水肿之水湿,旨在祛湿而不一定要求利水之效。

关于祛风之法,能鼓动胃气,醒脾化湿,即所谓"祛风胜湿",对胃病兼湿而经久未化,没有阴伤征象者,可以适当的酌配,以助他药之效。例如防风是常用的祛风药物之一,对胃病夹湿较重的患者,加此一味,常取得意外之效。体会到祛风胜湿这一治则的实践效果,不仅擅治泄泻,也能治疗胃病。

化湿的常用药物,在这里不一一列举,仅据胃病兼湿几种用药治验简述于下。

(1) 藿香:是微辛微温的芳香化湿药。适用于胃病兼有内湿、外湿相合之证,胃脘痞胀,胀甚而感隐痛,以胀为主,欲嗳不遂,食欲不振,舌苔白腻或浊腻者,适用藿香,并可配加佩兰、厚朴。藿香在四季均可用,虽然一般以夏秋季用之最多,但并不仅限于夏秋。例如冬寒外袭与内湿相合,或春令胃中有湿,脘部痞胀隐痛,腹中鸣响,舌白不饥者,均可用之。

《本草正义》曾载:藿香"善理中州湿浊痰涎,为醒脾快胃,振动清阳妙品",确是从实践所得之言。据我的体会,有些胃病兼湿而经久未化,加用藿香后效果明显。除配用上述诸药外,若胸闷不畅,舌苔浊腻,还可配加薤白。嗳气泛酸较甚者,酌配刀豆壳、煅赭石、炙乌贼骨。食管有霉菌,胃有幽门螺杆菌者,藿香治效亦良。久用若恐其燥,可配杏仁或白芍。若欲增其燥,可配炒苍术。

(2) 石菖蒲:辛微温,功擅开窍豁痰,理气散风去湿。《本经别录》指出菖蒲能"温肠胃",《滇南本草》载"治九种胃气,止疼痛"。我对胃病兼湿(寒湿)证,舌苔白腻或薄白,胃脘胀痛而遇寒加重者,一般用温中化湿药后见效尚不快者,加用石菖蒲颇有良效。寒湿甚者,石菖蒲还可酌配草豆蔻、荜茇。湿浊而兼郁热之热,石菖蒲可与黄连(或黄芩)配用,化湿清热而兼苦辛通降之功。有些患者湿虽不重,胃脘胀痛也不显著,惟诉食欲不振,不知饥,饮食甚少,胃纳呈呆滞之状,因而体重减轻,神倦无力,运用石菖蒲大有"醒胃"的作用。若酌配省头草、谷芽、石见穿等药,其效尤佳。有的因情志不畅而诱发胃病,心情抑郁,气滞不解,气郁津凝,成为湿浊者,也可用石菖蒲,或配用合欢花、郁金等,每可奏效。胃下垂、慢性胃炎而见脘腹有如水击气之声,病人在松弛、收缩腹肌时其声甚显,旁人亦可闻之,可用石菖蒲配防风,化湿祛风相伍。如不效则配加茯苓、泽泻、白术等加强利湿。

(3) 草果仁:辛温,入脾胃经,燥湿除寒,能去脾胃"独胜之寒"。凡胃病中焦寒湿内盛,胃中觉冷,痞胀隐痛,胃酸较多,时时泛吐酸水清涎,舌白而口不欲饮者,常可加入草果仁。与乌贼骨、瓦楞子、象贝母同用则制酸作用尤佳。此外,胃薄之人经常出现消化不良症状,稍有饮食不当,即易引起食滞者,在辨证方中加入草果仁可增强消食助运药物的功效。瓜果或冷饮诱发胃病,胃中寒湿滞留,草果仁配丁香、肉桂,服后奏效尤快。饮酒伤胃,酒湿内盛,草果仁配枳椇子、砂仁、陈皮,尤以过饮冰冷啤酒,胃中寒盛气滞者,草果仁配砂仁二味药颇有良效。《本草正义》所载"草果仁善治寒湿而温燥中宫,故为脾胃寒湿主药",诚属经验之论。

(4) 薏苡仁:甘淡,化湿清热而健脾胃,对胃病各种主要证候兼有湿浊者,均可用之。肝胃郁热夹湿者可用薏苡仁配左金丸、贝母。胃阴不足夹湿者,薏苡仁与橘白(或橘皮)、白残花、泽泻等同用,化湿而不耗阴。慢性胃炎兼有息肉或疣状胃炎而舌上有腻苔者,可重用薏苡仁,每日 20~30g 煎服,另外尚可与白米等量每日煮粥食之。浅表性胃炎于胃窦部病变部位较广而时久未愈,具有苔白口黏等湿浊征象者,除用薏苡仁煎服外,还可用炒薏苡仁 10~15g,陈皮 3~5g,开水冲闷,代茶饮服,每日 1 次。药物性胃炎舌苔灰黏或白,食欲甚差者,薏苡仁亦甚适用。慢性胃炎有肠上皮化生而见湿证者,薏苡仁也颇有良效。

(5)芦根:甘淡微寒,入肺、胃经。清热生津,可治胃热呕吐。因其淡渗可以利湿,故对胃阴不足、阴虚里热与湿相兼之证,可用此药。有些胃炎患者的舌苔厚腻或垢腻或黄或白而干,欲饮水,经一般化湿方药治之而湿浊仍然不化者,我常配加芦根,使津液上布而湿浊得以渐祛,症状亦相应改善。胃热兼湿,胃气上逆,呕吐或干呕者,芦根配枇杷叶、橘皮、炒竹茹等,辅以嚼咬生姜片,知辛味后吐出姜渣,即饮芦根汤药,常有良效。

六、论胃病与血瘀

胃脘痛患者兼有血瘀证候甚多,由于胃痛常呈慢性发作,在病程中常可见有血瘀征象,尤以中虚(脾胃气虚)气滞证为多。其他如肝胃不和或胃阴不足证患者也可兼见血瘀证。本人常据证配用化瘀药物而取得良好的效果。所以,有必要就胃痛与血瘀的病机、症状和治疗用药等方面,谈谈我的认识和经验。

(一)病因、病机

首先是关于血瘀的形成和病机转归。由于胃主受纳、腐熟水谷,多气多血,如因饮食不节(饥饱失常、过食生冷或饮酒过度等),情志不畅、劳逸不当等等因素,都可影响脾胃的功能。导致胃气不和,胃膜损伤,久则胃气虚弱,中阳不振,易生内寒,使气血运行不畅,而渐成血瘀。脾虚摄血无权,可导致出血,一般以便血色黑为多。离经之血,不易尽祛,所以脾胃气虚兼有血瘀者较多见。此外,胃中气滞是胃痛的主要病理基础,气滞久则血脉不利,可以导致血瘀,正如前人所说"初病在气,久痛入络"。若气郁化火,灼伤血络,阳络内损,血溢于外,出血之后,余血留滞,同样形成瘀血。郁热伤阴或气虚久而及阴,胃阴不足而内有瘀血者,亦属可能。

瘀血若滞留不祛,使气机更加不畅,气滞与血瘀互为因果,互相影响。血瘀内留,也必然使脾胃运化功能受碍,以致气虚不易恢复,如气虚及阳,虚寒内生,则瘀血亦滞留更甚。再则如血瘀不祛,新血不易化生,血虚也不易恢复。

瘀血内停若与郁热相结合,瘀热交结,其转归是更加耗伤胃阴,或者形成癥积,甚或导致营卫不和而发展成虚劳诸恙。

胃脘痛兼具血瘀的临床表现,是既有共性而又各有特点。

一般共性的征象如胃痛部位比较固定,状如针刺,按之不适,大便干黑,上消化道出血后仍感上腹疼痛,舌质有紫色,脉象细、涩等等。

胃痛血瘀的基础证候不同而表现不尽相同。如中虚气滞证兼血瘀者,面色无华或萎黄,其唇色也常较前为暗紫,脘痛得食可缓,尤喜温暖,虽在夏季亦常喜热饮。肝胃气滞证兼血瘀的患者,每当情志不畅则脘痛发作尤甚,有的可见心胃疼痛,嗳气不遂则胸脘部懊侬痞胀显著,面部微有色素沉着,脉象弦或细弦而无涩征。胃阴不足而兼血瘀者,常有瘀热之证,手足心热,脘部嘈热而痛,痛位固定而甚则及于背部,面有晦滞之色,指甲可见暗红。

此外,从纤维内镜病理所见与血瘀之关系可供参考,如多发性胃息肉、疣状胃炎、异形细胞增生等,有的经久地见有多量胆汁反流者,在辨证的基础上,也应考虑具有血瘀的病理因素。

(二) 治疗用药点滴

胃痛有血瘀兼证,饮食宜热、易消化,以免寒凝气滞和食积。上腹部位可用棉肚兜(或姜汁丝绵肚兜)外敷,勿令受寒,有利于气血运行,防止血瘀加重。关于治疗方案,还当根据基本证候,结合瘀血病机,全面考虑,恰当选用。下面介绍我在临床上常用的四法:

(1) 疏肝和胃,理气化瘀法:运用于肝胃不和而兼血瘀证。化瘀必兼行气。药如延胡索、广郁金、降香、姜黄、三棱、五灵脂等,配加柴胡疏肝散加减。

(2) 健脾益气化瘀法:适用于脾胃气虚而兼血瘀证。因其易生内寒,故药宜甘温。用黄芪、炒党参、炒白术、怀山药、茯苓、炙甘草配加九香虫、炙乳香、煅乌贼骨、红花、当归等,必要时加莪术。

(3) 养阴益胃化瘀法:适用于胃阴不足而兼血瘀证候。由于阴虚郁热内生,药宜甘凉。于沙参、麦门冬、川石斛、玉竹、炒生地、白芍等药中加入丹参、桃仁、丹皮、石见穿等。

(4) 止血化瘀法:适用于肝郁化火伤络,或阴虚郁热导致出血者。宜用水牛角片、赤芍、茅花、茅根、黑山栀、地榆、藕节炭、制大黄等药。

不论气虚不能摄血或热迫血溢,都可用参三七粉止血化瘀,配入白及粉"阻遏"止血,均宜研成细粉,加水少量调成糊状内服,也可加入云南白药调服。服后半小时内勿进食,勿饮水。

下面再谈谈运用几种化瘀药物的临床经验。

(1) 九香虫:此药行气活血,历来用治气滞血瘀之胃痛。因其性微温而走窜,我常用于中虚气滞、胃阳不振,血瘀内留之证。以气滞血瘀为主者,配延胡索、香附、降香等,行气化瘀定痛的作用较为明显。但对胃阴已虚,舌红或光,常合并上消化道出血之胃痛,不适宜用本药,以免有损血络。

(2) 莪术:行气活血,消积止痛,常与三棱同用治疗血瘀成癥积的病证。胃痛兼血瘀而痞胀,病位较固定者,莪术用之有效。还有胃痛血瘀而胃酸过多,时时嘈痛、泛酸,在辨证方中加配莪术,有协同或加强制酸作用。气虚兼瘀而防白术滞气者,可用莪术。另有极少数因上腹部受拳击损伤而瘀血内留,不时脘痛,天阴尤甚者,据证配用莪术,效果颇佳。

(3) 石见穿:又名石打穿,是唇形科植物紫参的全草,辛苦而平。《本草纲目》谓其主治"骨痛、大风、痈肿"。据我的经验,此药具有清热、祛风、行瘀的作用,治疗胃病常用作佐药。凡肝胃不和,气郁化热或胃阴不足而郁热内生,瘀热内结,胃脘灼痛、刺痛,部位基本固定者,用之甚佳。胃痛兼血瘀证而食欲不振,不欲食,胃口不开,配加石见穿 15～30g,常有意外之效。慢性胃炎伴有肠上皮化生,或伴有不典型增生,用石见穿亦颇有效。

(4) 丹参:为临床常用的化瘀药,胃痛血瘀证古方有丹参饮。凡慢性胃脘疼痛,久痛入络,在辨证方中常可配用。尤以气滞郁热及胃阴不足而伴见血瘀证者,更为适合,前者配用理气清热药如青皮、佛手片、蒲公英、浙贝母等;后者配入百合、麦冬、白芍之类。曾见有医者认为丹参一味具有四物汤之功效,对胃病气血亏虚,食欲不振,胃中隐痛而用大量丹参,结果是纳谷更少,其痛更甚。殊不知丹参药性属寒,有参之名,无参之实,多用久用则影响食欲,影响脾胃运化功能。故必须审证确当,配伍用药合于法度,可奏良效。否则,适得其反,于病无益。

（5）琥珀:安神化瘀,适用于胃痛血瘀兼有夜寐不安,心烦心悸等症。可用琥珀粉1g,蜂蜜调匀吞服(临卧时),能改善睡眠,化瘀而兼保护胃膜。如夜间胃痛甚而不寐者,琥珀粉配三七、延胡索粉各1g,和匀调服。

七、论胃腑体用失常

胃居中焦,体阳用阴。体用正常则水谷易腐熟,消化充分,借肝之疏泄、脾之运化而津血得以敷布,充养全身。若胃腑体用失常,不仅直接可导致胃腑本经的疾患,还会影响肝、脾,甚至引起整体生理功能而发生病变。故分析和研讨其体用间的病机和证治,具有临床实践的意义。

胃之体阳,是指胃的组织结构和生理功能具有温热、运动的特性。水谷之所以能腐熟,必需胃体充足的阳气。清代程郊倩云:"胃无消磨则不化。""消磨"的过程,即是胃体之阳所体现的功能。

胃之用阴,是指胃需腐熟水谷的重要物质,具有液状而濡润的特性,亦即胃中之津。如吴瑭曾论述胃津的重要性,认为"十二经皆禀气于胃,胃阴复而气降得食,则十二经之阴皆可复矣"。

据个人的体会,临床所见的胃体、胃用失常的主要病证及其治法有如下几点。

（一）胃体不足,胃用有余

胃体不足,胃用有余亦即胃阳不振,胃中阴盛。由于胃阳不振,水谷消磨迟缓,水可成湿,谷易成滞,胃中津液与湿相合,潴留而成痰成饮。临床表现如胃脘痞胀,口中黏腻,不欲饮水、食少,胃中畏寒喜暖,甚则泛吐痰涎、清水。或胃中辘辘有声,头目昏眩,舌质淡或淡红,舌苔白腻或薄白而润,脉细或濡或微弦。治法宜温胃化湿(或化饮)。常用方如苓桂术甘汤、平胃散、理中汤等。如系素体阳虚,肾火不足者,可参用附子、肉桂等温肾通阳之品。有食滞征象者,酌加消食导滞之药。

（二）胃体阳虚,胃用不足

胃体阳虚,胃用不足亦即胃阳不振,胃阴亦虚。常由于胃气久虚不复,气虚及阳,阳虚及阴所致。主要症状如胃痛久病,胃脘痞胀、隐痛,嘈杂似饥,得食稍缓,但移时症状又作。食少、口干,大便或干或溏,形瘦乏力,舌红或淡红少苔,脉细。治法当补益胃气与滋养胃阴两者兼顾,并酌配理气和胃之剂。常用药如炒白术、太子参、怀山药、白茯苓、炒白芍、炙甘草、麦门冬、百合、大枣、佛手片、炒陈皮等。偏于阳气虚者,加黄芪、桂枝、党参,去太子参。

（三）胃阳有余,胃用不足

胃阳有余,胃用不足亦即胃中有郁热内盛,热耗胃津,胃阴亏虚。常由于平素酒辛过度,饮食不当,食滞易停,气机不畅,经久而致胃热内生,郁热久则胃津暗耗。主症如胃脘痞胀,嘈热,灼痛,口干欲凉饮,易饥欲食而食量并无增加,食后又觉嘈热不适,口臭,口疮易发,舌红苔黄或净,脉象细数或弦。治法宜清胃生津,可仿玉女煎意加减。常用药如生地、知母、麦冬、石斛、白芍、生甘草、黄芩、蒲公英、石见穿、炙鸡金等。胃中热盛而便秘者,可据证选加大黄、瓜蒌仁、麻仁等品。

(四) 胃体阳亢,胃用有余

由于胃中气滞经久,和降失司,气郁久而化热。或因肝胆郁热,疏泄失常,热扰于胃,胆液反流入胃(或再入食管),胃中津液未耗,为热所迫。此胃用"有余"并非真正胃津过多,而是病理性液体(包括反流入胃之胆汁)有余。主要症状如胃中灼热兼隐痛,痞胀,嘈杂,胸部窒闷,口苦、泛苦或兼酸味,或泛吐酸苦液汁,舌苔薄黄,脉象稍弦。治宜清泄肝胃郁热,和中降逆。常用药如黄芩(或黄连)、制半夏、丹皮、山栀、青皮、陈皮、象贝母、白芍、泽泻、柿蒂、竹茹、枳壳、瓜蒌皮、煅瓦楞等,属化肝煎及小陷胸汤意加减。

肝脏体阴用阳。若因肝体(阴)不足,病及于胃,胃用(阴)亏虚,肝胃之阴俱虚,当以一贯煎为主方,参以益胃汤加减,并可配加白芍、乌梅,酸柔肝木,亦助胃用。

按脏腑一般生理功能,脏阴属体,腑阳属用。鉴于胃与肝的体用对生理病理尤具有特征意义,故前人论胃与肝之"体""用"较多,亦可见胃与肝之体用失常之重要性。

八、论脾阴虚与胃阴虚

五脏的虚证中都有阴虚,脾和胃也不例外,但脾和胃的阴虚有其一定的特点。

(一) 脾阴虚

脾阴虚有什么特点?首先是它的基础病机是脾气虚。当脾脏一虚,每以气虚为先,气虚为主,如经及时治疗,饮食起居调摄得宜,脾气虚弱得以逐渐恢复,疾病趋向治愈。如若脾气虚而经久不复,则脾阴可以随之而亏虚,或由脾气虚导致脾阳虚,由阳虚而发展到阴虚。所以,一旦出现脾阴虚证时,往往同时存在脾气亏虚。

其次是脾与胃相合,在生理病理上密切联系,不可分割。无论原发病位在脾或在胃,如出现阴虚证候,脾与胃常常相继为病,或者兼见阴虚。

再次是脾阴虚证也可继发于肺阴虚、肝阴虚或肾阴虚证。反之,脾胃之阴先虚,气血生化之源不足,日久也可导致肺、肝和肾的虚证。由于人体脏腑之间相互关联、相互影响,所以单独、孤立的脾阴虚证在临床上几乎是没有的。虽可出现以脾阴虚为主的病证,但一般都兼有胃阴虚或他脏的虚证。

脾阴虚的主要症状,如食欲不振,食后脘腹胀痞不适,大便易溏或干结难解,神倦乏力,口干,舌红少苔或无苔,脉濡或细而略数,久则形体日益消瘦。兼胃阴虚者,胃脘嘈热,口干欲饮水,舌红或光或剥。兼肺、肝、肾等脏之阴虚者,兼见各脏相应的症状。

慢性泄泻,脾气必虚,长期不愈或素体阴虚者,常易导致脾阴亏虚。由于脾胃的运化需赖肾阳的温煦,故在脾气、脾阴俱虚的情况下,尚可兼有肾阳不足之证。所以临床可见晨泄、完谷不化,畏寒喜暖,甚则面肢浮肿。此时不仅肾阳亏虚,脾阳也可受损,病机矛盾重重,病情较重。

古今方剂中单补脾阴者极少。局方参苓白术散属于补益脾气而治久泻的常用方,其中山药、扁豆既补脾阴，又补脾气，又有莲肉补脾阴、厚肠胃，所以此方也可列为补益脾阴之剂。然方中人参、白术、茯苓、甘草等品，仍以健脾益气为主。

《慎柔五书》中的慎柔养真汤为较合适的滋养脾阴方。山药、莲肉以外，尚有白芍、五味子、麦冬等敛阴、养阴之品。然仍有黄芪、党参、白术、茯苓、甘草等补益脾气药。

滋养脾阴以山药、扁豆、石莲子、太子参等为主，白芍、石榴皮、甘草为辅，神曲、谷芽为佐。

山药甘平，健脾气，养脾阴，补而不滋腻，健脾而不燥，气轻性缓。扁豆健脾和中，清暑止泻，若腹胀较甚者，可用炒扁豆衣代之。太子参甘润，补脾气而又生津。石榴皮味酸而涩，若食少而大便干结者不用此药。

脾阴、胃阴俱虚者，养脾益胃兼顾，应相对地以养胃阴为主。选药以甘凉、甘平为宜，常用如沙参、麦门冬、石斛、太子参、怀山药、甘草等，并加味酸敛阴之白芍、乌梅。鉴于脾胃阴虚者消运不力，常兼气滞，故宜佐以理气而不耗阴之品如橘皮（或橘白）、佛手花（或佛手片）、绿萼梅等。亦可加白及以护膜，加麦芽和胃而助消化，亦兼疏肝。如阴虚有郁热者，酌加淡黄芩、蒲公英、浙贝母、石见穿等。

若证系脾肺之阴俱虚，症兼咳逆、短气，颧红，寸脉细数，宜补肺养阴，两脏兼顾。一般常用药如百合、山药、沙参、麦冬、玉竹、石斛、甘草等，肺燥郁热者酌加阿胶珠、茅根、芦根、枇杷叶之类，西洋参与太子参煮水代茶频饮。药治之外，以藕粉、冰糖煮糊服之，亦有裨益。

如属肝脾阴虚，症见目眩头昏，或胁痛、腹胀溲少、脚弱无力，脉象细弦。治宜柔肝养阴，药如炒当归、白芍、枸杞子、石斛、怀山药、炒生地、墨旱莲、平地木等。黑大豆甘平，养肝脾之阴，亦可用黑豆衣滋阴除烦热。此外，如楮实亦可加入。

脾肾阴虚者，症兼腰膝酸软，小便灼热量少，男子阳痿遗滑，女子月经量少等。一般可用景岳左归饮加减。药如山药、山茱萸、枸杞、炒当归、杜仲、茯苓、龟板、潼沙苑、甘草等。由于此类证候常兼脾肾气虚，阴虚与气虚互兼而各有所侧重，所以治疗用药当随证而议定。

上述脾阴虚又兼其他脏腑之阴虚者，有的应侧重治脾，脾旺则他脏之疾改善，如习知"培土生金"治则，即是其例。

（二）胃阴虚

下面谈谈我对胃阴特点的认识和胃阴虚的治疗经验。

胃的特性之一是"体阳用阴"。"体阳"是指胃的组织结构和生理功能具有温热、运动的特性；"用阴"是指胃需腐熟水谷所赖的主要物质，具有液状而濡润的特点。胃阳与胃阴共同完成胃所特有的消化功能，并借以维持人体各脏腑间的动态平衡。

由于胃阴是消化腐熟水谷的重要物质基础，所以胃阴的存耗关系到整体的生理功能。五脏皆禀气于胃，只有胃阴充足，人体津液才有化生之源。凡外感温热疾病，处处要维护胃阴，胃津亏虚与否，直接影响到病情的预后，因而前人对热病胃津不足者提出"救阴"之法。内伤疾患也要注意维护胃阴，一旦出现胃阴不足的征象，就应及时滋养而使胃阴尽快恢复。

胃阴不足，胃中失于濡养，纳谷必然减少，饮食不易消化，中脘痞胀，甚至嘈痛、灼痛、口干欲饮，大便干结，形体逐渐消瘦，舌红少苔，甚则光剥。

治疗胃阴不足的法则，一般都以甘凉为主，甘凉的治法能滋胃用而养胃体。甘能入脾胃二经，凉能制其郁热，甘凉相合能滋养脾胃。不仅如此，甘凉也能作用于肺，养阴而清金。由于脾胃是后天之本,脾胃津液得充,精微气血就能上奉于肺。"凉"不属于寒,或者说是次于寒,故对胃病阴虚证候甚为适合,不致寒凝气滞,也不会因寒而败胃。

甘凉的方剂如益胃汤(《温病条辨》方:沙参、麦冬、冰糖、细生地、玉竹)及沙参麦冬汤(上方去冰糖、生地,加天花粉、桑叶、扁豆、甘草)。甘凉药物参用酸味药物如乌梅、白芍、木瓜、五味子等,属于酸甘法,因具有化生阴液的效应,故亦属酸甘化阴法的范畴。由于酸甘相合,养阴敛气,气阴兼顾,兼能柔肝制木,消除或防止肝经对胃腑的病理因素。在上述方药中根据病情加入太子参、怀山药、白术、莲肉等品,增其甘药,符合酸甘化阴的要求,在临床上运用得当,常获良好的效果。

如胃阴虚兼胃气虚证,病久胃脘痞胀隐痛,得食可暂缓解,但移时症状又作。喜进半流质饮食,不欲啖干饭,食量减少,口干,舌质红或淡红而干,胃酸少或无酸。常见于慢性萎缩性胃炎,或伴有胃、十二指肠溃疡或胃下垂。治宜酸甘相合,和中理气。药如太子参、麦门冬、北沙参、杭白芍、乌梅、炙甘草、青皮、木蝴蝶、佛手片、石见穿、炙鸡金、茯苓等。

肝胃阴虚,肝郁乘脾证,症状如脘腹痞胀、隐痛,食少、形瘦、口干,大便次多量少或溏泄,便前辄腹痛隐隐,舌红、脉濡。常见于慢性胃炎兼肠炎、肠功能紊乱、小肠吸收不良综合征等。治以酸甘化阴,抑肝和胃健脾。常用的药物为焦白术、乌梅炭、五味子、怀山药、莲肉、炙甘草、炒陈皮、煨木香、炒防风、红枣、焦六曲等。

第四章　脾胃相关疾病证治琐论

一、论肝气郁滞与疏肝法

由于肝气郁滞而导致的病证,在临床上甚为多见。有的是单纯肝气郁滞,多数是影响其他脏腑或兼有其他病理因素而致病,能善于诊治肝气郁滞,可以提高治疗效果。我从数十年临床实践中积累了疏肝法的运用经验,确认这一治法是中医有效而具有明显特色的重要治则,因而有必要加以研究。下面谈谈我对肝气郁滞病机的认识体会,以及运用疏肝法的主要心得和经验。

(一)肝气郁滞的病机特点

肝为五脏之一,与胆相合,藏血而主疏泄。"疏泄"即是疏通畅泄之意,所谓"木性条达",就是对肝胆具有疏泄功能的概括。根据五脏相关理论,一旦发生肝气郁滞,疏泄失常,不仅肝(胆)本身产生病变,还可能影响别的脏腑而引起诸多疾病,涉及消化、呼吸、心血管、神经精神和内分泌等系统的疾患。

1. 肝

如情志不畅,郁而不伸,意欲不遂,这些病因经常起作用或较强烈,即可引起肝气郁结。气机失调,升降不利,由气郁而直接导致气滞。郁于肝的本经则表现为胁痛,尤以右胁为多见,呈隐痛、胀痛或窜痛。横窜络脉则胸痛、乳房胀痛,甚则可引及肩、背、上臂等部位。如肝气郁聚之时,可表现为胸膈如阻,脘闷不食,在腹部可时而有气聚成瘕之状,患者可诉说腹部"有一团气块",一会儿聚而按之有形,但一会儿又气散,按之柔软无形。上述这些症状,可以兼见,或者先后出现。少数病人肝气郁于颈脉,成为"气瘿",病理因素主要是气郁而局部可呈微肿而有形。

2. 肝与脾(胃)

脾胃的正常功能,有赖于肝胆的疏通畅泄,借以腐熟、磨化水谷,运化精微,以生气血。肝气郁滞则脾胃常先受影响。犯胃则胃脘胀痛、隐痛、呕恶、吞酸、嘈杂;克脾则腹胀,便泄,腹痛而辄欲大便。这都是"木乘土"的常见症状。《素问·玉机真脏论》早载有肝病可"传之于脾",《金匮要略》所说"知肝传脾,当先实脾"的论述,既指明了肝与脾在病机上的密切联系,并提出实脾以治"未病"的重要原则。而叶天士则明确提出"肝为起病之源,胃为传病之所",就是指肝气郁结容易导致胃病,欲疗胃疾,不忘治肝,确是至理名言。

3. 肝与心

《素问》曾谓"肝受气于心",意即肝的正常功能,有赖于心脏气血的流通濡养,反之,肝气郁滞,疏泄失常,也会导致心的病变。在病理状态下,精神情志因素对内脏影响最显著的是肝和心。因情志不畅可以导致心肝气郁,两脏俱病。心主血脉,脉宜通,肝气郁滞,有可能间接地引起心脉不通,心络瘀阻的病证。《素问·气厥论》所说"肝移热于心则死"和《灵枢·厥病》中"肝心痛……与背相控"等记述,都是古代对肝与心在病理方面的相互影响而致病的简要描述,在临床上常可遇到因情志不畅、肝气郁滞导致或诱发心绞痛,此时,配用疏肝解郁方药治疗心绞痛,可增加疗效。

4. 肝与肺

肝气郁滞,疏泄失常,可影响肺的功能。一则肝气郁滞后可以化生肝火,木火刑金,肺金清肃失司,肺阴受损,甚则可以伤络而致出血。二则肝经气郁,间接地使肺之通调失职,水液代谢和排泄的障碍。而足厥阴肝经"其支者,复从肝,别贯膈,上注肺"(《灵枢·经脉》),也说明肝肺密切相关,因此临床上肝肺互为影响的病证颇为常见。

5. 肝与肾

肾藏精气,司开阖,为调节、排泄水液,维持水液平衡的主要脏器。开阖的功能,有赖于肾的气化。肾的气化,也与肝的疏泄功能有关。朱丹溪在《格致余论·阳有余阴不足论》中归纳肝肾生理病理的联系为"主闭藏者肾也,司疏泄者肝也"。疏泄不及,可引起小溲少、浮肿。肝气郁滞还可以影响肾主封藏的功能,导致妇女月经异常、男子遗泄等等疾患。

6. 肝与诸腑

胆、胃、小肠、大肠、膀胱等均以疏通下降为顺,前人概称之为"六腑宜通",其生理活动无不与肝的疏泄有关。肝气郁滞可以导致诸腑的多种病证。如《内经》所述"是肝所生病者,胸闷、呕逆、飧泄、狐疝、遗溺、癃闭",其中亦有不少腑病。肝气郁滞可以导致六腑通降、传化失常。胆附于肝,同具疏泄的功能,为清净之腑,以通降为顺。《太平圣惠方》曾载"肝气有余则胆热",若肝气郁滞,肝郁化火,或肝胆湿热蕴结,疏泄失常,影响胆液的正常运行和排泄,可引起胁痛、黄疸等症。湿热郁久不化,胆液凝聚,有结成砂石(胆道结石)的可能。《素问·痿论》早有"肝气热则胆泄"之说,指明了肝病及胆,胆液外泄,不循常道,可以引起黄疸。

7. 肝与五体、窍络

肝病后影响较显著者为筋与目。肝血不足,血不养筋,可致筋急挛搐或痿,临床常见。若肝气郁滞,疏泄失常,精微不能充养于筋,同样也可产生筋脉拘急、挛搐等症。肝主筋,筋主运动,肝病则筋易疲,胫软无力,故古有"肝者罢极之本"之称。临床上因情志不畅,突发抑郁而致抽搐拘挛,或疲乏无力之例,即可说明肝与筋的密切关系,特别是肝气郁滞可以引起筋急或弛的病理改变。

《灵枢·脉度》有"肝气通于目,肝和则目能辨五色"的记载。如若肝气郁滞,失于疏泄,亦可能导致视力或辨色力的异常。心肝之气郁结,肝气上逆,可致气厥、目珠浮动之症。也有的患者在气郁后呈头痛、耳聋不聪、咬牙、头摇等症状。有的肝郁病证主诉巅顶疼痛,发胀,甚则不任按,项脉不利,脊强掣痛等症状。此乃足厥阴肝与督脉会于巅顶之故。于此可见,肝病症状表现多端,必须认真探求病因,分析病机,才能作出恰当的诊断。

(二)肝气郁滞的病机转化

肝气郁滞,其病在气,但随着病情的发展,其病机发生演化。"气有余,便是火",这是前人对肝气容易化火生热的概括。火炼津液,可成痰浊,气郁不达,津液停聚,亦可酿痰。气火上亢,阳气升张,可致肝风。所以,肝气、肝火、肝风三者密切联系,肝气郁滞是先导,是病理上的原发因素,诚如清·王旭高《西溪书屋夜话录》所云:"肝气、肝火、肝风,三者同出异名。其中侮脾乘胃,冲心犯肺,挟寒挟痰,本虚标实,种种不同,故肝病最杂而治法最广……"再则,气病及血,可致血瘀。由此可知,肝气郁滞这一病理改变,可演化成痰与血瘀,化火而可发展为肝风,从而产生种种病证。故应重视精神情志的调摄,以维护肝脏正常的疏泄功能,勿使肝气郁结,以防诸病发生。既病之后,应早期诊治,疏调气机,解其郁滞,结合精神治疗,免致病情的发展或加重。

(三)疏肝法的运用

1. 疏肝理气的方药

《景岳全书》柴胡疏肝散是疏肝理气的常用代表方剂。此方以仲景四逆散为基础(柴胡、枳壳、白芍、甘草),加香附、川芎,本方疏肝理气而兼和胃,辛散酸甘,擅于行气解郁去滞,兼可理血。如叶桂所说,不损胃,不破气,不滋腻。临床应用时,还应如法炮制,如柴胡用醋炒,枳壳、川芎亦需炒用等。

关于疏调肝气,张山雷在《脏腑药式补正》肝部中曾强调"肝气乃病理之一大门,善调其肝,以治百病,胥有事半功倍之效"。他在张洁古《脏腑标本药式》行气药香附、川芎、青皮等"宣通畅达"的基础上,补充了川楝子、白芍、山茱萸、青木香、天仙藤、广木香、乌药、延胡索、郁金、广陈皮、橘叶、陈香橼、枸橘、竹茹、丝瓜络、砂仁、蔻仁等,并分别对各药功能特点作了按注。如认为白芍能"收敛耗散之阴气,摄纳而涵藏之……实是肝胆气浮,恣肆横逆必需之品"。谓山萸肉"是肝腑气旺,荡决莫制者无上妙药"。用天仙藤系取其"疏通络滞,宣导以利运行"。竹茹与丝瓜络亦属"入络以助气血之运行"。对木香、乌药颇为推崇。

柴胡入肝胆,主升散,主疏肝,《本草经百种录》谓其"木能疏土",故为"肠胃之要药"。另如苏梗,功能疏肝、理气、解郁,有些本草方书言其性味辛温,惑人耳目。实际上苏梗紫白均用,尤以白苏梗其气微香,其色均白,尝其味并不辛辣。所以,《本草崇原》谓其"气味辛平","能使郁滞上下宣行,凡顺气诸品,惟此纯良……宽胸利膈,疏气而不迅下"。据个人经验,凡肝郁证或肝胃气滞证表现为胸脘痞闷,隐痛及胁,口不干苦,苔薄白等症,首选苏梗。麦芽是个人喜用的疏肝药之一,麦芽虽甘而微温,入脾胃经,消食开胃和中,常用于脘腹胀满,纳谷不馨,食滞不消等证,然麦芽尚能疏肝,如《本草求原》曰:"凡佛郁致成膨膈等症,用之甚妙,人知其消谷而不知其疏肝也"。张锡纯《医学衷中参西录》亦云:"虽为脾胃之药,而实善疏肝气"。麦芽最能疏肝,因其具有升发之性,能达肝而制化脾土。常可与香橼、佛手等配伍,用于肝郁气滞,胸肋胀闷,肝脾不和,嗳气少食等病症。麦芽疏肝宜生用。

其他如合欢花性味甘平,功擅疏肝理气,安神和络。娑罗子亦入肝经,和胃疏肝,宽中理气,又兼通络,凡肝气郁滞,犯胃逆心,心痛脘痛,胸痞气滞者亦可配用。此外如绿萼梅、佛手片、佛手花、代代花、玫瑰花、白残花、白蒺藜、木蝴蝶、八月札等等亦是疏肝理气之品,总之,此类药物颇多,均可随证选用。

疏肝理气法适用于胸胁、胃脘胀痛或隐痛,痛位不定,甚则引及背肩,伴有胸闷、脘痞、嗳气频多,得嗳则舒,症状的产生与加重常与情志因素有关,平素性情善郁,舌苔薄白,脉弦或细弦。多见于慢性胃炎、慢性胆囊炎、慢性肝炎(无黄疸)、神经功能性疾患。妇女可并见月经不调,经期前后症状尤著,或伴有乳房胀痛有块等症状。常用药物如柴胡、或醋炒柴胡、苏梗、白芍、炒枳壳、香附、广郁金、青陈皮、佛手片,胁痛较著者加广木香、延胡索等。胃气不和、食欲不振者,配加炙鸡金、谷麦芽、焦六曲(或建曲)等。根据症情选择用药。

2. 疏肝法的配用治法

临床配用疏肝法的病证甚多,大致常用者有如下几种配伍法。

(1)配用通络法。症见胸胁疼痛,胸闷不畅,或伴有闷咳,低热,苔薄白,脉细弦。可见于某些渗出性胸膜炎后期,胸膜肥厚粘连,或胸神经痛等疾患。可配用香附旋覆花汤加减。常用药如柴胡、香附、旋覆花、苏子、苏梗、法半夏、当归须、丝瓜络、炙乳香、白芍等。口苦,脉数者加黄芩、山栀、银花。胸神经痛部位较广者,酌加路路通、炒川芎、紫丹参等。

(2)配用化痰法。主要有两类:一是适用于痰气郁结,表现为咽中不适,如有物阻,有痰咯出,胸闷善太息,苔薄白或腻,多见于慢性咽炎、食管功能障碍、神经官能症等。可配用半夏厚朴汤加减。常用药物如炙柴胡或苏梗、制川朴或川朴花、法半夏、茯苓、陈皮、广郁金、木蝴蝶、生姜、香附、枳壳等。如属慢性咽喉炎,自觉咽喉疼痛,咽弓充血显著者,不用川朴、陈皮、生姜、苏梗,配加生甘草、桔梗、挂金灯、金果榄、射干、黄芩等。二是适用于痰气交结的瘿气,一侧或两侧的颈前瘿肿,胸闷,苔薄白,脉弦者,病起有明显的情志诱因,多见于妇女。配用四海舒郁丸、海藻玉壶汤等加减。常用如炙柴胡、香附、青陈皮、浙贝母、海蛤壳、海藻、昆布、制半夏、茯苓、黄药子、薏苡仁等。

(3)配用清热法。适用于气郁化火证。一是肝胃气滞而化热者,胃脘灼痛、嘈热,泛酸、口干而苦,嗳气则舒,脉弦,可配用左金丸、化肝煎等加减。常用药如炙柴胡、白芍、香附、广郁金、黄连、吴茱萸、浙贝母、丹皮、蒲公英、石见穿等。二是肝胆气郁化热证,表现为胁痛如灼,心烦,口干而苦,舌苔黄,脉弦细数,可见于肝胆系统炎症、胆石症等。配用方如丹栀逍遥散、栀子清肝饮等加减。常用药如柴胡、黄芩、丹皮、山栀、当归、白芍、生地、生甘草、竹茹、木通等。热重者配加茵陈、青蒿、碧玉散、蒲公英、金钱草等,便秘者加大黄、芒硝。

(4)配用化瘀法。适用于肝气郁滞,久则致瘀。症见胁痛经久,胸闷且痛,痛位较固定,隐痛或刺痛,舌质有紫色,脉细或细涩等。配用方如血府逐瘀汤加减。常用药如炙柴胡、香附、赤白芍、当归须、桃仁、红花、炒川芎、紫丹参、广郁金、枳壳、娑罗子等。

(5)配用健脾法。适用于肝脾不和证。主要症状如食少神倦、胁胀或隐痛,脘腹痞胀,大便溏泄,便前腹痛腹鸣,舌苔薄白,脉细或细弦。常见于慢性胃肠炎、胃肠神经官能症、慢性肝炎等疾患。配用方如逍遥散、痛泻要方等加减。常用药如炙柴胡、炒白术、炒白芍、炒防风、陈皮、焦六曲、茯苓等。肝脾两虚又兼气滞者,配加归芍六君子汤。如腹胀较著,舌净苔,用健脾抑肝理气等药效不显,属于气散而不收,可加乌梅、木瓜(与白芍同炒)、山茱萸以敛肝消胀。

(6)配用温经法。适用于寒滞厥阴,疏泄失常之证。主症为少腹睾丸或连阴囊疼痛坠胀,怕冷,舌白,脉沉弦。多见于疝气,慢性睾丸、精索炎症。配用方如天台乌药散加减。常用药如炙柴胡、延胡索、炒小茴、乌药、广木香、吴茱萸、肉桂、橘核、荔枝核、青皮等。如系慢性前列腺炎具有少腹坠胀,小溲欠畅,寒滞厥阴又兼湿热下注者,酌加黄柏、知母、车前子、虎杖、茯苓、琥珀、茅根等。

(7)配用利水法。适用于肝气郁滞而致水液内留之证。水液的运行排泄,需通过肺的通调、脾的运化、肾的蒸化,且与肝的疏泄有一定联系。疏调肝气有利于治水。如妇女平素性躁善郁,月经不调,经行前后面肢浮肿,乳房胀痛,胁痛隐隐,情绪容易激动,小溲短少,舌苔薄白,脉细弦。多见于更年期综合征或经前期紧张症等。据个人经验,可辨证而运用疏肝理气配入利水之品。常用药如香附、炙柴胡、炒白芍、炒白术、泽兰、泽泻、天仙藤、益母草(或茺蔚子)、合欢花、凌霄花、连皮苓等。

疏肝法的应用甚广,善治气病,使肝气郁滞的病理因素逐渐消除,不致向肝火、肝风、血瘀等方面发展,这在一定程度上是既治"已病",亦治"未病"。并应重视同时采取心理治疗,使病人戒躁怒、去忧郁、性情开朗,力求做到"移情易性",以消除气郁的病因,是极为重要的措施。

二、论胆囊炎、胆石症的诊治

胆囊炎、胆石症是消化系统常见疾病。自从B型超声诊断显像仪逐渐普及以来,检出患病率亦较已往显著增高,每年在门诊经我诊治的胆囊炎患者无数。曾收住院治疗160例,其中66.3%伴有胆结石,通过中医药治疗,近期治愈及显著好转率为55%,总有效率达93.7%,有很多患者避免了手术治疗。随访3~12个月的60%患者中,也有77.7%能维持原来的疗效。

(一)证治大要

在认真诊查的基础上,进行辨证分类而随证治疗。主要可分为三类证候。

最多的是肝胆湿热证,占60%。主症如右胁心窝疼痛,呈阵发性加剧,按之诉痛,身有寒热或但热不寒,小溲黄,大便秘结不畅,部分患者兼有目黄。舌苔黄腻,脉弦滑数。治法宜清利湿热,通导腑气。方用大柴胡汤加减,用药如柴胡、黄芩、枳实、厚朴、法半夏、白芍、生大黄(后下或另泡冲入)、金钱草、海金沙等。有黄疸加茵陈;伴恶心呕吐者加陈皮、生姜、黄连;热盛者加银花、青蒿、虎杖、蒲公英等;大便不通加芒硝(冲入)。另用皮硝(或芒硝)30~60g,包敷右上腹痛处,胶布固定,加盖衣服被子,令其得热潮解,每日1~2次,至腹胁疼痛缓解后3日停药。

其次是肝郁气滞证,占28.8%。症状表现为右胁上腹胀痛,痛及肩背,胸胁痞闷,嗳气则舒,或兼微热,舌苔薄白,脉弦或细弦等。治法宜疏肝理气。药用炙柴胡、苏梗、白芍、香附、枳壳或枳实、青皮、木香、延胡索、川楝子、金钱草等。右胁痛著加姜黄;气郁甚者加合欢花、绿梅花、广郁金;痛久屡发,有刺痛感,加三棱、丹参;舌苔白夹有湿浊者加炒苍术、川朴、陈皮、薏苡仁等。

再次是脾虚肝郁证,较少见,仅11.2%。临床表现大致同肝郁气滞证,惟食后脘腹痞胀,食少神倦,大便经常溏薄,舌质稍淡、舌苔薄白,脉细弦或濡。治宜疏肝利胆,健脾和胃。方用逍遥散加减。用炙柴胡、炒白芍、炒白术、炙甘草、炒当归、云茯苓、香附、炙内金、炒陈皮等;痛久不已,状如针刺,舌质淡暗,加红花、莪术;脾虚较著,腹胀便溏不实,加炒党参、炒山药、焦神曲。

(二) 肝胆湿热

查阅《难经》在二十四难中记载着"胆在肝之短叶间……盛精汁三合",说明古代早已对肝胆的解剖关系有明确的认识。肝的疏泄功能亦包括胆液的疏通畅泄。据我所诊治的胆囊炎、胆石症患者中,具有情志不畅、易郁善怒者占70%,男女之比为1:1.8。临床表现之一是共同具有胁痛症状;其二是情志因素容易诱发;其三是脉象多弦(包括弦数、弦滑、弦细)。总之,是属于肝胆同病。

从上述肝胆湿热、肝郁气滞和脾虚肝郁三类证候而言,治疗法则都需疏肝,疏肝必须理气,疏肝亦能利胆。在此基础上再分别配用清利湿热、解郁和胃及健脾等法。肝宜疏,胆腑宜通。柴胡为疏利肝胆之常用主药,用量一般为6~10g。因其兼清肝胆,凡有寒热者用量宜增,可用10~20g。凡胸闷不畅,胸膈痞满者,伍以苏梗则疏肝调气之效尤佳。由于气血密切相关,气滞久则血瘀,气血运行不畅,使肝胆疏泄功能更加障碍,故需佐用当归、三棱、莪术、红花、丹参等药。柴胡与这些药物同用,能增强解痉、定痛、消炎、利胆等作用。

治疗胆道疾病应重视通导腑气,特别是上腹右胁疼痛显著,反复不已,大便欠畅或秘结者。凡属肝胆湿热证,我常用大黄,必要时还配用芒硝,汤剂中大黄用量:一般为每日5~10g,除汤剂外,还可加服大黄粉,每次1~2g,1日2次。"腑宜通"这一治疗原则对胆囊炎伴有胆石症者尤为适用。总之,上述疏与通两大主要治法是相辅相成的,贵在随证及时运用,确可提高疗效。

肝胆湿热证占多数,为60%,尤以热重于湿为多见,所以有必要注重湿热这一重要的病理因素。我认为湿热的病机特点主要是:湿自内生,源于脾胃,蕴于肝胆;湿郁化热或肝胃原有郁热,每于肝失疏泄的基础上湿热互结,相互助长而不得畅泄;肝胆湿热阻滞较甚,可以充斥三焦,外达肌表,营卫失调而寒热交作。胆热液泄,不循常道,表现为黄疸,湿热壅滞,气机不畅,络道失宣,而为右胁上腹疼痛拒按,有的甚至因湿热壅盛而酿成热毒证,出现感染性中毒症状,严重者出现中毒性休克等危重征象。因此,对肝胆湿热证患者务须注意祛邪的"早"和"尽",可以避免发展至热毒证阶段。

首先在于早期诊断。例如望舌苔有黄腻之色,脉有微数之象,尺肤微热,舌下黏膜微黄,右胁按之诉痛,心下略有痞满之感,饮水不少而小溲渐黄等等,均提示湿热内盛。应即运用清利肝胆湿热之剂,特别是及早配用大黄,适当多饮水,以期大便通畅,小溲增多,使湿热病邪有下泄之机。饮食甚少者则需适当辅以静脉输液,亦有助于泄热祛邪,充养津气,扶正以祛湿热之邪。

尽,是指运用疏肝清利之剂,可以根据病情而适当加大药量,必要时1日2剂,四煎分服。或汤剂与散剂并投,内服与外治相辅。症状虽见改善,仍需继续清利湿热,仍用导热通腑之品,饮食清淡,勿使恋邪助热生湿。尤其在病情渐趋好转之际,仍需坚持饮食清淡。因饮食不当而引起病情反复加重之例甚多,务使病人密切配合。

(三) 注意兼寒,顾及脾胃

上述由于肝胆湿热蕴结,导致胆囊炎、胆石症,治疗主以清利湿热之品,已属常法。但是,据我的临床经验,病理的发展绝非截然不变,有的患者在病程中出现湿从寒化,虽不多见,但也值得重视。

形成寒湿的基础是阳气不振。一是素体脾阳不足,易生内寒,与湿相合;二是在病程中由于服用苦寒清热之剂太过,脾胃受损,阳气内虚,升降斡旋失调,肝胆经络阻滞。二者相比,我看到的病例中似以后者为多。

湿从寒化的临床表现如舌质淡、舌苔白,脉象沉细,上腹右胁下痛处喜暖,大便易溏,投以通腑药则便泄不已等。凡是从湿热转化为寒湿者,往往有一个移行的过程,在数日之内既有湿热证候,又兼寒的征象。如口干口苦而不欲饮水,苔色黄中有白,白腻逐渐增多,右胁上腹疼痛而喜暖,阵发加剧而间有灼痛等。在此期间,具有寒热兼夹的特点,治法宜温清并施,视其寒热的偏胜而有所侧重。

当寒湿之象已著,我的经验常用制附子为主药。附子具有温通的作用,其性善走,每剂用量一般为5～10g。关于配伍用药,大致有以下几点:

制附子配柴胡以入肝(胆),痛甚者配以姜黄,并加重木香的用量。

内寒之源主要在脾,故用制附子配炒白术,舌苔白腻较著者,配炒苍术。

症见胁痛,腹胀而兼黄疸者,附子配茵陈、炙鸡金、海金沙、通草等。胁痛、上腹痛而按之不适,部位较广,附子配薏苡仁、败酱草;大便不畅,腑实内寒者,附子配大黄。

胆结石未排出,附子配皂角刺、三棱、赤白芍、玉米须等。

由于脾胃与肝胆密切相关,仲景所示"知肝传脾,当先实脾"的治则,同样适用于胆囊炎、胆石症患者。例如平素应注意饮食有节,食宜热、软、细嚼,五味适度,少食肥甘。既病之后尤当注意。脾胃有湿者宜芳化祛湿,胃中气滞者宜佐和胃行气之品,平素脾运不力,大便溏薄者,还应参用健脾方药。调理脾胃之用药,我认为必须防其壅滞气机,故一般不同用黄芪、党参,常用健脾药如炒山药、炒白术、茯苓、炙甘草等。和胃药如炒陈皮、砂仁(或砂壳)、煨木香等。鉴于脾胃既虚,易致食滞,故常可酌配山楂、建曲、炙鸡金等消滞健脾之品。

此外,针灸(包括体针、耳穴埋针)配合饮食疗法,与内服药物相辅,可以提高治疗胆囊炎、胆石症的效果。

(四) 胆心相关

最后,提一下关于胆心相联系的问题。《灵枢·经筋》提到"足少阳之正……循胁里属胆,散之上肝贯心",经脉篇也说"手厥阴心包络之脉,起于胸中……其支者循胸出胁"。说明胆与心及心包络均有关联。临床上遇到心痛、胸痹时发的患者,应诊查有无胆病,若胆有结石、炎症,及时治之,可使心痛、胸痹缓解。反之,胆病剧痛,有可能影响心经,如导致心血不畅,心气不足之证,治法当先养心理气行瘀,待心病控制以后,再治胆病或心胆同治。《素问·平人气象论》所载"少阳脉至,乍数乍疏"。征诸临床,曾看到中年以上之人患胆石症、胆囊炎发作期,可见脉来不匀,或促或结,这也是由于心胆相关,病及心主,恙情较重的征象。

三、论胆胃同病

临床上常常见到胆胃同病,胃脘疼痛、痞胀(胃、十二指肠慢性炎症、溃疡等),兼有胁痛(胆囊炎、胆石症等)。据我所诊治 2 000 多例患者进行统计,凡原有胃病者,经 B 型超声仪或胆囊 X 线造影诊断兼有胆病者占 35%,其中属于肝胃不和证的胃痛患者兼有胆病者占 71%。已确诊胆病者,又经纤维内镜或 X 线钡餐检查兼有慢性胃炎、溃疡病者占 40%。于此可见,很多属于胆胃同病。临床表现各有主次,但往往因相兼为病,故其证治方面具有一定的特点。从我多年的临证体会,简述其要,希能引起医生的注意,共同研讨,提高其防治效果。

(一) 病因同中有异,虚实各有侧重

胆附于肝,为中清之腑,同主疏泄。胃主受纳、磨化、腐熟水谷,以降为和,胆随胃降。故胆与胃的生理功能密切相关。诸凡饮食不节、情志不畅等等病因,均可导致胆与胃之疾病。如经常酒食不节,嗜食肥甘煎炸炙煿之品,助湿生热,既伤于胃,尤易损及肝胆,使肝胆湿热逐渐滋长,疏泄失常,胆中清汁变浊。若湿热久蕴,热重于湿,可能酿成结石。一旦结石形成,胆液下泄不畅,疏泄功能更受影响。如病因继续起作用,则互为助长,互相影响,胆腑之疾必然日益加重,胃病亦常相应滋长。

至于精神情志因素,如经常抑郁愤怒,肝胆之气失于疏泄,木郁不能疏土,往往肝胆先病,继及于胃。其他若劳倦太过,经常烦劳,常可影响胃腑功能,因劳累而进食增加,食后活动过早,影响消运,脾气易伤。胃既有病,中土虚弱,肝气乘侮,胆降失常,亦可导致胆胃同病,然常以胃病在先,胆病继发。综上所述,胆胃俱病有先后、轻重,病因同中有异,虽同而有先后之别,虽异而有相互联系。

胆病与胃病,均有气滞的病理基础。腑宜通,气机宜宣畅,是其基本生理要求。肝胆气滞,疏泄不及,胃中气滞,升降失司,于是导致脘胁疼痛、痞胀,食欲不振等症。疼痛的程度常与气滞的轻重有联系。如气滞而横窜则痛及于胸、背、肩等部位。胆病气滞常兼湿热,湿热不祛,气滞愈甚。气病及血,导致血瘀。故胆病一般以实证为主。至于与胆相关的心、肝、脾诸脏若有兼病时,各脏有虚证者,则表现为虚实兼夹之证。

胃病除气滞这一基础病理外,实证有寒邪、湿阻、热郁、血瘀、食滞;虚证有气虚(脾胃气虚)、胃阴不足或气阴俱虚之证。胆胃同病之际,或呈胃实,或呈胃虚,但病久者每多虚实相兼。惟其发作时以实为主,平时以虚为本,以实为标,其间亦常因人因时而各有侧重。

(二) 检查明确病位,分清轻重缓急

胆胃同病的主症是上腹部胀、痛。其特点是:部位在上腹心窝、上脘,及于右胁下,自觉痛与腹部触痛、压痛基本相应,有的引及右背、肩部。疼痛性质一般为隐痛、胀痛。发作明显时出现剧痛、绞痛,有时改变体位可使症状减轻。疼痛一般无规律性。有时表现为空腹时痛,进食适量后可缓解片刻,但移时又痛。或入睡后疼痛,或黎明时疼作,起床早餐后痛可减轻。疼痛的发作或加重,常与饮食不当、情志不畅、劳累等因素有关。胆胃兼病时,一般常伴有嗳气多,得暖觉舒,食欲差,脉象弦或细弦等症状。

胆病湿热互阻,肝胆失疏,胆液不循常道之时,可以出现目黄、溲黄、皮肤色黄。湿热充斥,营卫不和,可见寒热发作。出现上述诸症,说明胆病重。若伴有脘痛持续多日,突然缓解而大便色黑如漆,乃由气滞而中焦脾胃气虚,气郁化热,损及阴络,或脾气虚不能摄血。于此可见,胆胃俱病者在病程中尚须细心诊查,注意病情变化。往往由于病理因素尚存在,未经妥为调养,更因种种原由而使疾病发展。故医者应分别轻重缓急,提高警惕,及时作出针对性的处理。

(三) 治疗要则

关于治疗问题,据我的体会,应重点提出如下几点。

1. 清化湿热,理气和降

胆病病理因素常有湿(热)。诸凡影响胆液(精汁)的生理形态及胆腑之功能,均可形成湿(热)。若再加饮食不注意,食滞内停,湿滞相合,常会导致病情的发作或加重。祛湿不尽,易致反复。胃与胆同属腑,腑宜通降,故和降之法亦为胆胃同病之主要治则。祛湿与和降应相辅运用。至于具体掌握和运用应注意以下几点:

胆病祛湿,与清相合。因胆腑之湿多从热化,与热相搏,成为湿热病理因素。湿热相合,氤氲难解,互相滋长,互相黏滞,可以成石。甚则瘀热不清,及于营卫,或者酿成痈脓。

祛湿与清热相合,亦即清胆化湿。适用于胆病发作较重之时,苔腻不渴,黄疸,胁痛,小溲黄。药如茵陈、碧玉散、青蒿、黄芩、厚朴、炒苍术、薏苡仁、金钱草、海金沙、茯苓、芦根之类。待症状改善,还需运用一段时间,务求湿热廓清,结合饮食调护,防其湿浊滋长。若属热盛者,酌配黄连、银花、蒲公英、大黄等药。

理气之品,能行气滞。胆胃宜降,有病则均有气滞。据个人经验,一般宜选用苏梗、枳壳(或枳实)、青皮、陈皮、广木香、佛手片、香附等微辛微温药以理气。配用白芍、甘草,一则酸柔、和缓,制其辛温之味,以免耗气;二则舒挛定痛,可解脘胁之痛。此外,腑中有滞,理宜导之,有积宜消,有食滞宜化。大黄不仅能增加胆汁的分泌,又能使壶腹部括约肌弛缓舒张,且能促进肠管蠕动及胆囊收缩,是胆道炎症、结石疾患的常用药。可根据病情,掌握药量,煎剂后下,或另外用沸水泡服。也可研成细粉过筛,每次 2g,可根据病情增减其量,1 日 1~2 次,以腑气通畅为度。芒硝利胆软坚,消除胆腑及肠中之燥结,可以用于煎剂后下,或以药汁趁热冲溶即服。也可兼作外敷药,以上腹胁下疼痛痞硬好转或消失为度,是方便、有效、价廉的辅助治疗措施。

至于胆病有少数湿从寒化,胃病脾胃气虚者,自当据证而治以温通或补益脾胃等法,佐以消滞、理气之品,内脏得以温养,气旺而腑行亦畅。胃阴不足者,用滋养胃阴,常可配用川朴花、佛手花、广郁金、绿萼梅等理气利胆,微辛不燥,不致耗阴之品。若肝病及胆,肝阴不足,酌配枸杞子、炒生地、紫丹参、当归、川楝子等,寓一贯煎之意而更胜一筹。为了不致碍湿,又能泄降阴虚所生之热,芦根、茵陈、金钱草、薏苡仁、蒲公英之类,亦可据证参用。

2. 纠正胆汁反流,调其升降功能

慢性胆囊炎、胆石症,由于胆道功能障碍,伴有胆汁反流入胃者甚为多见,甚至从胃又可反流至食管,此乃引起慢性胃炎(及食管炎)之重要因素。通过多年临床观察,运用辨证施

治结合降胆和胃方法,疗效较好。前述理气和降之法可以参考。配用柿蒂、刀豆壳、旋覆花、代赭石、怀牛膝等,颇有效验。有些顽固病例,在降逆药中加入桔梗,降中有升,以降为主,可以改善疗效。

四、论胃心同病

临床上中老年胃脘疼痛、痞胀、嘈杂等胃、十二指肠慢性炎症、溃疡病患者,不少兼有胸闷、心悸,甚至心痛彻背等冠心病心绞痛、心律失常的病症,并且往往因为一病的病情加重而导致另一病的诱发或加重。此可谓胃心同病也。早在《灵枢·厥病》中有谓:"厥心痛,腹胀胸满,心尤痛甚,胃心痛也。"这似是古人对胃心同病证的早期认识及典型症状的描述。

(一) 胃心相邻,经脉络属

心居胸中,胃居膈下,两者以横膈相邻,经脉络属,关系密切,如《素问·平人气象论》曰:"胃之大络,名曰虚里……出于左乳下,其动应衣,脉宗气也",指出虚里之搏动,即心脏之跳动,其源于胃之大络。《灵枢·经别》又云:"足阳明之正……上通于心。"指出了胃之大络与足阳明经别都与心脏相通,说明了心与胃相通的经脉络属关系。

《素问·经脉别论》曰:"食气入胃,浊气归心,淫精于脉,脉气流经……"说明饮食入胃,经过消化吸收、转输精气,注入于心,流入经脉,胃气和调,气血充足,则心脉通畅;《灵枢·邪客》又云:"宗气积于胸中,出于喉咙,以贯心脉。"宗气乃由自然界吸入之清气和经由脾胃消化吸收来的水谷之精气结合而成,积于胸中,助心以行血,故胃与心生理上息息相关。而心主血脉,为五脏六腑之大主,胃之受纳、腐熟、通降等功能同样有赖于心血的濡养和心神的主宰。如宿有胃疾者,脾胃升降失常,气机阻滞,痰瘀内停,心络闭阻,每于胃病发作之时则可出现胸痹心痛;若脾胃受戕,生化乏源,气(阳)血(阴)不足,心失所养,则可见心悸怔忡不寐等症,如《灵枢·经脉》曰:"胃足阳明之脉……是动则病……心欲动……贲响腹胀。"而心气不足,心血瘀阻的患者,气血运行不畅,食少不易消运,临床在心悸怔忡,甚则心痛、胸痹发作之时,往往可出现胃部的症状,特别是某些冠心病、心绞痛或心梗患者是以胃脘痛就诊的。因此,胃与心在生理、病理相互影响,病症可以相兼,应认真诊察,慎为辨治。尤其对胃脘部或左上腹疼痛的患者,应从疼痛的部位、性质、程度和全身情况,结合年龄、病史等加以鉴别。对心病、心痛预后的严重性要加以警惕,如有危重征象出现(如面色苍白、汗出、脉细或数疾或结代、肢冷等),及时采取积极的抢救措施,切勿麻痹大意。

(二) 四诊合参,尤重舌脉

胃心同病在临床上多见胃脘疼痛,作胀,痞满不适,同时兼有胸闷心悸,甚则心痛彻背,失眠等,故临床应根据心或胃病的主次、轻重、缓急,四诊合参,整体辨证。如对中年以上之人,自诉心下疼痛,痛连左下胸或心前区,剑突下按之无痛感,结合其他症状体征,应考虑病位在心或心胃同病。

舌为心之苗,舌为胃之镜,心主血脉,胃气贯脉,胃心同病,舌脉易变,故在四诊时,尤应细心注意舌象和脉象的观察。胃心气虚阳弱者舌多淡胖,边有齿印,或有紫气;阴虚者舌多瘦小,舌质偏红,或红绛少津;血虚者舌淡无华;气滞者苔薄白;寒饮者苔多白滑;痰热瘀阻,阴液亏虚则舌苔黄焦干,舌质暗红。脉率的徐疾,节律的不整,强弱的不均,都是常见的病理脉象。脉缓者常因中焦阳气不振,或气血虚弱所致;沉迟者多属心阳虚馁;脉细数为阴虚内热;弦脉者常见肝郁气滞;滑脉则常有痰浊;濡脉多属脾虚湿阻;涩脉多血瘀;脉结代,三五不调,属心气不足或心血瘀阻,当进一步诊察检测,病情较重。

（三）虚实不同,分而治之

胃心同病,有实有虚,实者以气滞、痰饮、血瘀多见,虚者多以气、阴、阳虚,辨证为主,分而治之。

1. 胃心气痛,理气宽胸

常因情志不遂诱发或加重,症见胸膈满闷,脘痞胃痛,嗳气频作,心悸不舒,苔薄白,脉弦或细弦。此乃肝郁犯胃,胃失和降,心脉失宁。治以和胃理气,宽胸宁心。常用药如苏梗、枳壳、炒白芍、制香附、炙鸡金、炙甘草、炒陈皮、佛手片、娑罗子、广郁金、绿梅花、合欢花等。若卒发心悸阵作,脉来歇止甚则三五不调,状如"心风",酌加白附子、楮实子祛风宁心;若寐差,夜不安卧,加酸枣仁、夜交藤养心安神。

2. 胃心虚痛,补虚宁络

虚指胃心气虚、胃心阴虚、胃心阳虚,临床常兼夹为患。

（1）气虚痛:常因中焦气虚,推动无力,气虚不能养心而致。症见心胸闷痛,痛连胃脘,喜温喜按,饥时易发,进食稍缓,倦怠乏力,言语低微,面色少华,舌淡紫苔薄白,脉虚弱或虚软。治以建中补虚,和里缓急。常用药如太子参或党参、炙黄芪、炒白术、炒山药、云茯苓、炙甘草、广木香、红枣。脘痞体倦苔腻者,酌加藿香、炒苡仁化湿健脾。

（2）阴虚痛:病由阴虚不足,津液亏损,肝木失柔,胃心失养,虚火上炎,浮阳上扰所致。症见心胸急痛,胸脘痞闷,嘈杂食少,五心烦热,面赤升火,口干欲饮,或咽干痛,齿龈肿痛,大便干结,脉细弦数。治以益胃护阴,滋养心脉。常用药有北沙参、大麦冬、肥玉竹、大白芍、炒当归、绿梅花、木蝴蝶、炙甘草、枸杞子、川黄连、肥知母、全瓜蒌等。若头目昏晕,酌加桑叶、丹皮、菊花、白蒺藜、石决明以平肝潜阳。

（3）阳虚痛:因中阳虚衰,阴寒内生,心脉挛急而痛。正如《金匮要略》曰:"阳微阴弦,即胸痹而痛。"临床症见心痛遇寒而发,或夜间易作,胸闷,心痛如绞,心悸,形寒气短,兼见脘腹冷痛,喜暖喜按,手足不温,泛吐清水,大便易溏,舌淡苔白滑,脉沉细或结代。治拟温胃助阳散寒,降逆通络止痛。常选理中汤加味。常用药如干姜、白术、党参、炙甘草、陈皮、木香、乌药、白檀香、茯苓等。若虚寒较盛,面色㿠白,酌加制附子;下利甚,加炮姜、肉豆蔻、诃子;反胃呕恶者,加姜半夏、生姜。

3. 胃心饮痛,通痹化饮

因嗜食肥甘,胃失和降或中阳虚衰,脾不布津,痰饮内停,痹阻心脉所致。症见心胸憋闷,脘腹饱满,头昏头重,心悸气短,舌淡苔白腻,脉弦滑或沉滑。治拟通痹化饮,导滞祛痰。常选瓜蒌薤白半夏汤加减。常用药有:瓜蒌、薤白、制半夏、橘皮、橘络、茯苓、炒白术、苏梗、川朴、丹参、川芎、炒苡仁等。兼心痛甚,肢冷汗出,脉细结代,酌加制附片、桂枝、炙甘草以温通心阳。

4. 胃心瘀痛,行瘀通络

常因胃心疼痛,经久不愈,久痛入络,胃络心脉瘀滞,胸阳不畅而致。症见胃心疼痛或痛引内臂,痛甚如刺如绞,痛处不移,寒温不解,胸闷短气,脘腹痞塞,舌质暗紫或有瘀斑,舌下静脉粗紫,脉细涩或结代,三五不调。治以活血化瘀,和胃止痛。常选失笑散合香苏散主之。常用药如蒲黄、五灵脂、丹参、益母草、红花、炒川芎、香附、姜黄、泽兰等。兼血虚,配当归、生地、白芍、鸡血藤;兼血热,配丹皮、赤芍;兼寒象,配苏木、炒川芎、桂枝温阳活血通络。气为血帅,气行则血行,故在化瘀的同时常兼用行气通络之品,如娑罗子、广郁金、延胡索、降香等;若痛不著,可用黄芪、党参等益气活血。

在临床用药之时,当根据具体情况,灵活选用,各有特色。如心动过速,加苦参、黄连,盖苦入心,均可抑制心率,而最苦者当属常山、蜀漆,《金匮要略·惊悸吐衄下血胸满瘀血病篇》用桂枝去芍药加蜀漆牡蛎龙骨救逆汤治疗火逆者,症见心悸、惊狂、卧起不安等,其用蜀漆之意可明,现药房已无蜀漆,可用常山代之,曾用常山治疗多例心动过速而收佳效。若心动过缓,或兼心痛甚,肢冷汗出,脉细结代等心阳不振者,加制附片、桂枝、炙甘草等以温通心阳。心阴不足则用黄精、太子参、天麦冬、玉竹、石斛、五味子,尤其是重用黄精,其性味甘平,功能益气养阴,可调整心律,使缓者快之,速者慢之,乱者齐之。通络喜用橘络、丝瓜络、路路通、王不留行等。若卒发心悸阵作,脉来歇止甚则三五不调,状如"心风",加蝉衣、白附子、楮实子祛风宁心。痰饮痹阻胸阳者,除用瓜蒌薤白半夏之类外,应加炒白术、炒山药、炒苡仁等健脾之品,以杜生痰之源。

(四) 胃心同病,注重调摄

对于胃心同病的治疗,除服药以外,应注重平时的调摄,养成良好的起居、饮食、行为习惯,可以减轻病情,减少发作。主要有以下几点:

饮食方面,吃饭要小口小口吃,每口在 $10 \sim 15g$ 左右,温服,不烫不冷,要吃得软,吃得慢,不能太饱,以七成饱为宜。其次,一定要禁烟酒。多药伤胃,现在治疗心痛、胸痹之成药较多,常含有辛香行气走泄之品,有的方中有冰片、细辛、山柰等药,刚燥之性甚。急病暂用则可,如若经常服此,容易耗伤胃液。而服药前嘱病人应先饮几口水,以润滑食道,服药后多饮水,可减轻药物对胃的刺激。必要时可加用胃黏膜保护剂,三七粉、白及粉最为适宜。

保持性情平和,注意修身养性,做一些自己喜爱的事,如练字、弹琴、画画等,丝竹琴声,有益于调养心神。

适当运动,古人云:"流水不腐,户枢不蠹",中老年人,特别是有心肺等基础疾病者,运动不宜太过剧烈,多走路是最好的运动方式,即使是阴雨天,在家也可进行,而且,如能按"8"的书写方式进行,对老年人的大脑平衡也有帮助。

多练"呼呼吸"气功。站稳后双手合抱,两目远望,凝神静气地呼气。当呼气结束时,再收腹、提肛。略俯上身,再行呼气,把两肺气管里的残气尽量吐出。然后慢慢挺胸,两鼻自然而然地吸气。吸气已毕,稍停几秒钟,接着再呼、再呼,如此周而复始。不仅改善心、肺和消化系统的功能,而且由于横膈有序的"大升大降",腹壁的收缩与扩张,可起到"内脏按摩"的作用。

（周晓波　陆为民　整理）

五、论胆心相关

五脏整体协调,脏腑表里相关,是中医理论体系的重要组成部分,早已成为指导临床实践的核心内容。胆与心也存在着密切的关系,不论在生理、病理、症状、治疗等方面都密切相关,为此,探讨其间的关系,对临床实践有一定的指导意义。

（一）生理相联

早在《内经》就已认识到胆心生理相关,如"胆气通于心"。《灵枢》就二者的经络络属作了详细的描述,如《经筋》云:"足少阳之筋……上走腋前廉,系于膺乳。"《经别》:"足少阳之正……循胸里属胆,散之上肝贯心。"《经脉》:"手厥阴心包络之脉,起于胸中……其支者循胸出胁。"功能上二者相辅。盖心者总司君火,位尊居上,主宰精神活动;胆内寄相火,寓少阳升发之气,主情志活动,君相相辅,疏泄平调,诚如《素问》所云:"心者君主之官……主明则下安","凡此十一脏,皆取决于胆也。"但君相之火,性纯阳刚,不可无制,必下汲肾水,方能阴平阳秘。而足少阴肾与足少阳胆同寄相火,足少阴支脉"从肺出络心,注胸中",其肾水时时上承心脉,可见胆肾心关系之密切。又因胆与肝相表里,肝主藏血疏泄,以血为体,以气为用,与此相应,胆藏精汁,亦以水（胆汁）为体,以相火为用,故后世有云"胆属水"者（《图书编》）。胆的特性是疏泄胆汁,助胃消化,与胃同降。另外,少阳之气也必须下汲肾水。这些特点都决定了胆气以下降为顺。总之,胆心的经络络属、经气相注,君相相辅、推动生机,胆心同降、阴阳相交,反映了二者在生理功能上的联系。

（二）病理相因

心胆君相,一上一下,往来不息,是为生理之常。朱丹溪在认识到君火重要性的同时,提出人之富于生命力,实根源于相火的运动。《格致余论·相火论》中说:"天主生物,故恒于动,人有此生也恒于动,其所以恒于动者,皆相火为之也。"至若相火失常或君相不调,则病变丛生。饮食之消化吸收,与脾胃肝胆的关系最为密切,作为心脏病的基础——高脂血症及不少心血管疾病如冠心病、心绞痛、心肌梗死、心律失常等,大多与脏腑对饮食物的运化失常或长期的精神紧张有关。膏粱厚味、饮食不节等均易损伤脾胃,积湿生痰。痰贮于肺则咯痰喘息,痰流四肢则肥胖怠惰,痰脂入血可致高脂血症。胆之排泌精汁、主三焦升降与痰湿的形成尤为密切,其功能失常常可促发血脂升高和心脏病。胆气不足,相火内亏,则决断不行,心无所主,动摇于上,而为心悸怔忡,甚则水停生痰,血滞为瘀,发生胸闷心痹;君相火炽,更可灼津为痰,在胆则生胁痛黄疸,在心可为胸痹癫狂。胆中湿热久蕴,热灼可致结石。胆心相互影响与经络走行有关,如《灵枢·经脉》云:"……胆足少阳之脉……是动则病口苦,善太息,心胁痛,不能转侧……"《景岳全书》指出"胁痛之病,本属肝胆二经……凡以焦劳忧虑而致胁痛者,此心肺之所传也",为心病及胆。《医学入门》也提到"气痛心胁,膊项不利",属心胆同病。现代临床的胆囊炎、胆石症等胆系疾病常表现胸膺疼痛,心绞痛、心肌梗死也可出现胁痛,可资佐证。

综合胆心的发病过程,痰火气郁当是二者同病的关键。二者之病一般多见于肥胖的患者,便是很好的说明。然而痰火之成又与君相之气(太过、不及)有关。胆可结石,心可致瘀,所以胆心同病在不同阶段又有不同的病理特点。

现代医学理论指出冠心病、心绞痛等的形成与高脂血症有关,而其胆囊炎、胆石症、胆道梗阻等均可使血游离胆固醇增高。因此,血脂升高(痰湿入血)可能是胆心同病的病理基础。

(三) 治疗相关

1. 心病治胆

对心病而胆证不显者,施以治胆是临证常用方法。前人对此已有一定认识,如《医学入门》提出:"心与胆相通,心病怔忡宜温胆。"从胆治心在现代临床得到很大发展。以温胆汤、小柴胡汤、十味温胆汤等为主治疗心律失常、冠心病心绞痛等病的报道甚多。个人认为痰郁则枢机闭、神志乱而胁痛生、虚烦起,温胆汤化痰理气疏导少阳,俾其气畅痰消神安。温胆,实则是通过化痰利气以助少阳升发。心病虽以治心(养心、清心等)为常法,然昔贤有云:"心病不愈,求之营卫。"营卫者,气血也,表里也,与少阳枢机气畅与否直接相关,故云利少阳也能调营卫,调营卫亦即治心病。《灵枢》曾说"少阳脉至,乍数乍疏,"现代常以此作为从少阳论治心律失常的理论依据。

2. 胆病治心

胆病从心论治的资料目前尚少,其应用则不外补、通二端。《医学入门》说:"胆病战慄癫狂宜补心。"心气旺则胆邪不致上干而癫狂可愈,君火旺则胆气亦壮,而战慄可痊。

3. 心胆同治

心脏病者同时患有胆系疾病的在临床上甚为常见。两者相互影响,治疗不可偏废。如"胆心综合征"就是患者同时患有胆系疾病与冠心病,胆病发作会引起或加重冠心病的病情,现代医学认为是支配二者的神经在脊髓的部分交叉所致。中医学则认为是相火引动君火而致君相火旺。个人常以胆心相关理论调治心脏病人,积极治疗胆病有利于控制心绞痛发作或心律失常。对老年人有严重心律失常或心绞痛等反复发作者应考虑到有否胆病存在。

对胆心关系,前人已有认识,并从生理、病理及治疗等方面作了描述,为现代临床奠定了基础,但是这些论述不够具体,且多限于精神情志方面的治疗。现代研究偏重于心胆器质性疾病。本文的探讨也只能着眼于器质性疾病。至于可否将相关理论用于惊悸、怔忡、健忘失眠等,以及如何丰富治法方药,有待进一步探讨研究。

(施建勇　整理)

六、论胰腺病证治

晚近由于人民生活的不断改善,饮食结构的失衡,有的兼有心理健康失调,胰腺疾患的发病率随之而渐增多。经及时通过理化检测,又如 B 超、胰胆管窥镜、CT 等仪器,诊断率大有提高。胰腺疾患主要有急、慢性炎症、胰腺囊肿、癌、结石等等,属于胃脘痛、胁痛、腹痛、黄疸等病症范畴。因胰与胆密切相关,故讨论胰病,自然联系及胆。

(一) 生理概述

古医籍未见有胰腺的记述。但从《难经·四十二难》"脾重二斤三两,扁广三寸,长五寸,有散膏半斤"的记载推论,胰乃属"散膏"。"脾与胃以膜相连"(《素问·太阴阳明论》),"脾扁似马蹄,……微着左胁。"(《医学入门》)。从内脏的部位和胰进一步消化营养物质以资运化来看,胰属脾当可理解。据《难经》注者杨玄操所言:"脾,俾也,在胃之下,俾助胃气,主化水谷",也说明胰与脾胃的密切相关。

胆附于肝,内藏精汁,在解剖生理方面古今比较一致。《医学见能》谓:"胆主升清降浊,疏利中土。"《四圣心源》认为"木生于土而长于土,土气冲和,则肝随脾升,胆随胃降",对胆腑的主要生理功能,及其与肝、脾、胃的相关联系,甚为赅要。

据上所述,诸脏腑的关系可以简图示之:

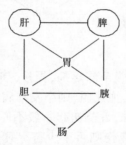

人是有机的整体。在消化系统的脏腑中,脾胃、肝、肠与胰在生理病理过程中,密切相关,往往会相互影响,致病过程中更有相互助长的某些因果关联。一旦病至重危之际,亦可波及心、肺与肾。例如《灵枢·经筋》早有"足少阳之正,循胁里属胆,散之上贯于心"之记载,《素问·平人气象论》也提到少阳胆病时,可以引起脉象"乍数乍疏"都提示胆与心的相关。

(二) 病因病机

导致胰疾患的病因多端。一是本体之因素,禀赋不足,脾胃薄弱,运化功能失健。二是饮食不当,包括暴饮、饮酒过多,过食肥甘炙煿("煿"包括煎、炸、烤)、油腻过多,或饮食不洁等。暴饮暴食则超过胃的负荷,中满食滞,气郁失降,肥甘助湿,炙煿生热,酒醴酗毒,伤脾损胰。湿热蕴于肝胆,肝失疏泄,胆降不及,久而凝成结石,壅滞于里,瘀结不散,湿热氤氲,波及脾胰。饮食不洁,病邪入里,阳明经气失宣,升降失其常度,胆胃失降,脾胰受损。若邪盛则可充斥三焦,营卫失调。四是起居失常、劳倦、久坐或饮食厚味后乘车、行走,胃不能安于消磨,胆气不和,脾胰受累。五是由于烦郁忧思等情志因素,肝胆气郁,侮及中州,脾胃运化功能失常。上述种种病因,每常互有关联,或一二种因素,或二三种因素先后起作用而导致诸病发生。故临床上往往看到胆胃同病、胰胆同病、胃胰俱病、肝胆同病等等相兼疾患,甚则肝胆胃胰及肠俱病。惟其轻重缓急标本各有其异,先后不同,轻重不等,矛盾有主次,审证尤当慎。

前述湿热蕴于肝胆,导致胰腺之疾,湿为基本病理因素。脾运不力,水泛为湿,内湿是消化系统主要而常见的病理,湿易与热相合,湿郁久而生热。但若因受寒、过食生冷而致病,或因用药苦寒过度,中阳少运,可以导致湿从寒化。肝胆湿瘀不解,胆液可以外泄入于营络,发为黄疸。因食滞气滞而致脘痛、腹痛,肝胆失疏而致胁痛,甚则病及背部。发病之初,胃气失降,则每常恶心呕吐,因气血郁滞,湿热互结,充斥营卫身热汗出不解。在胰胆可有结石,或在囊中或在管道之中,在胰则可聚瘕成癥,按之无形或有形。如病重而未及时根治,或年老正气本虚,则可能因正不胜邪,脏气内损,气血壅塞。或犯肺及心,变生喘悸致脱,危及生命。经及时诊治,病情得以控制,亦可转成慢性过程。但是,有很多患者无急性过程。由于病因病机的渐进作用,历经岁月,成为慢性胰胆炎症,有的甚至酿成恶性病变,经诊查始得发现,故医者应在诊治工作中提高警觉,细心检查,俾能及时发现,以免误诊漏诊。

综上所述,引起胰胆疾患的病理因素,大致可概括为:

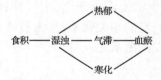

(三) 急性胰腺炎证治

急性胰腺炎,常在食后发病,上腹卒然疼痛,拒按,痛及胁腰背部,甚则恶心呕吐。体虚邪盛,或老年气阴本虚,心气不足,心血瘀阻,则卒发本病,其势尤重,变端尤速,预后严重。

除病史、症状及上腹部体征以外,舌苔初起一般不厚不腻,常呈薄白或薄黄之象。重症正虚邪实者,舌质或淡或红。呕吐津伤则舌干少苔。凡肝胆湿热较甚,胆液不循常道下泄者,可见目黄,舌下络膜色黄,重者肤色亦黄。卒然脘腹剧痛,面色白而无华者病重,由于中焦气机壅滞,心血骤虚,不荣于面部。痛甚而腹胁腰部皮肤见有瘀斑者,湿热邪盛,及营及血,瘀热外现,亦属病势严重之征。脉象一般以有力为实,无力属虚。有力者或弦或滑,无力者或细或濡,甚则沉细、微弱。应以四诊合参,判断邪正虚实,辨别病理因素,明确证候,推测预后。由于本病重症的病死率尚较高,特别是少数卒发而猝死病例,有的不及救治,甚至死后才发现,故医者必须高度重视,提高警惕。一般虽以轻症为多,但也有由轻转重,由重致危,勿因初时病情不重而麻痹大意。

一般病例,初起邪实为主,治当祛邪为主。因食滞所伤,当应消导,气滞而肝胆失疏,宜行气疏泄,湿热内盛而热偏胜者,急以清热为主,湿热并重者,清热化湿相合,由受寒诱发而有寒象者,当佐以温药。

胃家实,中焦壅滞,不通则痛,当以通腑为要。导其滞,祛其湿热,病邪下泄,气机得行,病情可得以改善。但通腑之法必须掌握时机,权衡轻重,缓急和邪正虚实,并须善于配伍,恰当运用剂量,注意煎服药的方法。既要祛邪及时,又不过于猛浪,更不可犯虚虚之戒。常用方如大柴胡汤、大黄黄连黄芩泻心汤、保和丸、藿朴夏苓汤、四逆散、香苏散等等。随证选用配伍加减。并用针灸、外治等法综合治之。对急性重证患者,必须中西相合及时积极抢救治疗。特别是出现休克或胰腺邻近组织器官受累,或并发心、肺、肾功能不全、糖尿、低血钙、继发感染(包括霉菌感染)等等,病证表现不一,应随证治疗,综合措施,积极抢救。

新中国成立以来,我国广大医务人员采用中西医结合的诊治手段,对急性胰腺炎总结出一套经验。其中如天津、大连、遵义等地报导较多,清胰汤方药,迄今仍在临床运用,该方由柴胡、白芍、大黄、广木香、黄连、延胡索、芒硝等药组成(《新急腹症学》,大连医学院编著,人民卫生出版社1961年版)。因蛔虫所扰者,配加驱蛔之药。重危证合并诸脏功能不全,甚致虚脱者,当及时随证抢救。

(四) 慢性胰腺炎证治

慢性胰腺炎,病程较长。主症如上腹痛,胃脘痞胀、大便溏泄、食少、神倦、形体渐疲等。上腹痛可及两胁下,或及于腰背。病位常以脾胃为主,及于肝胆。脾胃运化不力,脾气郁滞,影响纳谷、磨化腐熟功能。脾虚气滞,水谷不归正化,湿自内生,升降失其常度。肝胆失疏,木侮中土,脾虚则肝气尤易侮之,气滞久则血瘀内留。

临床常见大致有下列病证:

(1) 脾胃不和证。治宜健脾和胃。常用方如香砂六君子汤加减,脾阳亦虚者,参以理中汤,附子理中汤。脾气脾阴俱虚者,参苓白术散、慎柔养真汤(党参、白术、山药、茯苓、甘草、黄芪、白芍、莲肉、五味子、麦冬)。脾虚湿胜者,参以平胃散、不换金正气散、《证治准绳》养胃汤(厚朴、藿香、苍术、草果仁、半夏、橘红、党参、茯苓、甘草、生姜)等。脾虚气滞者,可用木香顺气汤(木香、草豆蔻、益智仁、苍术、升麻、青陈皮、柴胡等)加减。

(2) 肝脾不和证。宜用逍遥散,并参用鸡胵汤(《医学衷中参西录》:鸡金、白芍、生姜、陈皮等)加减。兼有瘀滞者,参用快膈消食丸(《仁斋直指方》:三棱、莪术、陈皮、麦芽、神曲、香砂、香附)。上腹痛甚者,参用手拈散(《奇效良方》:延胡索、五灵脂、没药、草果仁)等方加减。因酒所致者,配加葛花解酲汤加减。

(3) 肝胆湿热证。一般用四逆散、茵陈蒿汤加减。参用验方四金汤(郁金、海金沙、金钱草、鸡内金)。此证一般为常见兼证或发作时所见之证。有的患者因湿热瘀结久羁,上腹胁腰疼痛不解,可用败酱草、薏仁、冬瓜子,并加入丝瓜络、路路通、通草、姜黄等通络之品佐使。尿糖阳性,血糖增高者,可加地锦草、鸟不宿、僵蛹等。

针灸、外治和饮食调护的配合,可以提高治效。

(五) 胰腺假性囊肿证治

胰腺假性囊肿是最常见的胰囊性损害,占胰腺疾病总数的40%左右。多继发于急、慢性胰腺炎和胰腺损伤。由于血液、胰液外渗,以及胰液自身消化,导致局部组织坏死崩解物的积聚,不能吸收而形成。其壁为非上皮成分,囊肿由炎性纤维结缔组织构成,故称为假性囊肿。急性胰腺炎经10多天后体温尚未下降,上腹扪及包块,仍有上腹疼痛,慢性胰腺炎患者,上腹常有隐痛,不适,囊肿较小者并无包块可能触及,主要经B超、CT、MRCP等检查而发现囊肿改变。

假性囊肿的病机,大致不外乎湿热瘀积与气滞血瘀,故清化湿热、理气行瘀仍为基本治法。上列肝胆湿热证及肝脾不和证所述方药均可参用。尤以败酱草、冬瓜子、薏仁等均可以重用,或另以薏仁、冬瓜子煎水代茶,如属慢性囊肿,薏仁加二倍之粳米煮食,或以薏米30~

50g 煮粥,每日 1 次,分 2 次服,大有神益。外治法如皮硝或芒硝打碎,每次 30g 左右,加肉桂粉 2g,布包外敷上腹囊肿部,每日 1 次,可用 7~14 日为一疗程。

　　因胰腺疾病与胆密切相关,故上述讨论中常兼及胆腑。此外,必须重视预防,平素注意饮食有节,营养均衡,调情志,慎起居,适当锻炼身体,吐故纳新,深呼吸使横膈有序升降,能持之以恒,体质增强,甚为重要。

七、论慢性肝炎

　　慢性肝炎多数患者可出现疲乏无力,食欲不振,食后腹胀,不耐劳累等症状,并可伴有右上腹季肋部不适或隐痛、胀痛。部分病人可逐渐出现腹部癥块,少部分病人尚可反复或持续有轻度黄疸。因此,从其症状表现来看,多属中医学"胁痛"、"黄疸"、"癥积"等病证范畴。

（一）湿热为主要病理因素,脾运不健是病理关键

　　肝与脾在生理病理上关系十分密切。肝主疏泄,而为藏血之所,脾主运化而为气血生化之源。肝主疏泄,如肝失疏泄,则脾土升降失常。脾为气机升降之枢纽,脾土壅遏,亦可影响肝气之疏泄。脾为后天之本,气血生化之源,脾运健全,则气血充足,肝体得养。脾运无权,则气血不足,肝失所养。而肝之余气泄于胆而成胆汁,帮助脾胃消化吸收食物,如果脾胃湿热熏蒸肝胆,胆液外泄,则可成黄疸之疾。湿热蕴久,肝阴暗耗,藏血失职,血络不宁,可有吐衄动血之变。而脾运不健,脾气虚衰,不能摄血,亦可有出血之变。

　　慢性肝炎大都有急性肝炎之病史,更可具有失治或迁延、反复的经过,也有相当一部分病人虽然缺乏这方面的根据。但综观病因,中医认为多属湿热未净,迁延不愈所致。湿热困遏脾胃,损伤肝体,脾失健运之职,肝失疏泄之能,可表现为湿热气滞之证。临床可见口苦口黏,恶心呕吐,纳少厌油,脘腹胀闷,或有嗳气,肠鸣,大便溏垢或秘结,胁肋作胀或胀痛,小溲色黄,舌质红,苔黄腻或薄黄,脉象弦滑等,少数病人还可能有黄疸。病程经久,或未经适当休息和积极治疗,湿热两伤肝脾,脾虚则气血生化乏源,肝体既损,复失所养,则可造成肝脾两虚。临床可见神疲乏力,面色少华,纳谷不香,肝区不适或劳累后疼痛,头目眩晕,目涩视糊,大便易溏,舌淡,苔薄白,脉细弦等。若进一步发展,则脾土衰败,瘀血内著,可导致癥积、臌胀之变。部分病人病情活动,可见湿热反复消长。还有一部分病人湿热症状虽不明显,但很快出现土败木贼之癥积、臌胀。若患者素体阳气不足,或湿重于热,耗伤阳气,可进一步造成脾肾阳虚。若患者素体阴分不足,或胃热素盛,则湿从热化,灼伤肝肾之阴,可导致肝阴虚,甚至肝虚血热之证。

　　综上所述,慢性肝炎以湿热、气滞、血瘀为主要病理因素,其中又以湿热为最。慢性肝炎湿热之所以持续不清,当责之于脾。脾属土,主运化水湿,同气相求,湿热之邪首先侵犯脾胃,致使脾胃运化功能受遏,进而壅阻肝胆,肝体受损,使胆汁外溢肌肤而形成黄疸。故自《内经》始,历代医家对黄疸均一致认为乃脾经湿热所致。若平素饮食不节,长期嗜酒,或劳倦太过,或有其他疾病,损伤脾胃,脾失健运,水精不布,湿从内生,此时尤易感受湿热。正如薛生白所云:"太阴内伤,湿饮停聚,客邪再至,内外相引,故病湿热。"湿热伤脾,脾运益加无权,而脾虚生湿,内外合邪,则致湿热有增无减,内外两者相互影响,恶性循环,而使慢性肝炎迁延不愈。因此,慢性肝炎病程中,既有外来湿热之邪,又有内生湿热病机,湿热既是慢性肝

炎的病因,又是其病理产物。

总之,慢性肝炎往往与脾胃有关,常见以脾胃病证候为主,由于脾胃功能不足,土虚则肝木乘侮,故常先有脾胃湿阻证候,如神疲无力、肢体倦怠、食思不振、食后脘腹不适等症,继而出现肝经征象,而且从急性迁延至慢性期,脾胃症状始终可见。因此,慢性肝炎的主要病理关键是脾运不健,病理本质是肝脾同病,主要病理因素是湿热、气滞、血瘀,主要大法应为健运脾胃。因此,顾护脾胃是慢性肝炎治疗中最为重要的法则,应贯穿于本病治疗的始终,或化湿运脾,或疏肝健脾,或调养肝脾,或补益脾肾,均以顾脾为要。而《金匮要略》"见肝之病,知肝传脾,当先实脾"之论,则从另一方面强调了脾的重要性。

(二)辨证要点

慢性肝炎的临床辨证,应从整体出发,将脏腑气血和湿热肝火等病理因素与虚实的病理属性全面综合考虑,分清其先后主次,然后才能恰当地论治。

1. 辨在肝在脾

凡病史久,素体脾阳不足(如平时畏寒,稍食油腻即易便溏等),病起因劳累饮食不调,自觉全身无力,倦怠,食后腹胀,有黄疸或轻度浮肿,舌苔薄白或白腻,舌质较淡,脉象濡小者,多应归之于脾经病变。虽在病程中出现胁痛,还应从脾虚木侮去考虑。

素性抑郁或急躁,自觉症状一开始即以胁痛为主,且脘痞嗳气,胁痛由一侧而引及两侧或胸乳脊背,脉弦,舌苔不腻者,可以认为主病在肝(然临床上以脾病为多),前者应以健脾为主,后者当以疏肝理气为要。如属脾虚肝郁,肝脾同病,则两者兼而治之,惟主次必须分清。

2. 辨气血虚实

在气在血,有时虽难截然分开,但仔细辨证亦能加以区别,或者知其何者为主,对治疗有很大关系。

胁痛一症在本病颇为多见,如钝痛隐痛或仅有不适感,或疼痛由右胁下转至左胁下,或痛引乳部脊背者多属肝气郁滞或窜络(这类患者肝脏肿大多不太显著,质地亦较软)。如痛位固定,或呈刺痛,经久不已,用一般气分药物效果不著,兼有明显的肝脾肿大,符合中医癥积之体征者,多属血瘀。面色灰滞无华,舌质紫(包括全舌紫色或局部有大小不等的紫色点片),有肝掌蜘蛛痣等体征,也更可作为血瘀的诊断。

如以腹胀为主症者,一般都不离气病。需分虚实,虚者由脾土中虚,阳气不运,所谓"气不收摄"而胀。这种虚胀的特点是:

(1)午后入夜尤甚,吃油腻食物或牛奶后腹胀辄加重,或兼有下肢浮肿。

(2)大便次数虽多而腹胀依然,且多数伴有便溏。

(3)食量虽不甚减,但全身无力,面色较㿠白,久而易现血虚的证候。

(4)舌质淡红,舌苔薄白,脉多濡细或弦细。

实胀系气滞不化所致。引起气滞的因素很多,如湿阻、肝郁、或兼食积等。实胀之延续时间较短,影响食欲食量,腹胀部位以脘腹为主,可以引及两胁,大便秘结时其胀尤甚,大便通调或次数增多时腹胀减轻,多伴有嗳气矢气。如舌苔白腻、口黏口甜、小溲黄,甚或目肤亦黄者,属于湿阻。腹胀而兼有胁痛,部位不定,症状轻重常与精神情绪有一定关系,脉弦,这些则是肝郁的特点。如兼食积者,多由饮食不当而引起,腹胀按之则痛,不思纳,舌苔黄或垢腻,矢气多且臭,大便干结,经消导食滞的药物并注意饮食质量的控制后腹胀可减。

慢性肝炎为慢性疾患,按久病多虚的一般规律而论,自应考虑到病程既久,气血功能均有不足的一面,特别是本病多数具有脾虚的证候。但必须详细辨证,具体审察患者是因虚而致病,还是因病而致虚。有不少病人常有湿或湿热的证候表现,是由湿邪困遏,经久而致脾虚。亦有因肝气郁结而乘侮脾土,或由于肝郁日久而化生肝火,产生胁痛头昏欠寐,面赤生火,情绪急躁,或兼龈齿衄、鼻衄,脉象弦,舌尖红等症。少数患者由于脾湿不化,酿成痰浊,阻于络脉,胁痛引背,舌苔白腻。这些病理因素就其性质而论,都属实邪。至于血瘀内留,结成癥积,亦同样属于实证的范畴。总之,慢性肝炎患者的虚实是较为错综复杂的,临床上以本虚标实者占多。必须慎察精详,辨其虚实程度以及主次关系,才能在不同阶段予以正确的治疗。

(三) 治疗八法

治疗法则的确定基于辨证,本病病机错综复杂,治法必须相机配合。用于慢性肝炎的治法方药及其适应证大致有以下几种:

1. 化湿运脾法

慢性肝炎常因湿困脾阳,而致运化失职,消化吸收功能明显减弱,患者可出现食欲不振,纳后饱胀,大便溏泄等,日久可使机体日趋衰弱。此时当务之急应想方设法启脾进食,以使消化吸收功能尽早得以恢复。但治病必求其本,脾湿不化,便无从达此目的,故宜先投用此法。不过,此法运用之时,尚须注意清温之分,凡湿兼热者,当用清化,湿兼寒者,宜投温化,至于有虚实夹杂之象者,又当酌情兼顾。

适用于湿困脾运之患者。症见脘腹闷胀不适,食后胀甚,食欲不振,口黏欲吐,肢体困倦,神疲无力,大便不实,小溲少而微黄,舌苔白腻或垢腻,脉濡等。

主方:茵陈平胃散,四苓散等。

常用药物:茵陈、藿香、苍术、厚朴、陈皮、半夏、猪茯苓、泽泻、苡仁、车前子等。

加减:湿热重,苔见黄厚腻者,加黄连、蔻仁;苔见灰厚腻者,则黄连与草果仁同用。兼有湿浊,厌油纳差者,加佩兰、冬瓜子、炒楂曲、生麦芽。湿阻气滞,腹胀甚者,加大腹皮、槟榔、木香等。脾虚明显,知饥食少,纳后不运,苔薄白者,加党参、干姜、炙草,苍术换白术。脾阳虚而病久不已,舌质淡,可加附子、干姜等温运化湿之剂。

2. 疏肝运脾法

王旭高在《西溪书屋夜话录》有云:"肝气自郁于本经,两胁气胀或痛者,宜疏肝。"许多慢性肝炎患者,由于疾病缠身,久治不愈,往往有情绪低落,心情抑郁等肝气失疏的表现,因此,常须运用疏肝之法,且疏肝之法是中医药治疗最显优势的地方,是目前西医学无法比拟的。但是,此类患者,临床上除有肝郁之证外,又常伴有脾运失常的表现,乃肝郁气逆,乘侮脾土所致。此时治疗,应重在疏肝,肝气得舒,则脾运可复,然而脾运受制经久,每可兼有湿邪,因此,运脾化湿之品也常须参用,更有病久而入络者,则又当兼通血络。

适用于肝郁脾虚的患者。症见肝区隐痛,脘腹痞满,口苦胁胀,头昏,纳谷不香,精神不振,四肢乏力,大便易溏,舌质稍淡,苔薄白,脉弦细,起病时或有轻度浮肿史。常有情志不畅的表现。

主方:逍遥散、四逆散、四君子汤、六君子汤等方。

常用药物:柴胡、白芍、枳壳、郁金、香附、延胡索、党参、白术、茯苓、炙草等。加减:

便溏,苔腻者,加苍术、厚朴、炒楂曲。

腹胀纳差者,加木香、砂仁。

肝区疼痛明显者,加路路通、橘络、当归、红花、丝瓜络、王不留行等通络止痛之品。

3. 柔肝健脾法

慢性肝炎病人常有情绪不畅,肝郁日久,肝阴暗耗,则肝失所养,此时,如用疏肝行气之法进治。由于疏肝理气大多为辛燥之品,益伤肝阴,反致愈疏愈甚,因此,当用柔养肝阴之法,方可复其条达之性。但柔养肝阴之药,性多滑润,对于脾虚者,殊非相宜。且肝郁易于乘脾,而脾虚又易受肝制,所谓"土虚木贼"是也,因此,健运脾气益显重要。而运脾药中也有不少辛香燥热之品,因肝之阴血已伤,也当审慎用之。

本法使用,由于既不能过凉,也不可过温,所以具体运用时也颇多讲究,选方遣药也往往灵活多变,但临床较易掌握。温凉兼顾之方,归芍六君汤最为适宜。盖当归味甘,辛温而润,补血和血,润燥止痛,为血中气药,长于动而活血,辛香性开,走而不守。《本草正》云:"当归,其味甘而重,故专能补血,其气轻而辛,故又能行血,补中有动,动中有补,诚血中之气药……"甚合肝之特性。白芍苦酸微寒,养血柔肝,缓中止痛,敛肝之气,为血中阴药,善于静而敛阴,酸收性合,守而不走。《本草求真》云:"气之盛者,必赖酸为之收,故白芍号为敛肝之液,收肝之气,而令气不妄行也……,肝气既收,则木不克土……"《本草纲目》云:"白芍药益脾,能于土中泻木。"二药合用,辛而不过散,酸而不过收,一开一合,动静相宜,配合六君子汤,养血柔肝,收敛肝气,健脾益气,对慢性肝炎肝阴不足,脾气亏虚之证尤为适宜。有时则尚需求助于炮制得法,如当归、熟地之用炒,首乌用制等等。

适用于肝脾两虚。症见右胁隐痛,头晕目眩,神疲乏力,大便易溏,面色欠华,口干少寐,苔薄白,脉细弦等。

主方:归芍六君子汤。

常用药物:炒当归、炒白芍、炒党参或太子参、炒白术、茯苓、炙草、陈皮、法半夏、郁金、丹参等。

加减:

气虚明显者,加炙黄芪。

肝阴血虚明显者,加炒熟地、枸杞子等。

食欲不振、便溏次多者,去当归,加焦楂曲、炮姜、炒谷麦芽。

齿衄,鼻衄者,加丹皮、茅根、水牛角、茜草、旱莲草等。

4. 养阴柔肝法

肝居膈下,藏血而主疏泄。《素问·经脉别论》曰:"食气入胃,散精于肝。"周澂之曰:"精有四,曰精、血、津、液也。"可知肝既藏血,又蓄津含液。血与津液皆为有形物质,属阴,充于肝体之中,故有肝阴之称。"肝阴宜充,而惟恐不足。"盖阴血充足,方能化气为用,职司疏泄之权。而阴虚则火旺,火旺则液亏,正不御邪,病难痊愈。

一般慢性肝炎常有湿热邪毒久羁致病。热为阳邪,阳盛每易伤阴,湿郁经久生热,亦必伤津耗液,况慢性肝炎多由急性病毒性肝炎转变而来,病之早期,或因过用苦寒,或多用辛燥,亦常可导致伤阴。也有素体阴虚之人,初感湿邪亦易从热化。故慢性肝炎表现为阴虚证型者每常多见。当此之时,肝阴宜养,法在柔润,取药宜甘。盖阴主内,生静,喜柔。柔者缓也,柔能制刚,润可生津,津液足则血有源,甘能补能守,其性和缓,能缓肝之急,助肝之用,益肝之体。选药之时,个人推崇石斛一味,盖石斛性寒味甘,本乃润养肺胃之品,然五脏相关,如滋水可以涵木,养肺也能养肝,本品用于慢性肝炎阴虚患者,不仅有养肝作用,尚能行瘀活血通络,预防肝硬化,以往研究治疗血管性疾病的通塞脉片、脉络宁即以石斛为君药,其通络活血作用可见一斑。运用此法,如见虚火偏炽者,每可酌配清泄之品,但总以柔养为其大旨。因苦寒太过,亦难免有伤阴之弊。

此外,慢性肝炎多呈阴虚邪恋之候,阴虚则病长,阴足则病退。肝为刚脏,慢性肝炎患者即使无明显阴虚之象时,临床用药也当兼顾肝阴。若肝阴一亏,一则说明患者可能久病,另则说明病情较深,治疗相当较难,所谓"阴虚难复"。

适用于阴虚肝旺。症见劳累则胁痛绵绵,或痛处有灼热感,目眩耳鸣,心烦少寐,或寐则多梦,手足心热,时有衄血,口干苦,舌红少苔,脉弦或带数。

主方:一贯煎,调营敛肝饮,滋水清肝饮等加减。

常用药物:炒生地、当归、白芍、石斛、北沙参、大麦冬、何首乌、枸杞子、旱莲草、女贞子等。

加减:

夜间汗出多者,加稆豆衣(或野料豆)、浮小麦、煅牡蛎、煅龙骨等。

失眠甚者,加合欢皮花、百合、酸枣仁、五味子等。

头晕目眩者,加白蒺藜、明天麻、桑叶等。

肝火亢盛、面热颧红者,加黑山栀、丹皮、水牛角等。

5. 双补脾肾法

此法属脾肾同治,多用于慢性肝炎迁延日久或体质素弱者,此时脾肾两脏均见亏虚之象。脾为后天之本,肾为先天之本,久病累及根本,其病多已深重。久病不复为之损,久损不复为劳,脾肾已亏,病已到虚劳,治疗甚为棘手,也难以恢复。此时,治之之法,当遵"治病必求其本"之旨,抓住要害,径从脾肾入手。当然,临床具体运用此法治疗时,又当细分阴阳,偏脾偏肾,兼气兼血等不同,悉心体会,务使妥帖。

适用于脾肾两亏。症见面色萎黄或苍白,肢面轻度浮肿,神倦便溏,食欲不振,小溲清长,腰膝酸软,间或滑泄阳痿,苔薄白,舌淡胖或有紫气,边有齿印,脉小弦中细软。

主方:右归丸加减。

常用药物:山药、生地、山茱萸、炒党参、炒白术、茯苓、枸杞子、鹿角片、菟丝子、怀牛膝、杜仲、炙甘草。

加减:

晨起腹泻或便溏次多者,加煨肉果、补骨脂,去牛膝、熟地。

气虚甚者,加黄芪、紫河车。

肝区痛甚者,加木瓜、九香虫。

面肢浮肿较著者,加胡芦巴、仙灵脾、玉米须、连皮苓等。

6. 清金制木法

王旭高《西溪书屋夜话录》提及此法时云:"肝火上炎,清之不已,当制肝,乃清金以制木火之亢逆也。"观其用药则为沙参、麦冬、石斛、枇杷叶、天冬、玉竹、石决明之类。可见实际上这是一种通过清养肺阴来达到平泄肝火目的的治疗方法,由于重点在肺,药宜轻柔,多以润肺生津之品为主,故与填补肝肾之品不同。

适用于肺阴不足,木火刑金。症见肝区隐痛,口干咽燥,干咳少痰,或有痰中夹血,齿衄,小溲黄,时有低热,舌红有裂纹,苔少而剥,脉细数等。

主方:沙参麦冬汤加减。

常用药物:南北沙参、麦冬、肥玉竹、黄芩、川百合、芦根、白芍、丹皮、生甘草等。

加减:

经常有低热者,加青蒿、白薇、银柴胡、地骨皮。

有盗汗者,加浮小麦、红枣、煅牡蛎。

口干甚者,加川石斛、冬瓜子、天花粉。

溲赤者,加生地、木通、竹叶。

7. 活血化瘀法

慢性肝炎通常病情易见反复、迁延,病程较长,久病入络,久病多瘀。若经久不愈,则多可见有瘀血内阻之候,此时应考虑采用活血化瘀之法,或在辨证基础上佐以活血化瘀。瘀血有轻重之分,轻者通络即可,重者每需攻逐,然攻逐之品易耗伤正气,其间又当权衡患者体质之强弱,不可猛浪草率。留瘀坚着,体质强实者,攻之,可望短期收效并控制病情进展。若体质亏虚者,必不耐攻伐之品,如勉强为之,则正气更伤,反易生他变。故使用时,一则掌握中病即止之原则,二则配伍扶正之品,或健脾益气,或养阴和营等,临床当灵活处理。

又"气为血帅",气行则血行,气滞则血瘀益甚,故运用活血化瘀,当配伍疏肝行气之品,以助气血流通。如遇有出血倾向明显者,又当慎用,若确因瘀血不去而血不循经所致的出血,则又须酌配行瘀止血之品。

适用于慢性肝炎气滞血瘀证。症见肝区隐痛,或如针刺,痛有定处,胁下癥积明显,有血痣或血瘘,面色晦滞无华,时有齿衄,舌质紫或有紫瘀点,脉弦小或细涩等。

主方:当归活血散,复元活血汤,血癥丸,桃红四物汤等方加减。

常用药物:当归、赤白芍、丹参、桃仁、红花、三棱、莪术、甘草、鳖甲、延胡索、柴胡、香附、参三七等。

加减:

气虚者,加党参、黄芪、白术。

肝区痛甚者,加九香虫、炙乳香、炙没药、地鳖虫。或配合活血止痛药外敷,常可收得较好疗效。

如积瘀经久难化,可加用炮山甲、水蛭、䗪虫、水红花子、泽兰等。

出血明显者,应去三棱、莪术、地鳖虫,加茜草、藕节炭、制军炭等。

8. 清肝利湿法

慢性肝炎大都有急性肝炎之病史,而急性肝炎的发病,其病理因素总以湿热为主,湿热之邪既可从外感受,也可由饮食不洁,经口而入。若急性肝炎失治或迁延反复,则渐转变成慢性肝炎,也有相当一部分病人急性时症状不著,未能及时诊治。但综观病因,多属肝经湿热未净,迁延不愈所致。湿热是本病的基本病因病理,可贯穿于本病之始终,即使是肝肾亏损阶段,也属因实致虚,湿热残留。尤其是慢性肝炎再发活动阶段,不论有无黄疸,一般多有湿热内蕴,故应佐以清肝利湿为法,随证配合健脾、疏肝、行瘀、养阴等。若活动期热毒较重者,常配用清热解毒之蒲公英、凤尾草、紫草、夏枯草、石见穿、半枝莲、败酱草等。根据病情,选用三两味,并兼有降酶作用。

适用于肝胆湿热证。症见目黄,溲赤,食少无力,舌苔腻。白腻者偏于湿重,黄腻者偏于热重。

主方:热甚者,茵陈蒿汤,栀子柏皮汤,湿重者茵陈胃苓汤。

常用药物:茵陈、山栀、黄柏、大黄、苍术、厚朴、陈皮、泽泻、车前子、猪赤苓等。

加减:

若湿重于热,胃气不和,胃气上逆,见恶心欲吐者,宜加藿香、蔻仁、半夏、生姜等芳化和中止呕。

若热盛心烦懊憹者,加黄连清心除烦。

如见目赤头痛,龈血,舌尖红,脉弦,溲赤等症,兼有肝胆热候者,治宜清泄肝胆,如龙胆泻肝汤、夏枯草汤等。

(四) 治疗体会

1. 拟订计划尤重要

针对个体体质发病过程和证候特点,拟订治疗计划,是非常必要的。因为慢性肝炎的病程较长,既不可操之过急,急于求成,又不能漫无目的,心中无数。一般应有 2~4 个月甚或再长一些的治疗时间。在步骤上可以先治标后治本,或者标本同治。也可以先集中解除某些主要症状,然后予以培补整体,巩固提高。

举例来说,本病在临床上表现为脾虚肝郁证的颇为多见,如曾治疗一黄姓患者,男,病史2 年,由急性无黄疸型肝炎迁延不愈而成慢性肝炎,主症疲乏无力,食欲不振,胁痛隐隐,嗳气,便溏。舌质稍淡而紫,舌苔薄白,脉象弦小,肝脾俱肿大,质地Ⅱ级,肝功能不佳,认证为脾虚肝郁,气滞血瘀,药物治疗的第一阶段以疏肝健脾两法并进,第二阶段以健脾与行气化瘀相结合,祛瘀药物的药品剂量逐渐增加。第三阶段健脾结合养血,培补整体。选择方药后按上述计划执行,病情好转甚满意,历 3 个月后症状消失,体力增加,肝脾肿消,肝功能检查恢复正常。出院后服丸剂巩固,随访半年余,效果良好,已恢复工作,一如健康人。曾诊治这样的病例甚多,从而体会到治疗计划的拟定尤为重要。计划治疗的内容,除了药物内服外,尚应全面考虑到患者的饮食宜忌、休息,以及外治疗法,气功、针灸等措施的配合,应该掌握因人因地因时而制宜的原则,并适当留以灵活加减的余地。然当病情有所变化或效果不够满意,甚至发现辨证有不确定之处,就应及时修改计划。计划拟定后,可以告诉病人,提出配合休养治疗各方面的要求,便于取得病人的合作,发挥病员的积极性,有利于疗效的提高。

2. 健脾疏肝是常法

一般用健脾药物须要时间较长而且反复运用。党参、白术、甘草、山药、红枣等都是常用的普通药物。腹胀便溏以党参为宜,脘痞纳少则可易以太子参。兼有湿阻者,苍术、白术同用。脾阳不运则加以温运之剂,如干姜、附子等。病久脾病可及于肾,脾肾之阳俱不足时,当须加入益肾之品。疏肝剂中柴胡最好用醋炒,胁痛胸闷不舒,气机不利,柴胡应与枳壳、桔梗并进。肝区有垂痛感,可佐以升麻,胁痛虽不甚重,但时觉有气攻窜,用一般疏肝药物效果不佳时,可加入九香虫、丝瓜络。胁痛时左时右,时而引及后背,显系络道失宣,加加入路路通、旋覆花、佛手花、绿梅花等品。若由于肝经郁火者可用丹皮、山栀,有些患者兼服加味犀黄丸而获效。柴胡、香附、砂仁、乌药、沉香等理气药性偏燥,如有郁热或阴分不足者,不宜多用久用。

3. 活血化瘀相兼施

由气滞血郁而渐发展成为血瘀,血瘀不散,络脉涩滞,是病已深痼,必借化瘀活血消其癥积,否则气血一再凝滞,中焦阳气不运,有延成臌胀重症之可能。化瘀活血必须佐以行气理气,才能达到"气行则血行"之目的。祛瘀活血常用药物如丹参、归须、赤芍、桃仁、红花,只能在早期应用才有效。如瘀血证候显著则必须加用三棱、莪术、三七、鳖甲、炮山甲、水蛭等药,才能散结化癥。泽兰活血消癥,天仙藤疏气活血,适用于肝脾肿大而伴有疼痛者。若脾脏肿大不消,体质不甚虚者,可常服金匮鳖甲煎丸,每日2~3次,每次3钱,祛瘀药物应用亦需有较长时间,不能急切图功。审其形体脉象有不足之征者,可以适当辅用养正之品,只要善于掌握配伍,虽用达数月之久,亦不致引起动血伤正等副作用。

4. 清肝利湿须重视

只要有湿热证候的存在,就不能忽视清热利湿的治法。尤以湿为黏腻之邪,湿邪氤氲不化,妨碍脾脏运化功能,影响气血的流畅,不仅使疾病迁延不已,甚至会向恶化方向发展。凡遇舌苔黏腻,口腻口甜,黄疸反复,症状持续(如胃呆无力等),平胃散为必用之方。不少病例蕴湿不化,而化验肝功能异常,谷丙转氨酶增高,用平胃散加芳香分利合法,待舌苔渐化,症状与肝功能也往往相应地改善。湿热并重者,宜清热利湿并用,如茵陈胃苓汤与栀柏夏枯草。夏枯草辛苦微寒,泄肝火,解内热,对于肝脏疾患有里热的证候甚为适用。每日用量3~5钱。

5. 女性当察月经期

慢性肝炎病例中女性不少,结合妇女月经生理等方面的特点颇为重要,如经行期间经量正常,此时不宜用祛瘀活血药。月经涩少不畅,虽有脾虚气陷的证候,也不宜多用升麻。月经过多有血虚见症者应佐以养血之剂。如月经衍期,经来腹痛而确系瘀血所致者,祛瘀活血药可以结合运用。最好在经至前旬日左右投以祛瘀通经药物。平时可用于一般治肝剂中加入茺蔚子、天仙藤。凡情志不畅,症状波动与精神情绪有关的患者,应着重予以疏肝解郁。

上列疏肝理气方药中适当选加合欢皮或花、香附、百合或甘麦大枣等甘缓之剂,颇有裨益。

八、论急性重症肝炎

急性重症肝炎是病死率较高的传染病,近年来通过中西医结合的治疗,存活率已不断增高。据我的经验,对此病首先要分析其病证的特点和病机过程,认真的辨证和选方用药,是提高治疗效果的关键所在。

(一) 病证错杂兼见

首先是本病的病和证常常错杂兼见。根据重症肝炎的临床表现,属于中医学黄疸(急黄)、臌胀和血证等病的范畴,并与温病、关格、喘、水肿等病有联系,常常是错杂兼见,而不单纯是某一种病证。较多见的是急黄兼血证、急黄兼臌胀,有的可同时兼三四种病证。病起急,病情重,发展和变化快。

早在巢元方《诸病源候论》中就记载:"卒然发黄,心满气喘,命在顷刻,故谓之急黄。"前人论述甚多,均说明本病黄疸具有起病急,黄疸深、全身症状显著,预后不良并有传染的特性。

患者在出现黄疸——急黄的同时,除伴有食欲不振、恶食油腻食品、恶心欲吐、神倦乏力等症状外,常诉腹胀。初时以气胀为主,自觉腹胀而腹形无明显膨大,往往呈朝轻暮重,食后胀甚。随着病情的进展而每见腹形逐渐膨大,脐周及中、下脘部位叩之空空然。先以气胀为先,气胀为主。继而出现水胀,因胀而碍于进食,饮食日减而腹大日甚,小溲短少而黄赤。由于短期内腹胀随黄疸等症状加重而迅速增大,故腹皮多呈绷急,不若慢性疾病单腹胀之腹形隆起,如囊裹水之状。这是重症肝炎腹胀的特点。

本病出血部位不一,有以鼻衄、齿衄先见,继而便血或吐血、肌衄。有以反复便血(黑便)为主,垂危时出现呕血。早期如见静脉输液穿刺部位皮下大片瘀斑,数日未全消退,或见下肢胫踝周围出现点状红色或暗红,历久不消,转呈褐色,此起彼隐,均应警惕随时有内脏出血之可能。热灼营血的实证可与脾气不能摄血的虚证同时兼见,上窍出血与下窍出血先后或同时出现,内脏出血与肌肤出血并发,凡此征象,均示其预后极为严重。

重症肝炎在病程中每常兼感湿热病邪,以致身热或高或低,汗出不解,神烦口渴。温邪易伤津液,但常因腹部臌胀而不欲多饮,以致阴液易耗,传变较速。如经治疗而病邪势衰,又可因余烬复燃或重复感邪而再次发热。邪势深入至心营,可导致昏迷、痉厥,入血而致出血,甚则邪闭心窍,正不敌邪,导致厥脱等危急征象。

病情严重之时,饮食不进,腹胀殊甚,食入常吐,欲尿而无溲液,欲便而无粪质,关格不通,病至危殆。或兼见水气凌犯于肺,通调无权,喘促、肢肿。总之,诸种严重病证往往错杂兼见。这些都是本病的特点,也是病势严重,发展迅速,预后不良的原因所在。

(二) 主要病机及其演化

为什么会发生上述病证,其病机的演化如何,应该认真加以研究。只有认识病机的本质与演化,才能有利于及时拟定应急的治疗法则。我认为重症肝炎的病邪主要是湿,湿与热合,热毒炽盛,这是病机的基本因素。一则湿热蕴结肝胆,胆热而液泄,不循常道,入于血,溢于肌肤,湿热邪盛,胆液被蒸郁而不断外泄,是以黄疸日深。黄疸越深,反映湿热病邪越盛,其间呈平行关系。二则湿热毒邪及于脾胃,升清降浊严重障碍,胃气壅滞,脾气不运,以致食欲不振,恶心,脘腹痞胀日益加重,湿浊内留而疏泄失常,开合功能不全,以致小溲短少,小便少则湿热无下泄之机,这是本病病机的基本特点。

兼夹温热病邪者,若邪热势盛,充斥三焦,及于营血,则身热时起,有汗不解,伴有出血征象。湿伤气分,热伤阴津,病势日重而气阴日益耗伤,再加出血则营血尤亏,所以正虚的矛盾也几乎从病程一开始就存在,病邪越盛则正虚亦甚。

平素脾胃功能不足者,易感外湿,往往外内合邪,形成湿困脾运。此外,有些慢性肝炎患者,病变反复活动,脾胃运化障碍,肝经湿热不清,肝脾两脏的病理状态相互影响,每常互为因果。当正虚而湿热毒邪炽盛之际,发展成为重症肝炎。由于脾气衰败,土败木贼,脾不制水,所以腹胀较甚,腹水持续增长,甚至水湿泛滥而成水肿,水气凌心犯肺而为喘促、心悸、神烦、惊厥等症。

素体阴虚之人,一旦罹疾而湿热邪毒较盛,尤易伤阴,热灼营络,更易导致出血,往往多处或反复出血,不易自止。出血之后,阴血尤伤,阴虚易生里热,肺胃之津液与肝肾之阴均被耗损,以致"真水"日益不足,"邪水"更易为患,水从火溢,同样可以产生腹水。此类病人阴虚与水湿并存,矛盾殊深,给治疗带来一定困难。如在病程中复感温邪,也容易犯心入营,故预后也颇为严重。

总之,我认为本病病机的特点是邪盛正衰,在急剧加重的病程中,邪正矛盾始终交织在一起,互为因果。很多患者由于正不敌邪而恶化致危。认识这些特点,有助于指导预防和治疗,有助于判断预后。

(三) 关于祛邪法

由于本病的病因是湿热毒邪,所以祛邪一法当为治本之法。

1. 祛邪

首先应做到早期诊断和早期治疗,并须识别湿热病邪所表现的各种征象,权衡湿热病邪的轻重、主次,警惕兼感温邪的可能,将复感的病邪祛除在早期阶段,截断其迅速传化的途径。同时应做到祛邪务尽,力争不留余邪,把清热化湿解毒之法据证而及时运用,在一定的意义上讲,我认为致力于祛邪,也即是维护了正气。

祛邪之法,重在清(热)化(湿),当一经确诊而知其邪在肝胆,当以清泄肝胆为主,若湿犯脾土,兼用运脾化湿,知其湿邪内留,水湿为患,应重在分利化湿,使病邪有下泄之机。胆腑湿热,理宜通降,疏导腑气,调畅肝气,清其胃中积滞,使湿热病邪随腑行通调而得以排泄,这些治法均属祛邪范畴。

祛邪之法,必兼治气——理气(或行气),因病邪在肝胆而疏泄失常,须佐理气疏肝,脾胃湿浊内盛者,应佐以理气和胃或运其脾气,治湿必利小便,欲利小便必须调节或增强膀胱气化功能,亦常须佐用行气之品。此外,通过行气以降其火,可以防治阳络损伤之出血。至于热盛及血,形成热与血结,瘀热内留,使黄疸深重而不易消退,在化瘀清热之中适当配用理气药物,促使瘀热消除而病势得以缓解。

运用祛邪法,尚须注意两点,一是用药刚柔相济,二是防损脾胃。

例如化湿以祛邪,常需苦温(如苍术、厚朴等)或微辛微温(如陈皮、半夏等)之品,辛燥之药,喻之为"刚"。鉴于本病病位在肝,肝体属阴,用药偏"刚",易耗肝阴,化湿用温药,若与清热之苦寒药相伍,苦味多投亦可伤阴,我的经验是宜在"刚"中添"柔",刚柔相济,则既能达到祛邪之目的,又可避免耗阴之弊。"柔"而不滋,亦不致恋邪碍湿。

清热以祛邪,必用苦寒,苦寒药量较大,用日较多,必然会不同程度地影响脾胃运化功能。为了达到祛邪目的,又不致有损脾胃,注意酌配和胃理脾之品,或根据热邪的盛衰而随时调整苦寒、甘寒、咸寒等药物的品类及药量,俾不致在短期内损伤脾胃。此外,服药之前稍饮糜粥,有助于维护胃气。否则,脾胃衰败,食入或吐或泄,或谢谷不纳,气血生化无源,以致无法救治,此类病例不少,应引起临床医生注意。

清热之法,除清泻肝胆、清心凉营、清胃泄热以外,还当随证运用清肺之法。"清金制木"早为前人所创用,重症肝炎患者肝经邪热炽盛,横逆莫制,每见犯肺刑金之征象,此时宜及早采用清肺之法,借制肝木,或以清肝与清肺相伍,以冀相得益彰。

上述重在祛邪,并非忽视扶正。扶正之法,当随病情进展而辨证运用健脾、益胃、养阴生津之品,扶正与祛邪相辅而投,但健脾勿滞气,养阴忌过于滋腻。扶正之目的是为了祛邪,若失去祛邪时机而病情恶化,正虚欲脱,即使重用扶正,亦常事倍功半,获救者甚少。当然,正确掌握邪正盛衰,及时采用祛邪与扶正合法,其重要性自不待言。

2. 对急性重症肝炎用药的几点主要经验

前述清热化湿是祛邪的主要治法,一般清化肝胆湿热之品如茵陈、山栀、黄柏、虎杖、板蓝根、大小蓟、茅根、车前子(或车前草)、垂盆草、泽泻、薏苡仁等等,均可随证选用。我认为本病发病急,发展快,并常易复感温热之邪,温热病邪往往容易入营入血,况黄疸日益深重这一特点,也提示血液中湿热瘀积严重,所以清热必须早期配用清营之品,临床常用犀角与上列诸药相伍,有利于消退黄疸或控制病势的发展,由于犀角价格昂贵,现在较难配到药,我常用水牛角片代之,每日10~30g,煎汤代水再加他药入煎,也可取一部分水牛角汤代茶喝,俾药力持久,使血中瘀滞之湿热得以逐渐清除,舌黄、口干、身躯微热、脉数、溲黄赤者,一般在上述诸药外,还可酌配黄连、黄芩、生地、银花、连翘、蒲公英等药,也可同时服用六神丸或神犀丹(成分为犀角、牛黄、黄芩、菖蒲、生地、银花等),以加强清热解毒之功。又如羚羊角善清肝经之热,不待肝风内动而即应及早用之。

其次,谈谈祛湿消疸胀,祛湿宜宣泄的治疗经验。

重症黄疸,茵陈必用,若加秦艽、白鲜皮可以加强消退黄疸之效。按秦艽功擅祛风以胜湿,善治湿热黄疸,白鲜皮祛风燥湿而清热解毒,也是治湿热黄疸良药。李时珍在《本草纲目》中所说:"白鲜皮气寒善行,味苦性燥,……去湿热药也。……为诸黄风痹要药,世医止施之疮科,浅矣。"真是切中时弊之言。

黄疸而兼腹胀,是重症肝炎的特征。吴鞠通《温病条辨》中焦篇所载:"由黄疸而肿胀者,苦辛淡泄,二金汤主之。"确是治疗本病的良方。该方由鸡内金、海金沙、厚朴、大腹皮、猪苓、通草等药组成,鸡内金必须重用,一般为15~20g,少则无效。临床可配加茵陈、马鞭草、玉米须、黑丑等药,既能消黄疸,又能除腹满。

重症肝炎的湿证表现每较突出,由于湿滞较深,治法宜注意运用宣泄,如上中二焦湿盛,可据证而用藿香、佩兰、炒苍术、厚朴、陈皮、法半夏等药,并可佐以蔻仁、桔梗、枳壳、菖蒲、或添配杏仁以宣通气机,使湿浊得祛。湿在下焦,膀胱气化不利,小溲甚少者,在据证运用四苓散、车前子、滑石、通草等方中亦可佐用菖蒲、杏仁,或加紫菀、前胡,宣透上焦,俾肺气通调,小溲可增。

还有一点经验,就是湿郁甚者应佐以温通,关键在于附子。

重症肝炎一般不用附子。但有下列情况者,需用温通,选用附子:①病人湿重兼热,湿邪不祛,热亦胶结不解,黄疸深重,舌白而腻,舌质微红,脉象濡弱,虽非阴黄之证,却因湿邪深重,湿困于脾,用苦温之品效果不著。②阳证阴脉,腹中胀满日甚一日,小溲短少,用消胀分利药而其效不著,膀胱气化不利,开少合多。③由慢性活动性肝炎发展至重症肝炎,原系湿热互结之证,但病程较久,正虚邪盛,病情突又转重,整体而言虽属阳黄,但黄色较晦暗,脉细或沉细,提示脾肾阳气不振,有转化为阴黄之征象。

有上述情况之一者,方药应注重温通,而关键在于恰当地运用制附子,剂量宜小而不宜过大,我常用每剂 3~8g,一般用 5g,常获意外之良效。按附子辛温而善行,温通十二经,湿邪得温而化,得通而泄,虽用小量而经隧得通。如尚有热象,仍可佐用芩、连,取附子以反佐,亦有较好的疗效。必须指出一定要严格掌握适应证及时机,不能视为常法,更不能滥用附子。

现举一例运用附子之治验。1980 年 7 月会诊抢救石某,男,44 岁。病史半月余,黄疸日深,黄疸指数 80,食欲极差,食少,腹胀日甚,有少量腹水,并有肝臭,小溲黄赤,舌苔薄白,脉象细弦,诊断为黄疸——急黄、腹胀(亚急性重症肝炎)。从整体辨证,属阳黄证,经投以清热化湿之剂数日,病势不衰。视其面色微晦,黄而暗,脉象细而不数,乃于清化方中加用制附子 5g。用药 5 剂,腹胀减轻,小溲增多,黄疸有消退之势。以后逐渐好转,月余而黄疸尽退,症状消失,肝功能亦明显好转,临床治愈出院。随访 12 年,生活起居如常。

再次是关于运用化瘀药物的经验体会,大致可分为四点。一是凉血化瘀,适用于重症肝炎,瘀热灼伤阳络而见出血,兼有血瘀之证,或黄疸深重,由于瘀热相搏所致。常用药如丹皮、赤芍、水牛角片、败酱草、青蒿、丹参等。二是止血化瘀,适用于血瘀不祛,出血不止证候,常用药如参三七、云南白药、白及、小蓟、茜草、茅花、茅根等。三是养阴化瘀,适用于瘀热在里、发黄、胁下癥结,阴分已虚,舌质红,脉细数之症,常用药如生地、鳖甲、白薇、女贞子等。四是行水化瘀,适用于本病湿瘀互结,水液不泄,腹胀浮肿者,常用药如马鞭草、泽兰叶、王不留行、水红花子等。

(四) 扶正法

最后是有关扶正之法。据我的经验,对重症肝炎的清养扶正,首选西洋参,其次如麦门冬、太子参、怀山药、沙参等品,补而不滋,清而不凉,对湿热邪盛而见正虚者,较为适宜。具体选用时,还当权衡邪正盛衰的主次、缓急,用清养之法与祛邪相伍。西洋参需另煎,代茶饮服,也可加入其他煎剂药汁之中,一般用量为病情严重每日 6~10g,病情稳定好转时每日2~3g。至于患者已转危为安之后,根据病情,予以健脾胃、养肝、益肾等等扶正方药,兹不详述。

九、论肝硬化及腹水

肝硬化以肝炎后肝硬化多见,其次为酒精性肝硬化、血吸虫肝硬化及一些慢性病长期服用伤肝药物后慢性中毒造成的肝硬化等,最为常见的并发症是肝硬化腹水。现就个人治疗经验简述如下。

（一）肝硬化的治疗

肝为刚脏，治当柔养，其病机为瘀血郁肝，脾胃怯弱，故柔肝健脾，活血消癥为其基本大法，常用归芍六君子汤为主方。基本用药：当归 10g，杭白芍 15g，炒党参（或太子参）10～15g，淮山药 15g，云茯苓 15～20g，陈皮 6g，丹参 10g，三棱 10g，莪术 10g，鳖甲 20g 等。

临证还需根据实际情况加以变通，常见于以下各种情况：

1. 肝硬化早期

因常有肝区不适，痞闷作痛，饮食不香，脉象弦滑，神情忧郁或急躁等，诊断为"肝胃不和"并以肝郁为主要因素，故治疗从痞满入手，以舒郁为主。舒肝和胃为早期的主要疗法。早期一般兼有肝郁血瘀，故常配用活血化瘀之品，肝郁为主者，用柴胡疏肝饮、四逆散、丹栀逍遥散意加减，肝郁脾虚者可用柴平散（柴胡疏肝散合平胃散），此期必须注意，舒肝药偏重理气，理气大多辛散香燥，多用、久用，伤阴耗血，正气易损，所以当强调舒肝须防疏利太过，同时加用酸敛之品，如白芍、木瓜为宜。《丹溪心法》云："宜疏顺不宜疏利太过。"

2. 配用和络

肝之生理为体阴而用阳，藏血而主疏泄（疏通畅泄之意），胁痛必有气滞，若久痛不瘥，必及于血，叶氏谓"久痛入络"，意为络中瘀阻气滞，不通则痛，故应用和络之品而使其通利。常用通草、丝瓜络、路路通、橘络、木瓜、广郁金、延胡等。成方有手拈散（延胡、五灵脂、豆蔻、没药），复元活血汤（柴胡、当归、花粉、穿山甲、红花、桃仁、大黄、甘草）和旋覆花汤（旋覆花、新绛、葱管）等。

3. 佐以退黄

肝硬化常兼有黄疸，此阶段的黄疸并不一定以湿热为主因，而仍需抓住肝脾两经治疗，酌加茵陈、茯苓等利湿退黄，如茵陈四苓汤、茵陈玉露饮等。

（二）肝硬化腹水的治疗

肝硬化腹水之病位涉及肝、脾、肾三脏，因此治疗亦多从这三脏考虑，轻者肝脾气滞，若肝脾俱病，脾气受戕，土败木贼，土不制水，则腹水加重，再发展至肾气亏损，开合不利则腹水愈为严重。某种意义上，从腹水的多少，亦可测知肝脾肾三脏损害的程度。临床常用的证型与治法如下：

1. 肝脾两伤型

症见脘腹胀满隐痛，食欲欠振，倦怠乏力，小便少大便干或溏，面色欠华或晦暗，舌暗红苔薄腻，脉细弦。治法养肝化瘀，健脾利水。常用方选归芍六君子汤加连皮苓、冬瓜皮、玉米须、马鞭草等。肝气虚者，加生黄芪以增加利水之功。

2. 脾虚水停型

症见腹水增重，面黄虚浮，倦怠乏力，腹胀如鼓，纳呆，食后腹胀尤甚，得矢气为快，尿少、大便不实,苔薄或腻,边有齿印,脉濡缓。治法补脾运中,行水消滞。但脾虚有积,补中要寓通意,土虚木贼,补虚毋忘和肝,选方用药,颇费周章。常用六君子汤合胃苓汤加用泽兰、益母草等活血利水,着眼肝脾,兼顾血水,以达扶脾利水,养血和肝之功。

3. 肝肾阴虚型

肝硬化腹水阴虚者尤为难治,且预后不佳。利水恐其伤阴,滋阴又恐碍湿,实是一对矛盾。此型表现为腹大胀满,面色晦暗,面颊血缕红痣,头昏目涩,时有齿衄、鼻衄,或兼有其他脏器出血倾向,尿少纳差,舌红少苔,脉弦细或弦滑。病由肝脾及肾,症情进一步恶化,肝血不足,肝肾阴虚,血虚血瘀,真水不足,邪水不化,治当养阴利水,可用一贯煎、六味地黄汤合牡蛎泽泻散加减。其中牡蛎、海藻既有软坚散结之功,又能祛水气。其中阴虚而兼有湿热者,则多采用已故肝病专家邹良材教授所创制的兰豆枫楮汤加减(泽兰泻、黑料豆、路路通、楮实子),当年邹老研制本方用于阴虚型肝硬化腹水的治疗,可谓匠心独出。

4. 脾肾阳虚型

除腹水症状外,常见面色苍白,神倦怕冷,尿少便溏,下肢肿,舌质淡暗,苔薄白,脉沉细。肾阳虚常与脾阳虚同时兼见,但各有偏重。凡脾肾阳虚者,可选茵陈术附汤为主,加入鸡内金、马鞭草等化瘀泄浊利水。偏于肾阳虚者,面色苍白或灰黯,怯冷殊甚,腹中胀大,周身浮肿,尤以下肢为甚,腰膝酸软,大便不调,小溲少,舌质淡,舌质胖,脉沉细。治以温肾化气为主。常用方为济生肾气丸(或桂附理中丸)为主,方中牛膝、车前二味,牛膝益肝肾而行瘀血,亦能引利湿之药达下而助利水。凡瘀血内结,小便不利者,是首选之品。车前子甘寒滑利,滑可去着,本品无耗气伤阴之弊。偏于脾阳虚者,多用附子理中丸合五苓散加减,以温中扶阳,化气行水。

以上是临床常见的四种证型,在四型中,利水法始终贯彻其中。臌胀又称"单腹胀",气滞水留是其基本病机,所以行气利水是肝硬化腹水的一个重要的治法,有些肝硬化患者小便短少,中西药利尿效果不好,达不到所期望的目的时,后果多不良,属"顽固性腹水"范畴。可参用如五皮饮(陈皮、桑皮、茯苓皮、大腹皮、姜皮)、车前子、马鞭草、泽泻、益母草、陈葫芦、黑白丑、玉米须、冬瓜皮等药。另外张景岳创导了"补下启中法"。他在《景岳全书》中指出:"治水者必先治气,惟下焦真气得行,始能转化,惟下焦真水得位,始能分清。"为肾虚臌胀论治另立一法,实为中医之创新发展。臌胀发展至肾气大伤、真气涸竭的阶段,气化无权,腹水特别严重,证见腹大如瓮,脐突尿少,腰痛如折,气短不得卧,下肢浮肿等。这时肾气大伤,不得再破其气,肾水将竭,不可复行其水。攻之则危亡立见,消之亦无济于事。惟其峻补其下以疏启其中,俾能开肾关,泄水邪,减缓胀势,延续生机。常用《张氏医通》启峻汤意加减用药,选用附子、肉桂、黄芪、党参、肉蓉、熟地、山茱萸、山药、茯苓等补真阳行肾气,力图使气得峻补,则上行而启上,中焦运行,壅滞疏通,中满自消,下虚自实。若真阴涸竭,亦可用熟地、枸杞、黄肉、苁蓉、首乌、山药、龟板等厚味滋阴,育阴化气。此法虽不常用,然前人之经验,今后在实践中也可审时度势,以供参考应用。

(三) 治疗关键

首先要处处不忘肝脾之调理,灵活运用疏肝健脾,养肝健脾之法,前者多用四逆散合胃苓汤加减,后者多用归芍六君子汤加减。

其次,要明辨虚实,攻补兼施。

注意调畅气血,肝为藏血之脏,肝气宜疏而不宜滞,不管何种证型,均有气滞、血瘀之表现,只是程度不同而已,行气活血不可少,常用行气药有川朴、枳壳、大腹皮、乌药、香附等;活血药有丹参、石见穿、桃仁、红花等;水瘀互结者,多选用泽兰、马鞭草、益母草等;对于腹胀较甚者,参用五香丸(五灵脂、香附)、灵丑散(五灵脂、黑丑)理气和络化瘀泄浊。

注意随证加减,对黄疸伴有腹胀者,多用二金汤(鸡内金、海金沙)加减;有便血者可用三七粉、白及粉各 1.5g 吞服,每日 2 次,或方中加用地榆、侧柏叶、茅根等;若有出血倾向者可用紫草、仙鹤草等防止出血;若有热迫血行者,或取犀角地黄汤意,加水牛角、丹皮、生地、赤芍、茅根、紫草等凉血止血;牙龈出血者,可用地骨皮 30g 煎水漱口;鼻衄可用棉球醮黑山栀粉塞鼻。

(邵 铭 整理)

十、论肝性昏迷

肝性昏迷是肝脏疾患的严重合并症,也是肝病患者导致死亡的常见原因之一。如果单纯根据诱因来分析肝性昏迷的病机,尚难对病机提供具体内容从而指导治疗,只有从临床证候来分析病机,以证候为基础,以诱因作参考,以此作为分析了解病机的依据,才能指导治疗,提高疗效。

根据证候分析肝性昏迷的病机,本病的主要病理因素不外乎痰火内闭、湿浊蒙蔽、肝风内动、血结瘀阻等。这些因素可以单独起作用,也可以相互影响、相互助长而同时起作用。如果这些环节能被切断,病理因素能逐步消除缓解,则患者渐复清醒而转危为安;若正气不支,脏气内伤,或邪从内陷,阴阳乖逆,则最后导致气阴两竭,终至不救。兹对肝性昏迷(包括昏迷前期)常见的证候特点及其病机和治法特点如下。

(一)病机、证候、治则方药

1. 痰火内闭

(1)火(热)

临床表现:面红、目赤、气粗、口臭、唇燥、谵语、烦躁不宁、大便秘结、小溲短赤、舌质红、舌苔黄糙或焦黑、脉数(弦大数或弦细数、细数、滑数)

病机:①原有湿热内蕴,或兼温邪外袭,热盛于里。②体素阴虚,阴虚生热,热迫营络,复感温邪,其火愈炽,销烁津液。

(2)痰

临床表现:神志模糊、呆钝、身重、舌强、口中黏腻、频唾痰沫、喉中或有痰声、舌苔腻、脉滑。

病机:①素有湿邪,脾愈虚则湿愈聚,湿盛酿痰。②因热烁津,津炼为痰。③感受外邪,邪入肺胃,痰浊内生。

（3）痰火内闭治法

清热涤痰。常用药物为：①清热：一般用黄连、黄芩、生地、山栀、知母、赤芍等。腑气内闭，脉实有力者加大黄、元明粉、全瓜蒌、枳实。舌红而干，阴虚液少而火重者，宜加元参、麦冬、沙参、石斛、芦根。②涤痰：陈皮、半夏、远志、胆星、菖蒲、竹沥、竺黄。

神糊昏迷者佐以开窍：牛黄丸、至宝丹；热邪甚可用紫雪丹或神犀丹。

2. 肝风内动

临床表现：四肢抽搐、口唇鼓动、口角牵引、头摇、脉弦。

病机：①肝肾阴虚，津液不足，或失血之后，虚风内动。②肝气郁结，化火，火升风动。③感受温邪，邪热炽盛，热极生风。

治法：平肝息风。常用方药为：钩藤、羚羊角、石决明、紫贝齿、玳瑁、地龙（严重者可用生铁落），阴虚甚者加阿胶、地黄。

3. 湿浊蒙蔽

临床表现：神志昏糊、困倦、不欲语或语声甚低、目黄、面色晦黄或如蒙垢、舌苔白腻、脉濡、胸闷腹胀、下肢肿、小溲黄赤或淋沥不爽。

病机：湿邪久踞，三焦窒滞，浊阴弥漫，清阳蒙蔽，神机不运。

治法：化湿泄浊。常用方药为：茅术、厚朴、陈皮、苡仁、蔻仁、半夏、通草、茵陈、赤苓、滑石，湿热并重者用甘露消毒丹。昏迷时可用苏合香丸（芳香宣郁开窍）。

4. 血结瘀阻

临床表现：身热狂躁谵妄、腹满或痛、大便色黑、小溲尚清。妇女多因妊娠或产后恶露不净，或病后月经停闭（有些病例有昏迷阶段尚难断定是瘀血所致，但当黑便自下，下后神志渐复清醒，才能证实由血结瘀阻而导致昏迷）。

病机：①感受外邪，热盛于里，与血搏结，扰于心神。②妇女经血内留，恶露不净，瘀阻不通或水血互结，经络壅塞，心神蒙昧。

治法：导瘀活血。常用方药为：桃仁、红花、大黄、川芎、赤芍。

如因里热搏结或兼湿热互蕴者，先予清化湿热。若血瘀而兼有血热之症，可用山栀、丹皮、茅根等凉血之品，必要时另服犀角或水牛角粉。

5. 气阴两竭

临床表现：神倦气怯、肤冷、甚则汗出黏冷、嗜卧昏睡、颜面苍白或㿠白、唇色指甲苍白或青紫、脉细无根或如鱼翔，可见于大失血后或泻下过多或邪陷正虚之际。或病久正虚，诱因不明，亦可出现衰竭之象。

病机：①血去过多，气随血脱，或泻下频频，脾气败绝。②臌胀已久，肝脾俱损，土败木贼，脏气内竭。③正虚感邪，邪从内陷，阳气外越，津气内竭。④初由痰火内闭心窍，阴阳乖逆，脏气不续，气阴两耗，内闭外脱。

治法：益气养阴、救逆固脱。常用方药：气随血脱，阳气外越，宜独参汤。一般偏于气脱者用炙甘草、五味子、人参、附子、龙骨、牡蛎、山药等；如偏于阴虚，津液耗竭者，宜佐敛阴滋液,如生地、麦冬、阿胶、鸡子黄、山萸肉、枸杞子、白芍、龟板等。生附子捣敷双脚心并灸关元、气海,亦有回阳救逆之功。

上述痰火内闭、湿浊蒙蔽与血结瘀阻,就其病理因素而言,多属实邪。肝风内动则有虚有实,以虚居多。一旦至于气阴两竭则纯是虚候。痰热与湿浊可以兼见,并可以相互影响,相互助长。肝风则常为继发之证,而瘀血往往是夹杂因素。

因痰、火(热)、湿、瘀所致者多属闭证。邪闭由浅渐深,此阶段的时间久暂不一,决定于正邪消长的程度。一般自一日至旬日不等,个别病例可历更长时间。气阴两竭,是为脱证,阴阳欲离,厥脱即现。此阶段的时间一般均甚短,曾观察 24 例死亡患者脱证阶段的时间,最短 2 小时,最长 24 小时,平均 7 小时。脱证毕现,基本上即是死亡之兆,甚难挽救。

(二) 临证经验

1. 掌握病机(痰、火、风)

痰、火、风三者是临床上较为常见的病理因素,医者可借临床症状而获知。肝性昏迷同样亦有产生痰、火、风的机转,因其发生于肝病的基础上,病机尤为错综复杂,转化与影响较快。有些病例,痰、火、风的证候在一定时期内往往同时出现,当分析其主次及发展关系。如系热盛者应主以清热,风动痉厥之甚者应以平肝息风为要,但因热极而生风者,以热为本,以风为标,犹须重用清热。痰热交结者必须相机地清热化痰。腑气内闭者,应及时审证而运用通腑导下之法,不可因循延误。兹录曾抢救痰热交阻、腑气内闭获得好转病例一则以资说明:

患者男性,41 岁,农民。

门静脉性肝硬化,失代偿期,有腹水形成。于 1962 年 8 月 11 日住院。

主症:全身无力,腹膨胀,食少,食后尤胀,时现鼻衄,小溲黄而少,脉象细弦而数,舌质稍紫,舌苔薄黄。

查体:面色萎黄而晦滞,颜面颈胸有蜘蛛痣,腹膨大,移动性浊音阳性,脐突,肝脾均肿大。

检验:中度贫血,白细胞总数 2800/mm³,肝功能各项试验均有严重损害,白蛋白 1.8g/dl,球蛋白 4.7g/dl。食道钡餐检查有静脉曲张。

平素性情抑郁,入院后经中药辨证治疗,因家人探视多次谈及不愉快事,病渐加重。9 月 6 日上午神情呆滞,脉小数,苔薄黄,口干不多饮,处方清热化痰解郁之剂,并予针刺合谷、水沟、中冲等穴,针刺反应不明显。下午续服中药汤剂,并调服至宝丹,翌日昏迷嗜睡,予积极拯救,一日服至宝丹二粒。9 月 8 日仍昏迷不醒,身热气粗,面红,口干,舌尖红,苔薄黄糙,舌强,脉数有力,大便三日未行。

辨证分析:病由肝郁化火,热盛于里,痰热交结,阴液不充,腑气内闭。

处方 生地、元参、知母、花粉、麦冬、山栀、菖蒲、川贝、郁金、连翘、枳实、生大黄(三钱泡冲),另以牛黄丸 2 粒,上下午分服(鼻饲)。

服药后 3 小时,大便失禁一次,量多且臭甚,色黄褐,傍晚续服牛黄丸一粒,夜间又有大便三次,溏而色褐。9 月 9 日清晨神志渐清,身热亦减,舌质仍干微红,舌苔薄黄,脉弦滑数。方用生地、沙参、元参、知母、山栀、连翘、丹皮、芦茅根、川贝、菖蒲。9 月 10 日神志完全清醒,苔黄亦化,以后随证调治,病情逐渐好转,10 月 27 日出院,腹水已消,回家休养服药。随访九个月,情况良好,能从事家务活动,步行数里。

体会 痰、火、风等既是发生昏迷的常见病理因素,当其病重之时,固宜及时采取积极治疗措施,即使在昏迷前或好转后,仍应注意消除这些因素,俾能防患于未然,以免昏迷之再次发生。

2. 开窍药应用经验

(1)开窍药的适应证:开窍药物适用于闭证。肝性昏迷因痰热湿浊之蒙蔽而致的严重现象既属闭证范畴,故正确而及时积极地给予开窍药物,实为抢救的重要措施之一。

"凉开"如牛黄丸、至宝丹,"温开"如苏合香丸,这些都是常用的成药。用开窍药之目的是使闭证得开,使病人神志恢复清醒。如邪闭较深,病情严重,闭证尚存,则药量应适当加重,或配合施用以达协同之功(如至宝丹与牛黄丸同时并用),并宜及时给药,当患者昏迷未醒而确仍属闭证者,可以连续给药。上述丸剂每次一粒,4~6小时一次,在严密观察下可一直用到闭证缓解神志清醒为止。如再度昏迷者,仍可审证而重复给药。尝遇一患者肝性昏迷三昼夜不醒,确属闭证,除汤药处理外,用安宫牛黄丸六小时一粒,神志全清,嗣后进步亦较良好,已恢复劳动力。

(2)开窍药的注意事项:昏迷深,出现面色苍白、汗多、脉细等脱证者禁用。虽属闭证,但昏迷出现于大出血后,阴液消耗,阳气式微,应慎用或勿用。开窍药能使阳气耗散,如患者已现脱证,经回阳救逆之剂而脱证渐解又复转为闭证,以及已处于内闭外脱之际,用开窍药必须极度慎重。

(3)开窍药的服法:丸剂均应研细,用温开水化开。凉开之剂可用鲜菖蒲打汁或煎汤少许送丸服;温开之剂可用姜汁数滴调服。有痰闭证者,加鲜竹沥调服,如喉中痰声辘辘者,另加猴枣散2~4分。如昏迷尚浅,吞咽反射尚存在者,尽量经口灌服。如口服确有困难者,可经鼻饲给药,但鼻饲时必须将药研至极细,分次小量和入温开水中频频灌服,以防药末阻塞鼻饲管。

3. 瘀血与昏迷

肝性昏迷因血结瘀阻而引起者并非鲜见。个人认为女性患者常因肝病复经产后,恶露不净,瘀阻而致昏迷。亦有昏迷数日患者,大便色黑如柏油,瘀血得下,下后神志渐清。或者昏迷见于咯血、呕血之后,离经之血与热搏结而导致昏迷者。临床这些病例甚为多见,说明肝性昏迷的病机方面与瘀血颇有一定的关系,值得引起重视。兹列举因瘀血与其他因素夹杂而导致肝性昏迷病例二则以证之:

病例一 患者陈××,女性,24岁,已婚,妊娠五月余,身热发黄。1960年10月25日晨小产,产一死婴,出血极少,当夜神志不清,谵妄而进入深度昏迷,黄疸加深,肝浊音界缩小,高热,并有肝臭。经某医院进行抢救,用抗生素、激素、精氨酸钠及输液等处理,昏迷历三日未醒。与邹良材老师至该院会诊时,病人神昏烦躁不宁,舌苔薄白,舌质稍现紫红,脉象沉弦,按其少腹有痛楚之状。考虑其小产死婴,恶露甚少,恐有瘀血内留,与热相搏,扰犯心神,急宜清热、导瘀、开窍,方用桃仁四钱,大黄四钱,元明粉三钱,丹参三钱,川芎钱半,枳实三钱,山栀三钱,茵陈五钱,连翘三钱,菖蒲钱半,犀角、羚羊角粉各三分冲服,另用牛黄丸频服。二剂后便通瘀下,神志即渐转清,三剂而全清醒。后由该院一般保肝治疗,恢复甚快。1962年又生产一女孩,哺乳过程良好。

病例二 患者黄××,女,35 岁,已婚,门静脉性肝硬化,1961 年 1 月因腹水住院。经闭年余,服中药后腹水全消,腹围由 89 厘米缩小至 67 厘米,住院 56 天显著好转出院。不数月,月事来潮,并逐步恢复劳动,后又妊娠,足月生产,产后恶露淋沥不净,历二月余。继因情志不畅,膨胀复发,且寒热时作,卧床不起,形神疲倦,于 1963 年 9 月 13 日二次住院。舌光而红,脉象细数,腹大形羸。经服养阴、清热、淡渗等方药,病情未见好转。10 月 3 日起突现狂躁谵妄,头摇咬牙,原来形瘦羸弱,此际力气甚大,判若两人。即时进行抢救,投养阴清热,平肝息风等方药,神志转为迷糊不清,经多方抢救,直至 10 月 9 日大便色黑且亮,如柏油样,一日之中共排四次,量约 1000 余克。每次便后辄泰然入睡,翌日晨神志完全清醒,自觉全身无力,对前几日之狂躁昏糊经过全然不晓。当时患者面色较苍白,脉细数,经中药益气养阴止血之剂,配合输血等措施,大便渐转黄褐,病情渐趋稳定,继以补益之品调治,饮食渐增,小便增多,腹胀消。

体会 上述病例一患者病起急,病程尚短,体实证实,经清热导瘀开窍而好转。病例二病久正虚,膨胀复发,按当时昏迷见症,似属阴虚里热,肝风内动,然投以养阴清热息风之剂,神志仍不正常,迨黑便自下,下后神志乃清,故分析其病机恐与血瘀有关。可能由于产后恶露尚未尽,血结瘀阻,因阴虚肝旺,里热与血相搏,相似于蓄血证的"热结膀胱,其人如狂,血自下,下者愈"的一类证候。

上消化道出血与肝性昏迷均是肝脏疾患的严重合并症,出血又是肝性昏迷之常见诱因。柏油样大便显系内出血之征象。固然有不少病例在昏迷后继见出血而使昏迷加深,以至不治,但有些患者昏迷后黑便得下而病情反见好转。如病人确有血瘀之征,虽在昏迷之际,只要审证精确,可辅以导瘀活血药。瘀血是离经之血,去其瘀血,正是缓解昏迷之一法。临证时可以根据具体病情详细辨证分析,既不可猛浪用药,亦不应惟恐出血而因循延误,失去治疗机会。

4. 关于湿浊蒙蔽的体会

湿浊蒙蔽,应从内因外因结合考虑。如原有黄疸腹胀,脾湿久困,复值长夏暑季或时令多湿,外内合邪,湿遏热伏,病情可以突然恶化,出现昏迷,昏迷前期多先见身热胸闷、烦懊舌腻等症,状如湿温。如阳虚阴伤不甚,又无吐血呕血者,及时抢救治疗,尚有好转希望;反之,湿热并盛,势伤血络,络损血溢,吐血便血,阴分尤伤,阳气亦随之耗损,而湿邪留恋,浊阴一经弥漫,则神机不运,昏迷甚难醒复,预后不佳。

1962 年 8 月下旬,曾有薛姓男患者,年 54 岁,因黄疸腹胀、食少无力而住院。身热烦懊,苔黄脉数。3 日后渐陷于昏迷之状,经投以甘露消毒丹加味,两剂后神志清楚,身热亦退。惟形神萎顿,食少腹胀,因确诊肝癌,且有腹膜转移,家属知病属不治,乃自动出院。然当时因及时救治,尚能使昏迷获得好转。另有王姓患者,男,34 岁,门静脉性肝硬化,腹水经久不消,原系脾肾阳虚之证,1961 年 7 月初突发高热,胸闷烦懊,苔腻,口干不欲饮,腹满溲少,迅即出现昏迷前期症状,症属湿热交阻,虽服化湿泄浊清热之剂,但继而便血多量,后又有吐血,出血之后,昏迷渐深,神惫脉细,气阴两竭而湿浊尚蒙蔽,迭经多方抢救,终至不治。

5. 对脱证的认识

肝性昏迷一旦进入脱证阶段,其预后极为不良。从临床观察中发现肝性昏迷之脱证大致有二种情况：①渐进型：患者由闭证逐渐转入脱证，时间较长。②突变型：病人原系闭证，但突然出现脱证，一脱即厥。或病人原来并无闭证，因大出血等原因而骤然汗出肤冷脉伏，脱证毕现，不及救治而死亡。

上述两类在临床上均可看到，一般以前者居多。其病机主要取决于正邪的消长。如正气尚好，痰热湿浊等病理因素比较轻，经过治疗抢救，气阴未至骤耗，但因正不胜邪而逐渐陷于虚竭，则为渐进型。突变型则多因：①内脏大出血，气随血脱；②因见闭证而过多地用芳香辛散开泄之剂，使阳气耗散；③素体不足，病情日益恶化，大肉已削，胃气已绝，气阴原已极度亏乏，一旦因外感或食滞以及其他原因，正气不克抵御，阴阳骤告离决。

经过及时抢救治疗，渐进型尚有好转的希望。但如再次陷于脱证者，预后不良。突变型则多不及救治。因此，要求临床医师对肝性昏迷病人必须细心观察，全力抢救，特别是及时采取中西医结合的抢救措施非常必要。

（本文列举之病例均采取中西医结合的抢救措施。）

十一、论 黄 疸

黄疸是目前临床常见病，主要见于病毒性黄疸肝炎、淤胆性肝炎、药物性肝炎、酒精性肝炎、阻塞性黄疸等。兹结合临床实践，从黄疸的病因、病机、辨治要点、用药特点及经验，归纳为以下八句话：

（一）疸必有湿寒热分

"疸"古字"瘅"。《内经》云："疸者热也"。《康熙字典》解释"瘅者，热、劳也"。因此从字面上看黄疸与"热"、"劳"有关，其中"劳"有两层意思，一则病因与劳倦有关，一则易成慢性虚损、虚劳。此病自古有之，张仲景《金匮要略》中专列黄疸病篇，《伤寒论》中提出湿热发黄，并云："瘀热在里，身必发黄"。瘀者，瘀滞之意并与血分相联系，亦就是说，病机上与血多有关系。《圣济总录》将黄疸分为九疸三十六黄，分类较为繁琐，后世已少沿用，但其中有按《金匮要略》所述的谷疸，一指因饮食不当、不洁而致病；其次含义为起病后食欲不振，纳谷减少。第二是酒疸，酒作为人的饮品外还有药用价值，清酒为醴，浊酒为醪，用以泡药者为清酒（酒醴）。因酒而致病甚多，饮酒过多可致黄疸，对临床仍有重要参考价值。病情发展很快者为急黄（走马黄）。在病因方面，《金匮要略》云："瘀热在里，身必发黄"，"黄家所得，从湿得之"。疸必有湿，无湿不成疸。提出黄疸与"湿"、"热"有关。其湿可从热化，亦可从寒化，单寒（纯寒）不多，多寒热夹杂。

（二）瘀滞肝胆清化行

胚胎发育时，胆为肝的一枝，另一枝是胰，故肝胆密不可分。古云：左三叶，右四叶，凡七叶。"胆附于肝"，肝与胆以经脉相络属，以筋脉相联系。"胆在肝之短叶间，重三两三株"，"肝之余气泄于胆，聚而成精"。所以清肝时必须利胆，清肝时必须清胆，其治法的种类很多。

（三）识别轻重安脾胃

从病机来讲，肝病传脾，"见肝之病，知肝传脾，当先实脾"。肝胆都属消化系统，脾胃又是后天之本,肝病的形成及演变预后与脾胃的功能都有关系,脾胃强了,肝胆疾病亦少了,相反则得病多,预后亦差。很多肝病论述都重视调理脾胃,已形成治疗黄疸重视脾胃的共识,也是中医药肝病治法的一大特色。治疗时照顾脾胃,用药时更要顾及脾胃,药毒亦可损伤肝胆,如是饮酒所伤,则更要照顾脾胃。

(四) 祛邪之际应扶正

在病理上,"黄疸之病,当以十八日为期,治之十日以上瘥,反剧为难治"。十日之内以祛邪为主,十日以上未退反重者,既示瘀热邪盛,也应照顾正气,邪正兼顾调治。"肝为风木之脏……全赖肾水以涵之,中宫敦阜之土气以培之"。黄疸久治不退,日后形成"臌胀"、"癥积",古人常有记载。扶正主要指健脾、养肝、益肾。但湿热未祛时,应防过于甘温或滋腻之品,以免敛邪。

(五) 茵鲜秦连黄山苦

常用之方为茵陈蒿汤,其中主药为茵陈。茵陈不仅用于黄疸,脾胃肝胆有湿热均可用,利胆是首选药,胆汁郁结,其后果常可加重黄疸,影响预后。白鲜皮祛皮肤之风而退黄,治黄疸作为第二个主药,其治黄疸作用是偶然发现的,因黄疸深重的病人常伴皮肤瘙痒,治疗中加用白鲜皮,用之以后发现黄疸亦消退较快,因此可将其作为治黄疸的药。秦艽,有类似肾上腺皮质激素作用,在药理上、用药依据上,具有祛风胜湿作用,而"疸必夹湿",故用于治黄。古代用秦艽治黄疸用牛乳煎服,可惜现代未予研究。黄连、大黄、山豆根(含苦参碱)、苦参(亦含苦参碱),对病毒有抑制作用。但苦参影响心率,使心跳减慢(作用于心脏的传导系统),有一定的副作用,用药时应注意。现用苦黄合剂及注射液(主要成分为苦参、大黄)已作为退黄的常用药。

(六) 龙蛇鸡垂夏凤英

此组药物均以清肝解毒为主要功效,龙胆草泻肝胆实火,为龙胆泻肝汤的主药,广泛用于肝胆实热证,蛇舌草、鸡骨草、夏枯草、垂盆草、凤尾草、蒲公英除上述功能外,还兼利湿作用。蛇舌草、鸡骨草更兼活血之功。临证中常常配合选用1~3味,数药配伍既能疏利肝胆湿热,又能分利,使邪有去路。

(七) 丹栀桑酱牛角升

丹栀通治肝经郁火。清肝饮、丹栀逍遥散均为治肝胆郁火的常用方,桑白皮与白鲜皮相似,肺主皮毛,清金以制肝木,是朱丹溪提出之法。为肝病的治疗提供了一条新途径,开拓了思路。如现治疗肝性胸水(悬饮)即可配用此法。犀角,古方多用,现用水牛角代用,犀角散(犀角、黄连、升麻、山栀),犀牛黄(是牛胆的结石、胆红素结石)比较松散,成分为鹅去氧胆酸、熊去氧胆酸,以胆利胆且能化石。现用人工合成的牛黄,急黄时亦可用之清热解毒,犀黄解毒在外科、喉科中不失为上品。水牛角经药理学研究表明,基本上可取代犀角。犀黄用量一般一次为0.1~0.3 g,每日2次,吞服、装胶囊均可,运用得当,确有奇效,如以往的牛黄醒消丸。升麻是主要清热解毒药,配合补中益气则升阳,升麻的适应证很广泛,重症肝炎中亦可使用。

（八）巧用附子与二金

附子用于阴黄,附子温通十二经,肝胆病中热象不显或确有寒象者,巧用附子,其效颇佳。二金即鸡内金、海金沙为二金汤主药(《温病条辨》中焦篇方),对黄疸而腹胀者,常可用之。此外,如蚕沙性寒,对肝病反复发作(信号常有腿酸)有控制作用。调整免疫最好是黄芪,但临证时,辨证上不适合使用时,可用蚕沙。其次为羚羊角,羚羊角清肺清肝,羚角钩藤汤,用于高血压。其实急性热病,高热不退、咳嗽痰喘身有出血疹、皮疹等,羚羊角亦是常用药,羚羊角、芦根清肺,"羚羊清乎肺肝",肝病中有些时候用羚羊角,不一定等到肝昏迷风动才用。另外,"肝开窍于目",因此眼科有些药物肝病亦可用,如石斛夜光丸含石斛、羚羊角等治眼病,亦能治肝病。决明子、密蒙花、青葙子等清肝明目药亦可酌配治肝病。

此外,用药时需注意以下4点:①目前有的苦寒药越用越多,一是浪费,二是苦寒太过有损胃气。②不要过分滋腻。③注意解醒法的运用,酒黄疸致因是酒毒,醒即酒中之毒,可用葛花等解醒。如药毒、或化学毒亦可考虑参用。④注意治血,治黄必治血,治黄必治湿,血行黄自退,水牛角、牡丹皮均是凉血之药,凉血、活血、养血为治血三法,相机随证运用。即便是无黄疸重症肝炎亦可触类旁通,相应选用。

（邵 铭 整理）

十二、论痹证与脾胃

（一）病因病机的关联

马莳(《黄帝内经素问注证发微》)曾谓:"痹者,卑也,有病则有日深日降之义,又有不得自如之义,故名曰痹。"这是广义的"痹"。张志聪(《素问集注》)认为:"痹者,闭也,邪闭而为痛也。"后人皆宗张氏之意,逐渐将痹证的范围集中于肌肉、骨节的疼痛、重着的疾患,且与风病、痿证互有联系。

痹证的成因,乃由正气不足而邪乘之。《灵枢》所述:"粗理而肉不坚者,善病痹",首先提出患痹证的体质因素。

《素问·痹论》中指出:"饮食自倍,肠胃乃伤。"意即饮食不调,脾胃功能不足,也是导致痹证的因素之一。

《济生方》所述"皆因体虚,腠理空虚,受风寒湿气而成痹也。"按"腠理"亦属"卫","脾为之卫","脾者主为卫",在《灵枢》中早已提示脾与体表抗御外邪功能的关系。脾主运化,为气血生化之源,故凡脾气健旺者,抗病能力相应提高。反之,脾胃虚弱,不仅导致本脏及有关脏腑的病变,亦易感受外邪,发生痹证。一般而言,"正气"就已包含脾胃之正常功能,故正虚、营卫气血不足均与脾胃失于健运相联系。

痹证的病邪有风、寒、湿、热。关于湿的病因,也与脾的功能有关。

赵献可《医贯》"湿论"篇中分析湿邪"有在天之湿……有在地之湿……有饮食之湿……有太阴脾土所化之湿,不从外入者也,阳盛则火胜,化为湿热,阴盛则水胜,化为寒湿。其症……筋骨疼痛,腰痛不能转侧"。这也说明内湿同样是痹证的病理因素之一。《灵枢》所说

"沫得寒则聚","沫"指津液,病理状态下即是湿,此沫在"分肉之间",与内湿的形成有相似之处。痹证病因中的湿邪是在内、外因素作用下的病理性产物,可以引起肢体肌肉骨节肿胀、酸、痛、麻、重着等症状。所以,消除湿的病理因素也就成为防治痹证的重要措施。欲祛其湿,当健其脾,俾升降运化恢复正常,湿浊得化,脾旺而邪自去。

关于热的成因,可由于寒、湿郁久而化热,也可能由于直接感受风热、暑热之邪。此外,体质阴虚而引起的热,也是重要的因素之一。阴虚之人,脾胃之阴亦不足。胃腑体阳而用阴,胃阴即是借以腐熟消化水谷之胃津。吴瑭曾谓:"十二经皆禀气于胃,胃阴复而气降得食,则十二经之阴皆可复矣。"征诸临床,胃阴虚者,易致热痹(风湿热痹证),所以防治热痹也须重视顾护或滋养胃阴。

李梴还记述关于痢疾病后两下肢疼痛的痹证,认为是由于湿热随血流注经络所致。痢疾亦是脾胃之病,因湿热邪毒内伤,影响脾胃气血的正常功能,若邪犹未尽,湿热可流注经隧及于腿膝。此证虽不甚多见,但也说明下肢疼痛与脾胃之疾有一定联系。

(二)治法用药的举例

治疗痹证应从整体着眼,主要治则为祛邪与扶正。关于祛邪(蠲除风、寒、湿、热之邪)的具体方药,古今医籍言之甚详,兹不赘述。至于扶正之法,医家亦均熟知。一般对痹证病久时发者,尤需重视扶正,或以扶正为主,或根据情况而与祛邪结合。扶正包括补气、养血、滋阴和培益肝肾等法,各有适应,有时往往兼用。

关于补气之法,仍以补益脾胃之气为要,旨在使升降运化得宜,血脉流畅,气旺而利于祛邪,防止再感外邪。古方治痹如人参汤、人参散等均以人参作为方名。三痹汤以人参、黄芪、白术、甘草、茯苓同用,可见前人亦以补益脾胃之气列为治疗顽痹、久痹之重要治则。据我的经验,对痹证患者运用祛风、散寒、祛湿等辛燥药时,每于方中配用山药,一则防止风药有损胃津,二则可制芪术等温燥之性,俾补而不滞,气阴兼顾。特别是有些痹证而兼有胃病中虚气滞证者,用蠲痹兼补气健脾和胃法,山药与党参、黄芪、白术、甘草、木香等相配,其效甚良。

健脾益气方药对消除内湿,增强机体抗病能力而防止再感外湿,均有明显作用。如古方治痹常用白术,例如《太平圣惠方》第十九卷"治风痹"、"治风血痹"33首处方中,用白术者有8方。《神农本草经》谓白术"主风寒湿痹"。李东垣认为白术"去诸经中湿而理脾胃"。《本草求真》谓:"筋骨皮毛均非驻湿之所,惟肌肉间为可驻湿,故风痹、死肌、痉、痹系于风、寒、湿者,皆术主之矣。"前人对白术治痹论述甚多,以上择其数端而已,可见白术对痹证适应较广,然其主要功用取白术之健脾燥湿,只要配伍得当,常有意外之效。

又如薏苡仁甘淡而凉,健脾利湿,善治湿痹,一般虽非主药,然而极为常用。《本草述》盛赞此药"诚为益中气要药"。《类证治裁》立薏苡仁汤,以此药为方名,亦足见其要。临床上凡遇风寒湿痹证或风湿热痹证均可适用,痹证而兼脾胃不和者,亦常用之。寒证及脾虚者应用炒薏苡仁(米炒或麸炒),助脾化湿;热证用生薏苡仁,用量一般煎剂不少于20g。除汤剂以外,还可与粳米一同煮食,或以薏苡仁研粉,和米粉等量调匀煮粥糊食之,薏苡仁用量每日30~60g,不仅有治痹功效,且能维护胃膜,防止祛风散寒辛温药及(或)化学药品对脾胃的副反应。

热痹——风湿热痹证常伴有身热、汗出、口干、舌红等症。一则热久易伤阴津,二则往往配用祛风、化湿之品,难免有辛燥耗阴之可能,特别是干燥综合征伴痹痛的患者,调治必须重视顾护胃津。《金匮要略》治热痹方桂枝芍药知母汤,方中有不少辛温药。后世如张景岳立"抽薪饮",张锡纯立"木通汤",诸如此类之方药甚多,然而对慢性热痹,阴液亏乏之证,尚恐不尽适用。据我的经验,对此等证候,当从甘凉养胃滋阴之法,配用通络和营蠲痹之剂,权衡轻重缓解而治之。甘凉之法,甘以养胃,凉而不寒。鉴于阴虚者胃阴必亏,故甘凉之方以吴瑭益胃汤(沙参、麦冬、生地、玉竹、冰糖)为佳。吴氏认为"欲复其阴,非甘凉不可"。此方若加入山药、甘草、白芍、木瓜等,甘酸相合,可以化生阴液,和营柔养肌骨经脉;再适当配用祛风通络之品,善于审证配伍,常可提高治效。

《素问·移精变气论》早有"去八风五痹之病……治以草苏草荄之枝"的记载。枝与藤类药物能通经引达肢节,对五体之痹证颇为常用。藤枝类药物甚多,其性能亦各有不同。其中如桂枝之温,雷公藤之辛热有毒,桑枝、忍冬藤清热通络,海风藤、威灵仙祛络中之风,天仙藤祛络中之瘀等,均可据证配用。内服汤剂必先入胃,胃强才能运药,故投药之时亦当考虑脾胃功能,辛温属热者不宜多用久用,有毒者尤须慎用。若有脾胃气虚、阴虚者,参合上述益气、养阴方药,随证配入。

综上所述,意在说明调理脾胃对治疗痹证(五体之痹)的重要性。或健脾益胃,或渗化内湿,或甘凉濡润养胃,参用这些治法,有利于提高防治效果。喻嘉言《医门法律》所说"凡治痹证,不明其理,以风门诸通套药施之者,医之罪也"。此语堪为吾人之戒。

十三、论调补脾胃治杂病

李东垣对脾胃诊治经验,流传迄今,贡献卓著,关于"脾胃学说"在临床之运用,可以广及内科诸多病证,现择要举其数则,以供医家参考。

(一) 补气以生精养神

精、气、神是人体生理的基本功能与物质基础。东垣认为"气乃神之祖,精乃气之子,气者精神之根蒂也",指出三者之关系为气—精—神。并谓"元气之充足,皆由脾胃之气无所伤,而后能滋养元气"。强调脾胃之气乃人体生理活动的要素,脾胃功能是否正常,能直接、间接地影响到整体的健康状况。为此,对精、气、神诸虚不足之病证,应重视诊查,了解脾胃功能受损之程度,病机之性质,从而辨证调治,使脾胃之气渐旺,元气充足,精、神自复其常。

1. 肾精不足,补益脾胃

肾精不足,男子常见阳痿、早泄、神倦、耳鸣、腰膝酸软、早衰等病证,理宜审证而用补肾填精之品。若肾阴亏虚者,一般投以地黄、首乌、桑椹、龟板、枸杞等药。患者如脾胃功能不足,不耐滋腻之剂,胃不运药,既不能起到补肾的作用,反而导致食少、运化不力,脾胃之气损伤,肾精亏耗尤甚。曾诊王姓男子,36岁,已婚六载,阳痿早泄不育,夫妇焦急苦恼。求医服药10个月,症状均无改善,食少,脘痞,食后腹胀,大便溏泄,神倦乏力,形体日渐消瘦。1987年9月来诊时,视其面色无华,舌淡苔薄白,脉濡,证属脾胃不和,脾阳不振,肾阳亦虚。拟方健脾和胃,温肾助阳,方投香砂六君子汤、附子理中汤加减。药服20剂,食欲改善,饮食渐增,大便转实,精神渐振。以后隔日服一剂,原方加减出入,调治2个月,阳痿早泄明显改善。

又 2 个月,其妻怀孕,继而足月顺产一女,夫妇称谢不已。举此例以说明调补脾胃而使肾精充旺,此理极为普通,然而时下有的医生却"见肾治肾",徒予滋腻补肾,若能重视调理脾胃,则事半功倍。

2. 营血不足,调理脾胃

血属阴,精血同源,全赖脾胃之气健旺,始得化生精血。肾主骨、生髓化血,也必须以脾胃功能为基础。例如李某,男,48 岁,病起两年,乏力神倦,头晕、食少、脘痞、便溏不实,面色萎黄无华,舌淡、脉细,经检查疑为再生障碍性贫血。经养血、补肾之方调治,加以输血等治疗,历 5 个月而血红蛋白仍在 30～50g/L,症状亦未见改善。邀余会诊,根据症状以调补脾肾为主。因中气不足,纳谷少,运化不力,是以虚象丛生,清阳不升,气血无以上荣,故见头目昏晕。拟方补中益气汤加炙鸡金、焦楂曲、补骨脂。服药调治 1 个月,饮食增,大便转实,诸症改善,未再输血,血红蛋白达 70g/L。继以原方出入,去升、柴,加鹿角片、仙灵脾、磁石、紫河车等,2 个月后症状尤见改善,血红蛋白 90g/L,病情稳定好转,随访 5 年,生活起居几近正常人。此例病情转机,可能与补中益气汤有关。中焦脾胃升降渐复,纳谷渐增,运化渐旺,使病情得以改观。

3. 心神失养,调其脾胃

情志抑郁,郁久心神失养,肝气失疏,脾胃升降失常,此类病证,若不及时治疗,有的甚至导致"郁劳沉疴"(《临证指南医案》)。除予心理疏导以外,药治方法,一般均以舒郁养心为主。舒郁以疏泄肝气,开其郁滞为要;养心当据证予以养心阴、益心气、宁心神之品。但是,病者若脾胃功能失调之症状明显,还应据证调其脾胃,俾谷食增进,运化渐复其常,气血生化之源得充,则元气自旺,肝血、心神得以滋养,气血调畅,利于开郁而病趋康复。

举一例以说明之,患者沈某,女,32 岁,因精神创伤,情志抑郁,渐致食少,不寐,心神恍惚,神倦乏力,形体消瘦,丧失工作能力,屡经调治,服用中西多种药物,效果不著。来诊之时,询其症状,不下 20 项,其中所苦者诉胃中不和,厌食,食欲不振,稍进食必脘胀、嗳噫,腹中终日鸣响,响甚则食物反流,时有便意,一日多次如厕,大便少而溏,夜不得寐,白昼头昏、乏力。舌苔薄白而腻,脉象细而带弦。阅其病历资料,除极度贫血以外,其余检验未见器质性病变。分析其病机,既有情志因素引起心肝气郁,肝木犯胃克脾,脾胃失和。气血生化之源不足,又促使肝气疏泄与藏血等功能不足,心气更形虚弱,心血相形亏损,如此互为因果,病情每况愈下。观以前处方,疏肝解郁,养血安神,本无不合,惟多属辛燥、滞气或滋腻之品。一则易耗阴液,二则有碍脾胃消运。尚有多种化学药品,也可能有不同程度损伤脾胃之弊,服药以后,睡时朦胧,不是正常入寐,白昼脑鸣恍惚,乏力神倦,不思饮食,腹中不和。故考虑先重在调治中焦脾胃,俾土气健旺,元气渐充,利于心肝之气宣畅,心神亦可安宁。拟法和胃、健脾、抑木为先,药用太子参、山药、焦白术、茯苓神、炙甘草、谷麦芽、炒陈皮、法半夏、川百合、炙鸡金、炙升麻、荷叶、炒枳壳。服药 7 剂,食欲改善,脘胀、嗳噫、腹鸣等症已见改善,大便日行一次。再服 7 剂,夜寐渐安。原方略事增损,共治疗 40 天,诸症基本消失,恢复正常生活与工作。

(二)"益气补胃",小便自利

小便不利,病因多端,病机有虚有寒,治法亦不尽相同。然而中焦脾胃乃气机升降之枢纽,有些患者饮食甚少,胃纳呆滞,水谷少进,东垣曾谓"如食少而小便少者,勿利之,益气补胃自行也"。此言"益气补胃"是概指根据病情而运用补益脾胃之气的治法。这是一项极为可贵的治则,个人在临证时宗此治则而获效者甚多。

1. 肝病腹水

肝病导致腹水,乃属臌胀范畴,其病位常涉及肝、脾、肾三脏,而脾胃为肝木所侮,土败木贼,不克制水,肾失开合,实为常见之病机。仲景《金匮要略》"见肝之病,当先实脾",此论源于实践,极为精辟,属重要治则。一般肝硬化腹水常见证候有脾虚湿困、脾肾阳虚及肝肾阴虚等等。前二类证型均须从脾胃论治,湿盛者佐以化湿,脾病及肾,阳气不振者,兼顾温肾化气利水。在调治过程中,凡病人饮食甚少者,方药中均须重视健脾胃、助运化,饮食渐增之时,加用化湿、分利之剂,利尿效果较好。

关于肝肾阴虚证,一般治法当以养肝滋肾,冀其阴津渐复,则"真水"增而"邪水"得祛。如患者饮食极少,徒利其尿,尤损其真阴,往往因利尿过度而引起出血、昏迷等严重并发症。此类阴虚证候,不仅肝肾之阴亏虚,而脾胃之阴亦必不足。故常用滋阴方如一贯煎、沙参麦冬汤、参麦地黄汤等方中,每常有养胃阴之品。沙参、麦冬、扁豆、玉竹、花粉、甘草等药,均是养胃阴之剂,甘凉、甘平,入脾胃而濡养真阴,胃阴来复,纳谷渐增,则小便自可增多。据个人之经验,遇病人舌红口干,不思饮食,稍食则胀,腹大溲少,胃阴损伤明显者,胃气亦常窒滞,当归、地黄、枸杞子等难免有碍气机。当选用养胃阴、和胃气之法,药如沙参、麦冬、太子参、白芍、橘皮、佛手、绿萼梅、谷麦芽、炙鸡金、川通草、芦根、茅根、石菖蒲等。俟胃阴得复,胃气和降,饮食渐增,再加入玉米须、车前子、猪苓、泽泻、琥珀粉、泽兰叶等,小溲随之渐增,腹胀亦渐减轻。若加用西药利尿,亦应在胃气渐振之际,效果较好,副反应亦较少。

2. 特发性水肿

特发性水肿,系指经多种检查未发现心、肝、肾等器质性疾病的水肿(或肿胀),妇女更年期患此症者不少。其病机常由肝气易郁、冲任不调,由肝及脾,脾胃升降失常,水液运化障碍而成。有的病及于肾,开合不利,导致水肿较重或时易复发。治疗本病,当据证而选用疏肝解郁,健脾崇土,益肾分利,调理冲任等法。医者能善于推敲各法的先后、主次或相互配伍,常是取得治效的关键所在。据个人经验,当病人主症为食欲不振,饮食量少,消化不良,胃脘痞胀而大便易溏,小溲少,面肢肿者,治疗当以调理脾胃为主。凡舌苔薄白,脉濡,用香砂六君子汤加谷麦芽、炙鸡金、焦建曲、玉米须等健脾和胃,助其运化,俾中焦之气健旺,升降渐复其常,饮食渐增,小便自利,肿亦渐消。男性中年以上患特发性水肿,亦颇多脾胃不和之证,亦常运用上法获效。若有舌苔白腻,兼夹湿浊者,据证参用平胃散、藿香、佩兰等品,湿祛而脾运得复,饮食增,小溲增,肿亦消,此乃治本之策。若徒知见肿即重用分利,中西药物兼投,当时虽见溲多肿消,但形神困疲,精津耗伤,胃气不复,停药后旋又水肿,甚至他疾兼至,调治为难。

十四、论东垣解酲、化瘀方药运用

李东垣对脾胃病的理论和诊疗经验,贡献卓著,众所周知。个人从医以来,时时学习其论著,联系临床实际,温故知新,获益良深。现就东垣常法以外的运用体会,举其数端,以窥一斑。

(一) 解酲法

解酲之法,专治饮酒所伤,东垣《脾胃论》所主葛花解酲汤,"治饮酒太过、呕吐痰逆、心神烦乱,胸膈痞塞,手足战摇,饮食减少,小便不利"。饮酒过量致病,历来有之,当今在城乡患者中亦颇常见。由于酒性辛热有毒,不仅在酒后即可发病,有的甚至积毒内留,祸害诸多脏腑,解酲一法,运用得当,确有良效。

1. 胃病参用解酲

胃脘痛或痞胀(胃、十二指肠炎症及溃疡)是内科常见疾患。酒食不节、饮酒过多,亦属病因或诱发因素之一,从数年来诊疗记录统计,1600 例患者中因饮酒引起者占 18.6%。这些患者按证候分类,经常法治疗,效果有时不甚满意,往往有本虚标实、寒热兼夹等特点,个人每于辨证方中参用解酲之品,且嘱其戒酒勿饮,症情大多好转,病理改变得以相应改善。临床上主要掌握几点:

(1)饮酒引发,病程在 2 个月之内,胃脘痞胀疼痛者,参用解酲治法。

(2)一般均用葛花 10~15g,曾饮白酒量多者加枳椇子 10~15g,用药 10~20 日,常配以茯苓、泽泻。

(3)伴有胸骨后下方、剑突部胀、痛,食后尤甚,因饮酒所伤,检查见食管下端、贲门部有炎症者,在辨证施方中加葛花、枳椇子,药液浓煎,取其 1/2 饮之,1/2 另调入藕粉糊中,卧位服下,服后转侧左右,再仰卧不少于 30 分钟,如晚间服药,服后即睡,效果更好。

2. 肝病参用解酲

急、慢性肝炎不论有无黄疸,凡起病或复发因于饮酒所伤,症状较显著,脘胀痞胀隐痛,食欲不振,肝功能不正常,可参用解酲法,以助"祛邪"。据个人体会,解酲一法,对饮酒所伤之肝炎,具有"洗肝"、"清肝"作用。葛花甘凉,不仅入胃,亦入肝经。曾诊治多例慢性活动性肝炎,症状持续存在,肝功异常,迟迟不复正常,询知由于饮酒过多诱发者,在辨证方中参用葛花 10~15g,连服 1 个月,症状迅见改善。另有因农药中毒导致慢性肝功能损害,胆红素增高,经中西医多种治疗,效果不著,虽无过度饮酒史,亦在辨证方中参用葛花、生甘草,症状改善,血胆红素降至正常,肝功能恢复良好,有的随访三五年,复查均正常,生活、工作如常人。农药及某些药物致病,属于化学性毒物,虽非"酲毒",却同属"毒"物,既已有损于肝,解酲之品亦能祛其毒,此亦活法巧用之例。

(二) 活血化瘀法

东垣重视补益脾胃之气,基于"脾胃之气既伤,而元气亦不能充,而诸病之所由生也"的观点,所立补益脾胃之方,流传迄今,运用甚广。然而,东垣认为"饮食不节,劳役所伤,以致脾胃虚弱,乃血所生病","夫脾胃不足,皆为血病,是阳气不足,阴气有余"。他对人体气血生理病理的机制,全面而辨证地分析,只是一般以补气著称而忽视其治血的经验。在东垣的论著中可以看出,应用或参用活血化瘀药物者共有 50 余方,占全部处方的 16%。其中值得提出的如清阳汤,方中既有黄芪、升麻、甘草等补气升阳药,又有红花、当归、苏木等活血化瘀药,治"口喝,颊腮紧急",比王清任所主治中风的补阳还五汤早 600 年。其他如东垣创通幽汤、调卫汤、升阳汤、三棱消积丸等参用活血化瘀之方,都能反映其独特经验,具有良好效果而却易被后人忽略。个人在温习之余,深感东垣学术精博,特地提出关于脾胃病运用活血化瘀的点滴体会,以昭东垣学术之精粹贻益于后世人之例。

1. 胃中积滞,消化不良

临床上因饮食不当,导致胃中停食难消,上腹胀满,甚则疼痛,不思饮食,一般病证如气滞湿(热)、寒凝等,据证运用理气和胃,化湿(清胃)或温中行气等方药,佐以消食去滞(或导滞)之品,自可逐渐缓解、向愈。但遇顽固、疑难病例,胃中积滞难消,或消而不尽,胃脘痞胀、疼痛多日不减,食欲不振,由于胃腑气滞而致血瘀,据东垣《脾胃论》卷下所列"三棱消积丸治伤生冷硬物,不能消化,心腹满闷",在辨证方中加用三棱、莪术,常可提高治效,个人在临床上屡遇此类病者,思路拓宽,疗效亦随之改观。

2. 上消化道出血后低热

脾胃病中常见胃脘痛(如胃、十二指肠炎症、溃疡等)并发上消化道出血。血量较多者,往往在血止后伴有低热,体温徘徊于 38℃ 左右,一般无明显的表证。据个人诊治 240 例上消化道出血住院患者分析,出血后发热者计 74 例(占 30.4%)。导致发热的病机主要有:一是离经之血留滞成瘀,瘀血在脏腑经络之间,影响营卫之运行;二是出血之因是脾胃气虚,摄血无权,出血后脾气尤虚,气虚又促使血行不畅,瘀血不易廓清;三是出血由于肝胃郁热,血去而热未尽,瘀血与热互结,导致低热。总之,治法均可参用行瘀,如五灵脂、制大黄、丹参、白薇、茅根等等。脾气虚者,配以黄芪、党参(或太子参)、山药、甘草等。肝胃郁热未清者,配以青蒿、黄芩(或黄连)、丹皮、山栀、蒲公英等。行瘀而不破瘀,以防再次引起络损出血。经上述方药调治,一般在 3~5 日内低热渐退,此亦属脾胃病运用行瘀治法之例。

3. 出血后脘痛

胃、十二指肠溃疡(或慢性糜烂性胃炎)因劳倦、嗔怒或饮食不当等因素,引发胃脘疼痛,若伴有上消化道出血之际,其痛常自行缓解。然出血止后,若又复脘痛,此时亦应考虑血瘀的病理因素。由于离经之血留滞,常使原有之气滞加重而互为因果。有些患者在出血之时,禁食数日,以致胃中空虚,胃气不足,或兼胃阴亏损,亦易使血瘀留而不祛。

瘀血脘痛之特点为隐痛与刺痛俱存,痛位比较固定,喜温而按之不适,大便或呈黑褐色,有近期上消化道出血史。舌质如有紫暗之色则更为典型。出血之后,同时每常伴有神倦乏力,头目昏晕等症。若使用理气定痛之品,不仅效差,且理气若过辛燥,则又有损络、耗气伤阴之弊。据个人体会,一般如五灵脂(炙)、制香附、延胡索、赤白芍、丹参、三棱等品可据证选用。胃气虚者配以山药、茯苓、炙甘草。兼阴虚者,配以太子参、麦门冬、川石斛等,益气而不滞气,顾阴而不滋腻。兼有郁热者,佐以制大黄、地榆、象贝母、黄芩等。谷芽养胃而调和气血,常可配入。但须注意,在出血后 1 个月之内,忌用破瘀动血之品如九香虫、红花之类。参三七粉行瘀定痛,对出血后脘痛甚为相宜,每次 1~1.5g,1 日 2~3 次,可以服用 7~14 日,有良效。

十五、论消化道疾病治法概要

消化道始自口腔，经食管、胃、小肠（包括十二指肠）、大肠（包括直肠），最终至肛门。整个消化道按《难经·四十四难》所载，有"飞门、户门、吸门、贲门、幽门、阑门、魄门"等"七冲门"。杨玄操注谓："冲者，通也，出也。"我认为整个消化道的生理要求是：上下通畅，黏膜濡润，消运得宜，传动正常。

食管古称"胃之系"（《难经集注》）、"咽管"（《医碥》），属于胃的连带部分。十二指肠（尤以球部）进一步消化食物，从其功能而言，似亦同于胃。小肠属脾。整个消化道的功能，在广义上均与脾胃有关。总之，消化道的脏腑包括脾胃、小肠、大肠，与肝胆的疏泄功能息息相关，与上焦心、肺联系，还受肾正常功能的影响。因脾胃在生理上的重要性而历来被称作"后天之本"，为全身升降调节的"枢纽"。

消化道疾病甚多，治法亦不少，但归纳其中主要者，我认为以升降、润燥、消补、清化等八字为主。其间各有特异，又互有联系，具体选用得宜与否，直接影响防治效果。

（一）升清降浊，相辅相成

升清、降浊是脾胃疾病治疗学的重要理论与大法。关于升与降之间的关系，一般来说，以降为基础，为前提，没有降就无所谓升。

1. 降

降是下行、通降之意。水谷——外界营养物质自口经食管至胃、肠，都属于降的过程。降也是胃肠道正常蠕动、传导的功能。如降的功能异常，即可导致水谷在胃肠中滞留，形成"不通"的病机。引起"不通"的病理因素较多，包括食积、湿阻、气滞、血瘀和虫积等等，而以气滞较为普遍、常见。胃中气滞则见脘腹痛、胀、痞、满或大便秘结。胃中气滞而上逆，轻则嗳嗳频多、呃逆、恶心，重者引起呕吐。

降法主要有降气与通腑两类，而以降气为基础。

降胃气，亦即和降胃气。由于肝主疏泄，胃中气机之调畅与否，常与肝气之疏泄功能密切相关。因此，言降气者，常兼疏肝理气。若因气郁化火，气火上逆者，降气亦兼降火。如夹湿浊、痰饮、食滞等因素时，降气与化湿、祛饮、消导等法据证而配用。

降气、理气的药物，一般能增强食管、胃、肠的蠕动，使消化道平滑肌兴奋性增强，并通过自主神经的调节作用，改善消化道的分泌和吸收功能。对于胆汁反流性胃炎或反流性食管炎等疾患，也能通过"降"的治法，使反流得到纠正或改善。此外，和胃降逆的药物可以止吐、改善食物反流，促使胃肠道过多气体吸收或排出，使脘腹痞胀不适等症状得以缓解。降气、理气之药使胃恢复"以降则和"的功能，因而，在治疗脾胃疾病时常以理气、降气列为常用而主要之法。

降法的具体运用：治疗脾胃疾病的降气药，一般属于理气药的范畴。据个人的经验，枳壳（或枳实）、青皮、陈皮、佛手片、檀香（或降香、沉香）等较为常用。降胃气之上逆者，常配以刀豆壳、柿蒂、法半夏、煅赭石、旋覆花、公丁香等。如证属胃气虚或胃阴不足者，配以益气、养胃而防滞气、滋腻之品。降肝气之亢逆失疏者，常用炙柴胡、郁金、香附、八月札、白蒺藜等。临床上肝胃气滞常常同时存在,故上列药物常可据证而配合选用。苏梗善调肝胃气滞,宽胸利膈,亦为降气之常用药。

腑行不畅,大便秘结,固然有虚有实,但肠腑气滞也常是重要的病理因素,降气、理气药物也常可据证参用。慢性习惯性便秘实证有寒、有热、有气滞兼食积,虚证有气虚、阴虚,均需辨证给药,但总以通降、润养,增强传导功能为目的。

2. 升

升的生理功能,主要是指小肠的吸收,使水谷之精微(包含津液)运行全身,通过血脉的输送,以供生命活动所需。

升法的内涵,主要指改善小肠的吸收功能;制止消化道过多的分泌;使肠管蠕动得以减缓;并能改善肛门括约肌的功能,使其兴奋性有所增强,包括肛提肌的兴奋性增强。

升法的具体运用,包括补气升阳和升阳举陷。由于清阳少升或不升,脾虚易生内湿。所以适当配用"祛风胜湿"一法,基本上也属于升法的范畴。临床上凡有大便溏泄而次多,腹部坠胀、鸣响,食少、神倦,气少乏力,肛门脱坠等症,当用升法。常用药如黄芪、党参、白术、升麻、荷叶、甘草等等。配加防风、羌活等品也属于升。

升与降法虽不同,但都能纠正消化道疾患的病理因素,两者具有相辅相成之功。如胃降而脾得以升,阳升而胃气、胃体得充,胃用有源,胃始得以营运正常的通降功能。升降还具有调节消化道的动态平衡,流通三焦气化,影响新陈代谢和水液敷布转输。因此,对某些病例须将升降两法恰当地并用,升中寓降,降中有升,两者相伍,增强功效。

消化道疾病如脾胃气虚又兼气滞,用药以参、芪为主,升而补气,可配以枳壳、木香以理气。中虚气陷而兼气滞者,加入升麻、沉香以调升降,或配以荷叶、茯苓,亦属一升一降。又如胃降不足之证,也会兼有气滞。于滋阴养胃中加入调升降之品,如木蝴蝶配佛手片,代代花配刀豆壳,杏仁配青皮,竹茹配瓜蒌等等,均为理气调升降而不致辛燥耗阴之品。又如消化道疾病气滞血瘀证运用血府逐瘀汤,方中桔梗、牛膝,即是一升一降,使全方行气活血药物更好地发挥治疗作用。临床上凡遇消化道疑难病证,能在升降治法中认真推敲,相伍配用,常可提高治效。

(二) 施润投燥,各得其宜

东垣详于治脾,药以甘温居多,叶桂重视养胃,补前人之不足,各有所长。人体禀赋有阴阳偏胜,饮食起居劳逸习性亦有不同,致病之因不一,证候表现有异。故诊治脾胃疾病不能片面地以"脾喜刚燥,胃喜柔润"(叶桂《临证指南医案》"脾胃"按语)为常法,应根据病情,施润投燥,各得其宜。

1. 润

润是滋涵濡养之意。润泽消化道的药物,一般多能滋养脾胃之阴,脾胃之阴液充润则胃纳脾运健旺。润剂能改善由于脾胃阴液耗伤而呈现燥热的病理。

润法的内涵具有保护、濡润食管、胃、肠黏膜,促进消化道腺体分泌功能,修复炎症、溃疡等病理变化,并使排便畅通。

润法的具体运用:润法适用于消化道疾患的阴虚干燥证候。如吞咽食物有干涩感,胸骨后灼痛不适,胃脘灼热嘈杂或兼胀痛,口干口疮,便秘不畅,口干欲饮,食少,形瘦,舌质干红等症,均适用本法。润养胃腑的药物有麦门冬、沙参、石斛、玉竹、芦根等。润养脾经的常用药如怀山药、扁豆、建莲肉、麻仁等。白芍、蜂蜜则胃脾均润。食管失于濡润者,可酌加藕汁、藕粉、梨汁、蔗汁。阴血不足者,可加地黄、枸杞子、何首乌。夹瘀者配以桃仁、当归(须)。胃阴不足而兼郁热者,可配加知母、天花粉、玄参等。乌梅与白芍相伍,酸以敛阴,亦生胃津。西洋参益气生津,代茶饮服,其效益彰。

吴瑭(《温病条辨·中焦篇》)重视润养胃阴,尝谓:"胃阴复则气降得食,则十二经之阴皆可复矣。""欲复其阴,非甘凉不可。"对消化道疾病之阴伤证候,有一定实践指导意义。

2. 燥

补脾胃之气,温中焦之阳,化脾胃湿浊(包括痰饮)之品,均属治疗消化道疾病的燥剂。燥剂可以改善脾胃气虚、阳虚,运化无权,水反为湿,湿浊(或痰饮)内留等病理变化。

燥法可使过快的胃肠蠕动得以减慢而复正常;减少胃肠液的过度分泌,纠正有余的液体病理因素;促进胃肠道对水分及消化液的吸收。

燥法的具体运用,主要有下列几点:

(1)燥脾湿。由于脾病运化乏力,多兼湿浊。如泄泻不论久暴,一般都有不同程度的湿,故治泻常酌用燥药。根据暴泻的病因,分别用祛风、散寒、消滞、分利等法与化湿燥剂配合。久泻脾必虚,脾虚必有湿,尽管有兼肝气侮中、肾火不足等证,然一般以脾虚为基础。运用健脾益气甘温之品如白术、党参之属。或配用祛风燥湿之品如羌活、防风等,或兼用温中化湿如炮姜、陈皮、半夏、木香等药。上述数种,均属燥剂范畴。

(2)燥胃湿:胃病有湿,湿阻气滞,脘痞不饥,舌苔白腻,有适用平胃散(或不换金正气散)之证候者,临床颇为多见。经过苦温、芳香等燥药治疗,苔腻渐化,诸症随之改善。一般以慢性浅表性胃炎较多见,也有少数查见胃窦部萎缩性炎症或浅表萎缩性胃炎,亦有表现上述证候者,总以辨证为要,切勿拘于"萎缩性胃炎"而一概投以润剂。

又如胃中有痰饮,表现为脘腹痞胀,辘辘有声,泛涎或多酸,或呕吐未消化食物及痰涎,头目昏眩,神倦乏力,舌苔薄白,舌质偏淡或淡红等症。一般轻者因胃排空功能较差,胃中潴留液较多,可见于胃位置低(下垂)、胃张力低的患者。重者可见于胃窦部炎症严重或球部溃疡,引起幽门不完全梗阻,以致经常呕吐,严重者表现为朝食暮吐,暮食朝吐。治以温中化饮,和胃降逆,苓桂术甘与姜夏之类,均为常用的燥剂温药。

胃酸过多,分泌有余,即是湿。湿在胃,易损胃膜。故临床上欲求制酸,有时需从化湿药中考虑,希其燥以胜湿,恢复或改善胃的疾患。

上述用润用燥,有时对同一患者需要润燥并顾。例如较常见的脾胃阴虚夹湿证候,需用滋养之品与化湿药相配,润中有燥。既要润其阴,又要燥其湿,却又不可过燥伤阴。或取权宜之计,先化其湿,湿去而后护阴。又如脾胃气虚而兼阴虚之证,既要补气,又需养阴,虽有侧重,但需掌握润燥相当。此外,如黄连、半夏消痞和胃,配以瓜蒌,仿小陷胸汤之意,去胃中痰浊,亦属润燥兼顾之例。

(三) 或消或补,常需兼施

胃主纳谷,胃既有病而仍需纳谷,消磨腐熟功能常有不同程度的障碍,易导致食滞的病理因素,治宜消食导滞。脾胃虚弱,运化无权,当据证而投以补气或养阴之剂,由于补益之品容易滞气,故需佐以行气之品。消滞必兼行气,气行则滞得消。故消补兼施又是脾胃病的治法特点之一。

1. 消

消指消除食滞,增强或恢复胃之受纳、脾之运化的功能,亦即去其胃中宿食,助其消化。

消法的内涵:消滞的药物多数能直接作用于胃黏膜腺体,增加胃液分泌,有的药物能通过促使胃泌素的增加而间接地促进胃液分泌。其次消滞之品可以增强胃肠蠕动,使胃中食糜排入小肠,配用导滞药物,促进排便而使食滞从肠腑下泄。此外,从广义而言,行气和活血之品,也属于消法。

消法的具体运用,常用消食药如神曲、山楂、麦芽、莱菔子等等,配用大黄、枳实、芒硝等导滞通腑。根据所伤饮食的不同,选用相应的药物,这是中医药治疗的特色之一。例如因乳制品所伤,脘痞不饥,腹胀,可用山楂、藿香,舌苔白腻者加炒苍术、草豆蔻。瓜果冷饮所伤,可用丁香、肉桂、益智仁等。豆制品所伤,宜用莱菔汁或莱菔子等。

2. 补

虚则补之。消化道疾病中脾胃气虚、阳虚或阴虚者,需相应地给予补气、补阳或滋阴之剂。前述"润"法和"升"法也包括补的内容。

补法的内涵:补剂对消化道疾病的黏膜病变具有修复作用;提高免疫机制;改善消化道内分泌和运动等功能。有时还表现双向调节作用,如胃肠蠕动过缓者可使之适当增快;蠕动过快者可使之适当减缓。

补法的具体运用:胃、十二指肠溃疡,表现为中虚证候者,黄芪、白术等补气药内服可以促使溃疡愈合。慢性胃炎(浅表性或萎缩性)属中气虚或阴虚者,投以补气或养阴之剂,可使黏膜、腺体的病损获得改善。与此同时,还可使部分病例的肠上皮化生或异型增生等病理改变得以改善。补气健脾的方药可以增强小肠吸收功能,改善慢性结肠炎症(非特异性)或溃疡等病理损害。脾胃气虚证常用药如炙黄芪、炒党参、山药、炒白术、茯苓、炙甘草等。胃阴虚者每以麦冬、白芍、石斛等为主,若配以适量白及、百合,可增强护膜之效。山药气阴俱补,故对胃阴不足证也可配用。

人是有机的整体,有些消化道虚证患者还可伴有肾阳不足、心肝血虚、肺气或肺阴亏虚等证。当根据病情分别轻重、缓急、主次,分别配以温肾、养心、涵肝、补肝等法。

(四) 清化之法,相机而投

水谷不归正化即易成湿,故消化道疾病易见湿证。尚有外湿或湿热病邪,经口而入者,亦常影响脾胃而致病,诚如吴瑭所说:"阳明为必由之路。"湿浊可以化热,食滞、气滞均可生热,素体阴虚,病久阴虚者,易生郁热,嗜食酒辛者亦常表现里热的病机。上述湿、热病理因素,可见于食管、胃、肠等疾病。此外,胰腺属脾,系脾所包含的"散膏半斤"(《难经·四十二难》),故胰腺疾患的主要病理因素同样也有湿或热。

湿和热的症状表现各有特点,但两者往往错杂并见,故清(热)与化(湿)两法亦应随证而相机用药。

1. 清

清热包括清胃、肠和肝经之热。

清热法的作用:一是调整胃肠的异常运动;二是抑制自主神经功能的亢进;三是作用于消化道的病原体(细菌和病毒),抑制其生长或杀灭之;四是有利于抗炎并促进溃疡、糜烂等病损的修复、愈合,促进消化道的凝血机制等等。

清法的具体运用:清胃热一般用黄芩、蒲公英、石见穿、生甘草等。兼行气止痛者如青木香、八月札、白残花。兼养胃阴者如:知母、芦根、石斛、瓜蒌皮、天花粉等。清热解毒者如黄连、银花、白花蛇舌草、土茯苓、大青叶、半枝莲等。清肝经郁热如丹皮、山栀、贝母(《本草正》云"入足阳明、厥阴")、黄芩等。肝阴不足者,可用白芍、枸杞子、生地、稆豆衣、生地等。如肝、胃俱有热者,特别是慢性消化道疾病肝胃郁热证候,上述用药当互相参合,据证选用。

肠中热,宜清肠,黄连、黄芩、黄柏、白头翁、马齿苋、败酱草等均为常用之品。苦参、菖蒲(石菖蒲或水菖蒲)根亦善清肠热,大黄生用或酒制亦清肠热,兼能导瘀。

如胃肠热损血络,吐、衄、下血,则应及时用清热止血之剂。芩连泻心诸方,清胃止血,地榆、侧柏叶、仙鹤草等亦善于止血,不论吐血、便血均可参用。

2. 化

化指化湿,适用于消化道疾病湿浊内盛之证。由于脾恶湿,脾病多湿,湿浊的消长与脾病的轻重常有并行关系。胃的下脘湿易停聚,诚如喻昌《寓意草》中所述:"下脘浊阴居多。"故化湿法对脾胃病颇为重要而常用。又因消化道与肝胆密切相关,脾胃之湿与肝胆之湿常互相影响。外邪湿浊为患,伤脾胃之阳者占多。湿邪在肝胆每易与热相合,形成湿热互结。湿为阴邪,胃湿一盛,不同程度影响胃腑腐熟水谷的功能,这些都是消化道病机的特点。

化湿法的内涵,一是消除有余的胃液或潴留液,抑制胃肠道的异常分泌;二是减缓胃肠的蠕动;三是促进胃肠消化、吸收功能,增进食欲;四是消除或抑制消化道的病原体。

化湿法的具体运用,常用者如苦温化湿,以祛脾胃之湿浊,苍术、厚朴与陈皮、半夏相伍。湿盛及表,表里俱病,藿朴夏苓汤、不换金正气散亦常选用。偏于胃湿、湿困胃阳,胃纳呆滞,口甜而黏,脘痞胸闷不畅者,可加佩兰、砂仁、蔻仁、干姜。湿遏脾阳者参以温通之附片、草豆蔻、肉桂或桂枝。湿蕴经久,机窍不通者,菖蒲、薤白、益智仁等,均可随证选加。治湿宜取其下泄之机,故茯苓、泽泻、车前子(或草)、薏苡仁、通草等分利之品,亦属常用之药。

由于湿郁可以化热,或湿热两者互兼,当掌握清热勿过滋,以防生湿、碍湿;化湿勿过温,以防伤阴、助热。胃中湿热与食滞每常相互助生、影响,故在清化法中宜参以消滞之品。湿热久留不祛,气机窒滞,易致血瘀,故遇湿热而兼血瘀证者,宜酌配活血化瘀之剂。尚有阴虚而兼夹湿浊者,用药宜慎,以防顾此失彼,有时须先投润剂如沙参、麦冬、石斛、芦根之属,充润其液,然后化湿。或润剂、燥剂参合用之,或选用化湿而不过于辛燥之品与养阴药恰当配用,使湿渐化而阴亦复。若阴虚而兼湿热久恋不祛,舌质红而舌腻逐渐加厚,饮食甚少,投药效果不佳,选方遣药深感棘手者,其预后常难乐观。从数十年临证的经验体会,指出有些病例转成恶性病变,在诊断上先见于舌,舌红而干萎,红而暗紫,舌苔腻不化,此乃不良之征,这也是消化道疾患的特点之一。

十六、几种外治法简介

消化系统疾病临床甚为常见。据我的实践经验，除内服药以外，配用外治方法，甚有良效，现介绍几种疾病的简易外治法。

（一）口腔溃疡

凡舌边、舌尖、龈颊黏膜形成溃疡，进食时该部有不同程度疼痛、灼热或不适感者，均可用下列外治方。

（1）鸡肫皮。选较大而完整的干皮数个，用镊子夹住，在酒精灯火上直接烧至焦黑，放在干净白纸上，俟冷后压研成细粉末，贮于小瓶中。用时先漱清口腔，以少量鸡肫皮炭粉敷抹于患处。如系舌尖溃疡，可将手洗净擦干，以少量鸡肫皮粉置于掌中，舌尖舔药即可。敷药后半小时内勿进食、饮水。1日2~3次。药粉经唾液混和后，可以含后咽下。适用于屡发而伴有消化不良的口腔溃疡，无明显红、痛者。

（2）五倍子三个（炙），生石膏10g，冰片0.3g，共研极细末。直接敷抹少量，也可用少许蜂蜜调匀后敷之。1日2~3次。

（3）大黄3g，生甘草3g，共研成极细粉末敷抹患处，1日2~3次。

（4）鲜冬青叶。捣取自然汁，加入冷开水少许和匀，敷涂患处。

以上（2）~（4）方适用于口腔溃疡，红、痛较重者。

（二）牙龈出血

（1）黑山栀粉。用棉球蘸药粉，抹于出血部位，闭口并使颊唇咬合棉球，约10分钟后吐去棉球。如出血未止，再如法治之。

（2）地骨皮25~30g，煎浓汁。待微温时含于口中，低头，令药液浸于出血之牙龈部，约含5分钟。药液可以咽下。每次含数口，1日3~4次，血止后续用数日。

（三）胃痛

胃、十二指肠溃疡、炎症、胃下垂等疾患，具有上腹胃脘部疼痛症状者，可选用以下外治法。

（1）姜汁绵（棉）兜。夏日用鲜生姜500g，洗净去皮，切片，加水少许，打取自然汁。或加水煎煮取其浓汁。均匀滴洒于平铺的丝绵（或棉花）上，烈日下晒干。包以薄布，缝成约25cm×20cm的"肚兜"。在三个角上缝细绳，上角挂于项部，左右两个角围系于后腰，下端悬垂。一般在秋后即可应用，适用于各种慢性胃痛，尤以受寒后胃痛易发者。

（2）丁桂散加胶布外贴。用公丁香、肉桂等量研成极细粉末。令病人仰卧，先用热毛巾擦上腹胃脘部，俟皮肤已干，将药粉少许掺于中脘穴或痛处皮肤上，外贴约4cm×4cm白胶布1~2层。至翌日揭去胶布，清洁皮肤，隔半小时许再敷药贴胶布。如果痛较著者，还可在所贴胶布处加艾条灸或热水袋贴熨，以助药力内行，但应注意艾灸勿烧焦胶布，热水不必过烫。适用于胃寒或气滞胃痛。

（3）皮硝（或芒硝）外治。用皮硝（或芒硝）30g，以薄纸包成方形，外加一层纱布，敷于胃痛部,再用布带围裹固定,卧时加盖衣被。翌晨取下,清洁皮肤,如法再敷。如属卧床患者,不分昼夜均可外敷,凡得温而使皮硝(或芒硝)潮解者效果尤佳。潮解后取下,再如法外敷,直至疼痛控制后再用药1~2次。适用于胃病消化不良,因食滞内停而诱发疼痛者,或胃中郁热,脘痛有灼热感的患者。

(四) 胆道感染、胰腺炎

在上腹疼痛部位可用以下方法外治:

(1) 皮硝(或芒硝)外治。皮硝(或芒硝)60~90g,用法同前,敷贴于疼痛中心部位。

(2) 大黄、蚤休(块根)等量研成极细末,加饴糖适量,调匀呈膏状。如无饴糖,可用清水和醋各半,调匀呈糊状。外敷疼痛部位,上下各放一张绵纸,再覆以纱布,胶布粘贴固定。每日换药1~2次,根据病情可连续外用3~7日。适用于急性胆道感染、急性胰腺炎。

(3) 葱白一把,捣烂,加入生姜自然汁少许,肉桂粉0.5~1g,和入面粉适量,加水拌揉呈饼状,敷于上腹痛处,方法同(2)。每日1次。适用于慢性胆囊炎、胰腺炎。

(4) 香附30g,五灵脂30g,炒热加醋15ml,拌匀趁热布包敷于胆囊炎上腹痛处,盖以纱布,胶布固定,外加热水袋温敷。每日1次,连用5~7日。适用于慢性胆囊炎或伴有胆石,经常自觉隐痛者。

(五) 腹腔内肿块

如肝癌、胃癌、胰头癌等消化系统恶性肿瘤包块,自觉疼痛或按之痛者,可用蟾蜍皮外敷。

取活蟾蜍1~2只,仰其腹,四足固定,剖腹分离而取其完整的皮,挑破表面腺体颗粒,将蟾酥漂去。以蟾蜍背面贴于腹块痛处,盖以纱布,胶布固定。翌日揭去,清洁皮肤,2小时后再如法外敷,可连用5~10日。若局部皮肤有痒疹或发红者,暂停使用。

(六) 泄泻

(1) 葱白一把,捣烂,加生姜自然汁适量,外敷脐部(或脐下5cm处),盖以塑料膜,加覆纱布固定。每日1~2次。适用于急性泄泻患者。

(2) 车前草100g,苏叶15g,煎水,每日1~2次,浸洗双足,保持一定的水温。适用于慢性寒湿泄泻。

(3) 皮硝(或芒硝)敷脐,用量每次30g,用法同前。适用于因食滞而引起的泄泻。如食滞兼寒者,加肉桂粉2g,拌匀后外敷。

第五章　历代前贤诊疗脾胃病经验选论

历代以来，不少临床医学家对脾胃病的诊疗积累了很多的宝贵经验。由门人后裔编纂整理的医案中，可以看出他们的学术思想和实践经验。我自学医以来，时时参阅，获益良深。现选录部分读书心得，希望有助于医师在临床上开拓思路，有利于继承发扬。

一、试析仲景治疗呕吐的学术思想

呕吐是临床常见病证。仲景在《金匮要略》曾列呕吐哕证治专篇，论述其诊治方法，其内容反映了仲景治疗呕吐的学术思想及其宝贵经验，时至今日，仍有指导临床实践的重要意义。兹就个人学习及临证体会，初步探讨如下：

（一）逐邪外出，不可止呕

仲景谓："夫呕家有痈脓，不可治呕，脓尽自愈。"此"脓"，源于内痈，主要指胃家之痈（古称胃脘痈）。然引申其义，此"脓"字也可广义地理解为胃中有害之物，如摄入腐败有毒之物，或暴饮暴食所伤，或胃中膜络损伤，气血瘀滞，或积热伤胃，肉腐酿脓，或肠腑阻塞，水谷腐熟而不得下行，腹痛胀满，吐出宿食或杂以粪秽，等等。所吐之内容可认为是"邪"，系通过呕吐而出，故不可见呕治呕。这一治则告诫医者必须详审病情，审其病因，如果不知逐邪之要，只求见吐治吐，见呕止呕，不但不能取效，反致坐失良机，延误病情。

（二）寒者热之，热者寒之

导致呕吐的病因不一，其病机性质大致有寒热之分，如食已即吐者属热，朝食暮吐者寒，如呕而发热，兼下利（热利）者为热，吐涎沫为寒，手足厥为阴盛格阳，虚寒重症；肠鸣、心下痞为寒热夹杂。

仲景按《素问》"寒者热之，热者寒之"的治疗原则，根据呕吐的主要病机性质，用药有热有寒。

胃寒或由里虚之寒，或为水饮之寒。里虚之寒有三：夹肝气而上逆犯胃，吐涎沫，呕而胸满者，主以吴茱萸汤；阴盛格阳，脉弱见厥重证，用四逆汤；朝食暮吐之胃虚寒证，宜大半夏汤。水饮之寒，先渴后呕，或呕而不渴，谷不得下，用小半夏汤，茯苓泽泻汤、猪苓散等方。

胃热如阳明积热上冲，食已即吐者，主以大黄甘草汤；发热呕吐，少阳邪热迫胃者，宜小柴胡汤，热犯肠胃，干呕而利，黄芩加半夏汤；寒热错杂，呕而肠鸣，心下痞者，用半夏泻心汤。

（三）和降胃气，消其水饮

胃气以和降为顺，上逆则病。呕吐的病因虽然不一，但一般均由胃气上逆所致。治疗呕吐,必须重视和胃降逆,胃热者苦以降之,胃寒者温中降逆。仲景善用姜、夏以和降胃气。生姜辛温,温中止呕;半夏辛温,燥湿化痰,降逆止呕。仲景治呕以半夏为方名者有六首,如大、小半夏汤、半夏干姜汤、半夏泻心汤等等。半夏亦适应于各种原因引起的呕吐,如水饮停胃,胃寒致吐等。仲景治呕方尚有猪苓散、茯苓泽泻汤,药用猪苓、茯苓、泽泻、白术、桂枝等。这些药物与五苓散成分相同,善利水饮。胃中有水饮,常致呕吐,吐后饮入于胃,胃气未降,水饮上泛,必再呕吐,用化气利小便之药物使小便增加,水液下泄,饮邪得去,呕吐可止。

笔者曾诊治十余例呕吐,用猪苓散、茯苓泽泻汤获效者,均属幽门水肿、炎症引起不完全梗阻而导致呕吐。证见胃内"辘辘咕咕",呕吐涎水。经投上述方加小半夏汤,呕吐渐止,翌日小便逐渐增多,饮邪得去,病渐愈。

(四) 遣药精当,配伍严谨

"呕吐哕"专篇凡治呕吐哕共14方,每方遣药精当,配伍严谨。用药少者仅2味(有5方),最多亦不过7味(有2方),平均每方用药不超3味,所用药物总计仅20味。其中相互配用较多的药物有生姜(或干姜)、半夏、甘草、大枣、人参。姜、夏基本上可治呕吐各证,适应证广泛,配甘草大枣可用于呕吐的虚证、寒证和热证,配人参用于虚证。全篇治呕20味药物的基本配伍,可以归纳如下:

姜、夏 {
虚证—人参、白蜜
寒证—吴萸、附子
热证—大黄、茯苓、茯连、柴胡、白芍、竹茹、甘草、大枣
气逆—橘皮
水饮—桂枝、茯苓、白术、猪苓、泽泻、
}

(五) 用量得宜,煎服有法

生姜用量为三两至半斤,小半夏汤药仅2味,姜用半斤。半夏用量为半升至二升,如用治胃虚寒的大半夏汤,仅半夏、白蜜、人参三味,治吐主药半夏重用二升。甘草用量一两至五两,人参一两至三两。由此可见,仲景用药之量,根据病情和参合方中药物配伍作用而掌握用药轻重,这种指导思想是很科学的。

治呕诸方的煎煮服法,亦各有所宜,不尽相同。煎药方法,煎成的药液为加水量的1/5~3/5,这与煎煮时间的长短是相应的。小半夏汤加水7升,煮取1升半,煎时须久;用生姜汁的方药,只及原液的1/2,煎时则短。茯苓泽泻汤的泽泻须后下,生姜半夏汤的生姜汁亦须后下。

服药法大多数为温服,但也有需"小冷服"(生姜半夏汤)。每剂的服药次数,有一次顿服,一日服三次,一日服二次,日三夜一服,日间二次夜间一次等不同,总之,不能千篇一律,不加区别。

生姜的治呕适应证较广,通过临床实践体会到生姜的用量服法,与治呕效果颇有关系。

(1) 药量:一般治呕方可用5~10g,胃寒水饮所致呕吐,可用10~20g。处方勿写"片",因片状大小厚薄不一。

(2) 生姜切片入煎,煮时不宜过久,勿使辛辣之味过多挥发。一般用量,药宜温服,用量较大,药宜小冷服。

（3）生姜打自然汁，加入煎剂必须后下，也可将余药煎成取汁后，直接加入汤药中。

（4）病人呕吐频作，或服药易吐，可嘱病人咀嚼姜片，舌上知辛，吐去渣滓，具有直接止呕作用。嚼姜后再服汤药，亦可防止药液吐出。

二、喻嘉言论胃的学术思想

喻氏主要著作《医门法律》（上海科学技术出版社，1959 年版）与《寓意草》（上海卫生出版社，1957 年版）中，对胃病证治的内容散见各篇，稍加搜集，已可见其学术思想之一斑，迄今对临床实践具有指导意义。现就个人体会，概论如下：

（一）胃分三脘，各有特点

胃主受纳，腐熟水谷，为"气血之海"、"五脏六腑之总司"。历代医家均公认其为"后天之本"。然对胃腑分部功能的特点，惟喻氏论之较详。认为"人虽一胃，而有三脘之分。上脘象天，清气居多；下脘象地，浊气居多；而其能升清降浊者，全赖中脘为之运用"。并又进一步指出："上脘气多，下脘血多，中脘气血俱多"。按上脘包括胃底部位，气体自多，从上腹切诊叩之呈鼓音，X 线钡餐检查所见胃泡气体之影均可证实。下脘似指胃角以下、胃窦与幽门管等处，存留胃液、食糜，液质常存，犹如"浊阴"。且胃的血管分布，亦以胃窦附近及小弯下方较丰富。喻氏对胃的分部较为概括，对临床诊疗大致有如下几点意义：

（1）上脘痛、胀者，病机应考虑以气滞为主，治法当以理气为要。胃气郁滞者当于理气和胃，肝气犯胃者治宜疏肝和胃。

（2）下脘痛、胀者，应据证而多考虑湿阻、血瘀、食滞等病理因素。

（3）痰饮停胃，和降失司，可在下脘呈现辘辘之声。

（4）胃络内损，血出于胃之下脘为多见，故应常注意大便色泽。如有黑便，甚则如漆者，血出胃中，流溢而下。呕吐有黑褐色者，喻氏所说"黑水从胃底来"。"黑水"可能由于胃液夹血而存留胃中达一定时间所致，此黑水亦即是出血之征，思想上应保持对胃部出血的警惕。

（5）上脘痛、胀，或伴嘈杂、吞酸、咽苦、食物反流等症，胃病易及食管（古称"咽管"）。胃液、胃中反流之胆液随胃气郁滞，上逆而影响食管，可以导致食管病变（包括炎症，功能障碍等）。因此，上脘之病，常可波及贲门、食管下段，诊疗时应注意及此。

（二）胃中空虚，风自内生

《素问·风论》尝谓："风者百病之长。"并列举各脏腑之风证。但对"胃风"之论，言犹未详。喻氏取象比类，认为胃中"空虚若谷，风自内生"。胃何以会空虚，是由于胃气上逆、呕吐而使"所受之水谷，出尽无留"，并指出这是"虚风之候"，属于内风范畴。另又论及"风入于胃"之外风证候。总之，对胃风的病机论说较为全面。

喻氏"空谷生风"的理论，可供临床诊疗胃病的参考者大致有三点：

（1）呕吐大量胃内容物，胃津必然耗竭。阴液既亏，可以导致虚风内动，表现为头目昏眩，手指麻木或搐搦、瘛疭。凡有此类症状，当即设法先镇其吐，继须滋养胃津，以息其风。如原有肝风之人，一旦产生呕吐，胃中一空，其风尤甚，应警惕其预后之严重性。后人王泰林

《王旭高医书六种·西溪书屋夜话录》"治肝三十法"中所列"培土宁风"一法,亦可能是受喻氏之论的启发。该法一面培土,勿使胃空,一面宁风,两者兼顾,较为恰当。如原有肝风(高血压、动脉硬化)的患者,一旦呕吐或兼胃病而致呕吐者,治疗时宜宗此法,并应警惕中风卒变之可能。

(2)呕吐、泄泻,胃肠蠕动异常,伴有腹鸣响动之声,符合"风胜则动"之理论。投以驱风之剂,风以胜湿,是治疗慢性泄泻的治法之一,据证而参用防风、羌活、秦艽等药常可奏效。喻氏所谓"风入于胃",是从东垣升阳益胃方证而加以说明。有些"胃中风炽,餐已即泄",肠功能紊乱的患者,亦可运用祛风治法,取得疗效。

(3)喻氏引申前义,认为"胃风久炽,津液干枯,真火内燔"者,宜"用知母、人参"。由于"风煽胃中",可致"食入易消",说明消渴——中消之证是由于胃中"风火"相煽。显然,此风属于"内风",此火乃是"郁火"。风火相加,于病尤甚。这一病机特点说明:①消渴主要是阴虚、郁热,阴虚生热。若有内风,则阴虚尤甚。②欲治其消,必补其阴。欲补其阴,应据证而兼清其热。欲清其热,亦需注意有无内风征象。中年以上之人,消渴而兼内风征象者,甚为多见。喻氏这一学术思想和经验,有利于消渴病的防治。

(三)痰饮之患,从胃而起

喻氏《医门法律·痰饮论》指出:"痰饮之患,未有不从胃起者矣"。解释从胃而起之因是由于"五谷百物之品,从口而入,脾胃之湿所结"。这与"脾(胃)为生痰之源"之说是一致的。喻氏之论,颇为精辟。此外,对痰饮从胃而起的论述还有如下几点:

(1)痰饮起于胃,"由胃上入阳分,渐及心肺,由胃下入阴分,渐及于脾肝肾"。

(2)由于"胃体阳而用阴"。胃阳不振,胃中之液潴留而不下,即成为饮。"随食并出",从幽门而下。治胃之饮,当"开幽门"。一是和胃降逆,二是分利水湿。仲景小半夏加茯苓汤、茯苓泽泻汤、五苓散等方,可能即属于开幽门之法。据个人经验,必要时还须佐以虫类走窜、活血通络之品。开幽门是治胃中痰饮之重要治则。

(3)"痰饮结于胸膈,中有窠囊",由"窠囊"而"渐渍于胃"。按喻氏之说,治胸膈之痰饮应消胃中之痰饮,并除其"窠囊"之饮。若"窠囊"存在,贮痰不已,病难治愈。"窠囊"可能如支气管囊状扩张之处,或为胸膜之体腔。以"窠囊"作比喻颇为确切、生动。提示医家应进一步研究消除"窠囊"中痰饮,包括祛除"窠囊"病理因素之治法,这也是喻氏的独到之见。

不仅如此,喻氏还指出"人身之痰,既由胃中以流于经隧,则经隧之痰亦必返之于胃"。经隧广及全身,从内脏至于五体,无处不有。按喻氏之说,善于及早治胃中之痰,可以防止痰流经隧;万一经隧有痰,还可治胃祛饮,以利消除经隧之痰,这一论述,别开生面,亦甚可贵。

(4)喻氏提出用理中汤"兼阴阳体用而理之,升清降浊,两擅其长"。并认为附子理中汤是更进一筹之方,使"釜底有火",则水谷自熟,不致留饮。征诸临床,附子理中汤确是温阳健脾,防治痰饮之良方,善于化裁用之,适应证甚广,喻氏之经验值得参用。

(四)上损而下,过胃不治

历来对虚损疾病均重视调治脾胃,喻氏对此亦不例外。值得提出的是,他提出"一损损于肺……二损损于心……三损损于胃……,自上而下者,过于胃则不可治。"另谓"自下而上者,过于脾则不可治"。体会此说之大意有如下数点:

（1）一切虚劳损证，损及脾胃者，预后不良，当及早防范，及时治疗，防损脾胃。

（2）"凡虚劳病，最后脾气下溜，若过用寒凉，致其人消谷者，医之罪也"。提示治疗虚损疾患，即使有阴虚里热之证，用药须防苦寒过度，应处处顾及脾胃阳气。

（3）损在心、肺、肝、肾者，当随证而养心、补肺、滋养肝肾。按喻氏之论，损在心肺者，应重在补阳；损在肝肾者，重在补阴，同时兼顾脾胃，庶几无误。这些治则亦符合临床实际。

（4）后人叶桂明确提出："上下交损，当治其中"（《临证指南医案·虚劳》），突出调治脾胃的重要性，这也是喻氏学术思想的进一步阐发。直至今日，常为医家所遵循。

喻氏所云"不可治"，是指难治、预后不良之意，与古人所谓"死、不治"、"不治之症"等语有相似之处。虚损重视调治脾胃，其有战略意义，正是中医学可贵之处。

（五）阴阳俱虚，调以甘药

由于饮食不当、劳倦等因素，常易导致脾胃病证，并可由此而引起其他脏腑疾患。喻氏云："胃气强则五脏俱盛，胃气弱则五脏俱衰"。关于胃气之重要性，在此毋庸赘述。调治脾胃之大法，喻氏认为："胃属土而喜甘，故中气不足者，非甘温不可……阴阳俱虚者，必调以甘药。"

任何病证，均有虚实，胃病亦不例外。《丹溪心法·心腹痛》曾提出："诸痛不可补气。"这一原则固然适用于胃痛由于食滞、寒凝、湿热、肝气郁滞、血瘀等因素导致的病证，但临床上慢性胃痛有一部分却是呈胃气虚（或脾胃气虚）及胃阴虚的证候，亦有胃气胃阴俱虚者。诸如此类疾患，已较普遍地适用补（脾）胃气，养胃阴等法。按喻氏所论，也认为对脾胃虚证，强调用甘药补之，认为"以甘为主，庶足补中"。喻氏发展东垣的学术思想，对临床有指导意义。

"以甘为主"，东垣偏于甘温，后贤又补充提出甘平、甘凉、甘寒以及甘与酸合而成酸甘之法。

慢性胃病，表现为脘痛久发，隐痛绵绵，得食痛减，饥时痛甚，喜温喜按，大便易溏，舌质偏淡，脉濡等症，当以甘温益气补中。方如黄芪建中汤，《医方集解》六君子汤（四君子汤加黄芪、山药）等。胃痛如灼，久发不已，口干，舌红或光，脉象细数或细者，当以甘凉之法，沙参、麦冬、知母、石斛、玉竹、芦根、蔗糖之类。气阴俱虚，津液不足，酸与甘合，加入白芍、乌梅、甘草、木瓜、山楂等品。又按喻氏所论"男子不足于阴，故以血为虚"，在甘药之中，审证而参以当归甘温养血，地黄滋阴补血，对胃痛久病，气虚不能摄血，血络内损，少量慢性出血者，甚属必要，此亦实践经验之言。

（六）味薄质轻，胃自爱受

饮食不节，是脾胃病的重要病因，故历来医家十分重视，强调必须饮食有节。喻氏所谓"一切食物惟味薄质轻者，胃中始爱而受之"，这一原则是非常重要的。后人叶桂在《临证指南医案》中亦概括地提出"胃喜为补"之论，与喻氏"味薄质轻者，胃中始爱而受之"之旨是一致的。个人对此有几点体会：

（1）患病之人，所进食品应根据食欲而定。食品的质量必须适当，五味勿使太过。

（2）现在，随着人民生活的不断改善，在城市中终年有售冷饮，或家有冰箱，常进冷食，有的常多吃乳制品、咖啡、巧克力等等。前者温度过低，寒冷伤胃，与《灵枢·师传》所述"寒无沧沧"之旨相违。后者与喻氏味薄质轻之意不合。均应加以注意。

（3）胃病舌苔厚腻，中有湿阻郁热，或外感邪热初衰，亦均以清淡素食为宜。待湿热清除，邪热去尽，逐渐增食肥甘，善后调养以复正气，但总以"胃喜"为主。

三、论析叶桂治脾胃病

叶天士（1667—1746），名桂，字香岩，江苏吴县人，临床经验卓著。《未刻本叶氏医案》内容未经选择修饰，案语虽甚简括，但其处方用药至为精严，浑朴可珍。程门雪氏在"校读记"中所述："极难获得，此编真而且多如是，其宝贵焉可以言语尽哉。"概括之词，评价确切。全书共 1175 案，其中属于脾胃疾病者约计 179 案，占 15.2%。从这些脾胃病医案中分析其治疗经验要点，大概有以下几方面。

（一）治胃着眼宣通，治脾重在运化

胃与脾同属中土。脾胃之疾，病因病理密切相关，故治疗亦当兼筹并及。惟胃病、脾病各有侧重之际，治法自有主次之分。

叶氏认为中焦脾胃之气，贵在升降相宜。一旦升降失常，气机不畅，则胃中"气痹不宣"，出现上腹胃脘部症状，归结为"气郁脘痹"。以"痹"概括胃气失于和降之病机，亦寓有闭而不通之意。故对脘痛、痞胀、呕吐、恶心、食减等症，主张以宣通为要，宣其胃阳，通降胃气。如用陈（橘）皮、半夏、姜汁等祛痰温化以宣通胃气；藿香、川朴、蔻仁、茯苓等苦、辛、淡以宣通胃阳。全书治胃疾数十方中，均用宣通之剂为多。

治疗脾病，如下利、腹胀、腹痛等病证，叶氏善用运化之法。"运"为脾之生理功能。"食不运"、"知饥少运"，"脾胃困"，"气弱不能运，腹痛由是而来"等等不运、少运所致之疾均为脾之病理关键。故凡脾经有湿浊困遏而不运者，用苍术、白术以运脾化湿；脾阳困乏，"飧泄腹痛"者，药用丁香、荜茇、茯苓、炮姜、陈皮、益智仁等温中运化；"湿伏成泄"者，以白术、砂仁、厚朴、大腹皮等均着重于"运"。

案中凡属脾胃气虚者，叶氏常用人参，但不用黄芪。用人参必配以宣通、运化之剂。补与通相配，是为"通补"，补与运相合，可称为"运补"。足见其并非重在补气，而总以宣通或运化为要。这正是叶氏抓住脾胃生理特点而立法用药的宝贵经验，对临床实践确有重要的指导意义。

（二）肝木犯中，疏抑调畅

肝与脾胃密切相关，脾胃之病，很多由于肝木乘犯所致。《未刻本叶氏医案》虽无篇名分类，但从 179 案脾胃病例中所述症状、病机及方药分析，属肝木犯中者占 22%。有的用药经验具有独到之处，较之《临证指南医案·木乘土》篇尤有特色。叶氏曾述肝木犯中之脉象如"脉弦"、"脉沉弦"，和"脉弦劲"等。论病机概括如"木郁胃困"、"胃虚木乘"、"木火内亢，阳明络泣"及"肝风乘胃"等等。论治法有"肝胃同治"、"疏肝宣胃"、"泄木安中"和"甘缓化风"等。其用药则配伍恰当，随证损益，归纳之大致可分为疏、抑、调畅。务使肝木平安，俾脾胃之疾得和。

（1）疏：指疏肝理气解郁。此虽属治肝之常法，但从案中看出，别有特色。药如柴胡、苏梗、香附、郁金、越鞠丸之类为运用较多之品。他如"肝逆脘痛,右关独弦"方中首用川楝子,配以青皮。"气阻脘痹",用苏梗汁、香附汁、枳壳汁、桔梗汁,均取其汁,似有四磨饮之意而药味不同,疏肝行气之功尤显。

又如麦芽一药,在叶氏脾胃病诊例中屡屡见到,虽不是主药,但常配此品以加强疏肝和胃作用。按麦芽开胃补脾,消化谷食。《本草求原》曾载其具有"疏肝"作用。张氏《医学衷中参西录》也推崇此药,认为"虽为脾胃之药,而实善疏肝气"。征诸临床,麦芽对肝气郁结而兼胃气不和、运化不力之症,随证配用,确有良效,而且价廉易得,不失为治疗脾胃病之良药。

(2)抑:指抑肝,即抑制肝木之横逆与上亢。从叶案所述病机及用药分析,主要包括清肝与泄肝。清肝系清肝经之郁火,如桑叶、丹皮、山栀、黄芩、钩藤之类。按叶氏所论,"桑叶清肝胆气分之热,丹皮清肝胆血分之热"。二药气血并顾,清而不寒,不碍胃气。如"木火内郁"方用丹皮、钩藤、山栀。"木火内亢"用桑叶为首药,配以黑芝麻、柏子仁、桃仁等清润滋液之品。案中用药灵活,值得细心加以体味。

泄肝既有柔敛、清泄之功,并寓调营和血、疏理气机之效。叶案常用泄肝药物如白芍、青皮、竹茹、白蒺藜等。如"肝胃同治"方中配以茯苓、橘红;也有配用当归、苏梗以调治"气血不谐";或于"泄木安中"方内配用黄连、吴茱萸。清肝、泄肝也常相机兼投,泄肝又每与舒郁疏肝相合。上述诸法,既有所别,又互相联系。足见叶氏擅用治肝安中之剂,具有机圆法活之妙。

(3)调畅:是指调畅气机。叶氏在运用上述疏肝抑肝法的同时,十分注重调其升降,畅其气机。借此与疏肝、抑肝之药物起到协同之功,使治肝之法更显其效。关于调畅气机而寓升降之配伍用药,不胜枚举。例如用桔梗配瓜蒌。桔梗配枳壳,白蒺藜配厚朴,人参配赭石,砂仁(或砂壳)配旋覆花等等。善于在治肝理脾胃方中调畅气机,这些都是叶氏经验可贵之处。

(三)温肾摄涩,药治恰当

脾胃得肾阳之温煦,始能腐熟和运化水谷。肾虚命火不足,常是某些脾胃疾患经久未愈的病机关键之一。故叶氏十分重视补益肾气,温养肾阳,以治脾胃病证。案中如"火虚不能煖土……法宜脾肾同治",药用人参、巴戟天、益智仁、菟丝饼、茯苓等。不少病案以益智仁列为首味主药,如"湿痰内阻,脘闷不爽,大便溏泄",药用益智仁、陈皮、木香、茯苓、厚朴、砂仁;"食物失宜,下利更甚",用益智仁、葫芦巴、青皮、茯苓、炮姜、荜茇;"食下少运,便泄,少腹气坠,脉细,命门火虚",方用脾肾并补之品。他如配用益智仁者如"脾阳困顿,飧泄腹痛","暑湿未净,下利频来","脾阳困顿,涎沫上泛","不饥妨食"等病证。可知叶氏用益智仁治疗脾胃疾病既有慢性病,也有急性病。按此药温肾摄涩,凡食欲不振,泛恶多涎,脘腹痞胀,大便溏泻者,辨证选加益智仁,其效甚佳。故前人有"醒脾益胃","进食药中多用益智仁"之说。《医学启源》谓其能"治脾胃中寒邪,和中益气"。刘完素还提出益智仁具有"开发郁结,使气宣通"的功用。叶氏善用此药,正是其独到之处。

叶案用附子治脾胃病也见于很多案例中。如"萎黄,脉弦细,烦劳病呕,法当温之","久泄腹满,下焦怯冷","脉细,脘痛暮盛,吐出食物未化"及"食下不运,中脘有形如梗"等等中阳不足,运化无权之证。此外,如"阳浮气动,嘈杂,中脘刺痛,耳鸣"用熟地、山茱萸、巴戟天、茯苓、牛膝等,"食下胀,饥则尤甚",药用熟地、潼沙苑、紫石英、枸杞炭、茯苓、牛膝炭等。从上述案例中,可知叶氏常将治肾方药施于脾胃之病,温肾或滋补肾阴,或阴阳并顾。旨在图本选方,不泥于常法,不囿于脾胃本经之药。思路广博,选药得宜,贻益后人。

(四) 苦辛开泄,配伍精巧

叶氏宗仲景半夏泻心意,立"苦辛开泄"法。用苦、辛之剂相合,借苦味之清,辛药之温;苦以泄热,辛以祛寒;苦以燥湿;辛以宣散,共奏开宣气机,廓清郁热之功。适用于胸脘痞闷,恶心呕吐,不思饮食,舌苔黄白相兼的急慢性胃病呈现湿热交阻,胃失和降的证候。

苦以黄连为代表药,辛以半夏、干(或生)姜为主药。叶氏对苦辛开泄的配伍用药梗概如:对寒热虚实夹杂之证,用黄连、半夏、干姜配人参、茯苓、枳实治"脘痞不饥,脉沉弦,味酸苦";配旋覆花、代赭石、茯苓治"脉弦、呕恶"以呕吐恶心为主的疾患。以黄连之苦,半夏、橘红、吴茱萸之辛,配竹茹、枳实等品治疗"气郁脘闷,噫气"。

此外,如"湿邪阻于中焦,蒸热脘闷,腹膨,法宜苦辛开泄",用厚朴之苦温,半夏、藿香、白蔻之辛,配用杏仁开宣上焦,槟榔破气消胀以泄中焦。或以厚朴配苏梗、半夏、杏仁,苦与辛合,用治"湿浊阻于中焦,不饥少纳"。

在苦辛的基础上,叶氏还配加白芍、木瓜,借以敛阴抑木。或伍以乌梅,苦辛与酸相合,开泄安蛔,止呕定痛。

综上举例,说明叶氏对苦辛开泄一法,随证选药相配,不拘一格。总以药达病所,使上焦、中焦宣通泄降,使气机得畅,湿浊得祛,郁热得清。学习运用叶氏经验,治疗慢性胃炎及慢性胃炎急性发作,只要方药对证,常可取得意外之效。

(五) 脾胃阴虚,治以滋养

叶氏重视滋养胃阴,对脾胃阴虚证创立恰当的治法方药,补李杲之不足。这一治法已为当今医家所常用,无庸赘述。《未刻本叶氏医案》中运用此类治法的病案虽不甚多,然观其用药少而精,亦足以反映其经验之一斑。如"养胃阴"方用麦门冬、知母、川贝、石斛、竹茹、天花粉等,"口干,食减,宜养胃阴,不必理气",药用扁豆、川贝、莲肉、石斛、茯神等。用药有重在胃,有重在脾。前者如麦冬、知母、沙参、天花粉之类;后者以扁豆、山药、莲肉等为主。通用于脾胃者如石斛、白芍、甘草等。叶氏常用川贝,此药微苦而甘,凉而不寒,善清肺胃之热,凡脾胃尤以胃阴虚而有郁热者,可用作辅佐药。我在临床上常用象贝母,养胃清热,又能制酸,贵在配伍,其效甚良,且药价较廉,作用不亚于川贝。

案中如"阴伤腹痛",用知母、白芍、黄芩、丹皮、茯神、牡蛎等药。取甘寒与酸、苦、咸相合,养阴而不滋腻,清热而非苦寒,缓急定痛,敛阴软坚,用方轻灵,亦可见叶氏立方选药之高深处。

诚如该书"出版说明"中所云"案语虽简率,处方却极精细,药味不多而选药至严"。当今医学不断发展,固不必生搬硬套叶氏之方,然其经验可贵之处,值得学习、继承,在实践中加以发扬。

四、论析叶桂治"郁"

叶桂《临证指南医案》卷六首篇"郁",载有 38 例,43 案,篇末有华岫云氏按语。全篇反映叶氏对郁证诊治的学术思想和实践经验,简要而有独到之处。

郁证的概念有广义和狭义之分。广义之郁,如华氏所述:"六气着人,皆能郁而致病。"亦如景岳所云:"凡气血一有不调而致病者,皆得谓之郁。"狭义之郁,即是情志因素导致的疾病。精神情志致病因素,历来医家极为重视,也是脾胃疾病的常见而较为重要的病因,故郁证的病机与治法,对脾胃疾病也有密切的联系。重温叶氏"郁"证经验著述,对实践甚有指导意义。

(一)始病在肝,及于心脾

始病在肝,及于心脾。是叶氏的主要观点。常见的情志因素如愤怒、抑郁、意欲不遂等等。"初伤气分",其气以肝为主。肝失条达,气机不畅,疏泄失常,故肝气郁滞为郁证的主要病理基础。从叶案全篇内容来看,始病在肝是叶氏的主要见解。胆附于肝,肝病每易及胆。因郁而致肝病,肝胆疏泄失常,胆液的生成、排泄和肝胆管的功能,均可产生不同程度的病变。据我从 160 例胆囊炎、胆石症患者的资料分析,起因于情志不畅,属于郁证者占 70%,亦可间接证实其病及于胆。现代由于物理诊断仪器的发展,对郁证具有肝经气滞症状的病人,除从四诊中重视胆病的诊断以外,还应及时明确有无胆病,以利于早期治疗。

气郁至一定程度,每易及心脾。叶氏在案中指出"久郁心脾气结",病及于心,可以"郁损心阳",也可导致心阴亏虚。"悒郁动肝致病,久则延及脾胃",此亦为临床所屡见,在叶氏"木乘土"篇医案中也述及较多。

及于心的病机转归有二。一则心肝气郁,较之单纯肝气自郁于本经者为重,病情较复杂。二则心藏神,心气郁结必易影响神志,甚则及于血脉,病机由气而及于血。及于脾胃则影响纳食和运化功能,与肝(胆)之气郁互为因果。且因脾胃功能障碍而致气血生化之源不足,促使病机由实致虚,若不及时使脾胃功能得到调整恢复,势必影响疾病的预后。

(二)气郁与火、痰、瘀

气郁常易化火,气郁可致痰瘀,是叶氏对郁证病机演化的见解。全篇 43 案中,具有不同程度郁火症状者计 24 案,占 56%。所谓气有余,便是火,即是肝郁的常见病理转化。此"火"属于郁火或称郁热。叶氏在案中所说"少火变壮火",少火是人体正常的功能,壮火是超越正常生理状态的亢奋现象。据叶氏医案中所述有关内容,个人有如下几点体会:

(1)从年龄而言,叶氏认为"老年"与"未出阁"的女子易化火。老年人一般"阳常有余,阴常不足"。因郁致病,易从肝气化火而致内风的可能,故对老人郁证宜及早防治,及时采用泄肝、滋阴、降火并据证而参以息风之品,防患于未然,有其一定的重要性。少女郁火,以肝与心经之病为多,清肝、清心应两相配用。除老年、少女以外之人,亦可因气郁而化火,故对肝火(郁火)这一病机,均应重视。

(2)从病变部位而言,郁火可犯上焦(肺)、中焦(脾胃)和下焦(膀胱与肾)。"或在形躯,或在脏腑"。联系《临证指南医案·肝火》篇邵氏按语"罴极之本从中变火,攻冲激烈,外之不息为风阳,抑而不透为郁气","古人虽有肝风、肝气、肝火之殊,其实同出一源"。可见病位之广,证候之多,临床医生当熟谙其义。

(3) 叶氏谓"气血久郁成热","久郁气血不行……骨节沉痛"。联系痹证病机,有风、寒、湿、热之邪。热痹之证,固然有外邪化热,但如气血久郁,因气郁而生热,复感外邪,也是导致热痹之病因之一。诊治热痹,注意热的病源,考虑到郁的病机,有利于为某些顽固痹证的治疗开拓思路,这一点颇有实际意义。

郁证气滞不解,津液凝滞,即可成痰。肝郁化火,火炼津液,亦成痰浊。由气郁而导致血瘀,血脉不畅,留而成瘀。痰聚瘀留则气尤郁。痰与血瘀,亦可互相助长。痰瘀互结,于病尤为深重。故气、痰、瘀之间形成连锁性病理因素,使郁证的病机演化从轻到重,从单纯到复杂,郁证的预后转归亦就不同。

一般而言,病在"气",气机郁滞,常以功能性疾患为主。一旦形成痰、瘀,则多数可呈器质性疾病。然而,功能与器质之间,没有截然界限,功能障碍与器质性病变互有联系,前者常是基础,后者常为演化和发展。提示对郁证之类病证应有客观和动态的认识。勿认为仅是功能性疾病而加以忽视;勿因病人叙述较多而不耐心倾听主诉;更应避免由于医生的厌烦情绪或语言不当而加重患者的情志病因。

(三) 郁久可以成劳,防治必须结合

郁久可以成劳,防治必须结合,也是叶氏诊治郁证的学术思想之一。

叶案中多处提到郁证可能成劳之例。如"因郁成劳","郁损成劳,难治之证","忧郁不解,气血皆虚"等等。华岫云总括其意,提出"延及郁劳沉疴",说明其预后严重。按叶氏之论,"久虚不复谓之损,久损不复谓之劳"。损与劳都是久虚之证。上损以肺为主,下损以肾为主,中损以脾胃为主。从叶案所诊病例看,又有气虚、阳虚、血虚及阴虚之别,且多气血皆虚,阴血俱亏,并有虚中夹实,虚实互见之例。有的案中甚至明确地说"草木无能为矣",叹其预后之不良,药治颇为棘手。从临床所见,不少虚劳病证其始起表现为郁证,延日经久,由郁证而发展成虚劳,故对郁证的预后不能掉以轻心。

疾病贵在预防,未病应防,既病则应防治结合。华氏据叶桂之经验,归纳云"郁证全在病者能移情易性,医者构思精巧",情志不遂所致之病,精神心理上的防治显得更为重要。"移情"是指转移情感、情趣、爱好和思维等内容。"易性"是指改变自己的性格,亦即力戒忧郁愤怒,应该开朗、乐观和达观,"务宜怡悦开怀"。要达到上述目的,一方面需有医务人员的开导、劝慰,不厌其烦地晓以利害,示以方法。另方面还要家人、同事、亲朋的密切配合,多做思想工作,解除一些实际问题。通过各方的努力,使病人确能移情易性,那么,治疗效果就可有较显著的改观。此外,如叶案所述,必要时还须"静养百日",强调"若不山林静养,日药不能却病"。除了药物治疗和精神防治以外,生活起居、饮食调养、适当锻炼身体等均须密切结合,采取综合性措施,才能收到良好效果。

(四) 郁的临床表现

郁证临床表现的特点,主要是起于情志不畅,症状的反复和程度亦与情志因素有一定关系。具体症状大致有如下几个方面:

1. 诸窍失司,心神失常

叶案中叙症如"神耗如惯,诸窍失司"。诸窍的症状如"口舌糜腐"、"痰阻咽喉"、"脑泄"(鼻渊的俗称)、"内珠(眼球)忽陷忽胀"等等。心神失常如"寝不成寐"、"神呆"等。此外,郁证尚可有视力减退,目珠痛、目赤,目眴动,不闻香臭或觉有异味,两耳闭气、耳鸣等窍络失宣,或"喜悲伤欲哭,象如神灵所作"(《金匮要略》)等心神失常之症。

2. 脾胃受损,络道不通

郁证常有明显的脾胃症状。如"脘痛……味酸","不纳,不知味","痞胀便溏"等等。这些脾胃症状,往往是因郁而病,与其他有关郁证的表现同时存在,故与一般单纯脾胃病证有所区别。如发展至"郁劳"阶段,脾胃症状也相应加重,饮食日减,胃呆纳少,便溏泄利,导致生化之源日亏,其虚日甚。

气郁于肝胆本经则胁痛,如叶氏在案中所云,甚则出现"板痛"。其痛初时在气,久则"气逆血郁致痛"。窜至其他部位如"乳房刺痛"、"脑后痛"、"筋胀心痛"等。若兼痰阻,则可见"颈项结瘰"、"左边麻木,舌强筋吊"等。病及营血则有"内热"、"暮夜寒热盗汗"。妇人冲任失调,气血凝滞则"经先期、色紫瘀","脘中瘕聚,经期不来","渐有经阻瘕带诸疾"等等。

叶案所载脉象如"虚涩"、"涩"、"脉弦右大"、"脉左大弦数"、"脉数"和"左涩右弦"等。涩脉一般由于血少,血不养气所致。郁证见涩脉,有属虚,气血不足;有属实,气血郁滞。弦脉多主肝病,惟女子之弦以细弦为多。数为热,有虚有实。总之,郁证之脉象以弦为常,以涩为虚。至于早期郁证,症轻脉平,或症状绪萦而脉来和平,均示病情尚属轻浅之征。

(五) 治郁概析

叶氏治疗郁证,具有"灵巧"的特点。

郁在气分,气机不畅者,案中主以"条达宣畅"。窍络不利者治以"利窍",脉络不通者宜"宣通脉络",肝郁化火者主以"苦辛凉润宣通","苦辛泄降"。虚实夹杂者治以"咸补苦泄"、"宣补"或"通补胃心"。郁久致劳者,"当柔缓以濡之","补太阴气血","养肝阴"等。综其治法原则,全篇贯穿"宣通"之旨,即使是虚证亦以"通补"为要。这些都是叶氏治郁之宝贵经验。

郁证医案概述中又归纳"四不"治疗要点:"在于用苦泄热而不损胃,用辛理气而不破气,用滑润濡燥涩而不滋腻气机,用宣通而不揠苗助长。"对叶氏用药法度和经验,描述确切而概括,体现"灵巧"之中,别有所长。

全篇43案例,用药计80味。见于5~12案中的药物有17味,见于7~12案的药物有9味,如香附、郁金、当归、白芍、黑山栀、丹皮、橘皮(或橘红)、茯苓、茯神等解郁行气、养肝、清火、宁神之品。综观全篇则可窥见其用药思路较广,配伍精当,虚实判明,从运用较多的药物来分析,又可见其常用之主要治则。除上述9味药以外,如解郁行气配用白蒺藜、薄荷等;化痰宁心配用远志、半夏、菖蒲、川贝等;行瘀通络选用降香、桃仁、泽兰、新绛、丹参等;清肝火配用桑叶、羚羊角、钩藤、夏枯草等;养阴配用女贞、生地、石斛等;宁神配用琥珀、柏子仁、龙骨、牡蛎等。尚有咸补用阿胶、鸡子黄等,健脾益气用人参、白术,滋肾清热用熟地黄、知母、黄柏配肉桂等。其间配伍灵活,补中寓通,宣泄而不耗气。总之,从叶氏治郁处方中进一步分析研究,对郁证的治疗具有重要的参考价值。

郁证的范围较广,还散见于叶案其他有关病篇,应当相互参阅。历代医籍论郁者甚多,并有不少良方,诸如仲景甘麦大枣汤、费伯雄《医醇賸义》解郁合欢汤、张锡纯调气养神汤等等,对郁证的进一步研究,提供了宝贵的经验,兹不一一列述。

五、论析叶桂"木乘土"

叶桂《临证指南医案》专列"木乘土"之篇于卷三。载有55例,其中复诊尚有12例次,共计67案例。反映叶氏宝贵的实践经验及学术思想,亦为历代医案之佳篇。据我的分析,此篇主要有如下要点:

(一)木土相关,演化不同

叶氏认为土木相关,病机演变不同。

在案中多处指出精神情志不调是导致病变的重要因素。如"情志不遂"、"烦动嗔怒"、"暴怒"和"寡居多郁"等等。由于情志不畅,使肝(胆)疏泄失常,横逆而犯中州。故明确提出"肝为起病之源,胃为传病之所"这一著名的论点。因为情志不畅是重要的病因,故主张"开怀谈笑可解"。

其次,饮食不当也是"木乘土"疾患的重要病因。案中所述"强食"、"强饮"、"酒热"及"持斋淡薄"等等,均由于饮食不当,胃气损伤,以致肝气易乘。况且如酒辛亦助肝火,尤使肝邪横逆。此外,和时令季节的关系,如案中所云"长夏多湿","天渐湿"以及"暑热无有不大耗气分"等。另如"屡屡堕胎"、"阳虚体质……木犯太阴脾土","面长身瘦,禀乎木火之形,气火独炽"等记述,说明体质因素和本病也有一定关系。总之,叶氏从整体着眼,又能联系外界自然环境,探究其起病之因。

肝胆与脾胃密切相关。木强可以克土,土虚肝木易乘。肝强与脾胃虚弱的病机,既有区别,又有联系,但其主次先后必须加以确定。肝(胆)气横,大多伤及胃阳,但"木火无制,都系胃汁之枯"。于此可见,叶氏对胃阴颇为重视,诸凡情志、饮食等有损于胃阴的因素,应予防范,这对临床诊疗甚为必要。

肝(胆)之病犯胃,每以气郁为先,气郁为主。肝(胆)气郁,导致胃气亦易郁滞,故以"木郁土位"视为病机的关键。"郁"者滞而不通之意,故对木乘土疾患的治疗亦当以疏通畅泄为要。

内风是肝经的病变,肝气、肝火和肝风三者之间,一般有先后之别。肝气郁结,经久化火,阴虚者尤易化火,木火又易伤阴,阴虚火旺,阳亢可致内风。叶氏所述"阳气郁勃于中,变化内风,掀旋转动",此论甚为简明而生动。明代喻嘉言曾有胃中"空虚若谷,风自内生"之论述(《寓意草》),后人概称之为"空谷生风"。叶氏根据其实践经验,又补充了"内风乘胃"的病机,补前人之不足,对内风与胃的相互关联,阐述更为全面。其症如呕吐、脘胁攻痛等等,由于"木失滋荣,阳气变化",也有因"下元气怯……肝胆内寄之相火,风木内震",其病机不仅在肝,而且及肾。由于水不涵木,木火内炽,导致内风,乘犯于胃。认真体会这一病机变化,对实践具有指导意义。如病人卒然表现恶心、呕吐、脘痞等症状,应认真诊查,探究其因。若由内风乘胃所致,必须平肝息风治其本,和胃降逆治其标。尤其对中年以上之人,更应提高警惕,以防内风不靖,引起变端,及时采取针对性措施,防患于未然,庶不致延误病情。

叶氏曾谓:"经年累月久痛,寒必化热"。由于胃病因饮食生冷、中阳不振等因素,导致胃寒证候者较多,但应注意到久痛患者,寒易化热。在临床上我认为应掌握:①胃脘久痛者,虽有胃寒的表现,应考虑有化热的可能,用药不可过辛过温。②胃痛一般以喜暖喜温为多,这与胃腑生理功能有关,如果胃热症状已见,辨证用药当以清胃泄热为主,勿为胃脘喜温的"寒"象所惑。③胃中郁热,往往兼有肝经郁热,故清胃当兼清肝。

叶氏关于"初病在气,久必入血"的论点,亦是病机之概括反映,在辨证时具有指导性的论述。"入血"的含义,主要是指血络瘀阻,既可出血,又兼血瘀。特别是中年以上之患者,瘀与热结,阻滞凝结于胃,可酿成痼疾。这对诊断、治疗和判断预后,均甚重要。

木乘中土疾患,经恰当而及时的治疗,可使多数病人逐渐向愈。但对这类病证可能出现的严重预后,也应有足够的认识。叶案中曾提到"不知土败木贼,肝气日横,脾胃日败,延至不救者多矣,可不究心于此哉"(卷六郁证华岫云概论)。关于案中所述严重症状如"胃脘痛高突而坚……滴水不能下咽",黄疸"胁肋板实","气冲欲呕,咳汗气短"以及"上下交阻,有年,最虑关格"等等。上述病例,包括癥积、噎膈等病证。有的由于脾胃久虚不复,肝邪继续为患,矛盾交织,已成"郁劳之痼",导致内伤重病。这些记述,告诫我们对木乘土疾患必须早期诊查,早期治疗,对久延不愈而导致的严重转归,应有充分的估计与警惕。同时,对癥积、噎膈等病的成因,也应从肝、脾(胃)经病变加以考虑,并需审证而重视抑木扶土之治则。

叶氏之论对临床具有深刻的指导意义。

(二) 治肝治脾,切合病情

叶氏全篇案中,提出治肝治脾胃之法,务求切合病情。从叶案55例的立法用药来看,充分体现其丰富的实践经验。大体上凡属木强者,以治气疏泄为先,兼有火旺、内风之证者,治以泄肝、平肝、养肝息风等。土虚者以气虚为多,治以健脾益气,脾阴不足者予以养胃生津。治肝治胃,各有侧重,各有法度,巧为配伍,立法严谨,用药灵活。细心学习,更能体会叶氏学术思想之精髓所在。

叶氏用药讲究性味,特别是对"五味"的选择的配伍。凡用辛以理气通阳,疏和肝胃者如陈(橘皮)、半夏、吴茱萸、姜(生姜、姜汁、姜渣、干姜、良姜)、川椒、蔻仁、郁金、香附、延胡索、伽南香、薄荷等等。用苦以清泄降逆者如黄连、川楝子、山栀、竹茹、丹皮、贝母等等,并认为"诸寒药皆凝涩,惟有黄连不凝涩",与某些辛药相伍,"能通能降"。故叶案方中大多均有苦辛合用之法,上列诸药辛、苦之程度不同,贵在随证选用。酸味药能敛阴柔肝、制木,如白芍、乌梅、木瓜等等。甘以补土,调和脾胃,如人参、白术、茯苓、甘草、南枣、莲肉、秫米、粳米等等。其中用人参(可能包括党参)者有35方,此为叶氏用人参较多之案篇。说明他对培土补气以治木乘土病证颇为重视,并常于上列诸药中配用麦冬、石斛等甘凉以濡养胃阴。至于甘酸相合,敛液化阴,肝脾胃兼顾者,亦属常用之法。

叶案中关于"平肝"法的概念,寓有降、泄之意。如用降香、郁金、山栀等苦辛类药以降气清肝。有用黄连、吴茱萸与川楝子、白芍相配,苦辛酸并投,亦称"平肝"。此外,叶氏"泄肝"、"泄木"法常用微苦之桑叶、丹皮,清泄少阳气分、血分之热,可见叶氏所云平肝与泄肝有相似之处。桑叶与丹皮同用,对肝气化火犯胃,内风乘胃之适应证较广,微苦之品,无凝滞碍气之弊,更不致有损脾胃,药性平和,平中见奇。此外,案中平肝、泄肝之法,苦辛酸味还常配用牡蛎之咸,以制肝木,借以潜降泄热。"镇阳息风"亦用牡蛎,配以阿胶、生地、丹参、小麦等咸甘苦相伍,泄肝滋液,平调阴阳。如此等等,亦均是叶氏经验之得。

木乘土篇数案中都载有"通补胃阳"之治法,对脾胃投补之剂特别提出"通"字。不少处方基本上以人参、茯苓、甘草等补益胃气。参、术配陈皮、半夏;人参配姜(生姜、良姜、干姜)者逾10方;有与枳实、菖蒲同用;有以人参、茯苓与附子、半夏同用,如此种种,都属通补之剂。上述方中陈皮与半夏理气、燥湿、祛饮;姜性辛温通阳,散寒温中,具有走散之性;枳实下气行滞,菖蒲通阳而宣胃窍。附子宣通十二经,叶氏认为"用附子以理胃阳,粳米以理胃阴,得通补两和阴阳之义"。"通补"之治则,符合脾胃生理所需,确为治疗脾胃病尤其是木乘土疾患的重要法则。

用药注意刚柔适宜,也是叶案中经验特色之一。疏和肝胃之气,温补脾胃之阳,用药一般具有不同程度的辛温且燥的特性,均可归属于"刚"的范畴。柔肝之体,敛肝之用,濡养脏腑之阴津者,药性均属于"柔"。五味中辛为刚,酸及甘(甘凉、甘寒)属柔。刚为阳,柔为阴,刚柔适宜,刚柔相合,有利于调整脏腑及整体阴阳的失衡。案中如"肝逆犯胃,胃脘痛,腹鸣"用桂枝、干姜、川椒、吴茱萸,配用白芍、乌梅,仿仲景乌梅丸意,刚中添柔,辛酸相合,利于温胃去寒,泄肝制木。如14案中用人参、益智仁、煨姜、半夏等甘辛药中,配以木瓜。用人参、附子方中亦配以木瓜。叶氏所述"刚药畏其劫阴,少滋以柔药",亦有在陈、夏、参、苓方中配以金石斛,诸如此类,在叶案中屡屡见到。特别如39案专列方解,谓"此厥阴阳明药也……肝为刚脏,参入白芍、乌梅以柔之也",作了明确的注述。据我从临床实践中体会,刚柔相配,确甚重要。其一,辛药多燥,苦药多用久用亦燥,药汁入胃,常耗阳明胃液,故添入柔剂可制其辛苦,可以防损胃液。其二,肝胃之阴不足而需柔药者甘凉濡润,甘咸育阴,酸以敛液,亦难免有碍气机之宣畅,故少佐微辛之刚药,既可运药和中,又防滋滞胃气。尤其对老年肝胃疾患,虚中有实,阴不足而常兼气滞湿郁,刚柔的配伍更有必要。能善于适当运用刚柔相配方法,常可提高防治效果。

综观叶案55例,用药共计96味。凡用药达7~11方者有11味,依次为茯苓、人参、姜、半夏、陈皮、白芍、川楝子、黄连、吴茱萸、乌梅、丹皮。这些药物培土和胃,泄肝制木,基本上也能反映叶氏治疗木乘土疾患运用通补、刚柔治法的梗概。

华岫云在"木乘土"案后概论中提到:"余另分此一门者,因呕吐不食、胁胀脘痞等恙,恐医者但认为脾胃之病,不知实由肝邪所致,故特为揭出,以醒后人之耳目。"华氏潜心整理,贻益后人。常读此篇,得益良深,故结合实践体会,析述如上。

六、论析吴瑭重视胃阴

历来医家论脾胃之阴者颇多,尤以叶桂著称于世,人皆熟知。然而,吴瑭(鞠通)(1736—1820)在实践的基础上,宗叶氏经验而续有阐发,有些论说甚为精辟,药治配伍颇有特色,卓有贡献。即以《温病条辨》有关内容来看,可窥见其重视胃阴的学术思想梗概。

(一)胃阴存耗,关系整体

吴瑭在《温病条辨》中对胃的生理特点二处提到"体阳而用阴"。由于胃之"体阳",故胃阳不足者,治法宜温中通阳。所立苓姜术桂汤(茯苓块、生姜、白术、桂枝)治疗"不饥、吞酸、形寒或脘中痞闷,或酒客湿聚"。认为"此兼运脾胃,宣通阳气之轻剂",似可列为治胃阳不振之代表方。又如"干姜、甘草守中阳,干姜、附子通中阳,干姜、甘草护中阳"等用药机理,均为吴氏治疗胃阳不足的经验。

胃阳亢盛则呈胃热之证。又因肝胃密切相关,肝火犯胃,胃阳有余,出现肝胃郁热,治宜清胃或泄肝和胃。阳盛则阴虚,胃阳有余者,易耗胃阴,导致胃用不足。故清热之中常佐以护阴、养阴之品。清热药物本身也具有护阴之意,当然,清热不能过于苦寒,以免苦燥耗阴。

胃阴是胃腑消化水谷的重要物质基础。吴氏曾强调"十二经皆禀气于胃,胃阴复而气降得食,则十二经之阴皆可复矣"。可见胃阴之存耗,关系到整体的生理功能。

治疗外感温热病或内伤杂病,均应重视胃阴。对外感温热病吴氏强调"滋阴不厌频繁",对内伤疾病特别是胃病,也要处处维护胃阴,这些都是重要的治疗原则。

胃阴不足,胃中失于濡养,纳谷必少,食少而不易消化,中脘痞胀,嘈杂或嘈痛,口干或渴,大便干结,形日以瘦,舌红少苔,甚至光剥。吴氏曾谓:"肌肤枯燥,小便溺管痛,或微燥咳……皆胃阴虚也。"这些都是胃阴不足的临床表现,而且"中焦胃用之阴不降,胃体之阳独亢"。此处言"不降"是指胃阴(津液)生成少,耗损后恢复迟缓之意。若胃阴虚而胃阳亢盛,每常互为因果,于病更为不利。治疗大法,吴氏主以"甘润法救胃阴","欲复其阴,非甘凉不可",这类药物,亦为当代所沿用。

吴氏认为甘凉法具有"救胃用,配胃体"的作用,若能掌握养胃阴的主要治则,可使胃腑的体用得宜,阴平阳秘,利于恢复正常的功能。

(二) 滋养胃阴,甘凉、酸甘

吴氏立益胃汤(沙参、麦冬、冰糖、生地、玉竹),是甘凉养胃的代表方。吴氏认为"欲复其阴,非甘凉不可……取益胃,用之义也",对甘凉法滋养胃阴的机理和益胃汤的方义,作了恰当的概括。

1. 甘凉

甘能入脾胃经,凉能制其郁热,甘凉相合,能清养脾胃。不仅如此,甘凉亦能作用于肺,养肺清金。盖脾胃为后天之本,精微气血上奉于肺,故吴氏谓"胃土为肺经之母也"。"凉"次于"寒",凡内伤杂病的郁热证候,运用凉法较广而且较安全。故益胃汤既可用于胃病阴虚证候,却又不局限于胃病。诸凡肺胃阴虚或肝胃阴虚之证,均可据证参用。即使胃阴虚的临床表现不甚显著,肺阴虚或肝阴亏虚之证亦可参用。一般笼统所说的阴虚证候,基本上都包含胃阴的不同程度亏虚。言"益胃"是通过胃阴的来复,使阴液输布全身以滋养他脏。于此可见,养阴者必须养胃,故益胃汤的适应证也比较广泛。

吴氏甘凉法适用于肺阴虚者,尚有清燥汤(麦冬、知母、生地、玄参、人中黄)。适用于脾阴虚者,尚有三才汤(人参、天冬、干地黄)。

甘凉、甘寒,药性相似而程度有所差异。然而,吴氏立"甘寒法"数方如沙参麦冬汤、玉竹麦冬汤、五汁饮等,所列不少药物仍以甘凉为主,梨汁、鲜苇根汁和天花粉等,虽有甘寒之名,实无寒凝之性,故亦可认为属于甘凉法的范畴。

2. 酸甘

吴氏在上述甘凉药物中参用酸味药物如乌梅、白芍、木瓜、五味子等,称为酸甘法,并据酸甘药物具有化生阴液的效应而称为"酸甘化阴"法。此法不仅可适用于外感温热病,也较广泛地适用于内伤杂病。由于酸甘相合,气阴兼顾,运用得当,具有意外的功效,故近代临床医家均甚推崇之。

吴氏列举"酸甘化阴"法之方剂有加减生脉散(沙参、麦冬、五味子、丹皮、生地)、麦冬麻仁汤(麦冬、麻仁、白芍、首乌、乌梅、知母)、人参乌梅汤(人参、乌梅、莲子、木瓜、山药、甘草)等。

酸味药具有柔刚、敛液的作用。酸属阴,与人体之阴(液)同类。胃用阴,其液酸,故酸味药具有养胃滋阴之功用无疑。

酸味药能柔肝体(阴)而制肝用(阳)。既可用治肝阴不足,肝阳有余之证,又能通过制肝用而消除对胃腑的病理影响,故酸剂能兼治肝胃同病。胆附于肝,共主疏泄,肝经湿热久蕴而成结石者,酸药借其柔能制刚之性,而利于结石之溶解。

酸能敛液、生津,津液得以维护。酸亦能敛气,凡证见肺气亏耗者,酸药亦能敛摄肺气之耗散。老年阳常有余,阴常不足,酸药敛阴摄气,酸甘可以化阴,故具有抗老防衰的药理作用。

甘入脾胃,甘温者主要补脾气,温脾阳。甘而微凉者,主要入胃,清养胃阴。甘而微温者如党参、怀山药、莲子、炙甘草等,补而不滞,味甘而不燥。若与酸药相合,酸甘既能养阴,兼能补气,有利于气化功能的增强而达到滋生阴液的目的。所以"化阴"二字,立意曲妙。"化"有化生之意,使甘药具有配伍酸剂以化生阴液之功,成为别具特色的一种治法——酸甘化阴法。

关于吴氏酸甘化阴法在脾胃病临床中的运用,据个人经验,主要有下列数端:

(1) 胃阴虚兼胃气虚证:胃病经久,胃脘痞胀,隐痛,得食可暂缓解,但移时症状又发。喜进半流质饮食,不喜吃干饭,食量减少,口干,饮水不多。舌质淡红而干,胃酸少或无酸。常见于慢性胃炎(浅表兼萎缩性、萎缩性)或伴有胃、十二指肠溃疡或胃下垂。可用酸甘化阴,佐以和中理气。药如麦门冬、北沙参、太子参、炒白芍、炙甘草、乌梅、细青皮、木蝴蝶、佛手片、石见穿、炙鸡金、茯苓等。胃阴虚而郁热内生,口干引饮,脘部灼痛或嘈痛者,酌加蒲公英、淡黄芩、青木香等。

(2) 肝胃阴虚,肝邪乘脾证:症见脘腹痞胀,隐痛,食少,形瘦、口干,大便溏泄或次多量少,便前辄腹痛,舌红,脉细弦。常见于慢性胃炎兼结肠炎、肠易激综合征、小肠吸收不良综合征等。法以酸甘化阴,抑肝和胃健脾。药如焦白芍、乌梅炭、五味子、炒山药、炒陈皮、煨木香、建莲肉、炒防风、炙甘草、红枣等。大便溏泄较著者,可加木瓜炭、焦白术、焦建曲等。

(3) 肝阳犯胃证:如中年以上之人,常有头昏目眩,面赤升火,胃脘不适,不知饥,甚则恶心欲吐,口干,舌红,脉弦。常见于高血压病、动脉硬化兼有慢性胃炎等疾患。治宜酸甘,平肝和胃。药如炒白芍、白蒺藜、冬桑叶、杭菊花、炒白术、炙甘草、法半夏、炒橘皮、麦门冬、芦根等。肝阳有化风之象者,配以钩藤、明天麻等。

(4) 脾胃气虚,肺阴不足证:肺痨久病,或原有慢性胃病,脘痛便溏,继病咳逆上气,久咳少痰,潮热、口干,食少,形瘦,舌红,脉细数。常见于肺结核、慢性支气管炎兼慢性胃炎等。

治当酸甘化阴,益气补肺。药如北沙参、炒麦冬、炒党参、炒山药、五味子、炒白芍、川百合、炒扁豆、炙甘草、梨皮等。

以上简要列举吴氏对胃阴学说的论述及其主要治法,时至今日,能指导临床实践,贡献卓著。吴氏代表作《温病条辨》一书,不限于论治温病,重温此书,所受启迪益深,结合自己的临床证治体验,论析于上。

七、论析吴瑭治胃痛、呕吐

吴瑭(鞠通)不仅擅治温热疾病,亦精于内伤疾患,有很多独特经验,《吴鞠通医案》中可以反映其梗概。从胃痛和呕吐等常见的脾胃病案例中,初步看出他治胃病重视治肝,治法疏、温以通;治呕师法仲景,又贵灵活变通的学术思想。

(一) 治胃痛

胃痛病因多端,病机有虚有实,病位在胃而与肝脾有关。吴氏医案中对胃痛发作案例的分析,病因以寒邪与郁怒为主。论其病机以标实为主,病位责之以肝为主。案中记述脉象多数为弦,有的"双弦而细"或"沉弦而紧"。认为由于"肝厥犯胃","厥阴克阳明",故见胃痛、胁胀、攻心痛、痛极欲呕等症。

肝主疏泄,疏泄不及,常犯中土,胃腑易受其病。肝既失疏,气机窒滞,滞而不畅,犯胃则为痛为胀,上逆则为噫为呕;旁窜于络,肝寒而气不条达,则为肢逆而麻。胃主纳,腐熟水谷,得温则胃气自旺,受寒则碍腐熟功能而使胃气郁滞。故临床以胃寒而发者甚多,肝气犯胃,又兼有寒则疼痛尤甚,治法宜疏、宜温。胃为腑,腑宜通,以降则和。从吴氏所诊诸案分析,治法均寓疏、温以通之意,此深合胃的生理规律。

吴氏医案胃痛病例处方6首,用药总计24味。凡用达3方以上者,有乌药、半夏、青皮、川椒、吴萸、厚朴、枳实等7味。综其功用,主要是疏肝、理气、祛寒、通滞。乌药与半夏,每方均用。疏肝理气配用香附、广郁金、青皮、小茴香等;温肝祛寒配以吴萸、川椒、降香末;由于"浊阴上攻"者,配用川椒、吴萸、两头尖等以通阳泄浊;胃寒甚者加良姜(或干姜)、荜茇。

按乌药顺气开郁,散寒止痛。《本草求真》谓其"逆邪横胸,无处不达,故用以为胸腹逆邪要药"。张山雷《脏腑药式补正》"肝郁•行气"药中颇推崇乌药,认为:"气味皆薄,质亦不重,是为行导气机轻灵之品,不刚不燥,是肝脾气分之最驯良者。"吴氏治胃痛诸方中均用乌药,且常列为首味,亦可知其有相似见识。据我的经验,乌药不仅能治气滞之腹痛,亦善疗气滞之胃脘痛,肝气横逆窜络引起胸背肢体疼痛,痛无定所者,均有良效。

吴氏在4方中均用川椒,三方用炭,一方炒炭,用量为3~5钱(9~15g)。川椒入肝、胃、脾经,一般汤剂用量为1~2g。吴氏用炭或炒黑,减其温燥之性而增其药量,温中祛寒而行气滞,此亦是其经验之得。

在王姓案中,吴氏分析病情后认为"前三方之所以不大效者,病重药轻故也,兹重用之"。于是用吴萸、良姜、姜半夏、川椒炭等均达5钱(15g)。二日后复诊,"业已见效,当小其制"。若此之例,足见吴氏据证用药,轻重恰当,有胆有识,以及获效之速。

药治以外,尹姓案中提出"以开朗心地为要紧,无使久而成患"。结合精神治疗,以防转成慢性疾病,也说明吴氏重视精神情志因素在防治胃病中的重要作用。

（二）治呕吐

仲景治呕吐有专论（《金匮要略》第十七篇）。《吴鞠通医案》呕吐篇，师法仲景，所列八方，治痰饮呕吐用小半夏加茯苓汤、茯苓泽泻汤、旋覆代赭汤等。用药配伍规律亦大致以半夏、生姜为主，按寒、热、虚证及气逆、水饮各证而配用他药。八首处方均以半夏为君，用量以八钱（24g）、六钱（18g）居多。生姜用汁三匙者四方，用片（9～15g）者三方，五片者一方。寒证配吴萸、川椒；热证配芩、连；虚证用人参；气逆加陈皮、香附、旋覆花；水饮配干姜、茯苓、猪苓、泽泻、桂枝。

吴氏治恒姓案呕吐重证"粒米不下，体羸如柴，奄奄一息，仍不时干呕，四肢如冰，后事俱备"，根据其"初因大惊，肝气厥逆""脉弦如丝且劲"，而"与乌梅丸法"。方用辽参、川椒炭、吴萸、半夏、姜汁、川连、云苓块、乌梅（去核）、黄芩炭。所载"服二贴而进米饮，服四贴而食粥，七贴后痊愈"。按该例病情严重而治效显著，用药平中有奇，师仲景之法而灵活变通。乌梅丸系仲景治蛔厥而吐之方，柯韵伯提出该方"为厥阴主方，非只为蛔厥之剂"（《伤寒来苏集·卷四》）。吴氏宗仲景方意，重用川椒、吴萸温中祛寒；加半夏、姜汁、茯苓以降逆化饮止吐；用黄芩炭而不用黄柏；病在肝胃，中阳不足，饮停寒伏，因呕而虚，故未用细辛、附、桂。由于辨证确切，立方构思精巧，其效如桴鼓。我在临床上对此类胃寒停饮、寒热错杂之证，亦常仿用而取效。方中乌梅敛肝，若脘胁微痛而舌苔不甚腻者，尚可加白芍以增酸柔之功。又按吴氏该例用"甘澜水八茶杯，煮成三杯，分三次服。"一则取甘澜水有益于脾胃，二则提出煎煮时间需较长，这也说明吴氏重视煎服药法，也是临床必须注意之处。

仲景曾谓："食已即吐者，大黄甘草汤主之。"凡食已即吐由于胃热上冲所致者，固宜清之，然亦有由于饮邪停蓄胃中，潴液量多而致食后呕吐，病机不同，治法有异。吴氏所诊金某之例"旧有痰饮"而患呕吐，认为"食入则吐是无火"，治以温胃化饮止呕，方用吴茱萸、半夏、淡干姜、陈皮、生姜汁、生薏苡仁等。服药后三日再诊，"业已见效"。该方既以小半夏汤为基础，宗《金匮要略》"诸呕吐，谷不得下者，小半夏汤主之"原意，干姜与生姜汁同用，以增温中祛饮止呕之效。加吴萸、陈皮化饮下气，复加薏苡仁和脾胃而祛湿，不泥于"食已即吐"即是胃热立论。据症辨证，灵活变通，重温其案，受益尤深。

《吴鞠通医案》"转相传抄"，恐有佚失。胃痛与呕吐均为常见疾患。由于案例不多，未能反映吴氏经验全貌。虽如此，仍不失其可贵之处。

八、论析马培之治胃痛

孟河医家马培之（1820～1903）以外科见长，而以内科成名。所著《马培之医案》及《医略存真》（《孟河四家医集》，1985年江苏科学技术出版社出版），充分反映他对内科疾病的学术经验。前者载有52种病证的诊例，其中胃痛医案计17例。后者论述九篇。对胃痛叙症简要，辨证精当，立法用药各有法度，颇具特色，现将其主要经验论析如下。

（一）久痛营气常虚

马氏认为胃痛首先应辨其虚实，久痛者气常虚。

医案中有9例记述胃痛以虚为本，以气滞、湿、痰、瘀等为标。认为久病其本多虚，其虚如"营血不足"、"中土虚寒"和"心脾营损"等。马氏尤注意肝脏与胃痛之密切联系,分析"肝之为脏,体柔而用刚……失养则躁急,急则横逆,侵侮所胜"。认为"体有虚实,病有久暴,调和疏补,各有所宜"。由于"气虚血耗,躁急而横逆者,宜调益",决不可"一派辛香疏达"。医案中所诊气虚者,用党参、白术、茯苓、甘草等,营血不足者,用当归、丹参等。17例中凡用当归者计11例,用丹参者12例。鉴于胃痛以病久时发者多,或因气郁久而伤营,或由血络瘀滞。当归养血,性甘而微温,养血气而其性善行;丹参活血通络,其性微寒。与当归同用,不论寒证、热证,均为适宜,调营和血,养胃体而益胃用,柔肝体而制横逆之性。案中凡胃阴不足者,配以沙参、麦门冬、石斛之类;血热血瘀者,配用生地、丹皮、藕节、三七、茜草等药;兼中气虚馁者,伍以党参、白术、白芍等。擅长用当归、丹参为主药治疗慢性胃痛,是马氏经验特色之一。

(二)重视流气调畅

马氏对肝气郁结犯胃者,主张以流气调畅为要。肝气横逆,可以犯胃。脾胃气虚则肝气易侮。故肝胃气滞往往是常见之病机,历来医家均重视以疏肝和胃之剂治之。孟河医家对疏肝理气开郁剂的运用,颇有独特经验。马氏医案中除常用木香、郁金、沉香、枳壳、砂仁等药物外,还善于用乌药配合上述诸品。并据证而配用合欢皮、佛手片、青皮、橘叶、玫瑰花、沉香曲、白蒺藜、香附等。旨在"流气"、"调畅"。这些药物具有微辛而不燥烈之优点,即使酌加于养营或益胃方中,一般亦不致耗气伤阴。

按乌药功擅顺气开郁,散寒定痛,马氏医案中亦常用此药,作为"流气""调畅"之常用药。《本草述》曾评述其具有理气和血之功,认为"不同于耗气之味"。若与白芍同用,其性尤平和,我对此证亦常用此二味相配,有些病例连续投药1~2个月,也未见有伤阴耗气之弊。

马氏案中用白蒺藜治胃痛有6例,多与郁金相配,孟河医家均常用此药治疗郁证、脘痛等多种病证。《本草汇言》曾谓白蒺藜能"行肝脾滞气,多服久服,有去滞之功"。《植物名实图考》据叶桂之经验而认为"盖其气香,可以通郁,而能横行排荡,非他药直达不留者可比"。据我的经验,凡遇肝气犯胃,胃脘胀痛,及于胁痛,情志不畅诱发,或兼有肝阳上亢,目眩头痛者,据证而配用白蒺藜,其效甚良。

(三)用药颇具特色

马氏针对寒、热、痰、湿,用药颇具特色。

胃痛除气滞不畅外,常兼寒郁、气郁化热、或痰湿内阻。马氏案中治寒用生姜、桂枝、沉香、吴茱萸等,寒甚者加桂心,或以生姜与干姜并投。胃中郁热者,左金丸、丹皮、象贝母等,象贝母亦入足阳明胃经,清热制酸,凉而不寒,实为治胃热之佳品。湿郁胃阳者,马氏用陈皮、半夏、茯苓,配以佩兰,取其芳香化浊,鼓动胃气,醒脾助运,调畅中宫,不论虚实诸证,均可据证配用。俾湿浊得化,胃气和降,其痛胀痞闷可缓,胃纳可增。凡痰气交阻,脘痛胸痹者,案中用瓜蒌、薤白与姜、桂、陈、夏相伍。寒饮停胃,脘痛呕吐者,以灶心土与干姜、生姜相配,温中降逆祛饮。随证选药,颇有特色。

马氏医案中治胃痛17例,用药共计55味。他认为胃痛"脏腑病因颇多,因寒因热,因气因血,在脉在经,各有不同"。案例虽收载不多,然其审证用药,确有独到之处,堪为后人学习、参考。

九、论析叶、张二氏治痞

　　叶桂(天士)《临证指南医案》卷二"痞"与《张聿青医案》卷十一"痞气"篇,是医籍中记述痞证治疗经验的佳篇。叶案中记载 26 例,加复诊 4 例次,共计 30 案。张案 7 例,加复诊 9 例次,共计 16 案。观其论述痞证患者的病因病机和治法用药,各有特色,有同有异。综合二氏的学术思想及论治经验,具有实践指导意义。鉴于痞证在临床上极为常见,个人在临证之余,时常参阅,温故知新,获益良深,特为析述之。

(一) 有关的病因

　　关于痞证的病因,案中记述有由于"烦劳"、"嗔怒"、"劳伤"、"嗜饮"、"食滞"以及药物因素等。也有因"寒热由四末以扰胃"或"暑湿热内伏"者,然而从其叙症、治法和用药来看,似属外感之邪已经内侵,故基本上以内伤病因为多。

　　关于"嗜饮"是指嗜好饮酒。现在看来,"饮"的内容除酒类以外,还包括嗜茶过浓或饮咖啡、乳制品等经常过量,也可致病。至于"食滞",一般指过饱、暴饮暴食、过食生冷等原因所致。但如体质素虚,脾胃不健或患其他疾病而使胃气已虚,饮食虽不甚多,超过消化负荷,以致消运不力,亦可致病。"药物因素"在案中仅载"丸药"或"阴柔之药"等,丸药有水泛或蜜丸,颗粒有大有小,但一般在胃中崩解、消化,不同程度地增加胃的负担,服丸药过久或过多,引起痞证也有不少。"阴柔之药"滞气而碍消化,药不对证,亦可致痞。现在化学药物日渐增多,不少药物对胃气有所损伤。药物因素已成为值得重视的病因,不仅可以导致痞证,甚至引起其他疾患,不容忽视。

　　据我的经验,所诊治的慢性胃炎患者以胃脘痞胀为主症者,精神因素占 61.2%,饮食不当与劳累分别为 58.5%、42%。其中常有二三项因素兼有者。由于药物不当而引起者有 8%。说明叶、张案中所述病因符合临床实际情况。

(二) 病机各有识见

　　二氏案中所载病机有虚有实,每常虚实兼夹,以虚为本,或由实转虚,或本虚标实。痞证症状较重而初起者,多以实证为主。虚主要是"中气不足"或"脾胃阳微"。实证的病理因素主要是气滞。由于"中虚气失旋运"或"脾清不升,胃浊下降"以致"气不舒展、阻痹脘中"或"气闭久则气结"。可见痞证之病机每多虚实兼存,互为影响,以致痞证迁延经久。

　　气滞又常与郁热、痰浊、湿阻和食积等病理因素相联系。如叶氏所论"气郁化热,陈腐黏凝胶聚……热必生痰,气阻痰滞",对气滞、郁热与痰浊三者的转化联系,阐述颇为简要而精辟。与张案"湿热郁阻中焦"、"湿热结聚,通降无权"、"痰湿阻闭胃口"等描述之参,更可融会其意。所言胃中之"痰",其性质与湿雷同,可知痰与湿在痞证病机中占有一定的重要性。

　　二氏在案中均未提及血瘀。但从立方用药分析,用延胡索、桃仁、郁金、降香等药,可以测知其兼有血瘀病理因素,然其程度不若气滞、热、痰与湿浊。综观叶、张医案,"痞"之为病,在气为主,如若血瘀显著,内结于脏腑,致成癥积者,均列入另篇"积聚"范畴。医案中

"痞"与"积聚"两篇相连,可见前者偏于气,后者偏于血,前者无形而后者有形。

案中明言"浊阻胃中"、"痰湿阻闭胃口"和"扰胃"等,说明痞证的病位以胃为主。此外,由于胃气失于和降,可以影响肺气之宣肃功能。肺气不得宣畅,又可使胃气郁滞加重。胃与肝相邻,胃气不和与肝气郁滞又常密切相关。故痞证以胃为主,可以涉及肺、肝。胆附于肝,脏腑相合,同主疏泄,气滞、湿、热等病理因素均可见于肝胆。由此可知,痞证胃疾亦应联系与胆的病理。现在由于物理诊断仪器的不断发展,痞证患者经检查证实,除慢性胃、十二指肠病证外,还有不少兼患胆囊炎或合并胆石症。有的是由于先患胆病或胆汁反流入胃,引起胃病胃损,亦说明古医籍这些有关论述极为可贵。

(三) 症状的描述

痞证的临床表现,案中简述者如"中痞"、"脘痞"等。较详者如"食入中脘久痞"、"中脘不舒"及"脘膈痞闷"等。可见其主要症状是上腹(胃脘)部胀满不适,也有表现为"按之而痛","脘中微痛",伴有症状以饮食减少为多,而且均有得食则脘痞尤甚的特点。其他如"恶心"、"涌吐酸涎"、"涌涎"、"不饥"、"腹胀"、"少腹坠胀"等。病及于肝(胆),可引起"右胁胀满",严重者可见"心下坚实"等。

张案记载舌苔者计6案,其中白腻3例,黄厚、苔浊、中心厚腻各1例。"苔浊"是指舌苔腻而黄白相兼,浊而不清。"厚腻"是指舌苔腻厚而紧贴舌面,久久不化之意。据该案例所用药物推测,中焦既有湿浊,而兼津液不布。叶氏记载舌象4案,均为"舌白"。

叶案记载脉象仅4例,其中濡脉3例。张案叙脉计12案,其中濡脉与弦脉各5案,细滑和细濡关部带滑各1例。凡述及关脉滑或弦的有3例,可以看出张氏重视关部的脉象以为辨证的参考,征诸临床,确有一定意义。凡见关脉弦或滑者,多数是气滞、痰浊、湿热或食滞病机的反映。关脉主脾胃与肝胆,痞证切脉弦滑者,虽有气虚之症,却以标实为主,不可过投补气之品。张氏所载关脉弦、滑者,病机分别由于"肝木克土"、"湿热结聚,通降无权"和"湿热郁阻中州"等。

从上所析,痞证的临床表现与慢性胃炎以上腹部饱胀不适为主症者,颇为吻合,与疼痛不明显的胆石症及胆囊炎缓解期亦颇相似。慢性胃炎与胆道疾病都甚常见,且每多合并存在,重温前人治疗痞证的经验,有助于提高这类消化系统疾患的防治效果。

(四) 治法的特色

关于痞证的治法,叶案所言"议治在胃",张案则提出"当从肝胃调治"。二氏在治则中屡可见到要从上焦着眼,如"当开上焦"、"拟开上焦"、"治上可以通痞"等。主张宣通上焦以治痞证胃疾,这是非常可贵的经验。至于具体的治法,叶氏主张"苦辛开气"、"开痞"、"开泄"和"当开气分",张案中所述"辛以开之"、"苦辛开通"等,凡记载用"开"法者有8案,用"通"或"降"者有5案。可见二氏治痞的学术思想以开、通、降法为多。开法兼及肺、胃,通或降以治疗胃腑为主。从气血范畴而言,均主张治气,大多以理气为法,少数则需"扶持中气而展胃阳",重点还在于舒展中阳,以宣痞阻。

仲景治心下痞立五泻心汤,为后世所宗而续有发展。叶张两篇医案中用黄连、黄芩相伍者有5方。有配白芍之酸柔和阴,有配厚朴、蔻仁、保和丸以化湿行气消食,有加枳实以破气行滞,伍杏仁以宣通上焦等等。医案中更多的处方中,取泻心汤苦辛相合之意而活法变通。

如以黄连、半夏、人参配菖蒲、郁金、枳实治疗既有痰、热、气滞,又兼胃气不足而致"气不舒展,阻痹脘中"之证,堪称配伍精当,从泻心汤化裁变通之例。

鉴于痞证病机以气痹不畅为多,故案中大多均以宣通气机为主要治法,并据证而结合泄热、祛湿、化痰和消滞等法。宣通胃气者如枳壳或枳实、砂仁、佛手、陈皮等。湿盛者用苦温芳化,如厚朴、藿香、佩兰等。寒热兼夹者选加山栀、豆豉、降香、姜汁、蒌皮、蔻仁等品。内郁痰浊者,半夏、茯苓、菖蒲、郁金或白金丸、贝母等随证择用。总以宣通为要,冀其痞去痹宣。由于肝胃密切联系,故常参以疏肝理气之品。张案中所用川楝子、延胡索、白蒺藜、郁金、玫瑰花、沉香等,叶案中配用苏梗、香附等均属其例。叶案中用郁金者较多,亦可见配用解郁舒肝药是其经验之一。

至于前述宣通上焦肺气以治痞证者,叶案用杏仁者达13方,张案中用杏仁亦有4方,他如桔梗、枇杷叶、苏子、贝母、瓜蒌皮、薤白等亦常据证配入。既疏肝胃之气,又配宣通肺气,三经同治,相得互彰。

叶案用人参者7方,张案用参亦有5方(其中党参2方,人参须2方)。二氏用白术者总计3方。均不用黄芪。用人参之方,大多与宣通之剂相伍,并非单纯着眼于补气。当今不少慢性胃炎属于痞证者,每有胃(脾)气虚或胃阴呈不同程度亏虚之证,当互参叶案"脾胃"篇而辨证治之,勿囿于前述之治则。然而,确属胃气痹阻之实证者,切不可妄用参芪。读叶张之医案,明痞证之治法,撷取其经验,举一反三,融会贯通,而又不胶柱鼓瑟,方是正确的态度。

十、《张聿青医案》脘痛篇初析

《张聿青先生医案》(上海萃英书局1935年再版本)系1918年由其学生吴文涵等编集付梓,共20卷。其中外感、内伤、杂病七十九种病症的医案计17卷,后附论著,丸方及膏方各1卷,为晚近常用的临床参考医籍。个人在临证之余,时时参读,受益非浅,现就初析其常见病"脘痛"篇医案,提出几点体会。

卷9"脘痛"篇所采病案19例,其中有复诊之案8例(二诊者6例,三诊者2例),共计29诊次。从复诊所载,可知其大多有效。案虽不多,能概括反映张氏诊治脘痛的医疗经验。

(一)叙症简要,突出主症主脉

19例病案对脘痛主症均有简要的记述,如疼痛的性状、程度、与饮食的关系以及伴有症状等。其中有些叙症颇为确切生动,如"中脘有形辘辘,攻撑作痛","中脘作痛,腹满气撑","背腧作胀"等。对脘痛伴有的主要兼症如呕吐涎水,咽中如阻,便阻不爽,泄泻等,亦均有简要的叙述。此外,尚有与节气有关及"吃面食果"与疾病有关的病因。

记述脉象者凡11例。值得提出的是,张氏注重脘痛病人的关脉。如"脉两关俱弦","左关颇觉弦硬","关滑","脉细关弦"等等,关脉内候脾胃(和肝胆),大凡关脉弦(或滑),而症见脘痛、或兼呕吐、痞满,结合整体症情,应考虑其内有实邪,如气滞、湿热、痰浊、食滞等病理因素。关脉弦(或滑),即使有本虚的一面,当脘痛卒作之时,还当以治标为主,消除气滞、湿热、痰浊、食滞等病理因素为先。朱丹溪曾对胃脘痛提出"不可补气"之说,意指心脘痛甚之时应求其邪实之因,不可用补气,徒增其疾。这在张氏医案中亦可看出其有相似的见解。张案中用党参者仅一例,方以连理汤出入,余者均从调畅气机,泄热化湿,温阳化饮,祛痰消食等为法。据个人临床体验,有些脘痛患者,状如中虚,然其两关脉象弦滑,医进以黄芪参术,其痛不减,且增撑胀妨食者,颇不少见。张氏对脘痛病症重视关脉,脉症合参,有利于正确地辨证施治,对临床颇有现实指导意义。

(二) 脘部作痛,肝胃密切相关

脘痛的部位在胃,胃与肝的生理病理密切相关。或因肝木犯胃,或因胃先病而肝邪乘之,均可导致肝胃不和之证,惟其先病继病与主次有所差别。但当表现为脘痛及胁、嗳嗳、泛酸、脉弦等症象时,治疗一般均宜疏肝和胃,调畅气机为要。

张案19例中,所述病机归纳联系及肝者约有半数。29诊次中凡应用于6案以上者计药19味,其中理气入肝经者有16味。张案对肝胃同病之脘痛,有偏于治胃,有偏于治肝。后者运用香附、青皮、郁金、延胡索、乌药、白蒺藜等为多,夹寒者配用肉桂、沉香;兼热者参以白芍、川楝子、瓦楞子;有痰浊饮邪者用薤白头。疏肝理气之品有配用苦辛通降(黄连、干姜)、清泄肝胃(川连、桑叶)、活血通络(蓬莪术、归尾、旋覆花、青葱管),温通祛浊(吴茱萸、丁香、黑丑、大黄),温胃定痛(荜茇、高良姜)等方药。张案用砂仁、香橼皮各有11例,两药均入肝胃,行气之功颇良。香橼皮尤为苏南常用之品,陈久而保持芳香者,研末或煎服均可。综观全篇医案,张氏每以理气定痛为要,运用理气方药有其一定特长。

按薤白头味辛苦而性温,《本草经解》谓其"入足厥阴肝经,手太阴肺经,手少阴心经",辛温通阳宣痹,辛苦且能降逆,能宣能降,对胃脘痛而兼胸中痹痛者,颇为常用。张案脘痛篇用薤白者11案,以此为首味药者凡7案。叙症如"脘痛有形","按之漉漉","食入痞阻","中脘作胀而且剧痛,呕吐涎水","舌苔罩霉","痛引背肋,甚至呕吐痰涎"……。张氏治脘痛与薤白配伍者有丁香、肉桂、沉香以温中祛寒,宣痹降气;有与陈皮、佛手、香附、蔻仁等品相伍,疏达肝胃气滞;有配半夏、瓜蒌、桂枝以散痰结而宣通中阳。张案善用薤白头治脘痛,具有经验特色,源于实践,值得参考。临床上有些胃脘痛患者,痛连胸中,痛而痞闷,舌白或浊腻,运用上述之药,确实有效,尤多见于慢性胃炎(窦部炎症较著者)。薤白用量,在张案中多为三钱,与他药相比,相对较重,张氏常以之为君药运用,亦可见其独到之处。

(三) 汤散结合,重视炮制

张案19例中除1例用丸剂外,其余都是汤剂。惟其处方中常有散剂伍用,如丁香、蔻仁"研细末先服";肉桂、沉香、黑丑"研末先调服";沉香、丁香、黑丑、湘军"研细先服"等等,汤散结合,以增其效。汤剂固为常用之剂型,"散剂渐渍而散解,其治在中"(《圣济总录》),散剂研成细末,药物分子小,服后吸收完全,作用迅速而比较持久,且可灵活配伍,运用方便,药材节省,药费较少,尤其对胃脘痛患者更显示其优势。

中药炮制的重要性已毋须赘言。重温张氏医案,对当前有忽视炮制之倾向者,应有所裨益。案中单味药物的炮制要求如延胡索(酒炒)、沉香(磨)、瓦楞子(打)、白蒺藜(去刺炒)、川楝子(切)、小青皮(蜜水炒)等等。二药同炒的如黄连与吴萸,白芍(或赤芍)与吴萸同炒,黄连与干姜同炒,山栀姜汁炒等。延胡索酒炒,易入血分,增强通经络止痛的功效。瓦楞子打碎,川楝子切开,使药理成分溶解度增加。黄连与吴萸同炒后能使其有效成分增强协同作用。欲求提高疗效,必须重视炮制加工,医生在处方上应写出要求,在工作中应加以督促,才能更好地为病人服务,使中医药事业不断发展。

(四) 诊治脘痛,今昔有所不同

由于社会因素与医疗防治的密切联系,新旧社会人民的生活、卫生状况和医疗条件有着极为显著的差别。张氏行医于 19 世纪后期,病人均在脘痛剧甚之时求治,痛缓即不再服药,有些脘痛属于急腹症,中医没有集体医疗机构和现代的辅助诊断没备。现在,人民生活改善,医疗卫生保健事业不断发展,病人能得到早期诊疗,脘痛发作剧甚者固然有之,一般能获得中西医双重诊断和恰当处理,痛缓后每多再诊。经检查为胃、十二指肠溃疡或炎症者,常多次诊疗,随访观察,这类脘痛患者,痛势隐隐占多,属于中虚(脾胃气虚)证候者不少,据个人的观察,400 例胃脘痛患者属于脾胃气虚而兼气滞(中虚气滞)者有 174 例,占 43.5%,适用参芪补气建中与理气之品相配伍。温习张案,无一用芪,仅有一例"以连理汤出入"而用党参二钱,然方中仍以苦辛通降理气为主。个人认为,患这类证候者,在张氏时代,不可能享受医药治疗,所以,张氏所载以实痛占多,并非真正没有虚证。

此外,张氏治疗脘痛,偏重于温胃理气,用药大多偏于辛燥,宜于胃寒气滞之证者多,适于卒然痛作之际。如属胃阴不足者,当参叶桂养胃之法,不能妄用辛燥。即使是适用温胃理气之证,温燥之剂亦不宜多用久用,以防耗伤胃阴。又如张案中舌诊记述较少,亦属不足之一。读张案与读其他医书一样,贵在取其之长,一切从临床实际证候出发,详为诊查,四诊合参,审证施治。然张案经验所集,有其一定独到擅长,仍不失其可贵之处。

十一、论述张聿青诊治气郁

无锡张聿青(1842—1904)临床经验丰富,《张聿青医案》"卷上"有"气郁"篇载有 17 例 28 案(其中复诊 11 例次),反映张氏诊治气郁病证的经验特色。

(一) 气郁以肝为主,病机演化多端

是篇所列"气郁",是指肝气郁滞的疾患。五脏均有气,气病均可有郁滞,然以肝气之郁最为突出。其因由于情志不畅,如案中所述"抑郁伤肝"、"情志久郁"、"情怀郁结"等等。诚如张山雷氏所云"肝气乃病理之一大门,善调其肝,以治百病,胥有事半功倍之效"(《脏腑药式补正·肝部》)。气郁之证候轻重程度及其发生发展,还与体质因素有关。气郁致病,其病机演化多端,一是肝气横逆,在肝与肝络,亦即肝之本脏,并通过经络的联系而影响全身之络。二是因气郁而木横克土,犯胃及脾,特别是最易犯胃。肝气郁而影响脾胃,肝与脾胃俱病,甚至互为因果,譬之为"木土相仇"。三是肝气郁结,可以化火,导致"肝火内亢,肝阳上旋",或"肝阳冲侮胃土"。所述"风木干土",亦是肝阳犯于中焦脾胃的概称。而肝阴不足与肝阳有余之间,又有相互关联,阴虚则阳尤易亢,肝阳愈亢则肝肾之阴愈不足。四是肝气之横逆还可及于上焦,如"冲气逆行,上干肺脏"。由上所述,气郁虽先病在肝,但常可及于其他脏腑,病情表现不一,病机错综复杂。至于气郁的病理因素,可以化火、酿痰。特别是气郁而经久不已,常易及血。血络损伤,可致出血;血瘀内结,可发为癥积;妇女易影响营血、冲脉,引起月经病变。

（二）症状表现不一，诊查必须全面

气郁的病机已如前所述，临床表现有典型症状，主症比较明确，辨证亦较容易。但也有的患者症状较多，必须抓住一些主要症状，联系其他兼症，综合分析。所以，诊查必须全面。张案中凡气郁的一般症状如右胁下痛、嗳噫、脘胀、欲吐、胸闷、不饥不纳、咽阻等等，结合病史起因，诊断较易，亦即常见的肝气郁滞或肝胃气滞等证。

有些气郁症状，如"少腹有气上冲至胸"、"有气逆行至巅，为酸为胀"等，有时容易忽略或漏诊。前者易被认为是类似奔豚之状，实则少腹系足厥阴肝经所属，循经上行、过膈，属于气郁之症。后者巅顶酸胀，或巅顶窜痛，结合全身症状，亦应从肝经病变考虑。按足厥阴肝经之脉"上入颃颡，连目系，上出额，与督脉会于巅"（《灵枢·经脉》）。临床常见肝气郁结或心肝气郁的患者，虽然症状繁多，但有时根据其情志不畅则头巅胀痛，手按之亦痛，从肝郁治之而取效。若误以为外风而用藁本、白芷，反耗其阴，不利于病。

如张案所载，气郁所演化的病机多端，症状可表现于头部如"目涩头胀"、"口鼻烙热"、"目畏火光"、"口碎而痛"、"耳鸣"、"耳胀"、"咽中干毛"。表现为形体、神志等方面症状如"肌热"、"往来寒热"、"不寐"、"神情呆滞"、"欲寐"、"肢肿"等等。妇女尚有"经事不调"、"月事不行"、"带下"等症。至于肝气郁结而酿痰、化火，犯肺则为咳嗽、痰多、胸闷，阳亢而致眩晕，动风引起体震、抽掣等症状，均属气郁病机演化所生。临证务必全面诊查，从整体分析，抓住主要病因及其机理所在，庶能恰当地确立治法，选用方药。

全篇记述脉象者凡 11 案，均系弦脉。其中细弦 5 案，弦而带滑 4 案，两关俱弦 2 案。对关脉之弦颇为重视，似与肝病气郁较甚或木旺侮土有一定的特征意义。"肝病多弦脉"，弦脉与气郁相联系，有助于气郁证的诊断。

（三）立法严谨，用药灵活，配伍精当

全篇 28 案除 3 种丸剂以外，用药共计 90 味。综观所用方药，对气郁及其病机演化相关诸证，大致可归纳为 5 法：

（1）调气散邪：药如柴胡、香附、橘叶、佛手花、豆蔻花、郁金等。

（2）疏肝和胃：苏梗、白芍、枳壳、陈皮、麦芽、陈香橼、砂仁、香附、甘草、粳米、沉香曲等。

（3）清肺化痰：杏仁、川贝母、枇杷叶、瓜蒌皮、冬瓜子、芦根、黛蛤散（或蛤粉）、半夏、茯苓等。

（4）抑肝泄木：丹皮、桑叶、杭菊花、白蒺藜、青皮、黄芩、山栀、石决明、代赭石、青蒿等。

（5）滋阴宁风：生地、女贞子、枸杞子、当归、阿胶珠、山药、天麻、潼蒺藜、牡蛎、钩藤、菊花等。

张案中对上述诸法的运用颇为灵巧，不少案中之法兼用而主次有别。有的疏肝和胃法称为"两和肝胃"，属于"风木干土之象"者，药用金铃子、延胡索、炒枳壳、制半夏、白芍、白蒺藜配用黄连、吴茱萸、旋覆花、代赭石等。再诊时添入干姜、炒竹茹，去旋覆花。三诊时"呕吐已定，攻撑亦平，渐能安谷"，足见其效甚著。所言"攻撑"，是指胃脘部有攻窜而痞胀较著的症状。

又如第 9 例"气郁痰滞，所谓郁痰"一证，药用半夏厚朴汤加杏仁、豆豉、香附、竹茹、郁金、枳壳、枇杷叶，取宣通上焦气机以开其气郁，增强化痰之功。是重在治气开郁，以为治痰

之本。

至于肝气犯胃，气郁化热，和降失司者，张氏一般常用苦辛相合，清泄通降之法。如案中所用黄连、竹茹与干姜、川朴、檀香、苏梗等相伍以"苦辛降开"，或以黄连、黄芩配干姜、橘叶、白芍、乌梅以"苦辛酸合方"治疗"肝强土弱"之证。

此外，张氏常于治气方中加用当归，气血并调，利于解郁而和肝胃。对"咽次仍然梗阻，脉象弦滑，还是痰气交阻"一案，除用汤方之外，另附嚼化丸方用瓜蒌、黑山栀、风化硝、杏仁霜、桔梗、广郁金研细末，用淡姜汁、白蜜为丸，嚼化徐徐咽下。针对病情，采用"嚼化"服法，治疗咽际或食管病变，值得我们师法，且观其用药配伍精当，亦可窥见其经验心得。

十二、试论《脾胃论》

李杲，字明之，自号东垣老人，真定人，生于金，卒于元（1180～1251），学医于易水张元素，与张子和同时（1156～1228）。张子和喜用吐下法治病，偏弊滋生；李大为反对，奋起争辩，主张调理脾胃，补中益气。强调人们应节饮食，慎劳役，适寒温以养生祛病。根据历年经验，于晚年著《脾胃论》一书（1249）。从理论上验证了脾胃在机体的重要地位以及与全身各脏腑之相互关联，在治疗上阐明了如何分经随病制方，随证加减，力戒孟浪吐下之弊，提倡营养疗法，书中所列方剂，对胃肠病的治疗贡献颇大。因此，近人李涛教授认为李杲系胃肠病专家和营养专家。

不可否认，《脾胃论》有其一定的缺点，其立论偏于脾胃不足，气虚；立方偏于治脾；用药偏于温燥；剂量偏轻。这些方面后人会有所评述。徐大椿甚至认为李杲系"盗窃虚名"，但仍认为东垣之方"发前人之所未发，继河间而立意深远也"。张介宾亦谓"人以水谷为本，故脾胃为养生之本。惟东垣独知其义，发为《脾胃论》。……"从历史背景来看，李杲以矫枉吐下法的动机著书立论，过正之处难免存在。能在十三世纪打开医学上争鸣的局面，从促进医学思想进步的方面来看，也具有一定的贡献，况且《脾胃论》的理论与治疗法则，在临床上有其实践价值。因此，《脾胃论》的业绩，是不容抹杀的。本人水平有限，学验俱浅，仅提出一些体会看法，希医界指正。

（一）《脾胃论》的理论特点及其贡献

1. 脾胃在人体的功用和地位

在中医理论中，历来对人体之赖以维持生活、生长的机能，认为属于精气神三宝。李杲谈到此三者之关系谓："气者神之祖，精者气之子。气者，精神之根蒂也"。人体借"气"以"泌糟粕、蒸津液"。因此，李杲根据《内经》，直引"以奉生身，莫贵于此"。

《内经》云："人之所受气者谷也，谷之所注者胃也。胃者水谷之海也"。由此也可知气之所以成，源于水谷。水谷意即人类的饮食物，也就是说人不能离开外界营养物质而生存的。饮食必先经胃，胃受水谷而熟腐之，最后化为精津，借脾之运行敷布全身。李杲强调指出人的"元气之充足，皆由脾胃之气无所伤，而后能滋养元气"。因此，主张人们平日应"调饮食，适寒温"，俾脾胃之功能充足，才有健康的身体。当人既病之后，在考虑病因治疗时，应想到调其脾胃升降，不可攻伐无辜，妄用吐下以伤脾胃。使脾胃强壮而能赖水谷饮食以充足"真气",增强人体抵抗力以祛病邪之侵袭。所以李杲重申并丰富了《素问》、《灵枢》关于脾胃的理论,对于疾病的防治起了一定的作用。

2. 说明脾胃和其他脏腑的关系

李杲认为脾胃在人体中具有重要之地位及作用,而且与其他脏腑均有密切关联。脾胃有病可以影响别的脏腑而诸病从生。

(1)心:"脾胃气衰,元气不足,而心火独盛";"脾胃既虚,营血大亏,血减,心无所养,致使心乱,病名悗,悗者心惑而烦闷不安也"。这里大致是指脾胃虚而引起血亏,因血亏产生神经官能的一些症状。

(2)肺:"胃虚不能上行,则肺气无所养,故少气。"(母病及子)"肺金受邪,由脾胃虚弱,不能生肺。……故咳嗽气、短气、上,皮毛不能御寒。"这是说脾胃虚能招致外感,或引起呼吸系统的病症。

(3)肝:因脾弱而"风乘之","风湿相搏,一身尽痛。……或为眩运战摇,或为麻木不仁"。此说明因消化吸收机能不良,脾弱而易为风湿所侵,致生肝病(按古人以风疾掉眩,属于肝病)。

(4)肾、膀胱:"脾胃虚则湿土之气溜于脐下,肾与膀胱受邪,膀胱主寒,肾藏阴火,二者俱弱,润泽之气不行。"

(5)大小肠、胆:"大肠者主津,小肠者主液。胃虚则无所受气而亦虚。"又谓:"胃虚则胆及小肠生长之气俱不足。"

(6)其他:古人谓脾居中央,灌输四旁。故"脾胃不足,……九窍不通"。"足阳明为十二经之海,主经营之气,诸经皆禀之。"又云:"胃虚则五脏、六腑、十二经、十五络、四肢皆不得营运之气,而百病生焉"。

综上所述,可知脾胃之虚不足,足以影响其他脏腑而变生他病。也说明机体是统一整体,是互相关联、互相影响的。

3. 主张随病制方,随证加减

李杲对于临床治病,重视随证而制方应用。认为脾胃的虚或不足是由于"阳气不足",所以对脾胃病的治疗原则,是"升阳"、"补中"、"益气"等。用药时考虑到脏腑之宜忌,并注意升降浮沉,贯彻升脾、降胃的治则,在确定方剂后,又谆谆指出如何随证加减。如补中益气汤列举随证加减 25 条,调中益气汤后加减法 15 条,使后之人能自由运用药物,不至拘泥于成方之束缚。对于方剂的实践应用,前进了一步。

4. 反对轻用吐下

李杲认为脾胃之病,属虚者多。吐下之剂更伤脾胃。张子和喜用剧烈的吐泻剂,他的治法易使病人发生危险,弊多利少,所以当时已有很多人反对,也是 13 世纪以后中医产生派别的原因之一。李杲在著述中对此辩论颇多。反对妄用、轻用吐下,而主张用营养法以治病。直至今日看来,他的学说在临床上还是有指导意义的。

5. 贯彻预防医学

李杲一再主张因饮食寒温失调,劳倦所伤,在治疗上应补脾胃气之不足。指出人体消化吸收机能在病理生理上的重要性。主张人们在平时应"寒温调适,饮食有节",这样能增强抵抗疾病的能力。所谓"饮食寒温中适,故气将持,乃不致邪僻"。并且,李杲认为人的罹病与精神因素关系很密切,如"使心无凝滞,或主欢忻(通"欣")。……或眼前见欲爱事,则慧然如无病矣"。综观之,饮食、寒温、情绪三者对于预防疾病、养生,都占有极重要地位。从现代病因学观点来看,仍颇有一定的价值。

(二) 关于内伤外感

李杲在《脾胃论》中谈到因脾胃不足而致"与外感风寒所得之证颇同而实异"的疾患,认为是"伤其内"属于"不足",所以应该"补之"。这一论点对于热性病的治疗应用上,显然是有问题的。但我们试分析其所谓"颇同而实异"一类病证的鉴别(表12-1),可以知道这些症候群的综合,似是虚劳、虚烦之属于阳虚者,所以用补中益气甘温之剂而有效。况李杲当时因人民劳役过度,饮食失节,脾胃虚弱,多肠胃消化系统疾病(也或有合并外感),鉴于别人用寒凉攻伐,妄施吐下而弊病百出,自亦难免矫枉过正的偏向。根据东垣先后诸伤寒温病学者的立论用方,都没有强调过补益脾胃的治疗法则。但是从《脾胃论》的理论,用补中益气一类方剂,如能适当用于热性病后期恢复阶段,仍为一种很好的扶持正气、驱除病邪的良好法则。我们不能以否定一切的态度抹煞脾胃理论,应该从历史时代,从具体病症去分析,采用其积极的部分深入研究,更好地运用到临床实践中去,才是正确的态度。

表 12-1　外感内伤鉴别

	外感	内伤
寒热	寒热并作不已,无间断。	寒热不并作。
恶寒	时时恶寒,虽重衣下幕、近烈火仍形寒。	见风见寒,则形寒,温暖添衣,即止。
头痛项强	常作。	时作,时止。
手热	手背热。	手心热。
呼吸	壅盛(粗),声音有力。	短气不足以息,懒与人语。
渴	三日以外,始渴。	初病则渴,久病不渴。
脉	人迎脉浮紧,按之洪大。	气口脉大而涩,甚则数,时一代。
原因	外感六气。	劳倦,饮食失调。
治疗原则	按伤寒六经辨证分治。	升阳补气,调理脾胃。

(三)《脾胃论》方剂之分析

《脾胃论》全书所列方剂计60首,综计用药82种。今择其主要方剂归纳之,大抵可分下列几类:

(1) 升阳益气,调补脾胃:如补中益气汤及其类方(表12-2)。

(2) 祛风除湿:如羌活胜湿汤及其类方(表12-3)。

(3) 治痞消食:以枳术丸为主方(表12-4)。

(4) 清肠治痢:如白术安胃散、圣饼子、诃黎勒丸等。

(5) 其他:如内伤便闭——润肠丸、通幽汤等。痰厥头痛——半夏天麻白术汤。饮酒过伤——葛花解醒汤等。

表12-2 补中益气汤类方

方 \ 药治	黄芪	人参	甘草	苍术	白术	升麻	柴胡	陈皮	当归	茯苓	芍药	炒曲	泽泻	黄柏	其他药物	主治
补中益气汤	+	+	+			+	+	+	+							因饮食劳倦所伤，脾胃虚，心火亢甚。
调中益气汤	+	+	+	+		+	+	+							木香	肢节烦疼，或飧泄，或胸满、短气，不思饮食。
清暑益气汤	+	+	+	+	+	+	+					+	+	+	麦冬、五味、干葛、青皮	长夏湿热大胜，身热而烦，心下痞，大便溏，自汗。
升阳益胃汤	+	+	+		+		+	+		+	+		+		防风、羌活、独活、川连	怠惰嗜卧，四肢不收，口苦、舌干，小便频数，恶寒。
补脾胃泻阴火升阳汤	+	+	+			+	+								羌活、黄连、黄芩、石膏	脾胃虚，火邪乘之，而生大热。
益胃汤	+	+	+	+	+	+	+								半夏、黄芩、益智	躁热、短气，肠鸣、便溏，口干、不喜食冷。
强胃汤	+	+	+					+	+					+	半夏、豆蔻、生姜	腹满闷短气，恶寒、常如饱，不喜食冷物。
黄芪人参汤	+	+	+						+		+			+	五味、麦冬	脾胃虚弱，小便频数，自汗，不思饮食。
清燥汤	+	+	+	+	+	+	+	+	+		+	+	+	+	五味、麦冬、猪苓、黄连、生地	湿热相合，痿厥，腰以下痿软，瘫痪不能用。

表12-3 羌活胜湿汤类方

方 \ 药治	羌活	独活	防风	甘草	川芎	藁本	其他	治疗
羌活胜湿汤	+	+	+	+	+	+	蔓荆子	脊痛，项强，腰似折，项似拔，上冲头痛。
除风湿羌活汤	+	+	+	+	+			湿热乘肝肾致痿，腰以下不能动，眩运麻木。
升阳散火汤	+	+	+	+			人参、柴胡、升麻、葛根、芍药	血虚发热，四肢热，筋痹。

表12-4 枳术丸类方

方 \ 药治	枳实	白术	橘皮	半夏	木香	干姜	其他	治疗
枳术丸	+	+						治痞，消食，强胃。
橘皮枳术丸	+	+	+					治饮食不消，脏腑不调，心下痞闷。
半夏枳术丸	+	+		+				治因冷食内伤。

续表

药治\方	枳实	白术	橘皮	半夏	木香	干姜	其他	治疗
木香干姜枳术丸	+	+		+		+		破寒滞，消食。
木香人参生姜枳术丸	+	+	+		+	+	人参	开胃，进食。
和中丸			+	+	+		槟榔、厚朴、甘草	治病久虚弱，不能食，大便或秘，或溏。

（四）以补中益气汤为例，从临床回顾《脾胃论》

《脾胃论》方剂皆基于内伤而制。补中益气汤既为《脾胃论》中心主方之一，其在临床之应用，自东垣之后，从医家实践中扩大了运用范围。诚如《医方集解》所载"治烦劳内伤……或气虚不能摄血，或疟痢久不能愈，一切清阳下陷，中气不足之证。"故凡气虚之久痢、泄泻、脱肛、溲数、膏淋、狐疝、血证崩漏属气虚下陷，中气不足之证，均可灵活加减配合应用，至于其他方剂，亦有肯定的价值，限于篇幅，不能——列举。

现将部分以补中益气汤治疗的一些病例，附举数则，以见其应用之广。但因未及将应用该方之大量病例整理分析，故不能认为补中益气汤之适应仅此范畴，更不足以说明李杲之所有贡献。

（1）病历号 52420，贾某某，男，35 岁。八个月来头晕、眼花、心悸、耳鸣、夜寐多梦，稍食油腻则腹鸣、便溏，胃纳尚好，脉濡细，苔薄，证缘肝肾两亏，脾阳不足。宗虚者补之，损者益之之法，先用毓阴壮水之剂，继以补中益气汤，服药约一月，诸症均愈。

（2）病历号 71652，刘某某，男，36 岁。一年来上腹部钝痛，见于空腹时，略有胀感，喜按，畏寒，大便经常稀溏，全身无力，曾行胃肠钡餐检查未见器质病变，屡服西药未效。舌苔薄白，脉细。病属肝脾气滞，虚寒之气客于肠胃，缘饮食失调寒温不节而起，与补中益气汤加姜附等药数剂，脘腹之痛减，大便即转实。仍以补中益气加减调理，症状均消，至冬虽天气骤冷，亦不复畏寒怕冷。

（3）病历号 75943，王某某，女，28 岁，一月余来大便溏，日三、四行，腹鸣，畏寒，口干，舌苔薄，脉濡细。病起饮食失调，曾在院外诊治，服磺胺剂无效。出身居住城市，无涉水史。腹软，无压痛及肿物，肝脾不大，大便棕黄色泥状，脓细胞少许。初用补中益气汤合四神丸，凡四剂，大便转硬，日一、二次。为巩固其效，继服补中益气丸、香砂六君丸二周，大便完全正常，未再发。

（4）病历号 76621，陈某某，男 52 岁。十年来遇寒则咳嗽、吐痰。四年来左侧狐疝，阴囊大如儿头。咳甚则疝气坠疼亦甚。脉弦细，舌苔薄白，先拟宣肺祛痰之剂。四剂而咳减痰少，即以补中益气汤加橘核、昆布、海藻，七剂，疝气显见缩小，不复偏坠。

（5）病历号 581777，王某某，女，27 岁。已婚经产三次，小产一次。早期妊娠约三月，某日突然腹痛，腰酸，阴道出血颇多，无块状，脉细滑，舌薄苔白。证由脾肾两虚，气不摄血。用补中益气汤加味，三剂而阴道出血止，诸症消。

（上列数例，均门诊治疗，非一人经治，随便抽样列举，不足为该方应用之典型代表。方剂运用之病例分析，另行整理中）。

（五）结语

（1）李杲《脾胃论》一书，论证了脾胃在人体的重要地位，以及与全身各脏腑之相互关联，在临床治疗及预防观点上有一定的贡献。

（2）试分析《脾胃论》理论特点，并对内伤外感稍作鉴别及讨论。

（3）分析其方剂组类，列举临床病例数则，见其梗概。

十三、论李东垣气虚血瘀的学术思想

金元大医家李东垣，重视脾胃功能，重视脾胃与元气的关系，强调脾胃是滋补元气之源泉，他基于"内伤脾胃，百病由生"的观点立论，曾谓"脾胃不足，皆为血病，是阳气不足，阴气有余，故九窍不通。诸阳气根于阴血中，……"（《脾胃论·脾胃胜衰论》）。提出脾胃虚弱、元气不足是导致瘀血形成的不可忽视的因素之一，从而创立了气虚血瘀的学术思想，开创了益气祛瘀的治疗方法，至今仍有效地指导于临床。

1. 元气与血，归于脾胃

气属阳，血属阴，气与血乃是人体生命的重要物质基础，气血平和，阴阳协调则人不病。脾胃是气血生化之源泉，后天之根本，正如《灵枢·刺节真邪》所谓："真气者，所受于天，与谷气并而充身者也"，又如《灵枢·决气》谓："中焦受气取汁，变化而赤，是谓血"。由此可知，气血同源，源于中焦脾胃之气，李东垣认为"真气又名元气，乃先身之精气也，非胃气不能滋之……，胃者，十二经之源，水谷之海也，平则万化安，病则万化危"（《脾胃论·脾胃虚则九窍不通论》）。并进一步指出："元气之充足，皆由脾胃之气无所伤，而后能滋养元气，若胃气之本弱，饮食自倍，则脾胃之气既伤，而元气亦不能充，而诸病之所由生也"。从而揭示了内伤脾胃，则必致气血阴阳失衡，进而可致气虚血瘀的病理机转。

2. 元气亏虚，瘀血乃成

脾气虚弱，元气不足，无力为之裹束，可致血失气裹，溢于脉外，离经之血，留而成瘀。此乃气虚不能摄血，导致瘀血的一面。而气为血帅，血之转输洒陈全赖于元气的推动作用，若气虚鼓动无力，则可致血流缓慢，滞涩沉积，而在经脉中形成瘀血，此乃气虚不能帅血致瘀的另一面，后世医家王清任在东垣气虚血瘀学术思想的启发下，于《医林改错》中指出："元气既虚，必不能达于血管，血管无气，必停滞而瘀……"。因而，气虚不足，是导致瘀血形成的重要因素，并以气虚为本，瘀血为标，若气虚不复，则瘀血不祛，进而更致气虚难复，虚虚实实，病深难解。

3. 益气祛瘀，独树一帜

脾胃元气的强弱与瘀血的消长亦有着密切的关系。李东垣在治疗上别开生面，独树一帜地开创了益气活血的法则，畅用培补脾土，而不忘活血祛瘀，只有脾气旺盛，自能温煦运行血液，消散瘀血。其补中益气之品，常用黄芪、党参、白术、甘草、大枣等；运用活血化瘀药多达三四十余种，其中常用红花、桃仁、当归梢、苏木、姜黄、丹皮、丹参、赤芍、川芎、三棱、莪术等,其具体治法灵活多变,疗效显著,所治病种涉及内、外、妇科、五官科等。如东垣自制调卫汤补益卫气,活血行血治疗自汗。他认为阳明湿胜,元气不足,表虚卫外不固则汗出,而元气虚者,阴火易于上乘,逼液外泄,导致自汗不止,因此东垣调卫汤中用黄芪、麻黄根实卫固表以止汗,且黄芪配羌活有补中益气祛风胜湿的作用,用生地、麦冬、五味子、甘草养阴生津,敛阴止汗,更用苏木、红花、当归梢活血行血,使之补而不滞,营络疏通,卫表得固,自汗得止。又如用草豆蔻丸补气升阳,活血祛瘀,治疗胃痛。他认为脾胃素虚,痛久络伤。方用草豆蔻、吴茱萸、益智仁等辛温祛寒,用柴胡、青皮、半夏等理气和胃止痛,用人参、黄芪补气升阳的同时,更配当归、片姜黄、桃仁、僵蚕活血化瘀,疏通络脉,加强和胃止痛的作用。再如用清阳汤补脾培本,活血通络,治风中经络,口眼㖞斜,筋脉拘急之证。对于中风,他从气虚立论,因为络脉空虚,邪闭络阻所致,故方中用黄芪、甘草、升麻、葛根益气升阳,使清气上行,温煦络脉。其中葛根、升麻均入阳明经,尤能祛散风邪,同时配伍当归身、桂枝、红花、苏木养血活络,活血祛瘀。并采用酒煎温服,使气行血行,强化药力作用。这种益气祛瘀治疗中风方法,为东垣首创,并为 700 年后的医家王清任的补阳还五汤开启了思路。此外,他还用救脉(肺)汤治疗气虚血失之咳血吐血,人参益胃汤治疗气虚血涩之头痛,升阳汤治疗大便溏泻,以及用益气活血方法治疗外科疮疡的黍粘子汤、消肿汤、白芷升麻汤等,治疗妇科崩漏之升阳举经汤,治疗五官科之柴胡聪耳汤等,不胜枚举。

　　总之,李东垣益气活血的方法,使缠绵复杂的病情得到恰当的治疗,充分反映了他的擅长与特色。结合现代医学研究,益气活血能提高人的免疫功能,改善微循环,清除自由基,抗衰老,促进新陈代谢,故广泛有效地用于临床,日益受到人们的重视。

(周晓波　整理)

十四、重温"陈案",探析"疏和"法

(一)"陈案"运用疏和治法简析

　　陈莲舫(1840~1919)近代名医,青浦人,后行医于沪上,曾奉诏与光绪帝诊病多次,故有御医之称。《陈莲舫医案密钞》由门人董韻笙编集,1921 年无锡文元书局出版,盛销大江南北,故于 4 年后再版。笔者于 1941 年起随父学医,此医案置于先父案头,得以参阅。至今尚常重温,对陈氏"疏和"治法特色,体会颇深,现简述其要,俾共同研讨,以供参考。

　　该案所列疾病 40 种,共 313 案,明确提出"治以疏和"之法者有 17 种病,计 38 案。病名如痞满、肝气、诸痛、泄泻、痢疾、肠风等,更有少用治劳伤、吐血、脚气、疝气、调经、时疫,还有痈疽、流痰、疟疾等疾。所述运用疏和治法的症状,大多有脘腹痞胀、疼痛、纳呆、腹膨作胀、腰胁痛、少腹进痛、纳食欠运、胁下进结若痞、脘痛等。38 案中凡论述脉象者 29 案,占76%,29 案所述弦脉(弦滑、弦、细弦、浮弦、沉弦)共 20 例(69%),其他为濡、细、沉细、浮共计 9 例,可见以弦脉居多。凡以疏和治法所列各处方中,用药共 46 味。方中用药较频达 10方以上者依次为陈皮、香附、神曲、芍药、佛手(或佛手花)、当归、茯苓、砂仁、厚朴、半夏、薏仁、大腹皮等。用 7 方以上者如郁金、木香、川楝子、九香虫、白术、丝瓜络等,以上合为 18 味药。运用最多的为陈皮(25 案占 74%)、香附、神曲(各 20 案占 59%)。其他如鼻衄案尚配

有降香、丹皮，痢疾案配加地榆、荆芥炭、香连丸，肠风案另用扁柏、木香、炮姜、党参、荷蒂等，疝气如小茴香、荔枝核、山楂核、橘核，调经如川芎、茺蔚子、月季花、红花、丹参、川断等，不及一一列述。

综上所述，大致可以看出，陈氏诊病凡具有肝气失调，脾胃不和之证，虽各主病有异，均以"疏和"列为主要治法。反映陈氏治疗杂病善于运用疏调肝气、和其脾胃的学术经验。疏其肝气、解其郁滞、通其肝络、调畅气机，显示其重视治肝的思想，并以脾胃为先天之本，调和脾胃，复其纳谷，运化其正常功能，列为及其重要之治法。

疏者通也，疏通畅泄，疏肝乃治肝之主要治则。张山雷（1873～1934）所著《脏腑药式补正》"肝部"曾着重指出"肝气乃病理之一大门，善调其肝，以治百病，胥有事半功倍之效"。他在前贤张洁古《脏腑标本药式》行气药香附、川芎、青皮等"宣通畅达肝气"的基础上，补充了白芍、川楝子、广木香、青木香、乌药、延胡索、郁金、广陈皮、橘叶、陈香元、竹茹、丝瓜络、砂仁、蔻仁等药物。张山雷（1873～1934）与陈莲舫同一时代，在此前后，如叶桂（1667～1746）、王泰林（1798～1862）、曹仁伯（1767～1834）、张聿青（1842～1904）、费伯雄（1800～1879）、巢崇山（1843～1900）、马培之（1820～1903）等江苏医家对治肝法尤以疏调肝气之辨证选方用药，均各有经验特色，集诸家之长，对疏肝治法这一宝贵经验进一步研究，具有实践的重要意义。

疏，除上述疏调肝气之外，还有疏散表邪之含义，如治外感所用疏风、疏表，内伤疾病还有疏通经络、调和气血之义。

和——顺也，谐也，亦寓不刚不柔之意，其义甚广。整体及各脏腑的气血阴阳和顺、和谐，人臻康健。"八法"之中，和法居其一。费伯雄《医醇賸义》自序谓"夫疾病虽多，不越内伤、外感，不足者补之以复其正，有余者去之以归乎平，即和法也。毒药治病去其五，良药治病去其七，亦即和法也、缓治也。天下无神奇之法，只有平淡之法，平淡之极，乃为神奇。"即是费氏对和法的广义的理解。

"和"冠以"疏"，可理解为疏肝郁气滞，和脾胃之气，除去引起不和的因素，使人体气血津液调和周流，病去体健。

（二）疏肝法与和胃法

综上初步论述，可见疏、和（疏肝和胃）治法，用途甚广，为临床所常用。据个人经验，疏肝大致可根据病情分为七法，和法从中焦脾胃而言，也可分为和胃七法，现概要分述如下：

1. 疏肝法

（1）疏泄肝气：亦即疏肝的基本法。适用于肝气失于疏泄，表现为两胁或右胁不适，隐隐胀痛。用药如香附、炙柴胡、橘皮、橘叶等。凡有显著疼痛者加白芍。

（2）疏肝解郁：疏泄肝气，舒解郁气。适用于情怀不畅，气郁不解，气机郁滞，表现为右胁或两胁下不适，或兼隐痛、胸闷不畅，善太息，病症的发生发作或加重与情志因素关系显著，尚可出现食欲不振、夜寐不佳、心神不安等症。治法宜疏肝解郁，药如香附、广郁金、合欢花、川百合、炙甘草、淮小麦等。食欲不振加陈皮、鸡金、谷芽，夜寐不佳者加合欢皮、琥珀粉等。

（3）疏肝通络：适用于因肝气失疏，窜于经络而致胁痛或胀，及于胸、背、肩部，痛位不定,时轻时重。药如炙柴胡、橘皮、橘络、丝瓜络、白芍、甘草、炒川芎、炒归须、路路通等,痛甚者酌加延胡索、猩绛、旋覆花。

(4)疏肝利胆:适用于肝胆失于疏泄,肝郁气滞,兼有胆热内蕴,胆热逆于胃府,或胆液不循常道而入于营络。主要表现为右胁胀、痛、口苦、或小溲黄,目肤色黄,舌苔薄黄等症。治法宜疏肝利胆(或清胆、降胆),常用药如炙柴胡、枳壳、青蒿、黄芩、海金沙等。胆热逆于胃而脘胁痞胀隐痛、口苦较著,常见胆汁反流性胃炎者,酌加刀豆壳、柿蒂、青皮、煅赭石、制军等。肝胆湿热而致黄疸,常见胆道炎症或兼结石者,据证酌加鸡内金、茵陈、山栀、金钱草、广郁金、制军(或生军)等。如属急性肝炎,随证佐用清肝如山栀、丹皮、水牛角、垂盆草、鸡骨草、夏枯草、虎杖、茅根等。

(5)疏肝行瘀:适用于肝气失疏,肝络血瘀之症。主要表现为胁痛、刺痛、痛位较固定、按之痛或不适、舌质有紫象、或查见肝大或兼脾大。治宜疏肝气而行瘀滞,药如炙柴胡、赤芍、白芍、当归、延胡索、三棱、香附、炙鳖甲、泽兰叶等。

(6)疏肝养血:适用于肝气失疏,肝血不足之证。主要表现为胁痛或胀、胸痞、食少、头目昏晕、心悸易惊,或见筋惕肉瞤,夜寐多梦,面色萎黄不华,舌质偏淡等症。治法宜疏肝养血,药如炙柴胡、白芍、生地、枸杞子、炒川芎、当归、女贞子、阿胶珠、酸枣仁、百合等。

(7)疏肝利水:适用于肝气失于疏泄,经脉不利,水液留滞的病证。如妇女平素性躁善郁,月经不调,经行之前面肢浮肿、乳房胀、胸闷胁痛、小溲欠利、舌苔薄白,多见于更年期或经前期紧张症,可据证而参用疏肝利水之法。常用药如香附、柴胡、泽兰叶、泽泻、天仙藤、益母草、凌霄花、茺蔚子。

疏表亦即疏散外邪之法。根据所感受病邪与症状表现,主要有疏风祛寒、疏风清热法。有的病例处于寒邪化热、寒热兼夹而表尚未解,需解表而祛寒清热并用者,也可称为疏表祛邪法,处于卫气之交而少阳不和者,可用疏表和解法。上述均属外感病证,此处不作详细讨论。另外,人是有机的整体,脏腑之间互相关联,如肝胃不和,当用疏肝和胃法,肝脾不和者当用疏肝健脾法等,应据证配用疏肝法,故上述诸疏肝法中,除与胆(附于肝)有关以外,亦均从略。

2. 和胃法

人以胃气为本,胃与气血之海,水谷之海。故调和胃气,保持胃气和降,胃体胃用正常则气血生化有源。然由于外邪所干,饮食不当,情志失调等诸多因素,导致胃气不和,以致食欲减退,饮食减少,消化不良,脾失健旺,故和胃一法,非常重要而临床用之甚广,不论男妇老幼、内外各科,均涉及之。

(1)和胃——调和胃气:亦即增强或恢复胃府消化功能,使之纳谷正常,食而能化,知饥知饱,脘无胀痛之感,为脾之运化、气血生化提供基础条件。据个人经验,和胃基本常用药为白芍、白术、谷芽、甘草、佛手等。根据导致胃气不和的病因病理,所表现的症状、舌象、脉象而添加配用他药。

(2)和胃消滞:由于饮食不当,食而难化,气机不畅,食滞中阻,表现为上腹饱胀、食欲不振、饮食减少、腑行欠通畅、舌上有苔稍厚、口中无味,或有食臭嗳腐,腹中不饥等症象。可配加麦芽、山楂、神曲、莱菔子(或莱菔英)。上腹饱胀较著者加枳壳(或枳实)、槟榔。因于寒者,加苏梗(或苏叶)。因于豆制品所滞者加莱菔子。由于饮酒所伤,加葛花、枳椇子。食滞甚而大便闭结者,酌加导滞通腑之大黄、芒硝、麻仁等。

(3)和胃降逆:症见恶心、呕吐、嗳气频频、食物反流、胃气上逆失于和降之象。在和胃法的基础上据证配加姜半夏(或法半夏)、生姜、茯苓、陈皮、煅赭石、旋覆花、刀豆子(或刀豆壳)、柿蒂等。

(4)和胃清热:胃中有热,胃气失和,治宜清热和胃。临床兼见口干而欲饮水,胃中嘈杂而兼灼热感,舌苔常见黄色。用药首选黄连,其次如黄芩、蒲公英。寒热夹杂者,配用苏梗、吴茱萸等。因肝郁气滞化热犯胃者,酌加丹皮、山栀。腑行不畅者酌加大黄、瓜蒌。热盛者可酌配知母、生地、茅根、半边莲等。热损胃络者可酌加茅花、侧柏叶、藕节等。

(5)和胃化湿:胃气不和,内有湿浊,舌苔白不渴,胸脘痞闷,不饥食少,宜和胃而兼化湿。一般如陈皮、半夏、广木香、茯苓、薏仁等。舌苔白而腻者,苍术、厚朴、佩兰、霍香等品,随证而用。舌苔白腻而厚,经时不化者,可佐用草豆蔻、薤白、石菖蒲等。

(6)和胃行瘀:胃气不和,气滞久而及血,血行不畅。或因出血之后,络中之血留而成瘀。临床常见脘痛、刺痛、痛位固定,舌质有不同程度紫色,或有出血病史,黑便潜血阳性史,治宜和胃行瘀。常用药如炒当归、丹参、赤芍等。症见胃脘疼痛显著者酌加延胡索、五灵脂、降香等。兼寒者配加九香虫、莪术。若有出血病史,尚有黑便者酌加水牛角片、地榆、制军、参三七、白及等。

(7)和胃利咽:食管柔空,自咽至胃,古称为"咽管"、"胃之系"、"饲道"。有些胃与食管先后同病,以致咽中不适,胸骨后不适,胃脘痞胀或兼隐痛。有的患者还间有吞咽不利,状如噎症。治法宜和胃而兼利咽。在和胃法的基础上可酌加枳壳、挂金灯、射干、蚤休、桔梗等药。若咽物不利,可酌加鹅管石、王不留行、木蝴蝶、通草等。有痰加法半夏、厚朴(或厚朴花)、苏梗、茯苓。有热症加川连或黄芩。舌红而口干者佐以润养如麦冬、玉竹、北沙参、石斛之类。腑行不畅者酌加瓜蒌、浙贝,必要时加麻仁、大黄等。晚近胃食管反流性疾患不少,和胃利咽一法亦较常用,当根据个体病证详加辨治。

他如胃阴亏虚,胃中失濡者,治宜养阴和胃。脾胃气虚而气滞不畅者,宜健脾和胃理气。中阳不振,胃中寒滞者,当以温中和胃。诸多兼证,当随证而治,兹不一一细及。

叶桂《临证指南医案》所云"肝为起病之源,胃为传病之所","胃土久伤,肝木愈横",说明肝与胃密切相关。在临床上运用疏肝配和胃亦即狭义的"疏和"法者甚广,不论对常见的慢性胃炎、溃疡病、胃食管反流性疾患等,凡适用疏和治法者,用之常获良效。其他疾病而伴有胃气不和、肝气失疏者,爰可随证加入疏和方药。《陈莲舫医案》运用疏和法者颇多,重温此书,学习前贤经验,联系个人临证体会,爰对"疏和"一法加以简要分析讨论。此法为中医药颇具非常特色的有效治法之一,值得进一步深入研究。

第二篇
医话篇

一、论情志失调与胃家先病

祖国医学历来重视精神致病因素。早在《素问·举痛论》即有"百病皆生于气也。怒则气上,喜则气缓,悲则气消,恐则气下,……惊则气乱,思则气结"的记载。肝属木,性喜条达,主疏泄,能维护人的正常气机升降活动,调畅人的情志活动。脾胃属土,乃气机升降之枢纽,土与木的关系密切,故情志失调,先伤脾胃。正如东垣《脾胃论》中曰:"皆由喜、怒、悲、忧、恐为五贼所伤,而后胃气不行。"又曰:"喜、怒、悲、忧、恐,损耗元气,脾胃气衰,元气不足,……阴火得从乘其土位。"而叶天士则明确提出了"肝为起病之源,胃为传病之所"。当代"心身医学"将这种在发病原因和情志变动密切相关的躯体疾病称为"心身疾病"。现代社会忧愁思虑过度,如家庭纠纷、生活或工作上的不如意等等,致长期抑郁、焦虑致脾胃功能不畅,纳化失常而出现胃脘疼痛,脘腹痞满,不思食饮,大便泄泻等,所谓"思则气结"、"思伤脾"。情志不畅或精神紧张,可致肝气郁结,疏泄失职,致"木克土",见胸闷太息,脘腹痞胀疼痛,叶天士所谓"胃土久伤,肝木愈横",形象地说明了在胃已病的情况下,情志因素尤易作祟。

曾统计 700 例胃病患者,因七情所伤而诱发、加重者占 40% 左右。在慢性腹泻的人群中有相当一部分因情志因素而发。在治疗上,古有"祝由",开创了心理治疗的先河,吾师在药治的同时,十分重视心理疏导,嘱其调畅情志,利于疾病康复。除了常用的理气解郁药如柴胡、苏梗、绿萼梅、佛手片、代代花、玫瑰花、白残花、木蝴蝶、八月扎等外,独到之处,是于方中配用合欢、百合,并嘱患者经常烹食萱草,他常谓:"萱草忘忧,合欢蠲忿。"合欢性平味甘,功专宁心悦志,解郁安神。《本经》谓能"安五脏,和心志,令人欢乐无忧"。心为君主之官,心安则五脏自趋安和。百合味甘微苦性凉,除润肺止咳外,更能益气养心开郁。刘若金《本草述》曰:"百合之功,在益气而兼之利气,在养心而更能去郁。"萱草即黄花菜,金针菜,味甘而气微凉,《本草求真》谓其能"止渴消烦,开胸宽膈,令人心平气和,无有忧郁"。故畅情志,悦心志,可有利于病情康复,提高治效。

(周晓波 整理)

二、和法的临床运用与体会

疏肝和胃法是疏调肝气、和降胃气两者相伍的治法,属于"和法"范畴。在临床上运用甚广,适用于肝胃气滞证,表现为胃脘痞胀、隐痛及于两胁,食后尤甚,嗳气较多,得嗳则舒,发病与情志因素(抑郁)有一定关系,舌苔薄白,脉象稍弦等症。可见于部分慢性胃、十二指肠炎症及/或溃疡、胃下垂、慢性迁延性肝炎、胆囊炎等疾患。常用方为柴胡疏肝散(《景岳全书》),以仲景四逆散为基础,加川芎、香附。此方疏肝理气而兼和胃,辛散酸甘相合,擅于行气又兼理血。据个人历年临证经验,运用此方时必须据证而加减。一般用川芎者极少,常加入苏梗、佛手(或陈皮)、合欢花、木蝴蝶(或八月扎)等药,从近二年所观察140例胃脘痛肝胃气滞证的分析,有效率为95%,明显优于对照组。关于用药经验体会,简述如下:

柴胡微寒,适用于胁痛为主,对慢性肝、胆疾病尤佳,苏梗微温,《本草崇原》曾谓"气味辛平",并认为"能使郁滞上下宣行,凡顺气诸品,惟此纯良……宽胸利膈,疏气而不迅下",此说确系经验所得。胃需腐熟水谷,一般喜温喜热,故慢性胃病以胃脘痞胀隐痛为主症的肝胃气滞证,舌苔薄白,无口苦、口干、舌红等郁热证者,适用苏梗,其效优于柴胡。又如胃痛因受寒而诱发或加重者,亦宜苏梗,夏秋吃螃蟹而诱发者,苏梗与苏叶同用,妇女怀孕期,肝胃气滞而无明显胃热者,宜用苏梗,理气又兼安胎。

陈皮、佛手片均为理气药,脘痛且胀,多有气滞,不论虚证实证均常用以配治。按其辛香气味,二药大致相似,惟其温燥之性,佛手次于陈皮,故即使肝气郁滞经久而有化火之象,佛手亦不禁忌。

木蝴蝶与八月扎二药亦为疏肝理气之品,可用治胃病肝胃不和之证。木蝶蝴性平,色白体轻,兼能利咽,尤适用于症兼咽际及胸骨后不适,胃炎伴有食管炎或食管功能障碍的患者。兼咽干者,加麦冬,可服煎剂,亦可用木蝴蝶与麦冬作为代茶剂。八月扎微寒,凡肝胃气滞,胃中有郁热者,可佐用此药,以制其他微辛之药性。

合欢花性味甘平,功擅理气解郁,安神和络,费伯雄氏曾以之为主药而立"解郁合欢汤"(《医醇剩义》)。此药对肝胃气滞证胸闷不畅,脘胁隐痛,嗳气不遂,情怀抑郁者,其效甚良。

此外,木香行气和胃。广木香辛苦而温,擅于理气消胀治痛;青木香(马兜铃根)辛苦而寒,亦能理气泄热治胃痛。肝胃气滞证偏于脾胃内寒者,用广木香。偏于肝胃郁热者宜青木香。若寒热夹杂者,二味同用。即使寒、热征象不著,中脘气胀经久,两药同用,一温一寒,相互协调而呈"平性",对顽固病例,余常同用各 6~10g,效果颇佳。又如丁香与柿蒂,习惯用治胃寒呃逆,主要作用为和胃降逆。肝胃气滞证常有气逆,故可用之,丁香且有理气定痛之功。凡嗳气频多,食后因嗳气而食物反流,味不酸者溢自食管下段,味酸者泛自胃中,均可配加丁香、柿蒂。胃镜检查见有胆汁反流至胃,胃有炎症,亦可据证配用两药,有助于改善胆汁反流。胃脘嘈杂,喜进酸食,得醋可缓者,可用少量丁香,促进胃酸分泌功能。鸡内金助消化,行滞气,一般肝胃气滞证常可以之为佐药。

传统认为理气药久用有"伤阴"之弊。个人认为上述疏肝和胃方药如苏梗、枳壳、香附、佛手片、陈皮、广木香等配以白芍、甘草,刚柔、润燥相参,一般并非辛烈之性。他如炙柴胡、木蝴蝶、合欢皮、八月扎、青木香等,原非辛药,何来燥性。用于肝胃气滞证候、症状著,气滞甚,药量亦相应稍重。经调治后症状改善,药量亦可渐减。病情向愈,隔日服一剂巩固短期,未见有伤阴耗液者。贵在辨证,不必因"伤阴"而远之,有其证而不用其方,如何能疗疾治病?至于气滞而有郁热或导致血瘀、痰湿者,自当据证参用清热、行瘀、燥湿化痰等品,加减用药,兹不赘述。

三、食管裂孔疝辨治

食管裂孔疝在临床上最多见者为"滑入型疝",因膈下的食管和胃底部分顺序向上,滑入胸腔所致,确定诊断需赖 X 线或纤维内镜。临床主要症状为胸骨后或剑突处饱胀,甚则疼痛,呈隐痛、胀痛或灼痛,嗳气,甚则有食物反流。如伴发食管炎症而导致管腔狭窄者,进食时可有噎塞不畅之感。患者常伴有胃、十二指肠慢性炎症。按其主要临床表现,属中医学胃脘痛、胃痞、嘈杂、噎证等范畴。

据个人经验,凡症状持续或反复出现者,其病机常以胃中气滞、和降失司为主。因气滞不解可致郁热内生,或血瘀、痰湿内留,可根据症状、病因,辨证治之。理气和胃降逆,是一般通用之法。有郁热者配以清热,久发、久痛者,联系病理因素,加入活血化瘀之品,参以鼓舞脾胃气机,调其升降枢纽之法,因食滞、痰湿者,当予消导、化痰祛湿。凡证属肝胃气滞者,四逆散、柴胡疏肝散、香苏散等均可随证加减运用。常用药如炙柴胡、炒白芍、炒枳壳、香附、苏梗、陈皮、青皮、佛手片、陈香橼、炙甘草等。其中白芍能舒挛,伍甘草能缓急定痛,白芍用量应加重(可用 20~30g)。苏梗"梗能主中",其性平和,宽胸膈、和胃气。可据证配用刀豆壳、柿蒂、代储石以降逆行气,广郁金、绿萼梅以开郁。如有气郁化热之证,可用化肝煎、左金丸、芩蒲饮等加减。常用药如青皮、陈皮、丹皮、山栀、象贝母、炒川连、吴萸、淡黄芩、蒲公英、石见穿、芦根、麦冬等。其中象贝母清胃热,凉而不苦,兼能制酸;石见穿微苦,清热散结;吴萸用量小,不超过 2g;加芦根、麦冬,甘凉润养,以护胃津。此外,配服藕粉调呈糊状,可以药液代水,稍加冰糖煮服,有清热、生肌、护膜之功。凡病久、心下剑突痛位固定,疝频发,有血瘀气滞证者,当治以行气化瘀。常用方如血府逐瘀汤加减。常用药如当归、炒生地、赤白芍、炒白芍、柴胡、枳壳、炙甘草、五灵脂、威灵仙、地龙、丹参、乳香、橘络、娑罗子等。其中乳香量宜小,一般以 3g 为宜,量多反碍胃气;橘络性乎味淡,理气通络,轻宣利膈。虽非主药,却有良效;娑罗子行胸膈、和胃气,通络定痛;地龙凉营解痉行瘀,对此病颇为适用。此外,也可用参三七粉(每日 2~4g)、云南白药(每日 1~2g)调入藕粉糊中,卧位服药,使药糊从食管徐徐下行入胃,既有局部作用,又有全身作用。至于鼓舞脾胃,调其升降之品,可参用于上述各证,如藿香芳香化湿行气,石菖蒲开窍宣郁,荷叶升其清阳,枳壳配以桔梗,牛膝与桔梗同用等,均可据证参入,有升有降,以降为主,升降相须之法,对食管病的治疗颇为重要。另如消导、化痰祛湿之法,随证施药,兹不赘述。如有虚实兼夹,或虚多实少,自当根据病情,权衡治虚治实之法。

四、胃能磨谷论

胃为六腑之一,与脾相合。水谷——外界营养物质,通过胃的受纳、腐熟,脾的运化,生成气血津液,荣养全身,历来称脾胃为后天之本,其重要性已毋庸赘言。个人认为胃主受纳和腐熟水谷,包含了有磨谷的生理功能。兹就其磨谷的问题,提出如下讨论。

1. 言磨谷,当以胃为主

古有"胃受谷而脾磨之"之说,直至今日,一般亦认为只有脾才能磨谷,然而,言磨谷,当以胃为主。《素问》谓"脾为胃行其津液"。从水谷到"津液",需经过充分的消化、吸收,此功能首先必须由腐熟与磨化相结合的过程始能完成。"磨"具有在运动中粉碎、搅匀物质之含义,正是由于胃能磨谷,脾才能"行其津液"。因此,前言"脾磨之"的"磨"主要应以胃为主,"脾磨之"的"脾",可能概指脾与胃的广义字。

杨玄操认为"脾,伸也,仰助胃气,主化水谷"。"助"是协助之意,脾既处于"助"的地位,那么,化水谷或磨谷的功能亦当以胃为主,以脾为助。

程应旄鉴于胃有重要的消化功能,故曾明确指出"胃无消磨健运则不化"。并认为胃之"消磨"功能,靠的是"胃中所禀之性",即是"胃气"和"中气"。饮食物经消化吸收后即是"谷气"。"谷气"不仅荣养周身脏腑百骸,亦是胃气的功能。所以,胃的消磨功能必须借"谷气以充之"。这种认识,科学地论述了胃的功能及其物质能量供应的相互关系。

胃是人体在运动中充分消化食物的脏器,从形态上看,胃的黏膜呈皱襞状,有凸有凹,在食物消化的过程中,兼有进一步粉碎和搅匀的作用。这种有规律的运动,包含物理、化学的作用,才能使食糜不断通过幽门排至十二指肠、小肠。"磨谷"二字对胃的生理功能也是比较确切的概括。

2. 胃磨谷,有实践意义

(1) 磨久可损胃腔。人的体质有强弱,胃的组织结构亦有差异,故古代医籍早有"胃薄"、"胃不坚"和"胃下"等记述。一日三餐,谷肉果菜,味有辛甘,气有温凉,质与量亦难免有不当,若稍有不慎,饮食不节或不洁,皆易损于胃。成人即使体质较强,饮食亦应注意,胃磨谷数十载,亦有可能引起不同程度损伤。胃之受损,多先在腔。脘即是腔。喻氏认为一胃为三脘,"上脘清阳居多,下脘浊阴居多"。饮食物与胃液,经磨化腐熟,如糜糊之状,均在胃之下部为主,故一般亦以下脘受损居多。现通过内窥镜检查,亦证实大多数胃炎的病损部位,或以黏膜为主,为浅表性胃炎,或以腺体为主,为萎缩性胃炎。也有同时并存,均在胃之腔(脘),且均以胃角水平以下之"窦部"亦即"下脘"为著。

(2) 胃病重在预防。饮食不当、劳倦、情志不调与其他慢性疾病等因素,均可直接或间接促成胃磨谷功能减退,导致不同程度的病损。治已病,不若防未病,胃病亦应重在预防。
《素问·痹论》云:"饮食自倍,肠胃乃伤",是概指饮食过量,超过消化负荷,即可损伤肠胃。而且,老人、虚人易于伤食。饮食所伤,包括质、量、温度以及进食时间、情绪等因素。伤于饮食,纳而难化,碍于磨谷,以致食滞停积,气机窒塞,为胀为痛。胃气上逆,为噫为呕。或食而难磨,传化失司,清浊不分,杂而下泄。因此,注意饮食对防治胃病,极为重要。

他如误吞异物,直接损胃,用药不当或杂药乱投,峻剂攻伐,戕伤胃气,又如服食毒物,不仅损胃,亦及他脏,预防胃病,宜当慎饮食,亦当慎药。饮食宜热、宜软,质量与五味均须适当,进食宜慢,充分咀嚼,忌饮烈性白酒。服药需针对病证,切勿过多、过杂,以维护胃的消磨功能。他如劳逸适度,心情舒畅等,亦为防治胃病的必要措施,如不加注意,亦可直接或间接地影响胃的磨谷功能,日久每易导致胃病。既病之后,如果这些病因继续起作用,势必不利于治疗,且易使疾病增重。

综上所论,从生理病理等方面,提出胃能磨谷的看法,作为胃生理功能之补证,可供参考。

五、护膜法的体会

程应旄谓:"胃无消磨健运则不化。"胃的生理功能有进一步将食物粉碎、搅匀,使食糜不断通过幽门,排至十二指肠。饮食不当,易损胃腔,亦即损胃之内膜。随着中医学术的不断发展,护膜一法已逐渐引起广泛重视。

护膜一法,乃近贤章次公先生创用,其对此有独到经验,如用凤凰衣配马勃以护膜且能制酸,用象牙屑、琥珀、滑石为末吞服以护膜生肌。琥珀宁心安神,滑石利湿清热,用赤石脂止血护膜,用阿胶珠、柿饼霜、威喜丸、当归等养血止血而兼护膜,龟板、鳖甲则能滋阴养胃护膜,投药别具匠心,用于治疗消化性溃疡,每获良效,在当时的历史背景下,具有非常深远的意义,20世纪50年代初在北京学习期间,曾有幸拜谒先生,对章公甚为敬仰。平时在治疗脾胃病时,也喜用护膜一法。

(1)白及富有黏性,苦平而入肺经,传统用以补肺止血,现已普遍用治胃炎、胃十二指肠溃疡出血。可用白及粉加水,按1∶8比例调成糊状内服,不仅能止血,且能改善胃脘胀、痛、嘈杂等症状及炎症、糜烂、溃疡、出血等病理变化。是当前胃病护膜的首选良药,若与藕粉调服,卧位服药,则有利于改善食管黏膜病变的效用。如胃炎、溃疡可与乌贼骨、瓦楞子、象贝等同用。

(2)将护膜一法拓展运用至整个消化道疾病,如食管炎、食管溃疡、胃炎、胃十二指肠溃疡、溃疡性结肠炎等,均可应用护膜一法,如食道病变可用木蝴蝶,溃疡性结肠炎用白及与地榆、仙鹤草、石菖蒲等同煎灌肠,收效颇佳;合欢皮、紫草常据证选用,认为均有促进溃疡愈合的作用。其他还常用三七、白及粉等用于消化性溃疡伴出血的患者,也属护膜范畴。

(3)黄芪、山药、饴糖、大枣等药,辨证配用,均有护膜之功,可能与其含有一定的多糖、蛋白质等有关。胃病中虚患者,配食薯蓣粥、红枣粥,阴虚胃热患者配食藕粉、蜂蜜、牛乳等,既有营养价值,又有护膜的治疗作用。

(4)胃寒致痛,辛温燥烈之品如姜(良姜或干姜)、桂(桂枝或肉桂)、川椒等药,不宜多用久用,防止损伤胃膜,早年曾诊治多例因服用桂枝而引起消化道出血的患者,当以此为训。理气药物同样也要注意勿过辛燥损胃,以免耗伤胃阴,在一定意义上,亦包含防止有损胃膜的副作用。

(5)叶天士指出"多药伤胃",目前临床药物性胃炎甚多,注意服药方法,也是护膜法的一个方面,如非甾体类药、抗菌药、降压药等,宜在饭后服用,慎防空腹服药损伤胃膜。

六、关于胃脘痛疼痛部位的辨证

胃脘痛为临床常见病证,早在《灵枢·胀论》即有"胃胀者,腹满,胃脘痛"的记载。顾名思义,其痛位于胃之脘部。按针灸经穴上、中、下三脘相应圆形范围自觉疼痛者,应是胃脘痛的典型部位。《素问·至真要大论》曾谓:"木郁之发,为病胃脘当心而痛。"后人每以胃脘当心简称之为"上腹心下"或"心口",以此作为该病的痛位诊断依据。

"心下"即相当于鸠尾穴剑状突起下缘附近,该部的内脏是胃之上口贲门附近,经络联系涉及胃、肝(胆)、心等脏腑。古代也早认识到该部疼痛不单纯是胃脘痛,遂有"胃心痛"、"肝心痛"等病名。

据个人的实践经验,凡自觉痛及压痛位于中脘、梁门等穴部位附近者,病位在胃。疼痛以心下剑突部为主,按之亦痛或胀满不适者,病位在胃与肝(胆),常以肝胃气滞为基本病机。脘痛及胁,痛及于背或肩,心下及右胁下按之均痛者,病在肝(胆)为主,即使中脘也有疼痛,但应更多考虑肝、胆与胃同病而以肝胆为主。凡形瘦之人,疼痛位于下脘及脐部,痛而且胀,但按之其痛不甚,可能由于"胃下"所致,病位亦在于胃。中年以上之人,自诉心下疼痛,痛连左下胸或心前区,剑突下按之无痛感,结合其他症状体征,应考虑病位在心或心胃同病。

至于胰腺疾患,其痛处亦常在中脘附近。但胰居胃之后方,属脾之"散膏",有时痛及脘之两侧,或可及于左胁背部,腹部切诊时用力深按觉痛。若能结合病史,再借助实时超声探查仪或胰胆管造影等,有利于明确诊断。慢性胰腺疾病发病率渐增,有些易致恶变,临床症状颇似一般胃脘痛,若不加以警惕,及时明确诊断,往往会失去针对性治疗之机会,值得提出,免致误诊。

七、对泛酸咽苦的认识

1. 泛酸

这是胃病常见症状之一,胃中多酸,随胃气上逆而从口泛出。如胃酸仅泛至咽部,又复咽下者,亦称吞酸或咽酸。常伴见胃脘疼痛、痞胀、嗳气频多等症。酸在五行属木,为肝之味,历来多数医家认为泛酸由于肝胃郁热,胃气上逆所致。《丹溪心法》曾谓:"饮食入胃,被湿热所遏,其食不得传之,故作酸也,如谷肉在器,湿热则易为酸也。""噫气吞酸,此系食郁,有热,火气冲上",并主张"必以黄连为君"。征诸临床,泛酸或吞酸属木火内郁,肝胃有热者确有不少。但据我的观察,泛酸或吞酸之胃病患者却常在气温骤降,受寒或饮冷之后发生。口不欲饮,胃中喜温畏寒,有的自诉胸脘痞闷,舌苔薄白,脉不弦不数,治以温胃、理气、降逆之品,泛酸或吞酸与其他伴有症状均得以改善。有的因食滞引发,配以消食之剂,泛酸亦见减轻。故个人认为"酸即是热"之说,值得商榷。

胃中之液,本属酸性,消化食物(腐熟水谷),随胃气之降而下行为顺。胃中多酸,停于脘腔,潴留有余,排空缓慢者,有因中阳不振、痰饮、湿浊内停所致,病机性质属寒。宗仲景"温药和之"治则,常可使症状缓解,亦可见痰饮泛酸属寒而非热证。总之,对泛酸、吞酸一症,应从整体辨证为要,勿拘泥于酸即是热之说。

或问乌贝散制酸有良好效果,象贝母性味苦寒,主治热证,亦支持酸属于热之规律否?

我认为此方中乌贼骨味咸性温,与象贝母相伍,温凉俱存,并非纯属寒凉,且两药均有中和胃酸的作用,适应于寒证、热证,但不能认为乌贝散治泛酸有效而证明酸即是热。

2. 咽苦

《灵枢·四时气》曾谓:"喜呕,呕有苦……邪在胆,逆在胃,胆液泄则口苦,胃气逆则呕苦"。此论甚为确切,具有实践指导意义。胆液属碱性而味苦。胆汁反流至胃,甚至反流于食管,常随胃气上逆而出现呕苦、咽苦或口苦。三者程度不同而性质类似,也属于胆液不循常道的临床表现之一。消化系统胃与胆腑的生理特性均以下行为顺,和降为贵。若由饮食不当、情志不畅等因素,导致胃失和降,肝胆失疏,有可能使胆汁反流,随胃气上逆而出现这些症状。

咽苦患者经纤维内镜检查,约3/4可见胃中有胆汁反流。现知胆汁反流是促成胃部慢性炎症(包括浅表性和萎缩性)和溃疡的病因之一。如胆汁反流持续不解则胃部病损将日益加重。故咽苦一症具有重要的特征性诊断意义,从而使解决胆汁反流也成为治疗胃炎的重要客观指标之一。

针对胆汁反流,在治法中一般可从疏、降入手。疏即疏泄肝胆,调畅气机;降即理气和胃,降其气逆。疏与降以治气为主,二者既有区别,又有联系。由于肝胆与胃密切相关,疏泄肝胆之品,常兼有和胃之功用。理气和胃之药,也每兼疏利肝胆之作用。疏与降的药物甚多,兹不一一列述,现仅就个人的经验,略举其要。

陈(橘)皮、法(姜)半夏、柿蒂、公丁香、旋覆花、煅赭石等,能和降胃气,增进食管和胃的蠕动功能,有利于改善食管和胃中胆汁反流。柴胡、郁金、青皮、陈皮、枳壳、白芍、茵陈等药,可改善胆道功能障碍,调节胆液的分泌和排出。炙鸡金、乌梅、白芍等药可适当增加胃酸的分泌,有利于中和反流之碱性胆液。白芍、甘草、怀山药、白及等有利于护膜,提高胃黏膜屏障功能。若因十二指肠郁积而使胆汁下行欠畅者,可酌加丹参、三棱、蛴螂、通草、大黄、王不留行等行瘀通利之品。

由于胆汁反流至贲门、食管下段,使局部黏膜组织酸碱性改变,可以引起胸骨后剑突部位出现嘈热、嘈杂不适之感,故凡遇此类主症,大致可以测知其病理,虽未见咽苦、呕苦,亦可据证参用疏、降之法。

八、慢性胃"炎"并非都是"热"

慢性胃炎病程较久,不论浅表性或萎缩性炎症,按其临床表现,一般均有本虚标实的病机特点。本虚有脾胃气虚或胃阴亏虚,有的呈气阴俱虚。标实的基本病理因素是气滞,胃中气滞或兼肝气郁滞。气滞久则形成郁热;气滞津凝,而生湿浊;气滞久则导致血瘀。此外,寒邪或食积也是常见的诱发病理因素。因此,治疗慢性胃炎必须重在辨证,据证用药。如果认为"炎"即是"热",一见胃炎就一概用清热药,那就是极大的误解,就是背离了中医治疗原则。

运用清热方药治疗本病,大致有以下几种适应证,并据此而选择适当的药物。

(1)气郁化热证:主要表现为胃脘胀痛、灼痛,食后痞胀、嘈热,口苦而干,大便干,舌苔薄黄等症。宜用化肝煎、芩蒲饮加减。常用药如青皮、陈皮、丹皮、山栀、浙贝母、黄芩、佛手片、蒲公英等,理气与清热同用。

(2)阴虚胃热证:由阴虚而生郁热,胃阴虚是其本,郁热是其标。主要表现为久病,食少,形体消瘦,舌质干红,或光红,胃脘痞胀、有灼热感,口干欲凉饮,脉象细数等症。治宜养胃阴而兼清热。常用沙参麦冬汤加减。药如北沙参、麦门冬、玉竹、石斛、芦根、生地、知母、黄芩、石见穿、蒲公英等。

(3)湿热中阻证:因气滞生湿、湿郁化热占多。主要表现为舌苔黄腻,口苦而黏,食欲不振,胃脘胀满等症。治宜化湿清热。用药根据湿与热的偏胜而定,一般的湿热并重者,厚朴与黄连同用,或厚朴、炒苍术与黄连、黄芩同用。另外,据证选用化湿、清热之品,酌配行气、消滞等药物。若胸脘痞闷较甚、恶心欲吐者,黄连配半夏、干姜,或黄连配苏叶等,苦与辛合,苦辛通降。

鉴于慢性胃炎病位以胃为主,病久脾胃之气必受其戕,故一般应注意:用清热药不可过于苦寒、中病即可,勿多用久用;养阴勿过于滋腻,以免窒滞胃气;配用理气药勿辛燥太过,以防助热耗津。

关于胃镜病理所见,可供辨证参考,如确有热证,胃黏膜充血、糜烂显著者,适当加用清热之品。如证属脾胃气虚、中虚胃寒、肝胃气滞者,虽有炎症病损,亦不可更多地运用清热药物,免致有损脾胃,加重寒凝气滞。总之慢性胃炎的"炎",绝不就等于热。

九、慢性胃炎阴虚夹湿的处理

临床上遇到有的慢性胃炎患者,胃阴已虚,却又夹湿,治疗用药颇为棘手,就此问题,浅谈个人经验如下。

胃病阴虚夹湿,一般症状较多,其中具有特征意义的征象之一,就是舌质红而干、舌苔白腻。既然阴津亏虚,为何又有湿浊,这不是相互矛盾吗? 一般认为,这类患者有三种可能性:一是整体属阴虚,也包括胃阴虚,局部脏腑有湿浊,一般源于脾胃;二是由于肝胃气滞而生郁热,久则耗伤阴液,气滞津凝而成湿浊;三是由于药物因素,辛燥过度,或某些化学药品"制酸"太过,导致阴虚,而原有部分湿浊尚未尽化所致。这都是从临床所见的病史资料中分析而获得的认识。

体素阴虚而脾胃有湿者,可以先从化湿为主,湿祛后重在养阴。

气滞化热伤阴夹湿者,宜行气清热、佐以化湿。热清、湿祛而阴未复时,再予养阴。

药物所致阴虚而尚有余湿者,停服原来之药,先复其阴,阴液渐充,再化其湿。

上述治则步骤,在某些患者的治程中,还当根据具体症征,灵活掌握。

胃阴虚,需养阴,有湿浊,应化湿。用药必须注意:养阴勿过于滋腻,化湿勿过于辛燥,以免滋阴助湿、燥湿伤阴。养阴以甘凉为宜,如麦门冬、沙参、芦根等,佐以甘平、甘酸,如山药、白芍、甘草等品。鲜石斛(铁皮石斛或金石斛)甘凉微寒,生津之效著而不致碍于化湿,枫石斛亦擅生津养阴,实在无药,暂用川石斛干货,但养阴之力甚微。若湿渐祛而胃阴尚亏者,可据证参用玉竹、乌梅、生地黄等。化湿以微辛微苦为主,炒陈皮(或橘皮、橘白)、法半夏、川朴花、佩兰等为一般常用之品。参以甘淡的苡仁、芦根、茯苓、川通草之类。湿浊经久难化者,可用石菖蒲宣窍化湿(按《灵枢》所述,胃亦有窍),此外,如藿香芳香化湿,鼓舞脾胃,益智仁温脾化湿,均可据证配入。

汤剂以外,也可配合"代茶剂"。如用麦冬 10~20g,苡仁 20g,陈皮 2~3g。每日 1 次,开水泡焖,代茶饮服,可以加强治效。

慢性胃炎的症状较多,应根据病情配用理气(勿过于辛燥)、清热(勿过于苦寒)、消食、行瘀等方药,兹不一一列述。至于胃阴虚而又夹湿浊者的饮食调护,尤为重要,总以清淡而富营养为主,戒除烟酒,饮茶勿过浓。

胃病舌质干红而舌苔白厚,经治疗少效,舌象依然,症状不见改善,进食日少者,提示预后严重,应及时复查,以便及时发现不良转归。

十、对"诸痛不可补气"的认识

胃痛亦称胃脘痛,最常见的疾患为胃、十二指肠溃疡、炎症等。在发作期胃脘疼痛显著,可伴有食欲不振、嘈杂、嗳气等症。其基本病机常有胃中气滞,气机不畅,久则及血,气滞血瘀,滞而不通,不通则痛。发作时的诱因,常与寒邪、食积、情志不畅等有关,治疗当以行气为主,根据证候配用温中、祛寒、消食、开郁或行瘀等方药。

补气药主要指黄芪、党参（或人参）、白术等。凡胃痛急性发作时，或因外寒犯胃，或由饮食所伤，或因肝气郁结，乘侮中焦，气滞不通。凡此种种证候，自当据证而用祛寒温中、消导食滞或理气开郁和胃等法，不可妄投补气方药。即使其病已久，脾胃已虚，但当胃痛发作、疼痛较剧之时，也只能急则治标，所以历来有"痛无补（气）法"之说，朱震亨《丹溪心法》心腹痛（包括胃痛）篇中强调指出"诸痛不可补气"，似更有戒律之意。

时至今日，社会因素大有变异，人民生活水平与医疗条件不断改善，很多胃病均得到早期诊断、早期治疗。有些患者胃脘隐痛绵绵，喜温喜按，空腹痛作，食后得缓，舌质偏淡，脉濡或细，属于脾胃气虚候。治当健脾益气和胃。宜用党参、白术、黄芪、甘草等补气药，或酌配温中之剂，或佐以理气之品，症状可得以改善，胃、十二指肠溃疡可以愈合，慢性炎症病理损害也相应好转。

张仲景《金匮要略》"胸痹心痛短气病"篇第5条中用人参汤（人参、甘草、干姜、白术）治胸痹虚证。"腹满寒疝宿食病"篇第14条"心胸中大寒痛"主以大建中汤，方中用人参。前人论著中治胸腹痛运用补气方药者也不少。由此看来，总以辨证为要，既不可见痛即用补气，也不可应补气而远之。临证治病，不必拘于朱说。

胃痛运用补气药物的适应证，必须是脾胃气虚证：

（1）胃脘隐隐作痛，痛位以中脘附近为主，不及于胁下。

（2）隐痛以空腹时为著，稍进饮食即可使疼痛缓解。

（3）脘痛喜按而不拒按，舌质偏淡，舌苔薄白，脉细或濡。

具备上述三项证征，可以用补气药黄芪、党参等，并配用理气药如炒陈皮、广木香等。如舌质微红，口干，病久脾胃气虚而阴亦不足者，配以山药、白芍等。至于兼有胃寒、血瘀等证者，佐以温中、行瘀之法，据证配伍，兹不赘述。

十一、药物引起胃痛的治疗

病各有异，药物各有性味。内服之药，必须经胃，用药不当，常先影响胃腑。

1. 苦寒类药

如不恰当地服用黄连、黄柏、大青叶、穿心莲等药。尤其是药量较大，连续多日，常可导致胃中寒凝、气滞，或呈寒湿之证。常见症状如食欲不振，胃脘痞胀、隐痛，畏寒喜暖，舌苔薄白或白腻等。

凡见中焦寒湿之证，治宜温中芳香化湿，据证选用平胃散、不换金正气散、香砂平胃散等方。一般湿阻者，宜陈皮、半夏、薏苡仁、生姜或干姜、茯苓、甘草、佩兰、石菖蒲等，中虚胃寒者可用理中汤加减。

如原有阴虚之证，频服过多苦寒药物，可促使阴液进一步耗伤。寒性凝滞，有可能滋生湿浊，每可出现阴虚与湿浊中阻两种病机同时存在。两者程度各有轻重、主次之别，然而阴虚与湿浊又相互矛盾。治疗此等病证，化湿须防伤阴，滋阴又防助湿，调治比较棘手。据我的经验，凡舌红而苔白腻，中焦湿浊较盛，食少、不知饥，脘痞，口干却不欲饮水者，先用藿香、佩兰、陈皮、法半夏、茯苓、薏苡仁等芳化湿浊。投数剂后白腻之苔渐化，逐渐撤去化湿药物。若舌红口干，苔色白厚而干者，可用佩兰与芦根、麦冬相配。芦根甘淡、泄湿生津，淡以祛湿，甘以养胃。麦冬生胃津而不滋腻,使津液上布,利于化湿。或以薏苡仁配橘皮、泽泻,化湿而不伤阴。

因苦寒药久服而致胃湿经久不化者,有时还可酌配祛风之剂,如少量防风、羌活等,化湿祛风,鼓舞胃气。也可酌加九节菖蒲醒胃而化痰湿。

2. 辛温类药

如川乌、草乌、附子、干姜、桂枝或桂心、荜茇、细辛等等,多用久用,可使胃阴受损,胃脘出现灼热感,嘈杂,口干,食欲不振,舌质红等症。上述症状的轻重程度,常同服辛温类药的量与时间久暂有关。治法一般宜滋阴养胃为主,清其郁热为佐。常用方如益胃汤、沙参麦冬汤等加减。我常配加象贝母、蒲公英、石见穿等以清郁热,白及、山药以护胃膜,并稍加橘皮、谷芽、鸡金等品和胃气而助运化。

据我的实践体会,口服抗菌药物之味苦者(外包糖衣,内药味苦),也具有不同程度之苦寒性味,服用日久常可出现前述苦寒类药之症状。抗风湿药如阿司匹林、布洛芬等药,久服也有类似辛温类药之胃反应。肾上腺皮质激素类药如常用的泼尼松、地塞米松等,多用久用后对食欲虽无明显影响,但也常会出现类似辛温类药的反应。又如铋剂药治胃病,针对幽门螺杆菌,但有滋生湿热之弊。现在因药物而引起胃肠道反应特别是导致胃炎者不少,已渐引起医家重视。药物有寒热温凉不同,多用久用,或投药不当,以致损伤胃气、胃阴,古今如此。现代药物品种尤广,更应加以注意。总以辨证为要,参考药性,妥为治疗,以免延致慢性胃疾。

十二、幽门螺杆菌感染、肠化、异型增生的治疗

1. 幽门螺杆菌感染

1983 年 Marshall 和 Warren 分离出一种弯曲的细菌,当时称幽门弯曲菌。以后证实是空肠弯曲菌的一种新的亚型,1989 年起,称为 Helicobacter Pylori,我国译名为幽门螺杆菌,简名为 HP。人类由于 HP 的发现,对胃炎、溃疡病的发病研究有了新的进展,现已成为诊断治疗极为注重的热点问题。

HP 存在于胃黏膜层和十二指肠黏膜层。慢性胃炎患者中,HP 阳性率约为 30% ~ 60%。慢性萎缩性胃炎伴肠化或异型增生患者发展为胃癌者,HP 阳性多于 HP 阴性。胃、十二指肠溃疡的发病也与 HP 感染有一定关系。所以,在临床上应重视有关 HP 的诊断和治疗。

在诊断方法上,以快速尿素酶法和胃黏膜组织染色镜检法的准确性为较好。由于 HP 有产毒菌株和非产毒菌株,故对其致病性和毒素的实质、程度及其他相关的因素等等问题,当在进一步研究中。

西药治疗的“根治”,有用庆大霉素、甲硝唑、有用德诺(胶态次枸橼酸铋)、羟氨苄青霉素等等,并与 H_2 受体拮抗剂同用。故有“四联”、“三联”等多种化学药品同时应用的处方。长期运用抗生素,可能随之而产生耐药、抗药等等问题,也应加以考虑。HP 即便转阴或根治后,远期的再发率如何? 病理损害是否即能随 HP 阴转而得以逆转? 如此种种,尚待深入研究。HP 的发现,胃黏膜检出 HP 的诊断,可以看成是对“四诊”的补充和参考,有助于辨证和

辨病相结合的诊断和治疗。

慢性胃炎、消化性溃疡，按其主要临床表现，属于中医学胃脘痛、胃胀（或胃痞）、嘈杂等病证范畴，主要属于内伤杂病，与其他内伤杂病一样，也存在正和邪的病因概念，"正气存在，邪不可干"和"扶正祛邪"等病机证治规律，同样也适用于各种胃疾。重视扶正，通过补益脾胃元气，滋养脾胃元阴，疏调气机，温养气血，使胃腑气血充养，津液濡润，升降复常，逐渐使脏腑内环境得以正常协调，胃黏膜屏障功能趋于正常，病理损害得以修复、病变逆转，即使有致病的细菌存在，也有可能予以抑杀祛除。这些例子已是屡见不鲜，这正是中医中药治疗疾病的特色和优势。如在此基础上适当随证加一些"祛邪"的方药，邪正兼顾，更可提高治效。

临床上所见慢性胃炎、HP 阳性患者，有的兼有湿浊，表现为舌苔白腻，口黏，不欲饮水，胸脘痞闷，食欲不振，可参用芳香、苦温化湿药，如藿香、厚朴、苍术等。待湿浊渐祛，苔腻渐化，症状亦随而改善。有的患者湿与热合，湿热互阻，舌上苔色黄腻，口黏而苦，口干而饮水不多，胃脘痞胀嘈热，不思纳谷，据证参以黄连、黄芩、蒲公英等清热之品，伍以厚朴、陈皮、薏苡仁、半夏等。大便秘结者酌加大黄少许，泛酸者配加象贝母、瓦楞子。及时恰当地辨证施以方药，疗效亦随之而改观。上述藿香、厚朴、苍术、黄连、黄芩、蒲公英、大黄等药，现已证实亦具有良好的抑杀 HP 的作用。

综上所述，中医辨证施治对 HP 感染从理论和实际均有较好的对策，已往虽不知 HP，虽未发现 HP，或许今后还可能发现 HP 以外的病原体，但是中药丰富的品种，复方的特有作用，既顾"正"又顾"邪"，确实有其一定优势，值得进一步发掘、创新，加以研究。

在当前应防止一种倾向或误区，那就是一见检验报告 HP 阳性就不加认真辨证而过用苦寒药物。须知胃的生理功能是主纳和"腐熟水谷"。过用苦寒，将不同程度有损"腐熟"的功能，"苦寒过度，损伤脾胃"历来为医家所戒，特别是不加辨证，滥用大量苦寒之品，还有其他的副反应。HP 阳性胃炎患者中，有的表现为中虚气滞证，兼有胃寒者，妄用苦寒之品，不仅使症状加重，胃黏膜病损不见改善，而且 HP 也未得转阴。这样的病例经常可以遇到，故必须以辨证为主。

如遇有少数患者，确实无明显症状，处于辨证依据不足时，可根据胃镜所示，属于浅表性或（及）萎缩性胃炎 HP 阳性者，大致可参考舌诊，服用简易便方：

舌质偏淡者：太子参 10~15g，炙黄芪 10g（或怀山药 10~15g），甘草 3g，仙鹤草 15g。每日 1 剂，2 次煎服，或代茶饮服。

舌质偏红者：麦门冬 10~15g，乌梅 10g，女贞子 10g，半枝莲 10~15g。每日 1 剂，2 次煎服，或代茶饮服。

舌红且干者：麦冬 10~15g，川石斛 10g，黄芩 6~10g，蒲公英 15g，甘草 2~3g。每日 1 剂，煎服或代茶饮服。

舌上如有薄白而腻之苔，均可加入藿香 10g，薏苡仁 15g，陈皮 5g，厚朴 6~10g 等。

至于饮食注意，大致同前所述，少食海鲜、油炸肥腻及霉变的食品。每日泡一杯淡盐开水，俟温，漱口咽部，1 日 3 次，餐后及晨晚，充分清洁口咽，注意口腔卫生和饮食卫生。

2. 肠化、异型增生

"肠化"即肠腺上皮细胞化生之简称。是指正常的胃黏膜上皮被肠上皮所替代，使该部从原来的分泌功能转变为吸收功能,吸收的脂质有可能滞留而形成致癌物质,尤以分化不完全的结肠型化生为害最大。不典型增生亦即"异型增生",轻度增生多由炎症引起,可以逆转。中、重度增生常常可成为癌的前期病变。这些都是当前治疗慢性萎缩性胃炎应予重视的问题。

据个人的经验体会,对肠化、异型增生,首先应认真诊查,了解病理检验结果,是小肠还是大肠化生以及异型增生的程度。医者切忌"草木皆兵",应耐心与患者说明,切勿让病者日夜"恐癌",控制并防止情志因素对疾病的不良作用。即使是大肠型上皮化生,中、重度异型增生,也应一面治疗,一面根据病人具体症情、体质,及时复查观察,宽慰病人,嘱其注意按时服药,调节生活起居。近年来,通过中医中药治疗而使病理检验改善或显著改善者不在少数,我们应树立信心,勤思考,勤学习,勤实践,认真研究,努力提高治效。

其次,关于中医药治疗问题,必须重在辨证。肠化、异型增生多见于慢性萎缩性胃炎,而且与年龄有一定关系,50岁以上,特别是老年人患者的发生率比较高,这在辨证辨病时亦有一定参考意义。

按临床所见,基本证候以中虚气滞、肝胃不和、胃阴不足三类主证为多,尚有兼寒、夹湿、郁热、血瘀等等兼证。

中虚(脾胃气虚)气滞证的主要特点是:胃脘痞胀不适,嘈杂,甚则隐痛,均于空腹时占多,如夜间、黎明、进食之前,舌质偏淡。此类证候常易兼寒、兼瘀,前者有舌白、胃寒等症,后者主要可见舌质有紫色或呈点或如斑,偏淡而紫暗。治法以调中理气与温中或行瘀为宜,结合胃黏膜病理、腺体萎缩、肠化、异型增生,常用方药如太子参、炙黄芪、炒山药、云茯苓、炙甘草、炒陈皮、法半夏、煨木香、炙鸡金、三棱、当归等,兼胃寒显著者,酌加良姜、香附、乳香等。

肝胃不和证的主要特点为胃脘痞胀(或兼隐痛)及胁或及背,食后尤甚,嗳气多,舌质淡红,苔薄白,或见舌有紫点。结合胃黏膜病理,治法宜疏肝和胃佐以行瘀。药如苏梗(或炙柴胡)、炒枳壳、炒白芍、佛手片、橘皮、橘络、制香附、麦芽、茜草、郁金、红花等。

胃阴不足证,主要特点是舌质红,口干,饮食少,脉小数,胃脘痞胀不适,甚者可兼有嘈热之感。结合胃黏膜病变,治法以养胃理气行瘀为主。常用药如北沙参、麦冬、石斛、川百合、玉竹、绿萼梅、佛手片、佛手花、木蝴蝶、紫丹参、青木香、丹皮等。

以上三证乃是主证,在以上方药中均可参用石见穿或仙鹤草,或半枝莲、白花蛇舌草、八月札、薏苡仁、蚤休等等,一般选其2种,必要时3种。

兼热如肝胃气滞兼有郁热,胃阴不足阴虚里热者,酌加蒲公英、黄芩、山栀等。如三证在病程中兼有舌苔腻,口黏,夹有湿浊者,加厚朴、炒苍术、薏苡仁、陈皮、法半夏等;湿盛者配加藿香、佩兰。舌苔白滑不易化,不欲饮水者,短期加入草豆蔻,舌苔腻色已化,湿浊渐祛,即撤去化湿药。胃阴不足而夹湿,舌红苔腻,病机矛盾较著,宜加芦根、薏苡仁、橘皮、冬瓜子等,酌用藿香、厚朴,此类证候,预后堪虑,应随证细心辨证调治,并及时复查胃镜。

至于在病程中兼有饮食不当,食滞中宫,消化不良,脘痞纳呆者,及时酌加消食滞助消化之品,如鸡金、谷麦芽、莱菔子、焦山楂、建曲或必要时参用枳实、槟榔、大黄等等,随证而定。后者只可短时用之,免伤脾胃。在此期间,原属中虚气滞者,不用参芪等滞气之品。

如遇体检发现胃黏膜病变,萎缩性胃炎伴肠化或异型增生、临床症状不著,年龄偏大,舌上无腻苔,确属无证可辨者,考虑其病机可能由于中焦脾胃气血不调,阳气不振,气血有不同程度瘀滞。总以气虚与血瘀是导致胃黏膜病损的主要病理因素,可以参照上述第一类主

证——中虚气滞证慢性萎缩性胃炎、肠化或异型增生的治法方药,也可运用"便方"如下:

(1)黄芪 10g,当归 10g,丹参 10g,石见穿 15g(或仙鹤草 15g),橘皮 6g,红枣 5 个。煎服代茶,每日 1 剂,2 次分服。

(2)黄芪口服液 10g。每日 2~3 次,餐前 1~2 小时服。并以石见穿(或仙鹤草)15g,纱布袋装,开水闷泡代茶饮服,每日 1 剂。

另外,要注意饮食,勿太烫以免灼伤胃、咽黏膜,勿太冷以免寒凝气滞,宜进食易于消化的食品,宜慢食,勿食辛辣、香料(辛温的调料),勿饮白酒,少油脂肥腻,勿过甜、过咸。同时密切观察病情,及时复查胃镜。

十三、养胃当胃阴胃气联系考虑

养胃应包括养胃气与养胃阴之法。明王肯堂《证治准绳》有养胃汤、育胃汤等方,治脾胃虚寒之、脘腹疼痛、痞胀等症,均用人参、白术、茯苓、甘草、陈皮,前者尚有厚朴、苍术、半夏、藿香等品,后方还有砂仁、豆蔻、荜澄茄、木香、丁香等药。

叶桂《临证指南》中提出"太阴湿土,得阳始运,阳明阳土,得阴自安,以脾喜刚燥,胃喜柔润也","若脾阳不亏,胃有燥火,则当遵叶氏养胃阴之法",叶案中治胃阴所用沙参、麦冬、石斛、白芍、乌梅、玉竹等药,治疗胃阴亏虚之证,在脾胃病治疗学方面是有贡献的。

徐教授经常告诫吾人,诊治胃病,必须以详细辨证为依据,以脾胃的生理、病理为基础,勿偏执东垣益气或叶桂养阴之法。用润用燥,应根据病情,各人的禀素有阴阳偏胜,所处地域、饮食习惯好恶、四时寒温均有所不同,认为如久病津亏、汗多耗液、郁热伤阴、口干、舌红者,胃喜柔润,自宜养其胃阴。若胃中有寒、痰饮停蓄、泛吐痰涎、脘痞,舌白口黏者,当用辛燥。气虚者当益气,阴亏者应滋养其阴。梨汁蔗浆,胃燥所喜,葱姜韭蒜,胃寒可进,冬月所适。一润一燥,各有相当。从胃腑对食品,药之属性所需而言,既喜润,亦喜燥。

徐教授认为胃腑体阳用阴,主纳而能磨谷、熟谷,主降宜和。胃病经久,每常胃体胃用均有不足,一般胃虚甚者、胃阴亦常相应不足。胃阴亏虚者,胃气亦必有损。故对养胃法的应用,宜从胃气胃阴两者兼顾。养胃阴、生胃津之方中,可配用白术、淮山药、甘草等以益其气。补益胃气方中,可参用麦冬、白芍、五味子等以育其胃阴,每常有相得益彰,气阴兼顾之特色,有助于提高疗效,巩固治效。

十四、论上消化道出血

治疗必先静卧。据笔者经验,用白及粉 1.5~3g,参三七 1.5~2g,一日三次或 6 小时一次,温开水调成糊状内服(按 1g 粉剂加 8ml 水的比例)。服后半小时内不饮水。血止后续服三日,酌减其量后再服三日。数十年来,深感其疗效确切。如无参三七,单味白及适当加量,效亦相仿。白及性涩而收,历代本草均载其入肺经,内服疗肺疾,治咳血,但近代已广泛用于治上消化道出血。个人体会,该药属于"阻遏"止血之品,其止血用途广,固不限于肺。凡吐血胃热证,常用清热凉血法,药如黄芩、黄连、大黄、生甘草、赤芍、丹皮等。便血气虚证当以益气摄血为要,药如党参、焦白术、炒山药、炙甘草、白芍等,如气虚显著加炙黄芪、当归。山药甘而不温,补而不滞,与黄芪相伍,补气止血而兼"护膜",有利于胃及十二指肠溃疡的愈合。上述两证均可配用地榆、侧柏叶,以加强止血作用。夹湿者常加陈皮、法半夏;气滞者酌加煨木香、炒枳壳。汤剂应浓煎,每次服量以 100~150ml 为宜。吐血胃热证如血出过多,常随之而见气血两虚,病机亦每由实转虚。故血热证常为早期证候。多数病人仅见便血。在一定意义上说,脾虚是本,胃热为标。如不谙此要领,对脾虚之证,过用苦寒清热,使脾气更伤,血亦难止。反之,若一见出血,泥于脾虚当补之见,动辄参芪甘温升阳,则尤增血热,亦可导致吐血不止。

十五、对胃风的认识和体会

"胃风"之名,首见于《素问·风论》,其云"胃风之状,颈多汗恶风,食饮不下,鬲塞不通,腹善满,失衣则䐜胀,食寒则泄,诊形瘦而腹大"。后世论此者不少,如李杲《脾胃论》卷下曾立"胃风汤","治虚风证,能食、麻木、牙关急搐……"及至清初,喻嘉言有较详细的论述,胃风之风属于内风,因大量呕吐,"胃中所受之水谷,出尽无留,空虚若谷,而风自内生"。并认为胃风所传之病,变症最多,可演化成眩晕、消渴("消中")、飧泄等等,若"胃风久炽,津液干枯,真火内燔"。王旭高《西溪书屋夜话录》"治肝三十法"中,针对胃风,创培土宁风一法以"滋阳明、泄厥阴"。

综上简述,"胃风"似属一病机名词,意即内风的成因与病变演化过程中,与胃有关联。在疾病的发生、发展过程中既有胃腑的症状,又有内风的征象。前人认为此风不息,可耗伤人体的真阴。当今虽不用"胃风"作为病名,但了解和研究"胃风"的病机和症治,对临床有一定的实践意义,例如:

(1)遇到中年以上卒然呕吐的患者,要考虑到有内风的可能,应认真诊查处理,密切观察,切勿主观武断地认定呕吐仅仅是胃家之病,而致放松警惕。临床上不少中风初起正是表现为卒然呕吐,随之而出现眩晕、肢麻、口眼㖞斜、半身不遂甚至神昏、不语等症状。

(2)频繁呕吐,耗伤津液,阴液亏虚,可以导致内风,表现为肢麻、搐搦、目眩、口渴等症象;应予滋液息风和胃的方药,并及时检查和纠正水、电解质的失衡。

(3)消谷善饥,能食而瘦,病机主要是胃中有热,不少是由于阴虚郁热,火盛而消胃谷。但尚应据证分析,考虑热甚生风,如喻嘉言所云:"风煽胃中,如转丸之捷,食入易消。"故在清胃润燥的方药中还可参用白僵蚕、珍珠母、牡蛎等息风之品,有助于提高治效。

(4)内耳性眩晕(如梅尼埃病、迷路炎等),病机大多与肝阳痰浊上扰清窍有关。由于阳化内风,风煽胃腑,恶心呕吐不已,应用平肝息风、化痰、降逆之法,常用方如半夏天麻白术汤等。但一般常需添加其他平肝息风之品,其风得息,眩平吐亦自止。

十六、脾与血病小议

脾为后天之本,气血生化之源,脾与血病也是密切相关的。

1. 藏营、裹血

《灵枢·本神》篇载:"脾藏营",《难经·四十二难》谓脾"主裹血"。"藏营"即指血液的化生与脾有关。"裹"与"藏"既有联系,又有区别。联系者,藏与裹均有集中、储备之意。区别者,藏营是生理过程,裹血既是生理过程,也可因裹血过多而成为病理因素。如若裹血过多,裹而不行,则可能成为"老血"(即是瘀血)。

2. 统血

统的含义有二,一是统摄,由脾气所司,统摄周身之血以归正常运行,营养脏腑四肢百骸。如脾气虚弱,统摄无权,则可导致出血,常见的便血、皮下紫癜等出血病症。因而,治疗此类血证应通过健脾益气,恢复其统摄功能,则出血自止。二是统调,即统领调配之意,水谷精微化生之营血,由心脉运行,借脾气的统调,以供人体各部所需。脾之统调功能体现在血液调配的部位和数量。正常之人,脾气健旺,统调得宜,则脏腑百骸各得其需,以维持正常生理活动。若脾气虚馁,统调失职,则血液分配不均,有些组织器官或经络不能获得正常所需之血液,虽整体之血并不贫乏,但可呈现某些血虚征象。例如临床常见面色无华或萎黄,兼心悸不宁、夜寐不佳、脉细等心脾血虚证;兼头目昏花、视力减退的肝脾血虚证等。具有上述血虚证的患者,红细胞、血红蛋白可以正常,虽不符合"贫血",但确有血虚征象。通过健脾补气,或配以养心、补肝之品,病人的症状可以获得改善。

3. 脾与血病

综上所述,脾的病理与出血、血虚、血瘀有关,且三者互相有一定的联系。脾虚不能摄血,可以导致出血。出血达一定数量,必然引起血虚。离经之血未出体外,留而为瘀血。脾脏裹血过多,此血不能参与正常运行以灌溉全身,一则可以直接成为瘀血,也可由脾之统调功能失常而出现血虚征象;二则裹血过多,一旦遇内外诸因,就有可能发生破裂而出血,即使及时救治,亦必出现严重血虚。故脾与血病关系密切,血病的三因素每常互为因果,形成血液病理的"三循环"。认识了上述关系,对临床实践则有一定的指导意义。

十七、背 痛 辨 治

背是躯体的一大部位,内廓心肺,膈下有胃、胰、肝、胆、脾等脏器,后下又为肾之外府。《灵枢·背腧》谓:"五脏之腧出于背者"有肺、心、膈、肝、脾(胃)、肾等。《灵枢·经脉》篇叙述人体结构认为:"骨为干,脉为营,筋为刚,肉为墙。"背部骨脉纵横,筋肉丰富,人体气血津液及脏腑在病理状态下,均有可能出现背部的症状,较常见者为背痛。临床消化系统疾病伴有背痛者甚多,既有助于诊断,也有利于辨证治疗。

患者如主诉背痛,经排除心、肺、纵膈、胸膜及肌肉骨质等病变,消化系统疾患中常见的有胆胰疾病、胃十二指肠溃疡、肿瘤等。疼痛有其一定的特点,如:①各脏器疾病有相对固定的反射部位。如胆绞痛常反射至左肩背部,所以老年人胆绞痛易误诊为冠心病。胰腺疾病常反射至左腰背部。胃及十二指肠肿瘤或穿透性溃疡常反射至后背中部。②疼痛发作常与饮食因素有关。③超声和消化道造影可明确诊断。根据个人临床经验,介绍如下,供临床参考。

1. 上部背脊中线疼痛

与食管疾病有关,常见者如食管炎症、溃疡、食管裂孔疝、食管运动功能障碍等,相当于中医学"噎证"、"梅核气"等病证。有的病人先出现该部位疼痛,应及时想到有无食管病的可能,及时检查,有助于早期诊断。

若胀痛者应考虑痰气交阻;情志不畅、紧张后症状加重,常属心肝气郁;背痛而有灼热感者,多为肝胃郁热;劳累后加重,且觉刺痛者,则属痰气瘀交阻。据证候表现而宗"实者疏瀹、虚者润养"的治则,分别投以行气、化痰、解郁、泄肝、活血、滋阴、通噎的方药。也常配用"代茶剂",如每天用橘皮 3g、桔梗 2g、木蝴蝶 3g,开水泡后加盖闷几分钟代茶饮用。如兼胃阴不足者,加麦冬 6g、生甘草 2g 泡服。食管疾病的患者,即使服用汤剂,也应用保温杯保温,一口一口,频频饮用,或通过含、漱等,以增加药物在食道的作用时间,有利于病人的恢复。

2. 中部背脊中线疼痛

大多与胃十二指肠疾病有关,如胃、十二指肠溃疡、炎症、肿瘤等,相当于胃脘痛、胃痞等病证。有的患者主诉中部背冷痛,或自诉有手掌大一片觉冷者,胃脘痛诸证尚不显著,及时诊查,可早期发现病变,利于治疗。

若空腹为甚,食后可缓,大多属脾胃虚弱证;空腹疼痛,食后亦痛,甚则背胀者,则属中虚气滞证;自觉冷痛,气候转冷时尤著者,多属中焦虚寒证;胀痛及于两旁,每因情绪不畅加重者,多属肝胃气滞证;胀痛、刺痛兼有者,应考虑气滞血瘀证;夜间痛甚,痛位固定,则血瘀明显。根据症状体征,分别采用补气温胃、疏肝理气、行气活血等治法方药。

3. 左下背部疼痛

常见于急性胰腺炎后或慢性胰腺炎患者。病因常与饮食不当,暴饮暴食,酒食不节,或劳倦失常,情志失调有关。胰属脾,脾合胃,病在脾胃,与肝胆密切相关。

该部疼痛而饮食不振,脘腹隐痛痞胀,大便溏或易泄者,以脾胃不和证为多。背痛的病机,尚应考虑急性期脾经湿热未尽,流注于筋膜脉络所致,气机失于调畅,久则湿热与气滞血瘀相兼。故治法在健脾和胃的基础上,据证而参用清化湿热,行气活血等药。常用香砂六君子汤酌配败酱草、苡仁、冬瓜子、通草、橘络、丝瓜络、柴胡、延胡索、枳壳、三棱、丹参、红花等清化、行气、化瘀、通络。苡仁、冬瓜子重用,一般在 20~30g,盖两药甘凉、甘淡,清化而非苦寒,《金匮要略》薏苡附子败酱散即用之,尤以冬瓜子具有清润、开胃醒脾之功,如《本草述钩元》谓:"凡肠胃内壅,最为要药。"舌苔白厚腻,湿浊明显者,常配藿佩兰、苍术、厚朴、法夏、茯苓等苦温、芳香、淡渗以化湿。药治以外,注意饮食调护。左下背痛渐缓,余症亦相应改善,且可防再次发作。

4. 右上下背疼痛

常见于肝胆疾病,常见者如慢性肝炎、胆囊炎、胆石症、胆囊切除术后综合征、胆总管炎症、结石等,大多伴有胁痛,但也有不少患者无胁痛,且余症不著,而仅表现为右中下背痛者,对此临床尤须警惕,应及早检查。

由于经络的关系,肝胆之气郁滞,肝气窜络,故见右中下背痛。此类患者病在肝胆,可及于脾胃,病理因素有气滞、血瘀、湿热。病初多实,恙久虚实相兼,当据证而立法遣方,此为常法。然此等患者,大多病情缠绵不愈,《临证指南医案》云"初病在经,久痛入络",此时常参考叶氏"络病"治法,配用通络之品,如橘络、丝瓜络、通草、路路通、王不留行、当归尾等以增疗效。

十八、杏蔻橘桔开泄法

"杏蔻橘桔"的提法出自《温热经纬》卷三"叶香岩外感温热篇",原书载:"脘在腹上,其地位处于中,按之痛或自痛,或痞胀……有外邪未解,里先结者,或邪郁未伸,或素属中冷者,虽有脘中痞闷,宜从开泄,宣通气滞以达归于肺,如近俗之杏蔻橘桔等,是轻苦微辛,具流动之可耳。"原系叶天士治疗外感温热病的经验之一。

盖杏仁"味苦辛微甘"(《本草正》),"入脾肺二经"(《滇南本草》),《长沙药解》云:"杏仁疏利开通,破壅降逆,……,调理气分之郁,无以易此。"白蔻仁,辛温,"入肺、脾、胃三经"(《雷公炮制药性解》),《本草经疏》云:"东垣用以散肺中滞气,宽膈进食,……。"《玉楸药解》曰:"白豆蔻,清降肺胃,最驱膈上郁浊。"橘皮辛苦温,入脾、肺、胃经,《本草纲目》云:"脾乃元气之母,肺乃摄气之龠,故橘皮为二经气分之药,但随所配而补泻升降也。"《本草汇言》云橘皮:"盖味辛善散,故能开气;味苦善泄,故能行痰;其气温平,善于通变,故能止呕、止咳,健胃和脾者也。东垣曰,夫人以脾胃为主,而治病以调气为先,如欲调气健脾者,橘皮之功居其首焉。"桔梗苦辛平,入肺、胃经,《本草经疏》谓:"邪在中焦,则腹满及肠鸣幽幽,辛散升发,苦泄甘和,则邪解而气和,诸证自退矣。"综上而论,叶氏所述"杏蔻橘桔"确有其独特之处,四药皆入肺脾经,上中二焦兼顾,苦辛各半,微苦微辛,具流通气机、宣肺降胃之功而不若黄连、干姜之苦寒辛温。且其轻清之性,可达"轻可去实"之功,俾宣通胃气而不戕伤脾胃,治效良而流弊少,胸脘痞闷之患用之甚为适宜。叶氏称其为"开泄法",可谓切中肯綮。"开",即宣畅气机,"泄"即通降下泄。开宜用辛,泄宜用苦,苦辛相合,借以宣畅气机而达到通降之目的。因此,开泄法也属于"苦辛通降"之范畴,是苦辛通降之变法,亦即在仲景半夏泻心汤的基础上演化而来。既有通降中焦胃腑之功,又兼宣畅上焦肺气之效,药及上、中二焦,然不似黄连、黄芩、干姜、半夏等苦寒辛燥。药味轻灵,这是此法有异于"苦辛通降"以治中焦为主的特点。

慢性胃病每多胃脘痞胀,胸闷不畅,善太息,脘痞如塞而不知饥,饮食减少,食而无味,口干不渴,苔薄白等症。经一般疏肝理气和胃药效不佳时,个人认为其病位虽在胃,然与肝肺密切相关,若肝气失疏,肺气失宣,胃气郁滞,通降失司,则诸症可见。凡此类病例,用"杏蔻橘桔",治以开泄法,微苦微辛,颇为适合,常可取效。一般用"杏蔻橘桔",配用微苦之竹茹、石见穿、微辛之佛手片、石菖蒲等。若郁热偏重,宜加黄连、黄芩、蒲公英、象贝等,属苦辛之列;若痰浊阻于胸阳,胸闷痹阻不畅者,可加瓜蒌皮、薤白、干姜;心阳不振加附子;中焦寒滞者用良姜、肉桂;气机阻滞者加沉香、檀香、丁香;气滞兼瘀者用降香;寒湿甚者用草果仁、藿佩;病久脾胃运化不力者,配以炙鸡金、谷麦芽、茯苓、甘草,或添麦冬以顾护胃津;脘痞而痛者,佐以木香、陈香橼等。临床可据证选用,灵活变通。兹举一例,以示用药配伍。

患者李某,男,46岁。主诉2年来胸闷如塞,胃脘痞胀,甚则隐痛,纳谷不香,嗳气则舒,多次查心电图无异常,2003年10月胃镜检查示慢性浅表性胃炎,伴幽门螺杆菌感染,前医曾用半夏泻心、柴胡疏肝、香砂六君等,症情时轻时重。诊其面色欠华,巩膜不黄,舌苔薄腻,白多黄少,两脉关上稍弦。考虑其病位不仅在胃,抑且在肺,上焦失宣,中焦失降,宜"杏蔻橘桔",微苦微辛,开泄肺胃,调其升降,以观疗效。处方用苦杏仁10g,白蔻仁3g(后下),橘皮、络各6g,桔梗5g,法半夏10g,佛手10g,炙鸡金10g,枳壳10g,白芍10g,石菖蒲3g,石见穿 15g,建曲 12g,先服 7 剂,二诊时诉药后胸闷脘痞病去其半,嘱原方有效,效不更方,再进 14 剂,三诊时患者诉症状已基本消失。

本案选方"杏蔻橘桔",再配以微辛之佛手、半夏、石菖蒲及微苦之石见穿,以助开泄;枳壳桔梗相配,一升一降,调其升降;添橘络以助理气通络;炙鸡金可益胃消食,消补兼施;白芍则寓刚中用柔之意,以制辛燥,又可敛"已散之气",对久病气散不收之脘腹痞胀甚效。全方轻清宣畅肺胃之气,又能通降中焦,气机得畅,则痞胀自除。

十九、疏养和中麦谷芽

麦芽甘平,入脾胃经。为消食和中的常用药,能助胃气上升,行阳道而资健运,《日华子本草》云其能"温中、下气、开胃。"因具生发之气,麦芽又兼有舒肝气、行滞血之功,如《本草求源》云:"凡佛郁致成膨膈等症,(麦芽)用之甚妙,人知其消谷而不知其疏肝也。"《医学衷中参西录》也云:"虽为脾胃之药,而实善舒肝气。"《本草述》又云:"……第(麦芽)微咸能行上焦滞血,使营和而卫益畅。"个人临床也体会到"麦芽最能疏肝",胃与肝密切相关,故胃病运用本品适应证尤广。除用于消食开胃外,还常用于肝胃气滞证及女性病人兼有血滞者。如肝胃气滞证,症见胃脘痞胀,隐痛及于胸胁,嗳气频多,得嗳则舒,症状发作与情志因素有关,在疏肝理气和胃方中配加麦芽,因其具有升发之性,能达肝而制化脾土,与合欢花皮、香橼、佛手、郁金等配伍,可增强疗效。又"女子以肝为先天",最易受情绪影响,若妇女患胃病,月经不调,常于来潮时胃脘痞胀加重,伴有乳房发胀,可随证加用麦芽,在月经来潮前服,既可改善症状,又有调经作用。

胃炎(浅表性或萎缩性)、溃疡病属于脾胃气虚证或胃阴不足证,当用补益脾胃或滋阴养胃之剂,常可配加麦芽,补中寓消,补而防滞,能助消化,防食滞,也符合"通补"的原则。此时往往与谷芽同用,以增其功,且谷芽甘温,健脾开胃,和中消食,《本草纲目》谓:"快脾开胃。"《本草经疏》云:"具生化之性,故为消食健脾、开胃和中之要药也。"两药均有生发之气,配伍应用,升发脾胃之气,开胃健脾,相得益彰。临床对食积不消,脘腹胀满,纳谷不馨等效佳。而麦芽、谷芽虽为同类之品,功效相似,实有区别。麦芽消食力强,谷芽则和养功胜,能生津液,益元气;麦芽力猛,元气中虚者,多用则消肾;谷芽性平力缓,而能补中,不似麦芽之克削也。麦芽消面积,谷芽消米食。一般情况下宜两药合用,若患者进食面后胃脘痞胀加重明显,则宜多用麦芽,进米食加重者,宜多配谷芽;临证之时,尚当详察病情,分而使用。麦芽谷芽炒用专入脾胃,消食开胃为主,舒理肝胃麦芽应生用。

更年期妇人胃病,常伴有失眠、焦虑等症状,此时可用麦芽代替小麦,配合甘草、大枣,取甘麦大枣汤之意,有调节自主神经功能的作用。

(陆为民　整理)

二十、养血柔肝用归芍

肝为藏血之脏,性喜条达,主疏泄,体阴而用阳,宜柔宜养;胃为阳土,性喜润降,得阴始安,体阳而用阴。胃为多气多血之腑,又为气血生化之源。胃病患者,情志不遂所致者甚多,或性情抑郁,或暴躁易怒。日久则肝胃阴血暗耗,肝之阴血不足,则肝气偏旺,肝失条达,疏泄失职,横逆犯胃,胃气郁滞,和降失常则胃脘胀痛,或连两胁,此即叶天士所说:"肝为起病之源,胃为传病之所。"而胃之阴血不足,则胃失濡润,通降失司,也可致胃脘疼痛。因此,对于肝胃阴血亏虚者,常以当归、白芍同用,盖当归味甘,辛温而润,补血和血,润燥止痛,为血中气药,长于动而活血,辛香性开,走而不守,《本草正》云:"当归,其味甘而重,故专能补血,其气轻而辛,故又能行血,补中有动,动中有补,诚血中之气药⋯⋯"甚合肝之特性;白芍苦酸微寒,养血柔肝,缓中止痛,敛肝之气,为血中阴药,善于静而敛阴,酸收性合,守而不走,《本草求真》云:"气之盛者,必赖酸为之收,故白芍号为敛肝之液,收肝之气,而令气不妄行也⋯⋯,肝气既收,则木不克土⋯⋯"《本草纲目》云:"白芍药益脾,能于土中泻木。"二药合用,辛而不过散,酸而不过收,一开一合,动静相宜,能养血柔肝,滋润胃腑,收敛肝气,通行气滞而土木皆安,胃痛自止。对肝胃阴虚,气机不畅的患者,常有较好疗效。此外,对此种患者在选用理气药时,应注意避免辛香燥烈之品,时时牢记叶天士"忌刚用柔"之训,可选用佛手、佛手花、绿梅花、合欢花、玫瑰花等。

女子以肝为先天,更易见肝血、肝阴不足,故用此配伍最宜,若兼有月经不调,当归尚有养血调经功能,再据证配用香附、小胡麻、月季花,则有疏养调经之功,对妇人胃病效佳。若伴有便秘者,又可据证配伍,偏阳虚者,则可伍以肉苁蓉,阴虚者,再加以枸杞子。

此外,归芍配伍常可用于治疗慢性肝炎、肝硬化等肝病患者,慢性肝病常表现有肝阴亏虚的症状,如胁肋隐痛,头晕耳鸣,目涩口干,夜寐多梦,舌红少苔,脉细数等,肝阴宜养,法当柔润,"柔肝"一法最为适宜,并可加用枸杞子、女贞子、石斛、山萸肉等以助养肝柔肝,对有阴虚阳亢之候者,尚有"滋水涵木"之功。《金匮要略》云:"见肝之病,知肝传脾,当先实脾",若治疗肝病时尚应据证配用太子参、白术、茯苓、甘草等健脾益气之品。若肝经郁热者,又可配桑叶、丹皮、山栀等。

(陆为民 整理)

二十一、胃脘胀痛用贝母

景岳化肝煎善清肝热,与左金丸配用,可治肝胃郁热之胃脘胀痛。方中浙贝母一般多用以治疗肺疾痰嗽,按《本草正》早载"入足阳明、厥阴",《本草正义》列述其多种功用,认为"无非清热泄降四字,足以赅之"。转引《别录》:"疗腹中结实,心下满⋯⋯苦泄散结,皆能主之。"近代以其能制酸,与乌贼骨配伍,研成粉剂,治疗胃、十二指肠溃疡病。但从个人临床经验体会,浙贝母既能制酸,而对慢性萎缩性胃炎有郁热而胃酸少者,贝母亦能增酸,似有双向作用,关键在于用药的配伍。

肝胃郁热证,浙贝母可与黄芩、丹皮、白芍、黄连、蒲公英等配伍。中虚(脾胃气虚)胃寒而多酸者,可在党参、黄芪、茯苓、炙甘草、桂枝、白檀香(或沉香)、煅乌贼骨或瓦楞子等方中加入浙贝母。胃阴不足而兼气滞者,北沙参、麦门冬、川石斛、泽泻、佛手片(或花)、橘皮等药与浙贝母同用。寒热兼夹者,亦可据症加入此药。不少患者症状较著,改善迟缓,一经加用浙贝母而治效明显。例如1986年8月12日诊张某,女,27岁。患浅表性胃炎急性活动,胃脘隐痛、灼痛已历1年,嘈杂不适,深感痛苦。视其舌苔薄白,诊脉小弦而数,口干而欲热饮。病属胃脘痛,寒热夹杂,阅前诊诸方,似无不合,乃加入浙贝母10g,不意服后很快见效。服5剂脘痛减轻,10剂后疼痛基本消失,但大便微溏,加入炒山药、炒白术,药后大便正常。共服25剂,脘痛未作。随访年余,偶有小发作,服前方数剂即可控制。用药仅差一味,治效即不相同,亦可见景岳立方用药之妙。

二十二、消胀除满莱菔子

莱菔子,辛甘而平,善入肺、脾胃经,功在下气定喘,消食化痰,通降胃气,如《滇南本草》谓其"下气宽中,消膨胀,攻肠胃积滞,治痞块,单腹疼。"《本草纲目》云:"消食除胀,利大小便,止气痛。"《医学衷中参西录》则说:"莱菔子,无论或生或炒,皆能顺气开郁,消胀除满,此乃化气之品,非破气之品。"对胃病中焦气滞所致痞胀一症,只要善于配伍施治,甚有良效。

(1)胃炎、十二指肠炎及十二指肠壅积症等患者,表现为胃脘(不论上、中、下脘)或整个上腹部胀满不适,食后尤甚,食欲不振、嗳气则舒,经服一般理气药物效果不著者,可加莱菔子。

(2)因饮食过饱、酒食不节,胃中食滞,诱发胃病,脘痛且胀者,当消食行滞,一般均可投以莱菔子,配鸡内金,并根据饮食所伤之品,加入其他相应的消食药物。

(3)食管炎症,胸骨后不适,甚则隐痛,痞闷难受,或贲门部炎症,心下及胸骨下内方症状明显,气机不畅,窒滞不通,可配以莱菔子,生熟各半,行滞气而调升降。

(4)习惯性便秘,可在辨证基础上酌加莱菔子,常有良好的通便作用。配伍决明子,苦甘微寒,利水通便。而《本草正义》云:"决明子明目,乃滋益肝肾,以镇潜补阴为义,是培本之正治。"说明本品尚有补益肝肾之功,乙癸同源,肾司二便,故能利水通便。此外,据现代药理研究发现,决明子主要成分为大黄酚、大黄素、大黄酸等,同大黄相近,然与大黄比较,则通便之力缓且无大黄苦寒败胃之弊,与莱菔子同用则肺气得下,胃气得降,肾元得充,气机调畅,大肠传导正常,大便按期而下,腹胀自消。对老年患者更为适宜,配伍补益脾胃之品,则下气通便无伤正之虞,补气培本无壅滞之嫌。

(5)与补气药相配,补而不滞。按传统认为莱菔子制人参(包括党参)。然慢性胃病多反复迁延,日久脾胃虚弱,脾失健运,胃失和降,可兼气滞。此时治疗既要健脾益气,又须理气和胃,有些顽固病例,表现中脘痞胀,屡治罔效,可于方中加入莱菔子,与党参或太子参配用,使补而不滞,消食降气而不耗散,行其补中之滞气,往往能收到意外之效,如《本草新编》所述:"人参得莱菔子其功更神……非制人参以平其气,非制人参以伤其气。"诚系经验之谈。

二十三、利水降脂泽泻良

泽泻为泽泻科植物泽泻块茎,味甘性寒,入脾、肾、膀胱经,功能利水,渗湿,泄热,为利水湿、消肿胀的常用药物,《本经》云:"主……,消水,养五脏,益气力。"《药性论》云:"主……宣通水道。"近代药理研究证实其有利尿、降血脂、降糖、降压、抗动脉硬化等作用,亦是老年病常用良药之一。

1. 眩晕

《日华子本草》云泽泻"主头旋、耳虚鸣",仲景《金匮要略·痰饮病篇》早载:"心下有支饮,其人苦冒眩,泽泻汤主之。"个人认为不论是内耳眩晕(梅尼埃病),还是脑动脉硬化、高血压病等引起的眩晕,重用泽泻(25~30g),均有显著改善作用,确为治眩良药。常可配用白术、茯苓、半夏、天麻等。泽泻利水湿而不伤阴,故肝肾阴虚者亦宜。

2. 呕吐、反胃、痰泻

《本草纲目》云泽泻"渗湿热,行痰饮,止呕吐、泻痢,……"《金匮要略·呕吐哕下利病篇》曾谓:"胃反,吐而渴欲饮水者,茯苓泽泻汤主之。"呕吐反胃的病机主要是胃气上逆不降,病理因素常与痰饮内停有关。辨证方中重用泽泻30g,治疗重症胃窦炎、胃溃疡伴幽门不全梗阻引起的呕吐,颇有效验。

《药品化义》:"凡属泻病,小水必短数,以此清润肺气,通调水道,下输膀胱,主治水泻湿泻,使大便得实,则脾气自健也。……又能除湿热,通淋沥,分消痞满,透三焦蓄热停水,此为利水第一良品。"慢性泄泻,下利次多,便中黏液甚多,腹鸣而痛不著,此乃肠中有痰饮,前人谓之为"痰泻",此时也可重用泽泻以祛痰止泻。

3. 黄疸

《金匮要略》曰:"黄家所得,从湿得之",又云:"诸病黄家,但当利其小便",指出黄疸的基本病因及治疗原则。疸必有湿,无湿不成疸,湿可从热化,亦可从寒化,单纯属寒湿者不多,多寒热兼夹。治湿不利小便,非其治也,据多年经验,不论阴黄、阳黄,必用泽泻以利水,可加快退黄。如治湿热黄疸,面目身黄可泽泻配茵陈、滑石;寒湿则可仿茵陈五苓散之意,以泽泻配茵陈、桂枝、白术、茯苓等。

4. 脂肪肝

随着人民群众生活水平的提高及饮食结构的变化,我国脂肪肝的发病率逐渐增加,患者大多形盛体丰,经云:"肥人多痰",脂肪肝也属痰湿为患,治当化痰化湿,在辨证基础上再加泽泻有良好的降脂祛浊功能。《本经》言泽泻"久服,……,轻身面生光,能行水上",虽为夸张之词,但却说明该药有一定的降脂减肥作用。对于酒精性脂肪肝患者,可配伍葛花、枳椇子以解醒毒。

5. 肝硬化腹水

李杲云泽泻"去脬中留垢,心下水痞"。《本草衍义》谓:"泽泻,其功长于行水。"《本草正义》:"泽泻最善渗泄水道,专能通行小便。"肝硬化腹水属中医"臌胀"范畴,其本在肝脾肾功能失调,其标为气血水相互交错,目前仍为难治病之一,反复缠绵,迁延不愈,虚实夹杂于全病程,预后差,需长期服用利尿剂治疗,而长期使用利尿剂的弊端则是阴津的耗伤,有谓"阳虚易治,阴虚难调","阴虚水停"则更为难治,而泽泻利水而不伤阴,配伍泽兰、路路通、黑料豆等有利水活血养肝之功,使利水而不伤其阴,养阴而无助水之弊,对肝硬化腹水有较好疗效。

此外,泽泻可治暴泻、乳汁不通、多汗、阴汗、湿疹等病证,均与其功有联系。

二十四、三七白及能护膜

三七甘微苦、温,止血散瘀,消肿定痛之上品,最大特点是止血而不留瘀,《玉楸药解》云:"和营止血,通脉行瘀,行瘀血而敛新血。"《医学衷中参西录》云:"三七……,善化瘀血,又善止血妄行,为吐衄要药,病愈后不至瘀血留于经络,证变虚劳。"可用于一切出血之症,而"加入补血补气药中则更神,盖此药得补而无沸腾之患,补药得此而有安静之休也"(《本草新编》)。白及苦甘而凉,质极黏腻,性尤收涩,功能止血消肿,生肌敛疮,偏治肺胃出血,《本草求真》云其:"涩中有散,补中有破,故书又载去腐、逐瘀、生新。"两药相合,敛散并用,三七行散之力可制白及黏腻收涩之性,止血无留瘀之弊,久服尚有祛瘀生新,强身益气之功。故临床对急、慢性肺胃出血,均能应用。

常用于消化性溃疡或出血、食道炎、食道糜烂、溃疡等。这些疾病皆易迁延,且反复难愈,"久痛入络","久病多瘀",瘀血不祛,血脉阻滞,血不循经而致出血,离经之血,积而成瘀,互相影响,恶性循环,临床溃疡病反复出血,或病灶慢性渗血者并不少见,除入煎剂外,更喜用粉剂调服,可起到护膜生肌止血的作用,屡用屡效。

1. 食道贲门疾病

用时取纯藕粉2匙,加温水少许,和匀后再加冷水适量,充分调匀,用小火加热,边热边搅,待成薄糊状已熟,加入三七、白及粉各1~3g,白糖少许,拌匀。服用时病人宜平卧或头低脚高位慢慢下咽,含一口,仰卧咽下,再含一口,左侧卧咽,再含一口,右侧卧咽,再含一口,俯卧咽下,剩余者,仰卧咽毕。漱口后仍仰卧勿起,1小时内勿饮水进食。每日二次,以午餐后及晚间睡前服药为好。如此可使药物在食道停留较长时间而充分作用于患处发挥效应。此外尚须结合辨证,如患者舌苔白腻,每日以厚朴、苡仁煎汤代水调藕粉。若舌红口干者,用麦冬石斛煎汤代水调藕粉。

2. 糜烂性胃炎或溃疡伴出血

白及粉、参三七粉各1.5~3g。1日3次或6小时1次,温开水调成糊状内服(按1g粉剂加8ml水的比例),服后半小时内不饮水。血止后续服3日,酌减其量后再服3日。数十年来应用于消化道出血,深感其疗效确切。如无参三七,单味白及适当加量,效亦相仿。

当然,消化道出血治疗也需结合辨证,凡吐血胃热证,常配合清热凉血法,药如黄连、黄芩、大黄、生甘草、丹皮、赤芍等。便血气虚证,当以益气摄血为要,药如党参、焦白术、炒山药、炙甘草、白芍等,如气虚显著加炙黄芪、当归。山药甘而不温,补而不滞,与黄芪相伍,补气止血而兼"护膜",有利于胃及十二指肠溃疡的愈合。

上述两证均可配用地榆、侧柏叶以加强止血作用。夹湿者常加陈皮、法半夏;气滞者酌加煨木香、炒枳壳。汤剂应浓煎,每次服量以100~150ml为宜。

吐血胃热证,如出血过多,常随之而见气血两虚,病机亦每由实转虚,故血热证常为早期证候。多数病人仅见便血,在一定意义上说,脾虚是本,血热是标。如不谙此要领,对脾虚之证,过用苦寒清热,使脾气更伤,血亦能止。反之,若一见出血,泥于脾虚当补之见,动辄参芪甘温升阳,则尤增血热,反致吐血不止。而三七白及,无论虚实均可使用。即使无出血者,也有护膜生肌,化瘀敛疡,促进糜烂、溃疡病灶愈合的作用。

3. 肝炎、肝硬化

肝硬化病人常伴有门脉高压性胃肠病,缺血缺氧,胃肠道黏膜屏障功能下降,易产生炎症、糜烂、溃疡,三七白及同用可预防之;肝炎病人常伴有肝纤维化,属中医血瘀证,三七活血化瘀,且有补益之功,尤为适宜,常嘱病人每次服三七粉 1g,1 日 2 次,现代药理研究三七抗肝纤维化作用明确,且有改善免疫功能的作用,肝炎、肝硬化病人长期服用 1~2 个月,未见明显副作用。

二十五、消癥散结话苡仁

苡仁,全名薏苡仁,又名苡米、六谷米。始载于《神农本草经》,列为药中之上品。其性凉,味甘淡,归脾、胃、肺、肾经。功能健脾渗湿,舒利筋脉,清热排脓。历代医家用其主治湿痹拘挛、屈伸不利、便溏泄泻、肠痈肺痈、水肿脚气、淋浊带下等病证。代表方如《温病条辨》薏苡竹叶散,《金匮要略》之薏苡附子散、薏苡附子败酱散,《千金要方》之苇茎汤、石斛酒,《成方切用》之薏苡仁汤等,文献多有记载。吾师在长期的临床实践中认为苡仁不仅能健脾、渗湿、舒筋、排脓,更能软坚散结消癥,在辨证论治的基础上,配用苡仁治疗胃息肉、胆囊息肉、慢性胃炎异型增生等疾病,大多获得良好治效。如曾治一女,患胃炎宿疾 3 年余,反复发作,屡治未效。常感胃脘隐痛,食后饱胀,纳呆不知饥,嗳气频作,大便不实,舌淡胖、苔薄白根微腻,脉细弦。1996 年 10 月 14 日查纤维胃镜提示为慢性中度浅表萎缩性胃炎伴幽门螺杆菌感染(++),并且在胃窦部有一增生性息肉,状如绿豆大小,镜下不能灼摘。证属脾胃中虚、湿结气滞。拟方健脾和胃、化湿软坚散结,药用太子参 15g、炙黄芪 10g、陈皮 6g、陈香橼 10g、广木香 10g、杭白芍 15g、苏梗 10g、鸡内金 10g、炒薏仁 30g、藿香 10g、焦建曲 15g 煎服,每日一剂。另以生薏苡仁 30g 煎汤代茶,日日饮之,连服 28 剂,自觉胃脘胀痛减轻,知饥食增,嗳气偶作,大便转实,腻苔已化,仍守原法,前方去太子参、黄芪,加制香附 10g、佛手片 10g 以加强理气和胃之功,苡仁 30g 代茶继服,7 剂后胃痛消失。仍按原法调治三月,诸症均释。1997 年 4 月 4 日复查胃镜仅提示为轻度浅表性胃炎、HP(+)、胃窦部息肉未见。随访近 2 年未再复发。

胃息肉、胆囊息肉、慢性胃炎异型增生等病变,均为临床常见病、多发病,息肉可呈结节状,大小不一,有形可征,多属良性,若经久不愈,亦可迁延转为恶性。增生及息肉的形成,吾师认为既是炎症长期刺激的结果,也与患者素体脾胃虚弱,湿瘀内结,气机阻滞密切相关,若不能及时化湿散结,调达气机,日久必致湿瘀热毒互结,病深而转为癥积虚劳。薏苡仁健脾培本,化湿散结,软坚消癥,俾气机调达,气血流畅,从而使结节消散。一般而言,健脾益气宜炒用,清热散结宜生用。从药理上看,薏苡经化学分析证实具有抗肿瘤、抗炎、镇痛及增强体液免疫的作用。

薏苡仁含有蛋白质、淀粉、维生素 B_1 等成分,营养丰富,不仅是良药,也是食品,其药性平和,对慢性久病,虚羸劳损之人,常用薏苡仁与大米、红枣等煮粥食之,亦利于病体康复。

(周晓波 整理)

二十六、顾护脾胃用姜枣

生姜与大枣,是两味极平凡的常用中药,在方剂中常居"佐使"地位。由于姜枣配用出现于桂枝汤中,临床大多认为它们具有调和营卫作用,主要用于营卫不和的表证。然而,姜枣的作用不仅仅在于此,吾师常以姜枣配用调治脾胃病。生姜性味辛温,功能散寒解表、温中和胃。大枣性味甘平,功能补益脾胃。相互配用,则外和营卫,内调脾胃。罗东逸《名医方论》曰:"姜枣和脾养胃,所以安定中州者至矣"。对于内伤杂病、脾胃失和之症,巧用姜枣相配,则具有调和脾胃,扶助中焦正气之功效。吾师常用生姜3~5片,大枣5~7枚参入补虚方剂,乃因"脾胃为后天之本",脾胃调和则既可加强补虚药的吸收,又可避免补益之剂的壅滞,从而补而不滞;化痰方剂中配用之,乃因"脾为生痰之源",脾胃调和则痰自不生,乃治本之法;活血方剂中配用之,乃因"脾为气血生化之源",脾胃调和则气血充沛,既能助其活血,又可防其伤正;化湿之剂中配用之,乃因"土喜燥而恶湿",脾胃调和则运化自健。所以姜枣又是调和脾胃功能不可缺少的药物。

二十七、肉桂运用的体会

肉桂(桂心)辛温味甘,入心、脾、肺、肾诸经。具有补元阳、暖脾胃、除积冷、通血脉功用,适应证较广,为医家所常用。使用得当,常可收到奇效。现据个人经验,举其数则,以供同道参考。

(1)便秘:长期大便秘结,腹部胀满难受,老年肾虚之人,可有"冷秘",年轻者一般以气滞、脾虚或阴虚不足者占多。如吴某,女,16岁,中学生,便秘已数年,经钡灌肠 X 线检查,谓结肠较大。平时用种种治法,如多食蔬菜、麻油、蜂蜜、水果,服通便药等,尚能维持通便。一年前冬季因学习紧张,腹胀难忍,便秘加重,上法效果不著,情绪低落,影响健康与学习成绩。1986 年 12 月初由家长陪同来诊治。从四诊分析来看,证属肝脾气滞,肠腑失濡,阅病例原来处方均符合病机。然自诉症状无明显改善,腹部胀满殊甚,大便不畅,二三日一行,乃于原方中加用肉桂 2g(后下)。服 5 剂后来复诊,谓药入腹中,鸣响阵阵,大便畅行,每日一次,腹胀显著改善。仍予原方加广郁金 10g,药服 10 剂,腹胀已基本消失,便通,精神状态亦恢复正常。以后仍继续隔日服药一剂,以资巩固。历 3 月而病向愈。

(2)消渴病:据《金匮要略》所载"男子消渴,小便反多,以饮一斗,小便一斗,肾气丸主之。"由于对该病病因病机与证治的认识不断发展,一般以阴虚燥热为多,故肾气丸多适用于下消证候,如肾阳亦虚者,方用桂附。然而,肉桂不仅适用于下消,对一般消渴病证,只要配伍得当,其效甚良。既使是阴虚燥热之证,在滋阴润燥方中加入肉桂,其效亦显著。若气阴俱虚,燥热不甚者,加入肉桂,效果亦佳。用量一般为 1.5~3g,后下。

(3)夏暑无汗:夏季高温,排汗液以散热,可维持正常之体温,此乃生理之常。夏暑无汗者,体温可略高,常伴有心胸不适、肌肤灼热、神倦乏力等症。有因暑湿遏于营卫,有因体虚卫阳不足,或缘营血亏虚,以致汗液不泄。余治此类证候,在辨证的基础上,常配用肉桂而使病情改善,肌肤汗泄。用量为每日 1.5~2g,煎服后下,有的病例先用桂枝达表,肉桂入里,此其一般性能。然肉桂辛甘,亦能发散行表,诚如《本草纲目》所述"开腠理,致津液,通其气者也,圣惠方云,桂心入心,引血不汗……"据个人经验,因暑遏于卫表者,香薷、青蒿、银花、黄芩、杏仁、薏仁、橘皮、荷梗等,随证用药,予少量肉桂,以启汗窍。若因气虚卫阳不足者,黄芪、太子参、怀山药、炙甘草、生姜、大枣等配以肉桂。或以肉桂与桂枝同用,如属营阴不足,津亏而汗出少者,当归、生地、枸杞子、绿豆衣、麦门冬、芦根、玉竹之类,配加肉桂,以阳行阴,助液泄汗。此亦肉桂之又一妙用。

此外,如腹部寒凝气滞而致疼痛,不论上腹、下腹,肉桂堪称良药。久泻、肌无力、脘腹痞胀、食欲不振等等脾气亏虚证候,在辨证治疗效果不著时,加入肉桂一味,甘以补脾,辛以通阳,亦可改善治效。其他如悸、喘、肿、腰痛、小便不利等等病证,肉桂之适应证亦甚广,兹不一一赘述。总之,肉桂是一味重要药,寒证固宜,热证可以反佐用之。

二十八、黄连用治消化系统疾病的体会

(一)

黄连首载于《本经》,系毛茛科植物黄连的根茎。性味苦寒,入心、肝、胃、大肠及脾。功擅泻火清热、燥湿、解毒、杀虫,如《珍珠囊》曰:"黄连其用有六:泻心脏火,一也;去中焦湿热,二也;诸疮必用,三也;去风湿,四也;治赤眼暴发,五也;止中部见血,六也。"《本草经百种录》:"凡药能去湿者必增热,能除热者,必不能去湿,惟黄连能以苦燥湿,以寒除热,一举两得,莫神于此。"为临床各科广用之药。仲景《伤寒论》、《金匮要略》二书用黄连者有 19 个方剂,葛洪《肘后方》亦有 13 方中用黄连。至唐代,《千金方》、《千金翼方》关于应用黄连之方剂已达 200 余首。明李时珍《本草纲目》所载黄连一药,附方达 62 首,以后又续有发展。且剂型亦多(有汤、丸、散、膏、洗、含漱、坐药等不同剂型)。炮制方法亦甚讲究,有生用及盐水炒、姜汁炒、酒制等 8 种之多。而且此药深入民间,应用甚广,迄今为止,用于消化系统诸多病证之良好效果,亦为医家同仁所共识。兹就个人运用黄连治疗消化系统疾病的有关经验体会,简述于下,以供参考。

消化系统包括消化道(食管、胃、肠)及肝、胆、胰。消化道按《难经》所载,有"飞门、户门、吸门、贲门、幽门、阑门、魄门"等"七冲门",按杨玄操注谓:"冲者,通也,出也。"个人认为,整个消化道的生理要求,应是上下通畅,黏膜濡润,消运得宜,传动正常。脾能使外界营养物质摄入,消、运,成为气血生化之源,以供养全身所需。肝、胆与胰亦与消化道息息相关,共同完成消与运之功能,故有"后天之本"之称,为人体升降调节的枢纽。

诸凡外邪所侵,饮食不当,情志失调等诸多因素,加以禀赋不足,劳倦过度等病因,常可导致消化系统种种病证。若有湿、热病理因素,以致出现心下痞、脘或及腹胀痛,下痢或泄泻,甚或脘胁疼痛,及于后背、黄疸、湿热等等病征。湿属阴邪,湿浊内盛,必然影响气血运行,气滞不畅,久则血行涩滞。湿郁气滞,均可化热,在阳盛之体则化热尤速。热盛可以伤络,阳络伤则血上溢,阴络伤则血下溢。出血之后,离经之血可以成瘀,若郁热不去,瘀热内结更可导致种种变证。

据上所述,在治气治血之际,清除肠胃肝胆之湿热,甚为重要。湿热之内留,又常与食滞密切相关,如饮食不节,暴饮暴食,食之过多,不及消化,可成食滞,也有因脾胃功能不足,升降失常,脾胃气虚阴亏,体用失调之人,虽饮食之量不多,但超过负荷,消运不及,亦可导致食滞。食滞内停,常兼湿热、气滞。人体一旦患病,仍需进食以维生机,故治脾胃湿热的同时,常需适当佐以消导之品,这是诊治消化系病证的特点之一。

湿与热孰轻孰重,往往因人、因时而异,且与病因、禀赋有关,应仔细通过四诊,权衡辨别。湿为黏腻之邪,不易尽祛,况在脾虚之时,水谷运化失职,水反为湿,谷反为滞,故化湿与清热之法,颇难一蹴而就,常需随时诊查,相机而投,不可急于求成,操之过急而投大剂。又忌审证不详,看似湿热不著,因其本虚而早用甘温补气,滋腻养阴,以致湿热互蕴,反复滋生,使病情迁延、加重。

为此,个人认为,治疗消化系统疾病,既要善于认证,重视并审别湿与热的病理因素,又当善于运用清热、化湿方药。善于掌握轻重、缓急,配伍与药量,若能如此,庶可收取良效而事半功倍。

(二)

消化系统疾患既常有湿热病理,治法自当相应地予以祛湿、清热。祛湿方药甚多,根据脏腑病位,湿浊程度而选用,然大多以温性药物为多,又常不利于热,甚至会助长热邪。清热之品,又往往因性寒而碍祛湿,更有可能滋长湿浊,不利于病。故临床上往往同时应用祛湿与清热之品相互配用,有时会颇费推敲。黄连则苦以燥湿,寒以清热,在清热的同时,亦可祛湿,故历来医家甚为推崇此药。例如刘完素曾云黄连"辛能发散,苦能燥湿,寒能胜热,使气宣平而已","能降火去湿,而止泻痢"。《本草经疏》亦谓黄连"涤除肠、胃、脾三家之湿热","若胃虚不足,苦寒有不可投,姜汁炙炒可也。阴分之病,苦寒有不能入,醇酒制炒可也。按法乘机而用,药至病自除矣"。简例数语,反映了前贤对运用黄连治湿热病证可贵经验之一斑。

仲景创立泻心汤,治疗心下痞、吐血等症,柯韵伯《伤寒来苏集》"伤寒附翼·太阳方总论"中曾说"五方中诸药味数分量,各有进退加减,独黄连定而不移者,以其苦先入心,中空外连,能疏通诸药之寒热,故为泻心之主剂。"又谓"名曰泻心,实以安心也"。于半夏泻心汤条下,认为"名曰泻心,实以泻胆也"。又加《伤寒蕴要》曾解释"泻心汤非泻心中之热,乃泻心下之痞满也"。前人以胃居心之下,故心不痞者,实为剑突下、上腹部之痞满,包括胃、肝、胆等脏腑的疾患,痞以胀满为主症,亦可兼有疼痛。

消化系疾患凡有心下痞,或胀或痛,胸闷泛恶,舌有黄白之苔,属于肝胃气滞,寒热夹杂,湿阻气滞之证,常用半夏泻心汤加减。苦辛相伍,疏通气机,降逆和胃,清化湿热。急性上消化道出血具有吐血属血热之证,舌黄、脉数有力者,常用大黄黄连泻心汤,此方用之较多。其余泻心三方,随诊运用。关于心下痞与三泻心汤的有关论述,历来医籍论之甚多,兹不细及。其中黄连的运用,古今医家均积有丰富经验。

(三)

关于运用黄连的适应病症,就个人体会归纳数端。

(1) 食管疾患,胸骨后灼热感,嘈热。

(2) 胃炎:心下痞闷,胀痛,伴泛恶,泛酸,泛苦,食欲不振。

(3) 胆疾而及于胃,脘痞胀痛,口苦。

（4）胰腺炎：不论急性、慢性，具有腹痛、痞满、泛恶、呕吐、下利口苦等症者。

（5）肝病脘腹膜胀，食入尤甚，泛恶，或伴黄疸，下利。

（6）下痢，腹痛，便脓血黏液，里急后重，或伴身热，口渴。泄泻，便下热臭，腹或痛或不痛。

（7）检查发现：幽门螺杆菌持续阳性者。

上述诸病症，舌上有或薄或厚之黄苔，或黄白相兼之苔，脉象或弦、或濡、或数，均可运用黄连。或为君药，或作臣、佐，选择恰当药量，配用其他药物。黄连每日用量，为君药则5～6g，作为臣、佐则1.5～3g。

关于黄连的配伍用药，历来医论方书论述者甚多，现就个人经验，择要举隅如下：

1. 黄连配伍苏叶（或苏梗）

苦寒与辛温相配，擅于通降，宣通胸膈及肝胃之气郁、寒郁、热郁。苏叶外达腠理，尚可疏散风寒，苏梗"气味辛、平"（《本草崇原》），理气舒郁，开胸膈，醒脾胃，"能使郁滞上下宣行，凡顺气诸品为此纯良"（《药品化义》）。

胸脘痞闷，心下如堵塞感，不思饮食，嗳气不绝，或兼泛恶，舌白，畏寒者，黄连配苏叶，口苦舌黄或白者，黄连配苏梗，"梗主中"，凡食管病，胃病或胃食管反流性疾患，肝胆病兼具有上述症状者，均可酌用二药。

因啖虾、蟹、海鲜鱼腥而病发或加重者，黄连配苏叶，并加生姜。

苏叶常用量5～10g，胃、食管病兼风寒表邪者，邪去即减量、停用。无表邪者常用苏梗，常用10g，症状重者15g。

2. 黄连配娑罗子

娑罗子为七叶树植物七叶树或天师栗的果实或种子，首载于《本草纲目》，甘温、无毒，功擅宽中理气。《百草镜》用此一味治胃痛，《杨春涯经验方》用治"九种心痛"。

黄连配娑罗子，一寒一温，适用于寒热兼夹，心胸隐痛，尤其是胸骨后隐隐作痛，胸脘痞闷不畅，食管有炎症，胃食管反流性疾病，幽门螺杆菌阳性患者。或中老年人疑似兼有心绞痛者，可酌用黄连、娑罗子。娑罗子常用量为6～10g。

娑罗子呈圆珠形，直径3～5cm，必须在用时捣碎。早捣碎而久置者常少效。

3. 黄连配石菖蒲

石菖蒲系天南星科植物，石菖蒲的根茎，辛，微温，入心、肝、脾经。功用开窍、豁痰、理气、活血、祛湿。

胃肠病食欲不振，不思饮食，虽经多方调治而胃口不开，胃呆不醒，黄连菖蒲，苦辛相合，醒脾胃，开"胃窍"（《灵枢·胀论》谓胃有"五窍"）。据证配用二药，常有意外之效，良由胃中湿浊郁热所阻，消化分泌功能失常所致，石菖蒲一日3～5g。

下利虽久，似痢似泄，不时发作，肠鸣或伴腹痛，查见结肠炎症或溃疡，曾用黄连与他药相配而效欠著，可配用石菖蒲。煎剂内服，亦可同时用煎浓液保留灌肠。内服每日量5～10g，灌肠可用20g。（《本草汇言》"治噤口恶痢，粒米不入者，石菖蒲、黄连、甘草、五谷虫为末，蜜汤调送少许。"此记载可供参考。）

有极少数患者,主诉咽中如梗,咽物不适,似肿似痛,或有恶心,咯黏液,按《金匮要略》"妇人咽中如有炙脔,半夏厚朴汤主之",按此方未见效,有热、有痰、气阻失宣,梗塞不通,配用黄连与石菖蒲、挂金灯,煎汤漱咽后咽下,代茶频饮,用后甚效,此类似属食道功能障碍而兼咽炎,以更年期妇人较多,录供参考。

4. 黄连配草豆蔻

草豆蔻为姜科植物草豆蔻的种子团,辛温无毒,入脾、胃经。功擅温中祛寒、行气、燥湿。

慢性胃炎气滞湿热证甚为常见,有些气滞不畅,和降失调,胃脘痞胀,不知饥,不欲食,不欲饮水,舌上腻苔,白多黄少,或厚或垢,经久不化,投苍术、厚朴、陈皮等药而苔腻不化,此胃中湿郁内甚,或尚兼有些许郁热,可用黄连燥其湿,清其热,并加入草豆蔻祛陈寒湿浊,颇有良效。

下利属湿甚于热者不少,腹中畏寒,肠鸣便泄带黏液,舌苔厚腻,白多黄少,不论是慢性炎性肠病或肠易激综合征,均可酌用黄连与草豆蔻,用量如前,5~10剂,常可使苔腻渐化,症状改善。

关于药量,应视苔色及腻的程度而灵活掌握,舌苔白厚腻者,黄连 1.5g 配草豆蔻 10g,苔腻黄白相兼,黄连 3g,草豆蔻 6g。草豆蔻去壳取仁,用时捣碎,捣如粉状末,煎服其效尤佳。

5. 黄连配香附

香附辛微甘苦,性平,入肝、三焦经,功擅理气解郁,止痛,调经。《本草纲目》谓香附"气平而不寒,香而能窜,辛能散,微苦能降,微甘能和……为气病之总司"。胃脘痛属肝气犯胃,气郁不宣,久则气郁化火,症见脘中灼痛,脘痛及于上胸、胁部,痛而且胀,每遇情志不畅易发作或加重,舌苔薄黄或薄白,上罩薄黄,脉象弦或细弦,黄连配用香附,理气清热而解郁,宣畅气机。妇女胃病,症状如前而兼月经不调,经量或多或少,经期提前或愆期,均可配用。

食管炎症或功能障碍,胸闷不畅,胸骨后不适,微有灼痛、烧心,舌象脉象如前者,每可用黄连、香附。

一般均用制香附(香附10,黄酒、米醋各2,砂糖0.6,加水适量,炒干)。肝气肆虐者单用醋制。

6. 黄连配乌药

乌药辛、温,入肝、脾,下通膀胱经与肾。功能顺气,开郁,散寒,止痛。《药品化义》谓乌药"快气宣通,疏散化津,甚于香附。"

消化系统疾病中,如脘腹俱痛,气结不解,寒热兼杂之证,可用黄连配乌药。腹痛且胀,时有瘕聚,大便或干或溏或泻,气聚则胀痛甚著,如肠易激综合征、腹腔术后肠粘连、结肠炎症等属于气滞郁热、寒热兼杂证,用黄连配乌药,散气泄热祛寒,颇有良效。

7. 黄连配升麻

升麻,甘辛微苦、性凉,入脾、胃、肺经。功用为升阳,发表,解毒。前人用补脾胃之气药,以升麻为引,升胃中清气,引甘温之药上行,胃虚伤冷,中焦阳气郁遏者,用升麻、葛根升散之法。黄连苦寒,配以升麻之宣散升发,使脾胃之郁火得以宣散。

临床如复发性口腔溃疡或其他口唇糜烂疼痛等疾患,属于脾胃郁热证者,症见口干、舌痛、唇痛或肿,舌苔黄、脉数者,黄连配升麻,可口服,可含漱,可涂抹唇舌、颊黏膜。齿疾牙龈肿痛等口齿之疾,亦可用之。

下利赤白,腹痛,里急后重,经治疗虽见好转,然不思饮食,稍食即下利发作,肠胃热毒浊邪未净,胃气已损,升降失常,可用黄连配升麻,清肠胃之余热,解脾胃之浊邪,升发胃中清阳之气。煎成浓液,少量呷服,可获意外之功。

8. 黄连配补骨脂

补骨脂,又名破故纸,辛温,入肾经,功用补肾助阳,治肾虚冷泻,遗尿滑精。

久泻脾虚,脾虚及肾,犹如灶中无火,不能暖土,症见飧泄,晨泄,完谷不化者,治宜健脾温肾,涩肠止泻。然临床所见,常有久泻,晨泄而伴腹痛,便后痛减,舌上有微黄之苔。脾肾阳虚之间,肠腑尚可兼湿热气滞,故宜用黄连与补骨脂寒以清热,苦以燥湿,辛以助火,温其肾阳,使泻止而不致恋邪,坚阴而不致过温。黄连与补骨脂用量之比约为1∶5,亦寓有反佐之意。待泄利症状显著改善,停用补骨脂,改用益智仁巩固其效。

9. 黄连配藿香

藿香气味芳香,辛散而不燥烈,微温而不燥热,功善化湿解暑,和中止呕,历代医家论述颇多,皆为经验之谈,如《本草正义》对其论述尤详:"芳香能助中州清气。……藿香气味和平,不嫌辛燥,故助脾胃而无流弊。""清芬微温,善理中州湿浊痰证,为醒脾快胃,振动清阳妙品。""藿香芳香而不嫌其猛烈,温煦而不偏于燥热,能祛除阴霾湿邪,而助脾胃正气。为湿困脾阳,怠倦无力,饮食不甘,舌苔浊垢者最捷之药"。《本草图经》则谓:"治脾胃吐逆,为最要之药。"现代药理研究其对胃肠神经有镇静作用,能促进胃液分泌,增强消化能力,并有广谱抗菌作用。黄连苦寒,清热燥湿,两药相配,一寒一温,共奏清热化湿,和中止呕止利之功。临床常用于湿热中阻之胃痛、痞胀、恶心、泄泻等症,尤其是夏季,暑湿当令,可在辨证的基础上加用黄连、藿香以祛时邪。《药品化义》云:"藿香,其气芳香,善行胃气……若脾胃不和,用之助胃而进饮食,有醒脾开胃之功。"《珍珠囊》云:"益胃气,进饮食,又治吐逆霍乱。"两药合用尚有鼓舞脾胃,增进食欲的功能,对纳谷不香者也常加用,体会到少量黄连确有健胃开胃之效,黄连一般用量为1~3g,藿香10~15g。

二十九、再谈胃病用药经验数则

1. 益智仁

辛温,入脾、胃、肾经。能温脾胃而暖肾火,既有摄涎祛饮、醒脾益胃之功,又善于宣通郁气,具有敛与疏的双向作用。常用量为煎剂每日 10~15g。

（1）慢性浅表性胃炎伴胃、十二指肠溃疡病,胃中多酸,经服一般制酸剂而胃液酸度仍高,胃脘疼痛,泛酸不止,可配入益智仁,加强乌贼骨、瓦楞子、象贝母等制酸药的作用。

（2）反流性胃炎及食道炎,时有嗳逆吐涎、多涎之症,舌白而属胃寒气滞,胃气上逆证者,配加益智仁,可以提高疗效。

（3）胃病脘痛痞胀,口中有咸味,咸与肾相应加用益智仁,可使口咸改善,脘痛痞胀亦常随之而减轻。

（4）各种胃病凡因多食瓜果、生冷后胃痛发作或加重者,益智仁可温中祛寒,消除因瓜果生冷而引起的病理损害。

（5）胃病属脾胃气虚,兼有大便溏泄,纳谷运化功能俱不足者,可随证加用益智仁,醒脾助运、温中益胃,其效颇良。

2. 麦芽

甘平(《本草从新》),入脾胃经,为消食和中的常用药。张锡纯氏从实践经验中总结其具有疏肝之功,胃与肝密切相关,故胃病运用本品之适应症较广,常用量为煎剂每日15~30g。

（1）肝胃气滞证,胃脘痞胀,隐痛及于胸、胁,嗳气颇多,得嗳则舒,症状发作或加重与情志因素有关,可在疏肝理气和胃方中配加麦芽,增强疗效。

（2）妇女患胃病,月经不调,常于来潮时胃痛痞胀加重,伴有乳房发胀,可随证加用麦芽,在月经来前服药,既可改善症状,又有调经作用。

（3）胃炎(浅表性或萎缩性)、溃疡病属于脾胃气虚证或胃阴不足证,当用补益脾胃或滋阴养胃之剂,常可配加麦芽,补中寓消,补而防滞,能助消化,防食滞,亦符合"通补"的治则。

3. 蝉衣

甘咸、凉,入肺、肝、脾,能散风热,宣肺、定痉,兼有抗过敏的作用。本非胃病常用之品,但有下列症状时,投此药却有较好的效验。常用量为煎剂每日 3~6g。

（1）慢性浅表性或萎缩性胃炎,胃脘有灼热而痒之感,有的病人自觉痒而难受。此由胃中郁热兼风,可于辨证方中加入蝉衣,对改善症状及病理具有良效。

（2）胃病脘痛痞胀,甚则脘痛及腹,常于风疹块发作之时加重,可用蝉衣,两病兼治。症状缓解后尚须持续服 10~20 天,有防止发作的功用。

（3）胃病兼慢性结肠炎,腹中鸣响,或兼隐痛,时易下利者,可配加蝉衣。

（4）胃病兼患食管功能障碍,咽中不适,嗳气甚多,常于嗳时出现食物反流,要于辨证方中加用蝉衣,有利于改善食管功能。

4. 石见穿

又名石打穿,系唇形科植物紫参的全草。苦辛性平,具有行气活血、化痰散结和解毒作用。对慢性胃病具有下列症状者,余常配用此药,可以提高疗效。常用量为煎剂每日15~30g。

（1）脘痛而胀,嘈杂而有灼热感,肝胃气滞而兼郁热。鉴于胃需腐熟水谷,苦寒之品不能多用久用,石见穿清热解毒,又善理气,性非苦寒,投此药于方中,既有治疗效果又无苦寒药之副作用。

（2）食管炎兼胃炎,胸骨下后方不适,甚则隐痛,胃脘痞胀,石见穿甚为适用。古方有用治噎膈,个人经验,此药主要用于噎证,颇有行气化痰散结通噎之功。

（3）胃炎或溃疡病,食少而舌红,舌苔却有不同程度腻色,或黄或白,阴虚而兼湿热,突出表现为口干而黏,食欲不振。石见穿能清化湿热,而无伤阴耗液之弊,并能醒胃而增进食欲。有利于改善炎症病理变化,亦有助于胃、十二指肠溃疡的愈合。

5. 仙鹤草

又名泻痢草、脱力草,系蔷薇科植物龙芽草的全草。苦辛而平,入肺、肝、脾、胃经。《百草镜》曾载其"下气活血,理百病,散痞满"。胃病运用本品常用量为每日。15~20g。个人体会主要有如下几点:

（1）胃炎、溃疡病上消化道急性或慢性少量出血,均可配加仙鹤草,止血而又宁络。

（2）慢性萎缩性胃炎、肠上皮化生、异型细胞增生,或黏膜呈疣状,有糜烂、出血点。用仙鹤草加入辨证方中,有改善症状及病理变化的功用。

（3）残胃、吻合炎症,饮食通过吻合口时灼痛隐痛感,食欲不振,多食则胀。可用仙鹤草浓煎取汁,调煮藕粉呈薄糊状,徐徐吞服,颇有效验。

（4）胃病兼慢性泄泻,便溏或泻或带黏液脓液,脘痞腹胀,腹鸣隐痛,可据证加入仙鹤草,颇有健脾和胃、清化肠胃湿热之功。

（5）脾胃病运化功能不足,检查虽无明显器质病变,饮食尚可,但形体消瘦,神倦乏力,可用仙鹤草15g,大枣 7 枚,每日一次,煎成后喝汤吃枣,服 15~30 天,甚有裨益。

6. 橘络

味苦、甘,性平。入脾、肺经。功能通络理气,化痰止咳。常用量为3~5g。

（1）咳嗽:急慢性支气管炎,咳痰不爽,咳则胸胁引痛,可在宣肃肺气的方药中配用,咳血亦宜。

（2）喘证:慢性气管炎合并阻塞性肺气肿,肺原性心脏病,或其他心脏病性喘息、气短、胸闷不畅、甚则隐痛、咳痰黏稠,可配用橘络,能宣通心、肺之络。

（3）胸痹、胸胁痛:如冠心病,冠脉供血不足,胸膜粘连肥厚,或胸神经痛、肋软骨炎等病,凡胸宇室闷隐痛、胸胁疼痛,久而不愈,均可配用橘络。

（4）胃痛、痞证:胃炎,胃、十二指肠溃疡,胃黏膜脱垂症,十二指肠郁滞症,胆道疾患和食道下段炎症等病,表现为胃脘隐痛,久病入络,或心下痞满,及于胸胁,不论虚证、实证,均可配用橘络。

7. 木蝴蝶

苦、寒,入肝、肺经。功能润肺开音,舒肝和胃,体轻善升。煎剂常用量为3~6g。

(1)咽痛、失音:木蝴蝶用于实证,可轻宣肺气,凉祛风热;用于虚证,可润肺清金。与桔梗相伍,轻清上浮而引入肺经。煎剂以外,还可泡茶饮服,治疗咽喉炎、声带疾患。是润喉清热消炎开音之佳品。

(2)噎证:饮食可进而有噎塞感,病以痰气为主者,用木蝴蝶可理气升清,气行则痰消。与桔梗、枳壳相伍则有利于气机升降。

(3)胃痛:胃脘隐痛时作,脘痞嗳气,食入不适者,常可配用木蝴蝶。实证与舒肝理气、消导、温胃剂同用,虚证与益气、养阴之剂相配。与白及配伍则有利于胃溃疡的愈合。

三十、五更泻与四神丸

每至黎明之时,辄必临圊,大便稀溏,甚则如水样者,称为晨泄,宿名五更泻。一般均认为其病机为肾阳虚衰,不能暖土所致,故历来以四神丸为基本方,温肾固涩。

五更泻患者一般都属于慢性泄泻——久泻。久泻者脾必虚,虽出现"五更"时间的特征,但其基础病机仍不离脾虚,患者在白昼也常存在便次增多,粪质稀薄的症状。如伴有腹痛,泻后痛缓,还当联系肝经气郁、气滞不畅的病理因素。如张聿青所云"肝病亦有至晨而泄者,以寅卯属木,木气旺时,辄乘土位",以此来解释晨泄与肝有关,对腹痛而泄者,治参抑木疏肝之法,辨证时还是以腹痛、脉弦为依据。

此外,在久泻脾虚的基础上,易生湿浊。湿蕴既久,还可能导致郁热,热损肠腑脂膜,所以可表现为大便溏泄而兼肛门灼热,甚则粪液带红。久病入络,血行瘀滞,大便中亦可带紫红之色。由此看来,晨泄的病机虽有肾阳虚的因素,但不能单纯理解为惟属肾阳虚。

若用四神丸不应,可根据病证,配用健脾升阳方药。一般健脾如炒党参、焦白术、炒山药、云茯苓等;升阳如炙黄芪、炙升麻、荷叶(或荷蒂)等;风能胜湿升阳,防风、羌活之类可随证佐用。温肾与健脾两者兼顾,亦属治疗晨泄常用之法。

即以四神丸而言,虽为久泻肾阳虚衰之常用方,还当据证加用煨诃子、益智仁、肉桂等药。必要时临时加入罂粟壳适量,配以乌梅炭涩肠止泻,症状改善即去罂粟壳,加重乌梅炭,另加石榴皮,勿使久服成瘾。

至于腹痛而泻,泻后痛缓,具有肝气乘脾之症,或湿盛,或湿热相兼者,自当据证而运用抑肝理气、清热、化湿之品。若有血瘀者,参以活血行瘀药。兹不一一详及。

三十一、驱风药物治泄泻

泄泻是常见疾患,暴泻(急性)有因受外邪风寒,在卫表失宣的同时,肠腑传化失司,清浊混淆,以致腹鸣泄泻,畏风,形寒,治当驱风散寒,温中升清。久泻(慢性)之病机以脾虚为主,所谓"久泻者脾必虚",脾气虚馁,运化水湿的功能失常,肠胃正常的水液成为湿浊,湿从下泄,故见大便溏泄、腹鸣且胀、身重神倦等症,故有"脾虚多生湿,无湿则不泄"的概称。虽然久泻病机尚有肝邪乘侮、湿热交阻及肾阳不振等因素,但以脾虚湿胜最为常见,往往是基本病理变化。

既有湿邪,治当祛湿。因外寒者宜芳香化湿或苦温化湿。由内湿者宜健脾化湿,运脾化湿。暴泻因风寒者,宜兼用驱风,久泻亦宜参用驱风之品。因风药多燥,燥能胜湿,李士材譬之如"地上淖泽,风之即干",故应用驱风药物可提高治泻效果,是中医治法的特色之一。驱风亦即祛风。治泻常用药物如防风、羌活、葛根、白芷、藁本、秦艽等,可根据病情选用2~3味。上列诸药,性温(或平)、味辛(或兼苦),外能达表解肌,内可于内伤脾胃病。例如羌活,李东垣即曾提出"若补脾胃,非此引用不能行"。《本草汇言》载藁本乃"升阳而发散利不止。"从现代药理而言。多数驱风药具有抗炎、抗菌(肠道杆菌为主)及兴奋迷走神经,具有调节肠管的蠕动与分泌等作用。

暴泻(急性)腹鸣水泄、头痛、身热、形寒、无汗、舌白、脉浮者,据证选用防风、羌活,头痛甚者,可加白芷或藁本。属热利者,可用葛根。

久泻(慢性)脾气虚证,便泄腹胀鸣响,舌苔薄白,脉细或濡,用参苓白术、香砂六君子等方效不满意者,可配加羌活、防风驱风胜湿,或配用藁本升阳散风除湿。如属肝气乘侮,腹痛、腹鸣,痛则欲便,便后痛减,情怀不畅,脉弦,治当抑肝扶土,痛泻要方中即用防风,既可驱风,又能加强白芍的抑肝作用,若兼感寒而发,舌白、口不渴者,亦可配加羌活。久泻及肾,肾阳不振,畏寒祛冷、腰酸胫冷、晨泄完谷不化,舌淡白,可在辨证方中,用防风、秦艽与四神丸等方相配。

凡暴泻属湿热证而热重于湿者,或暴泻伤津之际,一般不用驱风药,防再耗其阴。

三十二、溃疡性结肠炎复发之对策

本病在江苏地区以轻、中型为多见,直肠乙状结肠病变约占80%左右。其特点之一为具有反复发作的趋势。所以,针对这一特点,采取相应而有效的对策,极为重要。

首先,思想上应重视,对治疗后症情缓解,切勿过于乐观,慎重地给以疗效判断,勤加随访。妥为巩固性治疗,防止再发,防止反复。其次,要加强对患者的健康教育,注意饮食、起居、劳逸、情绪等事宜。有的病人对某些食品具有过敏性,须使病人回忆、记录,并加以防范。少食生冷、水果,保暖尤以腹部保暖,情绪稳定,勿过紧张等等注意事项均甚重要。

药物治疗是重要的方面,应注意以下几个方面:

1. 关于疗程、用药、药量和剂型

疗程要长些,一般不少于2个月,还要不断随访。最好前后6~12个月,才能判断其治疗效果。

治疗方药,在初发时、缓解期、复发时,根据寒暑气候不同、症情轻重不等,伴随的兼病有异等情况而有所调整。剂量也应及时增减。防止因守方不变而产生耐药性,甚至顾此失彼、损及脾胃之气。剂型可以汤、散选择运用,如缓解期以散剂调服为主,辅以汤剂。汤剂内服与保留灌肠并进,灌肠次数频疏不等。急性、初发、症状显著时汤剂内服日二次或三四次,灌肠连续7~10日。缓解期可以隔日一剂或三日一剂,每剂二次煎服,灌肠每周二次。散剂相辅,药食相兼,巩固用药,一旦有所反复,及时加以调整。

2. 关于病位

本病病位涉及肝、脾、肾及大肠。肝合胆,脾合胃,肺与大肠相表里。各有侧重,在病程中也可能有变化。病理因素有湿、有热、有湿热并重,有热重于湿,有湿重于热。初发或症状显著时腹痛里急后重,下利有血,病及气滞、热损阴络,或兼肠腑积滞,当按痢症论治。逐渐缓解以后,一般以脾虚肝郁为主,久则及肾,治当抑肝、敛肝,健脾并佐温肾方法。

3. 关于治血

本病腹痛下利,大便常有血,血色初为鲜红,继为暗红,痛位比较固定,故病及于血,血热、血瘀为二大病理因素。在治法中必须参以凉血、行瘀之方药,应贯彻始终。凉血如地榆、侧柏叶、槐花、丹皮等,均为常用之品。仙鹤草亦名泻痢草,既能凉血止血,又擅行瘀补虚,对本病急性期和缓解期均可适量运用。症著时每日 30g,症渐回愈时一日 15g。紫草凉血行瘀,用常规凉血药效欠著者,加入紫草,常获良效。病情好转后,仍间断用之,可以防复发,利于肠黏膜组织溃疡病变的愈合。大便解而不畅时,可参用桃仁、当归。发作症重,腹痛显著者,可在辨证基础上加用红藤、丹皮、败酱草,清肠凉血行瘀。另如白槿花、大红鸡冠花炭,治下利便血也有良效。总之,不忘治血,相机参用血药,实乃要法之一。能善于运用血药,利于控制症状,防止反复发作。

4. 关于黄连的运用

黄连苦寒,苦能燥湿,寒能胜热,千百年来被公认为治痢要药,溃疡性结肠炎亦常用之,为医家所熟知。个人体会应重视用量与配伍。

用量:急性发作时,每日最多 5g,缓解后渐减量为一日 3g。巩固期每日 1.5g,每周用药3 日,避免一成不变,持续久日,产生耐药性,亦可避免苦寒过度的弊病。

配伍:舌有黄腻之苔、湿热并重,黄连配厚朴。白多黄少之苔,黄连配加炒苍术、炒陈皮。缓解而大便无血,次多而溏者,黄连配补骨脂。补骨脂辛温入肾,温肾助阳,可治肾虚冷泻,本病一般以湿热为多,但持久大便异常,脾虚及肾,本虚标实,两药配用,一寒一湿,使下利止而不致过寒邪,坚阴而不致过湿,用量为 10g。症状显著改善后,补骨脂减为 5g,可与益智仁交互使用,利于防止反复发作。其他配伍从略。

5. 关于"抑肝"方药

本病下利腹痛,一般属肝脾不和,但与慢性泄泻之肝脾不和证当有不同之处。

抑肝健脾之方,如常用之痛泻要方,药用白芍、白术、防风、陈皮,"抑肝"不足,健脾亦不够。就"抑肝"而言,寓有调节肠胃神经兴奋与抑制之功能和抗过敏的作用。治疗溃疡性结肠炎顽疾,个人常选加蝉衣、炙乌梅、木瓜炭、合欢皮、炙僵蚕等,利于改善症状,利于防止反复发作。个人认为溃结下利病久食少,肝脾不和而属于疏泄太过者占多,肝气疏泄不及者极少或较轻。既有疏泄太过,应予敛柔治之。故用乌梅、木瓜与白芍、甘草相伍,酸甘相合。蝉衣与僵蚕均可祛风而抗过敏,猝然发作(或复发)而腹鸣、腹痛、下利有血、肠中有"风",故可用之。痛泻要方中的防风亦是祛风药,三药共投,作用更著。《千金要方》黄昏汤用一味合欢皮,治疗肺痈脓已尽时,可以促使肺部病灶的愈合。肺与大肠相合,本病肠有溃疡,故便血少后用合欢皮,颇有雷同之功。

6. 关于保留灌肠

这方面的报道甚多,内服药与灌肠配合,后者直达病所,方药各有经验、各有特色,不必赘言。个人经验,在症状缓解后,及时参用白及、山药,持续时间不少于 1 个月,灌 5 日,停 2 日,利于肠腔溃疡愈合,利于防止反复发作。管见简言供参考。

三十三、便秘从肺论治

便秘是指大便排出困难,或排便间隔时间延长的一种病证。可发生于各种急、慢性疾病的过程中。其治疗虽然以通为主,但必须辨清证候,审察病因,辨别虚实寒热,分别施治,以达到通便的目的。吾师常谓"治秘勿忘理肺"。因肺为华盖,主一身之气,肺与大肠相表里,肺之肃降与大肠传导息息相关。肺气壅滞或肺气虚,均可导致气机升降失常,大肠传导迟缓;又因肺为水之上源,脾之运化水液的作用,有赖于肺气宣发和肃降功能的协调,肺失宣降,水液不行,则肠道失濡,推动无力而大便难行,前人所谓"开上窍以通下窍"、"釜上揭盖"法等,即指肺与二便的关系。吾师常于辨证的基础上参用紫菀、枇杷叶、杏仁、桔梗等宣肺降气以通秘结,每获良效。

三十四、术后肠粘连

腹腔手术之后,合并肠管不同程度粘连者并不少见。患者常以腹痛腹胀、大便不畅或秘结为主症,少数重症有导致不完全性肠梗阻之可能。临床所见,一般肠梗阻总以气滞为主,且因腹腔手术常有余血留滞于腹内,成为瘀血,故其基本病机不外乎气滞血瘀。但气滞与血瘀的主次、轻重程度各有差异。且因肠腑气血不和,常可影响于胃,胃气不和,甚则上逆,则伴有胃脘痞胀、饮食减少、嗳气频多,甚则呕恶。脾胃升降失常,还可兼夹湿、热、食滞、寒凝等病理因素。日久则气血生化来源不足,影响精微转输敷布,导致不同程度的虚证。病久不愈,虚实夹杂,调治更为困难。然究其根源,每多由实致虚。故对症状较著,腹部胀痛,持续不解者,还当重在行气化瘀,并应据证而配以温中、化湿、清热、消导与和胃降逆等法,或兼顾补虚、益气或滋阴相配。

偏于气滞者,柴胡疏肝散为一般常用之方。并可据证参用木香匀气散(《世医得效方》:丁香、木香、檀香、砂仁、蔻仁、沉香、藿香、甘草),木香枳术丸(《卫生宝鉴》方:木香、枳实、白术),三和散(《医学入门》方:紫苏、沉香、羌活、川芎、木香、槟榔、白术、大腹皮、甘草)等。偏于血瘀者,可用膈下逐瘀汤、少腹逐瘀汤、通瘀煎(《景岳全书》方:归尾、山楂、香附、红花、乌药、青皮、木香、泽泻)等。

临床所见慢性肠粘连患者,常由于某些诱因而发作加重,如饮食不节、劳倦、情志不畅、受寒等等。故平素应注意防范,发作加重时亦应据证审因而治之。有的患者或由饮食生冷,或在气温骤降之时,也有在房事后腹部受凉,以致寒凝气滞,腹痛发作,畏寒喜暖。如遇上述诸因,温药祛寒、行气通阳之法,常可奏效。如由饮食生冷所致者配用丁香、肉桂、良姜等;外寒引发者,宜酌配苏叶、桂枝、生姜、防风等;阴寒内盛者,需用肉桂、附子等。按肉桂温里祛寒、行气行血,凡腹痛属寒者,固为常用之品,即使有热象者,于清热通腑方中配用此药(如黄连、大黄等药加配肉桂),也有反佐之功。肉桂还可研成细粉,掺少许置于天枢、关元、气海等穴(选1~2穴)位皮肤上,外贴约5cm×4cm胶布固定,每日换药一次。亦可再用热水袋温敷贴药部位。内服外治,更增其效。

曾诊李某,男,41岁,十年前曾行胃次全切除手术,一年后腹部胀痛时作,腑气不畅。2月来发作加频,腹痛较甚,喜温畏寒,大便多日不解,钡剂X线检查诊断为肠粘连。视其舌苔薄白,诊得两脉细弦。病属腹痛,证乃气滞血瘀兼有里寒,治以温中理气通瘀。药用肉桂3g(后下),紫苏叶、梗各10g,乌药10g,延胡索12g,橘核10g,红花10g,三七10g,赤白芍各10g,炙甘草5g。每日1剂,分二次煎温服。外用丁桂散(丁香、肉桂等分)掺于关元穴,胶布外贴。服药及外治二日,腹中鸣响,矢气多,大便畅行,腹部胀痛大减,5剂而腹痛消失。以后发作次少,腹痛程度亦显著减轻。发作当时正值严寒,患者腹痛甚而且胀,畏寒,故方中以肉桂配紫苏叶、梗,温中祛寒之力尤增,与行气化瘀之药相伍,更有协同作用。类似病历或偏于寒邪或偏于气滞,通过服药调治数月而使病情显著好转者甚多,兹不赘述。

又如马某,男,46岁,农民,患阑尾炎,经手术治疗,创口愈合良好。惟2年来右下腹时觉隐痛,痛引阴部,行走时需微屈其身躯,不能直腰。经多种治疗效果不著,一直未能从事正常劳动。询知饮食、大小便均尚正常,舌苔脉象亦无明显异常,右下腹轻度压痛,无明显包块。病属腹痛,考虑此证可能由于术后气滞血瘀,瘀及少腹筋脉,拟方化瘀行气为主,取少腹逐瘀汤加减。药用炒当归10g,炒川芎10g,赤芍10g,延胡索10g,五灵脂10g,蒲黄10g,炙乳香10g,炒小茴香3g,制大黄5g,薏仁30g,败酱草30g。每日1剂,2次煎服。服药5剂后少腹疼痛已轻。服药20剂时,腰部可以逐渐挺直,腹痛不著。调治月余,逐渐恢复正常劳动。以后在天阴之时少腹尚觉隐痛,于前方中去败酱草,服3~5剂,症状随即控制。随访6年,宿疾未见发作。少腹逐瘀汤原文主治项谓"此方治小腹积块疼痛……或疼痛而无积块。"本例手术后右少腹疼痛,位于手术瘢痕之附近,与术后血瘀有一定关系。痛引阴部,腰不能挺直,恐与瘀滞筋经,影响局部气血运行有关,故以少腹逐瘀汤加减治之。处方中多种药物俱入厥阴肝经,气血俱通。加薏仁祛湿浊,败酱草解毒行瘀,诸药协同而见效机。

三十五、脾胃病健康教育处方

徐老诊治脾胃病十分重在预防。既病之后,尤需注意防范,以免症情加重或反复。他在诊治病人后,注重对病人在饮食、起居、情志等诸多方面,进行认真详细地针对不同病情,反复交待清楚,不仅口头嘱咐,还写在纸上,突出重点,顾及一般,并把这张"健康教育"处方与药方一同交给病人,其嘱咐内容大致如下:

1. 保暖

避免风寒外侵,尤其是冬春季节,嘱病人务必多穿衣服,注意保暖。睡觉时可用小棉垫覆于腹部,煖脾温胃,勿使受凉。

2. 饮食

严格注意饮食卫生,注意口腔卫生。做到饮食有节,食量适当,勿求过饱,亦不过饥,适可而止。按时进食,细嚼慢咽,专心吃饭,保持愉悦的心情。切忌过烫,切忌冰冷,不吃过于辛辣、霉变饮食,少吃虾蟹海鲜、油炸烧烤等食品。烂饭厚粥,菜宜烧熟,容易消化。水果切片,热水烫泡片刻,不可食之过多。一般而言,食谱宜广,素多荤少,勿过食油脂及动物内脏,以清淡为主。勿贪杯,勿饮高浓度白酒。如晚餐早而睡觉迟,睡前吃些热粥,以和胃气而助安眠。

3. 性情

性情宜开朗、达观,戒躁怒,少烦劳,少生气,勿过于激动。

4. 劳逸适当,勿过于劳累

动静结合,坚持每天多走路,晚间适当活动,舒展筋骨,深呼深吸,"按摩内脏",防治多种疾患。

5. 中药煎服

宜用陶瓷罐煎,加水浸没药料,泡 20～30 分钟,加热煎煮,沸后即用小火,续煮 20 分钟,倾倒药液,滤其渣滓。服药时间应在两餐之间,最适时间为 9:30～10:00,15:30～16:00,服后约静坐半小时,勿在餐后即服或药后即食,进食与服药时间不少于一小时。

(徐丹华 整理)

三十六、肝脾肿大论治梗概

肝脾肿大是临床体检时查得的体征,有的仅是肝肿或脾大。中医切诊主要是切脉与切腹,凡是肝脾肿大较为显著而具有一定硬度,甚易触知者,可以诊断为癥积。但必须了解,肝脾肿大决不就等于癥积。例如肝脾肿大仅在锁骨中线肋下 1 至 2 公分,质地甚软,需仔细诊查才能扪及者,断不能迳称为癥积,还应参合其他症状体征给予诊断。

癥积是与瘕聚相对而言的,癥积的形成原因很多,然主要病机不离乎气滞血瘀。肝脾肿大在初起时多属气滞,至有形持续增大具有一定硬度时则以血瘀为主。气滞与血瘀可以看成是前后阶段的主要机转,而两者有密切联系。在气滞之初期即应想到有发展至血瘀的可能性(但不一定会导致血瘀),如一旦已形成血瘀时却都兼有气滞。气滞者宜疏理气机,属血瘀者需化瘀活血。这是对慢性疾患肝脾肿大的诊治原则之一。下列几点可作为临床上辨证处理的参考:

1. 大小硬度

肝脾肿大达一定程度,容易触知,且质地较硬,病史较久者,以血瘀为主。反之,肝脾稍肿大而质甚软者,以气滞为主。

2. 部位

肝肿在右胁下,要多从气分方面考虑,脾肿在左胁下,要重视血分的病机。如肝藏左叶明显肿大,在剑突下有形可征,按之痞硬,窒闷不舒,由于部位在心下脘部,应该联系到胃(给予和胃降气治痞的方药)。

3. 疼痛

肝脾肿大,多数伴有肝脾部位不同程度的疼痛症状。凡隐隐作痛,程度轻,部位不固定,或兼有嗳气矢气腹鸣等症者,多属气滞。疼痛部位固定不移,触及肝脾时痛尤著,呈刺痛或钝痛。肝脾肿大且较硬者,主要责之血瘀。

此外,尚须参合病人的其他症状体征以及体质性情,已往病史等等方面的资料,特别要辨别其虚实,确定有无湿热痰食等因素的挟杂。必须从整体全面考虑。

治疗方面,自应采取综合措施,根据具体病情,适当地安排休息营养。药物内服只能作简要的介绍。凡肝脾肿大按上述诊治原则确定以气滞为主者,主以疏肝理气,如柴胡舒肝饮、逍遥散等方加减。常用药物如醋制柴胡、制香附、川楝子、延胡索、芍药、郁金等。肝脏左叶肿大兼有胃经症状者宜加和胃降气,如木香、砂仁、蔻仁、枳壳、陈皮、鸡金或再加入沉香、神曲。属于血瘀则以祛瘀活血为主,参以行气理气,以达"气行则血行"的目的。祛瘀活血的方药甚多,如当归活血散、膈下逐瘀汤、血瘀丸等。一般常用药物如桃仁、红花、归须、赤芍、丹参、三棱、莪术等品。瘀血经久不散,肝脾肿大且较硬,唇舌色紫,正气不甚虚,经一般化瘀行气药物治疗效果不著者,可以加入逐瘀消坚散结,如水蛭、地鳖虫、水红花子、鳖甲、炮山甲、虻虫等药,脾大者可配合服金匮鳖甲煎丸(每次二钱至四钱,一日二至三次)。

如症兼湿热痰食者分别应用清热化湿、祛痰消积等法。肝脾肿大既久,如有正虚征候出现时,应适当辅以补益气血的药物,并需重视调理脾胃。舌质红,阴分不足的患者忌用香燥,而宜用柔肝育阴法。

药物内服以外,可配合外治、贴膏药如阿魏膏、消痞膏等,内加桂心或芒硝(以疼痛为主加桂心,肿大而不甚痛者加芒硝)。灸法以肝肿大的效果较优,取章门、期门、肝俞、梁门、足三里等穴。配合气功疗法,练内养功,放松功。卧式或坐式,每日二至三次,每次 20-40 分钟。

上述诊治梗概,对一般慢性疾患症状不著而肝脾肿大不消者大致可以适用,如果确知由寄生虫者应考虑结合病原治疗。若伴有黄疸、出血倾向、长期低烧、膨胀、水肿、怔忡等疾患,则病机势必复杂,预后亦不同,必须根据具体情况辨证施治。

三十七、腿痠与肝病

两腿痠软是临床常见之症,有实有虚。初病实证,有因湿邪或湿热之邪流注经脉所致;病久痠软而行走无力,常由于肝、脾、肾之不足,属于虚证,因肝主筋、脾主肌、肾主骨,故与三脏之虚有关。

病毒性肝炎,不论有无黄疸,当其发病之时或复发之际,常伴有两腿痠软之症,尤其是无黄疸型乙型肝炎。此症有助于早期诊断,或了解是否有反复、复发之可能,及时查血检验,及时治疗。余如食欲不振,上腹饱胀、右胁隐痛等症,容易引起病人及医生注意。惟其下肢痿软一症与肝炎之关系颇为密切,我认为值得重视。至于此中机理,可能由于肝经湿热病邪或迁延久病之肝虚证候。肝主筋,实则湿热流注,虚则经脉失于濡养。或虚实夹杂,筋脉失濡与络中湿热兼有者。至于治法,当据证而拟,实则清化肝经湿热,虚者养肝、柔肝或兼健脾益气。

另有因下肢涉水、受潮湿、受寒而引起痿软者,属于实证。劳累、负重、久行、久站而致下肢痿软者,多属虚证。一般均与脾经有关,实者脾为湿困,虚者脾气不足。随证治疗,一般较易恢复。

若下肢无力逐渐增重,以致足痿不能行走,肌肉萎缩,病属痿躄,简称"痿证"。与一般下肢痿软发病过程有异,虽其病机有相似之处,而轻重程度及预后不同矣。

三十八、论肝病调养

中医强调未病先防,既病防变,《内经》又云:"上工不治已病,治未病",由此可见,中医治疗疾病除使用药物等手段外,更注重预防,应注意情志、饮食、生活等的调摄。慢性肝病是一种慢性反复迁延性疾病,不易痊愈,病久往往导致患者情绪不畅、抑郁易怒等变化,甚则性格上的变异。因此,对于慢性肝病患者来说,精神调养尤为重要。

(一)怡情悦志,调畅情志

章潢在《图书编》中谓:"善养肝脏者,莫切于戒暴怒。"这既说明了减少不良的精神刺激,防止过度的情志波动,是防治肝病的重要环节,更进而指出了对肝脏患者来说,尤其应避免急躁和发怒。慢性肝病患者如能正确对待疾病,确立开朗、达观的生活信念,往往能使精神活动发挥良好的调节作用,促进肝脏功能的恢复。《素问上古天真论》指出:"恬惔虚无,真气从之,精神内守,病安从来。"这是对精神作用的更高评价。但在现实生活中,真正要做到这一点,也殊非易事,特别是在患病之后。这方面,徐老认为《千金要方》上的提法比较切实可行,"凡人不可无思,当以渐遣除之。"指出精神情志方面的刺激,实际上是不可避免的,但发生之后,却可以及时通过自我安慰和排遣而使之转而淡漠,从而减少以至消除对人体的伤害。在临床上,由于精神情志受刺激而导致肝病病人病情恶化的例子甚为多见。如曾诊治一姓鲁患者,因血吸虫肝硬化合并脾功能亢进而行脾切除术后,反复发作肝昏迷,而其中多次的昏迷发作都与精神刺激有关,不是由于与家人发生争执,就是与外人闹别扭。还有的臌胀病人经过治疗,腹水全部消退,一般情况也恢复良好,并能从事轻微工作,但遇有重大精神创伤,却可使病情骤然加剧,或几天之内腹水猛增,或门静脉高压,致食道静脉破裂大出血,诱发肝性昏迷,以致不救,此等病例比比皆是。临床上,为医者切莫轻视情志因素对肝病的影响,经常叮嘱患者要注意精神方面的调护摄养,并要求家属、亲友密切配合,实在至关紧要。

(二)饮食调节

徐老认为,肝病病人,自始至终均会有脾胃运化功能失常的表现,如食欲不振、恶心欲吐、脘腹痞胀,嗳气,大便或干或溏等,因此,对饮食尤甚需要谨慎,善为调节。既不可因偏嗜辛辣烟酒而伤肝助热,也不可多进油腻或失慎于生冷不洁而进一步损伤脾胃运化功能。当然进食过少或饮食过于单一也绝非相宜，因为营养不足同样会招致严重的功能失调。而对于有肝硬化合并有食道胃底静脉曲张的病人，食物质地的粗糙更可诱发食道胃底静脉破裂大出血。临床上还有一些患者，食欲较好，便不加自控，而饮食过多，常出现腹胀不适，此即所谓"胃强脾弱"，应该注意避免饱食，可施行少食多餐法。辛辣之品，皆能助热生火，葱韭蒜辣椒均宜少吃或不吃为宜，往往也易引起出血或鼻齿衄血。烟酒必须禁绝，少数病人逢年过节，图一时之快，破戒进酒，往往导致病情反复，此类教训实是常见。油腻之品，特别是动物脂肪，肝脏病人不宜多吃，一则碍脾助湿，食后不易消化，二则扰乱中州，易致吐泻，益损脾胃之气。而食物的清洁卫生，自然更为重要，不慎摄入污秽之品，每见吐泻交作，如因湿浊内蒙心窍，更可诱发昏迷而使病人陷于险恶之境。对肝昏迷前期或已进入肝昏迷期的患者，含有高蛋白的饮食，也在禁止之列。一般而言，肝脏病人脾胃运化功能较差，宜选用清淡、有助于消化吸收以及能增进食欲的食物来配合调理，如米粥，苡仁米粥，藕粉，各种淡水鱼，瘦猪肉等，等病情稳定，食欲转佳时，可稍增加蛋类，奶类，豆制品，牛肉等，有条件者可适当进食甲鱼、龟肉等，瓜果中，西瓜可清暑利尿，暑天食用颇为有益；苹果厚肠止泻，枣子甘温补中，出可适当进食。梨性过于寒凉，肝脏病人应当慎用。山芋、南瓜能助湿生热，均不宜进食。此外，腹水患者，尚应禁忌盐、碱，否则水邪更易潴留，必致影响治疗，加重病情。

（三）劳逸结合

肝脏病人在急性期和明显肝功能损害阶段，休息是十分必要的，现代医学认为运动可使肝脏缺血缺氧，加重肝脏的负担，影响肝功能的恢复，这与中医学所说的肝为刚脏，体阴而用阳，主藏血甚为合，因此，中医一直强调肝病宜养。当然，一般肝脏病人需绝对卧床休息者也不多，通常可作一些轻微的活动，做到劳逸结合，不可偏执，临床可见有些患者休息过多，活动过少，加之重视饮食营养的摄入，在原有肝病的基础上，合并有脂肪肝，反致病情复杂，迁延难愈。因此徐老主张，在肝功能损害基本恢复，或病情较长时间处于稳定状态时，应适当参加一些轻微的体育锻炼，只要掌握得当，可使气血流畅，体力增加，可促进病体的恢复。徐老认为，最好的方法就是散步，特别是在春天，更是对肝脏病人适宜，如《保生秘要》中说："肝气滞涩，……，春阳初升，景物融和，当眺览园林，寻春郊外，以畅春生之气。"这是因为春天风木当令，内应于肝，可直接影响肝脏病人的恢复。此外可进行一些太极拳、气功、八段锦等的锻炼，这对肝脏病人的恢复十分有利，锻炼时要遵守循序渐进的原则，并持之以恒，方可收到预期的效果。

（四）起居有常

肝脏病人的抵抗力较弱，容易感受外邪，诱发或加重肝病，因此，临床应嘱咐病人平时要注意生活起居的调摄，以防外邪侵袭，《素问上古天真论》："虚邪贼风，避之有时"，就是强调做到起居有常，生活规律十分重要。病人要妥善安排休息、活动等作息时间，还应注意冬天的保暖，夏天的防暑或过于贪凉而而反致受寒。居地也不宜潮湿，衣服要及时跟随气候变化而增减。此外，还应按照季节的不同，对起居作息时间适当加以调整。春夏两季，气候温暖，万物充满生气，应该相应增加一些活动时间，使阳气畅和；秋冬两季，气候转凉，万物趋于结实收藏，此时应注意防寒保暖，适当减少活动，睡得早一点，起得晚一点，让阴精在体内更多地贮存增长。这样做就能符合"春夏养阳，秋冬养阴"的要求。

在性生活方面,中医有"女劳复"、"阴阳易"之戒,指出在患病期间不注意禁止或节制性生活,将可导致病情反复甚或传染给对方的危险。因此徐老强调,在肝病的急性期或有明显肝功能损害时,应节房事,性生活绝对禁止,而在肝功能基本恢复或病情稳定阶段,也应严加节制。如为育龄期女病人,更应注意避孕,以免怀孕后增加机体的负担,或者因分娩时出血以及难产手术等意外情况,而使病情恶化,甚至危及生命。徐老曾诊治一中年男性肝硬化失代偿期患者,住院治疗期间病情稳定,回家多次,不能节欲,病情复发,而致不救,印象尤深。因此,徐老常嘱慢性肝病病人,如条件许可,可考虑独宿,有利于节制性欲和保障睡眠,以利于早日恢复健康。

(五)中药治疗方法

抓紧时间及时进行药物治疗,对处于急性期和肝功能有严重损害的病人,是十分必要的。这时,徐老认为,中药应服用汤剂,并需随时复诊,根据病情变化调整方药。所谓"汤者荡也",可望较快达到祛邪或扶正的目的。在使用汤剂时,要重视煎煮及服用方法,有时药虽对证,配制也很合要求,但往往会因煎煮或服用不得其法而前功尽弃,如常用的辛香醒脾药砂仁、蔻仁,及芳香药薄荷等,均宜后下;而软肝散结的牡蛎、鳖甲类,则应先煎;滋肾养肝的龟板胶、阿胶、鹿角胶等,则应另行融化炖烊。汤药一般应与饮食至少隔开一小时再服用,俾使脾胃能更好地运化,而使药物充分吸收。此外,服药后徐老常嘱患者休息20~30分钟,以助药力发挥作用。一旦病情转入稳定阶段,除方药相应加以调整外,也可根据病情逐步考虑配合或单独运用适宜的丸剂或膏方进一步调治。假如病情许可,更还可以在经过一阶段连续服药之后,适当安排一定的间隔时间,作短暂休药观察,或隔日服药,或隔周服药等等,根据病情灵活处理,这将有利于机体自行作出一些必要的自身调节,并在可能的情况下让病人得以摆脱对药物的过分依赖。徐老认为,是药三分毒,不论中药、西药,长期服用难免会有偏差,如《内经·五常政大论》云:"大毒治病,十去其六;常毒治病,十去其七;小毒治病,十去其八;无毒治病,十去其九;谷肉果菜,食养尽之。"明确指出疾病经过治疗,当恢复至一定程度以后,就应停止药物治疗而借助饮食来加以调养。只要严格妥善地加以掌握,这实在是一个至为稳当的方法。

总之,由于肝病多呈慢性迁延、反复难愈的特点,因此,徐老强调,肝病的治疗是一个综合治疗的系统工程,根据病人的具体情况,处以个体化治疗方案,此外,除药物治疗外,还应注重精神、情志、饮食、生活起居等诸方面的调护摄养。"三分吃药,七分调养",对慢性肝病病人来说,有非常重要的参考价值,事实证明,在这方面的疏忽大意,往往是病情反复乃至恶化的重要因素,无论患者还是医者,皆当重视之。

(陆为民 整理)

三十九、养生重在养心

我国最早的医学论著《黄帝内经·素问》中载有"心者,君主之官也,神明出焉","主不明则十二官危","心主血","心藏神"等论述,充分说明了心的重要性。

笔者青年时刻苦学习,壮年时勤于工作,现虽步入耄年,仍担任一些医教科研任务,也患有多种慢性老年疾病,但饮食尚可,食欲正常,二便通畅,夜得安卧,回忆往日,得益于"养心"为主。

1. 忠于职守,心无杂念

人生也有涯,既然选择了医生的职业,治病救人,人命至重,那就得一心一意地做好本职工作,时时刻刻以病人为重,"忠"字是指心在正中,忠于职守,以高度的责任心对待工作,尤其长时期在病房工作,危重病人不少,疑难病人甚多,不分昼夜,不计时间,减少其他思念,少参加其他与诊疗工作无关的活动,虽然有时常感劳累,思想上压力很大,但当病人转危为安,当病人显著好转,甚至痊愈出院,此时此刻,心中喜悦,一下子就可忘却劳累,给心以莫大的快慰,可以远离《素问·汤液醪醴论》所说的"嗜欲无穷而忧患不止"这些精神致病因素,这对养心是大有好处的。

2. 宁静养心

该休息的时候,力求做到宁静二字,如在床边静坐,在床上静卧,去公园湖边散步、观鱼、避开嚣杂的干扰,或者写字练习书法,专心致意地写一幅字,心中宁静,利于缓解疲劳,增强体质。

四十、后天之本与内镜

内窥镜简称内镜,《庄子·秋水篇》有"以管窥天"之说,"窥"意即用单眼凝视远物。用于消化道,简称为消化内镜。

人体有极为重要的消化道,摄取外界营养物质,经过"消磨水谷、化生精微",亦即"消化"的过程,以维系生命生理活动。从食管(古称饲道),经胃、小肠、大肠(古称谷道)取尽营养物质,排出糟粕。与消化道密切相关的肝、胆、胰均有管道互联,"肝者幹也",胆附于肝,胰属于脾,为脾之"散膏",合而为消化系统,概属脾胃,历来有"后天之本"之称。

《难经·四十四难》谓:"唇为飞门,齿为户门,会厌为吸门,胃为贲门,太仓下口为幽门,大肠小肠会为阑门,下极为魄门,故曰七冲门。"魄门即肛门,因大肠为肺之府,肺藏魄,故亦称魄门。消化道内镜上经口、咽,可窥至胃、十二指肠,亦可旁及胰胆管开口处与胆总管;下经肛门,可窥至大肠,达阑门。见内腔,通七门。充分利用近代光、电、材料等先进科技成果,制成多种内镜,通上、达下、旁及,西医可用,中医也可用,与时俱进,巧夺天工。

以往,中医运用望、闻、问、切,分析病因、病机,以冀"洞窥脏腑"。如今,再加上内镜,看到内在的异常,利于诊断,逐步真实地做到洞窥消化系器官,应该是一大进步。

在治则方面,历来有"直达病所"的一项要求。如今,借助内镜,看到出血之处,可采取多种止血的措施,包括涂敷护膜阻遏止血的白及;摘除消化道内各种异常的病理物体后,敷以消散解毒的中药杜根治疗;看到结肠内有溃疡糜烂之处,直接涂敷生肌祛毒之品;胆总管下端可以碎石、取石,使之排出,以辅疏利肝胆清化湿热、消石散结药物之不足,祛邪务尽,方便快捷。如若食道、幽门有梗阻不通,或扩张开道,或放置支架,暂使水谷得以纳入、通降,其效果比中药"开道散"快捷而精确。诸如此类方法,与《素问·至真要大论》所述"坚者削之,客者除之,结者散之,留者攻之"等治则亦相符合。

综上所说,管见以为内镜与消化系疾病诊治的中西医结合,理论或实践均有基础,其结合的前景十分宽广。消化科与内镜中心的同仁们,也必然会更好地团结、协作,加强互相学习、切磋，在技术上精益求精，不断扩大结合的内涵，减少内镜操作引起的并发症，提高疗效，救死扶伤，并且在科学研究方面也必然会取得良好的成果，造福人类。

四十一、关于切脉的几点意见

切脉是望、闻、问、切四诊中重要的诊法，历代以来，专门论脉的医著不少，笔者少年学医时，曾诵读"濒湖脉学"和李士材所著《脉诀》，但读过而记忆不全，不像《汤头歌诀》、《药性赋》那样的易读易记，顺口不忘。行医迄今数十载，对切脉诊病，颇有体会，深感中医诊脉的重要和必要，同时对脉诊的某些应用价值认为值得商榷、探讨。

切脉不仅利于辨证诊断，同时也能从医患接触中相互沟通，医生轻柔的手指按换，加以亲切和蔼的语言、表情，对病人以良好的感受，增强了治病的信心。

诊脉的时间长短，应根据病情，但是应该有一个大致的规定。个人诊脉左右寸口不少于各一分钟。那是自己早年就确定的原则，因为曾读《灵枢·根结》所载："五十动而不一代者，以为常也"。古代没有钟表，认为脉搏 50 次而未见有节律明显异常的歇止，大致可以归于常脉之类。当然，这仅仅从有无结代脉而言。辨认各种脉象均应需一定的时间仔细确认，不得草率从事。晚近物理诊断方法不断增加，少数中医对诊脉既不重视也不认真，有的仅切脉几秒种，如此切脉，不仅流于形式，而更反映其对切脉的无知。

寸口的寸、关、尺三部，医生的三指指距，应随患者身高而定，矮小者指距小，高大者指距稍宽。切脉时医者以食指按寸脉，养成习惯，对指尖感觉功能有利。病人的掌后腕部垫起，更能反映脉象的真实性，所以在查房时应带脉垫，枕于腕部，医生稍俯身诊脉。切不可将病人的前臂抬起呈垂直位而切脉，这样既不规范，也不可能正确测知其脉象。

垂危病人除寸口脉外，还应按诊跗阳(足背)脉，既可全面辨证，也利于判测疾病的预后转归。

古代五脏六腑分别相应归寄于两手的寸关尺，较多的主张为寸主心肺，关候肝脾，尺主肾(包括命门)。由于寸部皮下脂肪少，桡骨远端部比较突，一般脉形较显。尺部皮下脂肪稍厚，一般脉形较隐，关脉介乎其中。三部脉先应总体辨认，再加分部按切。从医者指尖用力大小，便知浮、中、沉三候脉象。由于尺部之脉一般均较细，切勿依此而认为必有肾虚，还当根据四诊所见，综合推断。

中医诊脉，积有丰富的实践经验，古时没有什么物理、化学等种种检测手段，而又必须防治各种疾病，保障人群的健康，当然就十分注重和讲究各种异常的脉象，藉以推断病因病机，施以相应的治疗方法。所以诊脉的经验是十分可贵而应予以认真继承、研究，不使失传。然而，历来也有一些自炫术高、博取人们信任或为谋取钱财、提高知名度的医者，把诊脉说得神乎其神，过于夸大。使人误解为中医单凭诊脉，即可知晓何病，一搭脉即能洞察病人脏腑。类此现象，在古代有些传记、史书尤其是裨官野史中也有不少神话般的描述，有的神奇之处，曾经误读者拍案称奇。其实，不少内容是过于夸大、神话。须知医者诊病，望其神色面容姿态，闻其声息，望闻问切，切脉仅为四诊之一。

直至今日，尚有极少数老年人，就诊诊病时，先伸一手，请医者把脉，问之不语，再问则不乐，似乎在考察你有无真本事，能否从切脉而洞察病情。当医生通过望闻和脉诊，道出一些主要症状时，病人一听，对医生表示信服后，才点头示意，陆续说出一些症状和诊治经过。遇到这样的患者，医生一是要耐心，理解病人的心情，理解病人的思想上受旧时某些影响，决不能形成尴尬局面或责备病人。但也可以在诊查处理结束时,加以适当的解释说明,寓有正确引导之意,消除其原来那些不恰当的思想影响。切不可沿袭旧说,故弄玄虚,迎合讨好,博取信任,让不良的影响继续流传下去。

四十二、一张处方应开几味中药

中药的剂型,历来以汤液为基本,辅以丸、散、膏、丹。其中不少散剂也需要煎煮后服用,膏剂也是经多次煎煮文火浓缩,加胶类药与蜂蜜糖等收膏而成。所以经过煎煮的方法是主要的制剂工艺。

一般汤液亦即煎煮的处方,亦称"饮片处方"。各个医生的处方药味数有多有少,多则十七八味,甚至三十多味。当然,也许是病情复杂疑难,或因医者思路不同,希望面面俱到,患者病多、症多,有本病,又有标病,所以依次兼顾考虑,药味越浓越多。加上其中不少叶枝类中药,用量也多,一剂中药配就一大包,还要用大锅煎煮。不仅配方抓药费时,煮煎也不方服,煮成药液量多,不可能服完,翌日必须倾倒剩下的浓液与药渣,浪费实在可观。

一帖汤剂饮片药味究竟以几味为宜,是否有一个大致的规范呢?

《素问·至真要大论》早载"君一臣二,制之小也。君一臣三佐五,制之中也。君一臣三佐九,制之大也。"分别以 3、9、13 味称之为小、中、大方。所以,历代以来,凡是学过《内经》等经典著作的医生,处方中药大致在 9~13 味之间,这是有根据的。倒在药罐里的饮片,只有"先煎"、"后下"之分,但是处方药味的排列,应按君、臣、佐、使的传统次序。因此,从一张饮片处方的味数和排列次序,可以看出医生的水平,在一定意义上说,能反映医生的中医理论基础和临床诊治功底。饮片味数作为大致的规定,个人认为是比较合理的,也是必要的。

其一,中老年之人,每当身患多种疾病,但也往往因为某一疾病较重,症状较显著而来就医的,医者在诊病时分析其轻重缓急主次而治之,也即解决其主要矛盾。辨知其证候而施治,处方根据证候,对有关联的主要兼病兼证相应考虑,但处方药味也不必过多过杂。更不需头痛医头,足痛医足,面面俱到。否则,什么问题也解决不了。

其二,有的男性患者查知有高血压、动脉硬化、颈椎骨质增生、前列腺增生等病。如其主症为头昏眩晕,舌质红、脉象弦,小便欠畅,辨证属阴虚阳亢,给以养肝肾之阴而平肝之阳亢,用杞菊地黄汤加味,投药十余味足矣,诸病均可兼顾。又如慢性胃炎、慢性胆囊炎、脘痞胁隐痛,若确知为肝胃气滞证者,给以疏肝和胃,柴胡疏肝饮加减,用药十多味亦足矣,疏肝寓以利胆,胆胃之疾均可获效。

其三,原有慢性疾患,突患外感病,当先治其外感,或同时考虑其正气虚衰而佐扶正,待外感邪祛病愈,再治原有之疾,故处方用药十味左右是矣。早在《金匮要略·脏腑经络先后病》中即有记述谓:"夫病痼疾,加以卒病,当先给其卒病,后乃给其痼疾。"此理甚明,为医者所熟知。

其四,药物治病,贵在对证,用药不宜过多。药味过多,剂型品种过多,常会影响脾胃运化和气血功能,不利于病,不利于健康。叶天士《临证指南医案》中"多药伤胃"之诫语,很有参考和指导意义。

总之,一张中药饮片处方的药味,一般规定在 10 种左右,勿超 15 味,是比较适宜的。当前,有些医院的有关规定中明文写出,也是比较合理的。

四十三、中药汤剂煎服方法

汤剂是中医治疗疾病所用药物的主要剂型之一,是我国古代医者在长期的医疗实践中,遵循中医辨证论治原则,以中药的性味功能、炮制加工、用量、禁忌、配伍原则、煎煮服用方法等理论知识,将中药饮片按辨证结果的要求有机地结合起来,作为防病治病的主要手段,通过不断的发展和创新,成为中医临床诸多剂型中的首选剂型。

汤剂能遵循中医辨证论治的原则,保持中医基本特色,可因人、因时、因地制宜,随证变化而灵活加减运用,通过规范的煎熬过程使药物之间相互监制、相互访问、相互作用,保证中药单味或复方的综合特征,使药物有效成分的溶出符合医生临床辨治疾病的意图。

(一) 煎煮方法

煎药器具:最好用陶瓷器皿中的砂锅、砂罐。因其化学性质稳定,不易与药物成分发生化学反应,并且导热均匀,保暖性能好。其次可用白色搪瓷器皿或不锈钢锅。忌用铁、铜、铝等金属器具。因金属元素容易与药液中的中药成分发生化学反应,可能使疗效降低,甚至产生毒副作用。

煎药用水:煎药用水必须无异味、洁净澄清,含矿物质及杂质少。一般来说,凡人们在生活上可作饮用的水都可用来煎煮中药。加水量:一般为将饮片适当加压后,液面淹没过饮片约 2cm 为宜。质地坚硬、黏稠,或需久煎的药物加水量可比一般药物略多,质地疏松,或有效成分容易挥发,煎煮时间较短的药物,加水量可适当减少。

煎前浸泡:中药饮片煎前浸泡既有利于有效成分的充分溶出,又可缩短煎煮时间,避免因煎煮时间过长,导致部分有效成分耗损、破坏过多。多数药物宜用冷水漫泡,一般药物可浸泡 20~30 分钟,以种子、果实为主的药可浸泡 1 小时。夏天气温高,浸泡时间不宜过长,以免腐败变质。

煎煮火候及时间:煎煮中药还应注意火候与煎煮时间适宜。煎一般药宜先武火后文火,即未沸前用大火,沸后用小火保持微沸状态,以免药汁溢出或过快熬干。解表药及其他芳香性药物,一般用武火迅速煮沸,改用文火维持 10~15 分钟即可。有效成分不易煎出的矿物类、骨角类、贝壳类、甲壳类药及补益药,一般宜文火久煎,使有效成分充分溶出。

榨渣取汁:汤剂煎得以后,应立即滤取药汁,不宜久置锅中,以防含胶体过多的药液,遇冷产生胶凝,增加过滤困难,同时亦易酸败。在滤取药液时,可加压过滤,因为药渣会吸附一定药液,其次,已经溶入药液中的有效成分可能被药渣再吸附。如药渣不经压榨取汁就抛弃,会造成有效成分损失。尤其是一些遇高热有效成分容易损失或破坏而不宜久煎或煎两次的药物,药渣中所含有效成分所占比例会更大,故汤剂煎好后应榨渣取汁。

煎煮次数:一般来说,一剂药可煎三次,最少应煎两次。因为煎药时药物有效成分首先会溶解在进入药材组织的水液中,然后再扩散到药材外部的水液中。当药材内外溶液的浓度达到平衡时,因渗透压平衡,有效成分就不再溶出了。这时,只有将药液滤出,重新加水煎煮,有效成分才能继续溶出。为了充分利用药材,避免浪费,一剂药最好煎煮两至三次。

特殊煎药方法:一般药物可以同时入煎,但有些药物因其性质、性能及临床用途不同,所需煎煮时间不同。有的还需作特殊处理,甚至同一药物因煎煮时间不同,其性能与临床应用也存在差异。所以，为利于中药饮片有效成分的煎出，保证临床疗效，有些饮片宜采取以下不同的煎药方法。

（1）先煎：磁石、牡蛎等矿物、贝壳类药物，因其有效成分不易煎出，应先入煎30分钟左右再纳入其他药同煎；川乌、附子等药因其毒烈性经久煎可以降低，也宜先煎。制川乌、制附片也应先煎半小时再入他药同煎，以确保用药安全。

（2）后下：薄荷、白豆蔻、大黄、番泻叶等药因其有效成分煎煮时容易挥散或破坏而不耐煎煮者，入药宜后下，待他药煎煮将成时投入，煎沸几分钟即可。大黄、番泻叶等药甚至可以直接用开水泡服。

（3）包煎：蒲黄、海金沙等因药材质地过轻，煎煮时易飘浮在药液面上，或成糊状，不便于煎煮及服用；车前子、葶苈子等药材较细，又含淀粉、黏液质较多的药，煎煮时容易粘锅、糊化、焦化；辛夷、旋覆花等药材有毛，对咽喉有刺激性，这几类药入药时宜用纱布包裹入煎。

（4）另煎：人参等贵重药物宜另煎，以免煎出的有效成分被其他药渣吸附，造成浪费。

（5）烊化：阿胶等胶类药，容易粘附于其他药渣及锅底，既浪费药材，又容易熬焦，宜另行烊化，再与其他药汁兑服。

（6）冲服：芒硝等入水即化的药及竹沥等汁液性药材，宜用煎好的其他药液或开水冲服。

（二）服药方法

1. 服药时间

适时服药是保证汤药发挥疗效的前提之一。古代医家对此甚为重视。《汤液本草》说："药气与食气不欲相逢，食气消则服药，药气消则进食，所谓食前食后盖有义在其中也。"具体服药时间应根据胃肠的状况、病情需要及药物特性来确定。

清晨空腹服：峻下逐水药宜晨起空腹时服用，因胃及十二指肠内均无食物，可避免所服药物与食物混合，不仅有利于药物迅速进入肠道发挥作用，且可避免晚间频频起床影响睡眠。

饭前服：驱虫药、攻下药及其他治疗胃肠道疾病的药物宜饭前用。因饭前胃中空虚，有利于药物的消化吸收，故多数药物宜饭前服用。

饭后服：对胃肠道有刺激性的药物、消食药宜在饭后服用，应此时胃中存有较多食物，药物与食物混和，可减轻刺激性药物对胃肠道的刺激及充分发挥消食药的药效。

特定时间服：安神药用于治失眠，宜在睡前30分钟至1小时服；缓下剂亦宜睡前服用，以便翌日清晨排便；涩精止遗药也应在睡前给药；截疟药应在疟疾发作前两小时服；急性病则不拘时限服。

一般药物，无论饭前或饭后服，服药与进食应间隔1小时左右，以免影响药物与食物的消化吸收与药效的发挥。

2. 服药量

一般疾病服药，多采用每日一剂，每剂分二服或三服。病情急重者，可每隔四小时左右服药一次，昼夜不停，使药力持续，利于顿挫病势。

发汗、泻下药,如药力较强,服药应适可而止。一般以得汗、得下为度,不必尽剂,以免汗、下太过,损伤正气。

呕吐病人服药宜小量频服。小量,药物对胃的刺激小,不致药入即吐,频服,才能保证一定的服药量。

3. 服药冷热

一般汤药多宜温服。

热服:治寒证用热药,宜于热服;辛温发汗解表药用于外感风寒表实证,不仅药宜热服,服药后需温覆取汗;

凉服:治热病所用寒药,如热在胃肠,患者欲冷饮者可凉服,如热在其他脏腑,患者不欲冷饮者,寒药仍以温服为宜。

另外,用从治法时,也有热药凉服,或凉药热服。

此外,对于丸、散等固体药剂,除特别规定外,一般都宜用温开水送服。

(三)煎药液的保存

中药煎好后,其药汁在通常条件下,能保存多长的时间呢?有人通过不同方剂在不同温度条件下存放,观察药汁变败程度,分别记录臭气、混浊、生霉及酸度等测定项目,结果说明温度越高,变败越快,在气温较高的季节里,室温在25℃以上,一般汤剂保存不应超过2天,如果采取冷藏条件,保存2～4天一般并无变败现象。不同方剂即使在同一条件下,其变败程度差异也较大,若药液内含有淀粉、蛋白质、糖类等成分较多,则变败甚速。所以汤药煎好后,在一天内服完为好。

四十四、中医要认真读经典（一）

当前,国家中医药管理局多次提出,读经典、做临床是培养有真才实学的中医的二项要素。读经典与做临床两者相辅相成、缺一不可。在老师的指导下,刻苦读经典,侍诊学临床;在工作中,不断地反复地读经典,在上级医师的指导下,坚持临床实践。日积月累,理论与实际的水平均必然会提高。笔者从学医至今已70年,有所体会,作为一个老中医工作者,谈谈关于经典的一些认识,供作参考。

读:包括阅读、诵读,在读的过程中,领悟、思考、记忆。即使已经熟读了,还要时时温课、再读,重要的原文必须背诵、熟记,而且能用于临床实际。读是为了用而不是读死书,也不是为了装门面、摆样子,不做"两脚书橱"。

经:纵也、有垂范、宗笈、依据之意。

典:供查、证、参考之文字、实物。

中医药学的经典著作很多,主要可分为通用与专科两类。通用的也就是必读的经典也有不少,现在比较公认的最基本的是《内经》(包括《素问》和《灵枢》)、《伤寒论》、《金匮要略》和《温热论》。至于各个专科的经典著作,面广量多,目前尚未有统一的书目,但各个专科的老中医都心中有数,一些必读的经典著作也同样要读、记、学以致用。

"经典著作"具有历久、源流的特点,以往比较公认,具有理论和实践的指导意义,所以是必读之书。

毛主席在 1956 年就指出："中国医药学是一个伟大的宝库,应当努力发掘,加以提高。""宝库"既伟大又丰富,中医药著作汗牛充栋,包括经典著作在内,都是宝。五十年来,历经风雨,发掘是否努力,提高的成效如何,广大的中医同仁都心中有数。虽然见仁见智,各有看法,但均有一个共识,中医必须姓"中",中医院应该姓"中",应继续努力发掘,加以提高。自强不息,挽救中医。

1986 年恢复卫技人员职称评定,当时卫生部制定的 1 号文件,中医必须具备对中医基础理论(包括经典著作理论)的要求,明确规定主治中医师要"熟悉",副主任中医师要"通晓",主任中医师要"精通"。在此基础上,才是年资、论文、考核、外语等要素。这一规定迄今仍尚遵从,所以国家中医药管理局提出读经典的重要性是非常及时的。要成才、要晋升,要造就新一代"名医",都必须读经典,读了才能熟悉,再读才可通晓,精读深研才能"精通"。希望同仁们不忘读经典,认真读经典。读经典、做临床,掌握四诊技能,提高理论和实际水平,真正做到中医姓"中",使我们的中医院永远姓"中"。

四十五、中医要认真读经典(二)

从前,中医都是师承教育,学中医一般都要通读经典著作,而且要求诵读、熟记,严师往往要求徒弟能背诵,口到、心到,有的还要加上手到,那就是先抄录、后诵读。包括启蒙入门的《药性赋》、《汤头歌诀》、《脉诀》、《验舌歌诀》等等,大约在一年半至二年之内,要求能熟读、背诵不少书。如今,以院校教育为主,课程设置较多,经典著作已融入各种教材。或列入选读,或选择性地讲解,大多已取消"通读",所以在毕业后能够背诵、熟读原文者已不很多,因此在工作中应该抓紧时间,有计划地补课。通读,然后精读、温习再读。

经典著作既然是宝库里的"宝",有些内容含意深奥,初读时尚不可能完全理解,待过了一定的时间后再读时,才能深入体会,运用于实际临床。有些内容就连编教材、讲课的老师也不甚理解,所以有些教科书、笔记内容也尚未完全解说清楚,需要你自己去领会、深究,这就是认真、反复读经典的必要性之一。下面举个例子谈谈吧。

《金匮要略·中风历节病》篇载有"风引汤除热瘫痫"一节简文,该方由大黄、干姜、龙骨、牡蛎、寒水石、滑石、赤石脂、白石脂、紫石英、石膏、桂枝、甘草等组成。十六岁时读过、背过,参阅有关注家所说,有认为中风热证可用之,有认为大人小儿风引惊痫皆主之。以后温课多次,60 年代初期,在院内讲《金匮》课时也以经解经,含糊地讲过。以后在急诊室值夜班,接诊一位低钾性(周期性)麻痹患者,病人口干、口渴,舌质红,脉细数,双下肢突然麻痹、无力,举步维艰,据述已年余频发,初时查谓低血钾,经补钾治疗能获效,长服钾,其间再查血钾不低,但亦仍发作。接诊后查血钾稍低,仍予少量补钾治其标,经仔细考虑,才想到此病发作有间属"痫证",肢体运动异常而麻痹属于"瘫",是"瘫痫"病,具有热证,这可能就似《金匮要略》所载的"热瘫痫"吧? 于是处方用风引汤加减,配 7 剂,嘱其将一剂药煎服二日,代茶饮服。后来病人又来续方二次。约半年后遇患者,他高兴地称谢至今没有发过。笔者侧重于诊治脾胃——消化系统病症,对周期性麻痹没有太多的经验。然而深刻地体会到中医经典里有很多宝,因为不理解,不能融会贯通而遭废弃不用者甚多,有待大家不断努力去发掘。同时也说明了读经典确是十分必要的。("瘫痫"尚有寒、湿、脾虚、肾虚等不同的证候,必须辨证治之。)

四十六、中医人才、疗效和中药质量

当今正值中医药工作成绩卓著、事业迅猛发展之时期,研讨进一步的发展,使之更好地适应时代的要求,甚为必要。爰提个人意见数端,以资参考。

发展中医药事业的要素甚多,其中人才的因素是基本,提高医疗效果是核心,提高中药质量是关键。

(一) 根据中医药自身的特点,培养人才,提高人才素质

千百年来,中医药学术一直是在继承中发展,在发展中继承的。传统的理论和经验也是在不断发展和丰富的。有些理论还在不断被发掘、被运用、被逐步阐明。有的宝贵的理论尚未被发掘、被运用,更未得到实验依据加以阐明。为此,不能认为"继承工作差不多了"。

中医药理论基础扎实,辨证论治经验丰富,思路开阔,掌握前人理论经验信息较多,加之自身积年的实践体会,又能融会贯通古今医学科学知识的医生,遇到疑难、重病,其治疗效果相对要好些、高些,这是公认的事实。所以,对继承前人理论、学术经验这一问题,丝毫不能放松,培养各种不同层次特别是高层次的人才,提高人才素质都应该重视继承,加强继承,基础打得扎实,发展才有可能,才有后劲。否则,无本之木,材不粗壮,枝叶难荣。

当前,中西医药学科内容日益丰富,互相渗透,取长补短。然而,根据中医自身的特点,似乎还应承认"先入为主"这一无形而不成规律的规律。医生有以中为主,以西为主,中西结合之分。培养中医人才,提高中医人才素质,必须始终贯彻"以中为主",采取"先入为主"的方式。利用青少年时期思想敏捷,记忆力较好的有利时机,打好中医基础,不仅打好,还要打牢、打实,提高阅读古典医籍的能力和水平,提高中国古今语文的水平。这样,有利于培养和造就一大批真正"以中为主"、"先入为主"的中医药人才,才真正有利于中医事业的继承,有利于中医事业的发展。若不注意及此,过若干年以后,"以中为主"的医生成了凤毛麟角,充栋的古典医籍问津少人,读之不通,阅之不能理解,大量尚待挖掘的经验被湮没,辨证施治不讲究,理法方药不规范,治疗效果提不高,治病用西药的品种、价格大大超过中药,反使中药处于陪衬、从属的地位。到那时,悔之晚矣,挽之难矣。谁也不能负责,谁也不可能负责。"亡羊补牢"现在正是大好时机,如果一旦亡羊而至无羊时,补牢就困难而大大费时矣。

根据中医药自身的特点,培养人才,提高人才素质,还必须在打好中医药基本功的基础上,学习数理化,学习现代医药学必要的知识和技能,提高临床应急的诊疗能力,这些都应从各专业需要出发。并且还应学习外国语文,以适应国际学术交流,阅读有关外文书刊的需要。

综上所述,培养中医药人才,周期长、任务重,必须是有志于此事业,专业思想较牢固,愿意献身于祖国医药学的青少年。若确有斯志,而有志于此的中医药人员的子女,语文水平较好者,应列为培养对象,给以优先或适当照顾。学校培养,结合师承授业。方针定当,矢志不遗,环环扣紧,切实抓好,后继有人有才,事业才能蒸蒸日上。

(二) 提高医疗效果,扩大服务功能

提高医疗效果,涉及很多问题,而以人的因素为第一。医院的特点是集体,必须发挥集

体的作用,每个人的素质高了,集体的素质也随之提高。各人兢兢业业,忠于职守,互相协调,互相帮助、支持,共同为提高医疗效果而努力工作,这是前提。医、护、药、技、工勤服务等人员,都应以此为最重要的工作内容。

当前,分科越来越细,一级科、二级科,还有专科组、专病组。但是,作为临床医生来说,必须具有较广的诊疗技能,要求一专多能。人是一个整体,随着年龄的增长,一个人可以患多种病、多脏腑俱病、内外俱病、表里同病、虚实并存。因此,决不能非常局限于本科、本病。要求一博、二精。博的基本要求是能诊断病人所患的各种疾病,能分别主次、缓急,给以恰当的处理、治疗;精是指精通自己专业学科各种疾病的诊断治疗。

"精"指精通,对本专业范围的基本理论和技能,必须逐步达到精通。本专业哪些书必须精读、通读,哪些书必须参考,哪些书刊可以一般参考;应掌握多少基本方药运用知识,应掌握哪些疾病的诊疗常规、哪些常用变法、哪些诊疗操作;应急抢救的理论、技术。作为院、科都应有基本的规定,规范考核的方法和记录,随年资而逐步提高其内容和水平。

常见病中有疑难杂病,复杂的疾病多数是疑难病,很多重病、危证也是疑难病。对这类疾病如首诊、主管各级医生通过努力而未见好转者,应规定病案讨论、会诊的要求,充分发挥科内、院内集体的作用。如涉及护、技,涉及用药特殊需要者,也应通过适当的形式,会诊、联系,予以解决。负责医疗管理的科、院长应负有组织、协调、督促、危重病抢救现场督导等责任。

查房讲解、病案讨论、会诊等都是医疗活动中提高医疗质量、培养下级医师的重要日常工作,也应达到制度化、规范化的要求。例如查房讲解,应该做到以四诊为基础,体检、理化检验为依据,分析病机演化,探讨方药的选择、配伍,理论联系实际,讲解中西医内容之比,力求达到7:3,并切实做好中医综合治疗工作。

扩大中医药的服务功能,既有较大的潜力,又有较好的群众基础。如在院内开展"方便门诊"、"咨询导医",代客煎药送药、家庭病床科组等活动,走出院门,面向社区,流动诊疗,义务咨询,与下级中医医疗机构挂钩交流,与工矿医务所(室)协作诊疗,冬季开展保健医疗、熬膏、制丸,"量体裁衣",开拓"晨练"指导、养生讲座等活动。总之,可以因地、因时、因人制宜,发动群众,加强调查研究,加强内外联系,充分挖掘人力、物力各方面的潜能,增加社会效益和经济效益。

(三)提高中药质量

要提高中医治疗效果,必须以中药质量为基础和保证。中药饮片质量的好坏,可以看成是中药质量的中心问题。中药质量问题涉及品种、产地、采收时间、炮制加工、剂型、制剂工艺、包装、贮藏、运输携带等多方面的因素。要保证中药饮片的质量,涉及工、农、药、商诸多部门、诸多环节。每个医疗单位所能做到的工作必须认真做好,对有关其他部门主管的问题,我们应经常呼吁。这次我省中医学会更名为"中医药学会",这是一件大好事。中医中药各单位的同道、领导均参与学会的工作和活动,群策群力,做好应做而可以做好的事情,并通过学会的呼吁和影响,引起有关主管部门的重视而予以解决。希望在20世纪把一些主要存在问题得到初步解决,在21世纪继续努力,切实提高中药质量,提高饮片的质量,这是发展中医事业的关键所在。否则,医疗效果不易提高,尤其是急诊重病需用的药,品种不全、质量不高,长此下去,后果严重。必须居安思危,共同努力。

第三篇
歌括篇

中华医药,源远流长,文化底蕴深厚。曾以诗歌形式撰写的《医学三字经》、《珍珠囊补遗药性赋》、《汤头歌诀》、《脉诀》、《验舌歌括》等,便于诵记,流传甚广。《王旭高医书六种》中,歌诀类占五种之多。太仓钱建民《证治歌括》等以临床诊疗经验为主的诗歌论著,亦深受学者喜爱。当代著名中医脾胃病学家徐景藩国医大师,著脾胃(消化系)病诊治歌括 12 首,附早年舌诊简歌一篇,概括了其长期以来对脾胃病症的理论认识与实践经验,言简意赅,朗朗上口,殊为珍贵。

一、胃疾随咏

水谷之海后天本　生生不息磨化勤　上清下浊纡曲屈　一胃三脘气血分
飞户吸门加幽贲　胃下肉腒不称身　体阳用阴通为贵　宜降则和是本性
起居失常加劳倦　饮食不当乃其因　情怀不畅肝失疏　传病之所岂安宁
痞胀疼痛人各异　噫气吞酸或嘈心　肺心肝胆俱相邻　中老年人多兼病
脾胃气虚宜通补　肝胃气滞疏和珍　胃用不足养其阴　湿热积滞须辨清
戊己患疾血所生　久痛入络瘀血停　食管反流胆邪逆　下管不利胃下因
醒消解醒特色明　多药伤胃叶氏论　螺杆细菌当抑杀　过用苦寒中阳损
针灸外治综合法　汤药濯足亦效珍　炎症溃疡或恶变　癌前之称宜审慎
十人九胃发病多　潜心研究济众生　重视摄生节酒食　未病早防保康宁

胃疾随咏解读

原文　水谷之海后天本，生生不息磨化勤；上清下浊纡曲屈，一胃三脘气血分。

解读　《灵枢·海论》曾述"人有四海"、"胃者水谷之海"，《玉版》谓"胃者水谷、气血之海"，生动地描述了胃在人体的重要性。外界各种营养物质如谷、肉、果、菜、水等均须经口而入于胃，经消化、吸收，化生精微，成为气血津液，维持人体生命活动，故将脾胃喻为"后天之本"。

自巢元方《诸病源候论》提出"胃受谷而脾磨之"的论述后，对胃的生理功能主要着眼于"纳谷"，故后人有"胃者囷也"（囷受水谷）、"汇也"、"彙也"之说。实际上，胃既纳谷，亦能磨谷，才能使食物成为食糜而下入小肠，经进一步消化，成为精微而由脾行之。诚如《素问·太阴阳明论》所说："脾主为胃行其津液。"胃的蠕动和消化过程，生生不息，以维健康。

《难经·四十二难》谓："胃重二斤二两，纡曲屈伸，长二尺六寸，大一尺五寸，径五寸，盛谷二斗，水一斗五升"，较确切地描述了胃的形态结构。现代解剖学中胃有底、体、弯、窦等分部名称，并概述各部位生理病理的一些特点。中医论著中也有简要的记载，如喻嘉言（1585-1682）认为胃分三部："人虽一胃，而有三脘之分，上脘象天，清阳居多，下脘象地，浊阴居多，而其能升清降浊者，全赖中脘为之运用。"并又进一步指出："上脘多气，下脘多血，中脘气血俱多。"笔者体会，上脘包括胃底部位，气体自多，从上腹部叩诊及X线检查影像可得以证实。下脘似指胃角以下，胃窦与幽门管等处，胃酸、食糜、液质常存，犹如"浊阴"，胃的血管分布，亦以该处较为丰富。喻氏的大致分部论述，对胃的生理病理、临床诊疗均有一定参考意义。喻氏在所著《寓意草》中几处关于胃分三部的论述，值得吾人进一步加以研究。

原文　飞户吸门加幽贲，胃下肉腒不称身；体阳用阴通为贵，宜降则和是本性。

解读　人受水谷，经口、咽而入食管、胃、肠（十二指肠、小肠、大肠），这一消化通道，在《难经·四十四难》记述有"唇为飞门，齿为户门，会厌为吸门，胃为贲门，太仓下口为幽门，大肠小肠会为阑门，下极为魄门"等七冲门。据杨玄操注谓："冲者，通也、出也。"这长长的消化通道，有七道门户，任何一道门发生障碍，均将导致不同程度的疾患。胃的上口为贲门，下口为幽门，两门一脘功能健全与否，至关重要。这些解剖名称，沿用至今。"魄门"取其肺与大肠相表里,肺藏魄,故将下极肛门名为"魄门"。

《灵枢·本藏》载"肉䐃不称身者,胃下。"指腹部和全身的肌群脂肪瘦小,远低于标准体重之人,胃组织结构位置低下则胃下(垂)。并有"肉䐃么者,胃薄"、"肉䐃小而么者胃不坚"、"胃下者,下管约不利"等生动而又确切的描述。临床所见,胃下垂的患者,消化功能差,若有溃疡形成,穿孔的几率较大。因胃形似鱼钩之状,胃内容物排空较慢,"下管"(幽门管)松弛度较差。古代对胃的重视,于此可见一斑。

脏体属阴,腑体属阳,脏用阳,腑用阴。胃之体阳,是指胃具有温热、运动的特性。水谷之所以能腐熟,必需胃体充足的阳气。胃用为阴,似指所需腐熟磨化水谷的胃津。故凡胃体不足或过亢,胃用有余或亏乏,均会导致疾病产生。

胃属腑,腑宜通,六腑以通为贵,诚如叶桂《临证指南医案》所概述"脾宜升则健,胃以降则和"。正常的排空,至关重要,治胃病不忘和降,亦属常法。临床上大多数胃病患者,均有痞胀、疼痛、如堵、不饥等不同程度的胃气失于和降的症状,有的还伴有嗳气多、恶心甚至呕吐等胃气不和而上逆的症状,故和降胃气也常兼用降逆之品。即使是胃气胃阴不足之虚证,也必须在益胃气、养胃阴的同时,配用理气和之剂,亦即"补中寓通"或"通补"之法。

原文 起居失常加劳倦,饮食不当乃其因;情怀不畅肝失疏,传病之所岂安宁。

解读 引起胃病的诸多病因中,既有先天禀赋之不足,也有后天失调的因素。饮食不节,包括饮食的质、量、温度、卫生状况和进食时间不当等等。情志因素如抑郁、忿怒、焦虑、忧思等。饮食因素,病损于胃,精神情志因素,易致肝气失疏。徐师曾统计700例胃病患者,属饮食因素的总计达59%,由于情志因素而发病和加重者有40%。李杲《脾胃论·脾胃胜衰论》早有"饮食不节则胃病"之说,叶桂《临证指南医案》也谓"肝为起病之源,胃为传病之所"。此外,如劳倦和起居失常等因素,也常兼夹致病。可见导致胃疾的病因不一,稍有不慎,即会波及,故未病重防,既病当慎,庶得维护康健之体。

原文 痞胀疼痛人各异,嗳气吞酸或嘈心;肺心肝胆俱相邻,中老年人多兼病。

解读 徐老认为各人体质有不同,机体神经反应有差异,痛阈有高低,故患者主诉胃脘或痛或胀,痞胀之轻重程度亦不等。必须四诊合参,做出较客观的诊断。一般轻、中度的痛与胀,或相兼,或交作,其病机共同之处为气滞。如经腹诊,按之痛者为实,不痛(或喜按)者属虚,可作为重要参考。

嗳气多,也是胃中有气滞之症,有的主诉嗳气频而出声响,或诉嗳气有异味,嗳气时胃内容物反流至口腔,至咽部,或诉得嗳则舒,嗳气不遂则胃脘胀甚。胃中气滞,不降而上逆,这是共同的病机。有异味者,常因中有湿热或食滞。食物反流者,贲门与食管下端约束不利,一般属胃食管同病之征。若反流胃酸至咽则为咽酸,反流至咽而复咽下,称为"吞酸",反流而经口吐出为吐酸。胃酸欲出而未至咽,留连于食管中下段则常诉嘈杂(或嘈心、烧心)。关于反酸一症,自丹溪谓由湿热所致,故左金丸为常用之方。方中黄连苦以清降、燥湿,配少量吴茱萸温胃行气,二药苦降辛通,据证酌加他药,已属常法。若多酸而舌白,胃中辘辘有声者,属中阳不振,饮停于中,当"温药和之"。勿拘泥于"酸即是热"之说。

食管自咽至胃,《难经集注》称为"胃之系"。《医贯》所载"咽系柔空,下接胃本,为饮食之路"。胃食管反流性疾患的常见证候有气郁、肝胃郁热、胃阳不足、痰气瘀交阻等等,当据证治之并配以宣通降逆之品,注意润燥相伍,升降相须。胃居心下,部位相近,历来有"胃心痛"、"心腹痛"等病名。咽喉为肺胃之门户,感受外邪,经口鼻而及于肺胃,肺主一身之气,故临床上肺胃同病者不少。胃亦与肝胆相邻,胆附于肝,肝胆有病,易犯及胃,胃先有病,亦常易受肝木乘侮。故诊治胃病宜四诊用详,认真审辨,切勿草率,防止漏诊误诊。

原文 脾胃气虚宜通补,肝胃气滞疏和珍;胃用不足养其阴,湿热积滞须辨清。

解读 胃脘痛和胃痞是常见的胃疾,经检验如 X 线钡餐及(或)内镜检查诊断为慢性胃炎和胃、十二指肠溃疡者占多数。徐老认为据病史、四诊确定证候分类,主证为脾胃气虚、肝胃不和及胃阴不足三证均可兼气滞、食滞、血瘀、湿浊。脾胃气虚和肝胃不和均可兼胃寒。肝胃不和与胃阴不足证均可兼胃热。故迄今为止,各地名家证候分类并未一致。笔者浅见,为执简驭繁,可以三证为主,拟主法主方常用药,若有上列兼证,列入加减之治。脾胃气虚证或痛或胀,兼有气滞,可称谓"中虚气滞",治宜调中理气,亦即"通补"之意。肝胃不和证宜疏肝和胃,胃阴不足证治宜养胃理气。兼有湿、热、寒、食滞、血瘀者,相应加减治之。

原文 戊己患疾血所生,久痛入络瘀血停;食管反流胆邪逆,下管不利胃下因。

解读 李杲《脾胃论》谓:"脾胃虚弱,乃血所生病"、"脾胃不足,皆为血病"。观全书62方中不少有用当归、三棱、莪术、桃仁、红花、苏木等活血化瘀药。叶桂尝提出"初病在经,久病在络"、"久痛入络"之说,提示医者治胃疾重视血病,在病机方面注意血瘀这一因素。临床所见,不少胃病患者具有刺痛、久痛、舌质或舌下之络色紫、出血后脘宇胀痛、低热以及胃部术后疾患等血瘀病征,据证配用活血化瘀之品而获改善之例。亦有气血两虚、血虚血瘀或瘀血不去、出血不止等情况,充分说明治血之重要。

"阳明常多气多血"(《素问·血气形志》),胃病气易滞,血易瘀。若久病脾胃气虚之际,其血亦常不足,故李杲立三棱消积丸,消积以三棱为方名,为君药,补中益气汤中用当归,这些宝贵的临床经验,均已获得临床疗效的证实。

胃食管反流性疾病,近十余年来日益受到国内外医学界的关注。徐师常谓病机关键还是与胃气上逆有关,应按四诊资料加以辨证,可用和胃降逆这一基本治则,配以清热、祛痰化饮、行瘀等方药。若有咽苦、口苦、呕苦之症,属于"邪在胆,逆在胃"(《灵枢·四时气》),据证酌加清利肝胆、降胆和胃方药,标本相顾,提高治效。

关于"胃下"之疾,自20世纪50年代诸多学者提出用补中益气汤主治以后,效法者甚广,但效果不佳。按《灵枢·本藏》所言"胃下者,下管约不利","下管"意即胃之下部,幽门管处约束而排空不利,以致胃内容物潴留,引起痞胀、不饥、食少、胃中辘辘有声等症征。徐老认为法当理气降气,化湿祛饮,绝非补中益气、升阳举陷一法可以专治。此理甚明,应以辨证为主,不应将补中益气汤作为唯一良方。

原文 醒消解醒特色明,多药伤胃叶氏论;螺杆细菌当抑杀,过用苦寒中阳损。

解读 此句中"醒消解醒"是指醒胃、消食和解醒三法。

食欲不振,胃纳呆滞,是临床常见之症,有虚有实。虚者胃气虚、胃阳虚或胃阴虚,实者有气滞、食积、血瘀、湿阻、热郁等诸多因素,当据证而投以相应之治法。历来诸多本草方书或医案中常提到有"醒胃"、"助食"等药物如石菖蒲、省头草、冬瓜子、石斛、益智仁等等,在辨证方药中配用此类药物,常可取得意外疗效。

胃主纳,腐熟磨化水谷,一旦所进之食超过胃腑负荷,或胃气胃津不足,无以消化之际,即可导致食滞。消食积有针对性,例如神曲、谷芽消谷物之积;山楂、麦芽消肉积;丁香、桂心消瓜果积;苏叶、生姜、陈皮治蟹虾水产食品所伤;蛋伤用蒜泥、生姜、好醋;食伤夹痰用莱菔子等等。近读清·钱勤民《临证要旨》①"食滞"门所述食积竟有20余项方药,亦可见中医特色之一斑。

"解醒"之法,专治饮酒所伤,东垣曾创葛花解醒汤,后人在实践中又有阐发。饮酒过量所伤,历来有之,当今患此者亦常见之。据徐老多年经验认为解醒专用之药如葛花、枳椇子等,不仅可用治胃、食管疾患,还可用治饮酒所伤之肝炎,似有清肝、"洗肝"作用。还有如农药中毒之肝功能损害,胆红素常高者,在辨证方中也可参用解醒方药。农药及某些药物致病,属于化学有害因素,虽非伤于酒,却类似醒毒,若有损于肝,解醒之品亦能祛其毒,也有活法巧用之例。

"多药伤胃"是叶桂医案中的名言。药物的品种多、药量重、剂型多等等,一日多次,入于胃中,既增加脾胃的负荷,又难免因某些药物相互矛盾或作用重叠或多种副反应而不利于病,或反遭其害。用药须顾胃气,多药必损胃气,此理甚明。中医强调整体调治,如遇有病人认识上的误解,要求医生多用药,用"重药",也应耐心说明,善于劝导,不可迁就。

幽门螺杆菌(Helicobacter pylori,Hp)存在于胃、十二指肠黏膜层。慢性胃炎患者Hp阳性率较高(30%~60%),人群中未病之人阳性率亦高。慢性萎缩性胃炎伴肠化或异常增生发展为胃癌者以及溃疡病人的Hp阳性者均高于阴性者,故晚近普遍重视有关Hp的诊断与治疗。

Hp的发现,尿素酶法和胃黏膜组织染色镜检法诊断,可视为四诊的补充或参考,有助于辨病与辨证相结合的诊断与治疗。据徐师经验,内有湿浊,舌苔白腻,口黏,脘痞纳差者,经芳香、苦温化湿,胃热者投以芩连蒲公英等,胃寒者用干姜、吴茱萸、苏梗等,胃阴不足者方用石斛、麦冬、玉竹诸品,胃气虚者用参芪白术诸药,均有症状改善及Hp转阴者。总以辨证为要,不宜因抑杀Hp而过用苦寒之物,以免有损胃气。况多用久用抗菌药物,可能随之而产生耐药、抗药等问题,也应加以考虑。Hp即使阴转或根治后,远期再发率仍不低,病理损害是否随阴转而逆转,如此种种,当待进一步研究。

原文 针灸外治综合法,汤药濯足亦效珍;炎症溃疡或恶变,癌前之称宜审慎。

解读 中医综合治法,包括药物内服、外洗、针灸、按摩、饮食疗法、护理等等措施,这是中医特色和优势之一。足阳明胃经、足厥阴肝经、足太阴脾经及任脉诸部,随证选取穴位,或针或灸,或补或泻。背部腧穴捏脊、腹部按摩,以及胃脘脐部药物外敷,再加药物内服,汤、丸、膏、冲剂等,大肠疾病还可用药液保留灌肠。总之,开展中医综合治疗,尤其是对住院病人,用多种措施,利于提高疗效。徐老说有些人认为中医治病就是一碗苦水,这是一种误解。

胃、肝、脾诸经均至足部,中药煎汤,加适量温水,浸泡双足,每日午后及晚上睡前各一次,每次约30min,通过温热的水液和药物透皮吸收,流通经络气血,对胃疾的治疗大有裨益。

慢性胃炎、溃疡病等常见疾病,中老年患者应注意复查,警惕恶变。慢性萎缩性胃炎伴肠(尤其是大肠)上皮细胞化生,或兼异型细胞增生,均属中重度者,约有10%左右逐渐导致胃癌,故有人称之为"癌前病变",务需加强治疗观察。但徐师认为有些属于轻度病例,患者不必惊慌,医生也更应审慎,不能随意冠以"癌前"之称,防止这些不良因素影响,促使病人

---

① 吴中珍本医案丛刊·第七辑,江苏科学技术出版社2010年1月出版。

恐惧不安,加重病情。

原文 十人九胃发病多,潜心研究济众生。重视摄生节酒食,未病早防保康宁。

解读 由于胃病常见、多发,南京地区民间即有"十人九胃"之说。晚近医疗卫生事业不断发展,纤维内镜逐渐普及,诊断水平提高,中西药物相应增加,但是病人仍然众多,有些疑难病患的疗效尚不甚满意,故还须认真努力加以研究,更好地服务人民。

防重于治,加强卫生宣教,真正做到"饮食有节,起居有常,不妄作劳",调情志,适当锻炼,增强体质,预防胃疾,预防他病,这些都是我们医务工作人员应尽的职责。

二、食管之疾随咏

咽系柔空接胃本 上为吸门下属贲 久坐少动腹腘厚 情志失调食不慎
忧患嗜欲烧酒饮 营泣卫除代谢混 胃气上逆常反流 功能失调兼炎症
胸脘痞闷或灼痛 甚则吞咽不和顺 痰气交阻咽不利 郁气内生增其病
久而成瘀致噎膈 查得巴管瘤疾近① 理气化痰和降法 橘茹刀赭四七珍②
清热芩蒲贝连杷③ 胆邪逆犯蒿三金④ 实者疏瀹痰气瘀 虚则润养据其情
沙麦石斛杏玉蜜 归地首杞或桑椹⑤ 润燥互配选君臣 升降伍用有分寸
配入宣通效可增 娑通凤仙鹅留行⑥ 三七白及藕粉糊 卧位服药黏膜宁
朴花甘桔冬蝴蝶⑦ 泡服代茶气逆平 煎剂日三夜一服 制成蜜丸口中噙
灼灼沧沧勿入口 细嚼慢咽习惯成 调节代谢舒心怀 动静得宜善养生

食管之疾随咏解读

原文 咽系柔空接胃本,上为吸门下属贲;久坐少动腹腘厚,情志失调食不慎。

解读 食管自咽至胃,《难经集注》称为"胃之系",赵献可《医贯》曾谓"咽系柔空,下接胃本","柔空"二字,能较简要地概括食管的解剖生理特点。

《难经·四十四难》所载消化道的七冲门,"会厌为吸门,胃为贲门",丁德用氏注谓:"会厌为吸门者,咽喉为水谷下时厌按呼吸也。"杨玄操谓:"贲者膈也,胃气之所出也。"食管长约25～30cm,壁厚2～4mm,上下二门,为饮食之路,一旦发生功能障碍或组织结构的病理损害,即易引起种种病症,影响健康。最常见的疾患是胃—食管反流性疾病。其病因多端,如久坐少动,腹脂厚,超重,情志失调如抑郁、过度紧张、躁怒等等,可以导致胃中气滞,和降失司,胃气上逆,胃内容物随嗳噫而逆至食管,特别是饮食过饱,酒食不节,饮食过热过冷等诸多病因,均可致病。

原文 忧患嗜欲烧酒饮,营泣卫除代谢混;胃气上逆常反流,功能失调兼炎症。

---

① 巴管:即 Barrett's 食管。食管连接胃 3cm 内为柱状上皮覆盖。1950 年发现。
② 橘茹刀赭四七:指橘皮、竹茹、刀豆壳、代赭石及四七汤(紫苏、半夏、厚朴、茯苓、生姜)。
③ 芩蒲贝连杷:黄芩、蒲公英、浙贝母、川连、枇杷叶。
④ 蒿三金:青蒿、海金沙、郁金、鸡金。
⑤ 杏玉蜜,归地首杞:杏仁、玉竹、白蜜;当归、生地、首乌、枸杞子。
⑥ 娑通凤仙鹅留行:娑罗子、通草、凤仙花子、鹅管石、王不留行。
⑦ 朴花甘桔冬蝴蝶:厚朴花、甘草、桔梗、玉蝴蝶。

解读 《素问·汤液醪醴论》谓:"嗜欲无穷而忧患不止,精气弛坏,营泣卫除,故神去之而病不愈也。"所述精神情志因素较重而持续,导致精气进一步损伤,血液黏稠度增加,血中浊留,血糖、血脂增高,代谢失调,卫外功能减弱,抗病之力不足,可使原有之疾不易治愈,这些因素在当今社会同样也常见于胃食管病患者。

过多过量的饮酒,尤其是浓度较高的白酒和经加热的黄酒,均是导致食管病的常见因素。"酒膈"一词,即是因酒所伤酿成噎膈的病名,酒害之烈,可不慎哉。

此外,常有某些药物因服用不当,尤以卧位吞药,粘附滞留于食管狭窄部位,也可损伤食管,这是"药源性"因素。又如胃切除术后常并发胆汁反流至胃,又因食管下段贲门部位压力增大而反流至食管,妇女妊娠期腹压增高等等因素,均可导致食管功能障碍或炎症。

由于食管上段以横纹肌为主,下段以平滑肌为主,中段两种肌纤维相混杂,神经支配亦较特殊,所以容易导致功能障碍,尤以妇女或敏感体质之人,临床上如"癔球"、"咽中不适"等症亦甚常见。《金匮要略·妇人杂病脉证并治第二十二》篇即有"妇人咽中如有炙脔"的记载,后世称为"梅核气"。若伴有食物反流至咽,胃中之酸,胆汁之碱,在功能障碍的基础上,极易引起炎症,或甚而发生溃疡等病损,所以,对功能障碍也应引起重视而及时治疗。

原文 胸脘痞闷或灼痛,甚则吞咽不和顺;痰气交阻咽不利,郁气内生增其病。

解读 食管病常见的轻症,主要是胸骨后自咽际到剑突部痞闷,或隐隐作痛,或伴有烧灼感。进一步发展则会影响食物吞咽,状如"噎症"。咽中不适,如有物阻,吞之不下,吐之不出。求治于耳鼻咽喉科,常诊为慢性咽炎。成人咽炎,患之众多,为何多数人并无明显症状?关键所在,是由于痰气交阻。肺胃之门户,气机出入升降贵在通顺,气机郁滞,郁而生痰,痰气交阻,一旦情志不畅,郁而不宣,则易诱发或加重。

原文 久而成瘀致噎膈,查得巴管痼疾近。

解读 由气郁痰阻而致病,久则导致血瘀内停,痰气瘀交阻,使疾病加重,引起噎证甚至膈证。吞咽欠利,尚能正常通过,进食不减,是为噎。吞咽困难,食物不易通过,进食减少,甚至仅能进半流质、流质类食物,或久而复出,即是膈。"噎乃膈之始",食管反流性疾病,一般的食管炎症,大多均属噎证范畴。

1950 年 Barrett 氏发现报道,食管连接胃的贲门上方,由于鳞状上皮被胃酸、胆酸所损伤,化生成柱状上皮,覆盖呈"岛"状,这种征象,被称为 Barrett's 食管,容易形成溃疡,甚至导致癌变。

原文 理气化痰和降法,橘茹刀赭四七珍;清热芩蒲贝连杷,胆邪逆犯蒿三金。

解读 食管疾病初期或妇女"咽中如有炙脔"之症,表现为咽中不适或胸骨后窒闷不畅、胸闷,常嗳气或太息,有痰不易咯出,发作或加重与情志因素关系较密切,形体不衰,饮食尚可,舌苔薄白,脉象弦或细弦。证属痰气交阻,治当化痰理气。例方如半夏厚朴汤(《金匮》),后世亦名四七汤(《局方》,四味主药治疗七情所致之痰气交滞证)。方中紫苏叶理气祛寒,配茯苓、半夏调气化痰祛湿。厚朴苦温,下气燥湿,与半夏相伍,理气化痰之功尤著,故以之为方名。尚有生姜温中化饮。全方开郁化痰理气,治咽中不适,状如梅核气之痰气交阻证,包括食管功能障碍,伴有炎症等。据徐老经验,可加橘皮、竹茹、刀豆壳与代赭石。橘皮理气和胃,竹茹清宣除烦而降气,刀豆壳与赭石降逆。如痰气交阻而致郁热内生,酌加黄芩、黄连、蒲公英、浙贝母、枇杷叶。如有胆汁反流至胃,又复反流至食管,表现为食物反流,口苦者,降胃即是降胆,在上述方药以外,再据证酌配青蒿、海金沙、炙鸡金、广郁金以清利肝胆。

原文 实者疏瀹痰气瘀,虚则润养据其情;沙麦石斛杏玉蜜,归地首杞或桑椹;润燥互配选君臣,升降伍用有分寸。

解读 徐师常言尤怡《金匮翼》曾在噎膈篇提出"虚者润养,实则疏瀹"的治疗原则。凡阴液不充,食管失于濡润者,当用润燥滋养,营血亏虚者,宜养血润燥。如有气滞、热郁、痰阻或血瘀者,治宜理气、清热、化痰、行瘀,均属疏瀹的范畴。若食管疾病经久不愈者,每多虚实兼夹,所以用润用燥必须妥为兼顾。如自觉食管部位有灼热感,嘈杂而咽物不利,口干舌红者,需用润剂如麦门冬、玉竹、生地、沙参、杏仁、白蜜等。兼血虚者配用当归、白芍、枸杞子、首乌、桑椹子等。润剂之中,还当酌加枳壳、朴花、橘皮等微辛理气之品,俾气机调畅,胃得和降,有利于润剂更好地发挥作用,相辅相成,相得益彰。凡属阴虚郁热者,养阴润燥之品为君,量宜适当加大;若为气郁、痰留、血瘀之证,润剂药味宜少,用量宜小,仅为佐药。

对食物反流患者,在辨证基础上宜取辛、苦以降之,如丁香、蔻仁、半夏、陈皮、生姜之辛,黄连、黄芩、大黄之苦。久病未愈或反复发作者,考虑在升降相须方面兼而用之,如枳壳配桔梗、沉香配升麻、杏仁配瓜蒌、竹茹配刀豆壳、桔梗配牛膝、木蝴蝶配柿蒂等等,均属升降相须之法,俾升中有降,降中有升,枢机动滑,配伍得当,常可提高治效。

原文 配入宣通效可增,娑通凤仙鹅留行;三七白及藕粉糊,卧位服药黏膜宁。

解读 前述理气化痰以及升降相配之品,均有宣通作用,此外,根据食管"柔空"的特点,一旦有欠通,咽噎者,尤当注重宣通。徐师的经验,常选加鹅管石、母丁香、娑罗子、橘络、通草、急性子、威灵仙、王不留行等药。鹅管石治胸膈痞满,古方焚香透膈散(《宣明论方》)早有记载。徐老早年跟师朱春庐,其治噎膈常用鹅管石配母丁香,每见良效,谓有"扩张食管"的作用。丁香分公母,花蕾为公,果实为母,状如鸡舌,故亦名鸡舌香(《抱朴子》)。《肘后方》用鸡舌香末,酒调服"治暴心气痛",《圣济总录》用鸡舌香、橘皮治"胃冷呕逆,气厥不通"。娑罗子行气而宽胸膈,且能宣通心脉,宣通食管,对胸骨后隐痛、刺痛,用之甚验。橘络宣通气血,善治膈上疾患,虽非主药,但轻清善行能通,久用亦无弊。通草亦入肺胃,甘淡而凉,凉而不寒,亦是治食管病具有宣通作用之辅助药。急性子在《本草纲目》早载:"治噎膈,下骨鲠",散结化瘀软坚,对吞咽不利或困难者,短期用之有效。威灵仙走而不守,宣通经络,历来也用治骨鲠在喉。王不留行化瘀行水,对食管疾患痰瘀交阻者可用之,宣通之效甚佳。

诸凡食管有炎症甚或溃疡者,治疗性药物力求能在食管稍有停留,缓缓下行,对食管黏膜直接起作用。徐师创用藕粉糊剂卧位服药法,历年来屡用不爽,效果良好。方法是将浓煎的汤剂药液中加入藕粉适量,文火调煮成糊状,卧床侧身服药,服后躺下,半小时内不饮水,不进食,若是晚间则服后即睡,作用尤佳。

若胸骨后刺痛者,粉糊中调入三七粉。有炎症、溃疡者加白及粉。三七化瘀宁络,白及凉血护膜。

原文 朴花甘桔冬蝴蝶,泡服代茶气逆平;煎剂日三夜一服,制成蜜丸口中噙。

解读 食管疾患除汤剂处方外,尚可配用代茶方,徐师常用者如厚朴花 5～10g,桔梗 3～5g,甘草 3～5g,木蝴蝶 3～5g,开水泡焖,代茶饮服,行气化痰利咽,使咽管通降,助汤剂之不足。有些痰气瘀交阻而阴津亏虚者,也可用养阴化痰理气行瘀之品制成大的蜜丸,噙化含服。

《金匮要略》半夏厚朴汤方中明言,煎成药液须"日三夜一服",提示这类病证应增加服药次数,提高治效。

原文 灼灼沧沧勿入口,细嚼慢咽习惯成;调节代谢舒心怀,动静得宜善养生。

解读 《灵枢·师传》谓"食饮者,热无灼灼,寒无沧沧",要言不烦,指出饮食不可灼热,不可沧冷,以免损伤咽管黏膜,这对防治食管疾病尤为重要。且须细嚼慢咽,切勿快食,大口吞咽。应养成习惯,这对防治咽管、脾胃诸疾,也很必要。

此外,还应慎饮食,节酒食,少饮高浓度白酒或烫的黄酒,减少吃辛羶海鲜等发物,保持适当体重,低脂少糖,劳逸适度,动静结合,增强体质,以维护健康。若有食物反流,可将头部床脚垫高10cm左右。

三、脾病证治随咏

微着左胁似马蹄　散膏半斤当属胰　俾助胃气化水谷　游溢布散成精气
藏营裹血兼统摄　化为涎液藏意智　脾小则安主为卫　圆面多肉土形体
食饮劳倦可致病　外内之湿困于脾　腹胀身重便溏泄　头痛耳鸣窍不利
阳虚血亏及阴虚　此脏亏虚先伤气　统血失职血下溢　肝横木郁损戊己
脾病及肾不制水　或肿或胀泻鸡啼　补虚泻实乃常法　甘缓苦泻甜补之
六君子汤补脾气①　东垣补中又益气　养真归脾与春泽②理中平胃明其意
上下交损治其中　培土生金妙无比　未病先防葆生机　饮食有节少倦体

脾病证治随咏解读

原文 微着左胁似马蹄,散膏半斤当属胰;俾助胃气化水谷,游溢布散成精气。

解读 《难经·四十二难》:"脾重二斤三两,扁广三寸,长五寸,有散膏半斤。"明·李梴《医学入门》:"脾扁似马蹄,微着左胁。"从以上所载可见,古今对脾大体解剖学的认识相似。"散膏"系指胰腺,古代所说的脾,有实质脏器脾,也包括胰。功能上又含概小肠进一步消化并吸收精微,充养全身内脏百骸。《素问·经脉别论》关于"饮入于胃,游溢精气,上输于脾,脾气散精……"的论述,对脾的功能似已概括。《素问·刺禁论》"脾为之使,胃为之市"和《灵枢·营气》"谷入于胃,乃传之肺,流溢于中,布散于外"等对脾的运化功能也做了说明。

"运化"的内容,当以水谷为主,水湿为相应之辅。精微输布,维持生命活动,若有功能失衡,病理产物———水湿,亦需运化而自行调节。脾合胃,居中焦,消运水谷,合为"后天之本",斡旋气机升降,其重要性自不待言。

原文 藏营裹血兼统摄,化为涎液藏意智;脾小则安主为卫,圆面多肉土形体。

解读 《灵枢·本神》谓:"脾藏营。"《灵枢·决气》谓:"中焦受气取汁,变化而赤,是谓血。"《难经·四十二难》载:"脾裹血。"脾为裹藏营血之脏器,又有统调、统摄之职能,其动力源于气。如气虚统摄失职,可以引起出血。如裹藏过多,脾之功能亢进,周身之血不足,既可出血,又现贫血。裹血留滞,可能成为"老血","脾脆"则易破裂。《灵枢·本藏》提出"脾小

---

① 六君子汤:人参、白术、茯苓、甘草、黄芪、山药(《医方集解》)。

② 养真:养真汤。黄芪、党参、白术、茯苓、甘草、白芍、麦冬、五味子、莲子、山药(《慎柔五书》);春泽:春泽汤。五苓散加人参(《证治要诀》)。

则藏安"、"唇大而不坚者脾脆",这些都是可贵的论述。

《素问·宣明五气》曾载:"五脏化液……脾为涎","五脏所藏,脾藏意。"《难经·四十二难》亦谓:"脾藏意与智。"

脾虚患者对涎液的质量有一定的影响,脾气亏虚者气虚不摄,可见多涎,脾阴虚可见少涎。前者通过健脾方药调治,在症状改善的同时,测定唾液淀粉酶活性差可由负值升为正值,由于自主神经系统功能逐渐得到恢复,从而促进消化腺的分泌趋向正常。

意与智均属于人体高级神经系统的功能活动,反映人的意志、意识、智能、智力等等。脾胃为气血化生之源,若脾胃功能不足达到一定程度时,也可影响到意与智等神经精神活动,徐老在临床上为治疗这类患者提供可贵的思路。

《灵枢·五癃津液别》早有"脾为之卫"之记载,"师传篇"又谓"脾者主为卫"。"卫"指人体抗御外界致病因素的功能,亦即免疫力。征诸临床,脾虚者易感外邪,易罹免疫系统诸多疾患,这在预防医学及其治疗也具有重要的理论与实践意义。调理脾胃,增强体质,可以防治诸多病症。

《灵枢·阴阳二十五人》载:"土形之人,黄色,圆面,多肉,上下相称……"似指脾胃功能强壮之体质。"瘦而无泽者,气血俱不足",此"气"也包括脾胃之气。这些论述,说明体质差异,对疾病学亦有参考意义。

原文 食饮劳倦可致病,外内之湿困于脾;腹胀身重便溏泄,头痛耳鸣窍不利。

解读 饮食不节,劳倦过度,是导致脾病的主要因素。"脾恶湿",外湿入侵可致脾疾,脾胃运化功能障碍,水谷不归正化,则"水反为湿,谷反为滞"。《素问·至真要大论》谓:"土湿受邪,脾病生焉。"《温病条辨·寒湿》谓:"湿之入中焦,伤脾胃之阳者,十之八九。"外湿入侵,且常引动内湿,外内合邪,湿郁亦可生热。寒湿、湿热,不仅损及内脏,也常及于营卫气血,故可导致外感或内伤诸病。

劳累过度,能量消耗过多,使物质基础——气血津液不足,脾的功能负荷增加,渐致脾虚。反之,长时间伏案久坐,思虑多,可使脾气失运,气血不畅。加之体力少动,饮食量一般减少,气血精微不足,对本脏的濡养亦相应亏乏,互为因果,诸病随之而生。

关于脾的病证,历来记述甚多,如《素问·藏气法时论》谓:"脾病者身重、肌肉痿、足不能收、善痿、脚下痛,虚则肠鸣、食不化"等等。《灵枢·经脉》谓:"是动则病舌本强,食则呕,胃脘痛,腹胀,善噫,得矢气则快然如衰,身体皆重……是主病所生病者,舌本强,体不能动摇,食不下,烦心,心下急痛,瘕,泄,水闭,黄疸,不能卧……"又按《难经·五十六难》尚谓:"脾之积,名曰痞气,在胃,大如盘,久不愈令人四肢不收,发黄疸,饮食不为肌肤。"此外,《素问》还载有脾疸、脾热病等与脾相关的病症。

如上所述,已可知脾病甚多。徐老据临床认为常见的脾病主要如泄泻(尤其是久泻)、胀、胃痞、胃痛、主诉神倦身重等等。由于脾居中焦,为升降之枢纽,故脾与其他脏腑互有联系,如脾病及肝,肝病及脾,脾虚及肾,脾弱影响肺、心等。脾病也可反映为头面窍络与小溲异常的病症,正如《素问·通评虚实论》所述:"头痛耳鸣,九窍不利,肠胃之所生也。"此处所说"肠胃"主要指脾胃。又如"中气不足,溲便为之变",亦概括提出大小便多种异常病症与脾胃之气健旺与否有关。可见脾在病理状态下,其病症可涉及整体。

原文 阳虚血亏及阴虚,此脏亏虚先伤气;统血失职血下溢,肝横木郁损戊己;脾病及肾不制水,或肿或胀泻鸡啼。

解读 脾病多属里证,其病机有虚有实。实证病理因素有湿阻、气滞、食滞、血瘀等,与湿相似同类而清浊不同者为水与饮。

脾之虚,每以气虚为主。气虚不已,可致阴虚,或由气虚而致阳虚,阳虚及阴,亦可导致阴虚。若气虚不能摄血,出血以后,则为血虚。总之,脾阳、脾阴及脾血亏虚之证,其脾气亦必虚衰。

脾土与肝木密切相关,肝病木郁或肝木横逆,易犯脾土,故临床有木乘土的疾患。叶桂《临证指南医案》中即有"木乘土"专篇,很多肝脾俱病的疑难案证,如脘腹痞、胀、痛、便泄、呕吐不食等兼具,情怀不畅,又似郁证之类,在该篇叶案55例中有论治之则,别具匠心。如所用培土和胃、泄肝制木等通补相兼、刚柔配伍等可贵经验,读之深受启迪。

若脾土衰败,肝横莫制,发展成臌胀,为肝脾同病的重证。土败木贼,脾虚及肾,土不制水,水液泛溢,为肿与胀。徐老善于从培土制木并加利水方法,调治得当,常获改善。

脾气虚,运化失职,湿从内生,食而不化,常导致泄泻。尤以久泻不已者,脾气必虚。有的重证则呈完谷不化,或黎明即泻,俗称"鸡鸣泻",一般责之于脾虚及肾,肾阳不振。夜半至平旦为阴中之阳,脾肾阳气已虚,黎明阳气不振,动而为泄。然而,也有既痛而泄,黎明寅卯木气始旺,斯时之泻,与肝有关,抑木扶土,可疗此疾。

原文 补虚泻实乃常法,甘缓苦泻甜补之;六君子汤补脾气,东垣补中又益气;养真归脾与春泽,理中平胃明其意。

解读 虚则补之,实则泻之。《素问》:"脾欲缓,急食甘以缓之,用苦泻之,甘补之。"脾病常有气滞、水湿或血瘀等病理因素,故理气、化湿、行瘀、消食等法,常与补脾之法相机配用。治脾之虚,当以健脾益气为主,或以之为基本治法。主要方药如《医方集解》六君子汤,药如党参、白术、黄芪、山药、茯苓、甘草,适用于饮食减少、脘腹痞胀、得食稍减、大便溏泄、神倦乏力、面色少华、脉细或濡、舌质偏淡、边有齿印、舌苔薄白之脾虚证。如兼脾虚气陷,脘腹坠胀,小溲清而频数,脱肛者,佐用升阳举陷如柴胡、升麻、荷叶等,即东垣补中益气汤加减。

脾阳虚证,兼见畏寒、肢冷、肿胀、舌质淡白、脉沉细者,配加干姜(或炮姜)、附子、草豆蔻、益智仁等,寓有理中汤、附子理中汤意。兼有头昏、心悸、不寐、不耐劳累、面色萎黄或苍白、唇舌淡白而无华之脾血虚证,配加当归、白芍、酸枣仁、龙眼肉等,寓归脾汤意。

脾阴虚证,常继发于脾气久虚之人,或由脾阳虚而及于阴虚,也有继发于其他脏腑之虚证如肺、肝、肾之阴虚证。脾合胃,脾阴虚者,胃阴亦必有不同程度之亏虚。

脾阴虚证的主要症状如:食欲不振,食后脘腹不适或痞胀,大便易溏泄,或干溏不一,神倦乏力,口干,舌质红而少苔或无苔,脉细或濡而小数,久则形体渐消瘦,若兼他脏亏虚,则兼见多脏腑相应的症状。

古今方剂中单补脾阴虚者极少,一般以《局方》参苓白术散列为治脾阴虚泄泻之常用方,然而,此方仍以补脾气为主。《慎柔五书》养真汤实为较有代表性的补脾阴处方,方中山药、莲肉、白芍、五味子、麦冬敛阴、养阴、健脾,另有参术苓草黄芪补益脾气,全方健脾气、养真阴,徐老用以调治诸多中土虚衰病症,随证加减,其效甚良。

徐老认为脾阴胃阴俱虚者,当养阴与益胃兼顾,药宜甘平、甘凉,如太子参、山药、麦冬、石斛、甘草、白芍,或加乌梅味酸敛阴,酸与甘药相合,化生阴液。由于消运不力,常可兼有气滞,当配用理气而不耗阴之品如橘白(或橘皮)、佛手花(或片)、绿萼梅、代代花、白残花、谷麦芽等,亦可加白及以护胃肠之膜。

肺脾之阴俱虚，一般配用百合、沙参、玉竹、阿胶珠。肝脾阴虚者，酌配枸杞、白芍、当归、炒生地、墨旱莲、制首乌、平地木等。脾肾阴虚者，选用景岳左归饮加减。脾血虚者，方如归脾汤，养血归脾。脾胃疾病中如大便色黑，甚则如柏油状，由于脾虚不能统摄血液，阴络内损，出现"远血"，出血后血虚神倦，面色不华，舌淡脉细，归脾汤为常用之方。

春泽汤见于《证治要诀》，五苓散加人参，功能温阳益气，健脾利水，治疗气虚伤湿，腹胀小便不利，如肝病腹水或老年气虚浮肿等病症。

湿浊困脾证，症见舌苔白腻，口黏不欲饮水，脘腹痞胀，大便易溏，当以运脾化湿，平胃散、理中汤为常用之方。平胃散苦温化湿，兼祛胃肠之浊，加藿香、半夏名不换金正气散（《局方》），又名藿香正气散，夏季胃肠道湿困之证，用之甚广甚效。

原文　上下交损治其中，培土生金妙无比；未病先防葆生机，饮食有节少倦体。

解读　脾胃中气健旺，对人体健康甚为重要。叶桂《临证指南医案》曾提出具有战略意义的治则谓："上下俱损，当治其中"。此语见于虚劳篇，"上"指肺，"下"指肾或肝肾。久虚不复谓之损，久损不复谓之劳，劳亦即瘵，此等严重虚劳疾患，病入膏肓，药治为难，能善于"治其中"，调理脾胃，俾土气得以冲和，升降斡旋功能逐渐恢复，气血得以充旺，肺肾亏虚有望转好。

"培土生金"，此语为肺有严重虚损病证而通过健脾胃之气而得以改善。"崇土制水"乃是通过健脾益气以制止水湿的泛溢，对肿胀一类疾患为常用方法。借五行用作比喻，生动而又概括。

预防为主，平时注意饮食有节，形体不宜过劳，起居有常，适当锻炼身体，增强体质，防患于未然，应列为座右之铭，身体力行，以维康泰而人登寿域。

四、残胃炎证治随咏

胃部次全切除后　残胃疾病仍然多　存留胃体二三成　预后善恶各殊途
手术创伤刀见红　气血损耗超半数　切割缝合组织戕　络脉瘀阻在腹肚
毕氏Ⅱ式空肠接　胆汁反流成熟路　吻合口炎残胃炎　十之七八患此苦
纳谷减少磨化难　精微不足阴不富　体重下降神力倦　脘膈胀痛口不和
气滞血瘀普遍有　和降失司木乘土　浊阴易留湿化热　亦有癌毒似恶魔
病机复杂虚实兼　治法归纳四句歌　益气养胃顾其本　胆胃宜降肝宜疏
行其血瘀泄其热　化湿祛滞消化助　基本之方残胃汤　临证参酌自审度
白术石斛太子参　芍药柿蒂豆壳多　枳薏甘草石见穿　神曲灵脂与香附
湿胜苔白加苍朴①　郁热芩蒲浙贝母②　舌红少苔沙麦添③　瘀显丹七归延胡④
鸡金焦楂谷麦芽　陈夏藿佩运中土　若系癌毒尚未尽　蛇舌白英红麦禾⑤

---

① 苍朴：苍术、厚朴。
② 芩蒲：黄芩、蒲公英。
③ 沙麦：沙参、麦冬。
④ 丹七归：丹参、三七、当归。
⑤ 蛇舌白英红麦禾：白花蛇舌草、白英。白英全草名白毛藤，即蜀羊泉，异名红麦禾（《闽东本草》）。

如有他病需兼治 咽物不利通其路 食饵调护心境宽 头位略高勿太过
日久胃体稍扩大 食不过饱参粉糊 注重复查细观察 寤寐之前腹轻摩

残胃炎证治随咏解读

原文 胃部次全切除后,残胃疾病仍然多;存留胃体二三成,预后善恶各殊途。

解读 由于诊治技术的不断发展,很多胃癌得以早期确诊,还有一些难治性、复合性溃疡伴出血或炎症有恶变趋势等病例,均经手术治疗,所以胃次全切除已日渐增多。术后残留的胃体炎症、吻合口炎症、溃疡、狭窄等疾患仍然很多,求治于中医者不少。有的已行全胃切除,胃底贲门与空肠上段吻合,术后症状亦仍显著。按传统观点"有胃则生,无胃则亡",然而时至今日,全胃虽已切除,经恰当的治疗护理,仍然可使生命延续,甚至生活起居宛若常人,还可参加一些轻工作。次全切除者,预后还能更好。当然,也有部分患者,由于吻合口溃疡恶变、转移,或因狭窄梗阻,无法进食,营养不良,体力日衰,继生他病,预后甚差。

原文 手术创伤刀见红,气血损耗超半数;切割缝合组织戕,络脉瘀阻在腹肚;毕氏Ⅱ式空肠接,胆汁反流成熟路;吻合口炎残胃炎,十之七八患此苦。

解读 患者在手术治疗过程中,切开、分离、割除、结扎、缝合,必然有不同程度的出血,加以麻醉过程对机体不同程度的创伤,所以在手术以后,出现气血损耗的病征,这是病机之本。手术损伤组织,离经之血,留而成瘀,残胃之气郁滞,这些都是术后疾患的病理因素,可视之为"标"。

胃部手术后,常有胆汁反流至胃,尤以毕氏Ⅱ式术后,合并胆汁反流者几乎很少幸免。由于空肠上端与残留胃体吻合,胆汁犹如轻车熟路,逆流入于残胃腔内,甚则还反流至食管,碱性胆液极易破坏胃、食管黏膜屏障,促成残胃、吻合口及食管炎症。

原文 纳谷减少磨化难,精微不足阴不富;体重下降神力倦,脘膈胀痛口不和;气滞血瘀普遍有,和降失司木乘土;浊阴易留湿化热,亦有癌毒似恶魔。

解读 胃主纳,"为水谷之海",切除后,存留部分残腑,纳谷必然减少。加之手术前原来疾病的折磨,术中的创伤,禁食多日,以致精微不足,气阴两亏,体重下降,神倦乏力,继而残胃炎症,胃气失降,气滞血瘀,常感上腹心下隐痛、痞胀。伴有口苦者约占三分之二,甚则咽苦,泛吐苦液。《灵枢·四时气》谓:"邪在胆,逆在胃,胆液泄则口苦,胃气逆则呕苦。"《素问·奇病论》所载:"口苦者,病名为何,何以得之? 岐伯曰:病名曰胆瘅。"前人早已认识到口苦与胆液循行异常有关。

因气滞血瘀的病理因素存在,残胃之气郁滞,使胃气不和,胃降不及,肝木容易乘侮,肝气犯胃,尤损胃之和降功能。气滞久则化火,生热,热尤伤津。加以其本胃阴亏损,胃中失濡,纳谷少于常人,也更不易磨化。内有血瘀,营卫运行失常,胃络血泣,故常兼血瘀征象。因残胃失于和降,浊阴易于留滞,湿热内生,瘀与热结,病机复杂,互为因果,互相助长。若术前原发病为恶性肿瘤,则癌毒残存,可能滋长、复发。如术前并非癌症,吻合口因气血瘀滞,瘀热相结,也有可能由炎症导致恶变。

原文 病机复杂虚实兼,治法归纳四句歌;益气养胃顾其本,胆胃宜降肝宜疏;行其血瘀泄其热,化湿祛滞消化助;基本之方残胃汤,临证参酌自审度。

解读 徐老在临床曾诊治约300余例残胃炎患者,从中体会分析其基本法则,选方择药,常用益气养胃,疏肝降胆,行瘀泄热,化湿消滞,标本兼顾,权衡轻重缓急标本主次而施治。

徐师自创方"残胃饮",主要药物有太子参、炒白术、川石斛、炒白芍、柿蒂、刀豆壳、炒枳壳、薏苡仁、炙甘草、石见穿、制香附、五灵脂、焦神曲等。根据具体病人的病征,尚可随证加减,每日1剂,加水煎成200ml左右,2次煎服,服药时间以上午9~10时、下午3~4时为宜,服后端坐30分钟。

原文 白术石斛太子参,芍药柿蒂豆壳多;枳薏甘草石见穿,神曲灵脂与香附。

解读 白术与太子参,配以炙甘草益胃气,石斛养胃阴。太子参清养胃气,益气而不滞气,兼养胃生津,气阴兼顾。白芍佐以甘草为芍药甘草汤,缓肝舒挛而调和气血。枳壳配白术为枳术汤,和中消痞,益气与降胃相兼。柿蒂历来用治呃逆,配刀豆壳和胃降逆,亦能降胆液之下行。《四圣心源·卷三》谓:"土气冲和则肝随脾升、胆随胃降",黄坤载所言,启示后人以降胃兼以降胆之法。刀豆壳首载于《医林纂要》,为豆科植物刀豆的果壳,江苏为主要产地之一,其性味甘平(刀豆性味甘温),功擅和中下气,散瘀活血,擅治反胃、呃逆,与柿蒂相配,治呃下气,降胃降胆。

石见穿为唇形科紫参的全草,异名石打穿、石大川、月下红,苦辛、平,擅治噎膈、痰喘、痈肿、瘰疬,此药清降而不苦寒,能降胃清胃,醒胃解毒,据证参用,其效甚佳。

五灵脂与香附为五香丸,擅治胸膈痞闷,两胁胀痛、脘腹疼痛,既能疏肝和胃,又兼散瘀通络。薏仁祛湿浊,散结消痈肿,对恶性肿瘤可防可治。焦神曲消滞助运,利于增强脾胃消化功能。

综上所述,徐老自拟之基本方残胃汤,功用为益气养胃,理气疏肝降胆和胃,祛湿泄热解毒,适用于一般残胃炎症患者,临床运用多年,效良而未见毒副反应。

原文 湿胜苔白加苍朴,郁热芩蒲浙贝母。舌红少苔沙麦添,瘀显丹七归延胡。鸡金焦楂谷麦芽,陈夏藿佩运中土。若系癌毒尚未尽,蛇舌白英红麦禾。

解读 徐师根据患者的体质、病程及轻重等差异,各人病机可能不全一致,故当以残胃汤为基础,随证加减运用。如脾湿内盛,或值长夏之际,湿蕴于中,胸脘痞闷,口黏少饮,舌苔白腻者,加苍术、厚朴,苦温燥湿,行气泄浊。若素属阴虚,易生郁热,或因气滞久而化热,湿郁成热,则宜加黄芩、蒲公英(芩蒲饮)、浙贝母以清肝胃之热,其状常见口干、常欲饮水、时有泛酸、舌红、脉细数等症。蒲公英清热解毒而苦寒不甚,黄芩清肝而除胃热,贝母清肺胃而制酸,三药伍用,其功尤著。

如舌质干红,胃阴亏乏者,宜增北沙参、麦冬。若舌有紫色,脘膈隐痛如针刺状,或曾伴大便隐血阳性,上消化道小量出血后瘀留于中,胃脘疼痛,宜酌加丹参、参三七、延胡索等,活血行气,消瘀定痛。

残胃腐熟水谷之功能减退,消运失司,故一般可据证酌加炙鸡金、焦山楂、谷芽、麦芽等消滞药品,以助消化。尤在饮食稍有不当,引起食欲不振、不饥、脘痞之际,选加1~3味及时参用,甚为必要。

若原来属于胃癌而行手术者,术后可参用白花蛇舌草、白毛藤(蜀羊泉)等,这类药物均具清瘀解毒之功,其性属寒,可据证选用一二味,或间断用之。白毛藤,异名蜀羊泉,《闽东本草》名红麦禾,为茄科植物白英的全草,甘苦、寒,功用为清热解毒,利湿祛风。白花蛇舌草性味功用与蜀羊泉相似,均为消化道防治癌毒之常用药物。

原文 如有他病需兼治,咽物不利通其路;食饵调护心境宽,头位略高勿太过;日久胃体稍扩大,食不过饱参粉糊;注重复查细观察,瘰痰之前腹轻摩。

解读 徐老据临床所见,中老年人患胃疾而兼有他病者不少,当据实际情况,兼顾治之。有的患者属胃心同病,当四诊合参,尤重舌脉及有关理化检查。如兼胸闷隐痛、心悸不舒,脉弦或细弦,证属胃失和降、心气郁滞者,兼用宽胸宁心,如娑罗子、广郁金、合欢皮、茯苓等;心阴不足者,佐以地黄、玉竹、黄精;心阳不振者,酌加制附子、白檀香;脾不布津、痰浊内停者,酌配薤白、瓜蒌、半夏等。残胃炎症,因大多有胆汁反流,甚则反流至食管而致胸骨后不适,或灼痛,咽物不利,可酌加宣通之品,如鹅管石、通草、王不留行等。兼病不一,举此二则,故不赘及,应从实际出发,随证分清轻重缓急而辨证治之。

饮食调护,非常重要,胃已大部切除,食管下端与空肠吻合而管腔更细,向下拉引,故进食必须小量,每次入口之食物宜在10g左右为妥,宜热而勿过烫,宜软而不干硬。还当防止情志因素的影响,应达观、开怀,以防气郁。

据徐师体会,每日参以米粉1次,如水磨米粉2匙(约30g),加以搅匀呈糊状,文火煮熟,食入于胃,既有营养,又易消化,对吻合口及残胃有护膜之功。藕粉甘凉,清养胃气,肃肺化痰,生津而护胃膜,且能凉血止血,吻合口炎症患者颇适合啖服。中药汤剂浓煎,取100ml左右,晚间睡前调以藕粉2匙,文火搅煮呈糊状,卧位服下,使药糊缓缓流经吻合口入于残胃,如服三七粉,亦可调入藕粉呈糊状,均可提高治效。

夜卧于床,为减少、防止胆汁反流,头位适当抬高,可于床头的床脚下两边各垫以木板,约10cm左右,使头及上半身均略抬高,"水往低处流",利于胆液下行。在睡前、醒后按摩腹部,顺时针、逆时针以手掌摩腹三五分钟,流通气血,增强腹部肌力,改善胃肠动力,大有裨益。

胃腑阳明多气多血,虽经部分或大部切除,若体质尚健,调护得宜,残胃之腔逐渐扩大,进食渐增,通过适当服药治疗,炎症改善,同样可以参加正常工作,但还当定期复查,适当治疗,以维康健,籍登寿域。

五、肝病诊疗随咏

黄疸脾湿瘀热行 湿从寒热两化分 邪毒入侵正气虚 肝胆失疏精汁升
目肤爪甲溲色变 舌下络膜早察清 充斥三焦达营卫 肺金肾水亦遭损
治湿必须利小便 鲜明阳证汤茵陈 山栀秦艽白鲜皮 苦参黄柏配将军
鸡骨垂盆夏凤英① 调理脾胃早回春 在表麻翘柴蒿饮② 若由酒伤添解醒
肝有瘀热当凉血 牛角丹地茜草根③ 胆府常道欠通顺 疏利甲乙配四金④
黄久不祛阳转阴 退阴复阳早辨明 运用温药掌分寸 健运中宫是准绳
慢性肝损病程长 戊己症象更显呈 培土泄木是常法 参用柔养涵其阴

---

① 夏凤英:夏枯草、凤尾草、蒲公英。
② 麻翘柴蒿:麻黄、连翘、小柴胡汤、青蒿。
③ 牛角丹地:水牛角、丹皮、鲜生地。
④ 甲乙、四金:甲木——胆,乙木——肝。四金:海金沙、金钱草、郁金、鸡内金。

气滞历久水瘀留 腹部膜胀鼓疾成 中满分消与春泽①如兼黄色佐二金②
更有舌红阴虚证 真水不足邪水盛 兰豆枫楮一贯煎③清金制木古法行
敷腹外治可为佐 衄鼻出血栀子粉 中西互补随症施 加强预防是根本

肝病诊疗随咏解读

原文 黄疸脾湿瘀热行,湿从寒热两化分;邪毒入侵正气虚,肝胆失疏精汁升;目肤爪甲溲色变,舌下络膜早察清;充斥三焦达营卫,肺金肾水亦遭损。

解读 临床上常见的肝病,如病毒性肝炎,淤胆性肝炎,药物、酒精性肝损害等,黄疸是病程中可能出现的特征之一。

黄疸也是甲型病毒性肝炎常见病症。仲景《伤寒论》早载云:"瘀热在里,身必发黄。"《丹溪心法》喻之为"同是湿热,如盦曲相似"。明·吴球《诸证辨惑》释义云:"譬如造曲,用水拌面盦之,不令气泄,黯成黄色,故人黄疸,亦是因湿热而成者也。"

湿乃主要成因,湿从热化,而成湿热。但由于体质、病邪、病程等因素,湿亦可从寒化。前者黄色鲜明如橘,称为阳黄;后者深黄而灰暗,或如烟熏、蒙尘,枯槁不润,称为阴黄,多属重症难治之疾。

诸凡病毒外邪、药毒酒害所伤,其发病规律也与"邪之所凑,其气必虚"有关。

《难经集注·卷四》:"肝者,幹也。"病邪入侵肝体,肝胆湿蕴瘀滞,胆液失于疏泄,不循常道,入于营络,达于体肤腠理,以致目、肤、爪甲色黄,小溲黄。而以舌下络膜色泽改变较早可现,故诊病察舌时,令人翘舌一望,若其色微黄,可以早期发现黄疸。

湿热病邪较重,充斥三焦,可现全身诸证,若干于气血,营卫不和,可有发热。黄疸之色,与脾相应,故有"脾色必黄"之说。病机之湿,亦与脾有关。凡脾胃不健者,易受邪毒而致病,黄疸形成前后,常伴食欲不振,甚则脘胁痞胀隐痛,恶心呕吐,神倦乏力,均属脾胃症状。黄疸重症者,肝胆气横,肺金不克制木,肺阴受损,肺津常亏,严重者可致通调失职,水湿无以下泄,使腹胀逐渐加重,由气胀而发展成为水胀。

肝肾乙癸同源,肝病湿热久羁,土败木贼,水道不利,肾失开合,有可能继发肿胀。故黄疸乃全身性疾病,当及时诊查治疗,精心护理,尽量避免迁延增重。

原文 治湿必须利小便,鲜明阳证汤茵陈;山栀秦艽白鲜皮,苦参黄柏配将军;鸡骨垂盆夏凤英,调理脾胃早回春;在表麻翘柴蒿饮,若由酒伤添解酲。

解读 黄疸之病既必有湿,则必须利湿,故有"治湿必利小便"之说。湿热内盛,导致身黄如橘而色鲜明者,称为阳黄。仲景茵陈蒿汤,传承应用至今。该方药用茵陈、山栀、大黄,清热化湿,通瘀退黄,使邪从下泄。服药后"小便当利,尿如皂角汁状,色正赤,一宿腹减,黄从小便去也"(《金匮要略·黄疸病》)。

《圣济总录》载有茵陈汤,方用茵陈蒿与白鲜皮二药等分,治"病人身如金色,不多言语,四肢无力"之重症黄疸。白鲜皮苦咸、寒,《本草经疏》谓其"性寒而燥,能除湿热,故主五疸"。《本草述》认为本药"咸入血,苦寒之性,有咸而合之入血,故能清散血中之滞热"。

---

① 春泽:春泽汤,由五苓散加人参(党参)组成。
② 二金:二金汤,由鸡内金、海金沙、厚朴、大腹皮、通草、猪苓组成(出自《温病条辨》)。
③ 兰豆枫楮:泽兰、黑料豆、路路通、楮实。

秦艽苦辛、平,祛风除湿,和血舒筋,清热利小便,擅治风湿痹痛、筋骨拘挛、黄疸、骨蒸潮热,现代药理研究表明,通过神经系统以激动垂体,促使肾上腺皮质激素分泌增加而具有抗炎作用。

其他治阳黄的药物尚有苦参、黄柏。苦参苦寒,清热燥湿杀虫,《补缺肘后方》记载用苦参、龙胆草为末,牛胆和丸,用治黄疸。20世纪50年代起,有用苦参粉剂、汤剂口服,制成注射剂经静脉滴注等剂型,治疗黄疸型肝炎有效的报道,近年来因其有心律失常的副反应而提出慎用或小量应用的意见。黄柏苦寒,清热除湿、泻火解毒,《伤寒论》栀子柏皮汤配用甘草治伤寒身热发黄。

最近常用治疗急性黄疸型肝炎的鸡骨草与垂盆草,临床运用中证实可缩短病程,使急性轻中度病例愈显率提高,实验研究认为对肝炎病毒有抑杀作用。夏枯草清肝散结,蒲公英清热解毒,凤尾草清热利湿,20世纪60年代,我省已故著名中医邹良材教授经验方"清肝膏"中相辅配用,清肝降酶(谷丙、谷草转氨酶)疗效显著,此膏迄今尚在运用。一般煎剂中用常用量,疗效亦佳。

徐老根据患者初起若兼有表证、黄疸、身热、表邪未净者用麻黄连翘赤小豆汤(《伤寒论》方);寒热不清、少阳不和者,小柴胡汤配青蒿清利肝胆;若病因与饮酒所伤有关者,添用葛花、枳椇子等解醒之品。

徐老认为肝胆与脾胃密切相关,肝炎不论有无黄疸,急慢性阶段均常见脾胃症状,如神倦乏力、食欲不振、多食易胀等。仲景有"知肝传脾,当先实脾"之论,亦告诫医者应重视治脾,故调理脾胃之治法,当贯穿始终,根据病情,各有侧重,相机运用。

原文 肝有瘀热当凉血,牛角丹地茜草根;胆府常道欠通顺,疏利甲乙配四金;黄久不祛阳转阴,退阴复阳早辨明;运用温药掌分寸,健运中宫是准绳。

解读 据徐老经验,肝为藏血之脏,肝有瘀热,发为黄疸,当清瘀热。欲清瘀热,不忘凉血,犀角地黄汤应列为常用之方。当前已无犀角,可用水牛角代之,与生地(最好用鲜品)、丹皮、赤芍相配,尚可据证酌加茜草根。

胆液色黄,正常之人,循其常道,下入小肠,疏土助运。病邪入侵,肝胆瘀热,胆液不循常道,逆入营血,充溢肌肤,发为黄疸,故治疗黄疸肝炎亦应考虑通利肝胆,导其下行。如海金沙、金钱草、广郁金、炙鸡内金等四金亦可配用。

《金匮要略·黄疸病》云:"黄疸之病,当以十八日为期,治之十日以上瘥,反剧多难治。"一般急性黄疸肝炎,经妥善治疗护理,二旬左右,可望控制发展,趋向好转。初时黄色鲜明,称为阳黄,若迁延日久,黄疸不退或反逐渐加重,黄色渐晦,甚则灰暗,称为阴黄。

徐老认为从病机整体而言,湿从热化,发为阳黄,湿从寒化,乃为阴黄,《金匮要略》所载"黑疸"、"女劳疸"等,大致均属阴黄范畴。喻嘉言曾提出,医者应随时观察病情,若有转阴趋势,及时"退阴复黄",虽未列治法方药,但其意即参用温化。一般常用方为茵陈术附汤,关键药物是制附子配白术或苍术,适应证为黄疸之色渐暗,舌质偏淡,舌有不同程度的白苔,口不渴,脉不弦。制附子用量为3~10g,逐渐增加,煎时需较长。湿浊既从寒化,必须运脾化湿,苍术厚朴、平胃散之类方可以配用。附子辛温以逐寒通经,苍术、厚朴苦温芳香以化湿浊,及时运用,确有意外之效。若因循顾虑,时日一长,阴黄顽证,预后堪虑。

原文 慢性肝损病程长,戊己症象更显呈;培土泄木是常法,参用柔养涵其阴;气滞历久水瘀留,腹部膜胀鼓疾成;中满分消与春泽,如兼黄色佐二金。

解读 急性肝炎黄疸型,因目肤小便色黄,一般易被察觉,经治疗后亦有部分患者迁延未愈,即使黄疸消退,但症状未除,肝功能尚有损害,转成慢性。无黄疸型病人,若初起症状不重,易被忽略,往往未获早期诊断,迁延日久方才被发现,不少病例在确诊时已是慢性肝炎。

在慢性期间,脾胃症状最为常见,如食欲不振,食后脘腹不适,或脘胁隐痛,或大便易溏,神倦下肢乏力等等。血检肝功能异常,如血胆红素增高者,属肝胆湿热内留,酶谱增高,可视为瘀热在肝,尚未廓清。病毒抗原、抗体阳性程度,反映正邪消长,邪毒为害未除。血清白蛋白减少,似属精微气血不足。肝脾肿大者,考虑气滞血瘀,统藏失职。从自觉症状、病程、舌象脉象等四诊信息,参合化学物理检验等资料,综合分析,确定病证诊断,提出治法方药。

肝为刚脏,需肾水以涵之,血液以濡之,土气以培之。据证而用涵肝、养血、健脾和胃等法,均为治本之则。化湿、行气、祛瘀清热等均属治标之法。祛其邪毒,亦标亦本。总之,应从标本合参,分别轻重缓急,拟定治法方药。其中行气一法,包括行胃气,尤其是疏行肝气,肝主疏泄,所以始终以疏泄肝气为要务。若气滞久而致血瘀者,当行气化瘀;气郁化热,肝有湿热者,疏气而清化湿热。

慢性肝病之重者,土木相仇,土败木贼,升降失常,浊气在上,则生胀,其胀日益加重,食后尤甚,形渐消瘦,独腹胀大,气滞久则水留、血瘀,三者互相助长。胀甚则下肢肿,小溲少,肝脾两伤,及于水脏,合多开少,气化不利,若病致于此,当按臌胀论治。一般如中满分消丸(汤)、春泽汤、胃苓汤等均为脾虚气滞水湿内留常用之方。

中满分消丸(《兰室秘藏》)方用厚朴、枳实、陈皮、砂仁、半夏、白术、茯苓、猪苓、泽泻、黄芩、黄连等药,功能健脾理气,除湿利水,以消胀满。方中芩连量少,苦以降逆燥湿。春泽汤为五苓散加人参。脾虚水湿盛者,平胃合五苓化湿利水消胀;脾虚肝郁之臌胀轻症,当用逍遥合柴胡疏肝饮加减。脾阳不振者,实脾饮、五皮饮参用。气滞血瘀者,鳖甲、虫、桃红四物,酌加三七、丹参、二丑、香附、槟榔等等。腹胀兼黄疸,《温病条辨》二金汤为常用之方:鸡内金、海金沙、厚朴、茯苓、猪苓、大腹皮、通草,亦可参用茵陈平胃之类。

原文 更有舌红阴虚证,真水不足邪水盛;兰豆枫楮一贯煎,清金制木古法行;敷腹外治可为佐,龈鼻出血栀子粉;中西互补随症施,加强预防是根本。

解读 肝硬化证型中,最棘手者为阴虚证,病人舌质红而少津,口干欲饮,饮入则胀。腹水形成后,腹胀日甚,其阴尤虚。若过于滋阴则胀满,行气药辛则阴愈不足。《诸证辨惑》论其机理为"真水虚而邪水盛"。"真水"似指真阴,包括血浆、白蛋白低,"邪水"乃体腔(包括腹腔、胸腔中的积液)。对这类病人,寻求有效治法实为医生之责,邹良材氏曾用兰豆枫楮汤(泽兰叶,黑料豆,路路通,楮实)配一贯煎加减,辅以静脉滴注血浆或白蛋白,补真水,祛邪水,可供参考。

阴虚证不仅肝肾之阴亏虚,肺胃之阴亦必不足,肺津受损,气道不利,影响通调水道之功能,金气无以制木,木气尤易横逆,故喻嘉言、朱丹溪等前贤均提出"清金以制木"之治法。一贯煎中沙参、麦冬养阴清肺,若加入黄芩、桑皮、银花等药,即属清肺制肝之法,可用于阴虚证肝病、臌胀,若伴短气咳逆、胸腔积液者,酌加葶苈、二丑、白芥子、浙贝母、冬瓜子(皮)等药。

至于峻剂逐水之方,如十枣汤、控涎丹(《证治准绳》)、浚川丸等,方中均有甘遂、芫花、大戟等品,损胃伤正,务必慎之又慎。《儒门事亲》禹功散,药用黑丑为主,加炒茴香研细末服之,利小便,逐水气,可以据证选用。

腹胀满,可参用外敷药,如芒硝打碎,加肉桂粉少量布包敷腹。鼻腔牙龈出血者,可用黑山栀研成粉末状,蘸于棉球,局部填塞,另以凉血止血方药内服,颇有良效。

肝病肝功能障碍、衰竭,尤如阴虚臌胀,预后不良,调治不易。另有部分病人因内积瘀热,继患恶变,瞬息致危。臌胀必须利水,利水易耗伤阴津,水电解质失衡。尚有出血,昏迷,继发感邪,有的肝衰、肾衰俱至,凡此种种,均需中西医及时抢救。未病早防,已病早治,妥善护理,防止反复增重,防治结合,不断减少发病,提高疗效。任重道远,医者责无旁贷。

六、胆囊术后病随咏

胆囊手术日益多 微创剖腹各有数 中精之府一刀摘 仍然有人诉疾苦
胆汁直下达肠管 亦可逆返入胃中 脘胁痞胀有气滞 切割出血留瘀阻
术后鹜溏便次增 频欲临圊受折磨 疏泄太过宜敛摄 不必单纯扶脾土
芍药山萸梅五味① 良姜升术益智诃② 寒加附子热加连③ 藿防楂曲共配和④
道中依旧可聚砂 总管扩张堵其路 肝内也有成小石 胁背胀痛言疾痾
四金四逆当归须⑤ 丝通梗通加皂戈⑥ 亮菌留行凤仙子⑦ 随症选用有尺度
甲木胆府合乙木 余气下泄精汁窝 浓缩贮存是宝库 流入肠中能疏土
越君尝胆珍其苦 此液历来用途多 开怀慎食善摄生 维护康健免风波

胆囊术后病随咏解读

原文 胆囊手术日益多,微创剖腹各有数;中精之府一刀摘,仍然有人诉疾苦;胆汁直下达肠管,亦可逆返入胃中;脘胁痞胀有气滞,切割出血留瘀阻。

解读 随着体检的逐渐普及,大量胆石炎症的病例被早期发现,加之已有的胆病患者,所以各医院的胆囊手术人数日益增多。具有普外腹部手术条件的各级医院近年来经剖腹、微创进行胆囊摘除的病例数,逐年递增。以我院为例,2010年已近千例,比5年前增加1倍。术后最常见的合并症,是胆汁反流,导致胃黏膜屏障受损而致慢性胃炎,或使原有胃炎复发、加重,并显著增加胃食管反流性疾病的发生。胃中气滞,失于和降,并由于手术创伤,容易导致血瘀内留。在辨证治疗时,较之非手术者更为复杂,增加了治愈的难度。至于胃、食管疾病的证治,另有专论,兹不赘述。

原文 术后鹜溏便次增,频欲临圊受折磨;疏泄太过宜敛摄,不必单纯扶脾土;芍药山萸梅五味,良姜升术益智诃;寒加附子热加连,藿防楂曲共配和。

解读 《难经·四十二难》谓:"胆在肝之短叶间……盛精汁三合。""精汁"为"肝之余

---

① 梅五味:乌梅、五味子。
② 升术益智诃:升麻、白术、益智仁、诃黎勒。
③ 连:黄连。
④ 藿防楂曲:藿香、防风、焦山楂、焦神曲。
⑤ 四金四逆:四金汤,由金钱草、海金沙、鸡内金、广郁金组成;四逆散,由柴胡、枳实、白芍、甘草组成。
⑥ 丝通、梗通、皂戈:丝通,方通草切成丝状;梗通草;皂角刺。
⑦ 留行:王不留行。

气"下泄而成,是一种精气所生之液汁,可以疏土,进一步消化水谷而成为精微。成人一日约达1000ml,主要含有脱氧鹅胆酸及石胆酸。这些胆盐液汁在胆囊浓缩和储存,胆囊容量为20~60ml,重吸收水和电解质。进餐后胆囊有序收缩,胆液陆续流入肠内,95%以上的胆盐在小肠吸收(尤其是回肠末端)。如重吸收障碍,胆盐过多流入结肠,则大便稀而次多。胆囊一经摘除,肝脏分泌的胆汁直接下流,丧失了浓缩、贮存的脏器,所以一般在术后大便次数增加,时欲如厕临圊,给生活、工作带来影响。况且运化精微的功能不足,也会影响到全身的营养供给。

胆囊摘除术后的泄泻,与一般脾虚证有所差异,故单用健脾助运之治法往往效果欠佳。可以参考胆液生理的影响,似与疏泄太过有关。丧失了浓缩5~20倍的功能,胆酸浓度虽然降低,但在结肠的流量增加,持续时间延长。肝胆疏泄不及者,当用疏肝利胆。疏泄太过者,理宜敛肝摄液。只要疼痛不著,舌苔不腻,非食滞、湿困之泄利,用白芍、山茱萸、炙乌梅、五味子、高良姜、炙升麻、益智仁、煨诃子、炙甘草等浓煎内服,5~10剂,一般即可使大便次数减少,质渐成形。山茱萸酸平,《别录》谓"微温",功擅补肝肾,涩精气。《本草求原》谓"治久泻"。《本草新编》也有"治五更泻"的记述。与白芍、乌梅、五味子相配,酸收敛液。加入升麻解毒升阳,良姜温中止泻,益智仁、诃子辛苦温涩肠,甘草调和诸药。此方姑名为"胆泄汤"。至于个体的差异,如兼寒可酌加制附子少许,中有郁热者酌加黄连,夹湿热宜藿香、防风。为助消运,以防食积,可加入焦山楂、焦神曲。

原文 道中依旧可聚砂,总管扩张堵其路;肝内也有成小石,胁背胀痛言疾痼;四金四逆当归须,丝通梗通加皂戈;亮菌留行凤仙子,随症选用有尺度。

解读 胆囊切除术后,如形成胆石的病因持续存在,胆总管仍可有结石形成。积聚较多之时,胆总管出口不畅,管腔下端可相应扩张。也有在肝内毛细胆管、肝管中形成小如泥沙样结石者。患者常诉上腹偏右,胁背胀、痛,轻重不等,一旦检查发现肝内或胆总管结石,患者常可产生心理压力,诸症丛生。如若再行手术,不仅难度大,而且会更损脏器,还有可能增加术后多种合并症。

徐老认为这类患者,当从肝胆湿热、气滞血瘀等病机考虑,一般仍适用四金(金钱草,海金沙,鸡内金,广郁金)合四逆散(柴胡,枳实,白芍,甘草)加当归须、通草、皂角刺、王不留行、凤仙花子(急性子)等活血通利消结之品。

通草系五加科植物通脱木的茎髓,甘淡、凉。加工成片状者为方通草,切成丝者名丝通草。梗通草为豆科植物田皂角茎的木质部,性味亦为甘苦而凉。二药同具通乳、利小便、催生等通利之功用。肝管、胆总管有结石,通草常可用为辅助药,肝管结石用丝通草,胆总管结石可用梗通草。

皂角刺为豆科植物皂荚的棘刺,功擅搜风、拔毒、消肿、消毒、排脓,与急性子、王不留行等药同用,能通利管道中结石,使之通达下泄,唯三药用量应适当,不可过量伤正,孕妇忌服。

亮菌为白蘑科假密环菌的菌丝体。20世纪60年代,从民间的单验方中发掘,经临床与实验研究证实,亮菌具有利胆、和胃、抗炎等良好的功用,50多年来临床广泛运用,未发现不良反应。目前常用剂型为片剂,服用方便,对胆囊、肝内、胆总管结石等疾患,与汤剂配用,可协同起效。

原文 甲木胆府合乙木,余气下泄精汁窝;浓缩贮存是宝库,流入肠中能疏土;越君尝胆珍其苦,此液历来用途多;开怀慎食善摄生,维护康健免风波。

解读 胆附于肝,互为表里,肝随脾升,胆随胃降,同为人体重要器官,胆液经胆囊浓缩、贮存流入小肠,疏土以助运化。胆液之味甚苦,性寒。古代越王勾践"卧薪尝胆"籍忆其苦。临床运用猪胆、鸡胆,药源丰富,取其汁,焙研装入胶囊内服,可治肝胆病、百日咳、眼病等疾患,其效甚佳。人的胆液,除疏土助运以外,也可能尚有清热解毒的功用,对体内自稳、调节也是一种重要的物质。胆囊一经切除,对健康也会有不同程度的影响,故重在预防,节饮食,调情志,防止胆病,免于切摘,以维康泰。

七、胰病证治随咏

脾居中焦主运化	散膏半斤当属胰	与胃相合邻肝胆	胆胰管出壶腹谿
腺中之液能化食	糖原代谢内分泌	胰腺炎症常见疾	病从口入发于里
脾胃薄弱易患此	禀赋体质有关系	胆病波及需重视	湿热氤蒸损血气
急发重症瞬息变	充斥营卫犯心肺	心存警惕确诊早	抢救及时中合西
大柴胡汤清胰方	泻心保和随证提	若兼蛔虫当驱出	调整血糖防高低
慢性炎症病程长	慢中防急勿麻痹	脾胃不和六君子	肝脾失调逍遥依
肝胆湿热常清化	四金四逆随机施	积滞当消慎饮食	三棱莪术祛瘀滞
快膈消食直指方	砂仁香附楂陈皮①	如因酒伤参解醒	腹痛经久效方奇②
草果灵脂延没药	酌加姜黄白芍薏	上腹包块按之痛	即查 B 超或 CT
局部坏死胰液渗	假性囊肿影像起	理气行瘀又清化	败酱瓜子多苡米
打碎芒硝掺桂末	腹壁外敷效不欺	囊破膜损即开腹	术后调护心要细
日久不消防恶变	注重复查莫忘记	饮食有节慎起居	健其中宫护脾胰

胰病证治随咏解读

原文 脾居中焦主运化,散膏半斤当属胰;与胃相合邻肝胆,胆胰管出壶腹谿;腺中之液能化食,糖原代谢内分泌。

解读 古医籍中未见有胰腺之名,但从《难经·四十二难》"脾重二斤三两,扁广三寸,长五寸,有散膏半斤"的记载,"散膏"很可能就是胰。从内脏的部位和胰参与进一步消化食物以资运化来看,胰属脾当可理解。据《难经》注者杨玄操谓"脾,俾也,在胃之下,俾助胃气,主化水谷",也说明胰与脾胃的密切相关。

胆附于肝,内藏精汁,在解剖方面古今比较一致。脾胃与肝胆相邻,《四圣心源》:"木生于水而长于土,土气冲和,则肝随脾升,胆随胃降。"所言生理功能,四者(肝、胆、脾、胃)密切相关,互为依存,喻云为"土荣木"和"木疏土",共同完成人体的消化功能,协调平衡,维持自稳状态。一旦有病,也将互相影响,尤以胰管与胆总管均开口于十二指肠下端壶腹部位,胆病及胰,故有"胆源性胰腺炎"之称,似属"土木相仇"。

胰腺分泌胰液,常人日量约 1.5l,含有淀粉、脂肪、蛋白及糜蛋白等酶,是消化液中最重

---

① 快膈消食直指方,砂仁香附楂陈皮:《仁斋直指方》快膈消食丸,由三棱、莪术、陈皮、香附、木香、砂仁、麦芽、神曲组成。

② 效方奇:明·董宿《奇效良方》手拈散,由延胡索、五灵脂、没药、草果仁组成。

要的外分泌。胰腺又是人体重要的内分泌器官,分泌胰岛素参与糖代谢。因此,胰腺一旦发生病变,对机体影响甚巨,预后亦较严重。

原文 胰腺炎症常见疾,病从口入发于里;脾胃薄弱易患此,禀赋体质有关系;胆病波及需重视,湿热氲蒸损血气。

解读 胰腺炎症当前已是消化系统常见而多发的疾病,与胆道结石炎症的发病增加也有一定关联。其病因之一是禀赋不足,脾胃薄弱,运化功能失健。二是饮食不当,暴饮暴食,酒食不节,肥甘助湿,炙煿生热,酒醴酲毒,损伤脾胰及胃。三是肝胆湿热久蕴,氲氲犯及胰脾。它如起居失常、劳倦过度、饱餐后舟车劳顿、烦劳忧思抑郁等因素,以致中焦气滞,湿热交阻,升降失常,胃气壅塞。若邪盛则可充斥三焦,营卫失调,如正虚邪盛,正不胜邪,气耗阴损,甚则厥脱致危。

原文 急发重症瞬息变,充斥营卫犯心肺;心存警惕确诊早,抢救及时中合西。

解读 胆道炎症结石,当壶腹部发生阻塞时,胆液逆流入胰管,渗入胰腺组织,暴饮暴食,酒醴过度,促使胰液分泌旺盛,胰腺小管或腺泡破裂,胰酶逸出,以致胰腺充血、水肿、增大,称为"水肿型"。若炎症导致坏死、出血,波及周围组织,称为"出血型"。有些老年或体虚之人,急性突发,发展迅速,病死率甚高。故临床医生必须高度警惕,及时明确诊断,及时救治,合参中西之法,合理使用抑制胰腺分泌、镇痛解痉、纠正水与电解质失衡、抗休克、抗感染、控制高血糖等等措施。

原文 大柴胡汤清胰方,泻心保和随证提;若兼蛔虫当驱出,调整血糖防高低。

解读 由于病理变化的性质与程度不同,急性发病时临床表现亦轻重不一。一般常见症状为上腹部疼痛,持续而较重,按之痛著。初时常有恶心呕吐。大多有身热,少数出现黄疸。急性坏死型胰腺炎常发生四肢冷、汗出、脉细数、血压下降等休克危象。

病理因素大致可概括为:食滞中焦,胃气失降,湿与热合。病机以邪实为主,治宜消食导滞、和降胃气、清化湿热。常用方如大柴胡汤、泻心汤、保和丸、藿朴夏苓汤、香苏散、四逆散等,根据病情,立方遣药。并宗"通则不痛"之旨,重在通下。

新中国成立以来,天津南开医院、遵义医学院附院外科诊疗本病取得一定经验,创制的"清胰汤"一号方适用于腑实的急性水肿型胰腺炎,药用柴胡、黄芩、黄连、白芍、广木香、延胡索、大黄(后下)、芒硝(冲服)。二号方用于蛔虫诱发的急性水肿型胰腺炎,药用柴胡、黄芩、广木香、白芍、槟榔、使君子、苦楝根皮、芒硝(冲服)。并施以针刺治疗,取穴上脘、脾腧、足三里为一组,中脘、胃腧、下巨虚为一组,胆腧、阳陵泉、内关为一组。轮流交替,均用泻法。

如胰腺炎症破坏胰岛而出现高血糖症时,用胰岛素加入葡萄糖盐水中静脉滴注。

若遇坏死型胰腺炎出现休克者,当及时据证用独参汤、四逆汤等方,配合针灸和抗休克治疗,全力抢救。待转入坦途后,随证用药治疗。

原文 慢性炎症病程长,慢中防急勿麻痹;脾胃不和六君子,肝脾失调逍遥依;肝胆湿热常清化,四金四逆随机施;积滞当消慎饮食,三棱莪术祛瘀滞;快膈消食直指方,砂仁香附楂陈皮;如因酒伤参解酲,腹痛经久效方奇;草果灵脂延没药,酌加姜黄白芍薏。

解读 急性胰腺炎若反复发作,或迁延日久,可能转成慢性。一般表现为上腹疼痛、痞胀、大便易溏、乏力神倦等症。病位常以脾胃为主,及于肝胆。脾胃运化不力,脾虚气滞,水谷不归正化,湿自内生,升降失其常度,肝胆失于疏泄,木侮中土,气滞血瘀。在慢性过程中,若复因饮食不当、饮酒、劳倦或情志等因素,可能促发急性病变,故千万不可麻痹大意,应善为调治,慎饮食起居,防止发作,努力促使逐步好转,趋于向愈。

徐老认为慢性炎症大致以下列证候为常见:

脾胃不和证:治宜健脾和胃,常用方如香砂六君子汤加减。脾阳虚者,参用理中汤、附子理中汤。

脾气脾阴俱虚者,治以参苓白术散、慎柔养真汤(黄芪、党参、白术、山药、茯苓、甘草、白芍、莲肉、五味子、麦冬)。脾虚湿胜者,宜用平胃散、不换金正气散、养胃汤(《证治准绳》:厚朴、苍术、藿香、草果仁、半夏、橘红、党参、茯苓、生姜、甘草)等。脾虚而气滞较著者,可用木香顺气汤(《医学发明》:木香、草豆蔻、益智仁、苍术、柴胡、茯苓、泽泻、陈皮、厚朴、干姜、吴茱萸)等。

肝脾不和证:宜用逍遥散、鸡胵汤(《医学衷中参西录》:生鸡金、柴胡、白芍、白术、陈皮、生姜)加减。若有瘀滞者,参用快膈消食丸(《仁斋直指方》:三棱、莪术、陈皮、麦芽、香附、砂仁、神曲)。上腹痛甚者,参用手拈散(《奇效良方》:延胡索、五灵脂、没药、草果仁)等方加减。因酒所致者,配加葛花、枳椇子等。

肝胆湿热证:一般酌用四逆散、茵陈蒿汤、验方四金汤(金钱草、海金沙、广郁金、鸡内金)。若湿热瘀结,上腹胁腰疼痛不解者,可参用薏仁、冬瓜子、败酱草、白芍,并加入路路通、通草、丝瓜络、姜黄等通络之品。尿糖阳性者,可加地锦草、乌不宿、白僵蚕等。

针灸、外治疗法的配合,可以提高疗效。

原文 上腹包块按之痛,即查 B 超或 CT;局部坏死胰液渗,假性囊肿影像起;理气行瘀又清化,败酱瓜子多苡米;打碎芒硝掺桂末,腹壁外敷效不欺。

解读 胰腺假性囊肿,是常见的胰囊性损害,约占胰腺疾病总数的 40%,多继发于急、慢性胰腺炎和胰腺损伤的患者,由于血液、胰液外渗,以及胰液自身消化,导致局部组织坏死崩解物的积聚,不能较快吸收而形成。其囊壁为非上皮成分,而是由炎性结缔组织构成,故称为"假性囊肿"。当病人上腹疼痛不适持续,按之有包块,或伴有发热,应即查 B 超或 CT,一般即可发现囊肿病变。

假性囊肿的病机,不外乎湿热郁积和气滞血瘀。故清化湿热、理气行瘀仍为基本治法,并宜参用散结祛毒之品。据徐老经验,药用炙柴胡、黄芩、制军、薏仁、冬瓜子、败酱草、炙鸡金、海金沙、莪术、通草、浙贝母、王不留行、当归、生甘草等,必要时尚可酌配皂角刺、白芥子。薏仁、冬瓜子、败酱草均需重用。此外,薏仁与冬瓜子尚可煮水代茶饮服。外治法可用芒硝(打碎)50g、肉桂粉 2~3g,布包外敷腹部包块处,每日 1 次,连续 7~14 天。

原文 囊破膜损即开腹,术后调护心要细;日久不消防恶变,注重复查莫忘记;饮食有节慎起居,健其中宫护脾胰。

解读 假性囊肿若中间渗液较多,炎性纤维膜一旦破损,则突然腹痛剧烈拒按,必须及时诊查,开腹手术。术后护理必须周到细心。胰腺假性囊肿、慢性胰腺炎也有部分患者可以恶变,临床必须密切观察,随时检查,采取针对性防治措施。

徐老指出防重于治,故平时千万注意做到饮食有节,切勿酗酒、暴饮暴食,少进肥甘炙煿。胆道有病者,及早妥为治疗。平时保持饮食结构合理,劳逸适度,心情平和,使脾胃健旺,亦利于防止胰病。

八、肠病证治随咏

下利概含泄与痢 治泻相传有九法 肚痛而泄见赤白 里急后重称滞下
初病治疗宜审慎 积滞必须消与排 木香槟榔芍药汤①将军都是常用药
痢无补法乃古训 早用兜涩疾苦加 若有寒热宜表达 逆流挽舟葛蒿柴②
木侮中土增痛泻 抑肝扶脾遵古法 防风陈皮与术芍 蚕梅蝉衣人中白③
脓多秦苍马齿苋④血多榆槐添紫柏⑤更有痰泄宜祛化 陈夏薏桔菖远瓜⑥
气利名方诃黎勒 健脾摄涩益智佳 久痢不忘参血药 猬冠棱莪木槿花⑦
如厕已少脓血尽 黄昏白及与胶药⑧菖榆藿连锡类散⑨细心灌肠效不差
缓解期间健脾胃 随证理气与清化 气阴俱虚当养真⑩参苓白术互斟酌
善于调治肝脾肾 行瘀祛浊由医家 溃结易致克罗恩 肉芽增生病理查
饮食起居当须慎 劳逸适度舒情怀 参进粉糊远腥膻 增强体质暖腹脉

肠病证治随咏解读

原文 下利概含泄与痢,治泻相传有九法;肚痛而泄见赤白,里急后重称滞下。

解读 《素问·灵兰秘典论》谓:"大肠者传道之官,变化出焉","小肠者受盛之官,化物出焉"(传不洁之道,变化物之形),指出了肠腑的主要生理功能。故凡大便质、量与次数的异常,均属肠病。本篇重点讨论关于慢性泄泻和痢疾的诊治内容,是临床最常见的肠疾。

张机所著《金匮要略》第十七篇"呕吐哕下利病脉证治",将大便异常的泄泻与痢疾统称为"下利"。凡排便次数增多,粪质稀薄,甚则如水样者为泄泻,若腹痛、下利赤白且里急后重者为痢疾(若属时行传染者名疫痢)。临床所见慢性非特异性溃疡性结肠炎等炎症性肠病,在病程中可能似泻而又似痢,徐老指出对这样的病例,姑名之为"下利",亦无不可。重在辨证,诊断为下利,不会影响治疗施方择药。

《内经》有濡泄、洞泄、飧泄、注泄等名,《难经·五十七难》谓:"泄凡有五,其名不同,有胃泄,有脾泄,有大肠泄,有小肠泄,有大瘕泄,名曰后重。"迨宋以后,基本上统称为泄泻。由于病因多端,病程不一,症候不同,故李士材《医宗必读》列举治泻九法,即淡渗、升提、清凉、疏利、甘缓、酸收、燥脾、温肾、固涩,亦可知治泻已积累了丰富的经验。

典型的痢疾,诊断不难,以腹痛、里急后重、下利赤白为主症,以夏秋居多,《诸病源候论》即有赤白痢、血痢、脓血痢、热痢等名称,《千金要方》有"赤白滞下"之称。中有积滞,而

---

① 木香槟榔芍药汤:木香槟榔丸、洁古芍药汤。
② 葛蒿柴:葛根、青蒿、柴胡。
③ 蚕梅:僵蚕、乌梅。
④ 秦苍:秦皮、苍术。
⑤ 榆槐添紫柏:地榆、槐花、紫草、侧柏叶。
⑥ 陈夏薏桔菖远瓜:陈皮、半夏、薏仁、桔梗、菖蒲、远志、冬瓜子。
⑦ 猬冠棱莪:刺猬皮、鸡冠花、三棱、莪术。
⑧ 黄昏:黄昏汤,由合欢皮、阿胶、山药组成。
⑨ 菖榆藿连:石菖蒲、地榆、藿香、黄连。
⑩ 养真:养真汤,由黄芪、山药、党参、白术、茯苓、白芍、莲肉、麦冬、五味子、甘草组成。

致下利,故名滞下。

原文 初病治疗宜审慎,积滞必须消与排;木香槟榔芍药汤,将军都是常用药;痢无补法乃古训,早用兜涩疾苦加;若有寒热宜表达,逆流挽舟葛蒿柴。

解读 痢疾病位在肠,因湿热(或寒湿)食滞、滞积肠腑,气血与之相搏,传导失司,脂膜损伤,气血瘀滞,故见腹痛里急后重,下利赤白。初起必须参用消积通滞,排出浊毒,正因为如此,古有"痢无补法"之诫。"补"可能包括补气健脾、补肾固涩等方药,这一原则,同样适用于溃疡性结肠炎等似痢似泻初起之时。若审证不详,治法不当,早用健脾益气、温肾兜涩方药,导致病程迁延,反复发作。

洁古芍药汤,为治疗湿热内留之痢证常用方,湿偏重者配以木香槟榔丸,热偏重者佐用枳实导滞丸、白头翁汤等,重在消积导滞,调气行血,化湿清热解毒。其中大黄亦属常用之药,有的宜加入芒硝、黑丑,消积导滞务宜尽早,祛之务尽,免留后患。若初起伴有恶寒发热,头痛身重,有表证,可用发散表邪,领其外出,喻嘉言称之为"逆流挽舟"(败毒散加减)。柴胡、羌活、防风、葛根等表散解热之剂,随证选用,不失祛邪外达的时机。

原文 木侮中土增痛泻,抑肝扶脾遵古法;防风陈皮与术芍,蚕梅蝉衣人中白。

解读 有的肠病腹痛下利,并无明显赤白黏冻、里急后重等症,属于肝脾不调痛泻之证。由于肝失条达,脾失健运,宜用《景岳全书》引刘草窗痛泻要方,抑肝健脾。方中白术健脾,白芍柔肝,陈皮理气醒脾,防风祛风升清。征诸临床,这类病证颇为常见,常有结肠过敏易激的特点。然单用此方四药,力弱不够,据徐老经验,可酌配僵蚕、乌梅、蝉衣、人中白等药。

白僵蚕辛平无毒,入肝经,功擅祛风解痉,化痰散结;蝉衣(蜕)甘咸凉,亦入肝经,散风热,定惊,宣肺透邪。二药均能抑肝,可助白芍、防风抑制肝木,抗过敏。人中白咸寒,入肝、肺经,清热降火消瘀;乌梅酸收。临床运用经验提示,此四药均可增强抗过敏作用,补痛泻要方抑肝药物之不足,可以据证酌用。

原文 脓多秦苍马齿苋,血多榆槐添紫柏;更有痰泄宜祛化,陈夏薏桔菖远瓜;气利名方诃黎勒,健脾摄涩益智佳;久痢不忘参血药,猬冠棱莪木槿花。

解读 大便次多而见脓血者,属湿热毒邪损及肠腑脂膜所致,白多偏湿,血多偏热。病人及医者目视可以望知,经化验更可证实。白多者往往白细胞、脓细胞多,秦皮、炒苍术与马齿苋之药相配,加入辨证处方中,效良而捷。秦皮苦寒无毒,苦以燥湿,寒以清热,仲景白头翁汤中秦皮用量超过白头翁,此药尚擅治眼眦多脓性分泌物之眼疾,消炎镇痛之效较著。苍术苦温燥湿辟秽,善行而开郁。马齿苋辛寒,清热解毒,消肿治痢,亦善治痈疽恶疮、妇女带下。

下利赤白而血多者,治宜清热凉血,徐老常用地榆、槐花(或角)、侧柏叶,配加紫草,这些药均入血分。槐角与槐花性均苦寒,清热凉血止血,功用相同。槐角系果实,功兼润燥。紫草苦寒入血,清热解毒,凉血止血,且具通下之用,亦治便秘。地榆、侧柏叶均是经典治血药物,炒炭者统为止血之用,"红见黑即止",不炒炭同具止血(促进凝血)作用,又兼清热解毒抗炎抑菌。

如大便中黏液量多,此系湿胜所致,因湿盛而津凝,与痰浊相似,故昔有"痰泻"之称。有湿宜祛,有痰当化,故曰"祛化",用药如陈皮、半夏、薏仁、桔梗、石菖蒲,必要时酌配远志与冬瓜子等。

《金匮要略·呕吐哕下利病》篇末条谓:"气利,诃黎勒散主之。"意即大便随矢气而出,粪质稀薄,属于肠滑之症,导致病人频频如厕,不敢排气。诃子系使君子科植物诃子的果实,苦涩温,敛肺,止利,富含鞣质,涩肠止泻,若气利而无腹痛便下赤白者,下利稀薄而臭不甚,中无积滞者,可用诃子,用量10~20g。

益智仁健脾温肾摄涎止利。脾主涎,脾不固摄,涎多成患,益智用之颇效。肠中液多,而无明显积滞,下利次多,粪稀水多,腹痛不著者,加用益智仁,可使肠液分泌减少,吸收增加,粪质渐干,便次减少。

久痢时发,虚虚实实,治疗不易。尤以腹痛下利赤白,经久不已。徐老从辨证方中参用活血化瘀之品。歌诀中所列刺猬皮,苦平,降气定痛,凉血治痢,亦善行瘀活血,一般用治血瘀胃痛,反胃吐食,殊不知对下利血便、里急后重、腹痛、甚则肛痛脱肛者用之甚佳,可明显改善症状。其他如鸡冠花治血痢,止血活血,三棱、莪术消积而活血,木槿花治赤白痢,凉血活血,治久痢屡发。炎症性肠病,慢性复发病例,从"久病入络"之理,重视参用血药,可以提高治效。

原文 如厕已少脓血尽,黄昏白及与胶药;菖榆藿连锡类散,细心灌肠效不差。

解读 经过治疗和饮食起居调护,腹痛下利赤白等症逐渐向愈,便次已少,脓血已尽,徐老据证参用合欢皮、白及、阿胶珠和山药等药。

合欢皮为豆科植物合欢皮的树皮,甘平,功擅解郁、和血、宁心、消痈肿。《千金方》黄昏汤用此一味治疗肺痈脓已尽者。《景岳全书》载有合欢饮,用合欢皮、白蔹治肺痈久不敛。肺与大肠相表里,故徐老用于下利结肠溃疡性炎症脓血已尽之际,冀其敛疮护膜,征诸临床,确甚有效。用量为30g,加入辨治方中。白及富有黏性,止血敛痛,山药健脾益气养阴,二药亦可在此时期配用,利于巩固疗效,减少复发,缩短病程。

除内服药物外,为求直达病所,凡左半结肠炎症溃疡显著者,宜采用保留灌肠法,可以提高治效。30多年来,国内类似报道甚多,各地专家用药有同有异。据徐老经验,常用石菖蒲、地榆为主,浓煎成150ml,亦可调入锡类散。于晚间便后,令患者左侧卧,肛管插入约15cm,药液保持40℃左右,以每分钟60~80滴速度灌入肠中,灌肠毕,拔去肛管,合腿左侧卧5~10min,再平卧5~10min,再右侧卧10~15min,以后仰卧。按此法一般保留时间较长。每晚1次,连续5日,停2日再按上法灌肠,3~4周。

原文 缓解期间健脾胃,随证理气与清化;气阴俱虚当养真,参苓白术互斟酌;善于调治肝脾肾,行瘀祛浊由医家。

解读 溃疡性结肠炎常具有反复发作的特点,当病情处于好转缓解之期,除注意饮食起居调护外,适当的药物治疗十分重要,旨在巩固提高,以防复发。此时徐老常用健脾和胃之剂,随证参用理气、清热、化湿、护膜等方药,每周服药2~4剂,酌情而定。亦可配用米粉调入散剂,如炒白术、山药、茯苓、甘草等药研成细粉。米粉与药粉之比约为3:1,文火煮成糊状服下,既利于消化吸收,又有营养与治疗的双重作用,药食相兼,健脾和胃。

久痢或久泻,经认真诊疗护理,取得向愈效果。患者本虚之征常见,脾气必虚,气虚及阴,脾阳脾阴都有不同程度亏损,病人舌质红而少苔,口干欲饮,神倦气怯,脉象细濡。按一般常规,治以参苓白术散,健脾养阴,气阴兼顾。然此方养阴之品唯莲子与山药,故徐老常选参《慎柔五书》养真汤,此方除参术芪草茯苓山药以外,尚有白芍、五味子、莲肉、麦冬,前者补益脾气为主,后者敛液养阴为辅。两者相辅相成,其效尤著,能善于治本,避免再度发作。

慢性结肠炎向愈恢复时期,有的呈现肝脾肾俱虚者,徐老则审证而调治。肝血不足者用炒当归、芍药、阿胶珠、女贞子等,少用枸杞、首乌以免肠润便溏;肝阴不足、疏泄太过者,酌加灸乌梅、木瓜、五味子、白芍;兼肾阴亏虚者,酌配山茱萸、莲须、潼沙苑、菟丝子等,尽量避免生熟地滋腻之品;据证参用行瘀祛浊之剂,因病久及血,当行其瘀,选加莪术、紫草、泽兰与归芍相配;有湿浊内留者,配用薏仁、茯苓与陈夏为伍,当须始终顾护胃气,参以养胃理气之品。总之,应详为辨证,图本调治,妥为善后,俾脾胃健旺,正气存内则邪不可干。

原文 溃结易致克罗恩,肉芽增生病理查;饮食起居当须慎,劳逸适度舒情怀;参进粉糊远腥羶,增强体质暖腹脉。

解读 临床上有些慢性溃疡性结肠炎病人,在病程中经再度内镜检查,诊断为克罗恩氏病。两者统属炎症性肠病,病因均未明确,但均与免疫反应、遗传、感染等因素有关。临床表现初期大致相似,结肠炎的病变部位以结肠为主,左半结肠多见,也可及于全结肠,病变一般限于黏膜层为主。克罗恩氏病病变以右半结肠为多见,同时常及于回肠,局限于结肠者仅少数(约10%)。病变达结肠黏膜下层与浆膜层,肠系膜淋巴结大,淋巴管内层细胞增生,随着病变的发展,炎症性肉芽肿深达肠管肌层,使肠管增厚、变硬。也有从口腔至肛门各段消化道均受其累,常呈节段性分布。肠梗阻是最常见的并发症,并常伴有贫血、出血、低蛋白血症等,迁延不愈,预后不佳。此病目前尚无特殊治疗方法,主要从支持与缓解症状的有关措施,中医中药亦以随证辨治为主,常以清化、行瘀、散结、理气、顾本(养血、健脾等)等法。药物内服、外治,配合针灸。

防重于治,平时注意饮食起居,调情志,防过劳,腹部保暖,以维护脾胃功能。既病下利,更当重视调护,参以米粉调服,食药相兼,忌食腥羶发物,以防反复加重。

九、肝气郁滞与疏肝法

肝气郁滞疏肝法 中医特色历来明 木能疏土土荣木 曲直条达肝之性
受气于心脉贵通 木火刑金肺遭损 乙癸联系利阴窍 六腑宜通肝相应
开窍于目罢极本 情怀不畅乃其因 疏肝达郁必理气 甘缓辛散早载文
柴胡疏肝景岳方 四逆芎薐莎草根 木香乌药郁金欢① 青陈延胡砂蔻仁
橘叶与络蒌橼蝶② 丁檀沉降加金铃 佛手茱萸瓜络枸③ 八月麦芽百合灵④
宽胸利膈有苏梗 纯良主中药性平 配用通络枫香果⑤ 乳没归须娑罗分⑥
伍以化痰蛤壳贝⑦ 半夏厚朴薏藻昆⑧ 气郁生火法宜清 化肝清肝夏左金⑨
行气利水增四苓 泽兰益母天仙藤 配加化瘀桃红花 血府逐瘀紫丹参

---

① 欢:合欢花、皮。
② 橘叶与络蒌橼蝶:橘叶、橘络、刺蒺藜、陈香橼、木蝴蝶。
③ 瓜络枸:丝瓜络、枸橘李。
④ 八月:八月札。
⑤ 枫香果:即路路通。
⑥ 乳、没、娑罗:乳香、没药、娑罗子。
⑦ 贝:浙贝母。
⑧ 薏藻昆:薏苡仁、海藻、昆布。
⑨ 化肝清肝夏左金:化肝煎、清肝汤(《杂病犀烛》)方,由当归、白芍、川芎、柴胡、山栀、丹皮组成)、夏枯草、左金丸。

寒滞厥阴宜温经 天台乌药橘核灵①疏泄太过宜酸敛 刚柔相济慎辨证

肝气郁滞与疏肝法解读

原文 肝气郁滞疏肝法,中医特色历来明;木能疏土土荣木,曲直条达肝之性。

解读 肝藏血而主疏泄,和整体气血运行、调节与精神神经系统功能密切相关。"疏泄"即是疏通畅泄之意。《难经·四十二难》杨玄操注云:"肝者幹也,于五行为木,故其於体状有枝幹也。"木性曲直条达,一旦发生肝气郁滞,疏泄失常,不仅肝(胆)产生病变,还可能影响别的脏腑而导致多种病证,涉及消化、呼吸、心血管、精神神经和内分泌等系统的疾患。疏肝的治疗法则适用甚广,每常获得良好的效果。历代对此经验续有阐发,这是中医临床治疗学特色之一。

脾胃受纳腐熟、运化水谷,与肝的疏泄功能有关,前人以"木能疏土"概言之。反之,脾胃健旺,气血充养,气主煦之,肝得血藏而遂其条达畅茂之性,喻之为"土能荣木"。

肝气郁滞则脾胃常先受到影响,犯胃则胃脘痞胀疼痛、呕恶、嗳逆、吞酸,克脾则腹痛而泄,胀满不适。《素问·玉机真藏论》早载有肝病可以"传之于脾"。仲景《金匮要略》所云"知肝传脾,当先实脾",指明肝脾的密切关系,并提出治肝实脾以治未病的治疗原则。叶氏《临证指南》所述"肝为起病之源,胃为传病之所",也说明肝气郁结容易导致胃病,治疗胃病,不忘疏肝,确是至理名言。这些论述,迄今仍有临床实践的指导意义。

原文 受气于心脉贵通,木火刑金肺遭损;乙癸联系利阴窍,六腑宜通肝相应;开窍于目罢极本,情怀不畅乃其因。

解读 《素问》早有"肝受气于心"之说,意即肝的正常功能,有赖于心脏气血的流输濡涵。反之,肝气郁滞,疏泄失常,也可导致心主血脉的异常,甚则心脉不通,心血瘀阻。《素问·气厥论》"肝移热于心则死"和《灵枢·厥病》中"肝心痛……与背相控"等论述,都是对肝与心在病理方面相互影响的简要描述。临床上因肝气郁滞而导致心绞痛,即是实例。配用疏肝理气方药治疗这类病证的病例,也为临床所常见。

肺主气,通调水道。肝失疏泄,气郁化火,木火刑金,肺金清肃失司,可致咳呛少痰。甚则伤络,胁痛咯血。此外,肺阴亏虚,气失肃降,不能制木,可使肝病加重,配用养阴清肺之剂,清金制木,利于肝病的改善。《灵枢·经脉》所述"其支者,复从肝,别贯膈,上注肺"也说明肺与肝的经脉联系。临床上肝病腹水形成,贯膈而形成胸腔积液,此时应治肝治肺相机配用。

肾藏精气,司开阖,为调节、排泄水液,维持水液平衡的主要脏器。开阖的功能,有赖于肾的气化,肾的气化也与肝的疏泄功能有关。朱丹溪《格致余论·阳有余阴不足论》中归纳肝肾的生理病理联系为"主闭藏者肾也,司疏泄者肝也",此论甚为概括。疏泄失常,可以出现小溲少、浮肿,以及阳痿遗泄、妇女月经异常、不孕等疾患。

胆、胃、小肠、大肠、膀胱等腑均以疏通下泄为顺,前人概括之为"六腑宜通",其生理活动亦无不与肝的疏泄有关。肝气郁滞可以导致诸腑的多种病证。《内经》所述"是肝所生病者,胸闷、呕逆、飧泄、狐疝、遗溺、癃闭",其中有不少腑病。《太平圣惠方》谓:"肝气有余则胆热",肝气郁滞,肝郁化火,肝胆湿热蕴结,疏泄失常,可引起胁痛、黄疸等症,湿热久积可

---

① 天台乌药橘核:天台乌药散、橘核丸。

以结成砂石(肝胆结石)。

肝血不足,血不养筋,可致筋急挛搐或甚则出现萎证。肝病筋脉失常,下肢甚感疲惫无力,古谓"肝为罢极之本",即含此状。

《灵枢·脉度》有"肝气通于目,肝和则目能辨五色"的记载,肝气郁滞,亦可导致视力、辨色力异常等目疾。心肝之气郁结,肝气上逆,可致气厥、目珠浮动之症。有的肝郁患者,自诉巅顶胀痛、不任按或喜按、项脉不利、脊强掣痛等,从经络联系来看,"肝足厥阴之脉……挟胃属肝络胆,上贯膈,布胁肋,循喉咙之后,上入颃颡,连目系,上出额,与督脉会于巅。"

综上所述,肝气郁滞可以病及整体。其病因主要由于情志失调,抑郁躁怒,情怀不畅等心理因素,经久不解,必然会导致肝气郁滞。故必须重视预防,心情开朗,自行疏解,徐师常告诫我们遇到这类患者,药治以外尤须善于引导劝慰,耐心关怀。

原文 疏肝达郁必理气,甘缓辛散早载文;柴胡疏肝景岳方,四逆芎藭莎草根。

解读 疏肝是疏泄肝气的简称,是治疗肝郁气滞的主要方法。《内经》早有"肝欲散,急食辛以散之","肝苦急,急食甘以缓之"等治则的论述,清代叶桂认为"过郁者,宜辛宜凉",并提出不损胃、不破气、不滋腻的原则。

疏肝理气乃治疗肝郁气滞的基本法则,代表方如《景岳全书》柴胡疏肝散,此方以仲景四逆散为基础,加川芎、香附。疏肝理气而兼和胃,辛散甘缓,擅长行气解郁去滞,兼可理血。临床应用时,还需如法炮制,如柴胡用醋炒,川芎、枳壳亦需炒,甘草炙用等。

张山雷在《脏腑药式补正》肝部中曾谓:"肝气乃病理之一大门,善调其肝,以治百病,胥有事半功倍之效。"他在张洁古《脏腑标本药式》行气药香附、川芎、青皮等"宣通畅达"的基础上,补充了川楝子、白芍、山茱萸、青木香、天仙花、广木香、乌药、郁金、延胡索、陈皮、橘叶、陈香橼、枸橘、竹茹、丝瓜络、砂仁、蔻仁等药物,并对各药分别作了按注。如认为白芍"能收敛耗散之阴气,能摄纳而藏之,实是肝胆气浮,恣肆横逆必需之品"。张氏还认为山茱萸"是为肝脏气旺,荡决莫制者无上妙药"。用天仙藤系取其"疏通络滞,宣导以利运行",竹茹与丝瓜络亦属"入络以助气血之运行"。对木香、乌药也颇为推崇。

柴胡入肝胆经,主疏肝,在《本草经百种录》中谓其为"肠胃之药也,以其气味轻清,能于顽土中疏理滞气"。香附"气平,味辛微苦微甘"(《纲目》),擅治肝胃不和之证,理气解郁,消胀定痛。川芎行血中之气,枳壳行气和中。故柴胡疏肝散临床沿用迄今,其效甚佳,以此加减变通,治疗肝气郁滞不失为经典之方剂。

原文 木香乌药郁金欢,青陈延胡砂蔻仁;橘叶与络蒺橡蝶,丁檀沉降加金铃。

解读 木香,辛苦温,入肝脾胃经,行气止痛,温中和胃。乌药辛温,入肝脾膀胱与肾经,功擅顺气开郁,祛寒止痛消胀。郁金系姜科植物姜黄、郁金或莪术的块根,其性辛苦而平,功用为行气解郁,凉血散瘀。广郁金又名黄郁金,擅长行气;川郁金又名黑郁金,主要行血,处方应予写明。合欢"解忿",花擅行气开郁,皮可安宁心神,肝气郁滞之久病重症,二者常可同用以增其效。陈皮理气和胃,青皮理气而又破气,延胡理气疏肝而行血,与金铃子(川楝子)相伍,方名金铃子散(《活法机要》),擅治心胃气痛。辛温与苦寒相配,似属"中性"之品,但脾胃虚寒者,还当慎用。砂仁善行肚腹胃肠之气,蔻仁主行胸脘之滞气,煎剂必须后下,久煎则气泄不香,效甚微。橘叶疏散肝气之郁结,善行胁胸乳部。橘络行气活络,虽非主药,但于疏肝药中参用之,有益而无副作用,适用于胸脘胁肋闷胀隐痛不适等症。白蒺藜疏肝而兼平肝祛风。陈香橼疏肝和胃止痛。木蝴蝶疏肝利咽开音,对胃食管反流性疾病常可配用,且引它药上行,具有佐使之功用。

丁香有公、母之分,丁香之花蕾为公丁香,温中、暖胃、降逆。果实为母丁香,状如鸡舌,故亦称鸡舌香,早年徐师常用母丁香参治噎膈,且降逆治呃之效亦优于公丁香,亦常用于治疗食管疾病,录此以供参考。檀香温中宽胸利膈,适用于胸脘隐痛、胀痛、痞闷、噫气不遂、得嗳则舒、善太息之气机郁滞而无热证者。沉香辛温且苦,善于降逆疏肝和胃,适用于胃脘痞胀,有气上逆,短气而喘,恶心欲吐之症。降香理气而兼行瘀,适用于气滞血瘀之脘胁痛,痛位固定,或上消化道出血之后,脘宇刺痛,胃气上逆之症。川楝子异名金铃子,疏肝降气,消胀定痛,但川楝子不宜多用久用,免损胃气,中寒脾虚便溏者,不适用此药。

原文 佛手茱萸瓜络枸,八月麦芽百合灵;宽胸利膈有苏梗,纯良主中药性平。

解读 佛手亦名佛手柑,苦辛甘,微温,入肝胃二经,理气而兼化痰,且能醒胃、解酲。佛手花功同而善定肝胃气痛。吴茱萸辛苦、温,温中止痛,理气燥湿,阴虚郁热者忌用,一般以泛酸吞酸为湿热郁蒸所致。常用方左金丸,丸剂中黄连与吴茱萸之比为6:1,提示吴茱萸用量宜小,用汤剂则亦应注意及此,若无寒、痰,不适用此。丝瓜络为疏肝和络之使药,善于宣通络道,枸橘疏肝行气,尤适于厥阴气滞之疝气疼痛,亦可治乳房胀痛,小叶增生或结节。八月札系木通之果实,辛苦涩,疏肝理气,活血定痛,除烦利尿,但不宜多用久用。麦芽消食和中、行气,炒用回乳,此药善于疏肝。百合甘平,入心、肝、肺、胃经,功擅润肺和胃,清心安神。《金匮》百合病用为主药,本不属疏肝理气药,然凡肝郁气滞或久郁致虚之证,配用百合,缓肝之急,可增其效。

苏梗为唇形科植物紫苏、白苏的梗茎,《本草纲目》谓"辛温",《本草崇源》谓其性"辛平",功擅疏肝理气、止痛、安胎,《药品化义》认为"苏梗能使郁滞上下宣行,凡顺气诸品惟此纯良……宽胸利膈,疏气而不迅下"。"梗能主中",故对肝胃气滞所致胸脘痞胀隐痛诸症均甚适用。江苏地区紫苏、白苏之梗兼用,未见辛燥耗阴等副反应。

上述诸多疏肝理气药物,徐师临床根据症状舌脉,选择应用,配伍恰当,其效甚良。此中医药特色之一,实深可贵。

原文 配用通络枫香果,乳没归须娑罗分;伍以化痰蛤壳贝,半夏厚朴薏藻昆。

解读 若症见胁肋疼痛,胸闷不畅,或伴有闷咳低热,舌苔薄白,脉象细弦,如胸膜炎症后期,胸膜肥厚粘连,或肋间神经痛等疾患,可配用旋覆花汤加减。常用药如柴胡、香附、旋覆花、苏子梗、法半夏、炒当归、丝瓜络、乳香、白芍等,脉数者加黄芩、山栀、银花等。如属胸神经痛部位较广者,加路路通、丹参、炒川芎。路路通异名枫香果,功擅疏气活血通络。乳香没药辛香宣络,活血疗伤,止痛消肿。当归养血活血,归须通经活络。

娑罗子,亦名苏罗子,系七叶树科植物七叶树或天师栗的果实或种子,甘温无毒,功擅宽中理气。《杨春涯经验方》以此治九种心痛,《纲目拾遗》谓其"治心胃寒痛、虫痛,宽中下气,治胃脘肝膈膨胀"。徐老经验,对肝气郁滞经久之胸胁胃脘胀痛,加此一味,其效尤著。对情志因素诱发心绞痛,具有疏通气血、宽胸定痛之功。

配用化痰法。如妇女咽中不适,痰气交阻者,配半夏、厚朴、厚朴花泡服代茶,以助药效。瘿气见于一侧或两侧,伴有小结节状,由于气郁兼痰者,柴胡、香附、青陈皮配用浙贝母、蛤壳、薏苡仁,必要时参用海藻或昆布。

原文 气郁生火法宜清,化肝清肝夏左金;行气利水增四苓,泽兰益母天仙藤;配加化瘀桃红花,血府逐瘀紫丹参。

解读 "气有余,便是火"。诸多肝气郁滞之证,气郁可以化热,此热属于郁热。郁热不去,易损阴液,甚则瘀热内留,变生他病。徐老临证常审证而配用清热之法。常见如肝胃气滞而兼热者,胃脘灼痛、嘈热、泛酸、口干而苦,得嗳则舒,脉弦兼数,可配用左金丸、化肝煎加减,常用药如柴胡、白芍、香附、黄连、吴茱萸、浙贝母、丹皮、蒲公英、石见穿等。如属肝胆气郁化热证,表现为胁痛如灼、心烦、口干而苦、苔黄脉弦数等症,可见于肝胆系统炎症结石等疾患,配用方如丹栀逍遥散、栀子清肝饮加减,常用药如柴胡、黄芩、丹皮、山栀、当归、白芍、生地、竹茹、木通等。热重者酌配茵陈、青蒿、碧玉散、金钱草、海金沙、夏枯草等,便秘者加大黄、芒硝。

配用化瘀法,适用于肝气郁滞久而致瘀,配用血府逐瘀汤加减。若因肝气郁久,导致气滞水留,如妇女更年期综合征或特发性水肿等,当配用利水之品,行气利水,常用药如柴胡、香附、广郁金、白术、泽泻、泽兰、天仙花、益母草、连皮苓等。

原文 寒滞厥阴宜温经,天台乌药橘核灵;疏泄太过宜酸敛,刚柔相济慎辨证。

解读 寒滞厥阴,疏泄失常,治当以疏泄厥阴,配用温经治法。主症如少腹、睾丸或连阴囊疼痛,坠胀,怕冷,舌白,脉沉弦,多见于疝疾、睾丸精索炎症等。配用方如天台乌药散等,常用药如炙柴胡、延胡索、乌药、茴香、木香、吴茱萸、肉桂、橘核、荔枝核、青皮等。若兼有小溲黄赤不爽,下焦湿热之状,酌配黄柏、知母、车前子、茯苓等。

肝气郁滞,失于疏泄,治法已如上述,当以疏泄肝气,开解郁气。如体素阴虚之人,若用药辛燥稍多,药物反应灵敏,从疏泄不及转化为疏泄太过,出现舌红少津、心烦、易汗、神倦、筋脉拘急、目涩、脉细弱等症,当治以酸收敛阴,药如白芍、枸杞子、乌梅、北五味、木瓜等,并佐以甘药如料豆衣、甘草、百合、淮小麦、大枣等酸与甘合,化生阴液。上列酸收敛阴之品,前人喻之为"柔",疏肝解郁理气中香附、郁金、延胡、川芎、乌药、吴萸、肉桂等称之为"刚",对一些病程较久、体素不足之肝郁气滞证患者,根据病情,投药刚柔相济,刚中佐柔,既利于发挥治效,又不至有耗肝阴。

徐老善于治疗肝气郁滞之证,不使发展成为肝火、肝风、血瘀等症,并应重视心理疏导,利于消除气郁的病因,也是重要的医疗内容。肝气失疏,最易影响脾胃功能,出现木乘土的征象。

近代大量研究表明,脑-肠轴上多种神经递质(如肾上腺素、多巴胺、5-羟色胺)、神经肽、激素(如胃动素、胃泌素、皮质醇)及免疫因子参与了功能性胃肠疾病(FGID, Functional gastro-intestinal disorders)的病理生理变化。目前国际通用的罗马标准也强调了胃肠功能与动力、感知、中枢神经、脑-肠轴及肠神经网络的关系,明确脑-肠轴与 FGID 密切相关。

上述结果也初步说明肝失疏泄、肝气郁滞与疏肝理气、调畅情志的机理,为今后对疏肝法深入的研究,展示了良好的开端,也证实了中医学的科学性以及特色和优势。

十、脾胃升降润燥治法随咏

脾胃升降妙无伦 气血精微由此生 传动有序消运健 上下通畅黏膜润
升法治虚补中气 升术参芪当归身 升阳益胃东垣方 风药羌防俱上行

降法下行主在胃 降气行气是基本 青陈佛手檀降沉①半夏枳茹刀柿丁②
旋覆代赭八月梅 解郁香附与郁金 梗能主中紫白苏 薤白娑罗莱菔英
胆府随胃降精汁 反流之际佐蒿茵③消积导滞亦属降 腑气通畅保康宁
滋涵濡养是为润 胃用得充益脾阴 屏障功能得修复 防生溃疡与炎症
沙麦石斛玉芦根④山药扁豆莲肉分 饷道脏腑清浊分 津液来复添元神
状如噎证咽不利 梨藕蔗乳汁或粉 地黄乌杞补阴血⑤若兼瘀滞归桃仁⑥
阴虚于里生内热 知母花粉加玄参 脾约肠燥便不通 麻仁郁李瓜蒌军⑦
水反为湿谷为滞 己土喜燥乃其性 燥剂祛湿消浊饮 益气温中运化增
苔腻胃呆脘腹胀 湿阻中宫似氤氲 平胃草蔻不换金⑧陈夏苓术砂薏仁⑨
胃中辘辘苦冒眩 苓桂术甘泽泻饮 地上淖泽风吹干 羌防白芷或藁本
消化之道病症多 润燥相参配伍明 调理通达七冲门 体健神旺少疾病

脾胃升降润燥治法随咏解读

原文 脾胃升降妙无伦,气血精微由此生;传动有序消运健,上下通畅黏膜润。

解读 关于脾胃升降,从广义而言,如黄坤载《四圣心源》所述,人体生命生理活动,有赖于脾升胃降的气化功能,"肝随脾升"于左,"胆随胃降"于右,五脏气化,升降不息,脾胃土脏,居肝、心、肺、肾四象之中,为升降之枢纽,在气而不在质。(详见"元御之论随咏"篇。)

狭义的升降,似指脾胃-脏-腑的生理功能。胃受水谷(外界各种营养物质如谷、肉、果、菜、水等),纳而磨化、腐熟,下入于十二指肠、小肠,经脾之运化,成为精微,充养全身。剩余之糟粕,经大肠的传导,排便于体外。这一过程,喻之为升降。叶桂归纳而谓:"脾宜升则健,胃宜降则和。"反之,升降一旦失常,即可导致各种病患。

消化道始自口腔,经食管、胃、小肠(包括十二指肠)、大肠(包括"胴肠",即直肠),最终至肛门。整个消化道的生理要求是:上下通畅,黏膜濡润,消运得宜,传动有序。

升降既是脾胃的生理功能,也是患病后升降失常的治病大法。

原文 升法治虚补中气,升术参芪当归身;升阳益胃东垣方,风药羌防俱上行。

解读 升的生理功能,似指小肠的吸收,使水谷所化生的精微(包括津液)运行至全身,通过血脉的输送,供养脏腑躯体,以维持人体生命活动所需。因重要的脏器如心、脑等均在人体上部,唯有"升"才能到达。

升法的内涵,主要似指改善和增强小肠的吸收功能,控制或减少肠腺的分泌,使肠管的蠕动有序、减缓,传送正常,并能改善肛门括约肌的功能,使其兴奋性有所增强。

---

① 檀降沉:檀香,降香,沉香。
② 枳茹刀柿丁:枳壳(实),竹茹,刀豆子,柿蒂,丁香。
③ 蒿茵:青蒿,茵陈。
④ 沙麦、玉:沙参,麦冬,玉竹。
⑤ 乌杞:首乌,枸杞子。
⑥ 归:当归。
⑦ 郁李、军:郁李仁,大黄。
⑧ 平胃草蔻不换金:平胃散,草豆蔻,不换金正气散。
⑨ 陈夏苓术砂薏仁:陈皮,半夏,茯苓,苍术,白术,砂仁,薏苡仁。

升法的具体运用,包括补气升阳和升阳举陷。脾虚易生内湿,适当配用"祛风胜湿"之法,基本上也可列入升法的范畴。徐师在临床上见有大便溏泄次多、腹痛不著、舌苔不腻、中无积滞而腹部坠胀、食少、体倦乏力等症,治以补气升阳,药如黄芪、党参、白术、升麻、茯苓、甘草等。若腹鸣而泻,佐以羌活、防风,祛风胜湿。李东垣补中益气汤、升阳益胃汤等方,均为升法的经典处方。近代有以补中益气汤加减,治疗中虚气陷证的内脏(如胃、肾、子宫等)下垂疾患,也属升阳举陷之法。

原文 降法下行主在胃,降气行气是基本;青陈佛手檀降沉,半夏枳茹刀柿丁;旋覆代赭八月梅,解郁香附与郁金;梗能主中紫白苏,薤白娑罗莱菔英。

解读 降法是下行通降之意,降也是胃肠道正常运动传导的功能。如若降的功能有所异常,即可出现气机不畅,胃肠食滞,甚则湿浊、血瘀、虫积等病理因素。其中常以气滞为先,气滞为主,因而表现为脘腹痞胀、疼痛,食后尤甚,大便干结难解等症状。若胃中气滞而上逆,轻则嗳气频多、恶心、呃逆,重则引起呕吐。

降法主要有降气与通腑二类。降气亦即是和降胃气。由于肝主疏泄,胃中气机之调畅与否,常与肝之疏泄功能密切相关。因此,言降气者,常兼疏肝理气。若因气郁化火,气火上逆者,降气又须佐以降火;如夹湿浊、食滞等因素时,降气与化湿、祛饮、消导等法据证而配用。

降气、理气的药物,一般能增强食管、胃肠的蠕动,使消化道平滑肌兴奋性增强,并通过自主神经的调节作用,改善消化道的分泌和吸收功能。对于胆汁反流性胃炎、反流性食管炎等疾患,也能通过理气降逆的治法得到改善,控制食物反流、恶心呕吐等症,并能促进胃中气体的吸收或排出,使胃脘痞胀等症状得以缓解。因而理气和胃降逆已成为常用和主要的治法之一。

徐师治疗胃病的降气、理气药,常用者如枳壳或枳实、青皮或陈皮、佛手片或花、法半夏或姜半夏、刀豆壳等。痞胀较甚、嗳逆较著者,据证酌配檀香、降香或沉香;为加强降逆之力,酌加刀豆、竹茹、丁香、柿蒂或旋覆花、代赭石。此外,脘痛而气逆有热者可加入八月札,胃阴不足者加绿梅花。病因与情志不畅有关,胸闷不畅,肝郁不达者,配加制香附、广郁金开郁理气。"梗能主中",苏梗微辛性平(紫苏、白苏之梗掺和),对脘宇、剑突下中线部位痞胀疼痛者,用之甚效。伴有胸痹闷胀,兼有痰浊者,酌用薤白;气郁而痛者,配用娑罗子;脘腹胀满,食后尤甚者,用莱菔英,下气消滞而不伤胃气。

原文 胆府随胃降精汁,反流之际佐蒿茵;消积导滞亦属降,腑气通畅保康宁。

解读 "胆随胃降",如因胆液反流入胃,引起或加重胃脘胀痛、口苦等症者,降胆、降胃,相辅相成,徐师在上述和胃降逆方药中加入青蒿或茵陈,与陈夏、刀豆壳、柿蒂、赭石相配,清胆利胆,以增其效。

消积与导滞也属降法范畴。消积应有针对性,投以消谷食、肉食、瓜果、鱼蟹等药,随证而用。若无明确原因,而胃气不和,中有食滞者,常用药如炙鸡金、焦谷麦芽、焦山楂、神曲等。久病及血,久痛入络,食滞而兼血瘀滞者,当用血药如三棱、莪术。

导滞即含通导腑气之意,除上述枳壳(或枳实)外,徐师据证应用芒硝或(及)大黄。剂量必须恰当,不可太过以防伤正。莱菔子下气,瓜蒌润通,也可据证考虑选加。

如属虚实兼夹之证,有时当升降相伍,升中有降,降中寓升,升降相须,以期提高治效。

原文 滋涵濡养是为润,胃用得充益脾阴;屏障功能得修复,防生溃疡与炎症;沙麦石斛玉芦根,山药扁豆莲肉分;饷道脏腑清浊分,津液来复添元神。

解读 润是湿润、滋润之意。润剂方药运用于脾胃阴虚之证,脾胃之阴液充润则胃纳脾运健旺。润剂也能改善由于脾胃阴液耗损而呈现燥热的病理因素。

润法的内涵,似能保护濡润食管、胃、肠黏膜,促进腺体分泌,有利于改善或提高黏膜屏障功能,修复炎症、溃疡等病理变化,并使排便畅通。胃腑体阳用阴,胃津充润则胃用得宜,故凡胃阴不足者,常见口干、舌红少津、不饥少纳、胃脘痞胀、灼痛、烧心、嘈热、口干、口疮等症,脾阴不足者,兼见便燥、便难,坚或溏而难解。

滋养胃阴的药物有麦冬、沙参、石斛、玉竹、百合、知母、白芍、芦根等,润养脾阴有山药、莲肉、扁豆、蜂蜜等。乌梅与白芍相伍,酸以敛阴,亦生胃津。

叶桂主张以甘凉濡润之法,俾胃中津液来复,使之通降。吴瑭《温病条辨·中焦篇》尝谓:"胃阴复则气降得食,则十二经之阴皆可复也。"认为"欲复其阴,非甘凉不可"。这些论述,对消化道疾病的阴虚证候,均有重要的实践指导意义。

原文 状如噎证咽不利,梨藕蔗乳汁或粉;地黄乌杞补阴血,若兼瘀滞归桃仁;阴虚于里生内热,知母花粉加玄参;脾约肠燥便不通,麻仁郁李瓜蒌军。

解读 食管古称"咽系"、"饷道",食管尤需濡润。徐师常谓若有吞咽不利,胸骨后灼热、闷痛,舌红口干者,除药物润养以外,尚可服梨汁、蔗汁、乳汁、藕汁等甘润之品。藕粉加药汁调匀,文火煮成糊状,卧位吞服,藉其黏附之性,直达病所,可提高疗效,运用于食管炎症、溃疡、巴氏食管、癌症等疾患。阴虚不足者,可配加地黄、首乌、枸杞子等;夹瘀滞者当以当归、红花、桃仁、泽兰;阴虚郁热较著者,酌加知母、天花粉、玄参。

便秘属于肠腑燥热失濡者,治宜润肠通腑,常用如麻子仁、郁李仁、瓜蒌仁、柏子仁、杏仁等,《世医得效方》五仁丸(上方去瓜蒌仁,加松子仁、陈皮)即为常用之方。郁李仁润燥滑肠、下气、利水,古方中以此为方名而治便秘、脚气喘满、水肿者有十余方,有煎剂、散剂及煮粥剂,但均须研细,方书所述"研如膏"、"研如杏酪"。《伤寒论》麻子仁丸(麻子仁,芍药,枳实,大黄,杏仁,厚朴)也需研成细末,炼蜜为丸,治肠腑燥热、津液不足之大便秘结,沿用至今。

原文 水反为湿谷为滞,己土喜燥乃其性;燥剂祛湿消浊饮,益气温中运化增;苔腻胃呆脘腹胀,湿阻中宫似氤氲;平胃草蔻不换金,陈夏苓术砂薏仁。

解读 脾主运化水谷而成精微,如脾的功能减退,运化功能失职,则水反为湿,谷反为滞,故脾土之性,喜燥而恶湿。凡属温中焦之阳、化脾胃湿浊(包括痰饮)之方药,均属燥剂范畴。

燥法的内涵,可使过快的胃肠蠕动得以减缓而复正常,减少胃肠液的过度分泌,纠正有余的液体病理因素,促进胃肠道的水分及营养物质的吸收。

燥脾湿,脾运不力,则湿浊内生,湿胜易致泄泻,故泄泻不论久、暴,都有不同程度的湿浊。徐师治泻常配用燥药,如姜(生姜,干姜,炮姜)、藿香、木香、苍术、白术等。祛风以胜湿的防风、羌活,亦属燥剂;胃中有湿浊、痰饮,所用陈皮、半夏、厚朴、桂枝等药物亦属燥剂;尤以胃寒所致脘痛、畏寒、流涎、舌白之症,所用良姜、香附、荜茇、甘松、山奈、檀香等品,均具温燥之性。胃主纳,需温暖方得腐熟水谷,一旦有外寒或内寒,寒凝气滞则脘痛不已。胃酸过多,所用吴萸、乌贼骨,亦具温性。总以辨证为主,不可泥于"脾喜刚燥,胃喜柔润"之说。

舌苔白腻,胃纳呆滞,脘腹痞胀,神倦乏力,湿困脾运之证,四季均有,但以长夏初秋为多见。湿为阴邪,氤氲难祛,平胃散、不换金正气散(平胃散加半夏、藿香)为常用有效之方。如湿重难以骤化,当可加入草豆蔻、砂仁、薏苡仁。燥剂以除脾胃湿证,为徐师临床所常用,确属中医药独到治法之一。

原文 胃中辘辘苦冒眩,苓桂术甘泽泻饮;地上淖泽风吹干,羌防白芷或藁本;消化之道病症多,润燥相参配伍明;调理通达七冲门,体健神旺少疾病。

解读 《金匮要略》云:"心下有支饮,其人苦冒眩,泽泻汤主之。"胃有痰饮,辘辘有声,恶心欲吐,头目昏眩,"病痰饮者,当以温药和之。"泽泻汤合苓桂术甘汤,用之得当,常获良效。泽泻汤以泽泻为君药,用量较大,与白术之比为 5:2,如白术用 10g,泽泻当用 25g。

祛风胜湿以治泻利,前已简述,前人喻之为"地上淖泽,风之即干"。水泻、洞泻等病,配用风药,一般如防风、羌活,重者尚可加白芷、藁本。白芷,《本经》异名芳草,其气芳香,辛温,入肺、脾、胃经,功擅祛风、除湿、消肿、止痛,且能辟秽解毒。《百一选方》用治肠风,《十便良方》用治"大便风秘"。徐师临证,对脐腹冷痛或腹鸣下利而便下不爽,舌白,证属寒、湿者,配用白芷适量,效甚显著。藁本辛温,散风寒湿邪,治风寒头巅顶痛、寒湿腹痛、泄泻,《本草汇言》谓其"升阳而发散风湿,上通巅顶,下达肠胃之药也,其气辛香雄烈,能清上焦之邪,辟雾露之气,利下焦之湿,消阴瘴之气……兼治腹中急疾,及老人风客于胃,久利不止。"脾胃寒湿顽证,据证短时配用,常有意外之效。

上述用润用燥,各有相宜,然而有时对同一患者需要润燥兼顾,例如常见的脾胃阴虚夹湿证候,需用滋养润剂与化湿相配,润中有燥。升降、润燥为消化道疾病的主要治法,尚有清化、消补等法,各有适应,又相互关联。能善于运用各法,分清主次,注重配伍,使七冲门上下通达,黏膜濡润,传动正常,邪去正安,维持脾胃与有关脏腑的功能正常,则人体健康,精气神充旺,籍登寿域。

十一、元御之论随咏

人与天地互可参 阴阳肇基祖气生 祖气之内阴阳合 二元之间中气成
美恶清浊与杂纯 厚薄完缺非同伦 灵蠢寿夭有不同 人生有别称天命
中气左旋是己土 中气右转胃戊明 阴升化阳升于左 阳升为肝再升心
戊土下行降于右 肺金再降是癸肾 气源于胃血本脾 胃气亦为五脏本
木刑升降俱失职 木生于水土长成 胆随胃降土气和 木荣不郁保康宁
土虚不能达于木 木气壅塞胆逆行 周流非质均是气 四象之母土气定
天人相应古有论 一气周流坤载文 形质与气当区分 录供参考细辨明

元御之论随咏解读

黄玉路,字元御,一字坤载,别号玉楸子,山东昌邑人。清·乾隆年间著名医家,曾为乾隆御医,生于 1705 年,卒于 1758 年。

黄氏在行医生涯中,精研古圣经典,致力深而识悟彻,深得先圣遗旨,著有《素问悬解》、《灵枢悬解》、《伤寒悬解》、《四圣心源》、《玉楸药解》等 11 种。其中《四圣心源》被誉为"诸书之会极",是其巅峰之作,全面反映了黄氏"天人合一,一气周流"的学术思想特点。

《四圣心源》十卷,将《内经》、《难经》、《伤寒论》、《金匮要略》等经典著作之精髓,融会贯通，尊崇黄帝、岐伯、越人、仲景古圣之作，阐述的一气周流体系，从天人合一的角度，将理论与临床相结合。张琦在序中盛赞黄氏："长沙而后，一火薪传，非自尊也。"本文"元御之论"即简要介绍书中有关"一气周流、土枢四象"辨证治疗尤重中气的学术思想，供学者参考。

原文 人与天地互可参，阴阳肇基祖气生；祖气之内阴阳合，二元之间中气成；美恶清浊与杂纯，厚薄完缺非同伦；灵蠢寿夭有不同，人生有别称天命。

解读 黄氏认为《内经》的精髓之一为"天人合一"，"天人一也，未识天道，焉知人理"。指出："人与天地相参也，阴阳肇基，爰有祖气，祖气者，人身之太极也"；"祖气之内，合抱阴阳，阴阳之间是谓中气，中者土也"。

气是人体生理活动的物质和功能，黄氏认为，人在母腹中胚胎形成之始，即有一种物质，名之为"祖气"，是人身的太极，阴阳相合，在不断的运动中，使人逐渐成形、成长、发育成人，贯穿一生。人容貌体态的美或丑，体质的强或弱，甚至日后灵敏程度、寿命长短、贫穷或富贵，都和"祖气"有关。这一理论观点，似与人体结构的染色体、基因有一定联系。古人所称"天赋"，随着科学发展而逐渐有所认知，"生死在命，富贵在天"这种说法虽属唯心，忽略了社会因素和后天劳动生产生活等等因素的影响，但黄氏在他的时代提出"祖气"的概念，这种精神也有一定的可贵之处。

《四圣心源·脏腑生成》曾谓："祖气之内，合抱阴阳，阴阳之间，是谓中气，中者，土也。"进一步阐述了"土为万物之母"，脾胃为"后天之本"的基本概念。

原文 中气左旋是己土，中气右转胃戊明；阴升化阳升于左，阳升为肝再升心；戊土下行降于右，肺金再降是癸肾；气源于胃血本脾，胃气亦为五脏本。

解读 黄氏认为气在人体中一直处于运动之中，而这运动是有序的，他从维象的观点，勾划一个简明示意图：

土居其中，中气为脾胃之气，中气右转，为戊土胃，左旋为己土脾。己土属阴，上升而化为阳，阳升于左则为肝，再升于上则为心。戊土下行，阳降而化阴，阴降于右则为肺，降于下则为肾。五脏配五行，即是人体的五行。黄氏认为五行之理，"有生有克……其相生相克皆以气而不以质也，成质则不能生克矣"。这一论点十分重要，上述升降之序，左升在肝，右降在肺，一木一金，木又生火及心，金又生水及肾，这些都是无形之气的运动，而不是脏腑的实质。这是维象观念，用以解释人体生命生理活动状态，绝不是内脏左有肝而右有肺，以往不明理之人蔑视中医连肝肺位置都不

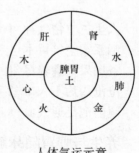

人体气运示意

懂，其实没有明白"气"与"质"的区分。同样之理，在病机的描述方面有"左升太过"和"右降不及"之语，亦是"气"的病理概念。

气的运动源于中气脾胃之升降，脾土左升，及肝及心，脾统血，肝藏血，心主血，脾主运化，故以"脾为生血之本"。胃从右降，及肺及肾，肺主降气，肾主纳气，故以"胃为化气之原"。胃为水谷之海，外界各种营养物质经口入胃，有胃气则生，无胃气则亡，故胃亦是脏腑气血之海，五脏之本。诚如《灵枢·五味》所述："胃者五脏六腑之海。"

原文 木刑升降俱失职，木生于水土长成；胆随胃降土气和，木荣不郁保康宁；土虚不能达于木，木气壅塞胆逆行。

解读 黄氏认为："水火金木,是曰四象,四象即阴阳之升降,阴阳即中气之浮沉。分而名之,则曰四象,合而言之,不过阴阳;分而言之,则曰阴阳,合而言之,不过中气所变化耳。"认为枢轴运动起着决定性作用的是中土。而"土之所以升降失职者,木刑之也",指出"木刑"是枢轴运动发生障碍的主要因素,是产生病态的始作俑者。

正常状态下,"木生于水而长于土,土气冲和则肝随脾升,胆随胃降,木荣而不郁"。若在异常情况下,"木邪横侵,土被其贼,脾不能升而胃不能降"。"胃主降浊,胃逆则浊气上填,仓廪不纳,恶心呕吐之病生焉。脾主升清,脾陷则清气下瘀,水谷不消,胀满泄利之病生焉。"以上论述,说明肝木肆横对于脾胃致病的密切关联。土能荣木,木能疏土,胆随胃降,肝随脾升,土木相关,正常枢轴运动则维持人体的健康,一旦反常则土木相仇,出现病证。这些论述,颇为精要,给后人以启迪,阐发《内》《难》古意,对临床实践也有一定的参考或指导意义。徐师临证若见胆邪上逆者,清利肝胆结合和胃降逆,降胃亦可降胆。土不荣木者,力主培土实脾以治肝病;土不制水者,培土兼以利水;木郁土壅者,疏肝解郁,化湿理脾。如此等等病机证治的概括,正是中医学富有维象意识而博大精深的文化内涵。

原文 周流非质均是气,四象之母土气定;天人相应古有论,一气周流坤载文;形质与气当区分,录供参考细辨明。

解读 徐师拟本文题为"元御之论",意在介绍黄坤载关于天人合一、一气周流的学术思想,供学者思考、参考。着重强调黄氏的观点在于:五行五脏,升降枢轴,运动不息,以土气为中心,在气而不在质。进一步了解中医基本理论中有关五行的动态,相互联系,产生异常等的思维源流,了解中医文化的内涵,有利于中医基础理论的研究、继承和创新,而不是刻舟求剑、泥古不化。

十二、养生与脾胃随咏

人生三宝精气神 中焦脾胃乃其根 水谷之海在胃腑 体阳用阴磨化勤

咽系柔空接胃本 上下通达七冲门 饮食有节起居常 不妄作劳是古训

谷肉果菜食养尽 饱中有饥胃气存 五味油脂勿太过 明知酒害莫伤身

沧沧灼灼不入口 多药伤胃须谨慎 动静结合五体摇 开怀戒怒善摄生

睡前泡足通气血 大腹保暖瘕癖宁 中气健旺添精神 岁岁健康享人伦

养生与脾胃随咏解读

原文 人生三宝精气神,中焦脾胃乃其根;水谷之海在胃腑,体阳用阴磨化勤。

解读 精气神是人体生命活动的物质基础和功能体现,也是人们称谓健康程度的通俗的标志。

精是构成人体的基本物质。先天之精,禀受于父母,后天之精,源于水谷——外界各种营养物质,经消化吸收,充养全身。后天之精充养先天之精,人类方能得以成长发育,维持生命活动。

气既是构成人体最基本的物质,又是各脏腑器官的活动功能。先天之气,源于母腹胎孕,称为元气(原气)。后天之气源于自然之气与水谷精微。气的主要功能是推动、温煦、防御、固摄和气化等。气是生命物质的活力。

神藏于心,与脑相联。人的意、志、思、虑、智等都源于神,涉及精神、能力、意识、思维、情绪的喜怒哀乐、个性的刚柔和静躁等。

精气神三者互相联系,互相依存。从物质与功能两者而言,精是气与神之源,但精的获取和形成过程,又不离于气。神的功能活动也有赖于气,如果没有气,也就谈不上精与神。正如李东垣《脾胃论》所说:"气乃神之祖,精乃气之子,气者精神之根蒂也。"中焦脾胃之气,消化吸收水谷而成为精微,所以,脾胃健旺与否,关系到人体的生命活动,前人喻之为"后天之本"。

外界各种营养物质,简称为"水谷"。饮食入胃,消运成为精微,充养全身,源源不绝,《内经》称胃为"水谷之海"。胃之体需要胃液,才能濡润、磨化、生生不息,每日需常饮水,食物忌干硬,故概言之为"用阴"。胃腑需适当而略高于体表的温度,才能使食物在胃液中腐熟,而且有规律地蠕动,自上而下,令食糜不断排入肠中,此即"体阳"之意。人们在日常生活中,注意胃部的保暖,勿使受寒,饮食不宜过冷,保持足够的水分,适当的体力活动等,都是维持胃腑正常生理活动所必需的措施。

原文　咽系柔空接胃本,上下通达七冲门;饮食有节起居常,不妄作劳是古训。

解读　古无食管之名,《难经集注》谓:"咽门重十两,广二寸半,至胃长一尺六寸。"杨玄操注谓:"咽为胃之系也。"《医贯》描述其生理解剖为"咽系柔空,下接胃本。"其他有些医籍中所载"糧道"、"饷道"即指食管。"柔空"的特点,描述的非常确切,柔薄之管道,务必注意食物的温度、硬度、质与量,勿使损伤管道。

《难经·四十四难》载:"七冲门何在? 然唇为飞门,齿为户门,会厌为吸门,胃为贲门,太仓下口为幽门,大肠小肠会为阑门,下极为魄门,故曰七冲门。""太仓"即胃,"魄门"即肛门。食物从口而入,经消化吸收,取其精微,充养全身,排出糟粕。七冲门均需通顺,任何一门有损伤、梗阻,均会不同程度影响健康,甚至生命活动。

《素问·上古天真论》谓:"食饮有节,起居有常,不妄作劳,故能形与神俱,而尽终其天年,度百岁乃去。"这十二字金针度人,养生保健,要言不烦,含意深广。

"节"言竹之有节,亦含止、制、检之意。饮食有节,包括量、时间、温度、质等内容。日常生活起居有常,即指规律。"不妄作劳",《太素》杨上善注谓"循理而动,不为分外之事"。

原文　谷肉果菜食养尽,饱中有饥胃气存;五味油脂勿太过,明知酒害莫伤身。

解读　《素问·藏气法时论》谓:"五谷为养,五果为助,五畜为益,五菜为充,气味合而服之,以补精益气。"王冰注谓五谷为粳米、小豆、麦、大豆、黄黍;五果为桃、李、杏、栗、枣;五畜为牛、羊、猪、犬、鸡;五菜为葵、藿、薤、葱、韭。此论基本上将人们的食品进行分类并指出其主要功用,提示人们对食品的需求范围要广些,搭配要均匀合理些,都是十分重要的论述,迄今仍有指导实践的意义。

关于饮食有节中量的节制,十分重要,古人常告诫不可"暴饮暴食",不可过饱,致伤脾胃。唐·孙思邈《千金要方·道林养性》中提出"欲如饱中饥,饥中饱",以生动语言指出饮食量的要领,不可过饥过饱,使胃气充旺,维护康健。

五味为甘、酸、苦、辛、咸。医籍中论述五味太过之害甚多,亦指出任何一味太过可有损相应之脏(甘—脾、酸—肝、苦—心、辛—肺、咸—肾)。朱丹溪《格致余论·饮食篇》曾概括地说:"五味太过,疾病蜂起。"

油脂过多之"肥腻炙煿"食品,历来主张切勿食之过多,否则,助湿生热,既损脏腑,又使气血不畅,为害无穷。《内经》早有"膏粱之变,足生大疔,受如持虚"之警示。

清酒为"醴",浊酒为"醪",我国酿酒历史久远,《内经·素问》早有"汤液醪醴论"等叙述,以汤液及酒防治疾病的记载。《内经》也在多篇中述及过多饮酒之毒害。后世如称嗜酒而导致的食管癌——噎膈为"酒膈",因酒所伤导致肝硬化腹水形成为"酒胀""酒癥""酒臌"等等。明·李时珍亦告诫称:"久饮烧酒,烂人肠胃。"清·顾松园《医镜》谓:"烟为辛热之魁,酒为湿浊之最。"饮酒过多之害,几乎尽人皆知。然而,不少人却明知故犯,贪杯常饮,宴席上举杯逞豪,有的人一日数醉,忙于应酬,来者不拒,结果祸害身体,病入膏肓,悔之已晚。按朱伯庐《治家格言》所述"不饮过量之酒",一般成人按肝脏解毒负荷,大约每日为纯酒精20g(ml),如为50°白酒,折合为40ml,超此即是"过量"。切勿超界超量,以策安全。

原文　沧沧灼灼不入口,多药伤胃须谨慎;动静结合五体摇,开怀戒怒善摄生。

解读　《灵枢·师传》指出:"食饮者,热无灼灼,寒无沧沧,寒温中适,故气将持,乃不致邪僻也。"告诫人们进饮食应掌握适当的温度,切勿进灼灼过烫和冰冷沧沧之饮食,以免损伤食管和胃。因饮过烫之液而致食管黏膜损伤之病例,屡见不鲜。过冷之饮食,寒凝气滞,脾胃受戕,导致脘腹痛、吐泻之例,亦属于常见。善养生者,当遵此戒。

"多药伤胃"之语见于清·叶桂《临证指南医案》。"多药"包括药味多、药量大、剂型多等等。当今,人患多种疾病,就医多科,药品多,量多,一日三次,大把吞药,不仅损伤胃气,也增加肝肾排解负荷。更有因吞药不当,引起药物性食管炎症,甚至形成溃疡,有的还恶变致癌。徐师从整体辨证,多病可谋同治,法活机圆,一方可治数病,不致杂药兼投,多药伤胃。丸片之品,从容吞服,务求不留于食道。

"肝为起病之源,胃为传病之所",情志因素,郁怒伤肝,肝病及胃。故当调情志,善摄生,维护脾胃功能,保障身体健康。

"久坐伤肉,久立伤骨,久行伤筋"(《素问·脏气法时论》),警示人体必须动静结合,以免劳伤。躯干动摇,四肢屈伸,锻炼身体,气血舒畅流行,有利于脾胃功能健旺,有益健康。

原文　睡前泡足通气血,大腹保暖寤寐宁;中气健旺添精神,岁岁健康享人伦。

解读　足部有三阳、三阴六条经络,涉及膀胱、胆、胃、肾、心包络、肝等脏腑。温热之水浸泡双脚,温经通络,流动气血,大有裨益。一般可在夜卧之前,泡足半小时,有助睡眠。若患脾胃心肝肾之疾,用药物煎汤泡足,一日二次(午餐后及睡前),每次20~30分钟,频加热水,保持适当温度,利于祛病强身,可列为综合治疗的一项措施。

胃肠肝胆胰肾均在肚腹之内,尤以胃肠需温热,利于消食运化排浊。中老年人可备暖腹之棉花布袋,约25cm×50cm。春、秋、冬季睡时覆在腹部,翻身时还能紧贴肚皮,不使受凉。持之以恒,大有好处。若有脾胃虚寒,脘腹畏寒,大便易溏者,可用生姜汁滴在丝绵上,晒干后外包棉布,制成腹袋,卧时覆盖。

胃为气血之海,脾胃中气健则精充神旺,身体康健,老人长寿,享其天伦之乐。

附:舌诊简歌

望舌是中医诊断疾病的重要方法。昔年学医时,曾读过一些舌诊歌诀,或句多意繁,不易记诵,或论舌议方述药,忽略了"四诊合参"的诊法原则。为此,在诊务之余,结合个人临床体验,以舌质与舌苔为主,写成简歌,供读者参考。

　　望色察舌,诊病之则;邪气观苔,正气在质。
　　苔质合参,病位可测;邪正消长,籍知津液①。
　　平人之舌,淡红润泽;气血亏虚,舌质淡白。
　　淡胖而润,边多齿印;脾肾不足,阳虚水湿。
　　舌色鲜红,脏腑有热;久病多虚,卒病多实。
　　尖红心火,刺红毒疫②;形瘦舌红,阴虚郁热。
　　深红为绛,热入营血;温病逆传,水电丢失③。
　　内有瘀血,舌见紫色;脏腑经络,细心辨识。
　　正常之人,苔薄而润;风寒痰湿,亦见薄白。
　　白苔而糙,气不布津;白而干燥,恐将化热。
　　苔色白腻,非痰即湿;由厚转薄,病邪渐出。
　　黄而厚腻,病邪多实;中焦湿热,肺经痰热。
　　白底罩黄,有热有湿;黄多偏热,白多偏湿。
　　灰甚则黑,观其苔液;黏腻属湿,干燥热极。
　　舌苔松浮,邪浅病轻;舌苔揩紧,邪深之质④。
　　别有浊苔,厚而不洁;脾胃气虚,内恋湿热⑤。
　　察舌之际,须别染苔;乳浆果汁,药食有色。
　　素嗜烟茶,可见黄色;张口呼吸,苔燥不泽。
　　舌苔厚腻,偏于一测;腻苔之上,恐有齿缺⑥。
　　光苔阴伤,体弱之质;镜面之舌,虚羸津劫。
　　局部舌光,斯名为剥;若称光剥,大部剥脱。
　　舌红苔剥,阴伤津夺;二重感染,望舌可测⑦。

---

　　①　此二节概言舌诊之意义。一般而言,舌苔反映病邪(如寒、湿、痰、热等),舌质反映正气之盛衰。舌苔与舌质互参,可以测知病位深浅、邪正消长和津液的存耗。

　　②　舌尖红常为心火亢盛之征。舌红起刺,在热病常示其邪热较重,往往见于疫毒之证,例如疫喉痧之舌红有刺,状如草莓。

　　③　温热病见绛舌,常系病邪深入至营血的重证阶段,并常伴水与电解质的失衡。

　　④　苔色腻而不松,拭之难去,药治亦不易化,可称为揩紧。常为湿热、痰浊等病邪较深之征。

　　⑤　浊苔在色泽上的特点是既黄又白,又似灰黑。杂病见此苔,常为湿热深羁而脾胃功能不足之征。

　　⑥　一边有苔,一边无苔,常由于腻苔上面相应的牙齿脱落,失去洗刷作用所致。不要牵强地从舌上脏腑分部去解释。

　　⑦　温热病或重证虚劳兼感外邪,如已用抗生素多日,舌质红而见剥脱之苔者,常须注意二重感染(菌群失调)。

第四篇
医　業　篇

一、芳香宣通温化法治黑霉苔案

患者丁某，男，77岁，退休工人。初诊日期：1989年4月17日。

主诉 舌苔黑3月余。

病史 患者自诉舌苔黑，食欲不振，少饮少食，形渐以瘦，胃中痞胀。经检查为慢性浅表性胃炎，但服中、西药历3月余，症状未见减轻，舌上黑苔未化。阅前医曾用平胃香砂之类多剂，论理尚无不合。寻思再三，取芳香宣通温化之法。

处方 藿香15g，佩兰10g，炒陈皮6g，法半夏10g，石菖蒲6g，通草3g，云茯苓20g，益智仁10g，白杏仁10g，炙鸡内金8g，石见穿30g。

嘱服7剂，每日1剂，2次煎服。

复诊 甚喜，谓饮与食均有增加，胃中渐觉舒服。视其舌苔，黑色约化1/3。仍守原方嘱再服7剂，药后尚合。藿香改为10g，续服7剂，舌苔黑基本消退，诸症均获改善。高年之人，浅表性胃炎难期治愈，然症已显著改善，苔黑已化，应属有效之例。

按语 慢性胃病见黑霉舌苔者，临床并不少见。首先应询问是否服用过何种药物，如具有胃黏膜保护功能的铋剂，服用后会出现黑苔，此乃药物因素，停药旬日后常可自行消退。其次要排除食物染苔，因食物染黑者，苔色浮，漱洗即可清洁。若非上述两种情况而见黑苔，应按病机分析，舌苔黑而润者，常由于胃中湿浊所致，舌苔黑而干者，良由里热熏蒸，此其大概。联系患者表现的其他症状，四诊合参，随证而治之。舌为胃之镜。舌上黑苔渐化薄而渐消退者则病情好转，舌苔黑不化或加深加厚则病变发展。故黑苔之消长对诊断和判测预后具有一定意义。

舌苔黑而润，内有湿积。湿之形成，由于胃津不归正化，并由脾失运化之权，升降失常，气机不畅，湿泛于舌，出现舌苔黑。治法当以化湿为主。药用芳香，性应属温，再应考虑宣通气机，使湿随气化，湿从温化。

分析本案处方，藿香、佩兰芳香化湿。陈皮、半夏、茯苓亦属常用而已服过多剂，鸡内金亦非主药。杏仁是上焦药，与前几味化湿药相伍，旨在宣通气机。石菖蒲辛而微温，具有开窍、豁痰、理气、祛湿之功，《别录》谓其"温肠胃"。据个人经验，通草亦有宣通作用，石菖蒲与通草同用，意在宣窍通络，《灵枢》早就提出胃也有窍。二药与他药相配，化胃湿，通胃窍，气化得利，升降得运而湿浊得以逐渐祛除。用益智仁入脾、胃与肾，温脾胃而暖肾火，摄涎祛饮，醒脾益胃，在本例方中虽非主药，却能化湿除饮之本，杜绝生湿之源。全方药性平和，善为相互协调，因而奏效满意。

二、清肝泄胃化湿法治黑苔案

患者艾某，男性，42岁，工厂管理干部。初诊日期：1989年3月27日。

主诉 舌苔干黑数月余。

病史 患者舌黑而干，历数月未退。自述脘胁灼热、痞胀、食欲不振、神倦乏力，夜寐多梦，小溲微黄。数月来一直服中药调治而未愈，乃投治于本院。

诊查 两目不黄，眼结膜充血，舌苔灰黑少泽，诊脉颇有弦象。胃镜检查谓"慢性浅表性胃炎"。

临床分析 患者平素工作紧张,办事性急。析其病情,良由肝经郁热,木火内炽,疏泄失常,乘侮胃腑,胃气不和,影响纳谷磨化功能,肝胃郁热上干,胃津凝聚为湿,是以舌苔灰黑而干。数月来虽经服药调治,方药以治胃为主,其热源于肝经,木火不靖,病根难除。治法:清泄肝胃化湿。

处方 冬桑叶15g,牡丹皮10g,水牛角片15g,麦门冬15g,黄芩10g,白蒺藜15g,法半夏6g,佩兰10g,炙鸡内金6g,石见穿20g,生甘草5g,茵陈10g,茅根30g,每日1剂,2次煎服。共服药14剂,症状改善,舌苔灰黑渐退,舌上渐润。乃去水牛角片,改桑叶为10g,加谷麦芽各15g。

三诊 续服14剂,诸症均安,舌苔薄白,随访2年,症状不著,舌色如常人。

按语 此例所用桑叶、丹皮凉而不寒,清肝经之郁热,加水牛角取其凉血清热,肝为藏血之脏,凉肝之血,与桑丹同用而增清肝功用。黄芩、白蒺藜泄肝。麦门冬生津养胃,茵陈、茅根清利而使湿热下泄,佐以半夏,佩兰和胃化湿,因其郁热生于肝,犯于胃,热中又夹有湿。以热为主,以湿为次,且既已食欲不振,胃脘痞胀,故不用苦寒损胃之品,因不同于一般单纯胃热为患,是以录备参考,示其治病必求其本,用药贵在变通。

三、清化和中法治胃痛苔黑似酱案

患者撒某,男,60岁,工人。初诊日期:1992年12月2日。

病史 患者素患胃脘痛已10余年,本次因解黑便而住院。查纤维胃镜示:慢性萎缩性胃炎伴肠上皮化生,浅表性十二指肠炎。血HP抗体阳性。大便隐血++。入院后经冲服三七粉、白及粉及汤药芩连平胃散加减以清化湿热、和胃止血等治疗,黑便消失,大便隐血转阴。但入院40余天胃脘痛未除,并见苔黑似酱。求诊于中医。症见胃脘隐痛,纳少乏味,口干欲饮,两便尚调。舌质红,苔黑黄黏腻,如罩霉酱,脉弦数。证属中虚夹有湿热。治从清化湿热,理气和中。

处方 冬瓜子30g,佩兰10g,黄连3g,苡仁20g,地榆10g,陈皮10g,法半夏10g,炙鸡内金10g,佛手6g,白术10g,怀山药15g,生甘草3g。每日1剂。

1992年12月16日二诊:药后脘痛不显,胃纳渐振,口中已和,黑黄腻苔渐退。治守原方,略事增减,共服20余剂,诸症缓解而出院。

按语 《舌鉴辨正》谓"霉酱色者,有黄赤兼黑之状,乃脏腑体热,而加有宿食"。说明霉酱苔主病湿热久郁。本案虚实夹杂,中虚为本,湿热为标。湿热蕴蒸,上泛于舌则化生黑黄腻苔,状似霉酱。故从标为主而治之,着重以清化和中为法,俾中焦湿热去而脾运得健,则垢苔自消。冬瓜子习用作清肺化痰排脓之药,徐老认为冬瓜子既能清胃肠湿热,泄肠腑热毒,并能开胃,常用其治疗湿热中阻证的慢性胃炎。方中冬瓜子合黄连、地榆清热燥湿解毒,取佩兰、苡仁、半夏化湿浊,陈皮、佛手理气和中,鸡内金、白术、山药、甘草健脾养胃,并防苦寒伤中。

（徐　青　整理）

四、平肝疏肝养心法治顽固性口腔溃疡案

患者李某,女,56 岁,退休职工。初诊日期:1983 年 5 月 12 日。

主诉 口腔溃疡反复半年。

病史 患者口腔内唇、颊黏膜及舌尖、边等部位溃疡经常发生,已历半载。屡经中西多种药物内服,并用外敷,注意口腔卫生,调整膳食菜谱,效均不著。饮食热则灼痛难忍,以致影响食欲及食量。询知患者一年来操持烦劳,又兼情志抑郁,时觉头目昏晕,夜寐不佳,心烦,有时心悸,心前区隐痛,继而渐生口腔溃疡,屡发不愈。

诊查 视舌上有薄白之苔,边尖微红而有小溃疡,诊脉细弦,偶有歇止。曾查心电图偶见房性早搏,余无异常发现。

临床分析 本案前医予养阴清胃之品甚多。然详询病史,此例病因,良由烦劳而兼情志不畅,以致肝阳上亢,肝气失疏,心肝气郁,心神不宁。病位以心、肝两经为主。治当平肝疏肝,养心宁神为主。

处方 冬桑叶 12g,白滁菊 6g,枸杞子 15g,杭白芍 10g,娑罗子 10g,炒枳壳 10g,炒竹茹 10g,炙甘草 5g,炒当归 10g,紫丹参 10g,猪茯苓各 12g,石菖蒲 5g。

每日 1 剂,午憩及夜睡前煎服。

此方服 10 剂后,诸症均见改善,口内溃疡明显好转。续服 15 剂,口腔溃疡向愈,诸症亦平。随访一年,眠食俱安,口中溃疡未发。

按语 顽固性口腔溃疡的病因病机不一,治法亦有差异。据个人经验,大多宜据证而从调理脾胃为主。尤以溃疡以颊黏膜为主而不时发作者,每与胃热或脾虚有关。若兼有舌尖、舌边时生溃疡者,有与心、肝气郁或郁热伤阴,营阴不足有联系。不能简单地一见口腔溃疡概以"胃热"论治。本例即从肝心论治而愈。方中娑罗子早在《本草纲目》即记载此药,谓其甘温无毒,宽中理气,个人常用之以舒心肝之气郁,且能定胸脘之疼痛、闷胀。

此外,治疗口腔溃疡的外用药较多,常用者如冰硼散、绿袍散、锡类散、养阴生肌散等成药,均可根据病情选择运用。对顽固性口腔溃疡个人另有一简易单方:取鸡肫皮晾干,用镊子或竹筷夹 1~2 个,在酒精灯上烧成炭状,待冷后研成极细粉末,置于瓶中,加盖防潮。用时以少许粉末敷于口中溃疡部位。如系舌边、尖部溃疡,可将鸡内金炭粉少许置于掌中,以舌溃疡处直接舐药即可。每日 3 次,先漱口,后敷药,半小时内勿进食饮水,颇有良效。对顽固性口腔溃疡,由于脏腑病变所致的局部征象者,还需辨证施方,内服药或内服与外治相辅治之,庶可提高治效。

五、养肝清瘀,内服含漱法治牙龈出血案

患者王某,女,51 岁,职工。初诊日期:1992 年 11 月 18 日。

主诉 牙龈出血 3 个月,加重旬日。

病史 患者于 10 年前体检谓"小三阳",肝功能正常,症状不著,仍从事较轻体力工作。1 年来乏力,食欲欠佳,今年 3 月,检查谓肝炎后肝硬化(代偿期),经服药治疗,病休在家。3 个月来牙龈出血,白昼稍进食咀嚼即见出血,晚间入睡醒来,唾液有血。旬日来出血量渐

多,服多种药物(包括维生素 C、K 等)未效,又经口腔科诊治,出血仍不止。自觉口干,时欲饮水,胃中嘈热,右上腹不适,甚则隐痛,饮食不多,大便干结,2 日一行,性情善郁易躁。月经已绝 2 年。

诊查 面色萎黄,面颊潮红,有毛细血管扩张。舌质微红,舌苔薄净,脉弦而细。肝肋下触及,质中,触痛不著,脾侧位触及。肝功能基本正常,蛋白电泳 γ 球蛋白 28%。B 超示肝损害。

临床分析 患者以牙龈出血为主症,结合病史体征,病在肝胃二经。乙肝急性期已不得确知,迁延已致慢性阶段,良由毒邪所侵,气滞血热,兼有血瘀,瘀热内留,热扰于胃,故齿龈出血,肝区不适或隐痛,口干欲饮,胃中嘈热,大便干结。"龈为胃之络",故不仅应治肝,亦需清胃。肝经瘀热耗阴,治法应养肝阴、清瘀热,方以一贯煎加减,配以清胃散意。鉴于药物"直达病所",除内服以外,加用含漱药液。

处方 北沙参 15g,麦冬 15g,大生地 15g,炒当归 10g,枸杞子 10g,川楝子 10g,升麻 5g,炒川连 3g,牡丹皮 10g,赤芍 10g,茅根 30g,生甘草 3g,谷芽 30g。

每日 1 剂,2 次煎服。

含漱方:地骨皮 30g,仙鹤草 15g。

每日 1 剂,煎成 300ml,置茶杯中,频频含漱,漱后吐去,亦可咽下少许。

以上两方,内服、外治,3 剂后牙龈出血减少。7 剂后出血渐止,口干欲饮、肝区不适、胃中嘈热等症亦见改善。乃于原方中去川连、川楝子、升麻,加楮实子 10g、制军 5g,枸杞子改15g,含漱方仍用原药。5 剂后,龈血止,大便通畅,日行 1 次。以后隔日服 1 剂,停含漱剂。半月后因饮食不当(过硬),又有少量龈血,1 日即止。将汤剂略事加减,倍量煎成浓液,用驴皮胶、冰糖收膏,每日 2 次,每次 1 匙,开水冲匀服。共服 45 天,症状均消失,舌红渐淡,脉弦不著,血查蛋白电泳 γ 球蛋白 21%。病人因故停药,随访 8 个月,龈血未发,生活起居均安,仍从事轻工作。

按语 此例主诉为牙龈出血,诊断似属血证——龈血范畴,按出血之量尚不足以诊为"牙宣"。至于肝脾轻度增大,严格讲亦不能认为即是癥积。结合病史检验,仍为慢性乙肝,未曾肝穿,门静脉高压诊断依据不足,肝硬化早期(代偿期)之诊断可以保留。

本例辨证为肝阴亏虚、肝胃郁热、瘀热内留,治法宜养肝阴、清胃兼清瘀热。方取一贯煎、清胃散加减,配合煎剂含漱外治,效果较好。一贯煎为《续名医类案》魏之琇方,颇有特色,成为传统名方,人所熟知。清胃散为《脾胃论》方,功擅清胃凉血,"龈为胃之络",故齿龈肿痛、出血者,胃热口疮、口臭,消谷善饥者,均可审证用之。《外科正宗》卷四亦有清胃散,治胃经有热,牙龈肿痛,出血不止,药用黄芩、黄连、生地、丹皮、升麻、生石膏,乃东垣清胃散基础上略事加减而成。

关于含漱之方,主药地骨皮,功擅清热凉血,擅治吐、衄、血淋、虚热潮热盗汗,其性甘寒清润,善入血分。古代《肘后方》即用此药煎汁漱口治"风虫牙痛"。古为今用,治疗牙龈出血,既含(使出血之龈部为药液所浸润)且漱,效果甚佳,个人用此法诊治该病已不下百例,大多取效。加仙鹤草以促进血液凝固,止血作用更佳。此法简便,直达病所,实为口齿疾病良方,附此赘语。

六、理气化痰,行瘀降逆法治梅核气案

患者韩某,女,54 岁,职工。初诊日期:1993 年 7 月 1 日。

主诉 咽中不适,如有物阻 4 个月,胸骨后隐痛 1 个月。

病史 患者于 4 个月前起病,咽中不适,如有物阻,有痰不易咯出。曾去耳鼻咽喉科诊查,谓"慢性咽炎",经服药及含片等治疗,效果不著。每于情志不畅时症状加重。近 1 个月来胸骨后隐隐作痛,吞咽并无困难,饮食尚可,口干而饮水不多。大便正常,夜寐欠佳。近经某院内科诊治,胃镜检查谓慢性浅表性胃炎,有少量胆汁反流。前后数月内已服西药不少,症状仍然,且有加重之感,乃来我院诊治。

诊查 面色无明显病容,舌苔薄白,舌质淡红,脉象细弦。咽弓轻度充血,两侧扁桃体不大,心肺检查无异常,上腹无压痛,肝脾不肿大。心电图示窦性心律不齐,X 线食管钡餐检查未见异常。

临床分析 本例据症似属"梅核气"。病位在咽管上段,病机系痰气交阻,治当理气化痰,可以半夏厚朴汤为主方。经百日未得改善,兼有胸骨后隐痛,痛位较固定,可能由于气郁日久而血行不畅。吞咽无困难,饮食无噎塞感,故尚无噎膈的诊断依据。从胃镜检查而论,患者有慢性浅表性胃炎。胃与食管相连,报告中有"少量胆汁反流",胆汁既可反流至胃,也有可能从胃部再反流至食管。胆汁属碱性液,对胃与食管黏膜均可引起损害。"胆随胃降",胃以降则和。目前虽未见食管炎症征象,但不排除反流性胃食管病变。治法拟在理气化痰之中,佐以行瘀,再加降逆之品,亦属妥善之举。

处方 苏梗 10g,厚朴 10g,法半夏 10g,炒枳壳 10g,云茯苓 15g,赤芍 10g,白芍 10g,木蝴蝶 6g,刀豆壳 20g,柿蒂 10g,威灵仙 10g,川通草 3g,生姜 3g,生甘草 3g。

每日 1 剂,2 次煎,分 4 次服。

此方服 7 剂,咽中不适减轻,每日咯出痰液 3 ~ 4 口,胸骨后隐痛亦见缓,一昼夜中仅痛 1 ~ 2 小时,程度减轻。续服 7 剂,症状进一步改善。乃于原方中去厚朴,改用厚朴花,法半夏改为 6g,去威灵仙、生姜,加麦冬 15g。再服 10 剂,诸症渐消失。以后处方用厚朴花 6g,麦门冬 15g,生甘草 2g,木蝴蝶 3g,每日 1 剂,开水泡焖后代茶饮服,历月余颇安,症状未见反复。随访 8 个月,笑谢平安。

按语 食管古称"咽系",为"胃之系"。《医贯》所载,"咽系柔空,下接胃本,为饮食之路。"不仅说明食管的解剖特征,还指出其具有"柔空"的生理特点。据有些解剖生理书籍所述,食管的肌纤维和神经分布在人群中各有微细结构的差异。《金匮要略》早有"妇人咽中如有炙脔,半夏厚朴汤主之"的记载。以"妇人"为多,病因以饮食不当,特别与情志不畅及体质有关。《圣济总录》描述其症状谓"咽喉噎闷,状如梅核",后世遂有"梅核气"之名。此症一般有属食管功能障碍,有属食管上段炎症,因常伴有慢性咽炎,故食管疾患之诊断易被忽略。慢性咽炎在成人中患病率十之八九,男多于女,而食管功能障碍引起"咽中如有炙脔",却以妇人为多,此中机理,值得进一步研究。

本例患者继而出现胸骨后隐痛,经检查排除心脏、纵膈疾患。结合胃镜所见,推测可能是食管功能障碍又加轻度炎症,胃、食管反流性病变引起的症状。按中医学理论分析,痰气交阻,血行不畅,病久入络,然以痰气郁结为主。痰气能得消散,气行血行,其疾自瘳。加

"降逆"之法,降胃气,降胆,防气逆,符合"胃宜降则和"之原则。

立方选药,半夏厚朴汤全方诸药俱用。惟用苏梗而不用苏叶(偏于发散),徐老认为"梗能主中",行气而宽胸利膈,疏调肝气而和胃气,对食管病、胃病,苏梗优于苏叶。

方中木蝴蝶利咽疏肝,枳壳和胃理气。通草宣通,威灵仙走而不守,宣通十二经络,与赤芍相配,行瘀通络。历来常用威灵仙治骨鲠在咽,实际上也是治疗食管疾病的常用良药。

胃气上逆而致呃逆者,有用柿蒂、刀豆子之方,此例虽非呃逆,在临床分析中已言及防其胆汁反流,故降逆之法甚为必要。除半夏、枳壳以外,据徐老经验常加柿蒂与刀豆壳,以壳代子,更兼理气之功,二味虽非主药,却是本方之特点之一。

药既取效,减厚朴、半夏之辛燥,加麦冬以"润燥相合",以后改用厚朴花等泡服代茶,巩固其效,方便服用。至于初诊所嘱每日1剂,2次煎,分4次服,乃宗《金匮要略》半夏厚朴汤"日三夜一服"的方法。此方此症,必须增加服药次数,以增药效,1日4服之效确实高于1日2服,已历试不爽。

(周晓波 整理)

七、理气开郁,化痰行水法治梅核气伴躯体肿胀案

张某,女,48岁。初诊日期:1980年6月30日。

病史 一周来咽中不适,如有物阻,心下痞胀,躯体肿且觉胀,下肢按之轻度可凹。平素性躁善郁。舌苔薄白,脉象小弦。因情怀抑郁而发病。病属郁证。此乃肝气不调,疏泄失常,痰气交阻于咽际,故发为梅核气之症,气滞水留,故生肿胀。拟方理气开郁,化痰行水,半夏厚朴汤加减主之。

处方 苏梗10g,制半夏6g,厚朴6g,合欢花6g,绿萼梅6g,云茯苓20g,生姜3片,天仙藤12g,泽兰12g,泽泻12g,玉米须15g,炙甘草3g。

二诊 服药5剂,咽中不适之状显减,小溲增多,肿胀渐消。惟觉精神尚差,口干欲饮水。原方去天仙藤、泽兰、厚朴,加香附10g,白芍10g,淡黄芩6g。续服5剂,诸症悉平。

按语 本例具有梅核气之症状,方用仲景半夏厚朴汤,此属常法。然其躯体肿胀,下肢按之轻度可凹,兼有水肿之征。但既无外感病因,亦无咳嗽、便溏、腰痛膝软等症,病起与情志不畅有关,考虑其肝气郁滞,疏泄失常,可影响肾之开合功能而导致水液内留。故方中用合欢花、绿萼梅与半夏厚朴汤以行气开郁,配用天仙藤、泽兰、泽泻、玉米须以利水。治气与治水相结合,气行而水亦行。药后症状改善,说明行气以助利水之理论,源于实践,有指导临床意义。

八、养阴泄热,通降咽管法治食管溃疡案

华某,男,62岁,华东电子厂退休干部。初诊日期:1997年1月5日。

主诉 胸骨后不适1个月余。

病史 患者近1个月来食甘甜之品后常感胸骨后不适,时有咽酸,无吞咽困难,饮食不减,甚则微咳,无痰,舌质微红,苔薄,脉细。1月3日查胃镜示食管炎症,内见线型溃疡,情

绪紧张,求诊于徐老。

临床分析　据证而论,病属"噎证",病久阴不足,气滞血瘀,气滞久则郁热。拟法养阴理气泄热,通降咽管。

处方　麦冬20g,石斛15g,木蝴蝶6g,白残花15g,厚朴花6g,法半夏6g,威灵仙10g,蒲公英15g,煅瓦楞子30g,茯苓15g,丹参10g,枳壳10g。每日1剂,2次煎服。

1月19日二诊:服药两周,症状基本消失,仅有1次胸胸骨后不适,片刻即缓,不咳嗽,大便正常,治从原法。原方加太子参10g。

2月9日三诊:食管炎症,经疏润结合调治,目前症状不著,二旬之内子夜有两次反流症状,约15分钟,稍咳嗽,舌苔薄白而干,脉小弦,治从原法。

处方　麦冬15g,石斛10g,厚朴花10g,法半夏10g,橘皮络^各6g,威灵仙10g,鹅管石15g,炒枳壳10g,木蝴蝶6g,石见穿15g。

以此方加减,配以藕粉调服,坚持治疗,至10月19日复查食道黏膜正常,浅表性胃炎,症状不著。

分析　此例是一较为难治的病例,食道溃疡,长期不愈,易引起"食道癌",然用西医治疗,主要是针对反流,制酸,对溃疡本身的治疗针对性不强,徐老充分估计了该病的复杂性,潜心研究,运用自己丰富的临床经验,认为该病当以疏润结合为大法,为了让药汁直达病所,故而采用藕粉调服,卧位服药并适当辗侧,主要起到两方面的作用,一是吸附于病所,二是药性直接发挥。

(邵　铭　整理)

九、疏肝行瘀护膜法治食管憩室炎案

患者吴某,女,42岁。初诊日期:1983年10月16日。

主诉　胸骨后隐痛3个月。

病史　患者于7月中旬以来,胸骨后隐痛,进食后疼痛尤甚,痛及左胸及后背脊部,伴有胸闷、胃脘痞胀、嗳气频多。经X线钡餐食道摄片,提示食道憩室,憩室位于上中段,突向左侧。临床诊为食道憩室炎。经服中、西多种药物治疗,效果不著,病人因食后痛甚,以致饮食减少,神倦乏力,又疑有恶性病变,故焦虑不安,时常哭泣,大小便尚正常。

诊查　情绪低落,面色欠华。舌苔薄白,舌质正常,脉象细。以手指重叩膻中附近,有疼痛感。查血常规、血沉、心电图等均无异常,大便隐血多次阴性。

临床分析　病起3月,胸骨后疼痛,痛及左胸与后背,患者情志不畅,良由气滞所致,系肝胃之气郁滞,横窜经络;久痛入络,络中兼有血瘀。

治法　疏肝和胃,理气行瘀,佐以护膜。

处方　苏梗10g,炒白芍15g,枳壳10g,制香附10g,佛手片10g,鸡金10g,陈皮6g,木蝴蝶6g,延胡10g,五灵脂10g,桔梗6g。

每日1剂,2次煎服,每次浓煎约150毫升。取药汁,调入藕粉一匙半(约25g),微火再煮,边煮边搅至呈糊状,再加入云南白药1g,调匀。左侧卧位服药,徐徐吞咽。服药毕,再卧15~30分钟后,又取右侧卧15分钟即起坐片刻。

按上方如法服 7 剂后,胸骨后疼痛即见减轻;再服 14 剂,疼痛基本消失,左胸及后背脊之疼痛亦不著,饮食渐增,精神情绪也大有好转。停服水药后,单用藕粉加水适量,边搅边煮,煮成薄糊状,调入云南白药 0.5g,如法服药,1 日 2 次,历一个半月,症状完全消失。随访 8 年,病人体质恢复很好,工作精力充沛。

按语 本例中医诊断属"胸痹"或"噎证"范畴,病机以气滞血瘀为主。参考 X 线食道钡餐所见,用理气行瘀之剂,调以藕粉,药呈糊状,卧位服药,便于直达食管憩室部位,以此方法治疗食管疾病,效果较好。若无憩室而属于食管炎、贲门炎者,则取卧位服药,咽一口,转动一下体位,服完后平卧半小时。如在晚上睡前服药,服后勿起。此药呈糊状,能在食管略事停留,直接对食管黏膜起保护和治疗作用。若立位服汤剂,汤液迅速入胃,再经吸收后作用于食管则药力不专,见效甚慢。个人多年来用此方法治疗此类病证数百例,收效较好。

本例处方,是以疏肝和胃为基础,配延胡索、五灵脂行其血滞;用枳壳与桔梗、木蝴蝶配伍,以调其升降;苏梗能疏肝,行胸膈之气滞。关于云南白药,据个人经验,非出血性疾病,一般每日 1～2g 即可,持续服药即可见效。藕粉甘凉,清热凉血,对食管和胃有"护膜"作用,加入煮成薄糊状,富有黏性,既有治疗和营养的作用,又是赋型之品。

十、疏肝理气,和胃逆降法治食管裂孔疝案

患者谈某,男,40 岁,干部。初诊日期:1997 年 8 月 4 日。

主诉 上腹心窝部痞胀半年。

病史 起病半年,常因情志不舒诱发上腹痞胀,空腹与食后均胀,饮食不减,嗳气频作,恶心欲呕,大便不调,时干时溏。4 月 25 日在江苏省人民医院查上消化道钡餐提示为食道裂孔疝,慢性胃炎。

诊查 形体偏瘦,苔薄白腻,舌质淡红,脉细弦。腹部平软,上脘轻压痛,肝脾肋下未及。

临床分析 患者以上腹痞胀为主诉,疼痛不著,当属"胃痞"范畴。因胃中气滞,和降失司所致。情志不畅,易致肝气郁结,横逆犯胃,胃气不和,故病情可因情志不畅而诱发、加重。

治法 疏肝理气,和胃逆降。

处方 苏梗 10g,枳壳 10g,陈皮 6g,法半夏 6g,炒白术 10g,制香附 10g,五灵脂 6g,黑丑 6g,炙鸡金 10g,石见穿 15g,佛手 10g,木蝴蝶 6g,怀牛膝 10g。

每日 1 剂,分 2 次煎服。

二诊 8 月 14 日。症状大致如前,情志不畅则症状加重。上方加刀豆壳 20g、合欢皮 15g、降香 5g,去牛膝。

三诊 8 月 28 日。胃脘痞胀减轻,偶有隐痛,大便成形,每日一次,舌淡苔薄白,治宗原法。前方加麦芽 30g、合欢花 15g、黑丑改 10g。

四诊 9 月 4 日。胃脘胀痛不著,饮食尚可,嗳气不多,苔薄白净。9 月 1 日于本院复查上消化道钡透提示胃窦炎,未见裂孔疝。继以理气和胃定痛法巩固。

处方 白芍 20g,甘草 3g,延胡索 10g,徐长卿 10g,陈香橼 10g,茯苓 15g,荜茇 6g。14 剂。

随访 2 年未见复发。胃痞胀痛均释。

按语 食道裂孔疝在临床上最多见者为"滑入型疝",因膈下的食管和胃底部分顺序向

上,滑入胸腔所致。上消化道钡餐或胃镜可确诊。临床可见胸骨后或剑突下饱胀,甚则疼痛,呈隐痛、胀痛或灼痛,嗳气,甚则食物反流,如伴发食管炎症而致食管管腔狭窄者,进食时可有噎塞不畅之感,常伴有胃、十二指肠慢性炎症。属中医"胃脘痛"、"胃痞"、"嘈杂"、"噎证"等范畴。

据个人经验,凡症状持续或反复出现者,其病机常以胃中气滞,和降失司为主。因气滞不解可致郁热内生,或血瘀、痰湿内留,可根据症状、病因,辨证治之。理气和胃降逆,是一般通用之法。有郁热者配以清热,久发、久痛者,联系病理因素,加入活血化瘀之品,参以鼓舞脾胃气机,调其升降枢纽之法,因食滞、痰湿者,当予消导、化痰祛湿。

凡证属肝胃气滞者,四逆散、柴胡疏肝散、香苏散等均可随证加减运用。常用药如炙柴胡、炒白芍、炒枳壳、制香附、苏梗、陈皮、青皮、佛手片、陈香橼、炙甘草等。其中白芍能舒挛,伍甘草能缓急定痛,白芍用量应加重(可用20~30g)。苏梗其性平和,宽胸膈、和胃气。可据证配用刀豆壳、柿蒂、代赭石以降逆行气,广郁金、绿萼梅以开郁。如有气郁化热之证,可用化肝煎、左金丸、苓蒲饮等加减。常用药如青皮、陈皮、丹皮、山栀、象贝母、炒川连、吴萸、淡黄芩、蒲公英、石见穿、芦根、麦冬等。其中象贝母清胃热,凉而不苦,兼能制酸;石见穿微苦,清热散结;吴萸用量需小,不超过2g;加芦根、麦冬,甘凉润养,以护胃津。此外,配服藕粉调呈糊状,可以药液代水,稍加冰糖煮服,有清热、生肌、护膜之功。

凡病久,心下剑突痛位固定,疝频发,有血瘀气滞证者,当治以行气化瘀。常用方如血府逐瘀汤加减。常用药如当归、炒生地、赤白芍、炒川芎、柴胡、枳壳、炙甘草、五灵脂、威灵仙、地龙、丹参、乳香、橘络、娑罗子等。其中乳香量宜小,一般以3g为宜,量多反碍胃气;橘络性平味淡,理气通络,轻宣利膈,虽非主药,却有良效;婆罗子行胸膈,和胃气,通络定痛;地龙凉营解痉行瘀,对此病颇为适用。此外,也可用参三七粉(每日2~4g),云南白药(每日1~2g),调入藕粉糊中,卧位服药,使药糊从食管徐徐下行入胃,既有局部作用,又有全身作用。

至于鼓舞脾胃,调其升降之品,可参用于上述各证,如藿香芳香化湿行气,石菖蒲开窍宣郁,荷叶升其清阳,枳壳配以桔梗,牛膝与桔梗同用等等,均可据证参入,有升有降,以降为主,升降相须之法,对食管病的治疗颇为重要。另如消导、化痰祛湿之法,随证施药。如有虚实兼夹,或虚多实少,自当根据病情,权衡治虚治实之法。

本例以脘腹痞胀为主,应属胃痞,由于胃气阻滞,和降失司所致,故方中苏梗、陈皮、半夏、枳壳、制香附、佛手,疏和胃气,苏梗其性平和,宽胸膈,和胃气,配枳壳、刀豆壳、陈皮、半夏等降逆行气;五灵脂、黑丑、制香附,为"五香丸","灵丑散",理气行瘀泄浊,以防气滞血瘀;鸡内金、石见穿消食清热散结,以防食滞热郁;更配木蝴蝶、牛膝,一升一降,升降相须,鼓舞脾胃气机,调其升降枢纽。因其常见情志不畅而诱发加重,故于方中参用生麦芽、合欢花、绿梅等疏肝解郁,以利病愈。

十一、疏润结合,理气行瘀法治食管癌吞咽困难案

左某,女,81岁。初诊日期:2005年12月1日。

主诉　吞咽困难3个月。

病史　患者今年9月起无明显诱因感胃脘痞满不适,并觉进食吞咽困难,仅能进半流饮食,无上腹痛,无呕血,无泛酸烧心,口干欲饮水,大便日行1~2次,不黑。9月16日在江苏

省人民医院行胃镜检查示食道下段贲门腺癌,因年龄及肺部疾患,家属放弃手术及化疗,转请徐老诊治。患者原有慢性支气管炎 30 余年,经常咳嗽、咯痰,1 月前曾复发,又至江苏省人民医院呼吸科住院 20 余天,经抗感染、止咳化痰等治疗好转后出院,现仍时有咳嗽、咯痰,量不多,色黄。

诊查 形体消瘦,精神不振,两肺未闻及干湿啰音,心率 90 次/分,心律齐,上腹部按之不适,无压痛,浅表淋巴结未及肿大,双下肢不肿。舌微红,苔薄黄而燥,脉细弦而小数。

临床分析 据证病属噎膈,乃肺胃同病,痰气瘀交阻,肺失宣肃,胃失和降。治当肃肺化痰,和胃行瘀。方选沙参麦冬汤加减。

处方 北沙参 10g,麦冬 15g,黄芩 6g,杏仁 10g,木蝴蝶 5g,绿梅花 10g,鸡内金 10g,苡仁 30g,莪术 10g,川贝 3g,谷麦芽各 30g,仙鹤草 15g。

2 次煎服,每日 1 剂。另三七粉每次 2.5g,每日 2 次。

二诊 服药 7 剂,药后咳嗽咯痰已显著改善,惟饮食不多,胸咽有噎塞感,大便日行 2 次,不黑。舌微红,苔薄黄,脉细弦小数。高年体弱,不适手术,痰气瘀交阻。拟法疏润结合,化痰理气行瘀,宣通其膈。以半夏厚朴汤加减治之。

处方 法半夏 10g,厚朴花 10g,苏梗 10g,苏子 10g,茯苓 15g,杏仁 10g,鹅管石 15g,木蝴蝶 6g,三棱 10g,赤芍 10g,王不留行 5g,路路通 3g,刀豆壳 20g,麦冬 20g,当归 10g,炙甘草 3g。

2 次煎服,每日 1 剂。三七粉继用。

药后尚合,咳嗽已愈,心下略有痞胀,饮食下咽稍有不适,可进干饭,原方加北沙参润养食管。继续治疗 4 个月,仍能进食半流饮食,病情无明显恶化。

按语 本案属食道癌顽疾,治疗棘手,另有慢性支气管炎病史 30 余年,初诊时徐老据证分析认为属肺胃同病,因外感风邪引发宿疾,痰浊壅肺,郁而化热,肺失宣肃,故出现咳嗽、咯痰,急则治标,肃肺化痰为先,佐以行瘀和胃。方用用黄芩、贝母、苡仁清肺化痰,用杏仁宣肺止咳,北沙参、麦冬润养肺胃,木蝴蝶、绿梅花理气和胃,莪术活血化瘀。另加三七粉行瘀止痛,护膜宁络。药后咳嗽、咯痰显著改善,胸骨后有噎塞感,痰气瘀交阻,改从化痰理气,行瘀通膈,用半夏厚朴汤化痰理气,三棱、赤芍、王不留行、当归、路路通活血化瘀,木蝴蝶、刀豆壳理气和胃,杏仁、苏子化痰肃肺,鹅管石宣通胸膈,徐老认为有扩张食管作用,常用于食管疾病的治疗。药证相合,脘痞、吞咽困难明显减轻,患者年事已高,病史已久,根据"虚者润养"的原则,继加北沙参养阴生津,治疗 4 个月,仍能进半流饮食,病情无明显恶化,体现了中医整体治疗的优势。

（叶　柏　整理）

十二、燥湿祛痰,宣肺和胃法治食管癌术后不思饮食案

患者冯某,男,61 岁,退休职工。初诊日期:1993 年 11 月 6 日。

主诉 食管癌术后 3 月余,不思饮食,进食极少。

病史 患者于 7 月下旬行食管中段癌切除手术,术后仍然不思饮食,进食极少。半月前因咳嗽寒热,诊为支气管感染,经治疗后寒热罢解。惟咳嗽未愈,时咯黏痰,胸闷脘痞,口中

无味,不欲饮水,不思进食,稍食则上腹痞满不适,甚则泛恶,因进食少而大便少,近来常7、8日始解大便少许,但便后脘腹觉舒。神倦乏力,卧床难起,常常依赖静脉输液以维持营养。

诊查 形体消瘦,舌苔白腻且厚,舌质淡白,诊脉虚弦。下肢轻度浮肿。两肺呼吸音稍粗糙,心率80次/分,律整。腹无压痛及肿物。轻度贫血,胸部透视,两肺纹理稍增粗。

临床分析 人以饮食为要,胃气为本。患者系早中期食管中段鳞癌,经手术治疗,病灶顺利切除。但3个月来不思饮食,进食甚少,常赖静脉补给营养。当务之急,能否通过中医药治疗而使胃气稍振,胃纳渐增,以冀维持生机,减轻症状,改善生活质量,延长生命。

据目前症情,半月前兼有咳嗽寒热,外感之邪犯于肺里。经治疗以来,咳仍未愈,时咯黏痰,胸闷脘痞,舌苔白腻,显系肺经痰浊未尽,宣化失司。肺胃俱病,肺蕴痰湿,胃有湿浊,若湿痰胶结不祛,壅滞胃气而不得宣通,徒补其“虚”,则必不利于病。治法当以苦温化湿,燥湿祛痰,佐以宣肺利肺,行气和胃之法。方选不换金正气散、三拗二陈汤之类加减。待湿、痰渐祛,舌苔腻色化除,再据证而选投养胃之品。

处方 藿香10g,佩兰10g,制川朴10g,炒陈皮10g,法半夏10g,炙麻黄5g,白杏仁10g,生甘草3g,炒枳壳10g,谷芽30g,冬瓜子30g,炙紫菀10g,石菖蒲5g。

每日1剂,2次煎服。

此方服4剂时,咯痰已少,胸脘痞闷减轻。服至9剂,咳止痰少,舌苔白腻且厚之征象消退,呈现薄白之苔,知饥索食,食量渐增,1日5、6餐,每日大便1次。从能起坐而渐能在室内活动,下肢未见浮肿,惟舌质仍淡,脉仍虚弦,重取无力。

鉴于湿痰已基本祛除,脾胃气虚,营阴不足,遂拟平补气血、理气和中之剂。

处方 太子参15g,炙黄芪10g,炒白术6g,云茯苓15g,炙甘草5g,炒当归10g,炒白芍10g,炒陈皮6g,法半夏10g,炙鸡内金10g,谷芽20g,石见穿15g。

每日1剂,2次煎服。

此方服20剂,饮食量能保持病前2/3,食欲尚可,精神渐振,面色好转,居家休养。随访1年,尚称稳定。据云仍以最后一次方药间断配服,症状不著。复查血象,基本正常。钡餐上消化道检查,吻合口通畅,胃窦部黏膜稍有增粗。

按语 患者初诊时以不思饮食,进食极少为主诉。从症状、舌象、脉象和病史分析,正气甚虚而湿浊、痰浊之邪未解。当时以化湿祛痰,宣肺和胃为主,药后症状改善,重要征象为舌苔厚白腻逐渐消退。类此病情,舌诊在辨证时占有极为重要的比例,“一分白腻苔,即有一分湿或痰”。苦温化湿,以平胃散为常用,处方中以佩兰醒胃化湿易苍术,加藿香、半夏二味,即为不换金正气散,该方系《太平惠民和剂局方》所载:“治四时伤寒,瘴疫时气,头痛壮热,腰背拘急,寒热往来,咳嗽痰涎,霍乱吐泻、下痢赤白等症。”加人参名为人参养胃汤,亦即《张氏医通》的人参胃风汤。在脾胃内伤杂病湿浊内蕴证候中,平胃散、不换金正气散均甚常用,只要辨证确切,疗效甚佳。藿香、厚朴等药均有行气燥湿,改善胃肠分泌、蠕动功能,且有抑杀胃肠系统致病微生物的功用。

方中配以三拗汤,用麻黄以宣肺祛邪祛风寒而治咳,辅以杏仁利肺,甘草和中缓急,加紫菀以温肺。据个人体会,时下不少咳嗽寒热患者,就医投药,一开始即用苦寒清热清肺之剂,寒热解后,肺胃余邪未尽,咯痰延久不愈。若能及时用宣散之品,如麻黄、前胡、紫菀等药可使肺得宣解,温以祛寒,咳可减轻,缩短病程。

方中冬瓜子与石菖蒲,均为化痰、醒胃之品,对湿浊内盛、胃纳呆滞者,用之有效。即使湿不甚重,也有醒胃之功,在辨证方中酌量佐配,不失为简易良药。

第二方为平补气血之剂,八珍汤加减。不用地黄者,因其湿痰初祛,不宜过于滋阴。复加陈皮、半夏、鸡金、谷芽,仍以理气和胃助消化为要。石见穿又名月下红、石打穿,为唇形科植物紫参的全草,苦、辛、平,功擅解毒清热,活血,患者系食管癌术后,故配用此药,寓有防治之意,其性平,不属过于苦寒,不致败胃伤正。此例预后虽属不良,但通过治疗,近期症状改善,生活质量有所提高,亦乃医者职责。

十三、温补甘缓法治慢性胃炎中虚脘痛夜甚案

患者张某,女,63 岁,退休职工。初诊日期:1990 年 9 月 12 日。

主诉 胃脘痞胀隐痛 5 年余,伴胸闷、短气、汗出。

病史 患病 5 年,经检查确诊的有慢性胆囊炎、慢性胃炎、颈椎病、冠心病等。曾服用多种中西药物,然晚间胸闷、短气、汗出诸症未能改善,深感痛苦而且恐惧不安。近因胆囊炎发作,上腹胀痛不已,大便干结,右胁下及上腹按之觉痛。投以大柴胡汤加减,上述症状渐安,经调治 10 余日,胆囊炎已获控制。晚间 10 时多又觉胸闷、短气、汗出,急查心电图无异常发现,体温、血压、血糖、血脂等诸项检查亦均在正常范围。1990 年 9 月 12 日邀余诊治。询知其饮食不多,胃脘痞胀隐痛,空腹尤甚,得食可缓。晚间前述症状出现时胃脘亦觉隐痛,继而兼有胸闷、短气、汗出。

诊查 舌质偏淡,舌苔薄净,诊其两脉均细。

临床分析 考虑本例无咳嗽咯痰、心痛等症,而食少、脘痛,病在中焦脾胃为主。白昼症情尚平,夜晚症状出现,胃中空虚,中气不足。阅前服之方,补中益气汤、生脉饮等加减,尚无不合,然而症状不见好转。服西药消心痛,头昏目眩,恶心,汗出更多。分析此证似属虚劳病。不足者补之以温,夜间症状急者当缓之以甘,补气而不致升阳过度,甘缓而勿宜过于滞气。

处方 黄芪 15g,白芍 20g,炙甘草 6g,麦冬 10g,延胡索 10g,合欢皮 15g,生姜 2g,大枣 5 枚。

每晚 9 时浓煎 1 剂,约 150ml,顿服。

上方晚服 1 剂,当晚症状即见改善,连服 3 剂,显著好转,且得安睡,续服至 7 剂,症状消失。越旬日在子夜又觉得脘宇隐痛,胸闷、短气、汗出。翌日又按原方配就,晚 9 时煎服,并啖米粥少量,症状不见发作。续服 5 剂兼啖米粥,均得安卧无恙。以后停药而只饮米粥,胃中和,症未再发。

按语 本例症状发于夜间,前医迭进补气和胃、宣痹通阳、敛汗滋阴诸法,效皆不著。患者罹有多种疾病,复因胆囊炎发作之后,湿热病邪已祛,食少体虚,晚餐数量甚少,至夜胃中空虚,胃气馁弱,阴阳平衡更现失调。《金匮要略·血痹虚劳病篇》曾载"虚劳里急,诸不足,黄芪建中汤主之。"此言"里急,诸不足"是指内脏所表现的症状较急迫、明显而病机属虚之症。尤在泾认为"充虚塞空则黄芪尤有专长。"故处方宗黄芪建中汤加减,取黄芪甘温补气,重用白芍和阴,伍甘草补虚缓急,延胡索行血中之气,麦冬滋阴养胃。合欢皮(又名夜合皮)甘平、解郁和血、安定心神而敛汗,以之与佐。复加姜枣和营益卫,平调阴阳。全方甘缓补虚为主,气阴并顾,药品不多,药味不苦。因其常在夜间发病,乃嘱其在发病 1 小时前服药,并

啖米粥少量以养胃气,俾中气得旺,升降有常,气机调畅,故症状即获改善。

据个人经验,凡夜间症状发作之疾,常据证加入合欢皮一味,颇能奏效。习知"胃不和,则卧不安"。个人认为"不和"之因,有虚有实,《内经》用秫米,恐亦是针对胃气虚弱而用以补虚养胃之意,如不认真分析病情,在夜间杂药乱投,甚至辛燥耗气或苦损胃气,非徒无益,反增其疾,有的甚至引起严重反应,弄得焦头烂额,可不慎哉!

十四、调中理气,和胃化饮法治萎缩性胃炎脘痛痞胀案

杨某,男,41 岁。初诊日期:2006 年 4 月 17 日。

主诉 胃脘隐痛痞胀间作 10 余年。

病史 患者 10 余年来胃脘隐痛反复不愈,初发时空腹为甚,食后可缓,1995 年查胃镜为十二指肠球部溃疡,予洛赛克、吗叮啉等治疗疼痛渐消失,然每因饥饱失常、工作劳累及气候变化等易于发作,兼有胃脘痞胀,间断服用奥美拉唑等抑酸剂治疗,症情依然反复。2005 年 11 月 5 日至江苏省人民医院复查胃镜示中度萎缩性胃炎。多年来饮食减少,形体不丰,深为所苦,转请徐老诊治。患者平素经常在外工作,虽无烟酒嗜好,但生活饮食无规律。患者母亲有"消化性溃疡"病史。刻诊:胃脘隐痛痞胀仍作,食后尤甚,时有胀痛,以空腹为主,食后痛减,嗳气不著,无呕吐,腹部鸣响,矢气较多,大便不黑,日行 1 次。

诊查 腹软,肝脾未及肿大,胆囊区无压痛,中脘轻度压痛,按之则舒。舌微红,苔薄白,脉虚弦。胃镜检查示:中度萎缩性胃炎。

临床分析 本病属"胃脘痛"、"胃痞",中虚气滞,痰饮内停为其主要病机,病理性质属虚实夹杂。治当标本兼顾。治法:调中理气,和胃化饮。

处方 太子参 15g,山药 15g,茯苓 20g,炒白术 12g,白芍 15g,炙甘草 5g,苏梗 10g,鸡金 10g,陈皮 10g,佛手 10g,石见穿 10g,泽泻 15g,刀豆壳 20g。每日 1 剂,2 次煎服。

2006 年 4 月 24 日二诊:患者于 2006 年 4 月 18 日再次复查胃镜示轻度萎缩性胃炎,轻度异型增生,4 月 20 日查上消化道钡餐示轻度胃下垂。服药 7 剂,胃脘隐痛痞胀未减,食后不适,终日不饥,腹中鸣响,饮水不多,小腹坠胀,大便先干后溏,日行 1 次,舌微红,苔薄白,脉虚弦。中虚气滞,兼有痰饮,拟再原法参治。

处方 太子参 15g,炒白术 10g,茯苓 25g,白芍 15g,炙甘草 5g,苏梗 10g,制香附 10g,煨木香 6g,陈香橼 10g,煅瓦楞 30g,焦楂曲各 15g,藿香 10g,冬瓜子 30g,刀豆壳 20g。每日 1 剂,2 次煎服。

2006 年 5 月 8 日三诊:再进 14 剂,胃脘隐痛痞胀显著改善,知饥欲食,腹鸣、小腹坠胀也减,腑行正常,舌尖微红,苔薄白,脉细弦。胃中气滞,拟再养胃理气。

处方 太子参 15g,炒白术 10g,山药 15g,茯苓 20g,白芍 15g,炙甘草 5g,苏梗 10g,陈皮 10g,佛手 10g,刀豆壳 20g,白蒺藜 12g,槟榔 10g,焦楂曲各 15g。每日 1 剂,2 次煎服。

服药半月,症状渐平。嗣后,在上方基础加减用药治疗年余,诸症未作,2007 年复查胃镜示轻度萎缩性胃炎。

按语 患者工作辛劳,饮食不节,复加制酸之剂,戕伤脾胃,盖脾主升,胃主降,乃气机升降之枢纽,脾胃虚弱,升降失司,气机阻滞,故成胃脘隐痛痞胀之疾;脾失健运,则生痰饮,腹中鸣响;胃不磨谷,失于受纳,故终日不饥。本案虚实夹杂,因虚致实,中虚即脾胃气虚,实则

气滞痰饮。徐老认为这是胃脘痛病机的双重特性,亦示病机的复杂性。在诊断和治疗过程中,必须详细辨证,慎勿偏执中虚而一味补气健脾,当补中有消、有运、有化,冀其补而不滞,方能有利于病情的缓解与恢复。故本案标本兼顾,法以调中理气,和胃化饮为主,药用太子参、白术、山药、茯苓、甘草健脾益气;苏梗、陈皮、佛手、制香附、木香、陈香橼等理气止痛。本案的特点之一,徐老以苏梗易桂枝,将苓桂术甘汤化裁为苓苏术甘汤以温中化饮,二诊时见效不著,茯苓加大用量,以增健脾利水之功;其二用冬瓜子,据徐老经验,本品既能利水,又可开胃。本案中虚气滞,夹有痰饮,然以健脾和中贯穿始终,以复脾胃升降之功,气机得畅,痰饮得化,胃痛向愈。

(陆为民 整理)

十五、补疏兼投法治胃角溃疡胃痛案

葛某,男,35 岁,工人。初诊日期:1990 年 11 月 14 日。

主诉 胃脘疼痛反复发作 10 年余,加重 4 月。

病史 患者胃脘疼痛反复发作已 10 年余,近 4 月来加重频发,食少,神疲乏力。于 1990 年 10 月 18 日经 X 线钡餐检查,诊谓"胃角溃疡",迭经服中西药物多种,脘痛不已,心情焦虑不安,于 11 月 14 日来诊。询知其脘痛及于胸胁,部位较广,时轻时重,痛而胀闷,空腹尤甚,得食可缓,但饮食甚少,神倦无力。伴有头昏耳鸣。

诊查 舌质淡红,诊其两脉细弦。X 线钡餐检查示:胃角溃疡。

临床分析 证属脾胃气虚而兼肝气不达,气机不畅,升降失调。阅前医处方,补益脾胃、疏肝理气等法,方药均合病证。然服后症状依然,未尝获效,以致情绪不宁,焦虑不安,精神不振,以致不能工作。再三考虑,认为宜从补益脾胃而调其升降气机,疏调肝络而佐以养心和阴。

处方 炙黄芪 15g,太子参 15 分,怀山药 15g,炙升麻 5g,炒枳壳 10g,炙柴胡 6g,炒白芍 15g,橘皮络各 6g,川百合 30g,麦门冬 15g,枸杞子 10g,炙甘草 5g,谷麦芽各 15g。

每日 1 剂,2 次煎服。嘱其服后平卧半小时。

上方服 7 剂,症状逐渐好转,胸胁胃脘之痛明显减轻。续服 7 剂,饮食亦有增加,精神渐振,情绪亦有改善。守方继续调治共月余,诸症均显著改善,胸胁胃脘胀闷而痛基本消失。至 12 月 27 日复查 X 线钡餐检查,胃角未见溃疡,仅见十二指肠球部轻度变形。患者即恢复正常劳动。

按语 本例临床表现的特点,一是脘痛及于胸、胁,痛位广,且兼胀闷。二是经久未愈,焦虑不安,精神不振。处方中补益脾胃取黄芪、太子参、山药,兼用升麻配枳壳以调升降,佐以炙柴胡、麦芽疏肝。复加百合、麦冬、枸杞子养心益胃和阴,白芍、甘草缓急定痛。全方气阴并顾,补气而不滞气,有升有降,通调气机,不重在辛燥止痛。药性平和,却能改善久治未效之病痛。

百合甘微苦而性平,入心、肺经,润肺清心安神。然此药亦入胃经,对胃气、胃阴均不足而心神亦虚者,用之有效。据《药性论》所载"除心下急、满、痛",然必须掌握属于虚证。本例症状虽多,脉证是虚,病位以胃为主,涉及心、肝,故适用百合。虽非"百合病",亦不是"百合汤"证,但重用百合以补虚、养胃、养心,说明用药配伍之要。

十六、温中化饮,行气活血法治慢性胃炎胃痛案

患者孙某,男,41岁,职工。初诊日期:1989年12月6日。

主诉 上腹冷痛1年,加重1月。

病史 患者于1年前因饮冷受寒,以致上腹隐隐作痛。初时未予介意,渐致饮食减少,影响工作、生活。空腹餐前疼痛,得食稍可缓解,但食后移时又觉脘痛,喜暖,喜按,上腹辘辘有声。从今年2月以来,多方诊治,经查胃镜为慢性浅表性胃炎,并有息肉1枚,已行内镜下摘除。服多种中西药物,症状时轻时重,近1个月疼痛持续加重。饮水不多,饮食均需热,背恶寒,上腹觉冷,常厚衣并于上腹用"棉兜"敷住。大便正常,无黑便史。

诊查 舌质偏淡,舌苔薄白,诊脉细弦,上腹下脘附近轻度压痛,胃部稍有振水声。肝功能无异常,胃镜复查仍为浅表性胃炎、中度。

临床分析 病属胃脘痛,喜温,喜按,舌质偏淡,似属中虚胃寒之证。然病历记载曾服黄芪建中汤及良附丸之类,已投数十剂,效果并不理想。近日发作加重,服上药仍未见效。询知其痛位比较固定,无明显嗳气、泛酸、嘈杂等症。证由中虚胃寒,基本无误,但以寒凝气滞,久痛入络为主,继而饮停中脘,故治法似可选择温中化饮,行气活血为主。

处方 桂枝5g,白术10g,云茯苓15g,炙甘草5g,高良姜10g,制香附10g,炙五灵脂10g,延胡索10g,广木香10g,荜澄茄10g,白芍15g,谷芽30g。

每日1剂,2次煎服。服药后静坐约半小时。

此方先配5剂,另处方外治配合:丁桂散3g。

用法:令病人仰卧,于中脘附近皮肤上放丁桂散约0.5g,外覆约8cm×8cm胶布固定。翌日揭去胶布,温水清洁皮肤,隔约1小时后如法再贴(局部皮肤有皮疹瘙痒则停用)。

患者服药后胃中有温暖感,冷痛当即减轻。服完5剂,胃脘冷痛基本控制。复诊时中脘附近压痛不著,舌象、脉象如前。原方续进,高良姜改为5g,荜澄茄改为3g,再服5剂,脘痛未作。以后隔日1剂,巩固前效。20日后停药观察,留药5剂,以备发作时再服。时值冬寒,小有发作,服1~2剂仍获控制。外治法仅用10日。随访半年,脘宇冷痛未发,饮食正常。从无黑便。

按语 本例中虚胃寒证,以胃寒兼饮为主,并有血瘀,但基本病机以内寒为主。处方以苓桂术甘汤、良附丸、失笑散等复方治之,均为习知之常用方药。

荜澄茄系胡椒科植物荜澄茄或樟科山鸡椒的果实,辛温,入脾、胃、肾、膀胱四经。擅治脘腹冷痛、反胃呕吐。《扁鹊心书》荜澄茄散,《济生方》荜澄茄丸等,均以之为主药,以之为方名。此药对内寒而确无热象之脘腹冷痛者,其效颇佳。个人认为使用本品时应注意:一是辨证应明确;二是用量不宜过大,见效即减;三是配用白芍,刚柔相济。

本例系复方兼投,内服与外治相结合。看来应是复方之效,综合治疗之效。然其他药如桂枝、制香附、失笑散、芍药、甘草、木香、延胡等等,前医用之不少。所异者,昔以黄芪为多,而个人以苓桂术甘,配以荜澄茄等,以冷痛为重,以化饮特别是温中为主。药后见效颇快,可能是抓住了"温中"之主法,而祛饮、行瘀等法并非短时即可奏止痛之效。治病抓主症、主证,以冀尽快减轻病痛,亦是医者临床诊疗之常理之一。

另外,病人以脘痛为苦,当疼痛减轻、消失特别是短时内其痛如失,医者还当注意观察有无黑便(上消化道出血),切勿麻痹大意。

此例配用外治之"丁桂散",由公丁香与肉桂等量组成。研成细粉,外敷痛处,覆以胶布1~2层,以利窜通入皮,行气活血,温中祛寒。丁桂散外敷还可治少腹痛、慢性胆囊炎、肠易激综合征腹痛下利、术后肠粘连、腹腔淋巴结炎等等疾患,另如软组织闭合性损伤也可用此法外治。简便方法,临床上常可配合用之。

十七、温中化饮,和胃降逆法治萎缩性胃炎脘冷痞胀背冷案

王某,男,48 岁,供销员。初诊日期:1991 年 11 月 13 日。

主诉 脘冷痞胀,背脊冷痛 3 年,加重 2 月。

病史 缘于劳累饮食不当,脾胃不健,出现胃脘觉冷,痞胀妨食,泛吐酸水,脘腹辘辘有声,背脊冷痛,此症出现,则余症踵至。逐渐加重,病已三载,时时发作。近 2 月来发作尤著,头昏乏力,大便干。已服多种中西药物,效均平平。自述服痢特灵、庆大霉素及中药用黄连、蒲公英等药方后,背中冷感尤著,余症亦随之加重。

诊查 精神不振,舌质偏淡,舌苔薄白。诊其脉,细中带弦。曾行 X 线钡餐检查,谓慢性胃炎、轻度胃下垂。胃镜检查谓浅表—萎缩性胃炎。

临床分析 此为较典型之痰饮病。饮停胃中,阳气不振,阴有余而胃气不和,上逆而为吐涎泛酸,此酸并非由热而生。饮阻于中,纳谷自少,清阳不升。当以温药和之,温其中阳,和降胃气,拟方苓桂术甘汤加味。

处方 云茯苓 30g,川桂枝 5g,生白术 15g,炙甘草 5g,制附子(先)5g,姜半夏 15g,炒陈皮 6g,益智仁 10g,泽泻 20g,生姜 5g。

每日 1 剂,2 次煎服,服后平卧 1 小时。

上方服 7 剂,背中冷即有明显好转。续服 7 剂,余症均次第改善,饮食渐增,泛吐酸水涎沫均控制。考虑其中阳之虚由来已久,遂加入黄芪 15g,补其中气。前后服药 35 剂,诸恙均瘥,体力亦复健壮,历严冬而症未发作。随访半年,症状缺如,亦不愿再复查钡餐及胃镜。

按语 《金匮》尝言:"病痰饮者,当以温药和之",这一重要治则,迄今仍有实践指导意义。痰饮之病有胃、肺、体腔等不同,其中胃府形成痰饮而致病者,极为常见。胃阳不振,痰饮内停,可以表现为胃脘觉冷,甚则厚衣不温。泛吐清涎、酸水,其味亦觉冷。脘胀而食少,腹中辘辘有声。尤其是还有一症,即背中冷。一般位于脊柱胸椎 7~12 周围,大逾掌心,据个人经验,此症颇有特征意义,对诊断甚为帮助。临床所见,胃下垂、胃十二指肠溃疡、炎症等疾患,都有一部分患者具有痰饮证候,当详为诊查,辨证施方遣药。

此例痰饮中阳不振之证,较为典型。既是阳虚饮停,自宜温药治之。然时下一见"炎症"即投抗菌药、苦寒药之医者,并非少数。因此,辨证观念,应予加强,中医药之保持与发展,才有希望。

对于"温药和之"的理解,因痰饮是阴气凝聚而成,痰饮得温则行,阳气得以发越,故宜温法温药以治之。苓桂术甘汤是治饮病的基础方。但阴寒内盛之证,单用此方当嫌不足,故上方中加附子以温通,益智仁以温阳摄涎,半夏、陈皮温中和胃降逆。

十八、益气和胃,降逆通瘀法治残胃炎胃痛痞胀案

患者陶某,男,57 岁,工程师。1997 年 10 月 27 日初诊。

主诉 上腹部疼痛痞胀反复发作 15 年,加重 1 月。

病史 患者 1972 年因十二指肠球部溃疡合并上消化道大出血而行胃次全切除术(Billroth Ⅱ式)。术后 10 年,1982 年起几乎每年春秋易发,症见上腹部隐痛、痞胀、饥时痛,食后亦痛,纳谷减少,胃中嘈杂,甚则黑便,长期间断服用雷尼替丁、泰胃美、吗叮啉、三九胃泰等中西药,症状时轻时重。今年入秋以来,又见胃脘隐痛,刺痛,晨起空腹为甚,纳呆食少,食后脘痞作胀,嗳气、呕苦、咽干,大便易溏,日 1~2 次。胃镜提示"吻合口糜烂、溃疡,重度浅表性残胃炎伴胆汁反流"。大便查见霉菌感染,患者痛苦万分,慕名前来。

诊查 形体消瘦,面色少华,神疲乏力,舌质暗红边有瘀斑,舌下静脉增粗迂曲,苔薄腻微黄,脉细。腹软,中脘部压痛明显,肝脾不肿大。

临床分析 患者以上腹疼痛为主苦,参合四诊,属"胃脘痛"范畴。证属中虚气滞瘀阻证。因病久脾胃气虚,加上手术损伤,胃气不振,以致纳谷不同程度减少,精微不足,气血亦亏,故常觉神倦乏力,容易疲劳。胃虚而兼气滞不畅,故上腹胃脘痞胀不适,甚则隐痛。胃失和降则嗳气、嘈杂,胆汁上逆至胃,故自觉口苦。脾虚而健运失司,故大便易溏次多。病久由气及血,气滞而致血瘀,胃手术次全切除,术中切割缝合,更易使血瘀留滞,故见舌有紫斑,舌下静脉迂曲。因中虚又兼气滞,故脉象常见濡弱或细弦。治当和胃消痞,降逆通瘀。以徐老经验方残胃饮化裁。

处方 炒白术 10g,枳壳 10g,白芍 10g,刀豆壳 15g,柿蒂 10g,柴胡 6g,丹参 10g,五灵脂 6g,石见穿 10g,木蝴蝶 6g,甘草 2g。每日 1 剂,2 次煎服。

二诊 呕吐止,口苦减,大便正常。薄腻黄苔渐化。此湿热得清,余证尚存,原方去黄连、法半夏、冬瓜仁,加太子参、丹参各 15g,炒枳壳 10g 以增益气和胃行瘀之力。

三诊 服药 7 剂后仅觉胃脘空腹时稍有隐刺痛,仍有胃脘痞闷嘈杂,口干微苦,神疲乏力,舌质暗红,舌边瘀斑稍减,脉弦细弱。辨证为气阴两虚,气滞血瘀,胃失和降。治宜益气养阴,理气行瘀,和胃降逆,以残胃饮基本方加太子参 20g、谷芽 30g、麦芽 30g,连服 2 个月,症状基本消失,体重增加 7 公斤,复查胃镜及病理显示:轻度浅表性残胃炎,吻合口糜烂、溃疡消失。随访半年未见复发。

按语 残胃炎症多见于胃次全切除术后,尤其是 Billroth Ⅱ 式术后,因胃窦切除后幽门功能丧失,以致胆汁反流,胃黏膜屏障作用被破坏而产生炎症,或使原有慢性炎症加重。胃中食物停留过短且影响腐熟之功能,以致精微气血生化之源不足,脾胃升降失司,胃络瘀阻。病机以中虚气滞瘀阻为多,若不及时而恰当地加以治疗,其虚益甚,瘀阻日深,健康状况日衰,即有形成瘀积恶变之可能。在治疗上,徐老强调从整体着眼,既需益气和胃,又应降逆通瘀。因胃宜和降,胆随胃降,瘀滞不祛,气滞不易消除,降逆之效果亦受影响。方中用白术、白芍培益中焦,养脾胃而升清,且白芍缓急止痛,养血柔肝,使柴胡、枳壳、制香附等疏利肝胃之气而抑木之品不致耗散过度;枳壳一方面配白术寓消于补,通补兼施,另一方面配柴胡,升清降浊,使脾胃调和,痞满得除;制香附治诸种气痛,更用刀豆壳、柿蒂和中下气降逆。方中五灵脂是治胃脘久痛入络的良药,配丹参、石见穿散瘀活血止痛。木蝴蝶理气护膜。徐老还

强调,在药物治疗的同时,注意调护。

鉴于残胃炎丧失幽门功能易致胆汁反流的特点,日常生活时应嘱病人注意体位,左则卧位,床头略垫高,利于胆汁下泄于小肠,服药后坐息片刻,利于药物在胃中籍胃气以行药力。配合上述调护措施,可以提高治疗效果。

(周晓波 整理)

十九、疏肝和胃法治萎缩性胃炎胃痛案

患者孙某,女,46 岁。初诊日期:1989 年 6 月 6 日。

主诉 胃脘隐痛及于右胁下 2 年余,加重 3 月。

病史 患者病起 2 年,胃脘隐痛及于右胁下,痞胀不适。3 月来加重,嗳气频多,得嗳则舒,稍多食则症状尤著,性情易躁,起病与情志不畅有关。1988 年 2 月及 1989 年 5 月 2 次经纤维内窥镜检查,诊断均为慢性浅表性、萎缩性胃炎,肠上皮化生,经多种中、西药物治疗,效果不著,症状持续存在。

诊查 舌苔薄白,舌质正常,脉弦。上腹部按之不适,但无固定压痛,肝脾无肿大。

临床分析 女子以肝为先天,肝主疏泄,性喜条达。患者情绪易躁,肝失疏泄,气机不畅,横逆犯胃,终成肝胃气滞之证。拟法疏肝和胃。疏肝和胃汤加减治之。

处方 苏梗 10g,制香附 10g,炒枳壳 10g,炒白芍 15g,炒陈皮 6g,佛手片 10g,绿梅花 10g,白蒺藜 10g,生麦芽 30g。每日 1 剂,2 次煎服。

上方服 7 剂后,诸症均有改善,续服 14 剂,胃脘痞胀隐痛及嗳气等症状显著减轻。以后隔日服 1 剂,在盛夏高温时期,汗出、口干,加麦冬 15g,蒲公英 15g,原方略事加减,调治历半年,症状均消失。于 1990 年 1 月 20 日复查胃镜,诊断为慢性浅表性胃炎(轻度)。随访 1 年,症未复发。

按语 本例属胃脘痛,痛及右胁下,得嗳则舒,性躁、脉弦,证属肝胃气滞,此例比较单纯,由于肝气失疏,胃气不和,治当疏肝理气和胃,个人认为,胃病治用疏肝,苏梗优于柴胡,且苏梗色白而其味不辛,药性甚平和,不必因其"温"而虑其耗阴,白蒺藜与麦芽也均有疏肝功用,与制香附、苏梗相伍,并有绿梅花(绿萼梅)、白芍等,疏肝而不耗气。

个人认为,治病贵在辨证,很多浅表、萎缩性胃炎或萎缩性胃炎表现为肝胃气滞证候,运用疏肝和胃方药每可取效,勿囿于脾胃气虚或胃阴不足而一概用健脾、养胃之法。

二十、疏肝和胃行瘀法治萎缩性胃炎胃痛案

李某,女,50 岁。初诊日期:2005 年 3 月 21 日。

主诉 胃脘隐痛 12 年,加重 1 月。

病史 患者 1993 年起病,胃脘隐痛,痞塞感,1996 年查胃镜示慢性浅表性胃炎伴胆汁反流,症状反复,迄今未愈。近 1 月来症情加重,于 2005 年 3 月 11 日在本院胃镜复查示重度萎缩性胃炎伴肠化,幽门螺杆菌阴性,免疫组化示 ⅡA+ⅡB。精神压力较大,有恐癌心理,故求诊于徐老。刻诊:胃脘隐痛时作,有堵塞感,情志不畅则加重,得嗳则舒,大便易溏,日行

1 次,经来失调。

诊查 腹平软,上脘按之不适隐痛,肝脾未及肿大,舌暗红,苔薄白,脉弦。

临床分析 患者平素烦劳易郁,性情易躁,肝郁气滞,病久入血。拟法疏肝和胃,佐以行瘀。

处方 苏梗 10g,制香附 10g,炒枳壳 10g,鸡金 10g,佛手 10g,炒陈皮 6g,赤白芍各 10g,炙甘草 5g,绿梅花 10g,莱菔英 20g,炒川芎 6g,五灵脂 6g,徐长卿 6g。

每日 1 剂,2 次煎服。并向患者详细解释萎缩性胃炎与胃癌的关系,嘱其畅情志,调整心态,抛弃恐癌心理,患者当时情绪大为改善。

2005 年 4 月 7 日二诊:服药半月余,胃脘偶有隐痛,心下痞满,月经不调,夜间汗出,舌微红,苔薄白,便溏转实,治参养胃调冲。

处方 苏梗 10g,制香附 10g,枳壳 10g,莱菔英 15g,炙鸡金 10g,佛手 10g,白芍 10g,炙甘草 3g,石斛 10g,月季花 10g,麦芽 30g,小胡麻 10g,野料豆 15g,建曲 12g,木蝴蝶 5g。

2005 年 4 月 21 日三诊:胃脘疼痛消失,心下痞胀减轻,背部尚觉不适,舌质微红。胃阴不足,气滞不畅,时值更年,拟再养胃理气调冲。

处方 麦冬 15g,白芍 15g,炙甘草 3g,枳壳 10g,制香附 10g,苏梗 10g,佛手 10g,炙鸡金 10g,莱菔英 15g,月季花 10g,小胡麻 10g,建曲 10g,焦白术 6g,仙鹤草 15g,丝瓜络 10g。

上方再服半月,诸症基本消失,月经来潮,仍按养胃理气之剂略事加减,调治历半年,症状偶有反复。于 2006 年 1 月 20 日复查胃镜为慢性浅表性胃炎。随访 1 年,症情尚平。

按语 《临证指南医案》云:"肝为起病之源,胃为传病之所",又云:"初病气结在经,久病则血伤入络"、"久病胃痛,瘀血积于胃络"。本例胃痛间作 10 年余,与情志有关,良由烦劳急躁,肝失疏泄,横逆犯胃,肝胃气滞,胃络不和所致。日久则脾土虚弱,脾失健运,故见便溏不实;气郁化热,则胃阴渐伤,故夜间汗出,舌微红。然究其因,乃情志不畅所致,故首诊先予疏和肝胃,佐以行瘀,使气血流通,通则不痛。二诊以后,疼痛改善,参以养胃,后以养胃理气调治而愈。治疗井然有序,足以师法。徐老认为,妇女更年期慢性胃痛,肝郁气滞证多见,当重视疏肝之法,除柴胡疏肝散外,常需参以理气开郁之品。若疼痛局限于胃脘,未及两胁,徐老每以苏梗易柴胡,《本草崇原》谓其"性平",甚为确当,苏梗色白,其味不辛,药性平和,疏肝和胃而开郁理气,实为肝郁气滞证之良药,不必因其"温"而虑其耗阴,即使有阴伤者,配合养阴之品,仍可使用。这一特点,在本案中体现尤为明显。此外,徐老对萎缩性胃炎伴肠化、异型增生的患者,强调必需配合心理疏导,消除患者的"恐癌"焦虑情绪,才会更有利于疾病的康复。

(陆为民 整理)

二十一、疏肝和胃,解郁清热法治萎缩性胃炎胃痞胃痛案

彭某,女,75 岁。初诊日期:2006 年 1 月 9 日。

主诉 上腹痞胀隐痛间作 3 年余,再发半年。

病史 患者 3 年前因情绪不畅出现上腹痞胀隐痛间作,2003 年 10 月 24 日查胃镜示慢性萎缩性胃炎伴肠化,经服中药治疗后症情一度平稳。2005 年 8 月始,上腹痞胀隐痛又见

反复,遇情志不舒而加重,伴嗳气,纳谷不香,2005 年 9 月复查胃镜示慢性浅表—萎缩性(轻中度)胃炎,伴肠化,2005 年 12 月 19 日 B 超示:胆壁毛糙,肝光点增粗。一直在本院门诊服中药治疗,症状稍见改善,转而求诊于徐老。刻诊:上腹痞胀隐痛,偏于右侧,昼轻夜重,疼痛以后半夜为主,无泛酸,口干欲饮水,无胸闷胸痛,稍有咳,嗳气不多,大便日行。

诊查 腹软,上中脘轻压痛。苔薄黄,质微红,脉细弦小数。

临床分析 肝喜调达,主疏泄。患者因情志不遂,木失条达,横逆犯胃,肝胃不和,气机不畅,故见胃脘痞胀隐痛;肝气郁结,日久化热,故表现为口干、苔薄黄、质微红、脉细弦小数等,证属肝胃气滞郁热之证。拟法疏肝和胃,解郁清热。方选柴胡疏肝散加减。

处方 柴胡 10g,枳壳 10g,制香附 10g,青陈皮各 6g,郁金 10g,木蝴蝶 6g,法半夏 6g,娑罗子 10g,黄连 2g,竹茹 10g,海金沙(包)10g,鸡金 10g,丝瓜络 10g。每日 1 剂,2 次煎服。

二诊 服药 7 剂,上腹痞胀隐痛缓解,口干欲饮水,胃脘痞胀,黎明嘈杂隐痛。郁热而有伤阴之象,治参原法出入,加养阴和胃之品。

处方 太子参 15g,炒白术 6g,枳壳 10g,鸡金 15g,白芍 10g,甘草 3g,绿梅花 10g,佛手 10g,制香附 10g,茯苓 15g,莱菔英 15g,神曲 10g。每日 1 剂,2 次煎服。

三诊 服药 7 剂,药后尚合,夜间口干,余症状改善,苔脉如前。治参原法,原方 14 剂续服后诸证渐消。此后以养胃理气方调治巩固半年,诸症未发。

按语 柴胡疏肝散出自明·张介宾《景岳全书》,主治肝郁气滞,嗳气叹息,脘腹胀满。由陈皮、柴胡、川芎、制香附、枳壳、芍药、甘草组成。《内经》谓"木郁达之",故以柴胡、制香附理气疏肝,枳壳、陈皮理气行滞化痰,川芎行气活血,芍药甘草养血柔肝。此证血瘀征象不显故去川芎,加用木蝴蝶、娑罗子、鸡金理气疏肝和胃,病程日久,痰热阻络,用黄连、竹茹、丝瓜络清热化痰通络止痛。一诊后患者诉口干,胃脘嘈杂隐痛,气滞郁热阴伤,加用太子参、白芍养阴柔肝,佛手、绿梅花疏肝开胃生津,莱菔英降气化痰。服后症状逐渐缓解,诸证渐消。本案辨证并不复杂,肝郁气滞而致胃脘痛在临床亦属常见证型,关键是药物的加减配伍。具体用药时徐老选药以性平之木蝴蝶、娑罗子、佛手、绿梅花以疏肝,配合太子参、白芍、白术、鸡金养阴柔肝和胃健脾等,更特别的是方中往往加用黄连、竹茹,一则清热和胃,二则以寒药监制温燥,三则少量苦寒能健胃,对肝郁化热伤胃之证,尤其常用。

(周晓虹　整理)

二十二、疏肝和胃,清热化湿法治萎缩性胃炎伴胆汁反流胃痛案

患者周某,女,45 岁,干部。初诊日期:1992 年 9 月 30 日。

主诉 胃脘胀痛时发已 6 年,再发 3 月。

病史 6 年前因情志不畅而引发,胃脘痞胀,胀甚则痛,痛位于心下及偏左之处,不时发作。3 年前大便易溏,便前上腹、下腹均有隐痛,经治疗后便溏症状改善。近 3 个月来天气炎热,但脘痛痞胀常发,嗳气则舒,嗳气不遂则恶心欲吐,甚则泛吐苦涎,量虽不多,咽际不适,口苦。饮水不多,不知饥,食欲不振。大便基本正常。月经按月来潮。因胃痛而常诊治,服药多种,效果不著。

诊查 面色少华,舌质淡红,舌苔薄黄腻,脉象稍弦。上腹剑下(巨阙、上脘)有轻度压

痛。胃镜检查谓中度萎缩性胃炎,胆汁反流显著。B超未见肝胆有明显异常征象。

临床分析 据患者主症,诊断为胃脘痛。基本证候为肝胃气滞,兼证为湿热内蕴,胃气上逆。舌苔黄腻,是湿热之征,幸其腻苔不厚,湿热尚不属严重。观其口苦,甚则泛吐苦涎,良由肝胃之郁热所致。胃气上逆,故有恶心感、泛吐。已往曾兼有腹痛、便溏,便前腹痛,病位似在肝、脾。现在此症已不显著,不必着重治脾。然脾胃互为表里,与肝密切相关,肝胃气滞,肝气横逆,木乘中土,尚须注意勿使再及亏脾。治法以疏肝和胃降逆,清热化湿为宜,投药以后,再据证调整。

处方 炙柴胡6g,炒白芍15g,炒枳壳10g,姜半夏10g,炒陈皮10g,炒川连3g,炒黄芩10g,厚朴10g,生薏仁20g,云茯苓15g,佛手10g,谷芽30g,麦芽30g,生姜3g(后下)。每日1剂,2次煎服。

此方服7剂,胃脘疼痛痞胀已显著减轻,口苦亦减其半,得嗳气而未见泛吐苦涎。续服5剂,渐知饥,食欲亦有改善,舌苔黄腻之状已改变为薄白,上腹剑下无压痛。原方去川连、厚朴、生姜,加石见穿15g、厚朴花6g,姜半夏改为6g。再服15剂,饮食已渐正常,上述诸症基本消失,于是改为隔日煎服1剂(第一日煎服2次,翌日煎服1次,1剂分2日共煎服3次),40日后停药,至年底体检时复查胃镜谓轻度萎缩性胃炎,未见胆汁反流。

按语 本例患者症状不重,胃脘痞胀隐痛属一般常见病证。然其特点大致有三:

(1)一般患者,夏季脘痛减轻,此例在炎热季节,脘痛痞胀常发,伴有嗳气、口苦、泛苦,考虑为肝胃气滞而兼湿热,故于一般疏肝和胃降逆方中,加入芩、连、厚朴、薏苡仁以清热化湿。药后症状改善,舌苔黄腻已退净,故去连、朴。舌苔黄腻常为判断湿热的重要体征,若黄腻之苔加厚,则清化之品还需加重、扩充,在夏暑之交,尤需注意湿热之邪与清化之法。

(2)患者有脘痞、口苦,甚则泛苦,食欲不振等症,按其上腹剑下有压痛,似与仲景所称"心下痞"较符合。治此类痞证重在通降,欲通降宜从苦辛。半夏泻心汤为苦降辛通之古方,迄今尚为临床医家所常用。本例方中黄连、半夏、黄芩、生姜,即是半夏泻心之意,在古方基础上,以生姜代干姜,不用人参,加减变通,随证而定。

(3)胆汁反流入胃腔,对胃黏膜器质与功能有所损害,亦是促成或加重胃黏膜慢性炎症病变的原因之一。本例有口苦症状,胃镜亦提示胆汁反流显著,除药物采用苦降辛通以外,另嘱病人略为垫高床头,以免夜睡时胆汁反流入胃,方法为在床头一边的底座,垫入木板约3cm高,使头位略高即可。

二十三、行气化瘀法治幽门管溃疡出血后胃痛案

患者汪某,男,37岁,轧钢工人。初诊日期:1989年9月5日。

主诉 胃脘疼痛间作10余年。

病史 患者有胃脘痛病史近10年,常因饮食不当、劳倦而引起发作。8月21日突然大便漆黑如柏油样,经急诊治疗,出血控制(估计出血量约500ml)。但血止后胃脘仍持续疼痛,痛而且胀,痛无定时,昼夜不安,饮食少,大便亦少而干,检查大便隐血已转阴多次。

诊查 舌质淡红,舌苔薄白,脉细。上腹有轻度压痛,肝脾不肿大。肝功能、二对半均无异常。纤维胃镜检查诊为幽门管溃疡,慢性浅表性胃炎,伴肠上皮化生。

临床分析 患者曾用中药补益脾胃、养血、止血、理气等方药,西药雷尼替丁等,胃脘疼

痛并无减轻。近日痛位由中脘渐及于左胁下,嗳气,矢气后腹胀可稍减轻,但脘痛依然。分析本案病机,胃痛经久时发,脾胃之气不足,脾虚摄血无权,故见远血黑便。出血之后,脘痛持续,虽非刺痛,亦属血瘀。痛而兼胀,必有气滞。既是气滞血瘀,治当行气化瘀。

处方 炙柴胡 6g,炒白芍 25g,炒枳壳 10g,制香附 10g,台乌药 10g,当归 10g,炙五灵脂 10g,延胡索 10g,降香 10g,炙乳香 5g,炙甘草 5g。每日 1 剂,2 次煎服。另服参三七粉、白及粉各 1.5g,甘草粉 0.3g,每日 2 次,加入温开水调成糊状服。

上方服 3 剂,胃脘胀痛即见减轻,疼痛时间亦渐短暂。续进 7 剂,症状明显改善。仍从原方稍事加减,去乌药,加炒陈皮 5g,法半夏 10g,太子参 10g,至 10 月下旬,诸症均安,恢复健康,血红蛋白由 90g/L 升至 125g/L。

按语 一般胃痛患者,合并上消化道出血后疼痛常可减轻,本案出血后脘痛加重,虽无刺痛,舌紫,脉涩等症象,病机属于瘀血无疑。气滞血瘀,脉道不通,不通则痛。处方选四逆散、拈痛丸、五香丸加减,复方图治。重用白芍之意,一是柔肝缓急以理气机,二是与当归、降香、乳香、乌药等相伍,燥中有润,和阴活血。降香行气活血定痛,与檀香单走气分不同。全方气血兼顾,刚柔相配,以通为主,气行血行。汤剂以外,又加散剂,行瘀护膜,以辅助汤药,并寓防其再次出血之法。

出血以后,气血必有不同程度亏虚,但脘痛且胀,昼夜不安,气血瘀滞于中,饮食少进,徒补其虚,常致壅滞气机,故曾用参芪阿胶等品而其症反重。

二十四、泄肝和胃法治胃溃疡胃痛胃痞案

王某,女,35 岁。初诊日期:2006 年 3 月 20 日。

主诉 胃脘痞胀隐痛 2 年。

病史 患者 2 年前因饮食不慎出现胃脘痞胀隐痛,伴嗳气泛酸,自服胃苏冲剂等未效,于 2005 年 11 月 22 日至江苏省人民医院行胃镜示:食管裂孔疝、反流性食管炎、胃溃疡(胃窦大弯 0.5 cm×0.5cm,A1 期)、胃窦隆起性病变(0.5cm×0.6cm,胃息肉?)、慢性胃炎,2006 年 2 月 16 日到南京鼓楼医院行内镜下息肉摘除术(胃窦前壁 0.5 cm×0.4cm 隆起),其后服用奥美拉唑等治疗已 3 月余,症状仍未改善,乃求诊于徐老。刻诊:胃脘痞胀隐痛,嘈杂似饥,烧心,泛酸,易饥,咽中不适,大便 2 日一行,月经量减少,劳后头痛头昏,巅顶跳痛,工作久坐。有胆囊息肉病史 1 年余,2 年来情绪急躁。

诊查 腹软,上脘轻压痛,胆囊区无压痛。舌苔薄腻微黄,舌尖微红,脉细弦。

临床分析 患者情绪急躁,肝失条达,失于疏泄,横逆犯胃,肝胃气滞,久郁化热,故见胃脘痞胀隐痛、嘈杂似饥、烧心、泛酸等。证属肝胃郁热,病位在胃,与肝密切相关,病理性质以标实为主。拟法泄肝和胃为先。方选化肝煎加减。

处方 青陈皮各 6g,象贝 10g,黄连 2g,法半夏 10g,蚤休 10g,木蝴蝶 5g,刀豆壳 20g,鹅管石 15g,厚朴花 6g,莱菔英 15g,白芍 15g,甘草 3g,苏梗 10g,制香附 10g。每日 1 剂,2 次煎服。并予亮菌甲素 15mg,每日 2 次。

二诊 服药 10 剂,诸症显著改善,有痰咯出,量较多,知饥,食欲尚可。舌质淡红,舌苔薄白,脉细弦。效不更方,原方去厚朴花,加桔梗 5g,枳壳 6g 利咽化痰,兼调升降。

三诊 上方又继服半月有余,胸骨下段隐痛,胃中灼热感,咽中不适,如有物阻,有痰咯

出,咽痛,咽酸,大便2日一行。察其舌偏红,舌苔薄白,脉细弦小数,咽微红。患者咽中不适,咯痰,徐老认为此乃肝胃气滞,郁热未清,津停痰凝,肺胃失宣。治当宣肃肺气,泄肝化痰和胃。方拟桑杏汤合化肝煎加减。

处方 杏仁10g,桑叶皮各10g,浙贝母10g,蒲公英15g,黄连1.5g,制香附10g,枇杷叶15g,蚤休10g,木蝴蝶5g,鸡金10g,佛手10g,绿梅花10g,刀豆壳20g,谷麦芽各30g。

5月10日到徐老门诊复诊,诉服上方后诸症基本消失,继续间断服药巩固,随访半年未发。

按语 化肝煎是《景岳全书·新方八阵·寒阵》中所录的一首临床有效处方,也是徐老临床常用的方剂之一,由青皮、陈皮、白芍、丹皮、栀子、泽泻、贝母组成。主治怒气伤肝,因而气逆动火,致为烦热胁痛,胀满动血等证。方中用青皮长于破气开郁散结,陈皮长于理气化痰运脾,二者合用共奏疏肝理气解郁之功;白芍养阴柔肝,既制气药之燥性,又缓筋脉之挛急;栀子清肝宣郁,为治"火郁"之要药;丹皮清肝凉血散瘀;贝母(常用浙贝)化痰散结,疏利肺气,有"佐金平木"之意;泽泻淡渗泄热,使热从小便出。七药之中融疏肝、柔肝、清肝、泻肝诸法共备,使肝气得舒而阴血不伤,郁火得泻而魂魄复宁。

肝为风木之脏,主藏阴血,内寓相火,性善条达而气宜疏泄流通,故曰体阴而用阳,若郁怒伤肝,气机闭塞不通而为郁,肝郁不疏,相火不能敷布则动火,动火则伤其脏,故景岳称为"气逆动火",这是肝郁所导致的主要病机特点,由肝郁而气滞不行,进一步导致血滞、水阻、湿停、痰凝等变化。本案患者性情急躁,肝失条达,失于疏泄,横逆犯胃,肝胃气滞,久郁化热,徐老针对病机特点,取化肝煎加减治疗,甚合病情,故二诊时症情明显改善。然患者性情急躁依然,肝胃气滞不畅,郁热未清,津停痰凝,肺胃失宣,故见咽中不适、如有物阻等证,三诊时肝胃肺三脏兼顾,拟法宣肃肺气,泄肝和胃化痰,兼以从肺论治,亦有清金制肝木之意,其中深意,也须慢慢体会。

(陆为民 整理)

二十五、清肝理气法治萎缩性胃炎胃痞案

梁某,女,59岁,退休职工。初诊日期:1993年9月15日。

主诉 上腹痞胀1年,咽食时胸骨后不适,口干。

病史 1年前因饮食不当,旋致胃脘痞胀,食后尤甚。3个月后自觉剑突下有灼热感,口干。渐而吞咽时胸、咽部不适,不能顺利吞咽,常进食稀粥、烂面条。大便每日1次,量少,神倦乏力。曾经到两所医院诊查,上消化道钡餐3次,诊为慢性胃窦炎。本月3日查胃镜,诊为慢性浅表性萎缩性胃炎。服中西药物多种,症状未见改善。近半月来,胸骨后及上脘嘈热更著,食欲不振,常欲饮水,特来求诊。

诊查 形体较瘦,舌尖边微红,舌苔薄白,脉象细弦小数。锁骨下淋巴结无肿大,上腹部轻度压痛,肝脾不大。

临床分析 患者主症胃脘痞胀,咽食时胸骨后不适,似属胃痞、噎证。剑突下有灼热感,近来胸骨后及上脘部嘈热尤著,口干,舌尖边微红而脉弦小数,均属气滞兼有郁热之征。郁热由于气滞久郁,因胃中气滞,肝胃不和,郁热内生。阅前方选用苦寒、苦辛,如半夏泻心汤

之属,症状未见改善,且兼食欲不振。拟从清肝理气为法,方选化肝煎加减。

处方 青皮6g,陈皮6g,牡丹皮10g,山栀10g,炒白芍15g,象贝母10g,白杏仁10g,刀豆壳20g,麦冬15g,鹅管石15g,泽泻15g,甘草3g。

每日1剂,2次煎服,嘱服后漱口,含化冰糖少许,清晨用蜂蜜一匙,开水少许冲调后饮下。

上方服7剂,胸骨后不适及剑突下灼热感均有减轻。但口干仍然,仍以半流饮食为主,舌象脉象如前。原方中麦冬改为25g,续服14剂,胸咽不适及嘈热症状显著减轻,口干欲饮也明显改善,已能进食软饭,咽食时并无不适感。乃于原方中加太子参15g、玉竹15g,去杏仁、鹅管石。隔日煎服1剂,至11月中旬,症状均已消失,饮食正常,舌淡红而润,苔色薄白,脉微弦而无数象。12月复查胃镜,为中度浅表性胃炎,未见萎缩性炎症病变。随访2年,症状不著,饮食如常,因颈项及上背不适,经查谓颈5～6骨质增生性病变,正在进行颈部牵引治疗,未服他药。

按语 本例属"胃痞"、"噎证"范畴,剑突下有灼热感,上脘嘈热,口干,舌尖边红而脉小弦,气滞兼有郁热,处方也以化肝煎为主而随证加减。青皮、陈皮行气和中;丹皮、山栀清肝泄热;白芍缓中敛阴;泽泻清泄下行;象贝清热泄肝和胃,疗咳化痰,习惯用治咳逆痰喘之症,殊不知此药擅于清胃热,胃酸过多者,用之可以制酸,如早年之"乌贝散",即以象贝配乌贼骨制成之散剂,胃酸少者,可据证配用白芍。按《本经别录》所载:"象贝母味苦而性寒,然含有辛散之气,故能除热,能泄降,能散结。"故胃痞、噎证之肝胃郁热证,个人常用象贝母而获效者甚多。化肝煎中选用象贝母,亦正是化肝煎良方的特色之一。

鹅管石生于暖海浅水中,功用为温肺、通乳、通噎。《宣明论方》有"焚香透膈散,治一切劳,咳嗽壅滞,胸膈痞满",方法为将鹅管石研细,置于香炉上焚着,张口吸入,此法现已极少用。早年跟师于朱春庐,其治噎证、膈证,常配用此药,诸多病例经他方治疗少效时,加此一味,颇有意外之功,尝谓:"鹅管石如柱状,重以镇逆,能通降食管,扩张食管。"多年来,在临床上亦常用之,大半有效,但其机理尚待进一步通过实验研究加以证实。

关于服药之法,本例因证属肝胃郁热,咽管宜加濡润,故嘱其服药后漱口,含化冰糖少许,清晨冲服蜂蜜,均有润养之意。咽管柔空,腔小而需濡润。此例症状颇似食管炎症,但胃镜检查未报告此疾,检查时细心与否,尚难测知,根据证候特点,润养之法与他药相配,有利于病情康复。

二十六、化痰理气,行瘀和胃法治脘痞自感重物压案

患者高某,男,52岁,工人。初诊日期:1992年11月18日。

病史 患者原有帕金森氏综合征病史。近2～3年常苦胃脘痞胀,时而呕吐黄水,头昏冒眩,肢体震颤,行动不便。近因前症加剧而入院。查纤维胃镜结果示:慢性萎缩性胃炎伴胆汁反流,间质性十二指肠炎。胃钡透示:胃下垂(胃小弯角切迹在髂脊下4cm)。经吴茱萸汤合半夏泻心汤意化裁治疗10余天,症情依然,自感胃脘有重物压迫。舌淡紫,苔薄白,脉弦滑。请徐老诊治。证属痰饮聚中。治以化饮理气和胃为法。

处方 制半夏10g,陈皮6g,茯苓12g,干姜3g,白术10g,泽泻15g,刀豆壳12g,柿蒂10g,石见穿15g,鸡内金10g,谷麦芽各12g,降香8g,甘草5g。

1992 年 12 月 9 日二诊：服上方 20 余剂，呕吐昏眩改善，震颤有所减轻；然胸闷、胃脘痞窒、自感有重物压迫、胃中辘辘有声，纳呆便溏。舌质暗紫，苔薄白，脉弦滑。徐老认为此属痰饮留胃、胃气不和、胃络瘀阻。治拟化痰理气，行瘀和胃为法。血府逐瘀汤合二陈汤化裁。

处方 炙柴胡 6g，杭白芍 20g，炒川芎 10g，红花 6g，桃仁 10g，怀牛膝 10g，制半夏 10g，陈皮 5g，枳壳 12g，桔梗 5g，谷麦芽各 12g，鸡内金 10g，焦楂曲各 12g。

进上方 10 余剂，胃脘痞窒、胸闷及压迫感均改善，胃中辘辘有声减轻，纳食渐振，两便调。病情好转而出院。续带前方 7 剂巩固之。

按语 喻嘉言称"上脘多气，下脘多血，中脘多气多血。"徐老认为由于脾恶湿，脾病多湿，胃脘下部(胃窦部)痰饮水湿常易停聚，而见冒眩作吐，胃中辘辘有声等症。饮停胃脘，久病则气滞血瘀，胃络失和；痰瘀交结，中焦枢纽不利，故而胃脘痞窒，如有重物压迫其间。唐容川谓"瘀血在中焦……血府逐瘀汤主治"。徐老则师其意，巧取血府逐瘀汤合二陈汤加减以治脘痞自感有重物压迫，颇具新意。

（徐 青 整理）

二十七、益气健脾，化痰行滞，佐以化瘀法治脘胀不除案

朱某某，男，53 岁，干部。住院号：88339。初诊日期：1989 年 2 月 24 日。

病史 患者以脘胀为苦已 40 余天，空腹、食后均胀，经各种检查，除慢性胃炎外，未见异常。以行气健脾、疏肝和胃、消导化滞等药数十剂不效。故请徐老诊之。症见：胃脘胀满，泛吐痰涎，身重倦怠，头昏目眩，情志不遂，面色灰暗无华。苔微黄薄腻，舌质微紫，脉象细弦。证由脾胃虚弱，痰湿夹瘀内阻。治拟益气健脾，化痰行滞，佐以化瘀。

处方 党参、白术各 10g，茯苓 20g，陈皮 5g，半夏 10g，木香 6g，砂仁 2g(后下)，台乌药 10g，石见穿 15g，大腹皮 10g，白花蛇舌草 15g，五灵脂、黑丑各 10g。每日一剂。

3 月 10 日二诊：上方进服 10 余剂，腹胀显减，纳谷渐香，余症亦均改善，续服 20 余剂，诸症俱消而出院。

按语 脘胀起因一般为饮食不调、情志不畅、素体脾虚等，病理因素有寒、热、虚、实、气滞、血瘀、湿浊之不同，与肝胆脾胃等脏器有关。如常法治疗不效，可在辨证的基础上加灵、丑。五灵脂可通利气脉，泄浊行瘀；黑丑不仅能泻气分湿热，逐痰消饮，还能通大肠气秘、风秘，李东垣亦云本药能"除三焦壅结"。

（金长禄 整理）

二十八、苦辛通降，宣通气机法治胆囊切除术后胃痞案

患者孙某，女，58 岁，退休职工。初诊日期：1994 年 5 月 11 日。

主诉 上腹痞胀 3 年，近两个月来嗳气呃逆频多。

病史 患者 3 年来上腹部痞胀不适，食后尤甚，甚则隐痛、嘈杂。屡经诊治，服用多种中、西药物，效果不著，症状时轻时重。近两个月来胃脘痞胀尤甚，引及两胁，尤以嗳气、呃逆

间作,白昼连声不已,食欲不振,口苦而干,但饮水不多,大便干结难解。经多次诊查,谓慢性胃炎,服药效果不显,仍然终日嗳气连声,影响生活,性情易躁,心烦欠寐。

诊查 舌质微红,舌上有薄黄腻苔,舌根尤著而厚腻,诊脉小弦。体检除上腹剑下轻度压痛外,无明显异常发现。肝功能与"两对半"阴性,B超示胆囊切除术后(12年前行手术摘除),胆管及肝、脾均未见异常。胃镜检查为胃窦、小弯黏膜糜烂、充血,慢性浅表性胃炎(中度)。

临床分析 病人主症为胃脘痞胀,食后尤甚而嗳气连声,病位主要在胃,上腹剑下轻度压痛,诊断当属心下痞或胃痞。病史较久,虚实夹杂。观其嗳气、呃逆连声,主要是胃气上逆不降,治当和胃行气降逆为主。口苦而干,舌质微红,舌苔黄腻,饮水不多,恐胃中兼有湿热,热重于湿。气滞兼热,热扰胃气,和降失司,故需清其胃热,降其胃逆,消其胃痞,和其胃气。宜苦以清降,稍佐化湿,并参以辛通,方选半夏泻心汤加减。

处方 姜半夏10g,淡黄芩10g,姜川连3g,橘皮10g,炒竹茹10g,刀豆壳30g,柿蒂15g,浙贝母10g,炒薏苡仁30g,蒲公英20g,淡干姜3g,太子参15g,生甘草3g。

每日1剂,煎2次,频频饮服。

此方服2剂,嗳气呃逆即见减少。服药5剂,嗳逆基本控制,心下痞胀亦已减轻,食欲好转,饮食亦渐增,口苦明显改善,大便亦较通畅。

鉴于病情已经明显好转,舌苔黄腻已退大半,乃又拟一方以清养和胃。

处方 太子参15g,麦冬15g,炒白芍10g,淡黄芩6g,浙贝母10g,蒲公英15g,炒陈皮6g,法半夏6g,炙内金6g,白及5g,生甘草3g,谷芽30g。

此方先服14剂,每日1剂,2次煮服。以后因症状已全消失,改为每2~3日服1剂,以资巩固。前后共计治疗3个月,症状消失,腹无压痛,舌象与脉象亦基本正常。复查胃镜谓轻度浅表性胃炎,胃窦小弯部未见糜烂。停药后颇安,随访1年余,症状未复发。

按语 患者主症为心下痞,嗳气兼呃逆频频,胃脘疼痛不著,故诊断应为"心下痞"或"胃痞"。心下痞之名见于《金匮要略》,"心下"部位在剑突下,包括胃、肝、胆等脏器的病变,是一个比较笼统的病名。如经理化检查,确定是胃病所表现的痞胀不适,似以"胃痞"称之比较恰当。

嗳气与呃逆并见,均由于胃气上逆,古称"噫",即包括嗳气与呃逆。从性质、程度而言,嗳气较轻而呃逆较重,嗳气无专论,呃逆却在古医籍中列为专病,论述较多。本例两症均有,兼有口苦,苔薄黄腻舌质微红,大便干结等症,证属胃中有热,此热乃由气滞所生。治法宜苦辛通降,宣通气机,降其胃气,清其胃热。方以半夏泻心汤加减,药后获效显著,示其方药对证。方中黄芩、黄连、蒲公英、浙贝母均属清热药;半夏、橘皮、竹茹、刀豆壳、柿蒂降胃气之上逆;薏苡仁化湿渗利散结;太子参清养胃气;干姜辛通;甘草清热而调和诸药。频频饮服,使药效更好发挥。

经治后症已改善,调整处方,以太子参、麦冬以养胃气、胃津,配白芍、甘草以酸甘化阴,续用黄芩、蒲公英、浙贝母清胃热,陈皮、半夏、炙鸡金、谷芽理气和胃以助运化,更加白及护膜,善后调治。

胃镜所见,胃窦小弯黏膜糜烂、充血,在辨证确认有热时,适当运用清胃、护膜之品,既利于改善症状,又可相应改善局部病损。

二十九、清热化浊行气法治慢性胃炎胃痞嘈杂案

患者赵某,男,50岁,职工。初诊日期:1993年10月11日。

主诉 胃脘部痞胀嘈杂1年余。

病史 患者于14年前即有上腹痛发作史,5年前诊查发现十二指肠球部溃疡、慢性胆囊炎,并有黑便史1次。经多方治疗,上腹痛缓解,复查球部溃疡已愈。1年来上腹部痞胀、嘈杂,终日难忍,不知饥,进食减少,得食后饱胀,需少食、多走,方得逐步缓解。渐而感觉上腹有"板滞不通"之感,较之以前上腹发作性疼痛时更为难受。嗳气不遂,得矢气则舒,大便日行1次,不黑。经检查胃及十二指肠未发现溃疡,诊为慢性胃炎。服中、西治胃病之药甚多,胃胀、嘈杂未见改善,心烦神倦,体重亦减轻,特来求治。

诊查 舌质淡红,舌苔腻,边白中黄,脉象稍弦。上腹按之不适,无明显压痛,肝脾未及肿大,莫菲氏征(-),腹部叩之鼓音较著。大便隐血试验阴性。B超胆囊壁稍粗糙。肝功、"两对半"无异常。

临床分析 患者主症以上腹痞胀、嘈杂不适为苦,诊断为"胃痞"、"嘈杂"无疑。已历1年许,曾经服中药百余剂,大多为香砂六君、二陈之类,亦曾服左金、四逆散等方,谓服后并无改善,症状反而加重,思想上甚为痛苦。可见此例虽为一般胃病,但属疑难之证,已往亦多次服用西药(包括抑酸剂、胃黏膜保护剂、促胃动力药等),效亦不著。考虑其中既有气滞,又有湿热浊邪,久羁不祛,试从清热化浊行气为法。

处方 炒川连3g,制川朴10g,炒枳壳10g,陈皮10g,法半夏10g,制香附10g,五灵脂10g,黑丑10g,良姜5g,佛手10g,白芍15g,炙甘草3g,麦芽30g,通草5g。

每日1剂,2次煎服,服后端坐约半小时。

此方服3剂,自觉胃部胀满、嘈杂之症稍有改善,大便通畅而微溏,日行1次,且多矢气。续服5剂,症状又见减轻,上午痞胀、嘈杂已不著,下午及傍晚仍觉痞胀、嘈杂。舌苔不腻,无黄苔而呈薄白之色,乃去川连、良姜,加入麦冬15g。再服7剂,症状显著好转。再服10剂,痞胀与嘈杂基本消失,饮食正常,精神亦好转。以后每周服2~3剂,1个月后停药观察,随访半年,症状未发作。

按语 本例胃痞属湿热气滞证,治以清热化浊行气之法,试投诸药,症状逐渐好转。当苔腻已化之后,撤去黄连、良姜,加入麦冬一味,痞胀与嘈杂渐获向愈,可见理气化浊之剂,符合病机。

胃腑体阳用阴,气滞不畅,兼有湿热,体用失常,通降失司。方以厚朴行气除满,伍陈皮、半夏化湿。五灵脂与制香附、黑丑为"五香丸"、"灵丑散"方,三药相配,擅于泄浊。益以通草通达宣畅,枳壳、佛手、麦芽和中理气助运化。白芍、麦冬为柔润之品,以冀刚柔相济,使胃中湿祛、气行、浊化,症状得以缓解。

三十、养胃清热,理气散结法治萎缩性胃炎伴异型增生胃痛案

患者胡某,女,57岁,教师。初诊日期:1989年5月16日。

主诉 胃脘痞胀隐痛1年余。

病史 患者 1 年余来胃脘痞胀隐痛,食后尤甚,得嗳则舒,初起未加重视。因症状逐渐加重,乃求医服药治疗,经多种中、西药物内服,疗效不著,于 1989 年 4 月 12 日行纤维胃镜检查,活检病理诊断为中-重度慢性萎缩性胃炎,伴肠上皮化生,胃窦大弯上皮轻度异形增生(病理号 890549)。心情甚为焦虑,因症状显著,乃来诊治。刻诊:胃脘隐痛且胀,痛时有灼热感,口干欲饮,饮食减少,神倦乏力,大便溏,日行 1 次。

诊查 形瘦疲乏,舌质红苔薄净,脉细。上腹中脘穴周围部位轻度压痛,肝、脾无肿大,胆囊区无压痛。

临床分析 参合四诊,病属“胃痛”范畴。经云:“人年四十而阴气自半”,患者工作劳倦,日久耗伤胃阴,胃阴不足,胃失濡润,气机阻滞,不通则痛,故胃脘痞胀隐痛;阴虚则生内热,故胃脘灼痛;口干然不欲饮水,食少神倦,大便易溏,脾之气阴亦虚,健运失职所致;舌红脉细,属气阴不足之象。

治法 养胃清热,理气散结。

处方 麦冬 15g,北沙参 10g,川石斛 10g,炙鸡内金 10g,白芍 15g,乌梅 10 g,炙甘草 5g,石见穿 15g,木蝴蝶 6g,丹参 10g,炒枳壳 10g,白残花 10g,佛手片 10g,白花蛇舌草 15g,生薏苡仁 30g。每日 1 剂,2 次煎服。

1989 年 5 月 23 日二诊:自诉服上方 7 剂后,胃脘痞胀隐痛已减轻,大便已不干结。惟口干,胃中灼热感未见改善。舌苔脉象如前,治从原法。原方加白杏仁 10g、白花蛇舌草 15g。继服 7 剂。

服二诊方后,胃中灼热已有减轻,口干饮水不多,胃纳正常,已无明显胀痛等症。乃又续服上方,共调治 3 月,诸症均不著,精神亦如健壮时。为巩固疗效,又坚持用生薏苡仁 30g 代茶 3 个月,1989 年 12 月 3 日,仍请原来检查的医师复查胃镜,病理诊断为慢性浅表性胃炎,伴肠上皮化生,胃窦大弯未见异形增生。随访至 1991 年 9 月,病情未见复发。

按语 慢性萎缩性胃炎伴肠上皮化生及异型增生,特别是异型增生已被世界卫生组织列为胃癌前病变之一而倍受重视。徐老认为,在治疗上应重在辨证,并配合心理疏导,消除患者的“恐癌”焦虑,以利康复。本案慢性萎缩性胃炎属中医“胃脘痛”范畴,早在《灵枢·胀论》就记载“胃胀者,腹满,胃脘痛”。说明胃痛与胀的症状常可伴随出现。患者证属胃阴不足,郁热气滞,证属胃阴不足,脾之气阴亦虚兼郁热气滞。在治疗上,徐老采用酸敛与甘缓化阴法,使养阴而不滋腻,生津而不碍胃。药用沙参、麦冬、石斛等甘凉养阴生津清热,并与芍药、乌梅、甘草等甘酸相合,养阴敛气,气阴兼顾,且柔肝制木,缓急定痛;枳壳、佛手理气而不伤阴;木蝴蝶理气护膜;白残花理气泄热;丹参行血,微苦微寒,助行气活血;鸡内金健胃消积,对胃腑之疾常可配用,增强其腐熟水谷之功能;石见穿系唇形科植物紫参的全草,苦辛、平,清热而无苦寒之弊,且能醒胃助食,理气通降,徐老认为,本品配用胃炎,不论浅表性或萎缩性炎症,均能改善其病理损害。二诊时重用炒白术,健脾胃而扶正气,白花蛇舌草清热解毒,现代药理研究抗肿瘤之功,寓有辨病治疗之意;薏苡仁散结消癥,对胃炎异型增生、胃息肉等疾病有良效,同时亦有抗癌作用。

(周晓波 徐丹华 整理)

三十一、养阴泄热,敛阴行瘀法治萎缩性胃炎胃痛案

患者李某,男,34 岁,工人。初诊日期:1993 年 6 月 23 日。

主诉 4 年来上腹痛时作,近 4 个月来加重。

病史 患者起病已 4 年,上腹胃脘部疼痛,不时发作,近 4 个月来频发加重。食后痛甚,呈胀痛、隐痛,嗳气则舒,不泛酸。有时脘痛不著而痞胀殊甚,以致进食减少,神倦乏力。大便日行,无黑便史。诱发脘痛之因与受凉、情志不畅有关。近查胃镜,诊为慢性浅表萎缩性胃炎、肠上皮化生、幽门螺杆菌阳性。3 个月来,曾服雷尼替丁、铋剂等药,并又曾服中药汤剂、成药,症状未见改善,脘痛仍发作。近旬日来,每日胃痛,且心下上腹痞胀,不知饥,不思食,常觉口干,欲饮水。神倦、乏力,活动后心悸。夜间胃中嘈热,寝寐不安。

诊查 舌质微红少津,舌苔甚薄,诊脉细弦。上腹按之不适,下脘轻度压痛。肝脾不大,莫菲氏征阴性。

临床分析 本例诊断为胃脘痛,且有痞胀之症,痛位固定,久痛入络,胃中气滞血瘀。曾服多种中西药物,其中中药大多用理气辛燥之品,兼服理气、补气之中成药,再加西药具有抑制 H_2 受体作用,渐觉嘈热、口干,舌质微红少津,可见胃阴渐形不足,阴虚郁热内生,胃中失濡,使气滞血瘀未获改善,故疼痛与痞胀反而增重。脘痛较著,必有气滞。然若胃阴渐亏,胃中之气,散而不收,不得再用破气、或过用辛燥理气之品。应于养胃阴、泄郁热之中,佐用酸甘药物,敛气和阴,使胃阴来复,气机得畅,气阴得濡,庶可获效。至于治气之中可配加行瘀,气行血行,则通则不痛,亦属一般常理。

处方 炒白芍 25g,乌梅 15g,生甘草 5g,川百合 25g,麦冬 15g,川石斛 10g,青皮 5g,陈皮 5g,木瓜 10g,五灵脂 10g,紫丹参 10g,酸枣仁 15g,谷芽 30g,麦芽 30g。

每日 1 剂,2 次煎服。

另用延胡索粉 1g,白芍粉 1g,甘草粉 0.5g,1 日 3 次,温开水送服(其中 1 次为临睡前服)。

上方服 5 剂,胃脘痞胀疼痛减轻,并有饥饿感,进食有所增加。药服 10 剂时,夜间嘈热、口干等症相继改善。停服粉剂,单服汤剂 10 日,诸症俱安。以后间断服药 1 月余,症状偶有发作,但甚轻微。再 1 月后,宿疾逐渐向愈。随访半年,能维持疗效。复查胃镜萎缩性病变由原来中度转为轻度,肠上皮化生呈灶性,幽门螺杆菌阴性。

按语 此例亦属胃脘痛常见病。胃脘痞胀疼痛经久未愈,服中西药多种,原有处方多偏于辛香理气之品,加以化学药物 H_2 受体抑制剂抑制胃酸分泌,可能由于久病、多药,药损胃阴,胃阴不足,胃气渐虚,散而不收。

处方主要取酸甘之品,重用白芍,配用乌梅、木瓜之酸,甘草、百合、麦冬之甘平、甘凉。谷芽、麦芽,亦属甘药,俾助胃气,疏达气机。酸甘化生胃阴,阴液得充,胃中濡润,故脘痛、痞胀得以减轻。酸以敛摄,使胃气得和。他如五灵脂、紫丹参行瘀,青陈皮理气,酸枣仁养心宁神,均为辅佐之品。

胃腑体阳用阴,体用正常则水谷容易腐熟,消化充分,借肝之疏泄,脾之运化而精微得以敷布,充养周身。若体用失常,则胃腑气血津液出现异常,不仅导致胃病,还会影响肝脾等他脏之病。"用阴"是指胃需腐熟水谷之重要物质,具有液状而濡润之特性,亦即胃中之津。

患者胃中嘈热、疼痛、痞胀、口干、舌红,复加服辛香之药较多,良由胃用不足所致。如不及时予以恰当治疗,阴愈不足,郁热愈盛,热与瘀合,可成瘀热,久则或结成癥积,或伤及血络,导致痼疾,调治为难矣。

三十二、养胃理气,清热祛风法治慢性浅表性胃炎伴异型增生胃脘痞胀痛痒案

患者汪某,女,47 岁,干部。初诊日期:1987 年 12 月 17 日。

主诉 胃脘痞胀隐痛 2 年余,脘中作痒 3 月。

病史 病起于 1985 年 3 月,胃脘时觉痞胀不适,隐痛,嘈杂且有灼热感,食后痞胀隐痛尤甚。3 月来脘中有痒感,痒甚则胀痛,甚为难受,饮食渐减,体重减轻,大便时干时溏。胃镜查谓慢性浅表性胃炎,伴肠上皮化生及轻度异型增生,十二指肠炎。起病以来曾服多种西药及中成药未效,症状加重,故来求治。询知时觉口干,欲饮水,但多饮则胃脘胀而多嗳气。视其舌质微红而干,舌上少苔,诊其两脉细弱。胃阴不足而胃气郁滞兼有郁热。拟养胃理气清热合法。

处方 北沙参 10g,麦门冬 15g,川石斛 10g,杭白芍 20g,生甘草 5g,佛手片 10g,苏梗 10g,炙鸡金 6g,麦芽 20g,刀豆壳 15g,象贝母 15g,石见穿 20g。

每日 1 剂,2 次煎服。另处六神丸,每次 10 粒,1 日 3 次,用藕粉糊汤送服。

上方先服 7 剂,胃脘痞胀隐痛及嘈杂、灼热感均有所减轻。惟饮食未增,胃中痒感依然,仍觉难受,予原方加谷芽 15g,六神曲 10g。服 7 剂后食欲改善,余症续有好转,惟独脘中痒感不见减轻。三诊时加入蝉衣 3g,服 7 剂,痒感减轻。蝉衣改为 5g,再服 7 剂,痒感又有改善。乃守原方续投 21 剂,共服药 5 旬,饮食增加。痛、胀、痒等症若失,精神亦觉轻松。3 月后复查胃镜,未见异型增生,其余所见同前。随访至 1990 年夏,疗效巩固,症状不著,一直正常工作。

按语 患者脘痛 2 年余,胃中气滞不畅,恙久气郁化火,耗伤胃津,故治以养胃理气清热合法。方中沙参、麦冬、石斛、白芍、甘草滋养胃阴而缓急止痛。又兼气滞较著,故不用生地、玉竹等滋腻之品。复加佛手、苏梗理气而宽胸膈,鸡内金、麦芽健胃消滞又兼疏肝。刀豆壳微苦性平,降气而不耗阴。象贝母、石见穿清胃泄热,凉而不寒。

方中用六神丸,旨在清热解毒。据个人经验,对慢性胃炎见有异型增生而证有郁热者,用此既利于改善症状,又具有改善病理损害而寓防癌功用。方虽对证,症状逐步改善,惟胃脘部痒感不除,甚为难受。思瘙痒一症在皮肤之病机为风,痒而灼热,当属风热。患者病在胃部,病损在胃之黏膜,虽不是体表肌肤,但其病机有相似之点。蝉衣(蝉蜕)能散风热而定痉,故用此药。服后果然得效,说明临证治病,选方用药,思路要广,触类旁通,有利于提高治效。

三十三、养阴清化法治慢性胃炎胃痛口苦案

患者魏某,男,66 岁。初诊日期:2006 年 2 月 13 日。

主诉 胃脘隐痛 3 年伴口苦。

病史 患者 3 年来胃脘隐痛、痞胀，无牵涉痛，初时大便溏泄，无黏液脓血，日行 3～4 次，经长期服中药治疗，大便溏泄已愈，而胃脘隐痛痞胀未除，2005 年 4 月 19 日至江宁中医院查胃镜示慢性胃炎，B 超肝胆胰脾未见异常，4 天后患者心存疑虑，又至江宁人民医院复查胃镜仍为慢性胃炎，幽门螺杆菌阴性，迭经中西医治疗，症状未除，甚为焦急。刻诊：胃脘隐痛，口苦甚，痞胀，欲饮水，无泛酸，稍有嗳气，纳谷不香，大便日行 1 次，形寒，背热。既往有高血压病 10 余年。

诊查 舌质红，苔干腻，中白边黄，脉弦。腹软，上腹部轻压痛，按之稍缓，肠鸣音不亢进。

临床分析 老年男性，宿有慢性腹泻、高血压病多年，素体阴虚，肝肾不足，脾阴亦虚，湿热中阻，气机阻滞，故发胃脘疼痛、痞胀、口苦、纳谷不香等。证属胃阴不足，湿热中阻。治拟养阴清化。

处方 石斛 10g，麦冬 15g，炒白芍 15g，炙甘草 3g，炒黄芩 10g，蒲公英 15g，炒陈皮 10g，法半夏 10g，生苡仁 30g，冬瓜子 30g，藿香 10g，茯苓 15g，建曲 15g，茅根 30g，石菖蒲 5g。2 次煎服，每日 1 剂。嘱饮食清淡，忌辛辣、海鲜等。

二诊 服药 7 剂，苔腻已化其半，胃脘隐痛痞胀减轻，口苦稍减，偶有恶心，大便成形，日行 1 次。惟背热，体温不高，汗出不多，舌质红，苔薄净，脉小弦。胃阴不足，湿热已化，胆热未清，少阳失和。拟法养胃阴，清胆热，和少阳。

石斛 10g，麦冬 15g，炒白芍 15g，炙甘草 3g，青蒿 10g，炒黄芩 10g，白薇 10g，地骨皮 15g，野料豆 15g，五味子 3g，炒陈皮 10g，法半夏 6g，茯苓 15g，冬瓜子 30g，炒建曲 15g。2 次煎服，每日 1 剂。

服药 14 剂，脘痛痞胀、口苦恶心、背热形寒等均消失，饮食如常，再以前方加减治疗 1 月余，诸症未发。

按语 阴虚湿热证，属虚实夹杂，病程缠绵，治疗颇为棘手。因为阴伤和湿热在治疗上是一对矛盾，滋阴药物大多滋腻，易碍脾运，加重湿浊，而化湿多香燥、清热之苦寒药物易化燥，均会耗伤人体之津液（阴液）。徐老的经验是养阴勿滋腻，清热用甘寒，化湿勿过温燥。具体根据阴虚、湿热的轻重缓急，归纳为较完整实用的三种方法：①先清化，后养阴。②先养阴，后清化。③既养阴又清化。三种情况应根据临床病情症状的侧重分别选择。

本案患者为老年男性，宿有高血压之疾，素体阴虚，脾阴亦虚，运化不力，湿邪内生，蕴久化热。湿热中阻，气机阻滞，不通则痛，故发胃脘疼痛、痞胀；湿热内蕴于胆，胆气上逆，则见口苦；少阳不和，则形寒背热。干腻苔，为湿热内留，气不布津，津液不能上承所致。初诊时予养阴清化并进，用石斛、麦冬、白芍、炙甘草等甘凉濡润，以养胃阴，用黄芩、蒲公英以苦寒清热，陈皮、法半夏燥湿，苡仁、冬瓜子、茯苓、茅根淡渗利湿，藿香、石菖蒲芳香化湿，共奏养阴清热化湿之功。叶天士《温热论》中指出："化湿不在温，在于通阳利小便。"石菖蒲、茅根更寓通阳利小便而化湿、祛湿之意。胆为中清之府，湿热得化，则胆府清净，二诊时兼以清胆热，和少阳，故口苦、形寒、背热则消，病情向愈。

（周晓波 陆为民 徐丹华 整理）

三十四、养胃清化,理气和胃法治慢性萎缩性胃炎脘痞隐痛案

罗某,女,54 岁,职员。初诊日期:2004 年 10 月 18 日。

主诉 胃脘痞胀隐痛反复发作 5 年。

病史 患者 5 年前无明显诱因出现胃脘痞胀隐痛,痛无规律,曾行胃镜检查诊断为萎缩性胃炎,间断服中西药物治疗,病情时有反复,2004 年 10 月复查胃镜示:浅表萎缩性胃炎,伴肠上皮化生(中-重度)。刻诊:胃脘痞胀隐痛,不知饥饿,口干欲饮,嗳气时作,大便 1~2 日一行,不黑成形,夜寐不佳。

诊查 腹平软,上腹轻压痛,无反跳痛,肝脾肋下未及。舌尖微红,舌苔薄腻、黄白相兼,脉细。

临床分析 徐老认为,患者以"胃脘胀痛"为主诉,属中医学"胃脘痛"范畴。本例患者辨证既有胃阴不足(如口干欲饮、舌红脉细)一面,又有湿热内阻、气机不利(症见舌苔薄腻、黄白相间)一面,治疗颇为棘手。滋阴不当可助湿,燥湿太过又伤阴。治宜养胃清化,理气和胃兼顾。

处方 麦冬 15g,白芍 15g,炙甘草 3g,草豆蔻(后下)3g,橘皮络(各)6g,法半夏 10g,佩兰 10g,佛手花 10g,刀豆壳 20g,莱菔子 15g,制香附 10g,川连 1.5g,夜交藤 15g,合欢花 10g,谷麦芽(各)30g。每日 1 剂,水煎,分 2 次服。服药后端坐半小时。

二诊 服药 2 周,苔腻渐化,夜寐已安,惟胃脘隐痛未愈,尚不知饥,此乃湿邪渐化,气机未畅,原方去草豆蔻、夜交藤、合欢花,加理气和胃之苏梗、鸡内金、绿梅花、白残花、建曲。

三诊 再服药 1 周后,胃脘痞胀疼痛明显减轻,惟食欲不振,口干乏力,舌红、苔薄黄,脉沉细。再由上方去苏梗、制香附、刀豆壳,加石斛、杞子、藿香、茯苓,调治月余,胃痛终获痊愈。随访半年未再发作。

按语 本例胃脘痛阴虚湿热证,徐老巧妙地将润与燥相结合,选用麦冬、石斛养胃生津,草豆蔻、佩兰化湿和胃,全方润中有燥,燥中有润,既润其阴,又燥其湿,刚柔相济,故获良效。

徐老对于临床阴虚兼有气滞者,在养阴的同时还常加佛手花、绿梅花、白残花、合欢花、厚朴花等花类理气和胃之品,因普通理气药性多香燥,最易伤阴,而花类理气药微辛而不燥烈耗阴。徐老还指出,慢性萎缩性胃炎一般病史较长,病理性质多为虚实夹杂,治疗当根据虚实的孰轻孰重,或以扶正为主,或以祛邪为主,或扶正祛邪并举。治疗时不能认为萎缩性胃炎就是阴虚,而一味滋养胃阴,仍要坚持辨证论治。对有肠上皮化生、异型增生者,可加薏苡仁、石见穿、白花蛇舌草、仙鹤草等;对舌红苔厚腻久治不化者,当提高警惕以防恶变,并及时复查胃镜。

(周晓虹 整理)

三十五、滋养胃阴,清热理气法治胃痛口咽干燥案

患者张某,女,46 岁。初诊日期:1991 年 7 月 20 日。

主诉 上腹隐痛 8 月,口咽干燥 5 月。

病史 8个月前起病,上腹经常隐痛,有灼热感,嗳气不遂,得嗳则舒,饮食减少,大便亦少。5个月来,自觉口干咽燥,常欲饮水,夜寐醒来,口中无津,影响舌体运动。胃中渐增嘈杂,近来上腹痛加重,乃来求治。2个月前曾去某院诊治,经查诊为干燥综合征,胃镜检查谓慢性浅表性胃炎。一直服药治疗,症状未见好转。月经按月来潮。因病久未愈,心烦急躁,郁郁寡欢。平素不嗜辛辣。

诊查 手心热,舌质红,舌苔甚薄而干,脉细小数。上腹轻度压痛,位于中脘、梁门附近。肝脾不肿大。血常规正常,血沉32mm/h。尿糖阴性,血糖正常。B超肝胆胰脾均未见异常征象。

临床分析 患者主诉为上腹隐痛,中脘、梁门穴附近有自觉痛、压痛,诊断为慢性胃脘痛。另一主症为口干咽燥,继发于胃脘痛之后,联系其胃中灼热感,常欲饮水,舌红而干,脉细小数等症,当属阴虚证。因胃阴亏虚,郁热内生,热愈盛则尤伤阴,阴愈虚而热难清,胃中失于濡润,气机不畅。谷入于胃,缺乏胃津而致嘈杂。津液不足,无以上承,故口干咽燥而时欲饮水。饮食渐少则精微自少,气血生化之源不足,故自觉乏力。

干燥综合征常多见于中年妇女,患者口干少津,眼鼻亦干,但无皮肤红斑、结节等症,无关节疼痛及低热等症,故免疫专科诊断为原发性干燥综合征。与胃脘痛一并诊断为胃阴亏虚,此属异病而同证。

治法当以滋养胃阴为主,兼以清热理气。滋养胃阴应以甘凉濡润为主。清热宜选微苦、微寒之品,勿使苦寒过度,免再伤阴。理气忌太过辛温,借以调畅气机,以助滋阴濡润之剂得以运行。津濡而气行,则通则不痛。津濡而气行,则谷食易消易运。方选益胃汤加减。

处方 北沙参15g,麦冬20g,玉竹15g,川石斛15g,大生地15g,杭白芍15g,生甘草3g,佛手片10g,橘皮6g,橘络6g,绿萼梅10g,芦根30g,淡竹叶30g,谷芽30g。

每日1剂,3次煎服。

此方服10剂,胃脘疼痛由减轻而逐渐控制。胃中灼热感亦显著改善。服药20剂,饮食渐增,精神好转,口干咽燥亦均减轻。原方稍事加减,隔日1剂。调治3个月,诸症俱安。舌红转淡津润,上腹无压痛,血沉15mm/h。

按语 此例症状比较典型,一派胃阴不足征象,故治法确定为滋养胃阴为主,兼以清热理气。益胃汤系《温病条辨》中焦篇方,药用沙参、麦冬、生地、玉竹、冰糖,沿用迄今,对滋养胃阴,其效颇良。但药味不多,故常需增添适当之品。上方加石斛以助生津;白芍、甘草酸甘和阴,缓急定痛;佛手片、绿萼梅理气和胃,疏畅气机,且无辛燥之弊;橘皮、橘络行气通络;芦根、淡竹叶甘淡清热,无苦寒之性;谷芽养胃气而助消化。

佛手亦称佛手柑,《本草纲目》谓其性味为"辛酸",《本经逢原》认为"辛苦甘,温",入肝胃经,理气化痰,治胃痛、胁胀、呕吐、噎膈,并能解酒。橘络又名橘丝、橘筋,甘苦性平,通络理气,《本草求原》谓其能"通经络,舒气,化痰,燥胃去秽,和血脉",个人常以此与橘皮同用,行气宣通,与佛手配用,理气和胃之效甚良。绿萼梅酸平,善调肝胃气滞,对阴虚而兼气滞者,以上三药共用,滋阴养胃方中,常配此类佐药,使滋阴之品得以运行,津液得行,气机调畅,配用得当,更能较好地改善症状。

原发性干燥综合征临床颇为常见,大致以肺胃阴液不足为主要病机,沙参麦冬汤、益胃汤亦属常用之方。本例原系胃脘痛,故一并治之,以养胃为主,所谓"异病同治",实则此例为两病同治。

三十六、化湿行气,健脾益肾法治慢性胃炎胃痛口咸案

胡某,男,64 岁。初诊日期:2006 年 1 月 9 日。

主诉 胃脘隐痛间作 5 年,伴口咸。

病史 患者 5 年来胃脘隐痛,痞胀,口味异常,以咸为主,近 5 月来体重减轻,2005 年 4 月 29 日胃镜示:食管炎,轻度慢性浅表性胃炎,2005 年 10 月 24 日胃镜示:浅表性胃炎,幽门螺杆菌阳性。曾服诸多中西药治疗乏效。刻诊:胃脘隐痛,食后为甚,痞胀嗳气,时泛酸,口咸,大便尚调,夜寐尚安。患者 6 年前发现血压偏高,服复方降压片、常药降压片,现改服珍菊降压片,血压维持在 140/90mmHg,2006 年 1 月 24 日心电图示窦性心律,左室高电压。

诊查 舌质暗红,舌苔薄白,脉细。腹软,上脘轻压痛,按之则甚。

临床分析 患者年过六旬,肝脾肾渐虚,高血压史 6 年,素体阴亏,肝阴不足,失于濡涵,气机郁滞,肝气乘脾,脾虚失运,脾虚失运,湿邪内生,湿为阴邪,易阻气机,湿阻气滞,故见胃脘隐痛痞胀;口咸属肾阴不足,湿浊上泛之候。当属湿阻气滞肾虚之胃痛口咸。

治法 化湿行气,健脾益肾。

处方 徐氏化湿和胃汤加减。佩兰 20g,蔻仁(后下)3g,橘皮络各 6g,法半夏 10g,莱菔英 15g,鸡金 10g,山药 15g,山茱萸 10g,冬葵子 10g,木蝴蝶 5g,茯苓 15g。

每日 1 剂,水煎 2 次。

二诊 服药 17 剂,胃脘痞胀渐消,近日泛酸,口中酸,酸多时可从牙缝中渗出,右胁隐痛,时有心悸,有空虚感,进食后可缓,两次胃镜为浅表性胃炎,但症状持续不消,大便量少。察其舌质暗红,舌苔薄白,诊脉细弦。心率 78 次/分,无歇止,下肢不肿。此为肝胃不和,郁久化热。治当疏肝和胃制酸。拟方柴胡疏肝散合化肝煎加减。

处方 柴胡 6g,枳壳 10g,白芍 10g,陈皮 6g,法半夏 6g,煅瓦楞 20g,象贝 10g,茯苓 15g,莱菔英 15g,炙甘草 3g,仙鹤草 15g,木蝴蝶 6g,黄连 1.5g。

每日 1 剂,水煎 2 次。另予三七粉每晚 2.5g 调服。

三诊 服药 10 剂,脘痛泛酸,口中异味稍有改善,近日夜间恶梦,多发于子时,恶梦时心前区隐痛,昨夜服丹参滴丸,心痛改善。舌质微暗,舌苔薄白,诊脉小弦。既往浅表性胃炎,服药 1 年余症情未减。此为心胃同病。治法:理气和胃,宣痹宁心。

处方 橘皮络各 6g,法半夏 6g,浙贝母 10g,制香附 10g,娑罗子 6g,佛手 10g,酸枣仁 15g,茯苓 15g,白芍 15g,炙甘草 5g,龙齿 15g,玉竹 15g,建曲 15g,仙鹤草 15g。

每日 1 剂,水煎 2 次。继以三七粉 2.5g,每晚调服。

四诊 上方服用半月余,药后夜寐得安,恶梦已消,胃脘隐痛,泛酸稍减,夜间隐痛,位于胸骨后及上脘,发于子夜。舌质微暗,舌苔薄白,脉小弦。此为肝胃气滞,久痛入络,不通则痛。治法疏和肝胃,行气化瘀为主。

处方 苏梗 10g,制香附 10g,赤白芍各 10g,炙甘草 3g,橘皮络各 6g,法半夏 10g,黄连 1.5g,太子参 15g,茯苓 15g,煅瓦楞 30g,刀豆壳 15g,丹参 10g,五灵脂 10g,焦楂曲各 15g,白蒺藜 12g。每日 1 剂,水煎 2 次。

按语 胃病诸多因素可致湿阻之证,胃既有病,则气化升降失常,胃中津液聚而成湿。湿为黏腻之阴邪,不易骤化,而胃中湿邪又有碍升降,湿阻而气滞尤甚,致湿阻与气滞互为相

长,互为因果,恶性循环,加重病情。徐老认为此证当化湿与理气和胃并投,俾湿祛而气降,气行而湿化。本证属脾虚夹湿,治宜化湿行气。首选佩兰、蔻仁化湿醒胃之品;陈皮、法半夏既能化湿,又能和胃,为徐老治胃病兼湿的常用药物;茯苓、山药等既能健脾化湿,又有淡渗利湿之功。咸属肾味,肾阴亏虚,水湿上泛,乃致口咸,取六味地黄之意,如费伯雄《医方论》所云:"此方……实三阴并治之剂",用生地、山茱萸、山药补养肾肝脾之阴;泽泻、茯苓、冬葵子淡渗利湿,而泄肾浊。患者肝阴不足,阴虚则阳亢,肝火偏旺,故以丹皮清泻肝火而佐之。全方组成,寓有深意,取效也捷。复诊时胃脘痞胀、口咸即缓,然又兼有胸痹、心悸之症,胃居心下,《灵枢·经脉篇》:"少阴之脉……络小肠,从心系上挟咽……是动则病嗌干心痛",故心胃在生理病理上相互影响,心胃同病,治当兼顾,故又拟疏肝和胃,宣痹宁心,佐以丹参、五灵脂行气化瘀之品,症状得以缓解,该患者的治疗过程,体现了中医辨证施治的灵活性。

(陆为民 徐丹华 整理)

三十七、清化湿热,温中健脾,理气活血法治胰腺癌根治术后胃痛案

康某,男,59岁,干部。初诊日期:2004年4月15日。

主诉 上腹疼痛间作2年余。

病史 患者2002年2月因上腹胀、隐痛就诊,胃镜提示:浅表萎缩性胃炎,在门诊服药治疗,疗效欠佳,于2003年4月经检查确诊为胰腺癌,行胰腺癌根治术(胰尾、脾切除)。术后化疗8次,出现肝功能损害(γ-GT127U/L,AFP 7.7U/L),上腹痞胀不适,时有隐痛。今春以来上腹胀痛又作,痛无规律,畏寒肢冷,午后低热,大便溏泄,日行1~2次,神倦乏力,食欲不振,夜寐欠佳。患者平素属过敏体质,手掌皮肤易起水泡,不嗜烟酒。

诊查 面部色素沉着,舌质暗红,舌苔薄腻、黄白相兼,脉小弦而数。腹平软,上腹轻压痛,无反跳痛,后腰无叩击痛,肝肋下未及,无移动性浊音。

临床分析 患者以"上腹胀痛"为主诉,属中医学"胃脘痛"范畴,乃因中阳不振,湿浊内生,湿郁化热,脾运不力,气机不畅,发为本病;复因胰腺癌根治手术与化疗,导致正气受戕,进一步加重气滞血瘀,肝脾失调。本病病位在中焦脾胃,病理性质属本虚标实,脾气(阳)虚弱为本,湿热气滞血瘀为标,治当标本兼治,予清化湿热,温中健脾,理气活血。

处方 黄连2g,厚朴10g,藿香10g,焦白术10g,山药15g,蝉衣3g,炒防风6g,陈皮6g,陈香橼10g,五灵脂6g,龙葵10g,益智仁10g,高良姜3g,白芍15g,白花蛇舌草15g,炙甘草5g。水煎,每日1剂,分2次服。

另:三七粉1g,每日2次冲服。

2004年4月22日二诊:午后低热已退,便泄未作,脘腹痞胀隐痛未除,畏寒神倦,时有嗳气,苔脉如前。4月20日胃镜复查示:反流性食管炎,浅表性胃炎。治以原方加刀豆壳20g、木蝴蝶6g、佩兰10g、青蒿10g。

2004年5月10日三诊:发热未见,畏寒好转,上腹偏左痞胀隐痛,神倦乏力,大便成形,日行1次,舌质微红,边有齿印,苔薄白,脉小弦而数。证属术后正虚邪恋。

处方 黄连2g,厚朴10g,藿香10g,焦白术10g,炒防风6g,青蒿10g,白芍15g,炙甘草

3g,陈香橼10g,益智仁10g,建曲15g,白花蛇舌草15g,海金沙12g,谷麦芽(各)15g。常法煎服。另:三七粉1g,每日2次冲服;六神丸10粒,每日2次口服。

2004年6月3日四诊:脘腹疼痛缓解,惟神倦乏力,易汗,大便偏干,舌红、苔薄黄,脉小数。因胰属脾,行胰全切术后,脾气脾阴不足,郁热未清,气血不畅。治拟健脾养阴,清热和中。

处方 太子参12g,山药15g,黄精10g,五味子3g,白芍15g,炙甘草5g,黄连1.5g,鸡内金10g,半枝莲15g,蚤休10g,野料豆15g,谷芽30g,百合20g。常法煎服。另:三七粉原法继服,六神丸改为每日服用1次。

按语 本案患者胰腺癌术后上腹疼痛未除,徐老辨证为脾气(阳)虚弱,湿热气滞血瘀,治当温中健脾,清化湿热,理气活血。徐老强调温阳祛寒应避大辛大热之桂、附,而选用温脾暖胃、散寒止痛之高良姜、益智仁,二药温而不燥,与白术、山药同用,还可增强补气健脾温中之功;黄连清热燥湿;厚朴理气燥湿;藿香芳香化湿、醒脾开胃;焦白术、山药益气健脾,配陈皮、陈香橼理气和胃;五灵脂、三七、龙葵活血止痛,龙葵、白花蛇舌草还有清热解毒、抗肿瘤作用;白芍、甘草抑肝和中、缓急止痛;因患者为过敏体质,手掌皮肤易起水泡,故用蝉衣、防风祛风胜湿,兼抗过敏。经过一段时间中药化裁治疗,患者脘腹胀痛缓解,畏寒肢冷消失,大便反偏干,舌质转红,舌苔薄黄,脉象小数。此乃脾阳之气渐复,内寒之症渐消而出现的热郁伤阴之证,故转以益气养阴、清热和胃法治疗,并加服六神丸,清热解毒抗肿瘤。因药证合拍,故经调治后临床症状基本消失,食量增加,精神转振。

徐老对于消化道肿瘤患者,在辨证服用中药汤剂的同时,还常选用活血止痛、清热解毒之三七粉、六神丸等,以对抗肿瘤,预防复发。三七粉一般每次1g,每日1~2次;六神丸一般每次5~10粒,每日1~2次,用时要注意用量,以防损伤脾胃。另外,徐老在长期的临床实践中还摸索出判断预后的简易诊法,即肿瘤患者原本脉平,如突然转数,为病情加重,病灶有转移之象,当提高警觉;如脉持续呈数象而不缓解,并伴低热、痛增,则预后多不良。

(周晓虹 整理)

三十八、通阳宣痹,理气行瘀法治胃心同病案

孙某,男,47岁。初诊日期:2006年2月13日。

主诉 胸脘疼痛间作3月。

初诊 患者2000年始经常出现心悸,查心电图未见异常,2004年8月因晕厥、恶心,住江苏省人民医院,测血压180/100mmHg左右,查24小时动态心电图示窦性心律,偶发房早,ST段下移0.05mv,诊为高血压病、心肌缺血,一直服用络汀新等,血压维持在140/70mmHg左右,但平时仍有头昏,头重如裹,恶心。2005年10月31日因情志郁怒、饮酒出现上腹疼痛,及于左胸,痛势较著,每次数十分钟,又至江苏省人民医院急诊,查心电图示窦性心律,II、III、aVF、V5、V6 ST段下移0.05~0.075mV,予络汀新、倍他乐克、消心痛等处理后稍有缓解,又加用复方丹参滴丸、通心络胶囊等疼痛未除,反增泛酸、烧心。2005年12月21日至南京医科大学第三附属医院查胃镜示:慢性食道炎、糜烂性胃炎、十二指肠球部霜斑样溃疡,C14呼气试验示(+++),予服达克普隆、铝碳酸镁、莫沙比利等治疗胸脘疼痛未减,乃转治于

徐老。刻下：胸脘隐痛而闷，伴有灼热感及刺痛感，嗳气泛酸，无背痛，无夜间疼痛，无吞咽困难，恶心，口有异味，烦躁，出汗，失眠，易头昏，矢气多而臭，大便量少，日行1次，不黑，无腹胀。本次因情志郁怒、饮酒而发病。既往有高血压病史5年余。

诊查 心率72次/分，律齐，心尖部可闻及2级收缩期杂音。腹平软，中上腹部轻压痛，莫菲氏征(-)，肝脾不肿大。舌微红，苔薄白，中有裂，脉细涩。

临床分析 患者中年男性，既往有高血压、高心病、胃炎、十二指肠溃疡病史多年，离异十年，郁郁寡欢，饮酒醉酒，嗜烟每日2包。向日好饮，必有宿瘀，《内经》云："年四十而阴气自半"，患者年近5旬，素体阴虚阳亢，复加情志不畅，肝气郁滞，津凝成痰，血行不畅，痰瘀交阻，痹阻胸阳，胃失和降。先拟通阳宣痹，理气和胃行瘀，佐以养心。拟瓜蒌薤白半夏汤加减。

处方 瓜蒌皮15g，炒薤白6g，法半夏10g，橘皮络各6g，象贝10g，炒枳壳10g，佛手花10g，白芍15g，甘草5g，郁金10g，炒川芎10g，陈香橼10g，白蒺藜15g，茯苓15g，麦冬10g，建曲15g。

2次煎服，每日1剂。上午9:30及下午3:30服药。另予三七粉2.5g，藕粉调成糊状，卧位服药，每日2次。

二诊 服药3剂，胸脘疼痛顿失，然大便次多，腹鸣隐痛，便后可缓，夹有不消化食物，头昏神倦，心慌，血压130/75mmHg，察舌偏红，苔薄白，诊脉细弦。查血糖4.9mmol/L，心电图未见明显异常。此脾胃不和，运化不力，兼有肝郁。治当标本兼顾，拟法健运脾胃，佐以抑肝。

处方 炒白术10g，白芍15g，茯苓15g，炙甘草5g，山药15g，黄连2g，藿香10g，陈皮10g，焦楂曲各15g，炮姜炭5g。

2次煎服，每日1剂，再服3剂。

三诊 上腹及左胸疼痛好转，服上方后便泄已愈，泛酸消失，胃中嘈杂易饥，时嗳气，心慌则易出汗，手抖耳鸣，血压130/95mmHg。脑血流图示双侧颈内动脉末端，中动脉流速减慢，左侧椎动脑-基底动脉近端流速减慢。心胃同病，肾阴不足，虚风内动。治当心胃同治，佐以益肾平肝祛风。

处方 白术10g，白茯苓15g，白芍10g，陈皮10g，法半夏10g，鸡金10g，佛手10g，刀豆壳15g，仙鹤草15g，地龙10g，当归10g，野料豆20g，白蒺藜12g，建曲15g。

2次煎服，每日1剂。

服上方症状改善，胃气渐和，嗳气也少，食后剑下仍稍有隐痛及于左胸部。后一直又坚持服用中药治疗共3月有余，症状尚平。

按语 《灵枢·厥病》篇中有谓："厥心痛，腹胀胸满，心尤痛者，胃心痛也。"这似是古人对胃心同病证的早期认识及典型症状的描述。胃与心在解剖上相互毗邻，胃居心下，经脉络属，关系密切。如《素问·平人气象论》曰："胃之大络，名曰虚里……出于左乳下，其动应衣，脉宗气也"。《灵枢·邪客》篇曰："宗气积于胸中，出于喉咙，以贯心脉"。宗气乃由自然界吸入之清气和经由脾胃消化吸收来的水谷之精气结合而成，积于胸中，助心以行血，故胃与心生理上息息相关，胃气强盛，气血充足，则心脉流畅。若脾胃升降失常，气机阻滞，痰瘀内停，心络闭阻，则可发为心痛。

本案为中年男性，既有高血压五载有余，经常服药，戕伤胃腑，又增食管炎、胃炎、十二指肠溃疡等疾,平素情志抑郁,常以烟酒消愁,心胃同病,本虚标实。遵"急则治标,缓则治本"之旨,先拟化痰泄浊,通阳宣痹,理气和胃行瘀为主,佐以养心,方用瓜蒌薤白半夏汤加减。方中瓜蒌皮、薤白通阳泄浊,半夏、象贝、郁金、川芎化痰行瘀,理气宽胸;枳壳、香橼、橘皮、佛手花理气和胃;白芍、甘草缓急止痛。此外,处方的特点还在于用橘络以助通络止痛,白蒺藜平肝,麦冬养心胃之阴,而象贝除化痰外,更有清胃制酸之功,对反流性食管炎效果尤佳。茯苓之用,也有深意,既可健脾化湿,以杜生痰之源,而与陈皮、半夏配伍,又有理气和胃化痰之功。患者药后胸脘疼痛顿减,虽有便泄,徐老认为非通下药使然,可能对瓜蒌皮、象贝反应较为敏感,而出现腹泻,反可使浊气下泄,有助胸阳得展,故胸脘疼痛减轻明显。

此外,本病的治疗,除服药以外,养成良好的起居、饮食、行为习惯,可以减轻病情,减少发作,故临床徐老嘱咐病人吃饭要小口小口吃,每口在 10～15g,温服,不烫不冷,要吃得软,进食以七成饱较为适宜,忌食海鲜,一定要戒烟酒。服高血压药前先饮水,润滑食道,服药后也须多饮水。性情平和,不生气,不发火。诸多注意事项,徐老均要详细交代患者,不仅提高了疗效,也增加了医患之间的感情。

(周晓波 徐丹华 整理)

三十九、宣痹通阳,和胃行瘀法治胃心同病案

陈某,男,56 岁。初诊日期:2006 年 3 月 30 日。

主诉 胃脘痞胀 3 年余伴胸闷。

病史 2003 年初起病,见左肩背疼痛,胸闷反复,在江苏省人民医院心脏科诊断为冠心病,服复方丹参滴丸、拜新同、肠溶阿斯匹林等治疗,左肩背疼痛改善,胸闷间作,活动后加重,继则出现胃脘痞胀,食后尤甚,时有隐痛,嗳气,无泛酸烧心,2005 年 3 月 2 日胃镜示:慢性浅表-萎缩性胃炎伴肠化,反流性食管炎,4 月 6 日 B 超示:胆囊息肉 0.4cm×0.3cm。2006 年 3 月 24 日胃镜示:慢性中度糜烂性胃炎伴幽门螺杆菌感染(++),反流性食管炎。平时服奥美拉唑、吗叮啉、胃苏颗粒等,症状时轻时重,迄今未愈,至本院要求中医治疗。刻诊:胃脘痞胀,胸闷时作,稍有隐痛,嗳气,恶心,大便尚调。

诊查 心率 80 次/分,心律齐,心前区未闻及病理性杂音,血压 130/75mmHg,上腹按之柔软,无压痛,莫菲氏征(-),肝脾肋下未及肿大。苔薄白,根微腻,舌红,脉细弦。

诊其为胸阳失展,胃失和降,气滞血瘀之胃痞(浅表萎缩性胃炎,反流性食管炎,冠心病)。

临床分析 本案患者因冠心病服药治疗而渐出现胃脘痞胀,叶天士《临证指南医案》云"脾宜升则健,胃宜降则和",徐老认为"多药伤胃",脾胃受戕,脾胃虚弱。脾胃位居中焦,乃气机升降之枢纽,升降失司,气机阻滞,故见胃脘痞胀;脾胃虚弱,胃之受纳腐熟、脾之运化功能均下降,故食后痞胀尤甚;而脾胃虚弱则宗气无由而生,胸阳亦虚,故可见胸闷,活动后加重;初病气结在经,久病则血伤入络,心胃脉络瘀阻,故症情反复,迁延不愈。病位在胃心,理当胃心同治。拟法宣痹通阳,和胃行瘀。拟瓜蒌薤白半夏汤加减。

处方 瓜蒌皮 10g,姜半夏 10g,橘皮络各 6g,娑罗子 6g,丝瓜络 15g,制香附 10g,苏梗 10g,鸡金 10g,佛手 10g,白芍 15g,甘草 3g,丹参 10g,乳香 5g,焦楂曲各 15g。

每日 1 剂,2 次煎服,每日 2 次,早晚餐后 1.5 小时服用。

二诊　服药 14 剂,胃脘痞胀、胸闷、隐痛均见明显减轻,仍嗳气恶心,有食物反流,便溏不实,患者长期服用奥美啦唑。舌质微红,舌苔薄白,脉细弱。兼有气阴不足,治当标本兼顾,佐以益气养阴。前方去制香附、苏梗、乳香,加太子参 15g,炙五味子 10g,炒白术 10g,姜竹茹 10g。继服 14 剂。

三诊　药后患者胸闷脘痞渐除,食物反流不著,大便转实,近日咳嗽,咯吐痰黏,时有恶心。舌微红,苔薄白,脉细弦。处以宣化之剂善后巩固。

处方　前胡 6g,桔梗 5g,杏仁 10g,枇杷叶 15g,冬瓜子 30g,木蝴蝶 6g,鸡金 10g,佛手 10g,丝瓜络 10g,刀豆壳 20g,法半夏 10g,茯苓 15g,白芍 15g,炙甘草 3g。

2 次煎服,每日 1 剂。

按语　心胃同病,临床比较常见,但往往容易被人忽视,认为是两个不同系统的疾病,其实临床上是相互影响的,其部位也相近。中医认为"脉以胃气为本","胃为水谷之海",心与胃有相互依赖关系。徐老治心善用瓜蒌薤白半夏汤,温化通阳;治胃善用娑罗子、苏梗、制香附、佛手等理气和胃,并能有机地组合,起到协同作用。

瓜蒌薤白半夏汤出自张仲景《金匮要略》,方由瓜蒌、薤白、半夏、白酒四味组成,是为胸痹之常用方,有通阳泄浊、豁痰开结之功。本案属胃心同病,以胃脘痞胀为主要症状,究其根源,患者有冠心病史 3 年,胸痹日久,气滞血瘀,多药戕伤脾胃,脾胃虚弱,升降失司,气机阻滞所致。徐老用瓜蒌、半夏化痰降逆,去薤白之辛温太过,改用娑罗子、苏梗、制香附、佛手等理气不伤阴之品,取丝瓜络活血化痰通络之功,再加鸡内金、橘皮络和胃消导,醒脾苏胃,白芍养阴和胃,丹参活血化瘀,乳香行气化瘀止痛。共奏宣痹通阳,和胃行瘀之功。

本案胃心同治、肺胃同治的方法实可师法,并提示我们当随时注意病情变化,特别是老年人要除外心绞痛等的发作。

(周晓虹　整理)

四十、化痰泄浊,理气和胃法治胃心同病案

患者赵某,男,51 岁,干部。初诊日期:1998 年 7 月 23 日。

主诉　胃脘胀痛间作 5 年,心悸阵作 1 年。

病史　原有慢性胃炎病史,嗜食烟酒,喜进肥甘,近因外感低热之后,嗳气频多,胃脘痛胀,泛恶纳呆,心动悸,四肢发麻,下肢轻肿,心前区时有隐痛,夜不安卧,查心电图示:$ST_{II,III,V5}$ 下移>0.05mv,心肌缺血。胃镜示:慢性浅表萎缩性胃炎。曾多方求治未效。

诊查　形体丰硕,舌淡苔白腻,脉小弦。腹脂较厚,中脘轻度压痛,下肢微凹性浮肿。

临床分析　宿有胃疾多年,脾胃素体不足。因饮食不节,嗜食肥甘,喜进酒浆,胃失健运,聚湿成痰,痰浊中阻,胃气不通则胃脘胀痛;胃气上逆则嗳气、恶心纳呆;浊气上泛,心阳痹阻,血运不畅,心神失宁,可致心前区隐痛,心悸动,肢麻,夜不安卧;水湿泛溢肌肤则下肢浮肿;舌淡苔白腻,亦为痰湿内蕴之象。

治疗　化痰泄浊,理气和胃。

处方　全瓜蒌 30g,法半夏 6g,苏梗 10g,橘皮 6g,橘络 6g,枳壳 10g,佛手 10g,炙鸡内金

10g,川厚朴 10g,苡仁 30g,藿香 10g,麦芽 30g,夜交藤 15g。每日一剂,分二次煎服。

二诊 服药 14 剂,脘腹胀满、吞酸嗳气缓解。但仍感夜寐不安,胸闷隐痛,肢麻乏力,继以上方加入紫丹参 15g,另予琥珀粉,每晚调服 1g。

三诊 再服 14 剂,心前区隐痛、胸闷改善,夜寐转安,惟活动后下肢仍有轻度浮肿,原方再加连皮茯苓 25g,服药 14 剂,诸症均释。复查心电图:大致正常。$ST_{II,III,V5}$ 下移 $\leq 0.05mV$。

按语 本例心胃同病,是在胃炎脾虚的基础上,因饮食不节诱发,证属痰湿内蕴,浸淫心脉,痹阻胸阳,胃失和降。为本虚标实,以标实为主。本着"急则治标,缓则治本"的原则,先拟化痰泄浊,理气和胃为法。方用瓜蒌薤白半夏汤加减。方中全瓜蒌、半夏化痰泄浊,宽胸理气;苏梗、枳壳、橘皮、佛手理气和胃;藿香、川厚朴、薏苡仁化湿和中,鸡金、麦芽消食健胃,以杜绝生痰之源;佐以夜交藤宁心安神。二诊时,胸痛肢麻未缓,夜不能寐,心脉瘀阻,故加入丹参、琥珀活血化瘀通络,琥珀则尚能安神。三诊时重用连皮茯苓,加强健脾利水消肿之功。终使痰浊得祛,心脉得畅,诸恙好转。

(周晓波 徐丹华 整理)

四十一、养心和胃法治胃心同病案

刘某,男,52 岁。初诊日期:2004 年 10 月 11 日。

主诉 左上腹隐痛 3 年,伴心悸。

初诊 患者 3 年来左上腹隐痛作胀,纳谷尚可,初起未予重视,自服胃苏冲剂等稍可缓解,症情反复,心悸,劳累则著,2004 年 2 月查胃镜示浅表性胃炎,十二指肠糜烂,球部多发小息肉,B 超示胆壁毛糙,心电图示频发室性期前收缩。在外地求治疗效不显,转至南京。刻下:左上腹隐痛,脘腹痞胀,食后尤甚,胀甚则胸闷,无嗳气泛酸,心悸不已,无心前区及左肩背疼痛,夜寐欠佳,神倦乏力,大便日行,舌红,苔薄白,根剥落,脉沉细时有歇止。患者每日吸烟 15 支,饮酒 1 斤余,历时 20 余年,3 年前已戒酒。

诊查 面色晦滞,巩膜混浊,心率 78 次/min,期前收缩 7~10 次/min,左上腹轻压痛。

临床分析 心胃阴虚,心失滋养,胃失濡润,胃气不和。治当养心和胃。

处方 麦冬 15g,石斛 10g,黄精 10g,炒白芍 15g,炙甘草 6g,鸡内金 10g,佛手 10g,橘皮络(各)6g,郁金 10g,黄连 2g,娑罗子 6g,茯苓 15g,柏子仁 10g,焦建曲 12g,生苡仁 30g。2 次煎服,每日 1 剂。另生脉饮、丹参片口服。

二诊 服药 14 剂,左上腹隐痛渐轻,心悸明显改善,惟下午至黄昏胃脘痞胀,夜寐欠佳,舌红,苔薄根剥,脉细无歇止。查体:心率 70 次/min,未闻及期前收缩,左上腹轻压痛。原方有效,加减出入再进。上方去石斛、黄精,加太子参 15g,炙五味子 5g,延胡 10g,炒枳壳 10g,炙甘草改 3g。2 次煎服,每日 1 剂。生脉饮、丹参片继服。

三诊 中药再进 14 剂,左上腹隐痛及心悸基本消失,胃脘稍有痞胀,夜寐转安,无胸闷,精神渐振,舌红转淡,苔薄白,脉细无歇止。继以原法出入巩固,1 年后诉病情稳定,劳累后偶有复发。

分析 《内经》云:"人年四十而阴气自半",患者年过五旬,阴虚之体,复加平素嗜酒吸烟,阴液暗耗。胃心同病,阴虚为本。胃为阳土,喜润恶燥,以降为顺。胃阴不足,失于濡润,通降失职,胃气郁滞,不通则痛,故左上腹隐痛;心阴亏虚,心失所养,虚火上炎,扰动心神则见心悸不止。治以养阴和胃宁心为法。方用麦冬、石斛、黄精以益养心胃之阴;白芍、甘草酸甘化阴,以助养阴,又能缓急止痛;鸡内金、佛手、橘皮、娑罗子和胃止痛,理气而不伤阴;心阴亏虚,虚火上炎,用黄连苦寒,以清心火;心阴亏虚,脉道枯涩,则血行瘀滞,用郁金既能活血化瘀,又可宽胸解郁;柏子仁宁心安神;茯苓与甘草相配,健脾养心;橘络以通心络;生苡仁消癥散结,对息肉性病变有良效;配以生脉饮、丹参片以助养阴活血。全方共奏养胃益心,和胃止痛之功,胃痛心悸消失,多年顽疾得除。

(陆为民 徐丹华 整理)

四十二、益气养阴,和胃宁心法治胃心同病案

患者房某,男,41 岁,工人。初诊日期:1998 年 10 月 19 日。

主诉 胃脘疼痛间作 10 余年,心慌时作半年。

病史 患者平素有慢性胃炎、十二指肠球部溃疡病史。1984 年、1990 年曾两度上消化道出血。患者近 10 余年来常感胃脘隐痛,间断服用中西医物治疗仍时有反复。近半年来因心情抑郁,奔波劳顿,致胃脘疼痛加剧,饥饿时明显,食后亦痛,并伴有胸闷,心慌,咽中不适,曾服奥美拉唑、胃苏冲剂等未效。查心电图提示窦性心动过缓,完全性右束支传导阻滞,胃镜复查示:慢性浅表性胃炎。

诊查 形体消瘦,面色少华,舌淡苔薄白,脉细。听诊心率 56 次/分,律齐,腹平软,中脘有轻压痛,肝脾肋下未触及。

临床分析 患者素体脾胃虚弱,气阴不足,复因劳倦伤脾,气郁伤肝,逆而犯胃,胃气不和,胃失濡养,故胃脘隐痛;胃阴亏虚,虚火上炎,心脉失养,故见胸闷,心慌,咽痛,口干,舌质偏红;脉细应数反缓,乃因心气不足,推动无力所致。治宜益气养阴,和胃宁心。

处方 太子参 10g,茯苓 15g,北沙参 10g,麦冬 5g,玉竹 15g,杏仁 10g,陈皮 6g,佛手 10g,广郁金 10g,木蝴蝶 3g,仙鹤草 15g,炙甘草 3g。每日 1 剂,2 次煎服。

服药 14 剂,胃痛缓解,胸闷、心悸消失。随访半年未复发。

按语 本例胃心同病,证属心胃气阴两虚,胃气失和,心失所养,虚火上炎所致。故治以益气养阴,和胃宁心为法。方中用太子参、茯苓、甘草健脾而益心气;北沙参、麦冬、玉竹、杏仁、木蝴蝶等甘寒养胃阴而宁心利咽;陈皮、佛手、广郁金理气宽胸宁络而不伤阴;仙鹤草养胃清热,制酸而保护胃膜。全方共奏养胃阴,益心气,和胃宽胸之功,使胃痛、心慌得以缓解。

(周晓波 徐丹华 整理)

四十三、行气活血,和胃宁心法治胃心同病案

高某,女,45 岁。初诊日期:2003 年 5 月 8 日。

主诉 胃脘痞胀隐痛间作 10 年余,加重 8 月,伴胸闷心悸。

病史 患者 10 年前出现胃脘痞胀隐痛,时作时止,情志不畅则加重,2001 年 1 月及 2002 年 10 月 2 次胃镜检查为慢性中度萎缩性胃炎伴肠化,情绪紧张,惟恐癌变,思想包袱重。去年 9 月取环刮宫以后,胃脘痞胀隐痛加重,并感胸闷心悸,夜寐不佳,今年 3 月 3 日查心电图示 ST 轻度异常,多次服药,症情未减。刻下:胃脘痞胀隐痛,食后为甚,夜间也痛,无背痛,无嗳气泛酸,胸闷心悸,彻夜不寐,食欲不振,大便干结,5 日一行。

诊查 心率 82 次/分,心律齐,未闻及病理性杂音,腹平软,上脘部轻度压痛。舌质暗,苔薄白,脉细弦,未见歇止。

临床分析 患者宿有胃疾,情志失调,肝失疏泄,气机阻滞,血行不畅,复加取环刮宫,瘀血内留,终致气滞血瘀,肝气犯胃,胃气不和,上扰心神,肠腑失濡,病机复杂。治当兼顾,拟法行气活血,疏肝和胃,宁心润肠。血府逐瘀汤加减。

处方 柴胡 6g,枳壳 10g,赤白芍(各)15g,炙甘草 5g,生地 15g,当归 10g,炒川芎 10g,桃仁 10g,红花 5g,怀牛膝 10g,桔梗 5g,炒陈皮 10g,制香附 10g,郁金 10g,百合 20g,麦芽 30g,黄连 3g,全瓜蒌 15g,厚朴 10g,火麻仁 15g。

嘱先用金器煎水 30min,捞出金器,入药再煎,晚上服头煎,次日午后服二煎,每日 1 剂。嘱消除恐癌心理,保持心情愉快。

二诊 服药 7 剂,胃脘隐痛痞胀改善,纳谷不香,胸闷心悸也减,夜间能睡 2~3h,大便转畅,2 日一行。舌质暗,苔薄白,脉细弦。原方有效,效不更方,守法继进。上方去厚朴,加鸡内金 15g。

三诊 服药 2 周,胃脘隐胀痛痞、胸闷心悸等症基本消失,纳谷转香,失眠显著改善,能睡 5h 左右,大便日行。后改投健脾和中、理气解郁、宁心安神之剂善后巩固,症情平稳,1 年后复查胃镜示慢性浅表萎缩性胃炎,心电图未见异常。

按语 血府逐瘀汤(《医林改错》)是王清任用以治疗"胸中血府血瘀"所致诸证的方剂。本案患者情绪紧张,肝气郁结,横逆犯胃,肝胃气滞,血行不畅,瘀血内停,如叶天士《临证指南医案》所云"初病气结在经,久病则血伤入络",胃之宿疾,日久不愈,胃络血瘀,复加取环刮宫,胞宫瘀血未尽,诱发本病,故胃脘隐痛痞胀。"人卧则血归于肝","肝藏血,血舍魂","心藏脉,脉舍神,脉为血府",心肝血瘀,神无所养,魂无所藏,则胸闷心悸,夜不得眠。综观本案,徐老认为,病机关键是瘀血,治疗当以活血化瘀为主。方中桃红四物汤活血化瘀兼而养血,四逆散行气和血而舒肝,桔梗开肺气,载药上行,合枳壳则升降上焦之气而宽胸,牛膝通利血脉,引血下行。此外本方用陈皮、制香附、川芎,与四逆散相合,乃柴胡疏肝散之意,疏肝和胃止痛;郁金、百合、麦芽以助解郁宁心安神;肝郁日久可化热化火,黄连与制香附相伍,取黄鹤丹之意,功能清热解郁,行气止痛;厚朴、枳壳、全瓜蒌、火麻仁、桃仁、生地相伍,理气宽胸,泄浊通阳,润肠通便;更用金器先煎水煮药,有重镇安神之功,实为本方之特色。患者宿有胃疾,《内经》云:"胃不和则卧不安",胃疾控制,也有利于改善睡眠。最后,徐老以健脾和中、理气解郁、宁心安神而巩固疗效,也寓有此意。全方药味虽多,然主次分明,井然有序,多而不乱,收效甚捷。其中深意,耐人回味。

(陆为民 徐丹华 整理)

四十四、清肝和胃,化湿行气法治浅表萎缩性胃炎胃脘胀痛嘈杂案

患者殷某,男,37 岁,工人。初诊日期:1990 年 8 月 29 日。

主诉　胃脘胀痛间作 1 年余,加重 4 月。

病史　因经常外出从事商业购销,饥饱失常,1 年前患热病(病毒性脑炎),服肾上腺皮质激素后 20 余日,胃中不适,继而脘痛且胀。4 个月来症状尤著,有时泛酸,特别是胃脘疼痛且胀,有如盐渍腌压之感,莫可名状。口干而饮水不多,食少而不知饥,神倦乏力。经胃镜检查谓慢性浅表、萎缩性胃炎。经多方治疗,症状未见改善。

诊查　舌质微红,舌苔薄白,脉象稍弦。按之胃脘部轻压痛。

临床分析　患者曾用四逆散、左金丸、枳术丸等方药,胃脘痛胀如“腌”之症不减。此病乃常见之胃脘痛,病因与饮食不当、劳倦及药物等因素有关,病机由于气滞久而郁热内生。症状在得食后尤重,显然并非中气之虚。观其胃脘如盐渍腌压之症,与嘈杂相似,肝胃气滞有热。口干饮水不多,上腹痞胀,舌苔薄白,恐兼湿浊,故前医所用之方药似欠全面顾及。思之良久,先拟清肝和胃,化湿行气法治之,取化肝煎为主方而加减。

处方　青皮、陈皮各 6g,制川朴 10g,炒白芍 20g,丹皮 10g,黑山栀 10g,象贝母 15g,煅瓦楞 30g,炙鸡金 6g,泽泻 15g,炒薏仁 20g,石见穿 15g,甘草 3g。每日 1 剂,2 次煎服。

上方服 5 剂,盐渍腌压之感明显改善,胃脘胀痛亦见减轻。续服 7 剂,诸症基本消失。再服 10 剂,巩固其效,饮食渐增,精神亦振。方合病机,不意取效甚良。

按语　此例处方用景岳化肝煎全方,擅治肝胃气郁化热之证。象贝母清胃,郁热泛酸者用之甚效。另加煅瓦楞清肝制酸,兼行血滞,不同于乌贼骨之咸温。加川朴、薏仁与泽泻相伍,化湿消胀而使湿热有下行之机。石见穿亦属清热而不苦寒之品,还能开胃增食。鸡金助运和胃。甘草清热缓中,与白芍相配,乃芍药甘草汤,柔肝敛阴治胃病常用。综合全方之意清肝和胃,化湿行气,药均平常,却能减轻病痛,共奏意外良效。可见治病拟方选药,贵在巧于取方,善于配伍,如此而已也。

四十五、泄肝平肝,清胆和胃法治胆囊切除术后低热胃痛案

吴某,女,42 岁。2006 年 3 月 30 日初诊。

主诉　低热间作 3 年余,上腹痞胀隐痛 1 年。

病史　患者 1992 年因胆囊息肉行胆囊切除术,2002 年 11 月以来无明显诱因出现低热反复,体温在 37.5℃～37.8℃,无干咳、无夜间盗汗、无关节疼痛、无尿频尿痛等症,无明显消瘦,曾查甲状腺功能基本正常,结核菌素试验检查阴性,CRP、ESR、ASO、RF、ANA 等均正常。1 年来上腹痞胀隐痛,夜间尤甚,嗳气不遂,得嗳则舒,兼酸苦水,经常口苦,手掌色红,抖动,大便日行 2～3 次,时有低热。2005 年 7 月 1 日江苏省人民医院胃镜下息肉摘除,查为慢性胃炎伴胆汁反流,迭进中西药治疗未效。既往有眩晕史,平素情绪急躁,易于波动。

诊查　舌质偏红,舌苔薄白,诊脉细小数。心率 84 次/min,心律齐,未闻及病理性杂音。

临床分析　患者原有胆囊疾患并行胆囊切除术,情绪时有波动,肝属甲木,胆为乙木,肝

胆失于疏泄，气机不畅，久郁化热，而"肝为起病之源，胃为传病之所"，故见上腹痞胀隐痛，兼酸苦水，经常口苦等肝胃不和，气滞郁热之候；肝胃郁热，肝阴渐耗，阴虚阳亢，肝风内动，故见手抖；胆经郁热，少阳不和，故时有低热。徐老认为本案当抓住主证，初诊时以肝胃郁热为病机关键，治疗以泄肝和胃为大法，兼以平肝，方选化肝煎加减治之。

处方 青陈皮各6g，丹皮10g，山栀10g，象贝10g，白芍15g，炙甘草3g，白蒺藜15g，菊花6g，桑叶15g，夏枯草10g，橘叶15g，蝉衣3g，木瓜10g，煅瓦楞30g，茯苓15g，麦芽30g，合欢花10g，白薇10g。每日1剂，水煎分2次服。

二诊 服药7剂，药后尚合，胃脘痞胀隐痛缓而未除，泛酸已少，低热依然，体温在37.6℃左右，3月31日复查T_3等基本正常，血糖不高，既往有眩晕病史。察其舌质淡红，舌苔薄白，诊脉沉细小弦。此为胆热犯胃，胃气上逆，少阳不和所致。治当清胆降胆，理气和胃为主，兼清虚热。拟方清胆和胃汤加减。

处方 青蒿10g，炒黄芩6g，青陈皮各6g，法半夏6g，白芍15g，炙甘草3g，刀豆壳20g，柿蒂15g，黄连2g，苏梗10g，制香附10g，藿香10g，焦白术10g，白薇10g。每日1剂，水煎分2次服。

三诊 服药18剂，疼痛已止，脘腹痞胀好转，但不稳定，自觉胃中酸，口苦，饮水不多，大便已渐正常，惟畏寒，时有夜间痛醒，近日体温在37.4℃左右，无烦躁，无手足心汗，伸手而抖。甲状腺不大，血压偏低。舌质红，少苔，诊脉细。胆囊切除术后，少阳不和，胆经郁热，肝虚有风。治法仍从和解少阳，清胆除蒸，养胃理气，佐以平肝。

处方 青蒿15g，黄芩6g，白薇15g，麦冬15g，白芍15g，煅瓦楞30g，煅牡蛎（先）15g，鸡金10g，佛手10g，制香附10g，三棱10g，麦芽30g，橘络5g，百合20g，建曲10g，白蒺藜12g。每日1剂，水煎分2次服。

四至六诊 患者胃脘痞胀隐痛时有反复，情志不畅易发，胃中酸苦，低热渐退，手抖依然，徐老根据病情，在上述清胆和胃的基础上，又先后加秦艽、地骨皮、银柴胡、鸭跖草以清虚热而除蒸，桑叶枝、煅牡蛎等清热平肝潜阳，坚持服药约2月，低热脘痛已平。

按语 本案患者首诊时以胃脘痞胀隐痛为主要矛盾，故先用化肝煎以泄肝和胃，方中用青皮长于破气开郁散结，陈皮长于理气化痰运脾，二者合用共奏疏肝理气解郁之功；白芍养阴柔肝，既制气药之燥性，又缓筋脉之挛急；栀子清肝宣郁，为治"火郁"之要药；丹皮清肝凉血散瘀；贝母（常用浙贝母）化痰散结，疏利肺气，有"佐金平木"之意；合白蒺藜、夏枯草、菊花、桑叶、橘叶、麦芽、合欢花、蝉衣、木瓜增平肝清肝疏肝缓肝之力，煅瓦楞清热行瘀以制酸，茯苓健脾化湿，寓"知肝传脾，当先实脾"之意，白薇兼清虚热。二诊时胃脘痞胀隐痛明显缓解，低热未退，乃随证而治，改投清胆降胆，和胃理气，兼和少阳。药后脘痛渐止，低热渐退，仍从清胆和胃法巩固治疗而收效。

（陆为民　周晓波　徐丹华　整理）

四十六、疏肝利胆，和胃降逆法治胆胃同病案

刘某，女，53岁。初诊日期：2003年10月18日。

主诉 上腹隐痛1年余，伴口苦。

初诊 患者 1 年多来常感上腹隐痛,痛无规律,胃脘痞胀,食后尤甚,口苦嘈杂,时有泛酸,初起未予诊治,嗣后症情渐剧,甚则终日不缓,于 2003 年 3 月查胃镜示:胆汁反流性胃炎,中度萎缩性胃炎,服雷尼替丁、胃苏冲剂等药未效。刻诊:胃脘隐痛痞胀,嗳气则舒,胃中嘈杂、泛酸,晨起吐苦水,口干口苦,纳呆不振,情绪不畅则诸症加重。

诊查 形体偏瘦,面色萎黄,舌红、苔薄黄,脉细弦。腹软,中脘轻压痛,肝脾不肿大。

临床分析 肝胆、脾胃互为表里,肝主疏泄,脾主运化,胃主和降,胆随胃降,情志不畅,肝胆失疏,气机郁结,脾失健运,胃失和降,胆液逆胃,故见胃脘疼痛、作胀、纳呆食少、吐苦水等症;气机不畅,郁而化热,故见口干口苦、嘈杂不适。治以疏肝利胆,和胃降逆。

处方 柴胡 10g,枳壳 10g,青皮 6g,法半夏 10g,广郁金 10g,黄芩 6g,刀豆壳 30g,柿蒂 15g,代赭石 15g(先煎),石见穿 15g,白芍 15g,甘草 3g。2 次煎服,每日 1 剂。

二诊 服上方 7 剂,胃痛稍减,脘中仍嘈,口苦咽干,胆热未清,治从原法出入。原方加桑叶 10g、丹皮 10g、煅瓦楞 30g,以清泄肝胆制酸。

三诊 服药 14 剂,胃中嘈杂、口苦消失,但食欲不振,腹鸣矢气,大便易溏。乃肝脾失调,当培土泄木,疏利通降。

处方 太子参 15g,炒白术 10g,茯苓 15g,山药 15g,白芍 15g,柴胡 10g,枳壳 10g,佛手 10g,鸡内金 10g,谷麦芽(各)30g,炙甘草 3g。

服用 7 剂,诸症缓解。以后隔日 1 剂,巩固疗效。2004 年 3 月复查胃镜示:浅表性胃炎,胆汁反流消失。

按语 胆汁反流常因胆道功能障碍、幽门括约肌关闭不全,碱性胆液由十二指肠反流入胃,损伤胃黏膜,引起慢性炎症。若胆液反复刺激,日久可致胃黏膜固有腺体减少而产生萎缩性胃炎。据其临床表现,可归属于"胃脘痛"、"痞满"、"嘈杂"、"泛酸"等范畴,其病机总属脾胃升降失调所致,与肝胆关系尤为密切。《灵枢·四时气》曰:"邪在胆,逆在胃,胆液泄则口苦,胃气逆则呕苦。"针对胆汁反流,徐老认为应从疏降入手。疏即疏泄肝胆,调畅气机;降即理气和胃,降其气逆。方中以柴胡为君,轻清升散,伍枳壳、白芍、甘草,取四逆散之意,疏肝解郁,配郁金以增疏肝利胆之功;黄芩苦寒,善清少阳,与柴胡相配,一散一清,疏清肝胆,也寓小柴胡和解少阳之意;青皮、法半夏、刀豆壳、枳壳、柿蒂、代赭石理气和胃降逆;石见穿行瘀通利,防久病入络,血行不畅。服药 7 剂,胃痛虽缓,然口苦咽干未减,徐老又加桑叶、丹皮以加强清泄胆胃之热,煅瓦楞制酸行瘀。再服 14 剂,诸症消失,然见食欲不振便溏等症,此时从培土泄木,缓图其本,终收全功。

(陆为民 周晓波 徐丹华 整理)

四十七、疏肝利胆,理气和胃法治胆胃同病案

张某,女,54 岁。初诊日期:2005 年 11 月 12 日。

主诉 脘胁疼痛 1 年半,近发 5 月余。

病史 患者起病 1 载半,今夏以来,不慎多食,以致脘胁痞胀,隐痛不适反复,嘈杂泛酸,纳呆食少,咽中不适,自服中西药物未能缓解,10 月 28 日至南京鼓楼医院查胃镜示慢性浅表性胃炎(活动性),幽门螺杆菌阳性(++),B 超示慢性胆囊炎、胆囊结石(0.3cm×0.4cm),

予三联根除幽门螺杆菌后症状不减,反见加重,遂求治中医。患者平素情绪急躁。

诊查 患者形体偏瘦,面色萎黄,腹软,右上腹及中脘均有压痛,肝脾不肿大。舌苔薄白腻、质淡红,脉细弦。

临床分析 徐老认为患者以脘痛、胁痛所苦,参合四诊,当属"胃痛"、"胁痛"范畴。患者饮食不节,戕伤中土,胆囊结石,胆腑湿热,气机郁结,胆胃不和,胃气上逆,故见脘胁痞胀、隐痛、嘈杂泛酸等症。治当疏肝利胆,理气和胃。

处方 苏梗 10g,制香附 10g,枳壳 10g,郁金 10g,鸡内金 10g,金钱草 30g,海金沙 15g,白芍 15g,佛手 10g,炒陈皮 6g,法半夏 10g,茯苓 15g,陈香橼 10g,焦山楂 15g。2 次煎服,每日 1 剂。

二诊 服药 14 剂后,脘胁胀痛减轻,嘈杂不著,偶有泛酸。予前方加煅瓦楞 30g 制酸、行瘀止痛。

上方加减,继服 1 月,诸症消失。嘱患者饮食清淡,调畅情志,中药隔日 1 剂,坚持治疗。2006 年 5 月复查 B 超,胆壁毛糙,未见结石。随访 1 年,诸症尚平。

按语 徐老曾统计 2000 多例患者,原有胃病,兼胆病者占 35%,其中属于肝胃不和证的胃病兼有胆病者占 71%;已确诊胆病者,经内镜或 X 线钡餐检查兼有慢性胃炎、溃疡病者占 40%。由此可见,胆胃同病临床甚为常见。本案为典型的胆胃同病,既有胃炎活动、幽门螺杆菌感染,又兼胆囊结石。患者平素情绪急躁,肝胆失疏,胆胃不和。治当胆胃兼顾,疏肝利胆,理气和胃。方中以苏梗、制香附、枳壳、白芍、佛手、陈香橼疏肝理气,和胃止痛;郁金、鸡内金、金钱草、海金沙为四金汤,功能清利肝胆排石;配合陈皮、半夏、茯苓和胃健脾化湿,以杜生湿之源,为本案用药之精要;焦山楂助运消坚。全方用药虽属平常,但抓住病机之关键,胆胃同治,坚持 1 月,症情痊愈。加之患者配合,饮食情志调节,半年后复查 B 超,结石消失,虽属意外,实也惊喜。

（周晓波　徐丹华　整理）

四十八、利胆和胃,理气散结,兼以化湿法治胆胃同病案

患者陈某,男,34 岁。初诊日期:2004 年 5 月 21 日。

主诉 胃脘隐痛,及于右胁半年。

病史 起病半年,今年春节以后,患者工作压力较大,情绪不畅,复加工作之缘,应酬甚多,饮酒频繁,以致胃脘隐痛,及于右胁,嗳气频多,嘈杂泛酸,纳呆食少,饮食不当及情绪不畅时加重,自服中西药物,症状时轻时重,影响生活。于 2004 年 3 月本院查胃镜示慢性浅表性胃炎,幽门螺杆菌(++),B 超提示慢性胆囊炎,胆囊息肉,如米粒大小。刻诊:胃脘隐痛,及于右胁,嘈杂泛酸,时有嗳气,食后加重,伴有痞胀,以致不敢多食,夜眠欠安,大便偏溏。

诊查 形体偏瘦,面色萎黄,舌苔薄白腻,脉细弦。腹软,胆囊区及中脘均有压痛,无反跳痛,肝脾不肿大。

临床分析 患者情绪不畅,肝胆失疏,气机郁结,复加酒食不节,戕伤脾胃,肝气横逆犯胃,肝胃不和,气机阻滞,不通则痛,故胃脘隐痛,及于右胁;脾胃乃气机升降之枢纽,升降失司,脾失健运,湿邪内生,胃失受纳,故见嗳气,食后痞胀,大便偏溏;胆胃气逆,则嘈杂泛酸;

舌苔薄白腻,脉细弦,乃中虚夹湿之象。治以利胆和胃,理气散结,兼以化湿为法。

处方 苏梗 10g,制香附 10g,枳壳 10g,白芍 15g,佛手 10g,鸡内金 10g,广木香 6g,益智仁 10g,太子参 10g,茯苓 15 g,金钱草 30g。每日 1 剂,2 次煎服。

另以陈皮 6g,生薏苡仁 30g 代茶,每日饮之。

二诊 连服 14 剂后,脘胁胀痛减轻,嘈杂不著,偶有泛酸,予前方去益智仁,加煅瓦楞 30g、法半夏 10g 和胃制酸,生薏苡仁代茶继用。

三诊 再服 1 月后,诸症均缓解消失,嘱其生薏苡仁坚持服用,生活调节,畅情志,戒酒,饮食清淡。期间病情稳定,2004 年 11 月复查 B 超:胆壁光滑,未见息肉。

随访 1 年未再出现右上腹不适。

按语 本例胆胃同病,胃炎兼胆囊息肉,证属肝胃不和兼中虚湿蕴。治疗当胆胃兼顾,疏肝利胆,和胃散结,佐以化湿为法。方中以苏梗、制香附、枳壳、白芍、佛手、木香疏肝和胃;金钱草利胆消炎,佐益智仁、太子参、茯苓健脾扶正化湿。薏仁则取其健脾渗湿,软坚散结之功。二诊因其嘈杂泛酸,故去益智仁,加煅瓦楞、法半夏和胃制酸。坚持治疗 1 月后,病情痊愈。

此外,本案的另一用药特色是生薏苡仁代茶长期服用。薏苡仁在《神农本草经》列为上品,经云:"薏苡仁,味甘,微寒。主筋急拘挛,不可屈伸,风湿痹,下气,久服轻身、益气。"徐老认为本品甘淡,化湿清热而健脾胃,对胃病各种主要证候兼有湿浊者,均可用之。肝胃郁热夹湿者可用薏苡仁配左金丸、贝母;胃阴不足夹湿者,薏苡仁与橘白(或橘皮)、白残花、泽泻等同用,化湿而不耗阴。慢性胃炎兼有息肉或疣状胃炎而舌上有腻苔者,可重用薏苡仁,每日 20～30g 煎服,另外尚可与白米等量每日煮粥食之。浅表性胃炎于胃窦部病变部位较广而经久未愈,具有苔白口黏等湿浊征象者,除用薏苡仁煎服外,还可用炒薏苡仁 10～15g,陈皮 3～5g,开水冲闷,代茶饮服,每日 1 次。药物性胃炎舌苔灰黏或白,食欲甚差者,薏苡仁亦甚适用。慢性胃炎有肠上皮化生而见湿证者,薏苡仁也颇有良效。徐老通过长期临床实践,结合现代药理研究本品有明的抗肿瘤作用,认为本品不仅能健脾、化湿、清热、排脓、舒筋,更能软坚散结消癥。消化道增生息肉性疾病既是炎症长期刺激的结果,也与患者素体脾胃虚弱,湿邪内蕴,气滞血瘀密切相关,若不能及时化湿散结,调达气机,日久必致湿瘀热毒互结,病深而转为癥积。薏苡仁健脾培本,化湿散结,软坚消癥,俾气机条达,气血流畅,而癥积可消。据徐老经验,对消化道增生息肉性病变均可使用,且用量宜大。本案患者有胆囊息肉,嘱患者泡茶代饮,长期服用,复查胆囊息肉消失。本品含有蛋白质、淀粉、维生素 B1 等成分,营养丰富,不仅是良药,也是食品,其性平和,对慢性久病、虚赢劳损之人,徐老常嘱患者与大米、红枣等煮粥食之,既能治病,亦利于康复。

(周晓波　陆为民　整理)

四十九、疏肝和胃,理气清化治慢性胃炎胃痞案

刘某,男,44 岁。初诊日期:2006 年 3 月 23 日。

主诉 胃脘痞胀半年。

病史 患者祖藉江苏徐州,6 年前迁至安徽灵璧,一直在他乡经营小店铺,平素劳

累,饮食无规律,且喜食辛辣。半年前因生意之事与人争执,乃致胃脘痞胀,食后尤甚,无疼痛呕吐,稍有嗳气,无泛酸,自服胃苏冲剂、吗叮啉等症状无明显改善,2005年9月29日查胃镜示慢性胃炎、十二指肠球炎,B超示肝胆胰脾双肾无异常,在当地多家医院服中西药治疗乏效,转请徐老诊治。刻诊:胃脘痞胀,食后尤甚,稍有嗳气,纳谷减少,夜寐欠佳,大便日行而量少,近日小溲微黄。患者原有胃病病史20余年,平素饮酒不多。

诊查 巩膜微黄,腹软,上腹按之不痛,肝脾不肿大。舌质淡红,舌苔薄白腻,脉濡细。

临床分析 患者情志不畅,肝失疏泄,横逆犯胃,胃气郁滞,故见胃脘痞胀、食后胀甚等肝胃不和之候。患者平素劳累,脾气戕伤,运化失常,湿邪内生,肝郁化热,久则肝胆湿热内蕴,内扰心神,故见小溲微黄、巩膜微黄、夜寐欠佳等。治法:疏肝和胃,理气清化。徐氏疏肝和胃汤加减。

处方 苏梗10g,制香附10g,枳壳10g,白芍15g,陈皮6g,佛手10g,鸡金10g,甘草3g,茵陈15g,茯苓15g,建曲15g,麦冬20g。2次煎服,每日1剂。建议查肝功能、二对半及肝胆B超。

二诊 服药10剂,药后胃脘痞胀显著改善,稍有不适,饮食如常,稍有嗳气。3月30日当地查肝功能、二对半、B超未见明显异常。舌质淡红,舌苔薄白腻,诊脉濡细。良由劳倦、饮食辛辣过多,胃气戕伤,失于和降,胃气上逆。治参益气和胃降逆。上方去茵陈,加太子参15g、刀豆壳15g。2次煎服,每日1剂。

三诊 慢性胃炎胃脘痞胀,经疏肝和胃法治疗1月有余,胃脘痞胀显著改善,饮食正常,嗳气消失,近来自觉头重。舌苔薄白,中裂,舌质淡红,脉细。劳倦过度,脾胃受戕,清阳不升,胃气失和。治当益气和中调之。方拟徐氏调中理气汤加减。

处方 黄芪15g,太子参15g,茯苓15g,炙甘草3g,苏梗10g,制香附10g,橘皮络各6g,鸡金10g,白蒺藜15g,仙鹤草15g,炒川芎6g,山茱萸10g。2次煎服,每日1剂。

服上方10剂,诸症消失。

按语 疏肝和胃汤乃徐老多年来治疗胃痛、胃痞之经验方,有舒畅肝胃气滞之功。本方由柴胡疏肝散变化而来,徐老认为肝胃不和之慢性胃病多数以上腹正中隐痛或痞胀为主要表现,典型者可及于两胁下,或左或右,倘若两胁无明显不适,徐老认为用柴胡似嫌不适,况柴胡有劫肝阴之弊。经多年的临床体会,徐老用苏梗替柴胡,认为"梗能主中",其性微辛微温,温而不燥,且其气芳香,善主中焦脾胃,功能理气解郁、宽中止痛,尤常用于肝胃气滞所致胃脘痞胀隐痛的患者,其效甚佳。制香附、枳壳、陈皮、佛手增疏肝行气消胀之功,白芍缓急柔肝养肝,麦冬养胃生津,加此二味亦寓刚中用柔,刚柔相济之意;茵陈、茯苓清利肝胆潜在之湿热,鸡金、建曲和胃助运;甘草补益脾气,调和诸药。诸药合用,共奏疏肝和胃,行气宽中之功。药后胃脘痞胀显著改善,二诊时效不更方,又服药30余剂,胃脘痞胀基本消失。三诊时患者增头重一症,徐老辨为劳倦过度,脾胃受戕,清阳不升,胃气失和所致,仿东垣用黄芪、太子参等补益中气,兼顾疏和而收全功。

临床具体运用本方时,徐老强调当灵活变通,如两胁隐痛作胀者,加柴胡疏肝理气;肝郁明显者,加郁金、合欢花、合欢皮等疏肝解郁;嗳气频频者可加半夏、公丁香、柿蒂、代赭石、旋覆花、刀豆壳等和胃降逆;咽中不适,可加厚朴花、木蝴蝶、八月札等行气利咽;脘痛较著者,加延胡索、五灵脂、川楝子等理气活血止痛;肝郁日久化热,胃脘有灼热感,嘈杂泛酸者,酌加

丹皮、山栀、象贝、蒲公英、左金丸等泄肝和胃;口干而兼胃阴不足者,加石斛、百合等以养胃
生津。

(陆为民 徐丹华 整理)

五十、疏肝和胃,行气化瘀法治萎缩性胃炎胃痞案

曹某,女,52 岁。初诊日期:2006 年 2 月 27 日。

主诉 胃脘痞胀 8 月,伴两胁隐痛。

病史 患者 2005 年 6 月以来,胃脘痞胀,食后为甚,及于两胁隐痛,乳房作胀,矢气则
减,常便溏,口苦,伴后背痛,在江苏省人民医院查胸部 CT 无异常,因害怕胃镜检查,予 C^{14}
呼气试验阳性,在该院门诊予奥美啦唑、阿莫西林、克拉霉素三联杀幽门螺杆菌治疗 2 周,症
状未缓,又至本院服中药治疗 3 月,症状仍时轻时重,于 2005 年 12 月 24 日在本院行胃镜检
查示:中重度萎缩性胃炎伴肠化(胃窦大弯侧)、十二指肠球部溃疡 S2 期、幽门螺杆菌感染阳
性,B 超示:胆壁毛糙,肝囊肿。因检查有中重度萎缩性胃炎,思想包袱较大,至徐老处诊治。
刻诊:胃脘痞胀,两胁隐痛,食后为甚,嗳气矢气则减,后背痛,无胸闷心慌,无夜间疼痛,纳谷
欠香,口苦,夜寐欠佳,大便偏溏,日行 2 次。

诊查 腹软,上脘无压痛,肝脾不肿大,肝区无叩击痛。舌淡红,苔薄黄,脉细弦。

临床分析 本案主症胃脘痞胀,属中医"胃痞"范畴。经云:"胁为肝之分野","邪在肝
则两胁中痛",两胁、乳房均为肝经循行部位,患者思想包袱较重,情绪不畅,肝郁气滞故两
胁隐痛,乳房作胀;肝气犯胃,胃气不和故胃脘痞胀;叶天士云:"初病在经,久痛入络"。病
起 8 月,病程较长,气滞可兼血瘀,故胃痞缠绵难愈。治当疏肝和胃,行气化瘀为法。拟柴胡
疏肝散加减。

处方 柴胡 6g,枳壳 10g,白芍 15g,甘草 3g,鸡金 10g,佛手 10g,陈皮 6g,橘叶 15g,苡仁
30g,莪术 10g,当归 10g,制香附 10g。2 次煎服,每日 1 剂。嘱进食后不喝汤,忌辛辣,七成
饱,不生气。

二诊 药进 10 剂后症状均有改善,轻度头晕,血压 100/60mmHg,停经前曾有功能性子
宫出血,兼有血虚阳亢。治从原法,兼以养血平肝。原方加当归 10g、白蒺藜 10g、百合 20g。
头晕好转,而胃胀亦渐平。

按语 柴胡疏肝散出自《景岳全书》,是疏肝和胃之例方。本案加佛手、橘叶和胃理气,
当归、莪术活血化瘀,鸡金健脾消食助运,薏苡仁健脾化湿。全方疏肝和胃,行气化瘀,健脾
消食。药后胃胀缓解,轻度头晕,良由血虚阳亢,原方加当归养血,白蒺藜平肝潜阳,《本草
汇言》谓白蒺藜能"行肝脾滞气,多服久服,有去滞之功",《植物名实图考》据叶桂经验而认
为"盖其气香,可以通郁,而能横行排荡,非他药直达不留者可比"。徐老认为凡遇肝气犯
胃,胃脘胀痛及于胁痛,情志不畅诱发,或兼有肝阳上亢,目眩头痛者据证而配用白蒺藜,其
效大良。百合养肺胃之阴,徐老认为百合有益气养胃护膜之功用,兼可调节植物神经功能,
治功能性消化不良,证属阴虚气滞而胃胀患者,亦有良效。

(叶 柏 整理)

五十一、健脾和胃,抑肝运中法治慢性萎缩性胃炎胃痞案

任某,女,57岁。初诊日期:2006年2月23日。

主诉 胃脘痞胀6年余。

病史 患者既往有慢性萎缩性胃炎、反流性食管炎6年余,平时常感胃脘痞胀,食后尤甚,口苦而舌麻,腹鸣,大便溏泄,间断服用中西药治疗,症状反复不愈,2005年2月26日在江苏省人民医院行胃镜检查示慢性萎缩性胃炎(轻度)伴肠化,反流性食管炎(A级),予胃复春、奥美啦唑、达喜等治疗,胃脘痞胀未减,以致不敢多食,体重渐降,甚为焦急,乃转本院治疗。刻诊:胃脘痞胀,食后尤甚,时有嗳气,无泛酸,纳谷欠香,体重减轻,夜寐欠佳,口苦,舌仍麻,腹鸣便溏,大便日行2次。患者痞胀好发于春季。

诊查 上脘按之软,无压痛,莫菲氏征(-),肝脾肋下未及肿大。舌质暗红,多裂、苔薄糙腻,脉沉细。

临床分析 患者病史6年余,久病多虚,脾为阴土,宜升则健,胃为阳土,宜降则和。脾胃虚弱,升降失司,气机阻滞,则胃脘痞胀,嗳气;胃失和降,脾失健运,则食后胀甚,纳谷欠香,大便溏;女子以肝为先天,患者多发于春,与肝相应,肝失疏和,乘脾犯胃,则春季易发。证属脾胃虚弱,运化不力。先予健脾和胃,佐以抑肝运脾治之。

处方 太子参15g,白术10g,茯苓15g,炙甘草3g,鸡金10g,佛手10g,制香附10g,五味子3g,蝉衣5g,藿香10g,焦楂曲各15g,泽泻15g。2次煎服,每日1剂。

二诊 服药14剂,药后尚合,脘痞腹鸣减轻,食欲改善,偶有隐痛,左眼视力差。舌尖红,苔薄白而干,脉细弦。原方出入,佐以益胃清肝。

处方 麦冬15g,白芍15g,炙甘草3g,陈皮6g,法半夏10g,鸡金10g,佛手10g,制香附10g,刀豆壳20g,黄连1.5g,焦楂曲各15g,藿香10g,桑叶10g,青葙子5g,茯苓15g,白蒺藜10g。2次煎服,每日1剂。

三诊 反流性食管炎、慢性胃炎,继服药14剂,胸脘痞闷症状不著,舌麻也有好转,大便日行2次,溏而不实,腹鸣隐痛,视力差。舌偏红,苔薄白腻,脉细。此为胃病及脾,脾运不力。拟再健脾助运。

处方 焦白术10g,山药15g,茯苓15g,甘草3g,煨木香5g,藿香15g,益智仁10g,仙鹤草15g,焦楂曲各15g,黄连1.5g。2次煎服,每日1剂。

服药30剂,药后症状改善,腹鸣腹痛,又在上方基础加减用药治疗1月余,诸症未发作,脘痞、舌麻、便溏基本痊愈。

按语 徐老认为,"脘"意指内腔。上腹胃脘部体表上、中、下三脘的经穴位置与胃相应,从胃的解剖学而论,古今一致,故本案胃脘痞胀,病位主要在胃。口苦舌麻、腹鸣便溏,病及肝、脾两脏。徐老认为胃为中土,与脾相合,互为表里,与肝木亦密切相关。胃既有病,受纳与腐熟水谷的功能失常,胃气不和,气滞不畅,发为痞胀。日久则易影响及脾,运化不力,故见大便溏,脉象沉细等症,而女子以肝为先天,肝气旺盛,肝胃不和,可见口苦舌麻,脉弦;舌红、多裂,苔薄糙腻,脉细,兼见阴伤、湿滞。

本案虚实夹杂,中虚即脾胃气虚、阴虚,实则肝胃不和,兼有湿滞。徐老认为这是胃脘痞胀病机的双重特性,亦示病机的复杂性。在诊断和治疗过程中,必须详细辨证,慎勿偏执中

虚而一味补气健脾,治当补中有消运,冀其补而不滞,理气勿过辛燥伤阴,方能有利于病。故本案法当健脾和胃,疏和运中。药用太子参、白术、山药、茯苓健脾补中,麦冬、炙甘草养阴益胃,白芍、五味子、蝉衣柔肝抑肝,制香附、枳壳、佛手、橘皮络疏和。三诊时肝气偏于旺盛,且苔微有腻色,湿浊未尽,故不用参芪等补气滞气之品。本案中虚气滞夹湿证,健运中焦贯穿始终,从而气机条达,湿浊得化,胃痞向愈。

(周晓波 徐丹华 整理)

五十二、杏蔻橘桔开泄法治胸脘痞闷案

患者李某,男,36 岁,干部。初诊日期:1988 年 4 月 10 日。

主诉 胸闷、胃脘痞胀如塞,甚则隐痛 2 年余。

病史 患者 2 年余来出现胸闷觉阻,胃脘痞胀如塞,甚则隐痛,二次纤维胃镜检查均诊为慢性浅表性胃炎、急性活动,多次心电图检查正常。从病历所载,曾屡用芩连、姜夏、柴胡疏肝饮、枳术丸、香砂六君等等。

诊查 视其面色欠华,巩膜不黄,舌苔薄腻,黄白相兼,诊其脉两关稍弦。

临床分析 徐老考虑其病位不仅在胃,抑且及肺,上焦失宣,中焦失降。斟酌病情,确定用开泄之法,选用轻苦微辛之品。

处方 白杏仁 12g,白蔻仁 3g(后下),橘皮 10g,桔梗 5g,法半夏 10g,炒竹茹 10g,佛手片 10g,麦门冬 10g,石菖蒲 6g,云茯苓 15g,炙甘草 5g,石见穿 20g。嘱服 10 剂。

复诊谓症状已有改善,仍予原方,再服 15 剂。三诊时所述症状已基本消失,饮食亦增,食欲改善。逾 4 月来函,谓已停药,复查胃镜浅表性胃炎炎症征象减轻,未见急性活动。

按语 本案选方"杏蔻橘桔",配用微苦之竹茹、石见穿,微辛之佛手片、半夏、石菖蒲。因其病久脾胃运化不力,胃津亦恐不足,故酌加茯苓、甘草健脾胃而不滞气,添麦冬以顾护胃津,借制苦辛之燥。全方轻清宣畅肺胃之气,又能通降中焦。

据徐老经验,类似患者若郁热偏重,症见舌黄、口干、脉象稍数、心中烦热者,宜用黄连、黄芩、蒲公英、浙贝母等,属苦降之列。若痰浊阻于胸阳,胸闷痹阻不通,可加薤白、干姜;心阳不振者加附子;中焦寒滞者用良姜、肉桂;气滞寒郁者用沉香(或檀香)、丁香;气滞兼瘀者用降香;寒湿者用草果仁、藿香、佩兰;脘痛甚者加木香、陈香橼。如此诸药,均属辛通范畴。在苦、辛药中酌配甘草缓中而调和诸药。中虚者配以茯苓、党参(或先用太子参)。若辛药较多者,或加白芍以柔养,或配麦冬以润养。这些都是开泄法、苦辛通降法之临床加减运用。据证选用,举一反三,异曲同工,灵活变通。

"杏蔻橘桔"的提法出自《温热经纬》卷三"叶香岩外感温热篇",原书载:"脘在腹上,其地位处于中,按之痛或自痛,或痞胀……有外邪未解,里先结者,或邪郁未伸,或素属中冷者,虽有脘中痞闷,宜从开泄,宣通气滞以达归于肺,如近俗之杏蔻橘桔等,是轻苦微辛,具流动之可耳。"原系叶天士治疗外感温热病的经验之一。

盖杏仁"味苦辛微甘"(《本草正》),"入脾肺二经"(《滇南本草》),《长沙药解》云:"杏仁疏利开通,破壅降逆,……,调理气分之郁,无以易此。"白蔻仁,辛温,"入肺、脾、胃三经"(《雷公炮制药性解》),《本草经疏》云:"东垣用以散肺中滞气,宽膈进食,……。"《玉揪药

解》曰:"白豆蔻,清降肺胃,最驱膈上郁浊。"橘皮辛苦温,入脾、肺、胃经,《本草纲目》云:"脾乃元气之母,肺乃摄气之瀹,故橘皮为二经气分之药,但随所配而补泻升降也。"《本草汇言》云橘皮:"盖味辛善散,故能开气;味苦善泄,故能行痰;其气温平,善于通变,故能止呕、止咳,健胃和脾者也。东垣曰:夫人以脾胃为主,而治病以调气为先,如欲调气健脾者,橘皮之功居其首焉。"桔梗苦辛平,入肺、胃经,《本草经疏》谓:"邪在中焦,则腹满及肠鸣幽幽,辛散升发,苦泄甘和,则邪解而气和,诸证自退矣。"综上而论,叶氏所述"杏蔻橘桔"确有其独特之处,四药皆入肺脾经,上中二焦兼顾,苦辛各半,微苦微辛,具流通气机、宣肺降胃之功而不若黄连、干姜之苦寒辛温,且其轻清之性,可达"轻可去实"之功,俾宣通胃气而不戕伤脾胃,治效良而流弊少,胸脘痞闷之患用之甚为适宜。叶氏称其为"开泄法",可谓切中肯綮。"开",即宣畅气机,"泄"即通降下泄,开宜用辛,泄宜用苦,苦辛相合,藉以宣畅气机而达到通降之目的。因此,徐老认为,开泄法也属于"苦辛通降"之范畴,是苦辛通降之变法,亦即在仲景半夏泻心汤的基础上演化而来,既有通降中焦胃府之功,又兼宣畅上焦肺气之效,药及上、中二焦,然不似黄连、黄芩、干姜、半夏等苦寒辛燥,药味轻灵,这是此法有异于"苦辛通降"以治中焦为主的特点。

慢性胃病每多胃脘痞胀,胸闷不畅,善太息,脘痞如塞而不知饥,饮食减少,食而无味,口干不渴,苔薄白等症,经一般疏肝理气和胃药效不佳时,徐老分析认为其病位虽在胃,然与肝肺密切相关,若肝气失疏,肺气失宣,胃气郁滞,通降失司,则诸症可见,凡此类病例,用"杏蔻橘桔",治以开泄法,微苦微辛,颇为适合,常可取效。

(陆为民　徐丹华　整理)

五十三、疏肝解郁,和胃降逆法治胃下垂胃脘痞胀案

患者叶某,女,43岁,职工。初诊日期:1991年6月9日。

主诉　胃脘痞胀5年余,加重3月。

病史　自青年时期,饮食不多,形体较瘦。5年前因故而心情怫郁,胃脘常觉痞胀,食后尤甚。缺乏饥饿感,饮水不多,进食更少,得嗳气连声则胃部较舒服。近3个月来症状尤著,自觉胸咽不适,心情一直不佳,容易生气。近来晨起有恶心感,因饮食少而精神不振,神倦乏力。大便2日1次,微溏。曾3次查上消化道钡餐,均谓胃下垂、胃窦部炎症。经多方治疗,服中、西药物多种,效果不佳,尤其服"补中益气"丸剂及该方的汤剂后,胃脘痞胀尤甚。已婚20年,17年前生育一女。平素月经量不多,周期尚正常。

诊查　体重44kg,消瘦。面色略呈萎黄,舌质偏淡,舌苔薄白,脉象细弦。上腹部无压痛,有轻度振水音。肝脾无明显肿大。胃镜检查为中度慢性浅表性胃炎。上消化道钡餐X线检查为胃部炎症、胃下垂,胃小弯在髂嵴连线下5cm。

临床分析　患者主症为胃脘痞胀,多年未愈,近尤加重。食少,食后胀甚,近且嗳气频多,起病与症状加重均与情志不畅有关。证属肝郁气滞,胃气不和。晨起有恶心,嗳气频多,又有胃气上逆之状。治法宜疏肝解郁,理气和胃降逆,方选柴胡疏肝饮、解郁合欢汤加减。药治以外,当予心理疏导,并注意饮食起居,以利治疗,改善症状,增强体质。

处方　苏梗10g,炒枳壳10g,炒白芍10g,合欢花10g,广郁金10g,制香附10g,橘皮6g,

法半夏6g,煅赭石10g,炙内金6g,佛手片10g,石见穿10g,炙甘草3g,石菖蒲3g。每日1剂,2次煎服。

服药5剂,晨起恶心症状消失。服至15剂,胃脘痞胀已显著减轻,食欲尚无明显改善,于原方中加入谷麦芽各20g,去赭石、半夏,隔日服1剂。半月后食欲改善,饮食有增,精神亦渐好转。调治2月余,症状基本消失。以后症状稍有反复,续服最后处方3~5剂即可控制。随访1年半,症状无明显发作,体重略有增加(46.5kg)。嘱其复查胃镜,患者因循未去。

按语 本例的诊断,应属痞证(或胃痞),病史中无脘痛,初诊时亦以胃脘痞胀为主症,故不同于胃脘痛。结合X线上消化道钡餐所见,胃下垂颇为显著,《灵枢》虽早有"胃下"之称,但一直未被列入病名,只是属于形态病理的名词。实际上西医诊断胃下垂,完全是根据X线检查所见,X线钡餐检查是一种物理诊断的手段,可以补中医诊断——望诊的不足,个人认为,诊断为"胃下"也是较为妥切的。

《灵枢·本脏》对胃形态异常的论述颇多,如"肉䐃不称身者,胃下","肉䐃幺者,胃薄","肉䐃小而幺者,胃不坚","胃下者,下管约不利"等等。征诸临床,胃下、胃薄、胃不坚和下管约不利,都是相互联系而往往同时存在。前人这些经验也是极为可贵而十分科学的。

胃下垂(或胃下)一般易伴有慢性炎症或溃疡等疾患,从而使胃脘痞胀甚则疼痛等症状出现,并往往较之非胃下垂的患者为显著且较重。现在某些临床医师在辨证治疗时将胃下垂与脾胃气虚,甚至中气下陷之间,画上"="号,一遇胃下垂病人,动辄用补中益气汤、丸,往往是不够恰当的。单纯从病机上探讨,胃下垂固然有气虚的可能性,但多数病人临床上却有气滞,尤以妇女患者,胃脘痞胀,甚则隐痛及胁,嗳气频多,得嗳则舒,诱发加重常与情志因素有关。本例初诊时症状亦属肝胃不和证候,治以疏肝解郁、理气和胃降逆,服药后症状改善较著。病史中亦称曾服补中益气丸剂、汤剂后,胃脘痞胀尤甚,也得到证实。类此病例,临床颇为常见,还当以辨证为主,勿以为胃下垂一定属中气虚,必用补中益气为常法。

至于胃下垂的形成,由于相关的组织结构产生异常,腹脂减少,加以体型、原来胃的形态类型等因素,欲求数月的治疗而使胃下垂治愈是不可能的,但经恰当治疗,饮食渐增,体质改善,体重逐渐增长,复查胃下垂的程度可以有所好转,故对这类病人疗效的评价,应该恰如其分,使人可信。

五十四、补益脾胃,兼以理气法治胃下垂胃脘痞胀隐痛案

患者刘某,女,47岁。初诊日期:1997年11月17日。

主诉 胃脘痞胀,隐痛时发4年,加重半年。

病史 患者4年来胃脘痞胀,时有隐痛,劳累则甚,形体消瘦,经治症状时发时止。近半年来饮食甚少,每日主食不足3两,脘痛渐及两胁下,食后坠胀感,晨起泛恶。夜不安寝,神倦乏力,消瘦,大便少而微溏,屡经中西药治疗少效。近查X线上消化道钡餐,提示中度胃下垂,胃小弯在髂嵴下8cm。胃镜检查诊为慢性浅表性胃炎。

诊查 形体瘦长,神疲乏力,舌质偏淡,舌苔薄白,脉象细而微弦。中下脘及两胁下按之微觉胀痛。

临床分析 病属胃下、胃脘痛。病久脾胃气虚,运化不力,肝气乘侮,故脘痛及胁,痞胀食少、便溏;气血不足,心神失养,故神倦、夜寝不安,舌淡脉细。治当补益脾胃,兼以理气。

处方　太子参 15g,炒山药 15g,炙甘草 5g,炒白芍 15g,苏梗 10g,制香附 10g,川百合 10g,麦芽 30g,薄荷 2g(后下),生姜 3 片,红枣 7 枚。每日 1 剂,2 次煎服。

二诊　12 月 1 日。自述服上方 7 剂,脘腹隐痛痞胀等均见减轻,食欲好转,日进主食 4 两。

三诊　12 月 8 日。续服 7 剂,脘胁之胀痛已基本缓解。于原方中增加谷芽 30g,建曲 15g,去薄荷、生姜,半月后饮食增至半斤左右,精神好转。再调治 2 月余,症状基本消失,体重增加 6 公斤。复查 X 线钡餐,胃小弯在髂嵴下 3cm。

按语　"胃下垂"乃临床常见病,早在《灵枢·本藏》即有"胃下"、"胃不坚"等记载。徐老认为胃下不仅指胃腑形态异常,更包括功能的不足,如胃的消化分泌功能不足,治疗重在辨证。本例属中焦脾胃气虚,土虚木郁,气滞不畅所致,治疗采用"通补法",旨在补益脾胃,兼以理气,补气与理气同用,寓通于补。《内经》曰:"脾欲缓,急食甘以缓之,以甘补之","甘苦急,急食甘以缓之,辛以散之"。方用太子参、山药、甘草、百合、麦芽、大枣等味甘之品,补益脾胃而缓肝,并参用苏梗、制香附理气,使补而不滞气;取麦芽疏肝而又能助运化,生姜、大枣更能调补脾胃,另用薄荷、生姜之辛散缓肝。全方性味不离甘缓、辛散,意在调理脾胃,疏达气机。

(周晓波　徐丹华　整理)

五十五、温中化饮,和中宁神法治胃下垂脘胀鸣响案

患者王某,女,39 岁。初诊日期:2005 年 10 月 20 日。

主诉　上腹作胀鸣响时发 6 年余,加重 2 月。

病史　患者 6 年来上腹作胀,食后尤甚,脘中鸣响,不敢多食,脘腹畏寒怕冷,脐下悸动感,大便溏,形体消瘦,神疲乏力,夜寐多梦,头昏时有目眩。经钡餐检查,诊为重度胃下垂,胃镜检查为浅表性胃炎,B 超肝胆胰脾均未见异常。曾服补中益气丸及汤剂,上腹胀更甚。

诊查　舌质淡,苔薄白,脉细。上腹部及两胁微有压痛。

临床分析　本案病属"胃下",中宫阳气不振、痰饮内停是主要病机。脾阳不足,健运失职,湿邪内生,为痰为饮,阻滞气机,乃致上腹作胀、食后尤甚;饮停胃肠,则脘鸣、脐下悸动而便溏;阻滞中焦,清阳不升,则见头晕目眩;痰饮上扰于心,则夜寐多梦;脘腹畏寒怕冷,也乃中阳不振之象。治法:温中化饮,和中宁神。拟苓桂术甘汤加味治之。

处方　茯苓神各 30g,桂枝 5g,白术 10g,炙甘草 5g,益智仁 10g,百合 20g,酸枣仁 10g,夜交藤 25g,大枣 7 枚。

每日 1 剂,2 次煎服。

二诊　上方服 5 剂,自觉上腹作胀、脘中鸣响明显减轻,脘腹渐暖,脐下悸动亦改善。饮食仍少,增健运之品,原方加鸡内金 10g,焦楂曲各 15g,再服 30 剂。

三诊　患者诉诸症均渐向愈,每天饮食能进主食 300g,安卧如常,体重增加 5 斤。上方去酸枣仁、夜交藤,加陈皮 10g、姜半夏 10g,至 12 月 30 日复查上消化道钡餐示轻度胃下垂,体重共增加 10 斤。

按语　本案以中宫阳气不振、痰饮内停为主要病机,因此,徐老认为当以温药和之,取苓

桂术甘汤为主方治疗,该方虽用药简单,但配伍严谨,临床应用甚广。方中茯苓甘淡而平,能利水渗湿,健脾宁心;桂枝辛甘而温,能温经通阳,化气行水;白术甘而温,能健脾除湿;甘草甘平,旨在补脾益气,调和诸药。白术配茯苓,健脾益气,除湿利尿;桂枝配甘草,温经通阳,祛风除湿止冲;桂枝配白术、茯苓,能温化寒饮,健脾除湿利水气;茯苓配甘草,能除湿解中满。诸药合用,则有温阳利水,养心安神,散寒止痛,培中运脾之功。加益智仁暖脾胃;百合、酸枣仁、夜交藤以宁心安神;并以陈皮、半夏、焦楂曲、鸡金等助运和胃之品以资巩固。

从本例治验再次说明,胃下垂治疗不能拘于中气下陷一说,仍应以辨证为据。

(陆为民 徐丹华 整理)

五十六、温阳化饮,通降胃气法治幽门管狭窄呕吐案

患者蔡某,女,89岁。初诊日期:1991年11月12日。

主诉 呕吐间作2月余。

病史 患者于4个月前胃脘痞胀隐痛,畏寒喜暖,饮食渐少,经服药治疗,症状稍有好转,未作进一步诊治。2个月前因患尿路感染,服清利湿热之剂八正散加黄柏、荔枝草、六月雪等,旬日而愈。旋即胃脘痞胀又见复发,胃中辘辘有声,不思饮食,恶心,继而呕吐,吐出未消化食物及清水痰涎,每日呕吐2、3次。10月29日行胃镜检查,见幽门管充血、水肿而变窄,浅表性胃炎、间质性十二指肠炎。检查后呕吐更频,进食即吐出,甚至不食也吐,以致精神萎靡,卧床不起。增服中药连苏饮、旋复代赭汤及西药止吐、解痉、镇静、抗炎等均不能控制呕吐,靠输液维持营养,病情趋重,邀余诊治。

诊查 患者面容萎黄,两目无神,消瘦,皮肤干,按其胃脘部有水声振响。脉细,重取无力,舌质淡红,苔薄白。

临床分析 宿有胃病,中阳不振,清利湿热治淋证,苦寒之剂复伤胃气,中阳更虚,胃气上逆,痰饮内停,气滞血瘀;连续呕吐不能进食,则胃之气阴也不足。治当温阳化饮,通降胃气。

处方 川桂枝5g,炒白术10g,猪茯苓各30g,泽泻25g,姜半夏15g,炒陈皮10g,蜣螂10g,川通草5g,麦门冬20g,芦根30g。

每日1剂,浓煎250毫升,药煎成后,先嚼生姜片,知辛为度,吐去姜渣,即服汤药,右侧卧位,臀部垫高。服药2剂后呕吐止而渐进流汁饮食,又按原方略事加减进8剂,呕吐完全控制。随访3月未见复发。

按语 本例主证为呕吐,因吐而不能进食,二便俱少。《金匮要略·呕吐哕下利篇》所载茯苓泽泻汤、泽泻汤等方均有温阳化气,行水止吐作用,本例即以此二方合小半夏加茯苓汤治之取效。据个人经验,认为凡呕吐由于幽门管水肿而致狭窄,胃中之液潴留不下者,每见有尿少。

温阳利水之方药能消除幽门管之水肿,胃中之液得以入于小肠,故服药后小便增多而呕吐也止。方中蜣螂、通草能散结利尿,麦冬、芦根甘凉濡润,益胃生津,与甘温药合用能刚柔相济。服药方法,取生姜先嚼服,防其服药即吐;取右侧卧位,臀部垫高,冀其药液能达于幽门管部,容易发挥治疗作用。

五十七、祛饮和胃,健脾助运法治化疗后呕吐案

黄某,女,39岁。初诊日期:2006年3月29日。

主诉 呕吐反复4月伴消瘦。

病史 患者2005年10月感冒后皮肤出现红色出血点,查血常规示:WBC48×10⁹/L,RBC极低,在江苏省人民医院就诊,疑为白血病,予罗希达治疗,早晚服2.0g,中午1.5g,共计21天,用药过程中出现呕吐,化疗结束后复查白细胞正常,然呕吐未止,以致消瘦明显,2006年2月24日至本院消化科就诊而收住入院(住院号:231064)。入院时恶心,呕吐未止,食后即吐,中上腹作胀,夜间脘腹隐痛,嗳气腹鸣,口苦无味,食欲不振,厌食油腻,夜间汗出。入院后行各项检查,2月27日B超示胆壁毛糙,全消化道钡餐未见异常,头颅CT查垂体正常,血常规示WBC5.78×10⁹/L,红细胞4.11×10¹²/L,HGB126.9g/L,PLT267.2×10⁹/L,3月6日肠镜示慢性结肠炎,3月17日血常规示WBC3.75×10⁹/L,红细胞3.72×10¹²/L,HGB115.1 g/L,PLT225×10⁹/L。经输液、制酸等治疗病情未有好转。原有青霉素过敏史。延请徐老会诊。

诊查 精神疲惫,面色无华,形体消瘦,腹软,全腹无压痛,肝脾未及肿大。舌质淡红,舌苔薄白,脉细。

临床分析 本案为化疗药物戕伤脾胃,脾胃升降失常,气机阻滞,不通则痛,故见脘腹痞胀隐痛;脾失健运,湿邪内生,聚成痰饮,胃失和降,故见呕吐反复、食后即吐等痰饮内停、脾胃虚弱之证候。治当祛饮和胃,健脾助运。方拟小半夏加茯苓汤合干姜苓术汤化裁。

处方 姜半夏10g,干姜3g,茯苓20g,炒白术10g,橘皮10g,姜竹茹10g,刀豆壳20g,太子参15g,藿香10g,佩兰15g,怀山药15g,炒谷芽30g,鸡内金10g,神曲15g。2次煎服,每日1剂。

二诊 服药7剂,呕吐显著改善,继服7剂,呕吐基本消失,仍恶闻食臭,口苦而干,胃脘隐痛,夜间尤甚,腹鸣,食少,大便日行1次,大便夹有不消化食物。察舌质微红,舌苔薄净,诊脉细。此乃胃中气滞,胆热上逆,脾肾不足。治法化饮清胆,健脾和胃。方拟小半夏加茯苓汤、黄鹤丹化裁。

处方 姜半夏10g,茯苓20g,青蒿10g,佩兰15g,陈皮10g,姜竹茹10g,太子参15g,刀豆壳20g,藿香10g,山药15g,五味子3g,鸡金10g,扁豆15g,苡仁30g,焦建曲15g,黄连1.5g,制香附10g,麦冬15g,白芍15g,甘草3g。2次煎服,每日1剂。

三诊 患者续服中药2周,呕吐未作,但近2天又见呕吐,食后嗳气频多,随之呕吐,吐出未消化食物及水液,口苦而干,脐周鸣响,因进食少而大便也少,2日未解,形体消瘦,体重下降40余斤。舌质红,舌苔薄白而干,脉细数。此乃服药损胃(化疗药),胃气受戕,失于和降,饮邪内停。治法仍从化饮和胃降逆。方拟小半夏加茯苓汤、干姜苓术汤、大黄甘草汤化裁。

处方 姜半夏12g,干姜5g,茯苓20g,炒白术10g,陈皮10g,姜竹茹15g,刀豆壳20g,藿香10g,鸡内金10g,麦冬15g,枇杷叶20g,黄连2g,制大黄4g,生草4g。2次煎服,每日1剂。

服药4剂,呕吐即止,继用上方巩固治疗1周,去制大黄,加太子参15g,1剂药服2天,嘱患者注意饮食调养,情绪乐观,调治1月,呕吐未发。

按语 呕吐属痰饮中阻者临床不在少数,因饮停于胃,胃气不和,上逆为呕。这类病人的特点往往也是食后即呕,可伴有脘胀、腹鸣(或腹中辘辘有声)。仲景曾谓:"食已即吐者,大黄甘草汤主之",示后人以规范。徐老认为,凡食已即吐由胃热上冲者,固宜清之。然也有痰饮停蓄胃中,潴液量多而食已即吐者,《吴鞠通医案》也认为"食入即吐是无火",治当温胃化饮止呕,药用吴萸、干姜、半夏、陈皮等。小半夏汤乃治呕方之祖,《金匮要略·呕吐哕下利病脉证治第十七》云:"诸呕吐,谷不得下者,小半夏汤主之",《金匮要略·痰饮咳嗽病脉证治第十二》又云:"病痰饮者,当以温药和之",故本案以干姜代生姜,以增温中化饮之力,且有半夏泻心汤中用干姜之意;重用茯苓,配伍白术,取干姜苓术汤、茯苓泽泻汤用茯苓之意,健脾利水,以祛饮;橘皮、竹茹、刀豆壳和胃降逆化痰;太子参补益脾胃之气以顾其本;藿香、佩兰芳香化湿,醒胃开窍;又配以山药、谷芽、鸡内金、神曲等健脾和胃,消食助运。诸药合用,共奏化饮和胃,益气健运之功。服药14剂后呕吐基本控制,但口苦而干,徐老认为兼有胆热上逆于胃,配以青蒿、黄连以清胆胃之热;三诊时患者舌质红,有胃热之象,又取大黄甘草汤之意加入。通过学习本案的治疗过程,可以看到徐老运用化饮法治疗呕吐的思路和方法,诸多经验值得师法。

(陆为民 徐丹华 整理)

五十八、祛饮利水,和胃降逆,佐以平肝法治眩晕呕吐案

患者黄某,女,55岁,退休职工。初诊日期:1991年8月25日。

主诉 上腹胀痛时发近10年,兼头目昏眩、呕吐间作1月。

病史 10年来上腹胀痛时作,以空腹为甚,子夜亦痛,隐痛绵绵,兼有嘈杂。曾经多次诊查,上消化道钡餐查谓胃下垂,胃镜检查为慢性浅表萎缩性胃炎。服药后症状虽有改善,但仍常反复发作。近1个月来兼患头目昏眩,甚则恶心呕吐,心下痞胀,食欲不振,易汗出,小便少,大便正常。

诊查 舌苔薄白而润,舌质淡红,脉象小弦。血压正常,心肺无明显异常。肝功能、血脂均在正常范围。颈椎摄片示:颈椎5、6骨质增生。两次查血常规,血红蛋白、红细胞均正常。五官科检查排除内耳性眩晕。

临床分析 患者素有胃病,但多年来并无加重征象。此次又有发作,而兼眩晕,甚则呕吐。近2周来,心下痞胀,头目昏眩,呕吐三度,均如涎水液状,以此为苦。医嘱颈椎牵引,并予服药、输液,症状依然。五官科诊查不属内耳眩晕症。病乃"胃痛"、"眩晕"、"呕吐"。综合考虑,主要病位在胃。胃气不和,中虚停饮,饮液上干,虚阳不靖,故见心下痞胀、眩晕、呕吐。治以祛饮利水,和胃降逆,佐以平肝。

处方 泽泻25g,白术10g,姜半夏10g,陈皮10g,云茯苓25g,杭菊花10g,白蒺藜12g,炒枳壳10g,炙甘草3g,生姜10g。

每日1剂,2次煎服,每次煎成200ml。服药前另备生姜数片,嚼之知辛,吐去姜渣,随即服药,平卧约半小时。

上方服5剂,5日未见呕吐,眩晕与心下痞胀症状已见改善,饮食稍增,2日来小便量增多。续服7剂,眩晕显著好转,亦无呕吐。乃暂停服药,居家休养。至10月初,气候凉爽,因

夜间稍受凉,胃中不和,胀痛宿疾复发,得食可缓,腹中喜暖,稍有嗳气。按中虚(脾胃气虚)气滞,处方以香砂六君子汤加减。调治旬日,胃脘胀痛基本消失。予成药香砂养胃丸、香砂六君子丸,两丸各参其半,每次各2g,1日2次,沸水化丸,连渣服之。计服2月,上腹胀痛未见发作,以后小有发作,如法服丸数日,仍可控制。随访1年,胃纳正常,胀痛不著,眩晕呕吐未曾再发。嘱其复查胃镜,病人未去。

按语 病人已届老年前期,胃下垂、慢性胃炎、颈椎骨质增生等病兼有,本不足为奇。初诊时以眩晕呕吐为苦,据《金匮要略》"痰饮病"篇有"心下有支饮,其人苦冒眩,泽泻汤主之"记述。此条所云主症为"冒眩",病因为支饮,方用泽泻、白术二味。似与此病例相符,故以泽泻汤为主方,用量为5:2。并加小半夏加茯苓汤祛饮镇呕,菊花、白蒺藜平肝,枳壳下气,陈皮燥湿理气,方药平淡无奇,再加服药前嚼姜吐渣,以防药入复吐。此方并非治颈椎骨质增生之疾,然而据其证候而施此方,眩晕与呕吐即获控制。联系他病如内耳眩晕症、脑动脉硬化症,胃、十二指肠溃疡伴幽门不完全性梗阻等,只要符合"冒眩"而呕吐清水涎液之痰饮病证,泽泻汤均甚有效。

患者基本证候为中虚(脾胃气虚)气滞,中阳不振,易生痰饮。后因稍受凉而宿疾胃脘胀痛复作,投以香砂六君子汤,亦即获得控制,为方便服药,巩固其效,改汤为丸。其中香砂养胃丸系中成药,该丸由白术、茯苓、半夏、橘皮、广木香、半夏、砂仁、甘草、生姜、大枣等组成,对中虚气滞之证尚无不合。关于"养胃"二字,时下有误解为纯属滋养胃阴之意,殊不知中医历代对养胃之理解,包括温养、补养(补气)等意在内,故《三因方》有藿香养胃汤(方中用藿香、乌药、砂仁、白术、荜澄茄、半夏曲等),《医醇賸义》有"养胃汤"(方用黄芪、人参、白术、白芍、陈皮、木香、砂仁等)。

五十九、理气消胀法治慢性胃炎脘腹胀痛案

患者王某,女,44岁。初诊日期:1992年11月18日。

主诉 1年来脘腹均胀,胀甚则痛。

病史 病起1年有余。食后上腹发胀,得嗳气、矢气则舒。继而脐下亦胀,脘腹均胀,胀甚则隐痛,晨起稍舒,进食后即觉胀,午后加重,晚餐后尤甚,整个腹部均感胀满,衣裤嫌紧。大便不畅,但每日能解。因胀而妨食,食量减少约1/3。啖甜食更胀,饮水稍多亦胀,虽经多方检查治疗,效果不著,乃来诊治。起病以来无咳嗽、黑便、发热等病史。月经基本正常,经来之时,腹胀加重。

诊查 舌苔薄白,舌质淡红,诊脉细弦。腹部脂肪层稍厚,无明显压痛,无振水音,叩诊鼓音较著,无移动性浊音,肠鸣音低。检验肝功能正常,"两对半"阴性。B超示胆囊壁稍粗糙。胃镜示慢性浅表性胃炎,幽门螺杆菌阳性。

临床分析 按病人主症,属于胀病。面肢不肿,腹无移动性浊音,不是臌胀。胀病食后加重,胀甚之际得嗳气、矢气觉舒,叩之鼓音明显,似为气胀,基本属实证。病位在胃,与肝有关。因肝主疏泄,疏泄失常,气机不调,胃中气滞,故其胀先从上腹开始,继及大腹、少腹,胀甚而觉隐痛,并无持续或较剧之疼痛,故不能诊断为胃脘痛、腹痛。

阅已往诊治记载,有以四磨饮、六磨饮等为主,方中有行气消胀药,同时用党参、白术等补气之品,亦有配用黄芪者,病人谓此方服后胀甚,夜卧为难。配服西药亦不少,有以"三

联"抑杀幽门螺杆菌,有用吗丁啉等胃动力药。自述后者刚服有效,旬余之后,效果不甚明显,再服则亦无效。询知 1 年之中,夏暑症状最轻,气候转冷之时,入秋以来,胀满加重。据此种种,考虑此例病虽较久,其虚不著,不宜补气。理气消胀,药宜偏温为妥。姑选香苏散与五磨饮子加减治之。

处方 苏梗 10g,炒枳壳 10g,制香附 10g,炒陈皮 6g,广木香 6g,乌药 10g,槟榔 10g,降香 5g,炒白芍 15g,炙甘草 3g,佛手片 10g,石见穿 15g。

每日 1 剂,2 次煎服。服药后端坐约 30 分钟。

上方服 5 剂后,上腹胀已有明显好转,但脐腹仍胀,药后嗳气较多,矢气较少。原方加入枸橘李 10g,服 5 剂,脐腹之胀亦渐改善,进食之量稍增,食后胀势亦不甚增重,遂于上方中去降香,加谷芽 30g。续服 10 剂,脘腹胀满基本缓解。改为 2 天服 1 剂(第 1 日 2 次煎服,第 2 日再煎服 1 次)。半月后腹胀症状消失,饮食正常,大便通畅,余无所苦。停药观察 2 个月,症状未见反复,腹部体征均正常,能巩固疗效(病人不愿再查胃镜,故未能获得复查资料)。

按语 本例胀病,从脘及脐腹,历时 1 年,夏轻冬重。从治疗服药后,气温低降,经历严冬,症状由改善而至于消失,临床效果可谓痊愈。虽无胃镜复查资料,但疗效是肯定的。

胀病有虚、有实,有虚实参杂。本例气胀经久,但前医曾在理气方中参用参芪,病人自诉不适,服后尤胀。医者考虑病机时应参考病人主诉,包括曾经服过药物后的效应,这一点甚为重要,切忌过于主观。

处方从理气消胀之治法,选用香苏散祛寒理气和中,五磨饮破滞降逆顺气,两方相合除胀满而畅气机。《和剂局方》香苏散之"苏"应为紫苏叶,功擅疏散风寒,主表。改用苏梗,其性不甚温,其味不甚辛,且药房调剂时将紫苏与白苏之梗和杂在一起,个人曾多次在药房尝药味,从未觉苏梗有辛味。尤信服《本草崇原》所载"苏梗性平,能使郁滞上下宣行,凡顺气诸品,惟此纯良"之说,确乃实践经验所得。一般方书中谓苏梗"辛温",看来应予考虑更正,其色白,其味不辛,则"辛温"之说,依据并不充分。

五磨饮子系《医方考》之方,源于宋《济生方》四磨饮(人参、槟榔、沉香、乌药),以枳实易人参,加木香。《世医得效方》则以五磨饮中枳实改为枳壳,又加大黄而名为"六磨汤"。按传统"实则枳实,虚者枳壳"之说,五磨饮子认证以实为主,本例虽然病史一载,但证候无明显虚象,前医用党参不合,用黄芪亦不效,且食后胀益甚,得嗳气、矢气则舒,亦属气胀实证。所拟方,取四磨汤中三味,用六磨饮子之枳壳,似为改良的五磨饮子。不用沉香而改降香之因有二,主要是当时药房缺药,据云由于质量差而未购;其次考虑降香降气而兼行瘀,沉香归经为肾、脾、胃,降香入肝、脾、胃,故用降香亦切合病情。此药辛香性温,不宜久用,中病即止,故当服药 10 剂,症状改善后即去之。木香、乌药均为理气、顺气常用之药,加槟榔则善行滞气,诚如《用药心法》所云:"槟榔苦以破滞,辛以散邪,专破滞气下行。"方中亦用白芍,寓有和阴养胃,刚中配柔之意,并制诸药辛温之性。以后去降香而加谷芽,亦属养胃、助运化之功用。

六十、补益脾胃,敛肝祛风法治慢性胃炎脘腹胀痛案

患者李某,男,25 岁,职工。初诊日期:1991 年 2 月 27 日。

主诉 脘腹胀痛时作 2 年,加重 2 月。

病史 病起 2 年许,脘腹胀痛时作,2 月来发作加重。腹中鸣响殊甚,继而腹部胀满及于胃脘,甚则呕吐未消化食物,吐后脘腹疼痛,痛位不定,或呈抽痛,极为难忍。由于经常发作,饮食少进,食欲不振,形体消瘦,神倦乏力。大便量少而溏。因久治未愈而来求诊。

诊查 舌苔薄白,诊脉细而带弦。全腹部无明显压痛,惟叩之鼓音较著,肠鸣音正常。肝脾未触及肿大。血红蛋白95g/L,血、尿淀粉酶正常,肝功能正常范围。B 超示胆囊壁稍毛糙,腹部平片及全消化道钡餐检查均未见明显异常,胃镜检查示慢性浅表性胃炎。

临床分析 此例脘腹胀痛,以胀为主,甚则呕吐,吐后疼痛,病名诊断属于"腹胀"、"腹痛"。但胃脘亦痛,似与《灵枢·胀论》所述"胃胀者,腹满,胃脘痛"相符。病位在胃、脾与肝。初由饮食不当,以致脾胃消运不力,气滞不散,久则脾胃虚弱,肝气乘侮。阅以往处方,香砂六君子汤、金铃子散、枳术丸、天台乌药散、失笑散、保和丸、越鞠丸等等。行气、破气之药亦屡屡服之,服后脘腹之胀不减,发尤加重。病虽不重,却是疑难之证。考虑此胀病之本在于脾胃气虚,肝气失敛,气散而不收。脘腹鸣响,时有抽痛,饮食少,或兼呕吐,颇似喻昌所论,胃中"空虚若谷,风自内生"。拟法补益脾胃,敛肝祛风。

处方 炒党参15g,炒山药15g,炒白术25g,炒扁豆10g,炙甘草5g,五味子5g,乌梅10g,石菖蒲6g,藿香10g,防风10g,桂心2g(后下)。

每日 1 剂,2 次煎服。

此方服后,病人颇觉舒服,脘腹胀满改善,疼痛亦渐控制,惟尚觉鸣胀,未见呕吐。连服10 剂,腹不满,以后略事加减,如加入茯苓、茯神,去五味子而添白芍等,共服药 50 剂,饮食增,诸羔均平。

按语 本例脘腹胀甚而痛,初痛多实,久则虚多实少。初起气滞不散,久则气散不收。再用行气、破气,不仅尤损胃气,而且使气散加重,故服此类药甚多而胀更甚。药后症状改善,说明尚合病机。

方中参术扁豆甘草均属补益脾胃气虚之品,重用白术,守其中气,不升不走,健脾胃而燥湿。与防风相伍,以防风为使,培土宁风。乌梅、五味子柔肝制木,酸以敛之,与健脾甘药相配,亦寓酸甘化阴之意。藿香芳香祛浊,鼓舞肠胃,菖蒲醒脾而通阳,桂心辛甘暖其中宫。综观全方,甘、酸、辛相合,治脾与治肝相合,配伍有一定特点。

关于"胃风",《素问·风论》记述"胃风之状……食饮不下,鬲塞不通,腹善满"。喻氏认为空谷生风,指出其虚弱病机,并提出用补益脾胃之方药为基础,还论述"胃风所传之病,变证有五"。清代王泰林曾立"培土宁风"治法。在脾胃病中,参考前人经验,颇有实践意义。本例腹中鸣响,胀满抽痛,均似属"风胜则动"之象。胃肠道功能紊乱,蠕动异常所引起的症状,参用治风之法,颇有良效,值得进一步探究其机理,充分发挥中医药治疗脾胃病的优势与特色。

六十一、疏肝和胃,行气酸敛合法治慢性胃肠炎脘腹痞胀案

包某,男,39 岁。初诊日期:2006 年 4 月 2 日。

主诉 脘腹痞胀鸣响间作 12 年。

病史 患者12 年前因情志不畅而致脘腹痞胀鸣响,初起症情尚轻而未予重视,嗣后多次恋爱失败,加之工作不顺,脘腹痞胀鸣响发作频繁,程度也日见加重,无腹痛腹泻,无恶心

呕吐等,饮食尚正常,于 1996 年在南京市鼓楼医院就诊,检查胃镜示慢性胃炎,幽门螺杆菌阴性,肠镜示结肠重度炎症,B 超示肝胆胰脾未见明显异常,予吗叮啉、西沙比利、泽马可、得舒特、整肠生、四磨汤等治疗,症情时轻时著。2004 年 3 月在鼓楼医院复查肠镜未见明显异常,并行小肠钡餐造影未见明显异常,予中西医药治疗仍未见改善。2005 年 9 月在江苏省人民医院行胃起搏治疗,脘腹痞胀鸣响未消,慕徐老之名前来求诊。患者长期受病折磨而情绪不稳。刻诊:脘腹痞胀,鸣响,夜间因胀而睡眠不佳,食欲不振,腑行通畅。患者 1993 年阑尾切除术,1999 年左肾输尿管结石手术。吸烟每日 10 支,无饮酒嗜好。

诊查 全腹柔软,无明显压痛,肠鸣音 8～10 次/分。舌质微红,舌苔薄白,脉小弦而数。

临床分析 肝属木,主疏泄,性喜条达,患者长期情志不畅,疏泄失常,气机阻滞,乃致脘腹痞胀;肝为刚脏,体阴用阳,肝气不舒,失于条达,久郁伤阴,气散不收,致脘腹痞胀加重,反复不愈;本案既有肝气失于疏泄,气机阻滞之实,又有久病肝阴不足,气散不收之虚,虚实夹杂,治当兼顾。治宜疏肝和胃,行气酸敛合法。

处方 枳壳 10g,制香附 10g,白芍 15g,甘草 3g,鸡金 10g,佛手 10g,绿梅花 10g,木瓜 10g,乌梅 10g,谷麦芽各 30g,刀豆壳 20g,藿香 10g,黄连 2g,建曲 10g,合欢花 10g,山茱萸 10g。2 次煎服,每日 1 剂。

二诊 脘腹痞胀 12 年,经久未愈,服药 22 剂,矢气不多,但得矢气可减,食欲不振,时有嗳气泛酸,大便日行。唇红,舌尖偏红,舌苔薄白,诊脉细弦。此为肝胃气滞不畅,治从疏肝解郁和胃。

处方 合欢皮 10g,白芍 15g,炙甘草 3g,绿梅花 10g,佛手 10g,刀豆壳 20g,炙鸡金 10g,莱菔英 15g,谷麦芽各 30g,木瓜 10g,藿香 10g,佩兰 10g,苡仁 30g,建曲 15g。2 次煎服,每日 1 剂。

三诊 上方服用 18 剂,药后尚合,脘腹痞胀以左侧为主,常有鸣响,泛酸已少。察舌质微红,舌苔薄白,诊脉细弦。左右者,阴阳之道路也。左主血,右主气。而病久入络,复加腹部两度手术,气滞不畅,血瘀内停。治当疏和肝胃,行气活血。上方去木瓜、藿香,加炒川芎 5g、丹参 10g、五灵脂 5g。2 次煎服,每日 1 剂。

四诊 服药 10 剂,脘腹偏左不适,痞胀已减,仍有腹鸣,大便日行 1 次。舌质微红,舌苔薄白,脉细弦。脾胃不和,气滞血瘀,病机复杂。治以疏肝和胃,理气行瘀,酸敛结合。

处方 柴胡 6g,枳壳 10g,青陈皮各 6g,白芍 15g,制香附 10g,五灵脂 6g,槟榔 10g,莱菔英 15g,白术 10g,乌药 10g,木瓜 10g,石斛 10g,藿香 10g,神曲 15g,地龙 10g。2 次煎服,每日 1 剂。

五诊 患者服药 10 剂,食后半小时,腹痛欲便,便后则缓,腹胀腹鸣,嗳气,夜寐欠佳。舌尖红,舌苔薄净,脉细弦。肝胃不和,心神不宁。拟法和胃抑肝宁神。

处方 陈皮 6g,法半夏 6g,焦白术 10g,白芍 15g,藿香 10g,刀豆壳 20g,黄连 1.5g,茯苓 15g,焦楂曲各 15g,夜交藤 15g,橘叶 15g,绿梅花 10g。2 次煎服,每日 1 剂。另予黄芪口服液 1 支,每日 3 次。

六诊 服药 18 剂,腹胀腹鸣明显好转,偶有隐痛,饭后半小时为多,嗳气也少,矢气不畅,大便日行 1 次,成形,夜寐渐安,上方稍事加减,继服巩固。

按语 本案以脘腹痞胀为主诉,因胀以致影响食欲、睡眠,病逾十年,屡经药治而效不著,病在肝脾胃三经,脾运不力,胃气不和,肝气失调,既有疏泄不及,又有因久病阴伤而疏泄太过,故立方以健脾和胃,调畅气机。疏肝理气如制香附、枳壳、佛手、绿梅花,敛肝之气如白芍、乌梅、木瓜、山茱萸等,治疗后症状渐见改善,但脘腹左侧仍觉痞胀不适,按左主血,右主气之机理,以及叶天士久病入络之论,参用川芎、五灵脂、丹参等气中血药,调营和络而行血滞。而五诊时出现的症状则为典型的肝胃不调证,徐老认为应掌握有是证用是方的治疗原则,故改投抑肝和胃为法,药后十余年顽疾终有好转。上述特点,提示慢性胃肠病的辨证,必须随机运用,灵活变通,而不可墨守成规,一成不变。

（陆为民　徐丹华　整理）

六十二、清化理气法治慢性萎缩性胃炎脘腹痞胀案

刘某,男,70岁。初诊日期:2005年5月9日。

主诉　脘腹痞胀甚2年余。

病史　患者2年前无明显诱因出现脘腹痞胀,胀甚则叩之如鼓,以左腹部为主,胃脘时有灼热感,嗳气、矢气则舒,右背酸痛。2004年11月在本院查胃镜示重度浅表性胃炎、中度萎缩性胃炎、幽门螺杆菌(+++),B超示胆壁毛糙。服吗叮啉、莫沙比利及中药等治疗,症情久治未减,病家深为痛苦。2005年3月至南京中大医院就诊,查全腹CT未见明显异常,治疗月余,仍未见改善,乃求诊于徐老。刻诊:脘腹痞胀,胀甚如鼓,食后加重,嗳气矢气则减,无泛酸,稍有灼热,大便偏干,日行2次。患者吸烟20余年,每日2包,每日饮酒3两,已戒3年。

诊查　全腹柔软,无明显压痛,叩之鼓音。舌质淡红,舌苔厚白腻,脉弦小数。

临床分析　患者长期饮酒吸烟,脾胃受戕,运化失健,湿浊内生,气机阻滞,故脘腹痞胀;气郁化热,故胃脘有灼热感;苔厚腻为湿浊内蕴之象。总属湿热中阻,气滞不畅。治当清化理气。

处方　川连2g,厚朴10g,苍术10g,法半夏6g,橘皮络各16g,鸡金10g,槟榔10g,莱菔英15g,石见穿15g,谷芽30g,建曲12g,藿香10g,草豆蔻3g。2次煎服,每日1剂。

二诊　服药7剂,舌苔白腻已化,脘腹痞胀未见改善,下肢微肿,按之凹陷,仍宗原法,兼以消肿利水,上方加连皮苓15g、生薏仁30g、泽泻30g。

三诊　服药10剂,药后脘腹痞胀渐见缓解,下肢肿减,大便干,舌质淡红,苔薄白,脉细,原法治疗有效,守法继进,仍从化湿理气治之。病史已久,久病入血,兼以活血。

处方　川连2g,厚朴10g,苍术10g,法半夏6g,橘皮络各16g,连皮苓15g,鸡金10g,炒枳壳10g,莱菔子10g,石见穿15g,谷芽30g,建曲12g,藿香10g,三棱10g,莪术10g。2次煎服,每日1剂。

药后脘腹痞胀明显缓解,继用上方稍作增减,叠进3月,上脘胀满基本消除,然仍时感中下脘及小腹胀满,大便2日一行,原方加入灵丑散15g(包),坚持服用1月余,脘腹痞胀消失,病情基本痊愈。

按语　患者脘腹痞胀,腹部叩之如鼓,似属气胀病。本案病历2年,曾服诸多中西药治疗,症情久治未减,当属顽症痼疾。徐老取王氏连朴饮之意,旨在清热化湿,用二陈平胃散法,化湿和胃理气,因其苔厚而腻,湿浊较盛,所以加用藿香芳香化湿,草豆蔻温燥化湿辟秽,

用莱菔英、鸡金、建曲健脾助运,石见穿清热活血,现代药理研究有抗肿瘤作用,徐老常用其治疗萎缩性胃炎及其胃癌前期病变。药后苔腻虽化,但脘腹痞胀未消,下肢水肿,病史已久,湿浊久羁,脾运难复,"治湿不利小便非其治也",加生薏仁、连皮苓、泽泻利水渗湿。经治上脘痞胀渐消,但中下脘尚觉胀满,大便干,经云:"浊气在上则生膜胀",叶天士云:"久痛入络",徐老认为:一胃分为三脘,上脘多气,中脘多气多血,下脘多血,中下脘胀,当兼气滞血瘀,加用灵丑散泄浊行瘀,灵丑散出自《章次公医案》,有泄浊行瘀作用,徐老借用于治疗顽固性腹胀,属浊瘀内阻的病人,也每收良效,药后腹胀明显改善,坚持治疗,终获痊愈。

(叶 柏 整理)

六十三、清热化湿,理气行瘀,健脾养营法治胃癌术后腹痛腹泻案

郑某,女,38 岁。初诊日期:2006 年 1 月 11 日。

主诉 腹痛 10 月余,加重 5 月伴腹泻。

病史 患者 2000 年起出现左上腹疼痛,程度较轻,自服胃苏冲剂等可缓解,未予重视和诊治。2002 年 5 起因上腹部疼痛加重,发作频繁,于 2002 年 7 月 3 日至江苏省肿瘤医院查胃镜示:胃印戒细胞癌、低分化腺癌,并于 7 月 18 日在该院行全胃切除术及食管空肠吻合术,术后行化疗 6 次,用药为 5-FU、紫杉醇,又行 4 次腹腔灌注化疗。2005 年 3 月腹部隐痛,时有包块,部位不定,可自行缓解,9 月起腹泻,大便日行 10 余次,时有脂肪泻,无黏液脓血,无发热,无里急后重,无恶心呕吐,为进一步诊治于 2006 年 1 月 3 日收住本院消化科(住院号:226411),入院后经治病情稍有好转,请徐老会诊。患者 1989 年查为小三阳;1995 年行剖宫产术;2002 年 7 月 18 日行胃癌根治术,手术时有输血史;2005 年 5 月右侧输尿管结石腹腔镜下行"气压弹碎石术"。刻诊:腹痛时作,腹中时有瘕聚,腹鸣,便次增多,质稀,时有脂肪泻,大便漂有油花。

诊查 舌质红偏紫暗,苔薄腻,中根厚,黄多白少,脉细弦小数。上腹部可触及包块,左锁骨下淋巴结不肿大。

临床分析 患者壮年患瘤疾,胃切除后气血不足,术中气滞血瘀,不通则痛;积于肠腑而成瘕聚,互为影响;胃切除后又兼化疗,脾胃受戕,运化不力,则致腹泻;气滞久则生湿蕴热,湿热并重,故苔厚腻;日久患者情志不畅,肝气郁结,肝经郁热,化火伤阴。治当标本兼顾。治当清热化湿,理气行瘀,健脾益气养营。

处方 川黄连 2g,厚朴 10g,藿香 10g,炒白术 10g,猪苓 15g,制香附 10g,乌药 10g,莪术 10g,苡仁 40g,太子参 15g,炒当归 10g,鸡金 15g,石见穿 15g,合欢皮 10g,焦建曲 15g,仙鹤草 15g。2 次煎服,每日 1 剂。

二诊 服药 12 剂,症状一度改善,但 4 天来下肢浮肿,小便淋漓,全身无力,1 月 21 日晚突感腹部不适,疼痛不已,作胀,剧则腹部有瘕聚,腹鸣,矢气多,便次增多,呈水样便,日行 6~8 次,痛则欲便,便后痛缓,面色无华。近日又稍有咳痰。舌苔薄白,脉细。全胃切除术后 3 年半,瘤疾正虚,气血两亏,肝脾不调,气滞血瘀,调治为难。治拟消补兼施,佐以宣肃肺气。

处方 前胡 10g,桔梗 5g,杏仁 10g,焦白术 10g,白芍 15g,橘皮络各 6g,茯苓 15g,炙鸡金

10g,藿香 10g,太子参 15g,莪术 10g,炒苡仁 30g,大腹皮 10g,焦建曲 15g,制附片$^{(先煎)}$4g,石榴皮 15g。2 次煎服,每日 1 剂。

三诊 上方服药 3 剂,药后尚合,症状精神好转,面白无华,腹痛已缓,腹部包块不著,食欲改善,昨日大便 5 次,量少,偶有粪条,小便通畅,小溲淋漓明显好转,下肢冷微肿。舌苔薄白,脉细。治法:消补兼施,宣肃肺气,佐以升提。原方去杏仁,制附片改 5g$^{(先煎)}$,加炙升麻 3g。2 次煎服,每日 1 剂。

四诊 服药 10 剂再诊,患者症情尚平。徐老认为患者预后不佳,但中药治疗可减轻病人痛苦,改善生活质量,延长生存期。

按语 患者胃印戒细胞癌切除术后 3 年半,出现腹部疼痛,及于后腰背,伴有脂肪泻,应排除后腹膜疾病如胰腺疾患(胰源性腹泻),可查淀粉酶、脂肪酶、B 超、CT、MRI 等。此外患者有右肾积水,当查明何种原因所致。

患者壮年患痼疾,胃切除后气血不足,术中气滞血瘀,不通则痛;积于肠腑而成癥聚,互为影响;胃切除后又兼化疗,脾胃受戕,运化不力,则致腹泻;气滞久则生湿蕴热,湿热并重,故苔厚腻;日久患者情志不畅,肝气郁结,肝经郁热,化火伤阴。治当标本兼顾,清热化湿,理气行瘀,健脾益气养营。方中用黄连、厚朴、藿香清热化湿,制香附、乌药、莪术理气行瘀,猪苓利湿而不伤阴,苡仁化湿消坚,石见穿、莪术可行瘀开胃,气滞血瘀重用鸡金消食助运而消积,且鸡金有化石之功。人以胃气为本,有胃气则生,无胃气则死,患者胃切除术后,胃气已虚,胃病及脾,则脾气也虚,运化不力而见泄泻;胃为水谷之海,气血生化之源,术后气血两亏,故用太子参、炒白术、炒当归健脾益气,养血和营。徐老认为,肿瘤患者多有情志不畅,故用合欢皮行气解郁安神。仙鹤草又名脱力草、泻痢草,补虚止泻,用于此最为恰当。全方配伍,针对患者病机特点,共奏清热化湿,理气行瘀,益气养营之功。

徐老指出,本案在扶助正气方面,养胃健脾用太子参,而不用黄芪,此乃遵"诸痛不可补气"之戒,黄芪甘温滞气,气机不畅则疼痛加重,而太子参以清补为主,则无此虑。二诊时患者有咳痰、肢肿,徐老佐以宣肃肺气,并加制附子以温通十二经。药后咯痰渐平,下肢浮肿渐消。

本案属肿瘤顽疾,有复发转移,徐老强调治疗当以辨证论治为主,切勿一见肿瘤,就投以大队清热解毒之品,反伤正气,于病无补。

(陆为民 徐丹华 整理)

六十四、疏肝理气,行瘀温中法治肺结核后腹痛案

秦某,男,42 岁,干部。初诊日期:2004 年 12 月 23 日。

主诉 腹痛间作 3 年余,再发 7 月。

病史 患者 3 年前因咯血,诊断为肺结核,住院 40 余天时出现腹痛,经治疗好转,但时有发作,坚持服抗痨药 3 年后,因腹痛基本缓解,肺结核治愈而停药。今年 5 月以来腹痛又作,走窜不定,甚则腰背、胸臂也痛,腹部作胀,畏寒怕冷,饮食尚可,大便日行,无低热盗汗、腹泻消瘦等症状。今年 9 月与 11 月因腹痛 2 次住院治疗,查肝肾功能、血象均正常,全胸片及胸部 CT 示左上肺陈旧性结核,腹部 CT 无异常,胃镜示慢性浅表性胃炎,肠镜检查疑有肠

结核,但终未确诊,MRI 示腰椎间盘变性膨出,PET/CT 示升结肠炎症、左上肺陈旧性结核,经服抗痨药、解痉药等效果不显。乃转中医治疗。

诊查 目眶色微黑,舌淡红,舌苔薄白、根微腻,脉不弦。心肺听诊无异常,腹平软,全腹均有压痛,以脐周及少腹明显,无反跳痛,肝脾肋下未及,肠鸣音正常。

临床分析 患者腹痛反复发作多年,痛无定处,痛时喜温敷,平素畏寒怕冷,舌质淡、苔薄白,曾服抗痨药 3 年。徐老认为,本例患者乃"苦寒"过度,中阳受损,阳虚生寒,寒凝经脉,气机阻滞,不通则痛,而发为腹痛。治当温通疏泄。先予附子理中汤加减治之。

处方 制附片(先)3g,白术 10g,党参 10g,高良姜 5g,赤白芍(各)10g,炙甘草 5g,合欢皮 20g,制香附 10g,青陈皮(各)10g,延胡索 10g,马鞭草 15g,麦芽 30g,黄连 2g。水煎,每日 1 剂分 2 次服。

2005 年 1 月 17 日二诊:服药后症状未缓,大便日行 1~2 次,色黄成形,无黏液血便,畏寒,舌苔腻,黄白相间,以白为主,脉细小数而弦,余症尚平。此乃中焦湿阻气滞,络脉痹阻不通。治拟化湿行气,活血通络。

处方 五灵脂 10g,制香附 10g,乌药 10g,延胡索 10g,赤白芍(各)15g,炒陈皮 10g,法半夏 10g,苡仁 30g,藿香 10g,厚朴 10g,石菖蒲 5g,降香 3g,小茴香 3g,麦芽 15g,炙甘草 3g。

2005 年 2 月 3 日三诊:舌之白苔已化,腹痛缓解 8 天,但昨日腹痛又作,满腹隐痛、胀痛,卧位减轻,汗出不著,饮食尚可,大便溏薄,日行 1 次,脉细小数。良由药毒日久而致气滞血瘀,中阳不运。治拟疏肝理气,行瘀温中。

处方 柴胡 6g,当归 10g,炒川芎 10g,赤白芍(各)15g,五灵脂 10g,延胡索 10g,徐长卿 5g,乌药 10g,炒白术 10g,炮姜炭 5g,制香附 10g,炙甘草 6g,谷麦芽(各)30g,川百合 30g,百部 10g。

2005 年 2 月 17 日四诊:全腹疼痛逐渐减轻,得温则腹中鸣响,矢气、嗳气较多,饮食尚可,大便微溏,舌苔薄白腻,自觉口苦,脉细弦小数。上方有效,守方续进。

处方 炙柴胡 10g,当归 10g,炒川芎 6g,制香附 10g,徐长卿 5g,煨木香 6g,乌药 10g,苡仁 30g,冬瓜子 30g,败酱草 15g,青陈皮(各)10g,枸橘李 10g,白芍 20g,炙甘草 5g,党参 10g,黄连 1g。

2005 年 3 月 17 日五诊:腹痛显著减轻,苔腻已化十之八九,脉细小数。劳累后感腹痛隐隐,大便溏而量少。治参原法又续服中药 3 月余,腹痛完全缓解,随访 1 年,病情未再发作。

按语 本案首诊取附子理中汤加减治疗,方中制附片辛甘大热,温阳散寒止痛;白术、党参、甘草益气健脾;改干姜为高良姜,且与制香附相配,取良附丸之意,重在温阳散寒,理气止痛;芍药甘草酸甘相合,缓急止痛;患者腹痛多年,疾病缠身,心情忧郁,故用青皮、陈皮、合欢皮、麦芽等疏肝理气解郁,选用麦芽疏肝,用量要大,一般 15~30g,且以生者为好;因患者久病入络,故佐以延胡索、赤芍、马鞭草活血祛瘀止痛,使以少量黄连,以防附子、良姜温燥太过。首次服药后,患者症状改善不明显,且舌苔由白转黄,脉象由不弦转为细弦小数,此为寒有化热之势,故去附子、良姜等温燥助热之品,同时增加理气活血止痛类药,调治 2 月终获佳效。由此可见,临证时一定要注意临床症状及舌苔脉象的变化,及时调整治疗方案,方能取得满意的效果。

(周晓虹 整理)

六十五、化瘀行气法治阑尾炎术后肠粘连少腹痛案

马某,男,46岁,农民。初诊日期:1978年1月10日。

主诉 右下腹隐痛2年余。

病史 患者1975年10月患阑尾炎,经手术治疗,创口愈合良好。惟右下腹时觉隐痛,痛引阴部,行走时需微屈其身躯,不能直腰。经多种治疗效果不著,一直未能从事正常劳动。饮食、大小便均尚正常。

诊查 舌质淡红,苔薄白,脉细弦。腹软,右下腹轻度压痛,无明显包块。

临床分析 病属腹痛,考虑此证可能由于术后气滞血瘀,瘀及少腹筋脉。拟法化瘀行气为主。取少腹逐瘀汤加减。

处方 炒当归10g,炒川芎10g,赤芍10g,延胡索10g,五灵脂10g,蒲黄10g,炙乳香10g,炒小茴香3g,制大黄5g,生薏仁30g,败酱草30g。每日1剂,2次煎服。

服药5剂后少腹疼痛已轻。服药20剂时,腰部可以逐渐挺直,腹痛不著。调治月余,逐渐恢复正常劳动。以后在天阴之时少腹尚觉隐痛,于前方中去败酱草,服3~5剂,症状随即控制。随访至1985年春,宿疾未见发作。

按语 腹腔手术之后,合并肠管不同程度粘连者并不少见。患者常以腹痛腹胀、大便不畅或秘结为主症,少数重症有导致不完全性肠梗阻之可能。临床所见,一般肠梗阻总以气滞为主,且因腹腔手术常有余血留滞于腹内,成为瘀血,故其基本病机不外乎气滞血瘀。但气滞与血瘀的主次、轻重程度各有差异。且因肠腑气血不和,常可影响于胃,胃气不和,甚则上逆,则伴有胃脘痞胀、饮食减少、嗳气频多,甚则呕恶。脾胃升降失常,还可兼夹湿、热、食滞、寒凝等病理因素。日久则气血生化来源不足,影响精微转输敷布,导致不同程度的虚证。病久不愈,虚实夹杂,调治更为困难。然究其根源,每多由实致虚。故对症状较著,腹部胀痛,持续不解者,还当重在行气化瘀,并应据证而配以温中、化湿、清热、消导与和胃降逆等法,或兼顾补虚、益气或滋阴相配。

偏于气滞者,柴胡疏肝散为一般常用之方。偏于血瘀者,可用膈下逐瘀汤、少腹逐瘀汤、通瘀煎(《景岳全书》方:归尾、山楂、香附、红花、乌药、青皮、木香、泽泻)等。临床所见慢性肠粘连患者,常由于某些诱因而发作加重,如饮食不节、劳倦、情志不畅、受寒等等。故平素应注意防范,发作加重时亦应据证审因而治之。有的患者或由饮食生冷,或在气温骤降之时,也有在房事后腹部受凉,以致寒凝气滞,腹痛发作,畏寒喜暖。如遇上述诸因,温药祛寒、行气通阳之法,常可奏效。如由饮食生冷所致者配用丁香、肉桂、良姜等;外寒引发者,宜酌配苏叶、桂枝、生姜、防风等;阴寒内盛者,需用肉桂、附子等。按肉桂温里祛寒、行气行血,凡腹痛属寒者,固为常用之品,即使有热象者,于清热通腑方中配用此药(如黄连、大黄等药加配肉桂),也有反佐之功。肉桂还可研成细粉,掺少许置于天枢、关元、气海等穴(选1~2穴)位皮肤上,外贴约5cm×4cm胶布固定,每日换药一次。亦可再用热水袋温敷贴药部位。内服外治,更增其效。

本例手术后右少腹疼痛,位于手术瘢痕之部附近,与术后血瘀有一定关系。痛引阴部,腰不能挺直,恐与瘀滞筋经,影响局部气血运行有关,故以少腹逐瘀汤加减治之,按少腹逐瘀汤条文谓"此方治小腹积块疼痛……或疼痛而无积块……"。处方中多种药物皆入厥阴肝

经,能使气血俱通。据个人体会,少腹逐瘀汤证之腹痛特征是痛位固定。腹部手术后肠粘连,如痛位固定,亦可用之,但一般必用桂(官桂或肉桂)、姜(干姜或炮姜)以温经,若用少腹逐瘀汤效欠满意者,还当加入虫类药以助化瘀通络,如蜣螂虫或九香虫。加薏仁祛湿浊,败酱草解毒行瘀,诸药协同而见效机。

六十六、抑肝健脾法治泄泻案

高某,男,38 岁。初诊日期:2006 年 1 月 5 日。

主诉 便溏间作 2 年余。

病史 患者 2 年余来经常便溏,日行 1~2 次,夹有黏液,腹痛而鸣,多矢气,无脓血便,无里急后重,近 3 月右上腹又见疼痛,痞胀不适,未予诊查。1 年前曾在本院门诊服中药治疗,症状仍见反复,时轻时著,影响日常生活,不堪痛苦。刻诊:大便溏而不实,日行 3~4 次,稍夹黏液,腹鸣腹痛,痛则欲便,便后痛缓,饮食如常,体重未减。既往有慢性胃炎病史 2 年余,服中药治疗而愈。患者平素工作劳累,紧张,压力较大。

诊查 舌质淡红,舌苔薄白,诊脉弦。腹软,肝脾未触及肿大,右上腹及脐周轻压痛,无反跳痛,莫菲氏征(-),肠鸣音 12 次/分。

临床分析 患者平素工作劳累,久则戕伤脾胃,复加情绪紧张,肝失疏泄,木侮中土,脾失健运,肠道传导失司。证属肝脾不调。治拟抑肝健脾。方选痛泻要方加减。

处方 焦白术 10g,防风 10g,白芍 15g,藿香 10g,蝉衣 5g,茯苓 15g,炙甘草 3g,山药 15g,鸡金 10g,焦楂曲各 15g,黄连 2g。2 次煎服,日 1 剂。

2006 年 1 月 19 日二诊:服药 14 剂,药后脘腹疼痛减轻,痞胀未消,多矢气,便溏渐转实。今日 B 超示胆壁毛糙。舌质淡红,边多齿印,舌苔薄白,诊脉小弦。此为肝脾胃不调,中焦气机不畅。治当抑肝健脾,和胃理气。拟方三白汤加减。

处方 焦白术 10g,白芍 15g,白茯苓 15g,山药 15g,炙甘草 5g,藿香 10g,黄连 1.5g,鸡金 10g,陈香橼 10g,焦楂曲各 15g。2 次煎服,日 1 剂。

2006 年 2 月 10 日三诊:服药 20 剂,腹痛便溏改善,大便日行 1~2 次,成形,脘腹尚有隐痛,效不更方,虑其右上腹隐痛,B 超虽无胆囊炎症,但有轻微压痛,故加海金沙以清利肝胆,加木瓜以助柔肝。又服药 20 余剂,腹痛下利明显改善,基本成形,日行 1 次,无黏液,原法加减巩固治疗。

按语 痛泻要方原名白术芍药散,方见《景岳全书》“引刘草窗方”,故又名草窗痛泻要方。有抑肝扶脾之功,适用于肝旺脾虚所致之肠鸣腹痛、大便泄泻等症,如《医方考》所云:“泻责之脾,痛责之肝,肝责之实,脾责之虚,脾虚肝实,故令痛泻。”本方用白芍抑肝柔肝,白术健脾化湿助运,陈皮行气化湿醒脾,防风散肝疏脾。四药全用,扶脾土而泻肝木,气机畅则痛泻止。局方三白汤(白术、白芍、茯苓)也寓白术芍药散之意,徐老常用此方作为治疗肝脾不调之主方。

本案病属久泻,伴有腹痛,泻责之脾,痛责之肝,本案病机关键在于脾虚肝郁,木侮中土,治宜健脾抑肝,方选痛泻要方、三白汤加减,徐老认为方中白芍、防风虽为抑肝健脾,然也寓久泻参用驱风之意,防风为祛风之药,辛温而燥,燥能胜湿,如李士材言:“地上淖泽,风之即干,”徐老常引此法,治久泻收效甚佳。具体运用时,徐老认为抑肝用防风、白芍力量似嫌不够,宜加蝉衣、木瓜、人中白、地龙、乌梅等以增其功,如本案加蝉衣能增强祛风之功,与防风、白术、白芍相伍,抑肝而兼调整肠管蠕动功能。

(陆为民　徐丹华　整理)

六十七、抑肝健脾助运法治胆囊切除术后泄泻案

王某,男,58 岁。初诊日期:2006 年 4 月 6 日。

主诉　便溏不实间作 9 年。

病史　患者 1997 年因胆石症反复发作行胆囊切除术,术后大便经常溏泄,日行 4～6 次,无黏液脓血,无里急后重,腹鸣时作,小腹隐痛,无发热,屡经中西药治疗,症状时有反复。患者为中学教师,平素精神紧张,工作繁忙,因病而影响工作,甚为苦恼,但患者害怕,一直未能行肠镜检查,乃求诊于徐老,要求中药治疗。刻诊:大便溏而不实,日行 3～4 次,无黏液脓血,时有腹鸣,便前小腹隐痛,便后则缓,鱼际色红。患者吸烟 30 余年,每日 10 支。

诊查　舌质淡红,舌苔薄白,脉弦。腹软,肝脾未触及肿大,脐周及小腹轻压痛,肠鸣音 8～10 次/分。

临床分析　患者久泻脾必虚,复加工作繁忙,脾气受戕,平素精神紧张,肝胆失于疏泄,湿热蕴结,日积月累,胆囊引起炎症或结石。手术后又加情绪不宁,顾虑重重,恐惧心理,以致肝郁加重,虽经胆囊切除,肝气失疏较术前益甚。终致肝病及脾,肝脾不和,脾虚失于健运,大肠传导失司,泄泻乃成。治当抑肝健脾助运。

处方　白芍 10g、焦白术 10g、山药 15g、茯苓 15g、炙甘草 3g、藿香 10g、鸡金 10g、焦苡仁 30g、扁豆衣 15g、焦楂曲各 15g、白蒺藜 12g、黄连 2g。2 次煎服,日 1 剂。

2006 年 4 月 20 日二诊:服药 14 剂,大便成形,日行 1～2 次,腹痛腹鸣消失,胃气尚和,眠食尚安。舌质淡红,舌苔薄白微腻,脉小弦。原法治疗有效,效不更方。因患者平素工作紧张,木郁较甚,肝失疏泄,当添抑肝之品,以增其功;舌苔稍腻,佐以化湿。治法抑肝健脾,助运化湿。

处方　焦白术 10g、白芍 10g、陈皮 10g、山药 15g、茯苓 15g、炙甘草 5g、益智仁 10g、法半夏 10g、鸡金 10g、焦楂曲各 15g、蝉衣 3g、白蒺藜 12g、藿香 10g。

继服药 20 剂,患者大便日行 1 次,无特殊不适。

按语　本案患者平素工作紧张,肝失疏泄,复加胆囊切除术后情绪不宁,顾虑重重以及恐惧心理,以致肝郁加重;工作繁忙,脾气受戕,加之久泄,脾气益亏,终致肝郁脾虚之证,症见便溏不实,腹鸣隐痛。徐老治疗此类病者,仍取法于痛泻要方之意,然恐其抑肝健脾之力不足,又加白蒺藜平肝疏肝,蝉衣平肝熄风解痉,山药、茯苓、苡仁、扁豆衣等健脾止泻;而黄连、藿香则是徐老治疗慢性泄泻常用之品,谓:"黄连可清肠中潜在之湿热","藿香气味芳香,化湿止泻"。对本案胆囊切除术后肝郁脾虚、夹有湿邪之久泻效果显著。本案虽属胆囊切除术后所致泄泻,但临床徐老强调有是证,用是方,对慢性泄泻患者只要见有肝郁脾虚之证,即可使用本方。而其随证加减之用药经验尤其值得师法。

(陆为民　徐丹华　整理)

六十八、敛肝疏肝缓肝法治肠易激综合征腹痛泄泻案

患者沈某,男,47岁,干部。初诊日期:1995年4月6日。

主诉 2年来泄泻时作,伴腹痛肠鸣,1个月来加重。

病史 患者于2年前因饮食不当,啖冷菜而致泄泻。初时1日4~5次,经治疗2日而便泄控制。越1周又发作,大便1日2~3次,均伴有腹痛肠鸣,痛位于脐下少腹,便后得减或消失。以后每月发作3~4度,每发1~2日。病历2载,曾多次诊查,谓结肠无明显器质性病变,大便常规及培养多次亦阴性,诊为肠易激综合征。服多种中、西药物,效果不著,未能控制频发。1个月来发作较重,大便日3~4次,量少而溏,甚则有时如水样,仍有脐下隐痛,腹鸣辘辘,早、中餐进食片刻,即有便意,且觉精神疲乏,影响工作与生活,乃来诊治。起病以来,无发热、恶寒,大便无脓血及黏液。不嗜酒辛。无结核病、肝炎、胰胆疾患等病史。

诊查 面色欠华,舌苔、舌质正常,脉象稍弦且数。心率86次/分,心律齐,两肺(-)。脐下轻度压痛,肠鸣音稍亢进。大便常规黄、软,余未见异常。钡灌肠X线检查未见异常(肠镜已查过2次,无明显器质性病变,不愿再查)。

临床分析 本例诊断为泄泻(久泻)。泄泻病位在脾,伴有腹痛,少腹为肝经所络,故属肝脾不调之证。久泻脾必虚,脾虚必生湿,湿胜则濡泄。肝郁与脾虚并存,治当抑肝健脾利湿,然病历记载中参苓白术散、痛泻要方、五苓诸剂已屡服,当时见效,然常发,常服,效却不著。嘱患者回忆诱发因素,除饮食不当以外,与情志(紧张、郁怒等)因素亦有一定关系。参考此项问诊,结合脉象稍弦而数,考虑应从肝调治作为主法,抑制肝木之恣横,敛摄肝阴,疏调肝气,使肝气条畅,不致侮土,则可缓解症状,减少复发,以利康复。

处方 炒白芍20g,乌梅炭15g,炒木瓜15g,合欢花10g,合欢皮10g,麦芽30g,蝉衣3g,蚕砂15g(包),乌药10g,炒防风10g,焦白术10g,茯苓15g,炒陈皮6g,炙甘草3g,红枣7枚,焦建曲15g。

每日1剂,3次浓煎分服。

此方服7剂,腹痛与便泄均见改善。再服7剂,大便未泻,每日1次,连续服35剂,大便保持每日1次,偶有2次,但微溏而不若已往之下利状。以后每周服3剂,历3个月,能维持疗效,大便逐渐成形,饮食如常,精神亦恢复,一直正常工作。

在此期间,经多次劝慰,注意情志因素,保持饮食有节,生活规律,以助药物之作用,患者能遵医嘱,配合治疗。

按语 本例久泻、肝脾不调(或肝脾不和),亦是常见之病证。已往所用方药,均合乎病机,当时亦能奏效,然而屡屡发作,不得巩固,且发作尤重。据个人体会,治肝与治脾之主次轻重,应认真权衡。既往偏于治脾,现在以治肝为主,敛疏相合,不使太过、不及,药合病情,经治好转,初步证实此法比较恰当,说明医者构思之要。

处方 术、芍、陈皮、防风,乃痛泻要方。加入敛摄之乌梅、木瓜,开郁疏达之合欢、乌药。复加甘麦大枣之意,甘药以缓肝之苦急。至于蝉衣、蚕沙二味,与防风,白芍相配,对结肠过敏有效。蝉衣(蝉蜕)甘咸、凉,入肝、脾、肺,功擅散风热,宣肺、定痉,《本草纲目》曾载"治皮肤疮疡风热,当用蝉蜕",近代宗此意而化裁,治疗慢性荨麻疹,取效甚良。蚕沙(原蚕沙)甘辛咸、温,入肝、脾经,功效为祛风除湿、活血定痛,《本经别录》有"治瘾疹"的记载,《太

平圣惠方》用此药"治风瘙瘾疹",这些皮肤痒疹,包括过敏性病因在内。实践证明,蝉蜕、蚕沙对过敏性皮肤疾患确实有效,"内外相应",过敏引起的腹痛、肠管功能失调,同样也可运用二药,其药效机理,当须进一步研究阐明。

六十九、清肝抑肝,扶脾肃肺法治嗜酸细胞增多症泄泻案

唐某,男,53 岁。初诊日期:2005 年 10 月 24 日。

主诉 慢性腹泻 14 余年。

病史 患者病起 14 年,常作腹痛腹泻,伴有腹胀,因程度不重,工作繁忙,未予重视和诊治。1998 年 6 月 9 日至 30 日因"腹痛腹胀 8 年加重 10 天伴纳差"住南京铁道医学院附属医院,诊为嗜酸细胞增多症、兰氏贾弟鞭毛虫病,脘腹疼痛,腹胀,曾有腹水(腹水检查为渗出性腹水),大便溏泄,腹鸣甚,予强的松治疗好转出院。2005 年 4 月 29 日又因"反复腹痛腹泻 14 年,加重伴恶心呕吐 20 余天"住中大医院(即原铁医附院),入院后查血常规示白细胞 10.2×10⁹/L,嗜酸细胞 27.6%,大便常规示黄稀便,WBC 0～1/HP,隐血阴性,多次大便细菌及真菌培养均阴性,多次大便找寄生虫均阴性,2005 年 5 月 27 日胃镜示浅表性胃炎伴胆汁反流伴糜烂,2005 年 5 月 24 日肠镜示回肠末端炎症伴溃疡及糜烂,病理示有较多嗜酸粒细胞浸润,仍诊为嗜酸细胞增多症、兰氏贾弟鞭毛虫病,予甲硝唑、奥硝唑、左氧氟沙星、思密达、肠胃康、金双歧及中药等治疗后症情稍好转,但仍腹痛腹鸣,大便呈糊状,日行 2～3 次,于 6 月 2 日出院。有支气管哮喘病史 20 余年。其女患溃疡性结肠炎。刻下:便溏,日行 2～3 次,时有黏液,无脓血,腹痛腹鸣,腹胀,时有咳痰。

诊查 舌质暗红,舌苔薄白,诊脉沉细而弦。2005 年 10 月 18 日复查血常规示:白细胞 15.2×10⁹/L,嗜酸细胞 7.59×10⁹/L(49.9%),中性 31.6%,淋巴 16.6%,血小板 314×10⁹/L,血红蛋白 163g/L。

临床分析 患者就职于铁路公安,工作辛劳,情绪急躁,每日吸烟 35 支,饮酒不多。四诊合参,本案当属肝脾肺不和之久泄。患者情绪急躁,肝郁化火,木火刑金,肺失肃降,则见咳嗽咯痰;劳倦过度则伤脾,脾虚木侮,失于健运,而肺与大肠相表里,肺失肃降,肠道传导失司,则见便溏、腹痛、腹鸣等症。病机总属肝脾肺不和。治法拟清泄肝胆,抑肝健脾,和胃肃肺。方拟桑丹汤合痛泻要方加减。

处方 桑叶 15g,丹皮 10g,北沙参 10g,百合 30g,白芍 20g,炒防风 6g,焦白术 10g,山药 20g,苦参 5g,益智仁 10g,茅根 30g,蝉衣 5g,黄连 2g,焦楂曲各 15g,鸡金 10g,鹿衔草 10g。2 次煎服,日 1 剂。

二诊 上方服药 14 剂,症情减轻,又继服 30 剂,药后腹鸣减轻,稍有盗汗,时有尿频,淋沥不尽,余症不著。复查嗜酸球细胞 16%。舌质暗红,舌苔薄白,诊脉沉细而弦。血压 140/95mmHg,左锁骨下淋巴结一枚 0.5cm。此为肾虚湿热,原方加车前草 20g、山茱萸 10g 益肾清利。2 次煎服,日 1 剂。

三诊 服药 1 月,咳痰未愈,腹中鸣响又见显著,大便夹有白色条状物,小便淋沥不爽,血压偏高,服复方罗布麻片控制,哮喘未发,查体:左锁骨下淋巴结变小而软。此为肺失宣肃,脾失健运。治法:肃肺化痰,健脾和中。

处方 桑叶皮各 10g,杏仁 10g,黄芩 10g,苡仁 30g,冬瓜子 30g,茯苓 15g,白术 10g,鸡金 10g,合欢皮 10g,仙鹤草 15g,紫草 10g。2 次煎服,每日 1 剂。

四诊 工作辛劳,常随火车外出执勤,饮食睡眠失调。上方服药 1 月,夜间咳嗽,时有少量黄痰,平时劳累后下肢易肿,昨日工作一夜,下肢肿甚,按之凹陷,腹中鸣响,疼痛不著,动则易汗,大便黏液已消失,近日胸腹胁时有窜痛。左锁骨下淋巴结未触及。舌苔根薄黄,诊脉沉细。此为肺失宣肃,脾失健运,水湿内停。治法:肃肺化痰,健脾和中,佐以淡渗利湿。

处方 桑叶 10g,杏仁 10g,南沙参 10g,茯苓 15g,白术 10g,山药 15g,藿香 10g,鸡金 10g,黄连 2g,蝉衣 3g,野料豆 20g,白芍 15g,炙甘草 5g,玉米须 15g,炒苡仁 30g。2 次煎服,每日 1 剂。

五诊 上方服用 14 剂,症状逐渐改善,2 月 6 日复查血嗜酸粒细胞 9%,中性粒细胞 62%,淋巴 24%,单核 5%,尿常规正常,饮食有味,大便成形,腹中鸣响,饮水则作,动则易汗,耳鸣,舌质偏红,苔燥而干,脉细。原方去南沙参、杏仁,加益智仁 6g,温肾健脾摄涎。继服 20 余剂,腹中气滞,略有下坠感,大便一日二行,登楼气短,易汗出,咳痰未作。舌质偏红,苔燥而干,脉沉细。今日复查嗜酸球细胞 8%。此为性情急躁,肝经郁火,加之工作辛劳,脾气戕伤,肝木侮脾。治法:清泄肝胆,抑肝扶脾为主。仍拟桑丹汤为主,合三白汤加减。

处方 桑叶 10g,丹皮 10g,茯苓 15g,白术 10g,白芍 15g,苡仁 30g,冬瓜子 30g,山药 15g,藿香 10g,建曲 15g,蝉衣 3g,苦参 3g,茅根 30g,木蝴蝶 5g。2 次煎服,每日 1 剂。

六诊 坚持服药近 2 月,期间外出工作多日,曾有便泄黏冻 1 天,腹中仍有鸣响,咳嗽未作,下肢微肿而酸重。舌质红,舌苔薄白,根微腻,诊脉细。5 月 11 日先令氏分类:中性 69%,淋巴 22%,嗜酸球细胞 6%,单核 3%。此为肝胆郁火渐清,肝郁脾虚依然。治法:抑肝健脾,巩固疗效。痛泻要方加减。

处方 焦白术 10g,山药 15g,茯苓 15g,炙甘草 3g,藿香 10g,防风 10g,蝉衣 6g,苦参 3g,仙鹤草 15g,陈皮 10g,法半夏 10g,泽兰泻各 15g,苡仁 30g。2 次煎服,每日 1 剂。

按语 桑丹汤出自叶天士《临证指南医案·咳嗽》,用治肝阳逆行,乘肺犯胃之咳嗽、不饥不纳。桑叶轻清宣肺,善清肝胆气分之热,丹皮凉血清热而行瘀滞,善清肝胆血分之热,两药合用,达清泄肝胆郁火之功,尤适用于肝经郁火之证。本案患者性格急躁,加以工作辛劳,心情抑郁,久则肝胆郁火内生,劳倦过度则伤脾,脾失健运;肺有宿疾,肺气本虚;肝木侮脾,木火刑金,故见便溏、腹痛腹胀、腹鸣、咳嗽咯痰等症,取桑丹汤合痛泻要方,切中病机,取效甚佳。本案初诊时嗜酸细胞达 49.9%,症状明显,用强的松及其他多种西药效不著。中医从肝脾肺三脏同治,并加入紫草、苦参、蝉衣、仙鹤草等,症状好转,能坚持正常工作,历经半年治疗,复查嗜酸球细胞为 6%,基本正常,期间未服其他药物,久病顽疾得以控制,理法方药思路均录于此,以资借鉴。

(陆为民 徐丹华 整理)

七十、先汤后散,培土生金法治肺门淋巴结核后泄泻案

患者卜某,男,34 岁,职业为营销采购。初诊日期:1992 年 6 月 20 日。

主诉 大便溏泄近发 1 月余。

病史 原患肺门淋巴结核,低热、咳嗽 5 个月,消瘦、食少、血沉快。服抗痨药(三联)3 个月,上述症状逐渐好转。惟食欲不振,食量仍少,多涎水,迄未改善。询知其 10 年前曾患泄利,以后经常发作,2 年前查肠镜谓慢性结肠炎。虽经断续治疗,症状仍然存在,未予重视。1 月前大便溏泄又见反复,日行 3 ~ 4 次,腹胀鸣响、畏寒、神倦。因症状加重,故前来求诊。

诊查 舌质淡红,舌苔薄白。诊脉三部细弱。腹部无明显压痛、包块,无面团感。肝肋下触及,轻度触痛,质Ⅰ~Ⅱ度,脾(-)。大便常规未见异常,肝功能检验正常。

临床分析 病人原患便泄,脾气早虚,未经治愈,正气亏乏。此次发现肺门淋巴结核,咳嗽、低热,病位在肺。经抗痨治疗,结核渐获控制,但饮食少,食欲甚差,腹胀鸣响,便泄日行 3 ~ 4 次,显然病在脾胃,病机属脾胃气虚,中气不足,脾虚运化失职,胃虚受纳腐熟功能障碍。古有"培土生金"之治则,病人脾胃中气虚馁,肺疾即使目前有所控制,日后亦恐复萌,肺疾之生成,原与脾土不足有关。

当前治则,宜补益脾胃。根据症、证,可投健脾和胃,升阳助运,姑以参苓白术散、补中益气汤加减治之。

处方 炒党参 15g,炙黄芪 15g,炒白术 10g,炒山药 15g,云茯苓 15g,炙甘草 3g,炙升麻 5g,益智仁 10g,建莲子 15g,炙鸡金 10g,焦建曲 15g,荷叶 15g,谷芽 30g。

每日 1 剂,2 次煎服。

服药 4 剂,腹胀鸣响减轻,大便每日 1 ~ 2 次。服至 10 剂,食欲改善,食量渐增,大便日行 1 次,偶有 2 次,逐渐成形。续服至 1 个月,上述诸症均渐向愈,精神好转。时值夏暑,改用散剂,巩固前效。

处方 炒党参 60g,炒白术 60g,炒山药 150g,云茯苓 100g,炙甘草 20g。上药和匀,研成极细粉。另以白米 800g,研磨成细粉。

服法:药粉 15g,加白米粉 30g,加水和匀,文火煮搅成米糊状,稍加白糖调服,每日 1 次。服完续配 2 剂,症状均消失。

随访 1 年,饮食尚可,大便已基本正常,恢复正常工作,减少外出。关于肺门淋巴结核,仍在专科医院治疗,据云病灶已稳定,正在停药观察。

按语 《素问·经脉别论》所云:"饮入于胃,游溢精气,上输于脾,脾气散精,上归于肺……水精四布,五经并行……"此语对脾胃之生理,概括颇为简要,为医家所熟知。"土能生金",在脾胃与肺之间的密切联系,亦为临床实践所证明。胃为气血之海,脾为精微之源,脾胃为后天之本,其重要性,不需赘言。然而,本例原有便泄之症,脾胃已有不足,继患肺疾而服抗痨药之"二联"、"三联",不同程度有损脾胃之可能。若能在服抗痨药之同时,适当配服一些健脾和胃之品,可望增强药效而防其损伤肝、脾、胃等脏腑功能。

病人食少而便溏,"入少出多",气血精微之源亏乏,中气不足,脾胃气虚,理当健脾和胃,升阳助运。方选补中益气汤,因便溏易泄,故不用当归。参苓白术散中,取其健脾益气之常用药,加入益智仁以温脾肾,"摄涎"而涩肠治泻,《素问·宣明五气篇》载:"五脏化液……脾为涎。"此"涎"不仅指唾液腺分泌之涎液,也包括消化道唾液腺以外的腺体分泌液。大便溏泄经久不愈,当属脾运失职,一则小肠吸收功能不全,二则结肠之腺体分泌有余,二者均有可能,故用益智仁以兼顾之。

方中升麻用量 10g,据个人体会,较他方之量稍大,其故何在?此乃升麻与参、芪相伍,补气升阳,升麻尚有鼓舞元气之功,也是补中益气具有特色药物之一。此外,升麻甘辛微苦性平,功擅解毒,《本事方》升麻汤中,升麻配桔梗、薏苡仁等药,治疗"肺痈吐脓血"。《千金要方》犀角散中有升麻,为历来救治"急黄"(急性重症肝炎)之主方,可见其"解毒"之功甚佳。患者因肺门淋巴结核,出现低热咯痰而服抗痨药,因"毒"而致病,抗痨之药亦有一定副反应,亦属有"毒",两"毒"俱存,对脾胃已有所损伤,故配以升麻,用量稍大,旨在解毒,又兼补气升阳,健和脾胃,此一举而数得也。

经服药调治,注意饮食护理,病渐向愈之际,改服散剂。《圣济总录》曾有"散者,渐渍而散解,其治在中"之说,意即在胃中逐渐溶散而易在小肠吸收,适用于中焦脾胃之病,可防可治。本例所用,药粉与白米粉之比为1:2,谷食以养脾胃,药食相兼,利于防治。惟宜配后即服,即配即服,不宜一次研制大量,万一受湿霉变,反致病情加重,得不偿失。此法药粉与米粉适量煮服之法,运用已历数十年,特为介绍,以供参考。

七十一、健运脾肾,化湿止泻法治胆囊切除术后泄泻案

患者徐某,男,37岁,农村干部。初诊日期:1991年10月12日。

主诉　大便溏稀1年余。

病史　1年前胆囊炎兼胆结石频发,手术摘除胆囊。手术前后曾运用多种抗菌药物,术后不多日继患下利,日行5~6次,便前腹痛,便下如浆糊状,或如水样,屡治未效,前来求诊。视前医所用之方药,中药香连、理中、参苓白术等,西药如大蒜素、制霉菌素、氟嗪酸等均已遍尝。大便仍多次查到霉菌,症状仍未改善,且兼胃纳减少,神倦乏力。来诊之时虽为10月中旬,天气仍热,但患者仍着厚衣而有畏寒之症,动则易汗,大便仍日行5~6次,下腹冷痛绵绵。

诊查　面色少华,精神欠振,形体偏瘦,腹软,脐周轻压痛,肠鸣音不亢进。舌质淡白,边有紫齿痕,舌苔薄腻,两脉均细。

临床分析　细析本案,下利日久,脾气虚弱,脾阳不振,由脾及肾,命火不足,脾病而胃气亦虚,运化无权,结合大便如浆糊或稀水,湿浊必盛,且有霉菌病原,亦符合阳虚湿浊之病机。故拟方当以温药补其脾肾,健运脾肾,化其湿浊。取桂附藿香合理中汤加减。

处方　肉桂6g(后下),制附片10g(先),炒党参15g,焦白术10g,炮姜炭6g,炙甘草5g,炒山药15g,广藿香15g,炒白芍15g,焦楂曲各15g。每日1剂,2次浓煎分服。

二诊　此方服后,大便次数即减少,腹痛亦减轻。计服6剂,大便每日1~2次,且渐成型,惟汗出仍多,汗后畏风,气虚而卫弱,乃于原方加入黄芪12g。

三诊　续服10剂,诸症均安,胃纳亦渐旺,大便每日1次,黄软不稀,多次查大便找霉菌及培养均阴性。随访3月,下利未发,体力已渐恢复。

按语　治疗久泄,一般以健运脾土、抑调肝木、温肾助火等法,随证视其主次而投之。若兼湿热内恋或伤络耗气者,参以化湿、清热、理血、行气之品。结合现代医学理化检验、病原体培养等检查,对疾病性质、原因能进一步了解,有利于辨病,同时亦有助于辨证之参考。本案属霉菌性结肠炎,西医治疗效不佳,参用肉桂,重用藿香,颇有良效。

此例辨证不难,然其病因有其一定特点,良由劳倦饮食不当,复因胆病时发,正气尤受其伐,抗菌之药,苦寒难免,脾虚胃弱,阳气渐衰,阴寒内盛,脾虚生湿。阴湿之处,犹似"霉"

境,故宜温药助阳。阳气渐振,阴寒之霾自散。藿香辛温芳香,抗真菌霉菌之效甚著,与肉桂相合,尤增其功。此等经验,值得推广。

七十二、化湿清热,温运脾肾法治胆囊与食管癌术后久泻案

患者胡某,男,73 岁,离休干部。初诊日期:2001 年 4 月 7 日。

主诉 大便溏泄 3 年余,加重半年。

病史 患者于 1981 年因胆囊结石行胆囊切除术,1997 年复因食道中段恶性肿瘤而手术,术后经多次化疗,体力日衰,饮食甚少,形体消瘦,大便溏泄,半年来症状加重,动辄泄泻,长期休养治疗,服多种中西药物,并经支持治疗,便泄迄未好转,不能啖荤饮奶,以致形瘦骨立,精神萎靡,卧床少动,少气懒言,大便日行 4~5 次,腹鸣不痛,无里急后重及脓血便。

诊查 形体羸瘦,面色微晦,目不黄,舌质淡白,舌苔黄腻,两脉沉细。体温低于36.5℃,心率 78 次/分,律整,心音低,两肺呼吸音低,胸腹两处手术瘢痕,腹壁凹陷如舟状,无肿物及明显压痛,肠鸣音稍亢进,两下肢轻度水肿。血常规检查呈轻度贫血,大便常规示稀水样,伴未消化物,未见红、白细胞,培养阴性,近期曾查胸腹部 CT,未发现占位性病灶,病人因故未查肠镜。

临床分析 患者以大便溏泄,继而泄泻,经久未愈。诊断属于泄泻之久泻。大便次数增多,如水样,可能为结肠与小肠病变,曾服用多种抗炎、抑制肠蠕动、调整肠道菌群等西药及参苓白术散、四神丸、补中益气汤、升阳益胃汤等汤、丸,均未见明显改善,可见症情不同一般。

久泻脾必虚,穷必及肾,脾气、脾阳及肾阳均虚,湿蕴于中,久郁有热化之象,故舌质淡白而舌苔黄腻,湿热不祛,脾胃之功能难复。阳虚寒郁则运化无权。水谷精微无以奉养周身,故气血日衰,精气不足,精神萎顿,鉴于此证为本虚标实,当从标本同治,化湿清热与温运脾肾并用。

处方 藿香 15g,黄连 3g,制川朴 10g,炒陈皮 10g,炒薏仁 30g,炙内金 10g,炒党参 10g,焦白术 10g,炮姜炭 6g,益智仁 15g,诃子 15g,补骨脂 10g,茯苓 15g,炙甘草 5g。每日 1 剂,2次煎服。

上方服 7 剂,每剂煎浓汁 2 次,服后闭目端坐半小时许,服至第 5 日,大便每日 2 次,渐有成型之粪,而无水泄之症。续服 7 剂,大便每日 1 次,舌苔黄腻已化,乃于原方去黄连、川朴,藿香改为 10g,加炒山药 15g、谷芽 30g。续服 7 剂,饮食稍渐增加。5 月 8 日饮牛奶200ml,大便又复清利数次,翌日即止。以后于原方中加焦山楂、焦建曲各 15g,去炮姜炭,不饮牛奶,大便每日 1 次,基本成形,饮食稍增,精神渐振。

按语 本例老年久泻,胆囊与食管两度手术,羌久体虚,泻下有水液,腹痛不著,脾气、脾阳及肾阳俱虚,兼有湿热,故先从标本同治,化湿清热,温阳运脾,待湿热渐祛,专从脾肾同治。首次处方化湿清热以连朴同用,加藿香、陈皮、薏仁、茯苓等品。黄连与厚朴擅祛中焦湿热,苦寒与苦温相配,藿香辛苦而微温,《本草正义》谓"善理中州湿浊痰涎,为醒脾快胃,振动清阳妙品,"上述三药,不仅能祛脾经之湿热,亦兼清化胃中湿热,祛邪而鼓舞脾胃,止泻而利于胃气之来复。薏仁甘淡,化湿清热而健脾胃,利小便,陈皮燥湿理气和胃,茯苓健脾渗湿,上述 6 味,化湿清热,虽属治标之品,然甚重要,湿浊困遏不祛则脾阳尤难振运,湿热病邪

不除,有碍健脾温肾扶正。

方中兼用理中汤以温阳健脾,更加温肾摄肠之益智仁、诃子与补骨脂三药,据个人体会,三药合用则止泻效果明显。

患者服药14剂后泄泻基本控制,舌苔黄腻已化,中焦湿热渐清,故去连、朴,减藿香之量,加入山药、谷芽,健脾养胃,方药对证,而病情渐见改善,长期未愈之泄泻得以控制。

七十三、化湿健脾,温肾抑肝,结合灌肠法治慢性结肠炎久泻案

患者邵某,男,45岁,工人。初诊日期:1991年1月16日。

主诉 大便溏泄近2年,加重2月。

病史 病起于1989年春,受凉又兼饮食不当,以致便泄,每日3~4次,下腹两侧隐痛,便后腹痛得缓,畏寒喜暖。2月来食欲不振,脘痞腹胀且痛,大便溏泄不已,口黏且苦,神倦乏力。曾服多种抗菌药及中药,效果不著。素嗜烟酒。性情较急躁。

诊查 视其面色萎黄,舌苔甚腻,边白中黄。两脉细,关部弦。上腹按之不适,两下腹均有压痛,无癥积。曾行各种检查,大便有黏液及脓球,培养3次阴性。胃镜检查谓慢性浅表性胃炎,纤维肠镜查见回盲部充血、水肿,有脓性分泌物,黏膜脆,易出血,诊谓慢性结肠炎。

临床分析 病属久泻,脾气已虚,湿郁兼化热而以湿盛为主,肠腑脂膜内损。治以化湿健脾为主。

处方 炒白术10g,炒山药20g,云茯苓20g,炙甘草5g,炒苍术10g,制川朴10g,炮姜5g,炒陈皮6g,黄连3g,仙鹤草30g,炒白芍20g,焦楂曲各15。每日1剂,2次煎服。

另用地榆30g,石菖蒲15g,白及10g,每日1剂,浓煎成150ml,每晚保留灌肠。灌5日,停2日,再灌5日。

1月30日二诊:自投上方以来,脘痞腹胀减轻,食欲改善,口黏且苦已不著。大便1日2~3次,溏而量多,自觉腹部抖动,下腹部冷痛连及腰际,自汗,乏力。舌苔黄白之腻已化,舌质偏淡,脉仍细弦。大便常规未见黏液及脓球。据证分析,湿热已得清化,久泻脾气甚虚,由脾及肾,肾阳不振,土虚木乘,治宜健脾温阳,佐以抑肝。拟方以附子理中汤合痛泻要方加减。

处方 制附子5g(先),炒党参10g,焦白术15g,炮姜5g,云茯苓20g,炙甘草5g,炒防风10g,炒白芍30g,益智仁10g,补骨脂10g,炒陈皮5g,焦楂曲各15g,黄连2g。每日1剂,2次煎服。保留灌肠方同前,每周灌肠5日。

3月13日三诊:经服上方35剂,灌肠15剂,腹痛显著减轻,亦无冷痛及腰之感,自汗已愈,大便成形,每日1次。舌上又见薄白而腻之苔,二脉均细弦。肾阳得振,脾气久虚,不易全复,故脾虚运化不力,易生内湿,腹痛轻而未除,肝气未得全平。拟方再从健脾化湿与抑肝相合。

处方 炒白术10g,炒山药15g,云茯苓20g,炙甘草5g,藿香10g,制川朴10g,炒陈皮6g,炒白芍25g,炒防风10g,谷麦芽各15g,白及10g,焦楂曲各15g。每日1剂,2次煎服。停用灌肠法。

上方服15剂,诸症显著好转,饮食渐增,腹痛不甚,大便日行1次。舌苔薄白不腻。大便多次检查正常。纤维肠镜复查回盲部正常,惟见乙状结肠黏膜轻度充血、水肿。久泻基本

向愈,慢性结肠炎显著好转。

按语 本案在初诊时症状较重,腹痛而泄,舌苔腻,黄白相兼,湿热较重。故在健脾抑肝法中佐以平胃散苦温化湿,黄连、仙鹤草清其里热,以化湿为主,清热为辅。药后湿热渐祛,时值严寒,肾阳不振,方以附子理中汤加益智仁、补骨脂健脾温肾固涩,久泻渐见好转。三诊时又见薄白腻苔,足见脾虚未复,内湿不易廓清。脾虚当健,有湿必化,但当湿蕴化热之际,不宜固涩,此治法用药特点之一。

久泻脾虚,常易及肝,肝气不调,气机不畅,有碍升降。患者下腹疼痛,且曾有抖动之感,均属肝邪乘脾之征。当重用白芍,配以防风。白芍两顾气阴,舒挛定痛。防风祛风,亦能胜湿,与白芍相配,刚柔并济,不论脾气虚、脾阴、脾阳虚而症兼腹痛,痛甚欲便者,均可参用。本例三方均用白芍,第二方苔腻已化,白芍用30g,一、三方中用20g。此治法用药特点之二。

泄泻伴有腹痛,痛甚之时,虽有脾虚,健脾切忌过温、过多,以免滞气。据个人经验,一般以白术、山药、茯苓、甘草为好。舌苔腻甚,不用党参,更不宜用黄芪。这是用药特点之三。

至于保留灌肠之方药,各家均有验方,所用地榆、石菖蒲亦属经验方。石菖蒲止泻,可以内服,方书曾有记述。保留灌肠利于直达病所。加白及者旨在"护膜、宁络"。且需掌握正确的方法,诸如液量、温度、插入肛门之深度、灌药速度、病人体位等(相关病案中已述,可资参考)。此例患者从肠镜所见,回盲部病变严重,灌肠后渐渐侧向右卧位,以后再平卧。注意病变部位,调整体位,这一点亦颇重要。

七十四、运脾温中,化湿化痰法治急性细菌性痢疾愈后痰泻案

患者李某,女,40岁,公交职工。初诊日期:1994年4月7日。

主诉 3年来大便溏泄,常排白色黏冻,近3月来加重。

病史 3年前夏季患腹痛下利,在南京某医院诊为急性细菌性痢疾。经治疗基本痊愈,但2个月后大便溏泄,每日2~3次,带有白色黏冻,无腹痛、里急后重之症。又经诊治,服抗菌药物数月,大便每日1~2次,仍不时便中有白色黏冻。近3月来因工作劳累,便次每日2~4次不等,排白色黏冻较多。检查大便多次,均谓"黏液",未见红、白细胞。培养3次均未见细菌生长。啖荤食则白冻尤多,故常以素食为主,精神差,易疲劳,服中、西药物多种,症状依然,故来诊治。胃脘略有痞胀,食欲稍减退。起病以来,无咳嗽、咯痰、寒热等症。已往健康。月经正常。

诊查 面色略呈萎黄,舌质淡红,舌苔薄白,中根白腻,脉细。两肺正常,腹无压痛,肝脾不肿大。大便肉眼可见溏软,有多量白色黏液如稠涕状,镜检未查到红、白细胞及脓细胞。

临床分析 此例起于痢疾之后,大便溏泄,次多而带多量白色黏冻,无腹痛、里急后重,诊断应属泄泻,但与一般泄泻不同,似以痰泻更为确切。急性痢疾多以肠腑湿热内蕴,损及脂膜,气血不和所致,经及时治疗而症状基本向愈。当时症状、舌脉不详,惟从所述用药判断,纯服西药以抗菌为主,当属苦寒之列。以后大便出现白色黏液,便溏次多。现在舌苔中根白腻,结合便溏白黏,良由脾运失职,升降失常,脾虚生湿酿痰,故治宜运脾温中,化湿化痰。

处方 炒苍术10g,焦白术10g,制川朴10g,炒陈皮10g,法半夏10g,炒薏苡仁30g,冬瓜子30g,桔梗10g,荷叶15g,炒防风10g,云茯苓15g,炙甘草5g,焦楂曲各15g。每日1剂,2

次煎服。

此方连服 10 剂,大便逐渐成形,便中黏液逐渐减少,每日排便 1~2 次,舌苔根部白腻渐化,食欲基本正常。原方去制川朴,改苍术为 6g,加炒党参 10g,炒山药 15g。隔日 1 剂,服 10 剂,精神、饮食正常,大便日行 1 次,成形,未见黏液。逐渐进食荤菜(低脂)亦能适应。随访 7 个月,症状稳定未发。

按语 本例以大便溏泄,带有白色黏冻为主症,诊断为"痰泻"比较确切。一则在形态上似痰,二则从病理因素认识为痰,治法从化痰化湿入手。通过治痰方药而取得效果,初步能证明此诊断的可行性,亦说明理、法、方、药的一贯性和辨证施治的重要性。曾参阅病员已往病历记录,治法以消炎、清热为主,中、西药物均颇多苦寒之品。中药如黄连、黄芩、白头翁等,西药如诺氟沙星、黄连素等,治效不著而影响食欲。临床思考方法总是从"炎"、从"火"、从"热"着想,此亦时下治疗类似疾患的误区之一。

"痰泻"之名,早见于明·李梴《医学入门》。痰乃病理因素或病理产物,通过治痰而可取效,亦可窥见前人之创见。据个人经验,亦尝遇到此类病人近 50 例,其中约 2/3 查肠镜为慢性结肠炎(轻度),1/3 临床诊为肠功能紊乱(肠易激综合征),根据大便溏泄而多白黏冻,腹不痛而按痰泻论治,常获良效。至于白色黏冻,可因结肠慢性炎症所致,亦可能由于过敏性因素而致肠腺分泌黏液过多。总应以辨证为主,诚如张仲景《金匮要略·五脏风寒积聚病》所载:"大肠有寒者多鹜溏,有热者便肠垢。"此谓"肠垢"是指便中之脓血,一寒一热,界限分清。至于大便溏薄,病位在里,脾与大肠。有寒亦包括有湿,湿性属寒、属阴,湿、饮与痰本属一体,因病位、病机有异而形态有所差别。属寒宜温,属热宜清,失之毫厘,自将影响治效,甚则反致流弊。

此例处方宗运脾温中、化湿化痰之法,故以平胃二陈汤加减。苍术与白术同用,运脾与健脾相伍。陈皮、半夏、薏苡仁、冬瓜子、桔梗、茯苓均为化痰常用之品。加防风祛风以胜湿,荷叶升其清阳,山楂、神曲以助脾胃运化,甘草和中,药均平淡无奇。其中桔梗用 10g,一则宗"升举"之意,二则对大便黏液的清除效果较好,故用量略大。

七十五、抑肝健脾,温化痰湿法治肠易激综合征痰泻案

何某,男,43 岁。初诊日期:2006 年 2 月 16 日。

主诉 黏液鱼冻样便 7 月余。

病史 患者去年 7 月无明显诱因出现少腹隐痛,腹部怕冷,腹鸣,受寒则甚,大便日行 1 次,有黏液,如鱼冻,有泡沫,查大便常规示黏液(++),白细胞(-),脓细胞(-),予抗菌药、调整肠道菌群等治疗后可以改善,但停药则发。2006 年 2 月 7 日至南京鼓楼医院肠镜检查未见明显异常,患者考虑西药治疗效果不满意,乃求治于中医。刻诊:大便日行 1 次,质溏,黏液较多,甚则如鱼冻,色白,无脓血,腹鸣,稍有腹部隐痛,受寒后诸症加重,纳谷欠香,体重未减。患者平素工作压力较大,应酬频繁。

诊查 腹软,小腹轻度压痛,肠鸣音无亢进。苔薄白微腻,舌淡红,脉细弦。

临床分析 患者检查肠镜未见明显异常,从临床诊断来看,应属肠易激综合征,患者平素应酬频繁,酒食不节,脾胃受戕,脾运失司,湿邪内生,停而成痰,蕴于肠道,传导失司,则大便溏,夹有黏液;压力较大,肝气失疏,脾虚肝木乘之,则腹鸣隐痛。总属脾虚肝郁,痰湿内停

之候,病位在肠,于肝脾密切相关,治当标本兼顾,予抑肝健脾,温化痰湿。先予痛泻要方合二陈汤加减治之,以观疗效。

处方 焦白术 10g,炒白芍 15g,茯苓 15g,炙甘草 3g,藿香 15g,防风 6g,陈皮 10g,法半夏 10g,苡仁 30g,冬瓜子 30g,黄连 2g,焦楂曲各 15g,良姜 5g,莱菔英 15g。2 次煎服,每日 1 剂。

复诊 服药 10 剂,药后尚合,大便未见黏液,日行 1 次,腹鸣,少腹痛稍减轻。舌质淡红,舌苔薄黄,中有裂,诊脉濡。治从原法,佐以养脾阴。

处方 太子参 15g,焦白术 10g,茯苓 15g,炙甘草 5g,煨木香 6g,藿香 10g,黄连 2g,鸡金 10g,陈皮 6g,佛手 10g,车前草 20g,苡仁 30g,炙乌梅 10g,焦楂曲各 15g。2 次煎服,每日 1 剂。

服药半月,大便正常,日行 1 次,无腹痛腹鸣等,在此基础上,稍事加减,中药 2 天服药 1 剂,症情平稳。并嘱其改变生活方式,调畅情绪,减少应酬。

按语 本例患者大便溏泄 7 月,属中医“泄泻”范畴,因大便带有鱼冻样黏液又可诊断为“痰泻”。痰湿的产生与脾关系密切。脾主运化,脾运失健,升降失常,水谷不化精微,酿湿生痰,故云“脾为生痰之源”。痰、湿为阴邪属寒,“病痰饮者,当以温药和之”,故可采用温中化湿之法。

本例泄泻 7 月未愈,腹部怕冷,受寒则甚,舌淡,脉细既有脾阳不足,痰湿内蕴的一面,又有少腹疼痛、脉弦等表现,《医方考》谓:“痛责之于肝,泄责之于脾,肝责之于实,脾责之于虚”。所以还有肝郁气滞的另一面,证属肝郁脾虚,痰湿内蕴。治疗则需要标本兼顾。用痛泻要方疏肝健脾,用二陈汤燥湿化痰,用焦楂曲、莱菔英健脾助运、用良姜温化痰湿,用薏仁、冬瓜仁健脾化痰,反佐黄连,以制良姜之温燥。

徐老治疗痰泻常用陈皮、半夏、薏苡仁、冬瓜仁、桔梗、茯苓等药物,运脾与健脾相结合,常用方剂为平胃二陈汤。

(叶 柏 整理)

七十六、温阳健脾,清肠利湿法治气利痰泻案

患者殷某,男,76 岁,退休教师。初诊日期:1998 年 2 月 23 日。

主诉 腹鸣隐痛,大便溏泻次多 2 月,加重 1 周。

病史 2 月前因饮食不洁而出现腹痛下利,诊为急性肠炎。经服诺氟沙星等未见明显好转,仍大便溏泻,每日少则 2～3 次,多则 8～9 次,带有白色黏冻,伴腹鸣辘辘,脐周隐痛,无里急后重,状如气利。多次查大便常规均为“黏液”,未见红白细胞,3 次大便培养均为阴性,肠镜检查未见明显异常。1 周来诸症加重,纳差、乏力、消瘦明显,慕名来诊。素有慢性支气管炎、咳喘病史多年。

诊查 高龄慢性病容,面色萎黄,舌苔薄黄腻,舌质淡红,脉细弦。腹软,脐周轻压痛,肝脾未及肿大。

临床分析 患者以便泻次多为主苦,当属中医“泄泻”范畴。高年体虚,饮食不洁,更伤脾胃,脾肾两虚,脾阳不振,肾阳不足,运化无力,故大便溏泄,腹鸣矢气,如气利状,以后大便夹有白色黏冻,兼有咳喘咯痰,肺脾两伤,肺失宣肃,脾不运湿,酿生痰浊,状如“痰泻”。治

当温阳健脾,清肠利湿。

处方 炮姜炭 5g,焦白术 10g,炒山药 15g,白茯苓 15g,炙甘草 3g,煨诃子 10g,益智仁 10g,炒薏苡仁 30g,败酱草 15g,焦楂曲各 15g,黄连 3g,车前子 15g。每日 1 剂,2 次煎服。

1998 年 3 月 2 日二诊:药后尚合,大便次数减少,上下午各 1 次,腹鸣气利,薄黄腻苔已退,宗《金匮要略》诃黎勒散主之,加重剂量。原方改焦诃子 15g、炒山药 20g,加藿香 10g。

1998 年 3 月 9 日三诊:药后大便 1 日 2 次,夹白色黏液如痰,矢气已少,状如痰泻,稍有咳嗽,舌淡苔薄白,脉弦。少腹中下腹均有压痛,高年下利,拟再化痰健脾温肾。

处方 陈皮 6g,法半夏 6g,黄芩炭 10g,枇杷叶 10g,鱼腥草 15g,炒山药 20g,焦白术 10g,藿香 15g,益智仁 10g,煨诃子 15g,建曲 15g,黄连 3g,仙鹤草 15g,薏苡仁 30g,冬瓜子 30g。每日 1 剂,2 次煎服。

1998 年 3 月 2 日四诊:气利有好转,大便日 1~2 次,粪中白色黏液较前减少,舌淡红,苔薄白,脉细弦。原法有效,守法再进。上方加补骨脂 10g、炙升麻 10g、桔梗 6g。迭进 14 剂,气利症状基本消失,大便每日 1 次,未见黏液。随访 1 年,症状平稳未发。

按语 气利乃腹胀排气时大便即随之而下,多由中气下陷,清阳不升,肠虚不固所致,《金匮要略》曰:"气利者,诃黎勒散主之"。方中炮姜炭、补骨脂、白术、山药、茯苓、甘草、益智仁、苡仁、楂曲,健脾、温补脾肾而止泻,黄连、败酱草、车前子,清肠利湿以驱邪,防"闭门留寇",重用诃子温补脾肾而涩肠止泻。三诊时泄泻次数明显减少,泻下如白色黏液,又兼咳喘,《医学入门》称之为"痰泻",乃肺脾两虚,徐老常于方中加入陈皮、半夏、枇杷叶、桔梗、冬瓜子等化痰止咳之品,不仅可治肺疾咳痰,亦可祛除粪便中的黏液或脓样便。

(周晓波 徐丹华 整理)

七十七、化湿消滞,清热护阴法治急性肠炎泄泻案

患者江某,男,78 岁。初诊日期:1990 年 12 月 30 日。

主诉 腹泻 3 周。

病史 患者于 3 周前外出返宁,次日起腹泻、腹胀,日泻稀水便数次,且有低热。查血常规示:WBC $10.0×10^9$/L,N 82%,L 18%;大便培养阴性,专家会诊后,先后给予氟哌酸、黄连素、止泻灵、易蒙停等药,症状不减,仍便溏不爽,肛门坠胀,烦热,纳呆,后邀某中医诊治,认为高年正虚为主,投以人参及养阴清热之剂,症状依然,且腹胀更甚,转至本院诊治。刻诊:患者脘腹甚胀,便溏,颜面潮红,失眠,烦躁,心悸多汗,食少神倦。

诊查 腹软,脐周轻压痛,无反跳痛,肠鸣音稍活跃。舌苔白腻厚,脉濡。

临床分析 病起于劳倦和饮食不当,湿滞中焦,气机不畅;脾胃不和,运化不及。治宜先化湿消滞,佐以清热护阴。

处方 黄连 2g,制川朴 10g,炒陈皮 6g,法半夏 10g,藿香 10g,炙鸡金 10g,炒苡仁 20g,云茯苓 20g,焦楂曲各 10g,炒白芍 15g,炙甘草 3g。4 剂。每日 1 剂,2 次煎服。并嘱其停服人参,饮食以清淡为宜。

1991 年 1 月 2 日二诊:服上方 3 剂,舌苔厚腻已化,大便转实,食欲稍增。而手足心热,咳痰少黏稠,身重倦怠。脉象左细右滑。因高年气阴不足,肺气失于宣肃,中焦气机欠畅,宜

再宣肃肺气,调理中州。

处方 前胡6g,杏仁20g,象贝10g,法半夏10g,麦门冬15g,北沙参10g,冬瓜子15g,云茯苓15g,银花10g,炙鸡金8g,焦六曲10g,炙甘草5g。3剂。

1991年1月16日三诊:周身、五心烘热之状大减,咳痰亦少,脉象已无滑数之象,夜能安寐。唯口干,舌中薄腻微黄。因病起胃肠不和,湿热内蕴,仍宜养阴清热,化湿和中调理。

处方 北沙参10g,麦冬20g,石斛10g,冬桑叶10g,杏仁10g,黄连2g,炙鸡金6g,炒陈皮6g,谷麦芽各15g,茯神15g,夜交藤20g。3剂。

此方服后,诸症均瘥,起居渐趋正常。

按语 本例患者由于湿滞中阻,脾胃运化无权,湿滞不去,徒止其泻,症状焉得改善,故脘腹胀甚而便泻不已。初诊方中藿朴陈夏芳香苦温化湿,鸡金楂曲消其食滞,佐以黄连白芍清热护阴,湿滞渐去,苔腻渐化,诸症亦相应改善。个人认为肠腑湿热积滞不去,舌苔白腻之际,不可以年高正虚而妄用人参补气之品。二诊以宣肺之方佐消滞和中之品。三诊时舌苔薄腻微黄,口干、咳嗽已显著减轻,大便已经正常,脘腹痞胀不著,故以养阴清热宁神为法,善后调治,悉渐安康。

七十八、健脾温肾补督法治慢性结肠炎泄泻脊背恶寒案

患者蔡某,女,44岁,工人。初诊日期:1995年2月23日。

主诉 大便溏泄4年,脊背恶寒5个月。

病史 4年来经常便溏,1日2~3次,便前腹鸣,左下腹略有不适。经2次纤维肠镜检查,均为结肠轻度充血水肿。服中、西药物多种,症状一时见有好转,但因影响胃纳,上腹不适而停药,便溏依然,1日2~4次,无黏液脓血便。精神欠振,乏力,体重减轻,虽仍间断服药,便溏迄今未痊愈。5个月来脊背恶寒,甚则酸痛及于腰脊,均以中线为主,厚衣不温。小便无异常。经水按月来潮,经量稍多,色淡无血块。

诊查 面色不华,舌质淡红,舌苔薄白,诊脉濡细。两肺无异常,全腹无明显压痛。脊柱无固定压痛。B超肝、胆、胰、脾未见异常,腰椎摄X线片,轻度骨质增生。

临床分析 患者数年来大便溏泄,病位在足太阴脾经。腹痛不著,便中无脓血黏液,似属脾虚运化无权,而久则及肾,肾失温煦,不能熟谷,以致久利、乏力。继现脊背恶寒,甚则及腰,厚衣不温,脊属督脉,督脉隶于肝肾,脾虚及肾,肾阳不振,命火不足,督脉虚寒。舌淡红,脉濡细,均属偏虚无邪。治法当从健脾温肾补督入手,药宜甘、辛、温为主,方选附子理中汤加减。

处方 制附子5g(先),干姜5g,炒白术10g,炒山药15g,鹿角霜10g,补骨脂10g,金毛狗脊15g,炒归身10g,炒陈皮6g,法半夏6g,炙内金10g,焦建曲15g,仙鹤草15g。

每日1剂,2次煎服。白昼服后仰卧半小时,晚上睡前服。

上方服7剂,大便每日1~2次,便前腹鸣减轻,脊背仍恶寒。原方加仙灵脾10g,续服14剂,大便每日1次,偶有2次,渐成形,食欲、精神均有改善,背脊恶寒症状亦有减轻,舌象脉象如前。原方去附子、干姜,加炒党参10g、谷芽30g。再服14剂,诸症均见改善,脊背恶寒亦明显改善,惟在入夜之际略有恶寒之状,乃嘱上方间日服1剂。10剂后症状基本消失。气候亦渐暖,后未再来诊治。1年后因外感咳逆诊治,云上次便泄、脊背恶寒病症未发,月经

正常,食欲颇佳。

按语 此例脾肾两虚,阳气不振,督脉失于温养。脾胃运化不力,又兼经量较多,色淡、冲任不调,总属不足之证。虚则宜补,处方以附子理中汤加减,附子、干姜以温阳,白术、山药以补气健脾,陈皮、半夏化湿,鸡金、建曲健脾胃而助运化,仙鹤草补虚而治泻利,尚加鹿角霜、补骨脂、狗脊、归身以温经补督。

鹿角霜为熬制鹿角胶后剩余的骨渣,功用为补虚助阳,治肾阳不足,腰脊酸痛,脾胃虚寒,食少便溏。《圣济总录》载有鹿角霜丸,用以"治肾虚赢瘦,生阳气,补精髓"。其功用虽不如鹿角胶,但煎煮方便,为临床所常用。补骨脂补肾助阳,暖土治久泻,补骨生髓,配以狗脊补肝肾,强腰脊,当归养血补肝,诸药相合,通补督脉,对脊背恶寒,脊腰酸痛而由于阳虚脾肾不足之证,颇为适用。

此例经纤维内窥镜检查,结肠病变不重,临床似属轻度结肠炎症,而伴肠功能紊乱或肠易激综合征。中年之人,腰椎轻度骨质增生者甚多,但不至于引起脊背恶寒。经长期治疗而效不著,通过辨证运方,从健脾温肾补督而病情逐渐向愈,亦说明从整体着眼,辨证施治之优越性。

七十九、健脾抑肝温肾法治泄泻、疏肝解郁法治泄泻后耳鸣案

患者刘某,男,48岁,工人。初诊日期:1990年10月25日。

主诉 慢性泄泻反复发作3年,加重1月。

病史 病起于3年前仲夏,因饮食不当,腹痛下利,经治好转。但每遇饮食不慎、劳倦、受寒等因素,泄泻复作。泻前腹痛隐隐,泻后痛减,1日下利3~4次,脘痞食少,神倦乏力,曾予参苓白术散、香连丸、藿香正气散等为主处方治疗,效果不著。1月来发作较重,经服中西药物多种未效,乃来诊治。

诊查 面色萎黄无华,舌质偏淡,舌苔薄白,诊脉细中带弦。经查大便稀而有少量黏液及白细胞,培养多次阴性。钡灌肠X线检查未见明显异常。

临床分析 久泻脾虚,由脾及肾,火不暖土。但泻前腹痛,肝气不达,羔及三脏。当从健脾、抑肝、温肾三法并投。

处方 焦白术10g,炒山药20g,云茯苓15g,炙甘草5g,炒白芍20g,炒防风10g,炒陈皮6g,煨木香6g,益智仁10g,补骨脂10g,仙鹤草20g,焦楂曲各12g,良姜6g。每日1剂,2次浓煎分服。

上方服后,腹痛便泄渐见好转,服至第6剂时,大便日行1次,溏而不实。服至12剂,饮食渐增,脘痞腹痛均显著好转,精神亦振,大便维持每日1次,粪检阴性。原方略事增减,继续调治巩固,共计服药40剂。

至12月20日来诊,谓泄泻已基本向愈。惟近15日来突患耳鸣,终日不已,鸣声颇响。伴有头昏,饮食尚可,大便日行1次,夜间因耳鸣而影响睡眠。无咳嗽、咽痛、发热等症。经五官科检查未发现咽炎、中耳外耳等疾患,听力略有减退。诊脉仍呈细弦,舌苔薄白,舌质淡红。

考虑本例在泄泻发作经久之际未诉耳鸣,泄泻好转,却出现耳鸣,恐非脾虚清阳不升,亦难以肾虚解释。再询其诱因,方知耳鸣之前心情不佳,抑郁不欢,乃由气郁所致。姑拟疏肝

解郁之法。

处方 柴胡 10g,制香附 10g,炒川芎 10g,广郁金 10g,石菖蒲 6g,川通草 3g。

每日 1 剂,煎 2 次,饭后 1 小时服,嘱其服药后平卧不少于半小时。服药 3 剂,耳鸣几减其半,续服 5 剂,基本已愈。

按语 此例泄泻病久,脾气自虚,由脾及肾,复因肝木乘侮,肝、脾与肾三经同病。类似久泻患者甚多,个人每从三经同治入手。一般健脾少用参芪,以妨碍其肝气之调畅。益智仁温肾摄涎,与山药相配,实脾治泻之效颇良。白术炒焦与白芍,同用健脾之效尤增。方中参以痛泻要方抑木扶中,防风兼可祛风胜湿,仙鹤草补虚止血而擅治泻痢,用以为伍。处方平淡,尚能切含病机。

泄泻好转后出现耳鸣,无风热上干征象。处方以王清任通气散全方为主,此方名"通气",实为疏肝行气解郁之品。加郁金以增开郁之效,加菖蒲、通草通窍,为佐与使。药后症状改善,亦见王氏立方用药,源于实践。

八十、养阴健胃,行气助运法治慢性胃肠炎胃痞便溏案

患者陈某,男,31 岁,干部。初诊日期:1994 年 4 月 1 日。

主诉 脘腹痞胀、便溏已历 4 年,伴食少,加重 3 月。

病史 1990 年 3 月起病,因饮食不当,以致胃脘疼痛、痞胀,食后尤甚,渐而空腹时亦有胀痛。经胃镜检查示:慢性浅表性胃炎。至秋,下腹隐痛,大便溏泄,1 日 2 ~ 3 次,迭经诊治,服多种中、西药物,效果不理想。饮食渐少,口干欲饮,脘痞似饥,体重减轻,神倦乏力。3 个月来症状加重,查肠镜谓:慢性结肠炎(横、降、乙状结肠均有炎症)。

诊查 形体消瘦,面色不华。舌质红,舌苔薄白,脉象濡缓。上、中脘轻度压痛,肝脾不大,下腹轻度压痛,尤以左下腹为著。轻度贫血血象。大便见未消化食物,白细胞少许。生化及肝肾功能基本正常,胸透(-),心电图示窦性心动过缓,B 超未发现肝、胆、胰等异常征象。

临床分析 病起 4 载,脾胃气虚,又兼气滞,气虚及阴,尤以脾阴亏虚为著。阴虚胃中失濡,故口干欲饮,脘痞似饥。脾阴虚而运化不力,故大便溏薄,舌质显红,形体逐渐消瘦。阅以前所服方药,治胃偏于辛燥,治脾偏于补气,温肾。5 个月前舌质淡红,3 个月来均记录舌质红。良由病久,气虚而及阴虚。脾阴亏乏,水谷精微不足,况且本虚而兼气滞,升降失调,气机不畅。当前诊断,应属胃痞、泄泻,脾胃阴虚气滞证。治法宜养脾胃之阴,健脾胃之气,行其气滞,助其运化。

处方 太子参 15g,炒山药 15g,炒白术 10g,炙黄芪 10g,建莲肉 15g,麦冬 15g,炒白芍 15g,川石斛 10g,绿萼梅 10g,炙鸡金 10g,炒枳壳 10g,煨木香 6g,谷芽 30g,炙甘草 3g。

每日 1 剂,2 次煎服。

此方服 7 剂,口干、脘痞隐痛减轻。续服 7 剂,腹痛、便溏均改善,原方略事加减。服至 1 个月,饮食渐增,胃中渐和,大便日行 1 次,已成形,精神体力均有好转。视其舌红转淡,诊脉亦渐有力。以后改为隔日 1 剂、3 日 1 剂,续服 40 日,巩固前效。随访半年,症状基本消失,体重增加 1.5kg。复查血、大便常规均多次正常。复查胃肠镜示浅表性胃炎由重度转为轻度,结肠炎症亦有改善。随访两年,症状不著,生活、工作均正常。

按语 本例先患胃病,继患脾病,胃痞与泄泻同病。胃与脾相合,不易截然分割,仅是有些症状出现有先后或各有侧重而已。

脾胃之病,临床常见。病久气虚及阴,脾阴、胃阴俱不足,在治疗上有其特点。然脾阴虚一般以脾气虚为基础,每以气虚为先,气虚而致阴虚。故治疗大法当以养脾胃之阴与健脾胃之气相结合,相对地以养阴为主。选药以甘凉、甘平为宜。滋养脾阴以山药、扁豆、莲子、太子参为主,石榴皮、白芍、甘草为辅,神曲、谷芽为佐。本例泄泻次数不多,故未用石榴皮,因兼气滞,故不用扁豆。加麦冬、川石斛以养胃阴,用小量黄芪,补气健脾。太子参甘平微凉,益胃养阴而兼健脾,属于"清养"之品。方中所用炒枳壳、绿萼梅为行气和胃之品,不致伤阴耗气,加炙鸡金以助脾胃运化之功能。方药并不复杂,亦较平淡,能得取效,贵在辨证。

古今方剂中,单纯补脾阴者极少。局方参苓白术散为一般习知并常用之方,其中补脾阴而健脾气的,仅山药、扁豆、莲子,他如党参、白术、茯苓、甘草等仍为补益脾气药。较为合适的滋养脾阴方,恐推《慎柔五书》之养真汤,其中除山药、莲子以外,尚有白芍、麦冬、五味子等敛阴、养阴之品。然仍有黄芪、党参、白术、茯苓、甘草等补益脾气之药。本例处方的指导思想,即是参照慎柔养真汤而随证加减。根据主证,选择恰当的方剂,非常重要,养真汤不仅针对脾阴虚,也兼顾胃阴虚,故个人常喜用之。

八十一、清肠化湿,调和气血法治溃疡性结肠炎下利低热案

患者,杜某,女,54 岁,职工。初诊日期:1992 年 12 月 2 日。

主诉 6 年来腹痛下利反复发作,近 2 个月来加重。

病史 患者自 1986 年 4 月起病,下腹隐痛大便稀溏,带脓血,肛门有里急后重感,下利每日 3~5 次,经某医院诊治,服药后症状逐渐控制。翌年秋又有类似发作,历 3 个月,经治好转,但以后腹痛便溏等症一直存在,如此迁延反复,已经 6 年余。2 个月来伴有发热,形寒,身微热,体温 38~38.5℃,上午轻,下午重,稍有汗出,头昏神倦,食欲不振,旬日来大便 1日 10 余次,溏而带脓血,白多红少,下腹隐痛,经某医院查治,肠镜检查谓慢性溃疡性结肠炎,曾用多种药物(包括口服强的松),症状仍反复未愈,大便仍每日 7~8 次,腹痛便前为著,2 年来体重减轻较著,由 62kg 降至 56kg。

诊查 面色略呈萎黄,舌质淡红,舌苔薄黄。诊脉细弦小数。体温 37.8℃,心率 92 次/分,律整。肝脾无肿大,下腹偏左有压痛,大便常规有少量脓细胞,培养 3 次阴性。纤维肠镜检查为慢性溃疡性结肠炎。

临床分析 按病人主症,腹痛下利赤白,里急后重,当属痢疾,病经六载,反复发作,似久痢或休息痢。目前仍有发热,热不高而缠绵不退,颇似内伤发热,良由肠腑湿热未尽,气血不和,营卫失调。病久脾胃虚弱,气血生化之源不足,本虚标实,虚实夹杂。考虑此病似宜先标后本,清化肠腑湿热,调和营卫气血。

处方 白头翁 15g,北秦皮 15g,苦参 10g,煨木香 10g,炒白芍 20g,炒当归 10g,地榆 15g,仙鹤草 15g,炒防风 10g,青蒿 15g,焦楂曲各 15g,炙甘草 3g,谷芽 30g。

每日 1 剂,2 次煎服。

上方服 10 剂后,身热形寒症状好转,体温下午为 37.3℃,晨间 36.4℃。大便 1 日 5~6次,脓血显著减少,但腹痛仍然,便前为著,里急后重减而未除。舌象同前,脉数不著。原方

中加石榴皮 20g、炮姜炭 5g、苦参改为 5g，去炒防风、炒当归，每日 1 剂。续服 14 剂后，体温正常，大便每日 2～3 次，无脓血及里急后重，腹痛也有显著好转，精神食欲亦见改善，舌质偏淡，舌苔薄白，脉细。考虑肠腑湿热渐祛，久利脾虚，命火不足，转从健脾益气，佐以温肾抑肝与清化之品治之。

处方 焦白术 10g，炒山药 20g，云茯苓 15g，炙甘草 3g，焦扁豆衣 15g，炒白芍 20g，藿香 10g，地榆 15g，仙鹤草 15g，益智仁 10g，补骨脂 10g，黄连 2g，焦建曲 15g。

此方初时每日 1 剂，10 日后隔日 1 剂，3 次煎服。共服 30 剂，诸症均平，食欲显著改善，腹痛不著，大便每日 1 次，偶有 2 次，已逐渐成形。以后，每周服 2 剂，巩固治效，历 3 个月停药。自诊治以来，慎饮食起居，配合甚好。随访 1 年余，其间仅反复 1 次，因 2 个月前饮食稍冷而致便泄数次，腹微痛，大便无脓血，服最后方药 5 剂后，症状均得控制。

按语 本例症状为腹痛下利赤白，里急后重，当属痢疾范畴。病史多年，平素便溏腹痛而无脓血便及里急后重，似属久痢。《金匮要略》"下利"之名，包括痢疾、泄泻在内，临床上有些病例界于痢疾、泄泻之间，亦可诊为"下利"，反而比较实际。

患者久病复发，发则治标，痢无补法，当务之急宜以清化湿热，调和气血。但究属久痢反复，腹痛隐隐，舌苔不甚腻，肠中积滞不甚，故不必祛积导滞如槟榔、枳实、硝黄之类。

初诊处方，取白头翁汤、香参丸、芍药汤复方加减。香参丸系叶桂《临证指南医案·卷八种福堂公选良方》所载，药仅 2 味，苦参与木香，原为治痢之方。苦参为豆科植物苦参的根，苦寒有小毒，入大肠、小肠、胃、肝、心经。功擅清热燥湿，祛风杀虫，可用治湿热痢疾、黄疸、癥瘕、痔积、肠风痔血、赤白带下、瘰疬等病症。现知其总黄酮式有抗心律失常类似奎尼丁的作用，故心动过缓者忌用。常用量为 3～9g。据个人体会，有腹痛下利红白，里急后重症状明显，或病久复发，一般用药而效果不著者，脉不缓，无歇止，短时用苦参，量可稍大，服5～10 剂，即宜减量，巩固治效，与煨木香相配，其效优于香连丸。

既用苦参，即不必再用黄连、黄柏，故白头翁汤仅选用白头翁与秦皮 2 味。重用白芍，配以当归、甘草、木香，取洁古芍药汤调气缓急和血。加防风以祛风胜湿，伍白芍则抑肝而鼓舞脾胃。青蒿和解清热。楂曲、谷芽消滞健脾养胃。

服药后症已改善，肠腑湿热气滞等病理因素已渐缓解，乃减苦参之量，加石榴皮、炮姜炭酸辛相合，敛温并配。继以健脾益气为主，佐以益智仁、补骨脂温脾肾而助命火，从本图治。复加小量黄连，以制温药之性而寓反佐之意，药后尚合病机，病情显著好转。

患者经纤维内窥镜检查，为慢性溃疡性结肠炎，病灶在脾曲上下，未即考虑配合药物灌肠，拟先服药，若不效则即配用。曾用强的松等药物，疗效不著，病虽不重，却属疑难病之例，故录备参考。由于患者曾两次检查肠镜，诊断相同而查时腹痛较著，故症状显著好转后，嘱其复查未允。

八十二、清化湿热，健脾行瘀法治溃疡性结肠炎久痢案

患者李某，男，26 岁。初诊日期：1992 年 4 月 16 日。

主诉 脓血便反复 3 年，伴腹痛腹泻，加重 1 月。

病史 患者 3 年前夏季发病，腹痛、腹泻，继而出现脓血便，经服用诺氟沙星、黄连素等曾一度好转，但经常在无明显诱因下，反复发生腹痛、腹泻、里急后重，治疗后均可缓解，却不

能根除,于 1991 年 11 月在南京市鼓楼医院查肠镜示溃疡性结肠炎(左半结肠为主,慢性复发型)。1 月前又见反复,并出现脓血便,日趋加重,日行 3 ~ 5 次,转请徐老诊治。

诊查 形体不丰,面色萎黄,舌质暗红,苔薄黄腻,脉细弦。腹软,肝脾无肿大,左侧腹部轻度压痛,无反跳痛,肠鸣音不亢进。

临床分析 徐老认为本病为"久痢"、"休息痢",病机为肠腑湿热,气滞血瘀,脾胃受戕。治法:清化湿热,健脾行瘀。

处方 黄连 3g,黄芩 10g,苍白术^各 10g,炒苡仁 30g,党参 15g,茯苓 10g,炙甘草 3g,炒当归 10g,白芍 10g,仙鹤草 30g,三棱 10g,丹参 10g,建曲 12g,补骨脂 10g。

另以石菖蒲 15g,地榆 30g,白及 20g,山药 20g,败酱草 30g,黄连 5g。保留灌肠。

二诊 患者服药 1 周后,症状明显缓解,大便日行 2 次,腹痛腹泻及脓血便改善,苔腻渐化,方药对症,守法继进。上方去黄芩、苍术,加炒山药 15g,炒芡实 15g 增健脾止泻之功。

上方服用 20 天,大便日行 1 次,无腹痛腹泻,脓血便消失,徐老在原方基础上加减调治 3 月,症情平稳。

按语 此例患者为溃疡性结肠炎,利下脓血便,里急后重,中医归于"久痢"、"休息痢"范畴。本案主要症状有腹痛腹泻反复,大便带脓血,肛门有里急后重感,下利每日 3 ~ 5 次,病已三载,反复迁延难愈。徐老认为本病多本虚标实,虚实夹杂,发作时宜先标后本,清化肠道湿热,调气和血,病久脾胃受戕,阴络内伤,故应配用健脾行瘀。本方用黄连、黄芩苦寒,苦以燥湿,寒能制热清肠腑湿热。用白芍、甘草、当归取洁古芍药汤意,调气缓急和血。补骨脂温肾而助命火,从本图之。苍白术、苡仁、党参、茯苓、建曲、甘草健脾化湿。仙鹤草具有止血作用,兼能治泻止痢。三棱、丹参活血化瘀消积,本案运用活血化瘀药是其特色,对久治不愈的患者可参用本法。

配合灌肠法,主要功能为清肠化湿护膜,以达药液直达病所。具体的操作方法如下:中药浓煎 100 ~ 150ml,每天晚上 8 时令患者排空大、小便后,取左侧卧位,臀部垫高约 20cm,肛管插入约 15cm,将药液保持 38 ~ 40℃,以 60 滴/分钟的速度滴入灌肠液。灌肠毕,拔去肛管,左侧卧位 10 分钟,再平卧 10 分钟,再右侧卧位 10 分钟(如回盲部也有病变则右侧卧 15 ~ 20 分钟)以后平卧,按此法一般均可保存留较长时间,药液几乎可全部被结肠吸收。每日 1 次,连续 5 天,停 1 ~ 2 天,再灌 5 天,一般灌肠 20 ~ 30 次即可。如溃疡较大,出血多,加入云南白药或三七粉、白及粉、锡类散适量,务使溶散在药液中,不使阻塞管腔。凡服药加保留灌肠者,有效率较单纯服药者高,说明从直肠给药确是值得推广应用的方法。

(邵 铭 整理)

八十三、益气养脾,调和营卫法治溃疡性结肠炎慢性下利低热案

方某,女,33 岁,教师。初诊日期:2008 年 11 月 12 日。

主诉 下利黏液血便间作 5 年,再发 1 年,伴午后低热。

病史 5 年前因人工流产大出血诱发起病,出现下利黏液血便,日行 5 ~ 6 次,便后腹痛,痛势绵绵,查肠镜诊断为溃疡性结肠炎慢性复发型。服用西药柳氮磺胺吡啶、双歧三联活菌胶囊、复方谷氨酰胺胶囊等治疗,但病情反复发作并加重。近 1 年来大便黏液脓血,白

多赤少,日行4~7次,脐周隐痛,伴午后低热,体温37.3℃~37.7℃,头昏乏力,目涩口干,关节不适,下肢重着。转至徐老处求治。

诊查 舌红,少苔,脉细数。腹软,肝脾肋下未及肿大,脐周及左下腹轻压痛,无反跳痛,肠鸣音不亢进,无皮疹、结节红斑等。

临床分析 本案中医诊断属慢性下利、内伤发热。患者病起于小产后,荣血不足,脾虚不运,脂膜内损,以致大便黏液及血,便次增多,脐腹隐痛,便后不解。一年来伴有低热,神倦腰酸,头目昏晕,目涩口干,舌红少苔,脉细数,乃脾之气阴两虚,营卫不和所致。总属脾虚气血不足,脂膜内损,营卫不和。治当益脾气养脾阴,调和营卫。

处方 ①黄芪15g,山药20g,白术10g,白芍15g,五味子5g,麦冬15g,地榆15g,仙鹤草15g,陈皮6g,桔梗6g,荷叶15g,白薇10g,青蒿15g,百合30g,麦芽30g,炙甘草5g。每日1剂,水煎分2次服。

②黄柏30g,地榆20g,苦参10g,石菖蒲20g,白及10g,白头翁30g,紫草30g,锡类散1.5g。每日1剂,浓煎成150ml,晚间保留灌肠。连续灌5天,停2天。如此循环。

二诊 治疗14天,症情明显改善,大便次数减少,日行2~3次,夹少量血丝,偶尔脐腹隐痛,时有腹鸣,低热未发,舌质暗红、苔薄白、脉细小数。脾虚气阴不足,热入血分。治拟健脾益气养阴,凉血宁络。

处方 山药30g,白术10g,茯苓15g,白芍15g,麦冬15g,地榆15g,侧柏叶15g,仙鹤草15g,防风10g,白及10g,丹皮10g,赤小豆30g,当归10g,荆芥10g,紫草15g,焦楂曲(各)15g,谷芽30g,炙甘草3g。每日1剂,水煎分2次服。

保留灌肠继续。

三诊 治疗7天,大便不实,日行1~2次,未见黏液血丝,时夹不消化食物残渣,腹痛腹鸣未作,仍感头昏乏力,舌质淡红、苔薄白,脉细弱。脾虚气血不足。

处方 黄芪15g,党参15g,山药20g,白术10g,茯苓15g,陈皮10g,炒当归10g,白芍15g,阿胶珠15g,焦楂曲(各)15g,谷芽30g,炙甘草3g。每日1剂,水煎分2次服。仍配合保留灌肠治疗。

3个月后随访,症情平稳。

按语 患者素体气血不足,低热为虚热,足太阴脾虚,故以补虚为主,重在益脾气养脾阴,调和营卫。方中重用黄芪、山药、党参、白术、茯苓健脾益气,白芍、五味子、麦冬、百合、当归、阿胶等养阴养血。营主血,卫主气,调气血亦即和营血。地榆、仙鹤草、陈皮、桔梗、荷叶、白薇、青蒿等清肠止泻退热,丹皮、赤小豆、当归、荆芥等凉血宁络,白及护膜。下利日久,必致脾虚,常易及肝,肝气不调,气机不畅,易见腹痛。脐腹疼痛常属肝邪乘脾,故徐老常在方中加用白芍、防风。白芍用以抑肝舒挛定痛,而防风既能祛风,亦能胜湿,两药合用,刚柔并济,不论脾气虚、脾阴、脾阳虚而兼腹痛,痛甚欲便者,均可参用。

外用保留灌肠方是徐老的经验方,利于直达病所。方中石菖蒲芳香化湿治泻甚良,地榆、黄柏、苦参清热,白及护膜宁络。配合口服用药,可以提高疗效。

(周晓波　徐丹华　整理)

八十四、健脾养肺,清化行瘀法治溃疡性结肠炎下利案

患者张某,男,18岁。初诊日期:2009年11月18日。

主诉 下利赤白次多间作2年余。

病史 患者于2007年4月初发下利脓血便,日行5～6次,伴左下腹疼痛,神倦乏力,面色少华,形体消瘦,发病以来,体重下降10余公斤,以至休学。2007年6月查肠镜示溃疡性结肠炎慢性复发型,历经中西医治疗,症情仍反复,患者及家属焦急万分,2009年9月8日两次复查肠镜报告示:肠腔出血,狭窄,病位在回盲末端及直肠,为进一步治疗收住本院消化科,住院时请徐老会诊。患者自幼易感外邪,平时常咳嗽少痰。

诊查 舌淡红,苔薄白根微腻,脉沉细不数。形体消瘦,精神不振,面色无华。腹软,肝脾肋下未及肿大,右下腹轻压痛,无反跳痛,肠鸣音不亢进。入院后查血红蛋白98g/L,CRP 112mg/L。

临床分析 本案患者自幼体弱,易外感咳嗽,年未及冠,腹痛下利赤白,病已2年余。饮食水谷精微,不能充养肌肤,故形体偏瘦,面色萎黄无华,神倦乏力,舌淡红、苔薄白。素体肺气不足,肺与大肠相表里,主病虽为下利,乃肺脾两伤,脏毒痢疾,肝脾不和,肠腑湿热内蕴,久病入络,脂络受损所致。属中医慢性下利之范畴。治当健脾养肺,清化湿热,兼以行瘀。

处方 ①山药30g,白术10g,黄芪15g,百合30g,玉竹15g,黄连2g,藿香10g,紫草15g,丹皮10g,当归10g,赤芍10g,白芍15g,炮姜炭6g,阿胶珠15g,焦神曲15g,仙鹤草15g,合欢皮30g。2次煎服,每日1剂。

②黄柏30g,地榆20g,苦参10g,石菖蒲20g,白及10g,白头翁30g,紫草30g,锡类散1.5g。每日1剂,浓煎成150ml,晚间保留灌肠,连续灌5天,停2天。如此循环。

③灸治:气海、足三里、三阴交、命门等穴位交替进行。用平补平泻法。

二诊 治疗14天,舌苔白多黄少,舌淡红,脉细濡数。脾胃湿热未尽,湿重于热,濡则为脾气虚,数则为虚热,阴虚而生热,肠中有热。患者症状显著改善,惟腹痛未除,位于下脘、左上腹、右下腹,病及胃脾肝。患者面色㿠白,耳廓前庭禀赋不足,因久利脾胃升降失常,水谷精微不足,以致气血亏虚。治法仍以健脾抑肝和胃,清化湿热。

上方去百合、玉竹、丹皮、当归、赤芍、炮姜,加陈皮10g、半夏10g、薏苡仁30g、木香6g、鸡内金10g、丹参10g。每日1剂,水煎分2次服。同时配合保留灌肠和灸法。

三诊 治疗14天,腹痛已缓减,舌苔不腻,重在调补,补肾生髓化血则正气充旺,邪气自衰,扶正以祛邪。

处方 黄芪15g,当归10g,山药30g,白术10g,茯苓15g,炙甘草3g,阿胶珠15g,紫河车15g,补骨脂6g,紫草10g,仙鹤草20g,黄连3g,薏苡仁30g,谷芽30g,焦山楂15g,神曲15g。配合保留灌肠和灸法。

出院3个月后随访,症情稳定。

按语 本案特点:①病史不长,但消瘦明显,神倦乏力,似虚劳,健脾重用淮山药,补脾气养脾阴,古方有薯蓣丸,以山药为君。黄芪、当归并用,含当归养血汤之意。黄连与阿胶并用,清肠腑之热,补营血之亏虚。古方脏连丸,方中就有黄连与阿胶。炮姜与白术并用,健脾温中。仙鹤草、丹皮、赤芍行其瘀血,紫草凉血止血,有助于溃疡愈合。②禀赋不足,肺脾失

养,不耐外邪,运化不力,饮食水谷不卫肌肤,故补益肺脾,固本之法获效。③灸治气海、足三里、三阴交、命门,以健脾温肾。脾虚及肾,命火不足,火不暖土,影响气血生化功能。配合灸治可以缓解症状,提高和巩固疗效。

(周晓波　徐丹华　整理)

八十五、酸甘敛阴,祛风胜湿法治疗慢性结肠炎下利案

患者边某,女,36岁。初诊日期:1991年3月27日。

主诉　腹痛下利3年,发作3月。

病史　患者初因饮食不洁而发病,下腹疼痛,以左侧为甚,腹鸣且痛,便泄稀黏状,次多而里急后重,以此为苦,数载迁延。已服多种中西药物治疗,并曾用野菊花、明矾等煎剂保留灌肠1月。目前症状显著,头昏神倦,食少,口干欲饮,腹部胀痛而时时鸣响,大便日行4~5次,呈胶冻状,有里急后重之感。

诊查　形体消瘦,舌质微红而干,舌苔薄净,脉细。脐下按之觉胀痛不适。血红蛋白85g/L,红细胞$2.81×10^{12}$/L。多次查大便常规有红细胞少许,脓细胞(+~++),培养4次阴性。上消化道钡餐示:胃下垂,小弯在髂脊下3cm。肠镜检查示升、横、降、乙状结肠及直肠均见慢性炎症。

临床分析　病已三载,下利腹痛屡发渐重。初时由食滞而导致气滞,湿热蕴结,肠腑脂膜内损。选用苦寒之剂,湿热虽渐清化,脾胃难免受伐。加以热渐伤阴,苦燥耗液,脾病而肝亦受其影响,肝气不调,肝阴不足。治法:柔肝敛阴和胃,佐以祛风胜湿理气。

处方　炒白芍20g,炙乌梅10g,木瓜10g,炒谷芽20g,炙甘草5g,白芷6g,炒防风10g,炒枳壳10g,槟榔10g,煨木香6g,小青皮6g,乌药10g。

每日1剂,2次煎服。

上方服7剂,诸症改善,大便每日2次,胶黏状液显著减少,里急后重不著。乃去槟榔,加仙鹤草20g,焦楂曲各10g。共服21剂,腹痛胀鸣响不著,大便每日1次,渐成形,饮食亦渐增,精神好转,舌红转润。随访4月,大便仍维持每日1次,余症亦不著。

按语　本例似泻似痢,诚如张仲景《金匮要略》所称"下利"。经治已久,曾投健脾止泻而腹胀腹痛加重,选用苦寒之芩连白头翁等品,下利未愈而反碍胃气。观其舌红口干少津、腹部胀痛不已,良由肝阴不足,腹中之气散而不收,滞而不祛。故方用白芍、乌梅、木瓜,配谷芽、甘草,酸甘相合,柔肝和胃,化生阴液。胃肠得濡,胃气得养而利于肠中浊邪下泄。白芷辛香,配防风祛肠中之风而能胜湿。乌药利气,《证治准绳》"异功散"治下利腹胀痛之方中,即以乌药、白芷、白芍相配,行气而鼓舞脾胃,又善柔摄。此例病久未愈,非一般之方所能胜任,故拟以敛散、甘酸辛相合。药后得效,说明辨证选方构思务细,巧为配伍。

八十六、清宣肺热,滋阴润肠法治便秘案

患者刘某,女,44岁,工人。初诊日期:1998年7月6日。

主诉　大便秘结6年余。

病史 患者 6 余年来大便秘结,质干难下,甚则大便硬如羊屎,4～6 日一行,平素常服番泻叶、果导等泻药,并配用开塞露等方解大便,十分痛苦,既往曾行肠镜检查未见异常,但 1998 年 6 月 10 复查肠镜示大肠黑病变,因害怕癌变,情绪焦虑。近来里热心烦,鼻腔燥热,咽干而痛,腹胀,时有便意,欲解不得。乃求治于中医,询问月经量偏少,周期正常。

诊查 舌红,咽后壁淋巴滤泡增生,充血,苔薄黄,脉细小数。腹软,小腹部按之硬,左下腹可触及肠管,按之稍有隐痛。

临床分析 患者便秘经久不愈,症见鼻腔燥热,咽干而痛,当属肺阴不足,兼有郁热之候,肺与大肠相表里,肺热移于大肠,肠腑失濡,传导失司,故见大便秘结。故治当清宣肺热,养阴通腑。

处方 炙紫菀 10g,桑叶 15g,杏仁 10g,黄芩 10g,沙参 10g,麦冬 15g,郁李仁 20g,火麻仁 20g,生地 10g,玄参 10g,枸杞子 10g,麦芽 30g,生甘草 3g。

1998 年 7 月 20 日二诊:药后大便稍畅,口干消失,继续用上方 14 剂,大便通畅,每 1～2 日一次。随访半年未复发。

按语 本例便秘 10 年之久,历经多方治疗,未有转机。徐老细审病机,见其鼻燥咽干,运用中医"肺与大肠相表里"这一传统理论,使用"釜上揭盖"之法,以紫菀、桑叶、黄芩等清宣肺热,沙参、麦冬等润肺生津,枸杞子、郁李仁、火麻仁滋阴润肠通便,使热除津充,宣降正常,则肠道滑利,即所谓"开上窍通下窍"也。

(周晓波 徐丹华 整理)

八十七、利肺滋液,润肠通便法治便秘案

患者王某,男,72 岁,退休职工。初诊日期:1990 年 5 月 9 日。

主诉 便秘 10 余年。

病史 病起 10 余年,大便秘结难解,约 5～8 天一次,腹部痞胀不适。2 年来隔日用开塞露通导,已成依赖性。虽经多方服药调治,饮食配合,效果不著,仍离不开局部用药。来诊时兼有咳嗽,咳虽不甚,痰亦不多,登楼自觉气短,饮食正常。

诊查 舌质略呈暗红之色,舌苔薄净,脉象弦缓。近查 X 线钡剂灌肠,升横降结肠均未见异常,乙状结肠显示清晰,较粗大而长,直肠正常,印象为乙状结肠冗长(X 线片号 84861)。

临床分析 本案主要疾患为便秘,年逾七旬,气阴本虚,肠腑失濡,传送无力。肺与大肠相合,肺气不利,腑行难畅。故治当利肺滋液,润肠通便。

处方 紫菀 15g,白杏仁 15g,麦门冬 20g,川百合 15g,全当归 10g,前胡 10g,桃仁 15g,郁李仁 15g,火麻仁 20g,枳壳 15g,炙甘草 5g。

每日 1 剂,2 次煎服。

服上方 10 剂,隔日大便自解一次,不必再用开塞露。续服 14 剂,咳嗽症状消失,大便仍可隔日自解。乃于原方去前胡,改百合为 30g。配 7 剂药,大锅同浸一宿,翌日煎取药汁三次,浓缩至较稠时,加蜂蜜 7 食匙,收膏。每日冲服 2 匙。7 剂药熬膏可服 14～16 日,既方便服用,又能维持通便疗效,服完再配再熬。至 10 月每日服一匙即可,已不再用开塞露。

按语 本例为乙状结肠冗长,可能属于先天性,然症状都见于老年时期,说明气虚而肠腑失濡,传送无力,以致大便干结难解。肺气不利,不能降气,亦使便秘加重。故治从上焦肺金,用紫菀、前胡、麦冬、百合,宣补相合,调畅气机。并取《世医得效方》五仁丸意,加杏仁、桃仁、郁李仁三味。配东垣润肠丸去羌活,复方图治。阅患者已往所服之药,后2方均已屡屡用之,但其效不著。加入治肺之法,大便自解,可见治法有别,其效亦殊。

习惯性便秘虽非大病,若诸药少效,长期依赖开塞露,不仅生活上不便,精神上不宁。且由于腑浊不得自降,容易滋生它恙。一次处方,配药7剂,一次浓煎,加蜜熬膏,每日冲服少量,巩固疗效,此法方便服用而又节约药材,一举两得。

八十八、健脾助运,益气理肺法治过敏性结肠炎泄泻、便秘交作案

患者徐某,男,58岁,干部。初诊日期:1994年11月9日。

主诉 大便泄利或便秘交替5年。

病史 患者于5年前因不慎饮食,且兼受凉,遂致泄泻,日行7～8次,腹鸣而疼痛不著。经治疗5日,泄泻止,以后3～5日无大便,脘腹痞胀,又服通便药庶得如厕。2个月后,时值严寒,大便泄利,每日2～3次,服药少效。历月余,神倦乏力日著,利止后又复便秘。如此常呈交替之状,但无规律,总以便溏便泄占多,3～5日或7～8日。便秘时腹胀不适,动则气短。近来发作较频,便利8日未愈,量少次多,粪质稀,但无黏液脓血。2次查肠镜,诊为“过敏性结肠炎”,有诊谓“肠易激综合征”。曾服多种中西药物,效果欠佳,服黄连素、氟哌酸、乳酸菌制剂等药甚多,据云效果甚微。平素稍有咳嗽,无咯血、发热等症。

诊查 面色稍萎黄,舌质淡红,舌苔薄白,两脉细弦。腹部无明显压痛,大便常规未见明显异常。B超肝、胆、胰、脾无明显异常征象。胸部X线检查,除两肺纹理稍增粗外,余无异常。

临床分析 该例主症为泄泻,间有便秘,病属久泻为主。久泻者脾必虚,脾虚则易生湿,湿胜则濡泄。泻利之后,脾气尤虚,传化失司,肠腑空虚,故2～3日无排便,本不足为奇,奈病人不明其故,急于通便,曾服麻仁丸之类药物,清热通腑润肠,大便虽通,却不知脾气更受其戕,如此互为因果,互相影响,以致延久不愈,呈泄泻与便秘交替之状。

大便泻利,便中从无脓血黏液,可见肠腑之热与湿均不重。泄泻之时无明显腹痛,与一般肝邪乘脾之病亦有差异。平素稍有咳嗽,虽无咯血、发热等症,病久动则气短,肺金清肃之令难免有所不足。况年近六旬,脾气虚,肺气亦有不同程度亏虚,肺与大肠相表里,故治脾固属首要,而治肺亦须考虑。

根据此证既有泄泻,又易便秘,姑拟两方。甲方以健运脾气为主,用于刚有便泄症状出现之时。乙方以健脾益气,宣肃肺气为法,用于便秘之际。

处方甲:炙黄芪15g,炒党参10g,焦白术10g,炒山药15g,云茯苓15g,炙甘草3g,北五味子3g,炙升麻5g,荷叶10g,炒防风10g,焦建曲15g。

处方乙:麦冬15g,太子参15g,炒山药15g,炙黄芪15g,黄芩10g,紫菀15g,杏仁10g,浙贝母10g,云茯苓15g,炙甘草3g,炒枳壳10g,全当归10g。

以上甲、乙两方同时配好各5剂,服时均为每日1剂,2次煎服。

初诊时配药共10剂,当时系泄泻,日3～4次,服甲方5剂后,大便日行1次。服完5

剂,大便正常,每日1次。7日后大便不畅,3日未排便,服乙方1剂,翌日即有大便1次,再服4剂,每日大便1次。以后仍按甲、乙两方配药,按主症分别煎服。1个月后,大便基本正常,病人自己将甲、乙方交替隔日服1剂,既无泄泻,亦未见便秘。调治3个月,基本向愈。随访1年余,病未发作,退休在家,更注意饮食起居,体力亦较前好转。

按语 本例症状特点,以泄泻为主,泻止后出现便秘,似有"交替"之征,不同于一般泄泻。便泄而无明显腹痛,不属"痛泻要方"之常见证——肝邪犯脾。便中无脓血黏液,亦非湿热交结肠腑所致。症状不时发作,初因饮食不慎,兼受寒邪,以后诱因大致亦有相似,然往往并无明显诱因而泻利亦作。据病人回忆,其发作或加重与进食鱼虾、荤腥或情绪等因素均无明显关系。故分析其病机,恐因脾气虚弱,运化不力,水反为湿,谷反为滞,所以不时发作。泻止以后,气虚传送无力,肠腑空虚,继因肺气失于宣肃,抑兼肺气不足,脾肺气虚,以致大便多日不解。病位在脾与肺。

诊治此疾,余拟予两方,分为"甲、乙",后者脾肺兼顾。泻时治以健脾助运,佐以升阳胜湿,不用涩肠之品,方中用四君子汤加黄芪、淮山药,系《医方集解》之"六君子汤"。加五味子酸收以止泻,敛脾肺之气,升麻、荷叶升清阳,防风以驱风胜湿,建曲以助脾胃之健运。便秘多日,则嘱服"乙方"。仍用黄芪,补益脾肺,配以山药、太子参之甘、平,益脾胃之气,麦冬与黄芪相伍,补益肺气之功尤著。更用黄芩、杏仁、浙贝母清肃肺金,紫菀温化利肺,佐枳壳行气,当归养血润肠,甘草调和诸药。两方交替服用,果然药对病证,症状渐趋好转。此法比较妥当,而且比较主动,嘱咐病员随症及时服药,停服其他药品,以免杂药乱投,更损脾气。

关于紫菀一药,早年参读《宋人医方三种》,记述三位宋时医家经验。史载之列于首位,其经验特点之一,即用紫菀通便。所载病人患便秘多年,诸药乏效,史载之审证而用紫菀,取得意外奇效,此例印象殊深,常能记住。故遇本例询知平素时有咳,虽非主症,但病位兼在肺经,故用紫菀等肺药,与入脾之药相配,脾肺同治。因此,为医者应善于学习,人之一生苦短,点滴之经验载于方书者,供学习参考,以利继承发展中医学术,以利防治顽疾,解除患者疾病痛苦。

八十九、清肝和胃法治慢性乙型肝炎胁痛案

王某,男,33岁。初诊日期:2006年2月13日。

主诉 右胁隐痛不适间作5年余。

病史 患者1984年发现乙肝表面抗原阳性,2001年始经常右胁隐痛不适,胃脘痞胀,乏力,纳谷欠香,检查发现谷丙转氨酶升高,经治症状时轻时著,转氨酶升高经常反复。2006年2月5日复查肝功能示:AST 204 IU/L,ALT 313 IU/L,G 36.5 g/L,γ-GT 202 IU/L,TBIL 21.8 μmol/L,B超示肝损害、胆壁毛糙,予甘利欣、古拉定、亮菌甲素等治疗,症状改善不著,延请徐老诊治。刻诊:右胁稍隐痛,胃脘痞胀,食欲欠振,嗳气、矢气频多,唇红,头昏,小溲黄,寐少梦多。父母均有乙型肝炎病史。

诊查 舌尖红,苔薄白,脉细弦。面色晦暗欠华,全身无蜘蛛痣,无皮肤黄染,无肝掌,腹软,肝脾未触及肿大,脐部无静脉曲张。

临床分析 肝主疏泄,喜条达而恶抑郁,肝郁不舒,气机阻滞,不通则痛,发为胁痛。气郁日久,化火伤阴,阴血亏虚,神失所养,则见头昏、寐少梦多、舌尖红、小溲黄、唇红、脉细弦

等症状;肝郁气滞,横逆犯胃,胃气不和,则胃脘痞胀、嗳气矢气频多、食欲欠振等。病位在肝,与脾胃密切相关,证属肝经郁热,胃气不和。治当清肝和胃。

处方 青陈皮各6g,法半夏6g,炙鸡金10g,佛手片10g,谷麦芽各30g,平地木10g,炒当归10g,炒白芍15g,水牛角6g,海金沙(包)15g,茅根30g,夏枯草10g,败酱草15g,生甘草5g。2次煎服,每日1剂。

二诊 服药14剂,食欲改善,夜寐多梦,咽中不适,脘腹痞胀不适,小溲偏黄,ALT升高。察舌尖红,苔薄白,诊脉细弦。证属肝经郁热未清,胃气未和。治拟和胃清肝,兼祛郁热。

处方 陈皮10g,法半夏6g,炒白芍15g,鸡内金10g,夏枯草10g,败酱草15g,蒲公英15g,水牛角6g,丹皮10g,茅根30g,土牛膝10g,茯苓15g,生甘草3g,莲子芯5g,绵茵陈15g。2次煎服,每日1剂。

三诊 患者服上方4周,症状改善,3月23日复查肝功能示:ALT 48 IU/L,γ-GT 41 IU/L,G 37.2g/L,面部红蕾又发,舌红,苔薄白,脉细弦。仍以清肝治疗为主。

处方 绵茵陈15g,夏枯草15g,蒲公英15g,凤尾草15g,生甘草5g,石斛10g,水牛角6g,茅根30g,炒谷芽30g,炒当归10g,党参10g,鸡内金10g,神曲15g,白鲜皮10g。2次煎服,每日1剂。另黄芪口服液1支,每日2次。

四诊 服药14剂,胃脘痞胀不著,小溲微黄,面部红蕾渐消,舌质红,根苔薄黄,脉细弦。原方有效,守法再进,以资巩固。

处方 绵茵陈15g,夏枯草10g,蒲公英15g,海金沙(包)15g,石斛10g,紫丹参10g,茅根20g,鸡内金10g,炒当归10g,麦冬15g,枸杞子10g,神曲15g。2次煎服,每日1剂。

上方继服1月,症状消失,复查肝功能正常。

按语 《素问·刺热论》云:"肝热病者,小便先黄,……胁满痛,手足躁,不得安卧",《灵枢·五邪》篇言:"邪在肝,则两胁中痛,……恶血在内。"本案患者以右胁隐痛为主诉,病属胁痛,病位在肝,肝气郁结,气郁化火,肝胃不和是本病的病机关键,治疗当以疏肝清热,理气和胃为法,方中用青皮、佛手、合欢皮、麦芽疏肝理气解郁。对肝气郁滞,气郁化火,热伤阴血者,徐老常选用青皮、佛手、合欢皮(花)、白残花、玫瑰花、八月札等理气而不伤阴之品;配以夏枯草、败酱草、蒲公英、茵陈、金钱草、平地木等清泄肝热;肝为刚脏,体阴用阳,故配用白芍、当归、麦冬、石斛等以养阴柔肝,并可防理气香燥伤阴之弊;肝病病久,常有齿衄,多为热伤血络所致,故用水牛角、白茅根清热凉血止血,有齿衄者可止血,无者可防出血。《难经·七十七难》说:"见肝之病,则知肝当传之与脾,故先实其脾气。"对肝病治疗,在治肝的同时,徐老非常重视健脾,脾主运化,脾虚不运,则生痰生湿,故用党参、莲子心、神曲、谷麦芽、半夏、茯苓等健脾益气,化湿和胃药物,则已病可治,未病可防。

(周晓虹 整理)

九十、养肝健脾,清热解毒法治慢性乙型肝炎胁痛案

高某,男,41岁,干部。初诊日期:2003年10月20日。

主诉 患者右胁隐痛间作5年余。

病史 5年前患者无明显诱因出现右胁隐痛,时有作胀,纳差乏力,查二对半示:HBsAg、

HBeAb、HBcAb 阳性,肝功能示 ALT 106U/L、AST 76U/L,诊为慢性乙型肝炎,叠经中西医治疗,右胁隐痛时作时止,转氨酶波动,病情缠绵不愈。徐老诊时,患者症见右胁隐痛,神倦乏力,头昏目涩,耳鸣腰痠,口干且苦,大便溏薄,日行 1～2 次,小溲黄赤,舌苔薄黄,脉细。肝功能示:ALT 80U/L,AST 67U/L,白/球蛋白比例倒置,HBV-DNA3×10⁴/copies,B 超提示为肝损害。

临床分析 患者病延 5 年余,感染乙肝病毒之邪,中医属湿热久稽,肝阴暗耗,肝体阴而用阳,肝阴不足,疏泄失常,气机郁滞,不通则痛,发为胁痛;肝病及脾,脾失运化,则见便溏不实。证属湿热久稽,肝脾两伤。拟法养肝健脾,清热解毒。

处方 当归 10g,白芍 15g,枸杞子 15g,北沙参 15g,黄精 10g,炒白术 10g,茯苓 15g,山药 15g,蒲公英 10g,凤尾草 15g,炙甘草 5g。

二诊 服药半月,症状明显改善,精神好转,胁痛腰痠、头昏耳鸣诸症均减,便溏转实。治疗有效,后以原方加减,坚持治疗半年余,诸症消失,复查二对半虽仍为小三阳,但肝功能、HBV-DNA 均正常,蛋白比例倒置得以纠正,已坚持上班,随访半年,肝功能无异常。

按语 本案以右胁隐痛主症,常法当以疏肝,但其本质乃病延日久,乙肝湿热久留不去,肝阴暗耗,肝失润养,气机不畅所致,徐老取王旭高《西溪书屋夜话录》之"柔肝"一法,认为用理气行气,则疏之益甚。而便溏不实,神倦乏力,当属脾虚之象,《金匮要略》有云:"见肝之病,知肝传脾,当先实脾",故用白术、茯苓、山药健脾益气化湿,是为养肝健脾同治之法。又见有口干溲黄、舌苔薄黄等热毒内恋之象,故佐清热解毒之品,贯穿始终。蒲公英甘寒清热而不伤胃,凤尾草既能解毒又具健脾止泻之功,两药久用,无损脾胃,佐以甘草,顾护脾胃,调和诸药,收效甚佳。清·费伯雄《医醇賸义》中述曰:"天下无神奇之法,只有平淡之法,平淡之极,乃为神奇。"徐老以平和之法,用平和之药,治平常之病而达到非常之效的临床经验,值得进一步学习体验与借鉴。

(陆为民 徐丹华 整理)

九十一、分阶段辨证治疗亚急性坏死型传染性肝炎黄疸兼单腹胀案

患者,男性,23 岁,干部,已婚。

病史 因一个月来全身发黄,二旬来大腹膨胀,于 1959 年 11 月 2 日入院。患者缘于 9 月下旬起食欲减退,右上腹钝痛,小便色黄,初则由别人发现其眼珠发黄,日益加深,皮肤亦黄,曾在某医院诊查诊断为"传染性肝炎",当即住院治疗。初起曾有发热,热不甚高,汗少,约持续一周而退,二十天来觉腹部膨胀,食后则膨胀尤甚,以致不敢多进饮食,而下肢浮肿,按之可凹,迭经保肝疗法并用过金霉素、谷氨酸等药,服过中药数剂,效均不著,黄疸迄未消退,小便一直如浓红茶样,大便间日一行色黄,无吐血、便血及昏迷症状,因病情严重乃转来我院诊治。

既往健康,未患过黄疸腹胀同样病史,无上腹部疼痛及寒热发作、劳累后心慌气短和长期咳嗽咯血症史,平素嗜酒,酒量大,近一年来不经常饮酒,不抽烟,有涉水史,但无慢性腹泻及皮疹史。已婚一年,家族史无特殊可记。

诊查 舌苔薄白,尖微红,边缘略有紫色,脉急器缓,急性病容,神态尚安详,但显得疲惫

无力状,面目及全身皮肤均黄,黄色鲜明如橘,胸部以手压后,指下仍是黄色,爪甲亦黄。头部五官及心肺大致正常,腹部膨大,腹围89公分,脐不突,按其腹坚硬如鼓,未摸到肿块。肺肝浊音界在右前第五肋间,肝脾触诊不满意,叩诊有移动性浊音。

化验检查:血色素70g,红血球354万,白血球总数及分类在正常范围,大便常规无异常,小便色如茶红且混,蛋白阳性,有少量脓细胞及红血球,尿三胆均显著阳性,出血凝血时间正常,大便潜血阴性,孵化多次未见异常,肝功能示黄疸指数130,凡登百试念双相反应,胆红质定量13.6%,总蛋白57.7g/L,白蛋白25g/L,球蛋白32.7g/L,各项浊度试验均强阳性。腹水检验显示为漏出液。

中医诊断:①黄疸(阳黄);②单腹胀。

西医印象:亚急性坏死型传染性肝炎。

(附治疗经过)

第一阶段:入院后认证为湿热内蕴,脾弱木侮,法以消热除湿,通利二便,佐以疏肝行气,用茵陈、泽泻、猪赤苓、厚朴、枳实、大黄、茅术、砂仁、莱菔子、香橼皮、陈皮、柴胡、郁金、车前子等。服药后大小便量增多,黄疸稍退,腹胀仍然。

第二阶段:入院后第六日突然吐血数口,呈紫红色,鼻孔亦有出血,体温37.2℃,但抚之身微灼,舌质干且微红,脉弦小数,考虑此病内有瘀热,湿与热蕴伏于里,气血郁结,血得热而妄行,治宜清热凉血为主,用犀角①(水磨冲服)、丹皮、山栀、人中白、茅根、茵陈、赤小豆、木通、苡仁、车前子、蟛蛄等药,二剂后出血止,继续加减出入为方,服犀角十日,血证未再发,一般情况良好。

第三阶段:自入院后三星期起,黄疸消退尚快,食欲好转,精神亦较振,黄疸指数由130降至55单位,胆红质5.2%,腹膨胀不减,诊脉渐有力,乃从逐水为主,间以疏肝行气祛瘀。用甘遂芫花大戟粉各三分,沉香琥珀粉各二分,麝香三厘(日量)与黑白丑粉、沉香粉、麝粉交替间歇使用(另前汤药),大便每日3~6次,溏泄而量多,腹胀渐减,腹围缩至73cm,共服逐水粉剂15次,此阶段共历40余天。(汤药内容有参、术归芍、茵陈、茯苓、黄杨、知母、半边莲、葫芦瓢、乌药、陈橼皮、鸡金、三棱、莪术、大腹皮、苡仁等)。

第四阶段:腹胀已基本消除,乃从补益为主,用八珍汤、十全大补汤、香砂六君加柴胡、桃仁、红花、鸡金等品,症状次第减失,黄疸全消,腹部平坦,肝功能基本已完全正常。前后共历三月,起居一如常人,体力恢复,住院达五个月。出院后追踪半年,知已恢复工作,情况良好。

按语 患者主诉一个月来全身发黄,继而二旬来大腹膨胀,发黄与腹胀是两大主症,时间虽先后不同,应尽量从一种病的机转上去联系考虑。起病即是全身发黄,首先应鉴别其是黄疸抑是萎黄,前者的特征为目黄肤黄和小便黄,重者爪甲亦黄。特别以目黄为黄疸的主要特征,也是诊断黄疸的主要条件,目黄即指眼的巩膜发黄,如果目不黄仅是皮肤苍白带黄,形神无力,脉细舌淡者名为萎黄,多半属于血虚脾弱所引起,与黄疸的病机治疗转归预后完全不同。本例患者自诉一月来全身发黄,从病史及诊查中均有目黄肤黄溺黄三特征,所以可以肯定是黄疸无疑。另外关于大腹膨胀也要具体分析,单纯诉腹胀可能是自觉脘腹部胀满,膨胀则是指腹部有形膨满,且有自觉胀满。大腹是指以脐为中心的腹腔广泛部位,大腹膨胀轻

---

① 犀角:水牛角代之,全书同。

者只限于脐周围,胀甚则必然连及脘部(剑突下至脐上方)和小腹部。一般在膨满形成前常以自觉的腹部胀满开始,由无形的胀发展到有形的胀,说明病情的严重。如果一起病即面目肿,下肢肿,继而全身浮肿,腹部亦膨满,那就属水肿。倘单纯腹部膨胀,四肢面目不肿,是为单腹胀,亦名单臌胀。有人形容其腹部膨大著胛而四肢瘦削,状如蜘蛛而名之为蜘蛛臌(明李梴《医学入门》),在隋唐宋时代亦称之为"蛊胀"。患者二旬来腹部由自觉胀而很快发展到有形膨胀,下肢虽有轻度凹陷性水肿,但非全身性水肿,所以除黄疸以外还应同时诊断单腹胀。

单腹胀是严重且顽固的病。与黄疸同时存在于一个病人身上则更显复杂。先有黄疸。后增臌胀,臌胀后黄疸仍未消,从病机上应该寻求其关键和关系,按形成黄疸的病理因素不外乎湿,病变的脏器主要在脾,湿有内湿外湿之别,外湿从体表感受,与外界环境气候有关,如淋雨湿衣雨湿伤表,久卧湿地,涉水湿履,湿气易从下受,如值长夏霪雨则感湿机会尤多,这些都是外湿。脾胃素弱,脾弱运迟则生内湿,平素好食肥甘、或嗜酒,亦能生湿,湿蕴脾胃,肝胆郁滞,气机不利,所以有食欲不佳,形神无力,脘闷腹胀等症状。湿浊泛滥,胆热液泄,于是发展为黄疸。湿之为病,往往非孤立存在。如胃素有热,湿与热并则为阳黄。脾阳不振,运行迟缓,体质素弱者,湿可以从寒化,或因阳黄多进寒凉,损及中土,迁延失治则发为阴黄。这是黄疸的病理性质上大致的分类,也是临床上比较实用的分类方法。

当我们遇到不典型的病例判断阴黄阳黄有困难时,应该仔细观察舌苔和脉象,舌苔白腻,脉象迟细沉,即是阴黄的特征。这种苔脉反应了病机上的脾胃虚寒,中土不足,而湿从寒化。病理性质上属阴属虚,属寒属里。一般骤病黄疸实体胃热者,都是表现出阳黄的症候。

关于阴黄阳黄相互转化的病机症候在吴鞠通《温病条辨》中就有过详细的记载,可以参考。

本例患者黄疸,目肤色黄,鲜明如橘,溲赤如红茶,舌苔薄白尖微红,脉虽濡缓,仍是较典型之阳黄,应按阳黄论治,亦即以清热利湿为主要治法。黄疸的病期一般应于二旬左右向愈。如黄疸持续加深,病日加重,即显示其病情必复杂,早在《金匮要略》中即指出:"黄疸之病,当以十八日为期,治之十日以上瘥,反剧为难治。"

再分析本例黄疸继发单腹胀的病机,亦以湿热潴留,土败木贼为主。明王肯堂氏指出:"疸毒入腹,喘满者危",意即黄疸病发展到喘促及腹满则预后多属不良。按黄疸之湿固不离乎脾,由于蕴伏于里,流于下焦,小便不利,浸渍肌肤使然,如兼腹胀肿满则病已由脾及肾,病邪必更进一步;如再生喘则是影响及肺,肺失通调水道和清肃之令,或因肾中命火不足,肾不纳气,肺不降气所致。故其严重性不言可喻。单腹胀往往主要有水湿的停滞而引起,究其水之所以停滞,还不离乎气血的运行失常,气滞则水不行而血亦滞,气行则水与血亦行,气之功能正常与否,在病机中占重要地位。单腹胀既已形成,总是由实转虚,而致虚实相兼,辨虚实之要点,诚如张景岳所说:"小便黄赤,大便秘结者多实;小便清白,大便稀溏者多虚;脉滑有力者多实;脉浮微细者多虚;年青少壮,气道壅滞者多实;气衰积劳,神疲气怯者多虚"。本例患者年青暴病,前后不过一月,邪实而正气尚充,必须急以攻逐水湿,使从大小便出,惟得湿浊有排泄之机,邪得以去,病庶有望,如果迁延日久,必待正气转衰而再议攻逐,则时机已失。

第一阶段之主要方剂包括茵陈蒿汤、茵陈四苓散、大承气汤、平胃散等复方加减,方中以茵陈为君,并有大黄、枳实、厚朴,不用甘草,是防其增加中满。病程中突然有出血倾向,这是第二阶段的主要特点。分析出血之可能性是必要的,血是水谷之精气,运行于人体经脉之中,环周不息,必有某处脉络有所损伤,血才溢出于外,妄行于上而见于口鼻,故出血总以热证实证为多,属于虚寒者少。患者没有头痛鼻塞之外感症状,亦非久咳肺伤于燥之征,出血当天症见口干舌干,肌肤微灼,脉象小数,里热的征象比较明显,此里热必然由于胃经之积热。平素嗜酒,酒性辛,热蕴于里,再加湿困脾胃,湿从热化而为阳黄,经服药后小便稍利,黄疸稍退,湿渐有分利之势,而热却相对地成为病因之主要因素,由于胃经蕴热,积热不去,原来气血之运行欠畅,血脉有瘀阻之可能,故可以发生吐血症状;既因血热,则应清热凉营,当时想到用犀角地黄汤,然其中地黄一味,偏于滋阴,对本便黄疸腹胀之内有蕴湿者决不相宜,故主要用犀角、丹皮、合山栀、茅根,清而不腻,凉而不滞。况茅根兼入肺经,能凉血又能清利湿热,使热与湿俱从小便去。当时出血量不多,经及时处理后,出血现象即获控制。

第三阶段无出血症状,主要是腹胀未消,治疗重点放在攻邪逐水,治实证腹胀不外有逐水、消积、疏肝、祛瘀等法,临床运用时应分别先后主次和轻重缓急,消积、疏肝、祛瘀是对付虚中夹实的时候所常用之法,本例病人邪实正实,年轻暴病,自当及时以逐水为主。逐水之方甚多,主要的有:千金大腹水肿方(大黄、椒目、牵牛、葶苈、海藻、昆布、桂心)、十枣汤、舟车丸(甘遂、芫花、大戟、大黄、黑丑、木香、青皮、陈皮、轻粉、槟榔等),芫花、大戟逐脏腑之水,甘遂善去经隧之水,黑白丑能通利二便,都是逐水方主要药物。由于气和水在病理生理上的密切关联,所以在逐水的同时,必须加入行气降气之品,如再加入麝香之辛香走窜则见效尤捷。上述主要强烈的逐水药最好作散剂或糊剂服,在应用的实例中,体会到甘遂、芫花、大戟最好和黑白丑交替使用,因为单独用某几种逐水药,初一二次多用后效果即差,而且用量似乎也要逐渐增加才能达到泻下目的,交替使用可能避免病人对逐水药的耐受性。此外在应用过程中随时根据病人的体质和病情改变,服药后大便情况,来增减药量或采用攻攻停停的间歇服药法。亦即攻一日停一至数日,或迟攻数日,停药数日,在不服攻泻药的时期适当给以补益气血之剂,扶植正气,为攻逐疗法创造条件,借以恢复正气的消耗。总之单腹胀用攻逐药应以慎重而稳当,机动而灵活为原则,切忌默守成法。朱丹溪曾经针对浪用攻泻的医生提出戒言:"此病之成,或三五年,或十余年,根深矣,势笃矣,欲求速效,自求祸耳"。"医者不察病亏虚,急于取效,衔能希赏;病者苦于胀急,喜行利药,以求一时之快;不知宽得一日半日,其肿愈甚,病邪甚矣,真气伤矣",这些是对久病臌胀滥用攻逐者金针度人之言。当然,暴病实症,应攻则攻者不受此限。

攻逐法用到一定时期,腹胀已消大半,即应停止用药。如《素问五常政大论》所谓:"大毒治病,十去其六,常毒治病,十去其七。"以后即宜补养气血善后调理,仍参以疏肝祛瘀之法以治虚中之实,补养气血如四君、四物、十全大补之类,余则随证参用,兹不赘述。

除了药物治疗以外,尚须注意饮食和护理,以清淡利湿的食品作为佐膳或饮料,如绿豆、赤豆、冬瓜、葫芦、鲫鱼汤、芹菜、海带等食品对这类病甚合。厚味辛辣煎煿酸味能助长湿热,不利于病,故应忌之,并须忌盐以防肿。

本例患者病起一月,病情发展甚快,症状日以恶化,据现代医学之诊查属于亚急性坏死型传染性肝炎,认为预后很难乐观,经中医药治疗后效果还是比较满意,这说明辨证论治的基础是很重要的。对于这种类似病型的重症,今后应进一步加强研究,提高疗效,防止复发。以冀减少或消灭病死率,是我们共同应负的责任。

九十二、解酲清热,养肝行气法治酒精性肝硬化胁痛案

患者杨某,男,54 岁,工程行政干部。初诊日期:1990 年 8 月 20 日。

主诉 右胁隐痛反复 3 年余。

病史 患者平素工作较忙,3 年来应酬频繁,常饮白酒,并常醉醺,渐致右胁隐痛,神倦乏力,食欲欠振,口干欲饮,夜寐多梦。多次查肝功能示白球蛋白比例为 1∶1,蛋白电泳示 γ 球蛋白 30% 左右,乙型肝炎抗原抗体均阴性,B 型超声检查提示肝硬化征象。

诊查 面部微红,略有红缕。舌质红,苔薄净,诊脉细弦。

临床分析 患者病属胁痛,析其病机,良由劳倦饮酒过量,郁热伤肝,气滞失疏,肝阴不足所致。治以解酲清热,滋养肝阴,佐以行气。

处方 葛花 10g,枳椇子 10g,水牛角 15g,白茅根 30g,生甘草 5g,炒当归 10g,杭白芍 15g,枸杞子 15g,川石斛 10g,延胡索 10g,砂仁 1.5g(后下),炙鸡金 10g。

二诊 服药 7 剂后,右胁痛减轻,食欲改善,惟仍觉口干欲饮水。乃于原方去砂仁,改川石斛 15g,加玉竹 15g,再服 14 剂。

三诊 药后右胁疼痛渐除,口干减而未消,舌质红,苔薄净,脉细弦。酲毒渐祛,肝阴未复,拟予一贯煎加减。

处方 大生地 15g,枸杞子 15g,麦门冬 15g,白芍 15g,川石斛 15g,淮山药 15g,玉竹 15g,黄精 15g,水牛角 15g,白茅根 30g,川楝子 6g,炙鸡金 6g。

服 10 剂,症状均消失,面部潮红不著,舌红之色转淡,口干亦减轻。复查肝功能均正常,白蛋白 41g/L,球蛋白 29g/L,白球蛋白比例正常,蛋白电泳 γ 球蛋白 18.4%。续予原方加减调治,至 11 月 19 日再复查肝功能,白蛋白 45g/L,球蛋白 28g/L,蛋白电泳 γ 球蛋白 20%,随访至 1991 年 4 月,症状不著,正常工作,已戒酒不饮。

按语 本例患者病因与饮酒有关,酒毒伤于肝,郁热伤于阴,故先参以解酲,取葛花与枳椇子二味,配以清热养肝理气和胃。清热取水牛角善清血热。肝为藏血之脏,酒性辛热而善入血分,故常从清营凉血考虑而选用水牛角。一贯煎为养肝滋阴之常用方,阅前医所投方药,亦以此方此法为主,但单用此法,不仅症状未改善,复查肝功能白球蛋白及 γ 球蛋白也无变化,而加入解酲一法,临床症状及肝功能均显著改善,可见解酲之品可能起到祛除病因之作用,足征中医解酲一法之可贵。

解酲是中医治疗因酒所伤的治法,东垣立葛花解酲汤,以葛花为方名,另有枳椇子亦专治酒毒疾患。此二味是解酲专用药物,配入砂仁、蔻仁、陈皮、干姜、神曲等理气宽胸膈而和胃,茯苓、泽泻以利水渗湿,使酲毒从小便下泄,治疗醉酒后胸脘痞胀,不思饮食,小便不利之证。确因饮酒所伤,酒毒内蕴,即使已距酒醉有一定时间,有些患者仍可据证而参用解酲之品。或先予解酲,后补其虚,有利于清除病因,杜绝病机演化,改善其病变和症状。从治疗学范畴而言,似属于治本之法,符合"治病必求其本"的原则。

九十三、疏肝和中,兼清郁热法治早期肝硬化胁痛案

患者杨某,女,66 岁。初诊日期:2009 年 2 月 25 日。

主诉 右胁胀痛 18 年,引及肩背。

病史 患者 18 年来右胁作胀隐痛,及于肩背,进食油腻加重,查二对半为小三阳,谷丙转氨酶及谷草转氨酶偏高,B 超示:胆囊结石、肝损害,于 1995 年 7 月行胆囊切除,术后右胁胀痛未改善,曾予多种中西药治疗症状仍有反复,易疲劳,食欲欠振,2009 年 1 月 8 日复查 AST 69U/L,ALT 44U/L,ALP264 U/L,GGT174 U/L,TBIL19.1μmol/L,B 超示早期肝硬化、胆囊切除术后、胆总管壁粗糙。患者有高血压病、冠心病史 20 年,糖尿病病史 18 年。

诊查 舌质淡红,苔薄白,左脉弦,右脉细弦。

临床分析 患者有慢性乙型肝炎病史 18 年,渐发展为早期肝硬化,肝病传脾,木侮中土,肝脾不调,临床表现为右胁胀痛,引及肩背,治疗不仅要疏肝清热,而且要实脾。方选《景岳全书》柴胡疏肝散合二金汤加减。

处方 炙柴胡 10g,苏梗 10g,枳壳 10g,炒白芍 20g,生甘草 5g,制香附 10g,鸡内金 15g,海金沙(包)15g,焦白术 10g,茯苓 15g,夏枯草 10g,半枝莲 15g,丝瓜络 10g,酒大黄 5g。

2009 年 3 月 11 日二诊:经治胁痛明显缓解,复查肝功能正常,舌淡苔薄白,诊脉细弦,拟方疏肝健脾,清肝活血。上方去大黄,加党参 10g,桑叶 15g,丹皮丹参各 10g。

再服 21 剂,患者诸症渐平,在本方基础上加减治疗半年余,症状稳定,坚持上班。

按语 徐老认为苏梗功擅疏肝、理气、解郁,"能使郁滞上下宣行,凡顺气诸品,惟此纯良……宽胸利膈,疏气而不迅下"(《百草崇原》)。凡肝郁证或肝胃气滞证表现为胸脘痞闷,隐痛及胁,口不干苦,舌苔薄白等症可选苏梗、柴胡同用。本病胁痛病史 18 年,叶天士云"初病在经,久痛入络",肝郁气滞,病久入络者可以配用通络法,如丝瓜络、路路通、当归须、炙乳香等,所以方中加入丝瓜络以通络。二诊时加党参,配合白术、茯苓、甘草,为四君子汤,可增健脾益气之功,加桑叶、丹皮增清肝之力,丹参活血养血,对肝硬化的治疗甚为恰当,也符合肝体阴而用阳之生理特性。由于药证合拍,症状改善明显,多年顽疾好转。本案体现了徐老治疗肝郁气滞证的用药特点。

(叶 柏 整理)

九十四、行气化瘀,散结通利法治胆石症胆绞痛案

患者林某,男,58 岁,干部。初诊日期:1991 年 1 月 23 日。

主诉 上腹绞痛时作近 4 月。

病史 患者病起于 1990 年 10 月 1 日,因饮食荤菜肥腻过多,心下疼痛甚剧,冷汗出。当即去某医院急诊,诊断为胆囊炎、胆石症。经抗感染、解痉止痛等多种药物治疗,剧痛得缓。但以后仍不时发作,痛位在心下及偏右胁下,胸脘痞闷且胀,得嗳气则舒,饮食减少,口不干渴,大便通畅。近 1 月来持续服中药,并用抗菌药物,然上腹绞痛时作,常需用非那根、阿托品、654-2,甚则杜冷丁等止痛,稍能缓解。曾服如四逆散、四金汤、大黄、木香、延胡索、青陈皮等,其效不著。

诊查 两目少神,巩膜不黄,但较混浊,舌苔薄白,舌下脉络微有紫瘀之征。两脉均呈细弦,关部弦象较显。剑下按之不适,按重则诉疼痛,腹无癥积。参阅近来检查资料,血、尿、大便常规正常。肝功能包括蛋白电泳、血淀粉酶均在正常范围。乙肝抗原抗体均阴性。B 超

查谓胆囊炎,多发性胆结石,最大一枚 2.1cm×1.4cm,胆囊长 12cm,宽 3.3cm。CT 检查示:胆囊结石,胆囊颈部结石嵌顿,肝、胰、脾未发现异常。

临床分析 此例病情,痛在心下及右胁下,属脘痛、胁痛范畴。病位在肝、胆与胃。病理因素初由食滞、气滞,继而气滞血瘀、疏泄不及,络脉瘀阻,胆腑湿热,蕴久成石。曾用大剂清化湿热之品,然结石既大,且有阻滞嵌顿征象,当从行气化瘀,散结通利试服观察。

处方 苏梗 10g,炒枳壳 15g,白芍 30g,制香附 10g,佛手片 10g,炙鸡金 10g,麦芽 30g,王不留行 10g,蜣螂 10g,通草 3g,川牛膝 10g,生甘草 5g。

每日 1 剂,2 次煎服。

上方服 3 剂,心下及右胁下疼痛渐减轻,未见剧痛绞痛发作。续服上方共 20 剂,饮食稍增,疼痛显著改善,已不需要再用杜冷丁、阿托品、654-2 等解痉止痛药。药既对证,原法扩充再进,方中王不留行改为 15g,并加入皂角刺 10g,炙甲片 15g,玉米须 30g,芦根 30g,去川牛膝。此方一直服至 4 月下旬,疼痛已不著,起居饮食如常,精神亦渐恢复。B 超复查胆囊炎症征象改善,胆囊体积长 9cm,宽 3cm,结石最大仍为 1.9cm×1.3cm。病情显著改善,胆囊炎症发作已获控制。

按语 本例胆道结石发作,剧痛绞痛,原本每日均需解痉止痛剂,而且逐步"升级"。一则有一定副反应,患者甚感不适,且多用则耐药或成瘾。自服上列处方后,疼痛渐缓解,不再用解痉止痛剂,说明中药有良好作用。

本例原已服用中药,所用药物均为类似疾病常用之品,且均属有效之方。然本例痛剧不减,参考物理仪器检查结果,结合"久痛入络"之病机演化,故治以行气化瘀,散结通利。行气选用苏梗、枳壳、制香附、佛手片。化瘀散结通利选用王不留行、蜣螂、通草、鸡内金等药。芍药甘草取其舒挛缓急定痛,牛膝取其达下、行瘀,玉米须、芦根取其甘淡、甘凉以通利经隧之水液。再加入皂角刺、炙甲片亦属散结化瘀软坚之品。总之,选方用药以辨证为主,参考辨病,了解以前服用之方药,细心辨析,对证遣药,方能合乎病机,改善病痛。至于本例胆结石较大,且 CT 显示已有嵌顿征象,从临床症状来看,明显好转,B 超复查胆囊炎征象改善,但结石仍然,欲化其石,还需继续较长时间服药。

九十五、清利肝胆,和胃通腑法治胆道感染胁痛黄疸案

孙某某,男,58 岁,住院号 52889。于 1980 年 9 月 1 日住院。

主诉 右胁下及上腹疼痛半月,逐渐加重。

病史 患者于三年前曾有右胁下、上腹隐痛发作,伴有恶心吐酸,痛势不甚,诊谓"胃炎",经服药治疗数日,痛止后未再诊查。半月来疼痛发作,阵发加重,痛甚则转侧不安,汗出,恶心欲吐,嗳气,食少,口干,小溲黄,大便干结。曾服疏肝和胃之剂未效。平素吸烟嗜酒,每日二餐饮白酒各二三两,喜食油腻炙煿之品。形体较胖,目睛色黄,肤色微黄,舌苔薄黄腻,中罩灰苔,脉象小弦,右胁下及胃脘按之疼痛,有拒按之状。

检查:血压 148/100 毫米汞柱,脉率 80 次/分,体温 36.8℃。腹脂较厚,莫菲氏征阳性。血白细胞 3710/立方毫米,中性 81%,尿胆红质阳性。肝功:黄疸指数 25(凡登白试验双相),胆红质 2.4 毫克%,絮浊均(−),谷丙酶 74,蛋白正常,AKP88 金氏单位,γ-GT1325 单位,HBsAg 阴性,血尿淀粉酶正常。超声波探查肝波正常,胆囊液平 3.5 公分。

入院诊断为:胁痛、黄疸(胆道感染、胆石症待排除)。认证为湿热蕴结肝胆,胃失和降。治以清利湿热,疏肝和胃通腑。药用:柴胡、黄芩、生军、广木香、法半夏、陈皮、枳壳、金钱草、延胡索等,一剂。翌日上腹痛仍剧,黄疸明显,大便色灰量少。另给大黄粉、郁金粉各1.5g,一日三次,肌注柴胡注射液4ml,一日二次,因饮食甚少,补液二天共2500ml。

入院三日,饮食稍增,右胁下、上腹痛稍减,但黄疸加深,皮肤搔痒,大便仍呈灰白色。继予前法,调整用药,方用:柴胡6g、黄芩10g、生军9g(后下)、广木香10g、茵陈15g、金钱草30g、虎杖16g、广郁金10g、白花蛇舌草16g,每日上下午各煎服一剂。至9月6日,黄疸开始减退,舌苔黄腻见化,灰苔亦退,大便通畅而色仍未转黄。汤剂中大黄改为10g,一日二剂,另又改大黄粉、鸡内金粉各1g,一日三次。9月8日右胁下及上腹痛已除,大便一日三次,稀,色转黄,原方出入续进。为巩固其效,大黄仍不减量,每日二剂,一直服至10月8日,症状消失,精神食欲渐复,大便每日三四行。复查肝功,黄疸指数8,胆红质0.2毫克%,谷丙酶正常,γ-GT173单位,碱性磷酸酶11.8(9月27日复查超声波:胆囊液平2公分)。仍予清利余邪,疏肝和胃之剂,加入党参以健脾。本拟作胆囊造影,因口服碘化钾有过敏反应而未查。上消化道钡餐检查"胃窦炎"。经超声显像探查无明显异常。患者而住院期间,体重减轻5公斤,胁痛、黄疸痊愈出院。随访至1981年2月下旬,情况良好,早已恢复工作,胆囊区无压痛,超声探查胆囊亦无异常。

按语 本例患者主症为右胁下、上腹疼痛,逐渐加重,继而出现目黄肤黄、小溲黄,故中医诊断为胁痛、黄疸,而以胁痛为先,黄疸为继发疾患。

本素嗜酒,并喜食肥腻炙煿食品,助湿生热,恐属远因。复由饮食不节、劳倦等诱因而发作。由于湿热之邪蕴结肝胆,疏泄失常,气机阻滞,而致胁痛。因湿热内留,疏泄失司,影响胆液的正常运行和排泄,而引起黄疸。湿热蕴结的程度和胁痛、黄疸之轻重,颇有相应的关系。本例黄疸病起较急,黄色较鲜,结合其他症状,当为阳黄。肝胆有邪,横逆犯胃,饮食不节,湿热食滞停积于胃,故胃脘亦痛,并伴恶心欲吐,嗳气食少(胃窦炎更加重此类症状)。口苦为胆热之证,早见于《素问·奇病论》,认为是"胆瘅"的主症。总之,本例病位以肝胆为主,兼及胃腑,病理性质属实,病理因素以湿热为主,热重于湿,并夹有食滞。如湿热蕴久不化,胆液凝结,则有聚成砂石之可能。

根据入院时证候,拟法清利肝胆湿热,疏肝和胃通腑,方药为大柴胡汤加减。惟因病情较重,湿热内盛,药量不足,腑热未清,邪未下泄,故未能控制病情。大便虽行少量,其色灰白,亦可能系湿浊内盛之征。经分析病情,认为经治三日,饮食稍进,右胁下及上腹疼痛稍减,是有其进步的一面。但黄疸加深,腑行不畅,其原因可能一由邪势尚盛,特别是湿热结于肝胆,疏通畅泄之功能障碍,清利需一定的过程;二恐药力不足,药量偏轻,乃决定加其量,增其剂,每日二剂,日服四次,按时给药,有助于提高疗效。方中柴胡、黄芩清少阳;枳实、生军、木香行气通腑,导热下行;茵陈、金钱草、虎杖、郁金清利胆热;另加白花蛇舌草亦助清利之功。其间大黄日量为21~23g,汤散并进,药力尤峻,大便畅行而色渐转黄,黄疸、胁痛等症日趋减退。

因为患者服药后,①饮食渐增,②形体虽略消瘦而精神尚可(脉象有力),③大便溏泄而非"洞泄"(一日三四次),未见通腑伤正之象,故连用大黄20余日,用量共达400余克。

急性胆道感染,凡属湿热邪蕴,具有右胁下或/及上腹疼痛拒按,舌苔黄,或兼身热有汗不解,黄疸等症者,宗"六腑以通为用"之旨,有利于祛除病邪,缩短治程,提高疗效。大黄不仅有抑制消化道病原微生物(细菌)的作用,还可使肠蠕动增强,改善胆道的瘀滞,排泄毒素,并利于防止胰腺炎的合并。如右胁下、上腹痛而痞硬,尚可与芒硝同用。大黄必须后下,或用沸水泡浸取汁。芒硝必须冲服,也可与大黄浸泡。芒硝还可外敷配合治疗。方法是:每日用粗制皮硝30~60g,纸包平铺,外加纱布包敷于痛处,得皮肤温度而渐渐溶化,约12小时取下,每日一次,连用数日,以疼痛痞硬好转为度。可通过软坚而达到治疗作用,对皮肤没有刺激性,是一种方便、有效、安全、价廉的辅助治疗措施。

以胁痛、黄疸为主症者,除胆道感染、胆石症外,还有急慢性肝炎(黄疸型、郁胆型等)以及肝胆及胰(头)的肿瘤疾患,应根据症状、病史和体征,作进一步的检验,以明确现代医学诊断,有利于治疗处理和判断预后。

九十六、健脾养正,清利肝胆,行气活血法治胰头癌伴胆总管狭窄黄疸案

鲍某,男,67岁。初诊日期:2006年1月5日。

主诉 左侧腰背痛1年,伴皮肤黄染半月余。

病史 患者1年前无明显原因出现左侧腰背部疼痛,未予重视,去年9月起加重,经腹部CT、MRI及相关血液等检查,确诊为胰头癌,因肿块浸润侵犯血管等原因,无手术适应症,于2005年9月24日及10月18日两次介入化疗,10月26日又至南京八一医院行γ刀治疗,每日1次,连续12次,12月26日又因"消瘦乏力4月伴皮肤黄染10天"住江苏省人民医院,查腹部CT示胰头4.2cm×3.1cm,主胰管不规则扩张,诊为"胰头癌伴胆总管下段阻塞",于12月29日行ERCP术,术中见肝内胆管及胆总管明显扩张,胆总管下段狭窄,行EST、气囊扩张后,置入金属支架内引流。治疗后皮肤黄染减而未除,神倦明显,血糖偏高,又转至本院住院治疗,延请徐老会诊。刻诊:身目黄染,周身肤痒,左侧腰背仍感疼痛,神倦乏力,常欲卧床,夜中不适则汗出,饮食不多,大便日行,小便色黄如浓茶。既往常饮酒,每日2~3两,吸烟10余年,每日20支。

诊查 形体消瘦,皮肤巩膜轻度黄染。腹软,左上腹压痛,无反跳痛,腹水征(-)。舌质淡红而紫,舌苔薄白、微腻,诊脉细数,重取无力。

临床分析 患者常年嗜酒,伤肝损脾,肝失疏泄,气滞血瘀则腰背疼痛;脾失健运,生湿蕴热,薰蒸肝胆,胆汁不循常道,外溢肌肤则身黄目黄,下趋膀胱则尿黄。复加术后气血受损,中焦气滞血瘀,络脉受阻,则疼痛、黄疸难愈。病理性质乃本虚标实,治当标本兼顾,拟法健脾养正,清利肝胆,行气活血。

处方 炒党参10g,当归10g,山药15g,鸡金10g,海金沙(包)20g,厚朴10g,通草5g,猪茯苓各20g,白鲜皮10g,莪术10g,败酱草15g,苡仁30g,谷麦芽各30g,山茱萸10g。2次煎服,每日1剂。

复诊 服药7剂,巩膜黄染减轻,肤痒、疼痛改善,加秦艽15g、茵陈15g清利肝胆湿热,加半枝莲15g抗肿瘤,药后黄疸明显减退。

以后多次住院,均请徐老会诊,因胸胁及左上腹隐痛未除,在原方基础上调整,并加乳香、路路通、丝瓜络等行气活血通络之品,治疗5月余,病情尚稳定。

按语 本案患者胰头癌晚期失去手术机会,行介入化疗、ERCP术,胆总管置入金属支

架后,黄疸仍不能消退,患者目黄、身黄、小便黄当属"黄疸"范畴。《金匮要略》提出:"黄家所得,从湿得之",患者常年嗜酒,伤肝损脾,肝失疏泄,气滞血瘀则胁痛;脾失健运,生湿蕴热,薰蒸肝胆,胆汁不循常道,外溢肌肤则身黄目黄,下趋膀胱则尿黄。《金匮要略》谓:"黄疸之病,当以十八日为期。治之十日以上瘥,反剧为难治"。徐老认为,患者胰腺癌晚期导致的梗阻性黄疸,时日已久,病根已深,预后不好。γ刀治疗、ERCP术后,气血两虚,脾气受损,如一味疏利肝胆,行气活血,则正气更加受戕,脾土衰败,病势危矣,所以徐老采用益气养血,健脾扶正为主的治疗方法,辅以清利肝胆,行气活血,缓以图治。其中取炒党参、山药、当归益气养血,二金汤(鸡内金、海金沙)清利肝胆湿热,薏仁、谷麦芽健脾化湿助运,其中薏仁有抗肿瘤作用;白鲜皮祛风燥湿,清热解毒,《本草纲目》谓:"白鲜皮气寒善行,味苦性燥,为诸黄风痹要药";莪术活血化瘀,现代研究该药抗肿瘤作用;山茱萸补肝肾之阴。药后气血得补,胃气得复,病情得以控制,加茵陈、秦艽清利湿热,半枝莲清热解毒抗肿瘤,以后因胁痛加路路通、丝瓜络等行气活血通络。治疗5月,病情得以稳定。

二金汤出自《温病条辨》卷二,由鸡内金、海金沙、厚朴、大腹皮、猪苓、白通草组成。《温病条辨》谓:"由黄疸而肿胀者,苦辛淡泄,二金汤主之"。徐老常用其治疗湿热黄疸、胆囊炎、胆石症病人,该方鸡内金必须重用,一般为15~20g,少则无效,配合茵陈、马鞭草、玉米须、黑丑等药,既能消黄疸,又能消胀满。

徐老认为肿瘤病人多属本虚标实,临症需分清标本虚实轻重,辨证施治,要重视扶正,重视顾护胃气,不可仅仅根据现代药理研究,而大剂量给予清热解毒药,以犯"虚虚之戒",损伤胃气。可以在扶正基础上适当加用一二味抗肿瘤药。本病属晚期肿瘤,胰头癌恶性程度极高,预后不良,经徐老治疗5月,病情能够平稳,病人生活质量得到很大改善,实属不易,也体现了中医药治疗肿瘤的优势。

（叶 柏 整理）

九十七、解郁疏肝,养阴通络法治黄疸久治不退案

崔某,女,60岁。初诊日期:2005年11月7日。

主诉 目黄肤黄反复发作17年,再发3月。

病史 患者有关节炎病史20余年,时服消炎痛等治疗。17年前因悲伤致皮肤巩膜轻度黄染,1987年、1994年因黄疸,住八一医院诊治未退,后至本院服中药治疗而愈,期间查病毒指标、免疫指标等均为阴性,排除了病毒性肝炎、免疫性肝病,考虑与胆道感染有关。今年8月因情志不畅黄疸又起,曾在本院服中药治疗,胆红素虽已正常,但仍有巩膜黄染,肝功能转氨酶反复异常。刻诊:皮肤巩膜稍有黄染,食欲不振,脘胁痞胀,胃脘怕冷,口苦,右背疼痛,夜间尤甚,影响睡眠,大便次多量少,不成形。

诊查 巩膜皮肤轻度黄染,无皮疹,腹平软,中上腹部无压痛,右上腹按之不适,肝脾肋下未及肿大。苔薄黄,质暗红,脉细。

临床分析 患者平素情志不畅,肝失条达,肝气郁滞,疏泄失常,胆汁不循常道而溢于肌表,且肝气犯胃则胃气失和,复加久病伤中,胃阳不振,故见皮肤巩膜黄染、食欲不振、脘胁痞胀、胃脘怕冷、口苦、右背疼痛之证候。病为黄疸,辨证总属肝胆湿热,胃气不和。治当解郁

清化和胃,方拟解郁合欢汤化裁。

处方 合欢花皮各10g,郁金10g,橘皮络各6g,法半夏10g,鸡金10g,佛手10g,莱菔英15g,海金沙(包)15g,路路通10g,丝瓜络6g,枸杞子10g,夏枯草10g。2次煎服,每日1剂。

二诊 服药17剂,巩膜皮肤微黄,食欲改善,脘腹痞胀减轻,背微痛,生气则加重,口苦较著,口干好转,嗳气,小溲微黄。舌暗红,苔薄白,脉细弦。仍从解郁疏肝利胆治之。

处方 合欢皮花各10g,郁金10g,茵陈15g,海金沙(包)15g,鸡金10g,制香附10g,丝瓜络10g,路路通10g,苡仁30g,麦芽30g,刀豆壳20g,猪苓15g,建曲15g。2次煎服,每日1剂。

三诊 服药14剂,右胁轻度胀痛,痛及后背,大便不畅,小溲微黄,巩膜轻度黄染,黄疸经久未消,舌质暗红,少苔,脉沉细小弦。患者肝胆湿热久留伤阴,络脉瘀阻。治从清利肝胆,兼以养肝通络。

处方 茵陈15g,白鲜皮10g,秦艽6g,鸡金10g,海金沙(包)15g,路路通10g,水牛角6g,茅根30g,当归10g,杞子10g,白芍10g,玉米须15g,泽兰泻各10g。2次煎服,每日1剂。

四诊 服药3周,症状改善,惟右胁胀而不适,肤色尚黄,目不黄,面部微晦,复查肝功能均已正常,ALT 21U/L,TBIL 15.4μmol/L,舌下系膜略黄,舌质暗红,苔少,脉沉细小弦。仍从上法,养阴清利为主,拟方费伯雄茵陈玉露饮化裁。

处方 茵陈15g,石斛15g,玉竹15g,海金沙(包)15g,炙柴胡6g,制香附10g,秦艽6g,地肤子15g,丝瓜络10g,合欢皮10g,酸枣仁15g。2次煎服,每日1剂。

五诊 前投茵陈玉露饮3周,药后脘胁疼痛改善,小溲微黄,巩膜轻度黄染,牙龈有血,复发性口腔溃疡,饮热则痛,苔薄黄,质暗红,脉细弦。2006年1月18日肝功能示ALT 20 U/L、AST 32 U/L、ALP 93.6 U/L、γ-GT18 U/L、TBIL 20.3 μmol/L,"二对半"及其他"肝炎病毒标志物"均为阴性。此乃肝经瘀热未净,胃热上干。治当清泄肝胃,佐以健运中焦。

处方 黄连1.5g,生地15g,丹皮10g,茅根30g,当归10g,水牛角6g,茵陈15g,海金沙(包)15g,太子参15g,山药15g,茯苓15g,炙甘草3g,平地木10g,建曲15g。2次煎服,日1剂。

按语 解郁合欢汤出自清·费伯雄《医醇賸义》,由合欢花、郁金、沉香、当归、白芍、丹参、柏子仁、山栀、柴胡、薄荷、茯神、红枣、橘饼等药组成,功能清火解郁,养血安神。患者情志不舒,肝气郁结,疏泄不利,胆汁外溢肌肤则皮肤巩膜俱黄。肝郁化火,且肝气犯胃则胃气失和,复加久病伤中,脾阳不振,故见食欲不振,脘胁痞胀,胃脘怕冷。其病机主要为肝气郁结,胃气不和。徐老用解郁合欢汤合二金汤加减,取疏肝解郁之功效,以合欢皮、郁金、鸡内金、海金沙为主药,加橘皮络、佛手以增疏利肝胆之功效,合半夏、莱菔英理气和胃,路路通、丝瓜络疏肝通络兼清热利尿。中医认为,肝之生理,其体为血,其用为气,胁痛长期不瘥,即如叶天士所云之"久病入络",故用活血通络之品使其通利。且《金匮要略·黄疸病》云:"诸病黄家,但利其小便",故治疗黄疸,应重视通利小便。患者久病,肝肾不足,加用枸杞滋养肝肾,使通利而不伤阴,夏枯草清肝胆,使循经上炎之郁火直折,还可起引经作用,引诸药直达病所。患者服药后症状改善,改投茵陈玉露饮加减,加强健脾利湿退黄之功。茵陈玉露饮也出自《医醇賸义》,由茵陈、玉竹、石斛、天花粉、茯苓、草薢、葛根、山栀、陈皮、半夏、苡仁组成,功能养阴清利、健脾和胃。徐老用茵陈、玉竹、石斛为主药,配以海金沙清热利胆,柴胡、制香附疏肝理气,秦艽、地肤子、丝瓜络祛湿通络,合欢皮、酸枣仁解郁安神。经过一段时间的调治,患者病情日趋见好,黄疸渐退。

(周晓虹　整理)

九十八、清瘀化湿,肃肺清金法治急性戊型肝炎黄疸案

董某,女,65 岁,无业。初诊日期:1998 年 3 月 11 日。

主诉　恶心纳差近 1 月,目睛黄染 20 天。

病史　患者 2 月中旬受寒出现恶寒发热,自服扑热息痛后热退,但一直感食欲不振,恶心,20 天前发现巩膜黄染,小便色黄,来我院求治。查尿胆红素(+++),尿胆原(+);肝功能 ALT、AST、ALP、γ-GT、TBIL、DBIL、TBA 均升高,经保肝等治疗症状缓解不著,为进一步诊治而收入病区。入院时身目黄染,乏力纳差,时有恶心,时有咳嗽,小溲色黄,大便量少,质偏稀,色黄。请徐老会诊。

诊查　全身皮肤黏膜重度黄染,双侧巩膜黄染。化验检查:TBIL 500μmol/L,DBIL 128μmol/L,TBA 32μmol/L,ALT 663U/L,ALP 406U/L,γ-GT 82U/L,ALB 36g/L。尿胆红素(+++),尿胆原(+)。二对半:抗 HBc(+),B 超、CT 示:胆囊炎、胆石症,肝门区低密度影。右脉弦滑而数,左脉弦细而数。

临床分析　本案属中医湿热黄疸,患者瘀热内留,肝胆失疏,同时患者伴有咳嗽,肺失清肃,治当清瘀化湿退黄,佐以肃肺清金。

处方　茵陈 15g,山栀 10g,水牛角 10g,鸡内金 10g,海金沙(包)15g,金钱草 15g,广郁金 10g,黄芩 10g,柴前胡各 10g,桑皮 10g,芦根 30g。

3 月 13 日二诊:服药 2 剂,黄疸略所消退,饮食渐增,小便仍黄,肝功好转示 TBIL 318μmol/L,DBIL 44μmol/L,TBA 64μmol/L,ALT 94U/L,ALP 254U/L。尿胆红素(++),尿胆原阴性。药证相合,原方继进。

3 月 19 日三诊:黄疸明显减退,饮食亦可,无恶心呕吐,大便每日一行,质正常,小溲色深黄,皮肤巩膜中度黄染。原方加制军 6g 继服。

3 月 27 日四诊:黄疸渐退,纳谷亦增,小便偏黄。肝功明显好转,复查为 TBIL 69μmol/L,DBIL 17μmol/L,ALP 147U/L,余均正常。血查戊肝抗体阳性。诊断明确为“急性戊型肝炎。”原法治疗效佳,继服原药巩固。于 3 月 30 日出院。出院后继续服本方,10 天后复查肝功均已正常。

按语　此例最后证实为“戊型肝炎”,戊肝是一种经消化道传染的疾患,多呈急性过程。该案治疗之初,病因未明,重度黄疸,但徐老根据中医辨证施治之原则,合理准确地用药,其病很快向愈。方中主药为茵陈,利湿退黄,配山栀、黄芩清肝胆之热,加四金汤(金钱草、海金沙、鸡内金、广郁金)疏肝利胆化湿,用水牛角清热解毒凉营,前胡、桑皮、芦根兼顾患者有咳嗽,清金肃肺。因此,徐老强调,中医治病是认“证”识“证”,即使在诊断未完全明确的基础上,也应抓住时机,及时治疗,可缩短病程。这才是中医治病的特色,在目前临床上,有许多疾病很难明确诊断,但中医只要有证可辨,就能取得较好的效果。

(邵　铭　整理)

九十九、清金制木,养阴祛水法治乙肝后肝硬化失代偿期臌胀案

患者金某,女,58岁,退休职工。初诊日期:1991年1月30日。

主诉 腹部臌胀1月余。

病史 患者于1990年12月中旬发病,大便色黑,经诊查谓上消化道出血,用常规止血治法,出血渐止。旋觉腹胀,日益加重。诊为乙肝后肝硬化失代偿期,腹水。自1月12日起,中西医结合治疗,中药如健脾养肝、行气利水之剂,每日1剂。配用氨苯喋啶或安体舒通口服,静脉输入血制品(白蛋白)等,效果不著。腹部臌胀日甚,饮食少,食欲不振,略有咳、无痰,大便干结,小溲甚少,下肢轻度浮肿。

诊查 面色萎黄,目不黄,形瘦腹大,腹部按之有波动感,腹围81cm,体重54kg。舌质红而干,舌苔薄白呈花剥状,脉象细弦微数。血查肝功能白蛋白30g/L,球蛋白29g/L,HBsAg1:2^4,胸透示右侧少量胸水。B超示肝硬化、脾肿大、腹水。胃镜查为食道静脉曲张、慢性浅表性胃炎。妇科检查未见明显异常。腹腔抽液查腹水系漏出液。

临床分析 患者出现症状虽仅月余,然而臌胀之成,积渐乃生。良由肝脾两虚,肝因邪毒所伤,肝病传脾、脾气渐虚,摄血无权,以致阴络内损,骤然便血色黑。出血虽止,正气受伐,臌胀症状始渐显露。肝阴亏耗,真水日虚而邪水日盛,脾虚运化不力,肺虚不能制木。前经投药,健脾养肝而未曾清其金气,故肝木横逆未驭。治当仿丹溪法,清金以制肝木,养其真阴,祛其邪水。

处方 北沙参12g、麦门冬15g、川百合15g、川石斛10g、桑白皮15g、白茅根30g、楮实子10g、料豆衣15g、鸡内金10g、路路通10g、泽兰泻各15g、玉米须30g。

每日1剂,2次煎服。

上方服3剂,自觉腹胀减轻,饮食稍增,咳嗽不著,大便通畅,小溲渐增。续服10剂,精神渐增,胀势已松,下肢不肿,每日尿量由原来1200ml增至1800ml。继用原法,加黄芪15g。服药至2月20日,症状不著,腹胀全消。腹围从81cm减为64cm,腹部无移动性浊音。复查肝功能白蛋白34g/L,球蛋白28g/L,余亦正常。4月2日复查X线胸水已全吸收,肋膈角清晰。随访半年,病情稳定。

按语 此例患者形瘦舌红而干,腹部膨大,病属臌胀中最棘手之阴虚证。一方面是阴津不足,一方面是水湿潴于腹腔。若误以为只需健脾分利而过用甘温补气,则阴虚愈甚而水无从下,故仿丹溪清金制木一法,养肺之阴,清肃金气,投以沙参、麦冬、百合、桑皮。楮实子养肝肾之阴而不滋腻,料豆衣养阴而行于皮里膜外,借路路通以宣通隧道,鸡内金消胀助运,泽兰行水通络。再加茅根、玉米须甘淡渗利,利水而不伤阴。全方养真水而祛邪水,甘凉而不碍脾气,分利而不致伤阴。类似验案甚多,姑举此例,以示梗概。

一〇〇、温通清热,调气行瘀法治胰腺炎后腹背痛案

患者余某,女,41岁。初诊日期:1993年10月14日。

主诉 "急性胰腺炎"后,左腹背痛2个月。

病史 患者于2个月前因上腹疼痛、发热、呕吐,住院治疗,诊为急性胰腺炎。禁食并经

中西药物合并治疗,5日后诸症次第缓解,2周后出院。惟左上腹仍一直有痛感,及于腰背,时轻时重,坐卧均痛。食欲不振,神倦乏力,大便溏而不畅,畏寒喜暖,不欲饮水。迄今已2个月,遍服多种中、西药物,左腹背疼痛仍不得改善,仍以卧床为主,生活不能自理,特为求诊。

诊查 面色稍呈苍白无华,舌质偏淡,舌苔薄白,诊脉沉细无力。左上腹及腰部均有轻度压痛,皮色无异常。血象呈轻度贫血,白细胞正常,血淀粉酶不高。大小便常规无异常。B超示胆囊壁稍粗糙。胰腺大小在正常范围。

临床分析 根据患者"出院记录"所载,患者住院时急性胰腺炎、单纯性,诊断已明确。当时禁食约7日,中药以大柴胡汤为主,兼用抑制胰腺分泌药物,抗感染、补液等措施。从效果而言,急性炎症幸得及时控制,但左上腹及腰背疼痛迄今未见好转。单纯性亦即水肿型,亦称间质型,良由胰腺间质水肿、充血和炎性细胞浸润,可能有渗液外溢,侵蚀胰腺邻近组织,因卧床而往往流蚀及于后腰背部,局部的疼痛可能与之有关。经及时治疗,胰腺炎症已好转向愈,但周边组织间之病损尚未痊愈。

按中医诊断,基本上属于腹痛。急性期后,气滞血瘀也是基本病理因素。胰属脾,初由湿热蕴结、气滞食积,不通则痛,病邪充斥,少阳不和,故寒热、呕吐。经及时治疗,湿热渐清,但经脉肌膜之气滞血瘀未获缓解,余邪亦难免留滞未尽。治法似宜疏调气机,行其瘀热。

从现症分析,畏寒,面白,舌质偏淡,脉沉细无力,综观诸症,属于阴寒之证。大便溏而不畅,脾阳不振,运化未得正常。故从病机而言,似属寒热夹杂之证。寒之因,可能因病后禁食、发热、呕吐,正气戕伤,抑兼用药大黄、芩、连,苦寒之剂连用,加以抗菌之诸药亦属苦寒之性,难免损伤阳气,寒自内生。

综上初步分析,拟法宜温通,温通经络、脏腑,疏调气机,行其瘀滞,清其余热,寒温兼投。

处方 制附子(先)5g,炒当归10g,炙柴胡10g,炒枳壳10g,炒白术10g,延胡索10g,赤芍10g,白芍10g,紫丹参10g,炙甘草5g,制大黄5g,生薏苡仁30g,败酱草15g,路路通10g,丝瓜络10g,谷芽30g。

每日1剂,2次煎服,服药后偏左侧卧。

此方服5剂后,左腹腰部疼痛即有所改善,无坐卧不安之状,大便畅而仍微溏,进食少,大便量亦少。原方又服10剂,疼痛又有减轻,畏寒、乏力、食欲不振等症亦有改善,生活可以自理,白昼不必卧床。原方柴胡改用6g,制附子改为3g。再服10剂,左腹腰痛基本消失,余症亦不著,从事轻工作。随访7个月,云病已向愈,未再服药,饮食起居颇为注意,以防复发。

按语 多年来诊治类似病例颇多,寒热兼夹,气滞血瘀。关键之一,医者应客观地认知有寒象,理宜用温药,勿以为"炎症"而仍一味用苦寒之品,离开辨证,走入误区,不利于病。

上方比较复杂,既有附子大黄汤意,又是四逆散合薏苡附子败酱散加减。附子与制大黄同用,其意不在通腑,而在温经导瘀。四逆散疏调气机。患者上腹痛在左侧,胁之下,为肝经所络,不论左、右,胁下均为肝之分野。薏苡附子败酱散系仲景方,见于《金匮要略》治肠痈所用,薏苡仁泄脓除湿,附子振其阳气,辛热散结,败酱草行瘀排脓。本例并非肠痈,但其炎性渗液,不论其在腹腔内、外,亦可用之,而实践证明其有效,故个人认为此方(薏苡附子败酱散)对腹腔炎性疾患所致不少病证,均可据证选配。特别是有一定的寒象者,附子实为良药。此方原量,三药为10:2:5,其比例亦比较恰当。

上方四逆散中加白术,顾及脾气,又有当归,气血、肝脾双调,加路路通、丝瓜络,取其通络为佐,伍以延胡、赤芍、丹参,协同通络行瘀定痛之功。按理,当归应以归须为好,惜当今配方已无归须。尚有行瘀通络之新绛,现也久已缺药,姑言以志之而已。

一〇一、开郁行气,宁心安神法治胃病郁证案

方某,女,52岁。初诊日期:2006年6月1日。

主诉 胃脘觉冷5月余。

病史 患者2005年11月因外感发热服药治疗后渐胃中觉冷,畏寒喜暖,便溏次多,自觉头顶有凉气并移行至胸咽、胃脘,纳谷尚正常,无胃脘胀痛,无嗳气泛酸等,头目昏晕,心悸,夜不得寐,腰酸。曾先后服中西药治疗未效。患者2003年发现子宫肌瘤,2006年1月17日行子宫全摘术,平素情志不畅。本次发病与外感风热,多药伤中有关。

诊查 腹软,胃脘部无压痛,肝脾未及肿大。舌质淡红,舌苔薄白,诊脉细。2006年1月查B超肝胆胰脾未见明显异常,胃镜检查示慢性胃炎,幽门螺杆菌阴性。

临床分析 患者平素心情抑郁,肝失条达,气机不畅,阳气内郁,不能外达,复加本次外感风热,多药伤中,中阳益损,心神不宁,故见胃中觉冷、畏寒喜暖、便溏、心悸、夜不得寐等肝郁不达、胃阳不振之证候。病属胃病郁证。治宜开郁行气,宁心安神。方拟解郁合欢汤化裁。

处方 合欢花皮各10g,郁金10g,制香附10g,绿梅花10g,百合30g,生麦芽30g,龙齿15g,白芍15g,炙甘草5g,鹿衔草15g,老鹳草15g。2次煎服,日1剂。

二诊 服药7剂,胃中觉冷好转,渐有温热之感,但仍觉巅顶及两侧头部有冷气窜入,直至脘腹,头晕,汗出,大便日行2次。舌质淡红,舌苔薄白,脉细。巅顶属厥阴所主,加藁本6g,凌霄花10g,一温一寒,寒温并用,皆能上行巅顶,而疏达厥阴郁滞;因患者时有汗出,加山茱萸10g、白蔹10g滋阴敛汗。2次煎服,日1剂。另嘱:金针菜,4~5日服1次,每次50g,可当菜吃。

三诊 又服药18剂,胃气已和,胃脘无明显不适,自觉巅顶痛,有冷气,时有汗出。舌质淡红,苔薄白,脉细。治当解郁疏调气机。

处方 藁本6g,凌霄花10g,白蔹10g,白芍15g,五味子5g,蔓荆子10g,土牛膝10g,当归10g,麦芽30g,百合30g,陈皮6g,炙鸡金10g,佛手10g。2次煎服,日1剂。

继续服药15剂,诸症消失。

按语 郁证表现多端,本案以胃脘觉冷为主要症状,一般认为乃胃寒所致,或为虚寒,或为实寒,然究其根源,实因患者子宫肌瘤术后,心情抑郁,肝失条达,气机不畅,阳气内郁,不能外达,复加外感风热,多药伤中,中阳益损,胃阳不振,心神不宁。病理关键在于肝郁不达,阳气内郁,故见胃中觉冷、畏寒喜暖等症。病属胃病郁证。治当遵《内经》"木郁达之"之旨,以开郁行气,宁心安神为法,郁解气畅,则阳气自能外达,胃脘觉冷可愈。

解郁合欢汤出自清·费伯雄《医醇賸义》,由合欢花、郁金、沉香、当归、白芍、丹参、柏子仁、山栀、柴胡、薄荷、茯神、红枣、橘饼等药组成,功能清火解郁,养血安神,是治疗"所欲不遂,郁极生火"(郁火)之主方。具体运用时,徐老认为当随证施治,根据兼症不同加减药物,方能取得异曲同工之效。本案则取解郁合欢汤之主药郁金、合欢以疏肝解郁行气,加制香附、绿梅花以增其功;生麦芽最能疏肝;白芍养血和血;百合、龙齿宁心安神;鹿衔草温而不

燥,兼助胃阳;炙甘草补益中气,调和诸药。全方合用,可使郁解气畅,阳气外达,血和神安。另徐老对待此等患者,嘱其常服金针菜,有调节植物神经功能的作用,于病有益。徐老谓,金针菜又名"黄花菜"、"萱草"、"忘忧草",西晋·嵇康《养生论》云:"合欢蠲忿,萱草忘忧",合欢与萱草同用,实为治疗郁证之良品。

(陆为民　徐丹华　整理)

一〇二、疏肝解郁,甘缓辛散法治胃病郁证案

患者江某,女,40岁,工人。初诊日期:1993年11月17日。

主诉　胸闷短气,不思饮食,胃中抽动5个月。

病史　5年前曾患胃痛隐隐,经多次服药,症状基本缓解,但不时仍小有反复。5个月前因情志不畅,郁而不伸,遂致胸宇窒闷,短气,善叹息,不思饮食,无饥饿感,进食甚少,饮水亦少,胃脘部常有抽动感,无规律,神疲乏力,体重逐渐减轻。2个月来休息在家,屡经治疗,效果不著。已婚,生育1次,人工流产5度,半年来经期稍衍,经量较少。

诊查　面色少华,舌质淡红,舌苔薄白,脉象细弦。心肺无异常体征。上腹无压痛,肝脾未触及。胃镜检查示轻度浅表性胃炎、幽门螺杆菌阴性。胸部X线检查及心电图均无明显异常。

临床分析　病人自觉症状显著,缘情志因素诱发。胸闷短气而善叹息,上腹抽动,食欲不振,饮食减少约1/2,以致乏力、体力不支,但无胸痛、咳喘、胃痛、胁痛等症,诊断似属郁证。胸廓心肺,肺主一身之气,辅心主血,肺气膹郁,其因有外感、有内伤,患者一直无寒热、咯痰等症,外感可以排除。内伤之因,良由肝气郁滞,影响升降功能,以致肺气不畅,故见胸闷短气而善叹息。胃气不振,不思饮食,进食减少,胃中有抽动感,亦可能由于肝郁所致,肝气易犯中土,肝胃相邻,胃腑首当其冲。总其关键,良由肝气郁滞所致。

治法当以疏肝解郁为主。宗经旨"肝苦急,急食甘以缓之;肝欲散,急食辛以散之"原则,选用甘缓、辛散之剂为主。

处方　川百合30g,炙甘草5g,淮小麦30g,大枣7枚,广郁金10g,合欢花15g,佛手片10g,薄荷3g(后下),橘皮6g,橘叶15g,娑罗子10g,全当归10g。

每日1剂,2次煮服。服后平卧约1小时。

此方服后,自觉有气从上腹上行至胸,颇觉舒服。3剂后胸闷短气即有改善。药服7剂胃中抽动减少,饮食渐增。乃去薄荷,加谷芽30g。再服14剂,诸症基本消失,饮食渐接近正常,精神好转,恢复工作。随访3个月,生活工作均正常,恙未复作,1年后路遇,谓一直良好,未服药。

按语　郁证在临床上颇为常见,尤以妇女为多。症状表现不一,可及头面、躯体,内脏以上焦中焦为多。其特点之一为起病或加重与情志因素关系明显;其二为各种理化检查,明显阳性者较少,以影响脏腑功能为主。医者诊视此类病证,既应重视药物选治原则及处方用药配伍,且需关心开导,予以同情、慰藉。因郁证经久不愈,有的可从功能导致器质疾患,诚如《临证指南医案·郁》所述有"郁痨沉疴"之证。

甘缓、辛散,乃治郁证之大法,甘而不能温,不可甘而滞气,辛亦以微辛为度,勿过用辛

温。患者曾经他医诊治多次，有投参、芪，有用干姜、桂枝，病人服后均甚不适，症状不但无改善，反而加重。上方由百合汤、甘麦大枣汤、解郁合欢汤等复方加减组成。百合、甘草、小麦、大枣均属甘缓而养心神之品，百合补气而利气，心神与肺气得养，利于郁气和缓。郁金、佛手、橘皮、橘叶均属微辛之品，善行气而开郁。薄荷辛散，逍遥散即用此药以疏达气机。娑罗子微辛微温，行气而宽胸膈，且能宣通肺络心脉。当归甘，微温，入血分，养肝血而利于他药行气散郁，此二药同属佐药。全方药味不甚苦，以舒郁理气为多，兼以养心养胃、补神利肺宁心，服药调治后，症状逐渐改善，恢复健康，于此可见中医药治疗之优越性。

叶桂(1667~1746)十分重视郁证的诊疗，从《临证指南医案》所列 38 例、43 案内容，亦可初步窥见一斑。郁证临床表现不一，或诸窍失司，心神失常，或脾胃受损，络道不通，治郁贵在条达宣畅，养其心神，所列"用苦泄热而不损胃，用辛理气而不破气，用滑润濡燥涩而不滋腻气机，用宣通而不揠苗助长"的用药法度和经验，甚为确切、可贵。故在日常诊疗工作中，学前人经验，析患者病因病机，融会贯通，知常达变，构思灵巧，可取事半功倍之效。

一○三、疏肝养心，和降胃气法治郁证胁痛案

患者潘某，女，43 岁，未婚，工人。初诊日期：1989 年 9 月 5 日。

主诉 右胁下隐痛间作 10 年余，加重 2 月。

病史 患者 10 余年来经常右上腹胁下隐痛且胀，食欲不振，神倦乏力，头昏头痛，情志抑郁寡欢，夜寐不佳，多梦纷纭。2 月来症状尤著，心烦不宁，身觉微热，口干，屡经治疗并全日休息，未见好转。

诊查 形体消瘦，目眶色泽晦滞，两目无神，诊脉细弦，舌质微红，舌苔薄白。体温 37℃，诊脉 86 次/分，血压 90/60mmHg。右上腹轻度压痛，墨菲氏征阴性，肝脾无明显肿大。血红蛋白 83g/L，血沉 31mm/h，查肝功能正常范围，HBsAg1:2^7，B 超示胆囊壁毛糙。

临床分析 综观其症状表现，病属郁证之胁痛。病位以肝、心为主。肝气郁滞，久而有化热之征，心肝气郁，心神不宁。阅已往所服之方药，柴胡疏肝散、越鞠丸、丹栀逍遥散等加减及西药多种，均属对证。但病人自述有的方药嫌燥，有的方药服后食欲更差。经反复思考，法从疏肝解郁，养其心神，和其胃气为主，选方勿过辛过苦。

处方 合欢花 10g，广郁金 10g，制香附 10g，牡丹皮 10g，川百合 15g，佛手片 10g，炒橘皮 6g，炒白芍 15g，炒枳壳 10g，炒竹茹 10g，炙甘草 5g，凌霄花 10g，焦建曲 10g。

每日 1 剂，2 次煎服。每晚以蜂蜜调服琥珀粉 1g。

上方服 5 剂，自述夜寐渐安，右胁下隐痛而胀已有减轻。续服 15 剂，诸症均见改善。原方小事加减，再服 20 剂，症已不著，舌红渐复正常。体温 37℃以下，血沉 10 mm/h，HBsAg 阴性，抗 HBc 阳性。

按语 本案乃中年未婚女性，月事尚正常，症状较多，情怀不畅，郁证之诊断较为适当。郁则气滞，其滞或在内脏，或在形体，治法宜从疏肝解郁为主。虽有气郁化火趋势，却不宜过苦以损胃气，用微辛之品而不致破气。方选费伯雄解郁合欢汤加减，该方以合欢为君，列为首味，亦见其构思之精巧。用丹皮清肝胆之热，代替山栀。加配百合养其心神，琥珀粉安定心神。芍药甘草柔肝和阴，缓急止痛。橘皮、建曲和其脾胃。用凌霄花之意在于宣达气血之郁，上行下达，与合欢、郁金相配，增其开郁之效，非为通经而投。用药之外，重视劝慰开导，

亦颇重要。因郁证经久,"全在病人能够移情易性"(《临证指南医案·郁》华岫云按语),否则,"延及郁劳沉疴",可不慎乎。

一○四、补益脾胃,理气和胃法治慢性萎缩性胃炎胃痛; 平肝化痰,调和胃气法治胃痛后眩晕案

患者马某,女,54 岁,工程师。初诊日期:1990 年 10 月 25 日。

主诉 胃脘痛反复发作近 20 年,加重 1 周。

病史 患者已往胃痛反复发作 20 余年,自服生姜红糖煎汤热饮,可获缓解。1 年前曾有黑便,诊为上消化道出血,经治血止。1 年来 2 次胃镜检查谓慢性萎缩性胃炎,伴有肠上皮化生,幽门螺旋菌(+++),十二指肠炎。1 周来胃脘疼加重,于 1990 年 10 月 17 日收住入院(住院号:31138),请徐老会诊。症见胃脘隐痛持续,疼痛位于中脘周围,得食稍缓,嗳气觉舒,时时泛酸,食少,口干欲热饮,大便微溏,每日 1 次。

诊查 舌质偏淡,舌苔薄白腻,脉象细弦。上腹轻度压痛,肝脾不大。

临床分析 据证属于脾胃气虚,又兼气滞。治以补益脾胃,理气和胃。

党参 10g,炒白术 10g,炒白芍 15g,炙甘草 5g,云茯苓 15g,广陈皮 10g,法半夏 10g,炒枳壳 10g,佛手 10g,鸡内金 10g,香橼皮 10g,煅瓦楞 15g,川黄连 3g。每日 1 剂,2 次煎服。

二诊 服药 6 剂,脘痛已获缓解。惟觉头目晕眩,恶心呕吐,日渐加重。血压正常,查脑血流图未见异常。颈椎 X 线摄片示颈 5 椎体前后下缘骨质增生,颈 5~6 椎间隙变窄。处以平肝和胃之剂,效果不著。10 月 31 日诊其脉仍细弦,视其舌苔薄白,询知其已往脘痛服姜汤过多时亦有同样眩晕发作。良由脾胃气虚,胃中痰饮内生,因服甘温升阳益气之品,虚阳夹痰浊上扰清窍所致。治当平肝兼化痰浊,又须调和胃气。拟方半夏天麻白术汤,泽泻汤加减。

处方 法半夏 10g,明天麻 12g,白术 10g,泽泻 25g,云茯苓 15g,白蒺藜 10g,炒白芍 15g,炙甘草 3g,炒枳壳 10g,炙鸡内金 6g。每日 1 剂,2 次煎服。先嚼生姜片,知辛后吐去姜渣,随即服药,闭目平卧。

上方服 2 剂,眩晕显著改善,共服 5 剂,眩晕渐平。以后加减调治,至 12 月 18 日症状不著。复查胃镜大致诊断同前,幽门螺旋菌阴性,遂带药出院续服。

按语 中年以上病人,往往兼患多种疾病。本案患有胃炎及颈椎病亦均属常见病,体质有不同,症状表现亦有差异。但在病程中可分析其特点有四:一是胃痛与眩晕此起彼落,眩晕发作似与姜辛、甘温之品有关,激动肝阳,上扰清窍;二是半夏天麻白术汤与泽泻汤对颈椎病表现为眩晕、恶心等主症者亦有良效,且控制症状较快,说明处方用药贵在辨证,异病可以同治;三是对这类患者的用药必须照顾全面,补益脾胃勿过温,防阳升太过,治眩平肝勿过凉,防苦寒损胃;四是慢性萎缩性胃炎亦有泛酸症状,可能由于萎缩性炎症较轻,病灶局限,尚有黏膜炎症存在,说明不宜将萎缩性胃炎与胃阴不足之间划等号,临床还应以辨证为主。至于泽泻与白术之比例,仍应按《金匮要略》泽泻汤原方之用量,掌握 5:2 为要。如泽泻 25g,白术 10g,比例恰当,才有效验,历试不爽。本书相关病案也有论及,可相互佐证参考。

一〇五、行气活血,疏肝和胃,宁心安神法治胃痛失眠案

窦某,女,46岁。初诊时间:2002年2月23日。

主诉 胃脘隐痛多年,彻夜不寐1月。

病史 患者既往有反复失眠病史20余年,常服中西药治疗,症状未除。近1月来彻夜不寐,心乱如麻,咽中疼痛,胃脘不适隐痛,服艾司唑仑等效不佳。原有胃疾,胃脘痞胀隐痛间作,去年两度胃镜示浅表性炎症,肠镜示结肠黏膜未见明显异常,B超肝胆胰脾无异常,服中药治疗后好转。去年9月右侧副乳手术,12月出现皮肤增厚,11月B超发现卵巢1.4cm增高的回声,情绪紧张,心情抑郁。

诊查 舌淡红,苔薄白,诊脉小弦。

临床分析 患者经绝2年,情志多郁,肝失疏泄,气机不畅,气滞血瘀,心神不宁,肝气犯胃,胃气不和,故见彻夜不寐、胃脘隐痛等气滞血瘀、肝胃不和之证候。病属气滞血瘀之不寐(顽固性失眠)。治当行气活血,疏肝和胃,宁心安神。拟方血府逐瘀汤加减。

处方 炒当归10g,赤芍10g,炒川芎6g,生地12g,柴胡6g,枳壳10g,炙甘草5g,桃仁10g,红花6g,桔梗5g,土牛膝10g,百合30g,莲子芯5g。2次煎服,每日1剂。嘱晚上服头煎,次日中午服二煎。

复诊 服药7剂,夜间能睡2~3小时,咽痛不著,胃脘隐痛,口干苦,徐老认为,患者原有胃疾,治应参以理气和胃之品,加制香附、佛手、黄连又服药二周,失眠显著改善,能睡5小时左右,仍有心烦、胃脘隐痛,改投理气和中,宁心安神善后巩固,继续服药半月,失眠、胃脘隐痛基本痊愈。

按语 血府逐瘀汤出自王清任《医林改错》,主治胸中血府血瘀证,认为"不寐一证,乃气血凝滞"所致,并谓:"夜不能睡,用安神养血药治之不效者,此方若神。"患者情志不舒,肝气郁结,疏泄不利,血行不畅而成瘀。"人卧则血归于肝","肝藏血,血舍魂","心藏脉,脉舍神,脉为血府"。现患者情志不畅,肝气郁结,肝血瘀阻,则神无所养,魂无所藏,故夜不得安眠。血府逐瘀汤由桃红四物汤合四逆散加桔梗、牛膝而成。方中桃红四物汤活血化瘀而养血;四逆散行气和血而舒肝;桔梗开肺气,载药上行,合枳壳则升降上焦之气而宽胸;牛膝通利血脉,引血下行。诸药相合,使血活气行,瘀化郁解,气血调畅,则魂有所藏,神有所养,故得安睡。具体运用时,徐老有着自己的认识和体会,如本案伴有咽中疼痛,故用土牛膝而不用怀牛膝,既能利咽,又能下行。患者兼有胃疾,《内经》有云:"胃不和则胃不安",故治疗时应兼顾理气和中,胃疾控制,也有利于改善睡眠。最后,徐老以行气和胃,宁心安神而巩固疗效,也寓有此意。

(陆为民 徐丹华 整理)

一〇六、补脾益肾,活血化瘀法治难治性贫血虚劳案

患者卜某,女,49岁,工人。初诊日期:1990年9月3日。

主诉 1年来头目昏晕,乏力神倦,食欲不振。

病史 病史1年有余,常感头目昏晕,乏力神倦,初时仍坚持工作,继而食欲不振,头晕甚则欲仆,活动后心悸,常卧床休息。曾多方检查治疗,诊为增生性贫血。经康力龙、丙睾、促红素、输血及服中药养血剂等多种治疗,效果不著。既往多年来大便溏薄,常易感冒,曾断续服用多种防治感冒的中、西药物。月经1~2月一潮,量中等。无龈鼻出血、痔血等病史。

诊查 面色苍白无华,皮肤未见出血斑疹及瘀紫。舌质淡而微紫,舌苔薄白,两脉弦大,重取无力。心率88次/分,律整,心尖收缩期吹风样杂音1~2级,肝脾无肿大。血查血红蛋白64g/L,红细胞$2.5×10^{12}$/L,白细胞$3×10^9$/L,网织红细胞0.004。

临床分析 患者主症乏力神倦,面色苍白无华,系内伤杂病之虚劳。病人虽然乏力、头晕,食欲不振,但尚不致于卧床难起,也无发热、出血等症,似属于虚劳病的中度。

病人具有明显的血虚症状,根据气血相关的机理,当是气血两虚。病位涉及脾、肾、肝、心等脏。病人多年来大便溏,且病后食欲不振,显与脾胃气虚有关。"气主煦之,血主濡之",脾气已虚,水谷精微不足,生化之源不足,脾不能藏营以生成血液,气血不能上荣,故头目昏晕,面色苍白,不能充养四肢,故神倦乏力。

肾主骨、生髓化血,故显著的血虚,病位常及于肾。髓不充,化血无权,骨弱而尤增乏力神倦。血虚而使肝脏藏血不足,肝木失于濡涵,影响肝脏的体、用,故头目不清,或昏或眩。心主血脉,血少无以养心,故活动后心悸。由于代偿的机理,故脉来弦大,心率增速,《金匮要略·血痹虚劳病篇》早有"脉大为劳,极虚亦为劳"的记载,确是源于实践的经验。虚劳之疾,脉大,脉数,为临床所常见,只要查无邪实的征象,证虚脉大,说明其虚较甚,可能尚有充分的代偿功能。

至于此病之病因,既无长期慢性出血,也无外感重证病史,家族中亦无同类患者,年将五旬,亦决非先天遗传所致。推测之,可能与平素常患感冒,正虚易感外邪,常断续服用防治感冒的中、西药物,其中含有扑热息痛等成分,可能与此有关,以致抑制造血功能。如是则姑称之为"药毒"比较近似。

治法主要从补气生血,益肾补髓着眼。鉴于"瘀血不去,新血不生"之机理,故佐以活血化瘀之品。

处方 炙黄芪15g,炒党参15g,山药15g,炙升麻5g,焦建曲15g,炙甘草3g,补骨脂10g,菟丝子10g,骨碎补10g,制黄精15g,阿胶15g(烊入),磁石10g,三棱10g,莪术10g。

每日1剂,3次煎服。

此方服10剂,自觉食欲有改善,精神有好转,再服25剂,续有进步,面色亦渐好转,舌质淡红,脉象已稍敛,不若原来弦大之象,心率80次/分,血查血红蛋白85g/L,红细胞$3.5×10^{12}$/L,白细胞$4×10^9$/L。原方略事加减,共服药55天,症状基本消失。随访6个月,病情好转稳定,查血象续有进步,已恢复工作,嘱其复查骨髓,患者未去。

按语 此例虚劳病治效尚可,治法方药以补脾益肾,佐以活血化瘀。补脾以参、芪、山药为主,添升麻、甘草为佐,补脾升阳,建曲健脾胃而助消运。益肾选补骨脂、菟丝子与骨碎补三味,乃多年经验所得。患者食欲不振,大便易溏,若投地黄、枸杞子、首乌等药,则嫌滋腻,有碍脾胃运化功能。因属脾肾之虚为主,故用补骨脂辛温以补肾助阳,使元阳得固,骨髓充实,诚如《本草经疏》所云:"补骨脂能暖水脏,阴中生阳,壮火益土之要药也。"菟丝子辛甘、性平,补肝肾而益精髓,辛以润之,兼以温脾助胃。骨碎补苦温,功能补肾、活血,传统用治骨伤,《开宝本草》谓其擅"补伤折",能"接骨续筋",善于补肾生髓以化血,故与补骨脂、菟丝子相配,相得益彰。又加磁石入肾为使,磁石之用量不大,但能引上药归于肾、归于骨髓,利于恢复骨髓造血功能。

方中复加阿胶补血,黄精清补肝肾,三棱、莪术活血化瘀。

上述骨碎补一药,考《药性论》曾谓:"主骨中毒气,五劳六极。"《本草正》亦载此药"疗骨中邪毒"。患者之病因恐与"药毒"有关,故用骨碎补可能尚能起到这方面的作用。曾用类似方药治疗不少由于药物因素导致骨髓抑制的病例,均颇有较好疗效,结合本例治效,故特此赘言数语,"医者意也",洵不诬也。

本例现代医学诊断,仍属于难治性贫血,已往虽经多方治疗,从病史过程来看,不同于慢性再生障碍性贫血。在治疗过程中,除服上列中药以外,嘱其吃一些炒胡桃肉,饮食以清淡而富营养、可口为原则,胡桃亦能补肾,可协同补骨脂而增补肾生髓化血之功。

一〇七、健脾养肝,补肾生髓法治缺铁性贫血案

患者周某,男,58 岁。初诊日期:1992 年 3 月 4 日。

主诉 精神不振 2 月余。

病史 患者于近 2 月来自觉精神不振,食欲差,但食量尚可,手部略有抖动。检查血红蛋白 47g/L,红细胞 1.54×10^{12}/L,血沉 35mm/h,网织红细胞 1.9%。2 月 25 日查骨髓,诊断为缺铁性贫血。经服用中西药物多种,贫血血象未见好转,体力渐弱,经常卧床。原有高血压病、高脂血症、慢性胆囊炎、胆石症、混合痔等疾患,查 CT 谓"轻度脑萎缩"。前阶段胆囊炎发作,右上腹疼痛,服胆通、甲硝唑、汤剂清利肝胆等药,上述症状已控制。

诊查 面色萎黄,呈慢性贫血病容。舌苔薄净,舌质微紫,诊脉左细、右手微弦。心率 88 次/分,心尖 2 级收缩期杂音。

临床分析 患者年近六旬,多病缠身。前因右上腹痛发作,服药治疗,肝胆湿热渐祛,脾胃不无影响。据症属血虚气弱,不能荣于四末,故神倦乏力,经脉失濡而手部微抖。舌苔薄净,显无实邪。舌质微暗乃血气运行欠畅。肾主精气,主骨生髓化血。脾肾俱虚,肝血不足,故血虚经久不复。治当健脾养肝与补肾相合。

处方 炙黄芪 20g,炒山药 20g,全当归 10g,大生地 15g,炒白芍 15g,阿胶珠 15g,紫丹参 10g,制黄精 15g,补骨脂 10g,骨碎补 10g,灵磁石 15g(先煎),蓬莪术 10g,炙甘草 3g。每日 1 剂,2 次煎服。

此方服 7 剂,症状改善。续服 7 剂,查血红蛋白 63g/L,红细胞 2.08×10^{12}/L。继服达 1 月,症状明显改善,精神渐振,复查血红蛋白 104g/L,红细胞 3.41×10^{12}/L。随访 4 月,血虚症像基本复常,起居生活一如健时。

按语 本例缺铁性贫血患者,曾服铁剂(葡萄糖酸亚铁)及十全大补口服液,但经治血象未见改善,加服汤剂,效果加快。方中补骨脂、骨碎补等补肾生髓。灵磁石入肾,以之为使,故用量不重。丹参、莪术与诸药相配,旨在行瘀以利气旺血充,对血虚治疗,不无裨益,诚如前人所云,瘀血不去则新血不生。此方特点,恐应归于补肾与行瘀二端。

一〇八、清肝凉血,健脾行瘀法治原因不明红斑案

患者余某,女,53 岁,职工。初诊日期:1991 年 5 月 24 日。

主诉 两下肢皮肤红斑间作 2 年。

病史 1989 年夏季,两下肢皮肤出现红斑,时值夏暑,自以为高温"痱痞",尚未多加介意。初发入秋至冬,仍然时时发作,此起彼伏,稍劳多行辄发。曾去某医院诊查,谓血 IgA 增高,口服强的松月余,红斑渐隐渐消。今春又发,呈多形性红斑状,自觉瘙痒,稍有痛感,再服该药,暂缓旬日,又见发作。饮食尚可,精神欠振,时觉头晕,大便溏而不实,日行 1~2 次,腹不痛。平素性情稍急躁。3 年前月经量多,约 4 个周期后经绝、性情尤躁,下肢旋发红斑。

诊查 脉象细弱,重取微弦。舌尖微红,舌本暗而淡红。两下肢红斑呈多形状,中心稍隆起,压之诉轻度疼痛。其余检查未见明显异常。

临床分析 本例原非脾胃(消化系统)为主之疾,因下肢频发红斑,经免疫专科多次诊治,服强的松后形体渐肥,心悸神倦,患者要求服中药治疗。考虑其年龄,属更年期阶段。性情急躁,绝经之前,月经量多,良由肝经郁热使然。红斑之色殷红,恐与郁热在络有关,当以清肝凉血为法。然神倦乏力,大便经常溏薄,脾气亦虚。且病久未愈,其本属虚,本虚标实。治法可从标本兼顾,健脾益气与清肝凉血相伍。舌尖红属热象,舌质暗而淡红,兼有血瘀,瘀与热相结,宜佐以行瘀之品。

处方 黛蛤散 10g(包),水牛角片 10g,牡丹皮 10g,炒黄芩 6g,生地 15g,稽豆衣 15g,紫草 10g,地肤子 10g,太子参 15g,山药 20g,炒白术 10g,焦建曲 15g,生炙甘草各 2g。

每日 1 剂,2 次煎服。服药后平卧半小时。

此方服 15 剂,下肢未见新斑发出,原有红斑色褪渐消。续服 10 剂,精神体力好转,大便日行 1 次,已成形。于原方中改水牛角片 5g,加忍冬藤 20g,青蒿 10g,去生地,隔日 1 剂。10剂后中药改为 3 日 1 剂,基本能巩固疗效,虽盛夏酷热之际,下肢红斑亦未出现。

按语 本例患者属肝经郁热证。鉴于同具神倦、便溏,考虑与脾虚有关,故参以健脾益气之法。按《灵枢·本神》所云"脾藏营",脾能藏营、统血。统血包含有统调与统摄之意,由于统摄功能不足,可以导致便血(黑便、上消化道出血),或下肢皮下出血。此例虽非紫癜,但见于下肢,斑色殷红,与皮下出血性紫癜有类似之征象。况在病史中尚有稍劳多行辄发之症,显然与脾有关,故治法宜标本兼顾。

方中黛蛤散习惯用治木火刑金之咳逆痰红病证,主要成分为青黛,该药咸寒,入肝、肺、胃经,功擅清热、凉血,泻肝胆而清郁火,故可治实证、虚证由于肝热所致之血证及斑疹。若用青黛粉剂,直接吞服或冲服,用量约为每日 1~3g,选用黛蛤散则包煎之用量可稍大。

水牛角、丹皮、生地、紫草均为血药,凉血滋阴,祛瘀清热。稽豆衣养阴而不滋腻,善行肌肤,地肤子清皮肤之风热,二药既属佐药,又是使药。

健脾益气,选用太子参、山药、白术,均为甘平之味。未用黄芪之甘温,此乃个人辨证选药之习惯,比较讲求药物性味,同样可以达到治疗目的而避免温性之品。且时值 5 月下旬,气候温暖,药以清养为好。

经治疗后症情显著改善,渐至夏暑,故加忍冬藤清络中之热,青蒿清暑而泄肝胆,防其夏暑复发。此例虽非纯属脾胃病,参用调理脾胃之法,使脾复健运,统摄功能改善,利于疾病向愈,足见治脾之法适应较广。

第五篇
继承篇

一、国　医　之　路

认真诊疗,潜心研思;议病议药,提高治效。学而不厌,诲人不倦;廉洁行医,奉献一生。

——徐景藩

徐景藩(1927.12～2015.3),著名中医内科临床家,江苏省中医院(南京中医药大学附属医院)主任中医师、教授。他出生在江苏吴江盛泽镇的中医世家,1941年起随父学中医,1944年再拜师江浙名医朱春庐门下,续学3载,1947年行医乡里,1952年报考卫生部"中医研究人员"班录取后,学习5年毕业,1957年至江苏省中医院(南京中医学院附属医院)工作,翌年该院承担南京中医学院临床教学任务,徐景藩即为内科教研组成员,担任部分中医内科学课堂教学和临床带教。

徐景藩擅长脾胃病的诊疗工作。对食管病主张调升降、宣通、润养,创"藕粉糊剂卧位服药法"。治胃病主张从三型论治,参用护膜法。治疗以便泄为主症的慢性结肠炎,创"连脂清肠汤"内服和"菖榆煎"保留灌肠法。创"残胃饮"治疗残胃炎症。脾胃病重视参用疏肝理气。用药注意刚柔相配、升降相须等法,不断提高疗效。他对中医理论、江苏历代名医诊疗脾胃病的经验、脾胃病古今文献以及慢性胃炎、上消化道出血、肝病、慢性结肠炎、食管病等疾病的研究从未中断,并取得较好的疗效。发表的130余篇学术论文中,绝大部分为脾胃病专业性论文,有的论文已被日本书刊全文转载。著有《徐景藩脾胃病治验辑要》等2部,其中有的经验、方论被收入《当代名医临证精华》、《现代名医内科绝技》等10余本医集中。参加编写《中医内科学》、《现代中医内科学》等4部教材。有4项科研成果分别获国家中医药管理局、江苏省卫生厅、江苏省中医药管理局科技进步一、二等奖和甲级奖。

曾任江苏省中医院院长兼江苏省中医研究所所长,中华中医药学会理事,中华中医药学会内科学术委员,脾胃病学组副组长、顾问,江苏省中医药学会理事、副会长,江苏省中医科技委员会委员,《中医杂志》特约编审,《江苏中医药》杂志常务编委,江苏省药品审评委中医药组组长,江苏省"333"工程人才(省跨世纪人才)培选专家委员会成员,江苏省高级卫技人员评审委员会主任委员。现仍任江苏省中医药学会名誉会长,中华中医药学会终身理事。

1990年被遴选为全国500名老中医药专家之一,1992年享受国务院政府特殊津贴,1993年被评为江苏省中医系统先进工作者,1994年被评为全国卫生系统先进个人,1996年获全国白求恩奖章,2009年4月评选为全国首届"国医大师"。

光阴荏苒,他虽两鬓飘雪,但力倡中医特色、坚持临床查房的工作不变;他虽体力下降,但济世救人、一心为患者的初衷不变;他虽不再担任院所领导,但献身岐黄、振兴中医药事业的目标不变。实事求是、淡泊名利、做人低调,体现了一代名医的大家风范,平实、平和、平稳、平凡,构成了徐景藩为人、为医、为官、为师的本色人生。

(一)耳闻目濡秉家传,兼收并蓄再拜师

1927年徐景藩出生时,祖父徐子卿已是一方名医。堂匾名"培德堂",两旁高挂有病家赠送的"起死回生"、"扁鹊再世"等额匾。每日诊病者川流不息,门庭若市,都是内科时病或杂病,有初诊、有复诊。上午门诊,下午出诊。祖父面容慈祥,态度和蔼,细心诊疗,详细叮嘱,贫病不计诊金,确有困难者,不仅免收诊金,还给钱配药,或在处方上注明"药资由子卿

付"，届时统一向药店支付。有的病人第一次用板床抬来，经祖父诊病处方，第二次由家人搀扶而来，第三次自行步来，由呻吟痛楚而逐步好转，面带笑颜，连声道谢，称祖父医术高明。从早到晚，甚为辛苦。茶余饭后，还给徐景藩父亲讲述诊治经验和用药心得。深夜读书，吸取间接经验，对疑难重病，考虑来日处方对策。一年四季，几乎天天忙碌，应接不暇。但有时夏夜乘凉，遇有兴趣，哼唱昆曲，腋下夹一把破扫帚，踱着台步，边走边唱，自娱自乐，调剂心身。

徐景藩是长孙，祖父自然非常疼爱。从小教他认字写字，尤其是药的名字，如天麻、金银花、大黄、甘草等等。闲时抱他坐在膝上，手把手教握毛笔、描红、写字。在他四五岁时，祖父出诊，曾几次带着同去。祖父给病家诊病，他则帮着磨墨，看祖父开处方，向病家交待病情，嘱咐如何煎药服药，饮食宜忌，生活护理，等等。那时，徐景藩虽尚年幼，但却能安坐静听，病家均夸："这孩子文静、懂事、有礼貌。"祖父床前的便壶，一年三百六十五天都是他去倒、洗。祖父无声的教诲，辛劳和蔼的形象，在他幼小的心灵烙下了深深的印记，立志来日也要学习中医，做一名治病救人的良医。

父亲省三，自幼读私塾多年，后随祖父学医，子承父业。学成后每月逢二、五、八到相距7公里的坍坽镇童仁泰药店坐堂。早去晚归，往返的交通工具就是浙江绍兴人经办的乌篷船。除坐堂以外，还在家帮祖父写处方，看"小号"，"小号"就是那些经祖父出诊看过已有好转的病人。如看了重病、疑难病症，晚上向祖父汇报、求教。这种家庭式的小型"病案讨论"，纯中医的辨证施治、理法方药的研讨，徐景藩经常在旁聆听，耳闻目濡，逐渐有所感受、感悟，让他无形中产生了浓厚的兴趣。此外，徐景藩经常练习毛笔字、识字，翻阅一些中医药书籍。这种生活方式和家庭教育，为他后来立志学习中医打下了良好的基础。

六岁，徐景藩在离家咫尺的"绸业小学"上学读书。这是一所丝绸行业的子弟学校，师资水平较高。校长唐诵清，年近古稀，国学功底深厚，工于诗文。亲自拟定每一年级的主要课程，所聘教师除规定的学历、资历等条件外，都须经亲自面试。而唐校长本人也在五六年级担任部分国文课，并不定期地去各班听课，检查教学质量。由于教学质量高，在全镇享有极佳的声誉。祖父和唐校长素有交往，顺利地把徐景藩这个非丝绸业的子弟送进了这所学校。

徐景藩在绸业小学学完初小课程时，还有机会学习了弹风琴，对音乐稍有入门，这也有利于智力的开发。他记得当时每个教室都有一架风琴，专供音乐课老师教学之用。他经过一个学期的练习，初步掌握了一些技巧，并可以弹奏一般的歌曲。这对徐景藩一生的业余生活产生了较大影响，直到现在，他仍利用空闲时间弹弹琴，以陶冶心身，这都归功于童年时代的基础。他常说："启蒙教育对一个人来说，是多么的重要！它往往会影响一个人的一生。"

1937年的深秋季节，日本侵华战争升级，家乡沦陷，一家逃到坍坽。在坍坽大庙里，由浙江避难来此的老中医李继山先生办起了临时私塾，父亲便送徐景藩去学习。李老师对他稍加考核，认为他的语文水平可读《幼学琼林》，算是"高班生"。除每天教一段文字外，还教给他《百家姓》、《千字文》、《大学》、《中庸》等，他在短期内读完这些书后，受老师之命，徐景藩开始担任初、中班的辅导任务。所以，虽只三个月的时间，但每天读书、背诵，练文习字，语文水平续有提高。后来返回盛泽，小叔父又教他读《论语》、《孟子》。1938年夏末，再入淘沙弄小学五年级，二年后毕业。当时家乡没有中学，只好自己补习《古文观止》、英文、数学、高中国文等。期间，仍继续在家读医书、抄方、挂号。边学中医，边学文化。语文水平的不断提高,特别是这些古汉语的基础,对他日后学习中医大有好处,终身受益。

1941 年,徐景藩随父学医,父亲让其先抄书,把要熟记诵读的部分抄在一张张"元始纸"上,用毛笔一字一字恭正地写好,最后装订成册。读的时候,用鹅毛管蘸上银朱点作标点。这样的好处有三:一是练习毛笔字,打好学医的基本功;二是良好的修身训练,写字笔笔无误,要求思想高度集中,心地宁静,戒除浮躁,摒弃杂念;三是诵学经自己亲手抄写的医书,容易上口背诵,提高了学习效率,以后经常温课,不仅温故知新,还能加深记忆和理解。

父亲给他规定了读书的进度,并予逐一讲解,要求熟读熟背。他读的第一本中医启蒙书是《雷公炮制药性赋》,按寒、热、温、凉、平性药,一个月时间读完。临证抄方时,父亲还会重点提示处方中药物应用与配伍方法,深化了用药的基本理论,对应用过的药物,也自然而然地记住了。接着读《汤头歌诀》,采取"滚雪球"的方法,读了后面,温习前面,并参阅相关注释的书籍,共用了半年时间。接着读李念莪的《内经知要》原文,该书条文精炼,三个月基本读完。与此同时,还参考阅读《素问》、《灵枢》和《难经集注》等书。由于内容多,条文深奥,难以完全理解之处,就"囫囵吞枣"地先读下来,以后慢慢"消化吸收"。这些经典著作,在以后的漫长岁月里,他年年学,年年有所体会。后来,又读了淮阴陆慕韩著的《验舌辨证歌诀》和李时珍的《濒湖脉诀》等书。这样,算是完成了第一阶段的中医基础学习,共花了约一年的时间。

第二年是内科基础的学年。在父亲的安排下,读了张仲景《伤寒论》、《金匮要略》和叶桂《温热论》。这一年,父亲只是指导、释疑,学习进度全由自己掌握。《伤寒论》参阅成无己的《注解伤寒论》,《金匮要略》参阅尤在泾的《金匮心典》。每日早晨习字、温课、背诵,上午仍是挂号,临证学习,侍诊抄方。下午读新的内容,并继续抄书,整理上午抄录的处方,结合病例,查阅有关本草和方剂,加深理解。晚上聆听父亲讲解白昼有些疑难病例的体会和经验。天天如此,寒暑不辍。

第三年,徐景藩开始读李士材的《医宗必读》及叶桂《临证指南医案》每个病证案例后的总括。《医宗必读》只要求阅读,每个病证的理法方药,认真理解而不求背诵。《临证指南医案》的总括文中,比较重要的文句,多读后自然也就记熟了。例如卷一"肝风"篇云:"肝为风木之脏,因有相火内寄,体阴用阳,其性刚,主动主升,全赖肾水以涵之,血液以濡之,肺金清肃下降之令以平之,中宫敦阜之土气以培之……",类似这些重要的内容,迄今他仍能朗朗背诵。这些内容既有文学内涵,又有医理真谛,对阐明某些病证的病因病机、治法概要,具有实践指导意义。至于需要背诵的段落语句,是通过自己阅读全文以后勾画出来的,并且也专门抄录在另外的本子上,以便诵读、温习,并常思、常读。其他如《丁甘仁医案》、《张聿青医案》等书,结合《临证指南医案》的某一病证,相互参阅,以求学习多家经验,拓展思路。联系时令季节,侍诊所遇病例,选读有关医案,点点滴滴,反复学习,打好了坚实的临床基础。

三年的时光是短暂的,可是,少年的徐景藩,正处在求知如渴的年龄,在父亲的谆谆教诲和指导下,从启蒙到入门,并最终跨进了中医学的殿堂。徐景藩自幼耳闻目濡,对中医学有着深厚的感情,所以,从医的思想一开始就非常坚决,从来没有动摇、疑惑过。在学医的路途上,按照父亲当年学医时的模式,安排的学习课程,也符合循序渐进的教学方法。而且从学医一开始,就采用理论联系实际的方法,三年的师承教育,徐景藩至今还一直怀念,铭记于心,留恋这三年的流金岁月,是多么珍贵!感慨师承教育对培养中医后继人才是多么的至关重要!

1944 年春天,徐景藩开始了第二阶段的学习,父亲亲自把他送到朱春庐老师家里,重又拜师。朱师是上海朱斐君和乌镇张艺城两位名师的高徒,誉满江浙,擅长脾胃病、时病和多种疑难病证的诊疗,是群众心目中的名医。父亲深知朱师博览群书,别有见解,颇多创新,经验丰富。为使儿子多学习,多见识,增长才干,宁可使自家的业务有所影响,也让他随朱师学习。有人甚至嘲讽徐省三把儿子送到朱家学习,说明自己技不如人,父亲则坦然笑道:"这是博采众长,吾吴叶天士曾从师多人,医道出众,尽人皆知,说不定我今后还要儿子再从师他人呢!"

进入师门之后,徐景藩仍然是上午临证、抄方,下午读书自学。朱师字体活泼,笔力雄劲,一手行书十分洒脱,每一纸方笺都是墨宝。徐景藩从复诊病人留下的老方笺中,挑选有代表性的时病、杂病,集在一起,当作字帖,认真临摹,抄方时再用心揣摩。三个月的临证抄方,居然三五分与老师的字体有相似之处,深得朱师的赞许。加上徐景藩本身具有良好的中医功底,颇能心领神会,于是朱师就让他午后跟随一起出诊,由徐景藩书写处方,自己再抄录存根,记录病情。这样,上午、下午各有抄方簿,一册一册,编集保存,一年下来,竟积累了几十册,徐景藩都把它珍藏好。到第二年结束时,他将各个病证分门别类,找出典型的、具有用药特色、且已获效的案例加以整理。以老病例为主,新病例为辅,工楷抄录,装订成三册,约480 则医案。第三年年中基本完成后,交给朱师审阅。朱师见了,颇为惊喜,并欣然命笔,在每册封面上题写"验案集粹"四字,那是 1946 年的深秋,一个收获的季节,这是老师对他最大的肯定和嘉奖,更增添了他学习中医的动力。

三年里,每天以临证(门诊、出诊)学习为主。抄方三个月后,由朱师口授,徐景藩书写处方,朱师再复审一遍,交给病人,并嘱咐煎药、服药、饮食、生活起居及精神情绪等注意事项。徐景藩则利用这点时间,录下存根处方。每遇下乡出诊回程途中,朱师即对病情特点、处方用药及临床经验,给他重点提示,有时还联系这一类病证的病因病机,证候异同,常用方药及特殊用药,系统讲授。随师出诊,亦步亦趋,形影不离,三载时光,风雨无阻。这种师承教学形式,理论联系实际,学生容易理解领悟,并且培养了亲密的师生关系,这是现在中医院校所无法达到的。

此外,徐景藩还读了一些历代名著,如《千金备急要方》、《诸病源候论》、《脾胃论》、《丹溪心法》、《景岳全书》及明清各家医案、医论、医话,还读了当时沪上名医恽铁憔、陆渊雷、章次公等的著作。其时,陆渊雷先生所著《伤寒论今释》等出版,陆氏对仲景理论和方药运用有着自己独到见解,对脏腑生理解剖融合了现代医学的知识,作了一些补正说明。在经方的运用方面,参考了当时《皇汉医学》所载的经验和病例简介,颇有新意,读后深受启发。受陆氏的影响,他也相应地读了一些现代解剖、生理学等书籍,虽然没有实物可供实验,但是这些知识确实起到了"顿开茅塞"的作用。了解人体结构、功能的真谛,有助于诊疗疾病。这些是他当时对现代医学粗浅的体会,却为今后的学习、工作打下了有益的基础。

时光荏苒,三度寒暑。朱师送给他一块银杏木材的长方形招牌,上书"朱春庐授徐省三子徐景藩内科疏方",算是给这位得意门生满师的"证书",从此,徐景藩开始了自己行医的新生涯。

(二) 初出茅庐逢机遇,北上求学续深造

父亲和朱师同在一个镇上,全镇总人口不足三万。当时,徐景藩还很年轻,一个初出茅

庐的小医生，一般都需要先到其他小乡镇去开业。于是，父亲将他安排到了离家7公里、当年自己开业行医二十多年的坮圻镇，父亲在小镇具有很高声望。逢二、五、八的日子前去，当时称之为"摆期"。现在，父亲让徐景藩沿着自己当年走过的路，先去"摆期"。多年以来，坮圻一带的农民都知道省三先生是逢二、五、八到坮圻的"摆期郎中"，如今，儿子前来，子承父业，也免得百姓再远道赶到盛泽看病，方便了患者，这对徐景藩来说也是一个极好的机遇。父亲如此煞费苦心、周密细致的考虑和安排，真是无微不至！

最初在坮圻行医期间，业务情况可想而知。一个小先生，谁来求教诊病？起初，上下午共六小时，看一二个病人，都是一些普通的咳嗽、胃痛等疾，这种坐"冷板凳"的滋味十分难熬。但父亲一开始就再三告诫徐景藩："小郎中是要'守'出来的，'守'就是要坐得住，只要有病人来，就必须细心诊治，反复思考，开一张药方，服后如能使病人取得效果，才有复诊。"徐景藩牢记父训，没有病人就看书、写字、抄书，从不越雷池一步。当病人求治之时他就认真诊疗，处方用药，力求准确。先开二帖、三帖，病情确有改善，患者便会再来复诊。进入夏季，气温渐高，胃肠道疾病增多，还有疟疾、伤寒等传染病也开始滋生。所以在开业一个月后，病人增加到七八号，还有近乡2~3里路的出诊一二个。这样，六个小时的时间就显得相当紧张，没有空闲。

秋去冬来，风雪交加，病人又开始减少，所谓"风大一半，下雨全无"，这似乎是乡镇地方看病的规律。风雨的日子，病人少，医生闲，又需多坐坐"冷板凳"。徐景藩就充分利用这些时间看书，他对自己一贯要求，工作时间只看业务书，有计划地读书，不仅增加了知识，打好中医理论基础，而且养成了良好的习惯，奉行"业精于勤荒于嬉"的古训。所以，乡亲们都夸这小郎中勤奋好学。至于诊金，从不计较，贫病送诊，不收分文，有时还出钱给贫苦的病人配药。

五年的行医生涯，徐景藩在中医理论及临床实践上逐步有所提高。通过阅读一些中西医结合的书刊，初步体会到中医辨证施治、自然药物资源丰富等优点，同时也深感学习一些近代解剖、生理学等知识的重要，以充实对人体结构、机能的认识。对农村一些常见病、多发病，虽有一些初步的医疗经验，然而，对于诊断的精确性和准确性，认识不足。对危、重病证，治疗手段简单，常常束手无策，只有"另请高明"。他深感自己医疗水平十分有限，萌发了继续学习的愿望，希望能有机会接受现代高等医学教育，但他没有读过初中、高中，因此，这对当时的他来说只能是个奢望。但是，这样的愿望却是美好而非常可贵的，说明他自己并不想浑浑噩噩地度过一生，而是通过自我鞭策，不断进取，加强自学，在平凡的日子里充分利用时间，不断学习新的知识，拓宽思路，充实自己。他相信"有志者事竟成"，"机会只留给有准备的人"，因此，他一直严格要求自己，做好眼前的工作，为将来的深造做着充分的准备。但是在旧社会，路在何方？

春雷一声遍地响。1949年春天，徐景藩的家乡解放了，人们的思想观念也发生了根本性的变化，使那些原先上不了中学的青年，重新燃起了一缕缕上大学的希望火花。徐景藩是从事中医临床的，又非常热爱这个专业。多少年来读书、临证、学习、工作，已初步有了一个医生的模样，不容重换专业。于是他就自学外文、数理化等中学课程，做好准备，等待时机。1950年秋天，华东人民广播电台开办了"俄语广播学校"，他毅然报名参加。其间按时将作业、考试答卷寄到电台教学组，学完三册。其他课程，则是向曾经或正在吴江中学读书的老同学或邻居、亲友那里借得的旧教材，因为这些书籍在家乡是买不到的。由浅入深，他自学了数学、物理、化学、历史、地理,不懂之处,千方百计找人请教。而读医书,行医看病的本职工作还要正常进行,好在业务不忙,每天安排得十分紧凑,见缝插针,寸阴足惜,从不浪费一分一秒。

1952 年 3 月上旬,邻居石鹤令老先生兴冲冲地拿了一份《解放日报》来到他家,告诉他报上刊登了一则中央卫生部关于"中医研究人员"的招生通告,其宗旨目的大概是:招收已经从事中医工作的青年医生去京深造,学习现代医学知识和技能,培养研究中医的人才,继承发扬中医药学。报考条件,一是从事中医临床工作五年以上,二是具有高中毕业或同等学历文化水平。考试科目为政治、语文、外语(俄、英文),还有数学、物理、化学、历史、地理。如符合报名条件,约在一月后进行考试,如能录取,按"调干"待遇。徐景藩反复仔细地看了报纸,真好像是久旱盼来了甘霖。

这是一次难得机遇,徐景藩对照自己的情况,按高中毕业同等学历报考的条件报了名,但内心却毫无把握,依然是一边行医,一边加强自学。他深知自学之艰难,尤其是化学,没有实验条件,就没有感性认识,不时遇上一大堆难题,令他焦急不安。因此,对报考之事,一直保守秘密,只有妻子知道。一是怕父母担心,若能考上,得离家五年,且毕业后肯定要服从国家安排,不能再回家乡;二是怕报名不成,考试又不合格,贻笑他人,讥笑自己不自量力,异想天开。所以,连邻居报信的石先生也不知他报了名。

当时,县、镇已成立卫生工作者协会,镇上中、西医医务人员约 50 名,选徐景藩为"学习委员",每周 1~2 个晚上,组织时政学习和业务学习。当报名信函发出半月后,县卫生科通知徐景藩及其表弟,还有一名小儿科医生蔡先生三人参加首批血防工作,要求 3 天后至县血防所报到。报到的翌日上午 8 点,集中开会,由县卫生科科长周一非主持并宣布具体安排。约在 10 点过后,徐景藩镇上的西医钱老大夫赶到会场,把一封信交给了他。这是华东军政委员会干部处署名的通知书,通知徐景藩去上海应试。散会以后,他向周科长说明情况。周科长看了通知书,毫不犹豫地让他马上回家准备赴考。这是徐景藩人生旅途中的一次重大转折点,如果没有被认可报名资格,没有这份通知书,没有周科长的当场允诺,也就没有徐景藩的现在!

紧张的考前复习准备,真是废寝忘食!一星期后启程赴沪参加考试。考试完毕,他做好了两种准备,如果没被录取,今后再加强学习,再努力,以后应该还有机会。通过考试,也可增加一些临考的体会和经验。他坦然处之,心也逐渐平静下来,继续行医看书,收听俄语广播教学节目。

6 月 28 日的下午,邮递员送来一封信。那是华东军政委员会卫生部干部处发的函,用毛笔写道:"兹奉中央卫生部 1952 年 6 月 14 日 52 卫医字 526 号通知,公布中医专门研究人员名单,先生已列为正取,务希即行准备,于 7 月 10 日上午来部报到,转介去京为要。"徐景藩看到这封信,当时的他,不敢相信这是真的,激动和欣喜的泪水顿时夺眶而出。这封信改变了他的一生,开始转向继续求学深造之路。也说明了中华人民共和国成立后,在共产党的领导下,重视人才培养。也证明了即使没有条件正规学习的年轻人,只要孜孜以求,永不言弃,同样有进入高等学府学习的机会。五十多年来,徐景藩一直保存着、珍藏着这封信,作为个人一生最值得纪念的物品。

接着,徐景藩收拾了已经工作五年多的诊所,与父母妻儿、弟妹亲友依依告别,赴京求学。到北京后,依次到人事部、卫生部报到。全国各大行政区共 45 名学员,卫生部派员负责全班的管理和政治思想工作,由于大家数学基础薄弱,特地请北师大数学系颜教授给大家补习数学。通过短期的补课,收获十分巨大。特别是颜教授的教学方法,循序渐进,深入浅出,结合实例,使人学有兴趣,易懂易记。虽然仅有一个月的时间,却为以后的医学数学打好了基础,还培养了大家分析问题、解决问题的能力。颜老师已是花甲之年,教学经验丰富,真是名符其实的优秀教育工作者,令人肃然起敬,终身难忘! 除了学习数学以外,还进行思想教育,如开展社会发展史、党的历史方针政策等讲座。

一个月的时间很快过去,卫生部主管中医工作的同志曾两次来看望大家,召开结业座谈会,勉励大家今后坚持不懈,刻苦努力,完成五年的学习任务。1952 年 8 月下旬,全班同学搬到北京大学理学院学生宿舍,开始了新的学习生活。在理学院读了一年预科后,又到北京医学院学习 4 年。5 年学习期间,在各方面都得到了组织上莫大的关心、爱护和培养教育,感受到无比的温暖,使徐景藩在旧社会连上初中都没有机会的人,有幸进入高校学习、深造。在学习内容方面,一门门现代科学知识,使他产生浓厚的兴趣。过去学的宏观的、朴素的中医学理论,现在能从人体生理、解剖、病理、生化等微观中了解真谛。而且也逐步体会到中医的特色和优势,体会到中医、西医各有所长,相互补充,这正是中国医学的特色所在。他求知如渴,勤奋刻苦,加上他善于独立思考,不断有所体会,学习进步很快,所以,虽然他只有"高中同等学历",但学习成绩一直保持优良。

五年的学习生活,与同学一起,不仅在德、智、体方面得到全面的培养、提高和锻炼,相互之间还培养了深厚的友谊。并在互相切磋、琢磨,广泛的集中讨论中,交流学习体会和心得。这对他和同学们今后从事中医医疗、教学、科研,特别是坚定中医学的信念,都起着很大的促进作用。

五年的学习生活中,聆听了众多知名教授的讲课和教诲,增长和丰富了基础与临床知识,也学到了他们宝贵的治学经验、教学方法,教授们的授课重点突出,难点清晰,理论联系实际,启发式的课堂讲解,这些,对他在专业上的提高、教学上的帮助都是巨大的,有这么多知名的老师授课教导,真是一种幸运,使他受到了极大的鼓舞和鞭策,让徐景藩终身受益、永远难忘!

1957 年 8 月中旬,大家毕业离校,依依不舍,分赴各自的工作岗位。徐景藩被分配到创办不久的江苏省中医院,那时,他刚过而立之年,正是创业立业,大展身手的青春年华。

(三) 博采众家学不厌,言传身教育后生

江苏省中医院地处市中心新街口的西侧,当年是闹中取静,空气洁净,适宜于设立医疗机构的"宝地"。1954 年 10 月建院于石婆婆庵,从一个门诊部开始,于 1956 年迁址、扩建成全省唯一的、全国最早筹建的省级中医医院之一。1957 年 8 月,徐景藩刚到该院工作时,仅设有 100 张病床,翌年增加到 150 张。以后不断继续发展,迄今已是科室齐全,设备先进,中医专科特色显著,医、教、研全面发展的三等甲级中医院,省级示范中医院。

当时内科的上级医师,都是从沪宁各地特别是苏州、无锡、常州一带聘来的知名中医,如孟河马培之之曾孙马泽人,无锡的肾病专家邹云翔,吴门曹氏世代传人曹鸣高,丹阳名医张泽生、颜亦鲁等等。他们有着扎实的中医理论基础和丰富的临床经验,都是徐景藩继续学习的好老师。除了在日常工作中,跟这些先生一起查房、讨论病例、听讲座外,还一一登门商借各位先生的"门诊方笺存根",回来认真阅读、摘录,找出各家的学术经验特长。当时,医院

的门诊处方是采用中医传统的"方笺"格式,16 开本,每本 300 张纸,直式书写,有脉案、有药方。第一联用作配方,第二联交给病人,第三联是"存根笺",由主诊医生自己留底保存。写完 100 例次,就留下一本内有 100 张存根的方笺,自己可以回顾、检阅、整理分类,也可供教学、科研、著述之用。徐景藩借阅的这些"存根笺",都是先生们临床辨证施治的经验体现,是学习中医极其珍贵的活教材,揣摩这些病案是提高自己辨证用药水平的重要途径。

此外,徐景藩还不断向同事们学习。当年的同事,内科大部分住院医师都是"江苏省中医进修学校"结业分配来的优秀学员,大家来自大江南北,各有师承,再经进修深造,虽年龄相近,但每人都各有很好的学术见解和经验,都是他在工作中学习的好榜样。徐景藩虚心向每一个人学习,学习他们在中医理论和临床实践方面的体会和经验,这些都让他受益匪浅。

两个月门诊工作后,他进入内科病房,同时还兼有每周两次下午的固定门诊,或偶有临时"支援门诊"的任务。他在病房,管病床,从开始的 20 张增加至 24 张,最多的时候曾管过 32 张。上级医师查房时,对病机分析、主次缓急以及治法、用药等方面,重点地提出指导性意见。有些重证、疑难病例,口授处方。其他除中医汤剂以外的辅助治疗,尤其是理化检验、复查等处理,都须自己根据各种不同的病证去安排。必要时请院内外会诊,会诊大夫来到病房,必须陪同诊查,并记录、执行会诊的各种意见。在病房,值 24 小时班是份内工作。那时,住院医生少,又没有实习医生,更没有进修医生,基本上是一个人独立作战,每个月总要值班 10~15 天。由于管床较多,进出医院的病人数和写病历自然也多,值班时正好可利用深夜空隙时间弥补未做完的工作。即使不值班,他也常常在晚上加班完成病历的各项书写要求。值班的第二天,也常常要工作到中午才能下班。遇有抢救病人,就得连续几天在病房,根本谈不上值班补休。1958~1960 年,内科一病区床位一度增至 64 张,住院医生只有徐景藩和汪履秋(江苏省名中医)两人,24 小时轮流值班,每人一天。然而,实际上两个人日日夜夜都在病房里,值班室里每人一张床,每晚深夜一份夜餐,两人分着吃,真是"以病房为家"。工作虽忙,值班虽多,人很辛苦,却均无怨言,徐景藩觉得为自己热爱的中医事业工作,再苦再累也是值得的,而且,这更是锻炼自己的好机会,何乐不为呢?至今,他还常常对弟子们说:"实践出真知,多劳才有多能。"就是在这样紧张的临床工作中,他不断增长着自己的才干,积累了丰富的经验。

1959 年秋,江苏省中医院作为南京中医学院的附属医院,临床科室均需建立相应的教研组,内科在曹鸣高主任主持和指导下,选定周仲瑛、姚九江、龚丽娟和徐景藩四人参加并筹建内科教研组。大家把一本 32 开《中医内科学》很薄的教材分为四段,每人一段,在临床工作的基础上,进行备课、试讲、评议讨论。首要的任务,就是要从临床实际出发,广泛搜集参考资料,充实教材内容。除了教研组购置一些书籍外,还要到中医学院图书馆看书、借书,自己也相应地购买一部分必要的工具书。他仍然在"以病房为家"的情况下,妥善地安排好诊疗与备课的双重任务,总是不分昼夜,拼命工作,常常连节假日也不能休息。

课堂教学开始后,本科生班、干部班、西学中班,一共六个班,都是分班小教室上课。四段课程交叉、穿梭,每星期要跑三四趟,有时在一天内上、下午都有课。从教数十年,徐景藩总是精心备课,一丝不苟,不断补充新内容,反复研究教学方法。讲授时条理清晰,引经据典,深入浅出,联系实际,具体生动,并结合个人的临床体会,将自己的宝贵经验,毫无保留地传授给学生。一次,由于工作压力大,劳累过度,他的高血压、心动过速发作了。他觉得实在支撑不住,不得已请别人代课,但到上课前一小时,他觉得症状已有改善,又毅然走上了讲台。那一双双渴求知识的眼睛给了他无穷的力量,忘却病痛,坚持把课上完。他所讲授的课程,成为同学们最喜爱听的课程,他也是同学们最喜爱的老师。

老师白天授课,晚上还要轮流到教室参加夜自修答疑、辅导。为了保证教学质量,避免理论与实践脱节,还要带学生临床实习,这是"一贯制"的教学方式,也就是既讲课,又答疑,谁讲什么课,谁就负责这些病种的见习、实习带教。这种"一贯制"的方法,虽然老师辛苦一些,但教学效果却很好。徐景藩原是乡镇医生,现在能登上中医高等学府的讲台,看到学员们认真学习,认真实习,一天天在进步,那种自豪感、责任感和喜悦的心情油然而生。临床带教时,他对学生书写的病历,撰写的论文,无不一字一句地修改,哪怕是标点符号的错误也予以一一纠正。即使到了晚年,视力下降,为了及时修改学生的论文,常常戴着眼镜连夜批阅,从不拖沓。

学院里的教师,有寒、暑假,临床教师一到严寒、酷暑,却格外忙碌。因为在寒暑假期间,重病人多,需抢救的多,非但没有休息,相反地还要多加班、多值班。而他认为这都是医生的天职,属份内之事。

通过医疗、教学的实践,工作与学习相结合,工作中遇到的难点,如疑难病、重病,或常见病、一般的病证,如何提高疗效、缩短病程和防止复发等问题,在临证时必须对每个病例、同类病证,认真思考,联系理论,加以分析,详加辨证,确立治法,常法变法,结合处理,内服外治,相互配用。凡是有效或无效的病例,有点滴经验、体会或教训之处,他都及时用专门的笔记本加以记录。如此反复,理论和实践均得到不断提高,拓宽了自己的思路,引证的依据逐渐充实。

1988年他亲自主持了以培养主治中医师为主要目标的"江苏省中医内科提高班",一年半的时间,他倾注了大量的心血。采用课堂讲学,门诊、病房实习,备课试讲,集体评议,再讲课等办法,学员们收获很大,该班的毕业生后来都成了江苏的中医骨干。

徐景藩也是研究生导师,在指导研究生时,他治学严谨,言传身教,为人师表,立座右铭四条,即:"读书从博到精,撷采众长,分析思考,须有自己见解;诊病务必细心,审因辨证,选方宜慎,择药熟知性能;改进给药方法,针对病情,达于病所,庶能提高治效;积累临床资料,撰文求实,常年不懈,集腋始能成裘。"学生久随其侧,不仅学到了高超的医疗技术,更可贵的是学到了做人做学问的方法、态度,一生受用。例如,在指导一位研究生撰写论文时,他亲自查看一百多封随访信函,核实疗效。他常常说医生应千方百计提高临床疗效,而疗效的判断,首先应听取病人的真实反应,即使当时取效,也还要经过一定时间的随访,才能最终认定治疗的结果,并从中取得经验和教训,才能不断提高业务水平,保障科研质量。在培养学生的过程中,他因材施教,严格要求,使学生在德、智、体和实际工作能力方面均得到长足的进步,在各自岗位上都取得了显著的成绩。他们中有的获得霍英东青年教师奖,有的走上领导岗位,有的被选作江苏省跨世纪人才培养工程的对象。此外,数十年来,他先后指导、培养国内外各类进修医生不计其数,真可谓是"桃李满天下"。

作为全国遴选的首批500名老中医药专家之一,1990年10月,徐景藩作为江苏省老中医代表,赴京参加了国家二部一局主办的拜师大会,他亲自选定学术继承人。在以后的10余年时间里,他临证施教,精心传授,指导的三批六名学术继承人中,刘沈林获高徒奖,陆为民获优秀学术继承人奖,为培养中医高水平学术人才倾注了大量心血。他倾其平素所学、所知,使弟子们在基础理论、临床实践、教学科研各方面均得到了质的提高,并为中医事业的不断发展献计献策。他的徒弟单兆伟和刘沈林现已成为著名的脾胃病专家和博士生导师，刘沈林还担任江苏省中医院院长、南京中医药大学副校长。

徐景藩给学生的不仅是医学知识，更有做人的准则。数十年来他廉洁行医，拒收财物，拒请吃喝的事例，不胜枚举，为广大医务人员树立了榜样，正如他常说的"要做好一名医生，首先要做好一个人，我们不能为了一点蝇头小利而丧失医生的人格。"

（四）衷中参西补短长，融会新知贯古今

徐景藩经过5年的西医正规学习和锻炼，终于实现了他多年的宿愿，通过学习，更认识到中西医各有所长，相互补充，并无矛盾，把中西医割裂，甚至对立起来的观点是非常错误的。他常想，国家花大力培养中学西人才，不是要"弃中从西"或"以西代中"，而是要运用和借鉴现代医学的知识、技能，更好地为中医服务。所以，理应继续学习，努力工作，把自己的精力奉献给人民的保健工作，奉献给中医事业。因此，在临床上，他勤于思考，做到衷中参西，融会新知。

徐景藩结合古今文献，联系现代医学对胃生理功能的认识，提出"胃能磨谷论"，是对中医胃之生理功能之补证，临床也有非常重要的实践意义。自《灵枢·平人绝谷论》载胃"受水谷三斗五升"，《诸病源候论》提出"胃受谷而脾磨之"的论述后，对胃的生理功能主要着眼于"纳"，故后人有"胃者围也"、"汇也"之说。亦可能宗"肠胃为海"、"胃为水谷之海"之意，认为胃似百川所归，源源不绝之"海"。《素问·太阴阳明论》早谓脾主"为胃行其津液"。可以看出，胃既纳谷，亦能磨谷，才能使食物腐熟、消化而下入小肠，成为精微、津液而由脾"行"之。不仅如此，脾还能"助胃气，主化水谷"（《难经·四十二难》），故可知胃能磨谷。程应旄在《医经句测》中明确提出"胃无消磨健运则不化"之说，强调了胃有主要的消化功能，并且认为胃的消磨功能借其"胃中所禀之性"，即"胃气"。食物消化后成为"谷气"，"胃气"亦需"谷气以充（养）之"，指出胃的受纳、消化功能及其物质能量供应的相互关系。"磨谷"一词，生动地概括了胃的蠕动和消化过程。胃既有此重要功能，经过腐熟、磨化，才能完成"饮入于胃，游溢精气"（《素问·经脉别论》）的作用。此外，《难经·三十五难》提出："小肠谓赤肠……胃者谓黄肠。"意即胃与小肠相连，有色泽之异，而胃与小肠上段尚有部分功能相似之处，两者协调完成"化物"的功能。十二指肠球部紧接胃腑，可以看成是胃的下部，故临床上该球部疾患（炎症或溃疡）表现的主症，也属于胃脘痛范畴。

徐景藩在临证之际，着重从医疗实践中总结经验。如对喻嘉言之"上脘多气，下脘多血，中脘多气多血"，"上脘清阳居多，下脘浊阴居多"之论述，参合现代医学进行分析，认为上脘部包括胃底部位，气体自多，从上腹部切诊叩之成鼓音，X线钡透检查为胃泡气体之影可证实；下脘似指胃角以下，胃窦与幽门等处，存留胃液食糜，液质常存，犹如"浊阴"。将此论点运用于临床，提高了胃病的治疗效果。在诊断方面，他重视腹部切诊，认为切腹诊病，古已有之，非西医所特有，但现在许多临床医生往往忽视这一简单而实用的诊病方法，他总结了许多这方面的经验。如上脘（或至鸠尾）压痛，以气滞为主，多数属实证；中脘附近压痛，有虚有实；下脘压痛固定局限，血瘀为多；胃中有食滞，上中下脘均可有压痛；中脘与右梁门压痛，中虚气滞占多；自诉胃痛，按上腹无明显痛点者，以肝胃不和为多，病情一般较轻浅；按诊时均诉不适，有胀满之感而无压痛者，以湿阻气滞为多；胃脘各部轻度压痛，在右胁下亦有压痛，乃气滞所致而与肝（胆）有关，属肝（胆）胃同病；胃脘无压痛，惟有右胁下、不容等部有

压痛,病位主要在肝(胆)。这些宝贵的经验,对临床胃脘痛的辨证治疗,有着重要的指导作用,并弥补了教科书的不足,特别是用两手中指(或食指)在两侧梁门、天枢外侧,交互用力按击腹部,随按即起,侧耳于脘腹部,闻得内有辘辘声响者,常为胃中有水饮。而这一体征,从西医角度来说,常提示有幽门梗阻,临床尤当慎重对待,切勿盲目而贻误了病情。

又如受 X 线钡餐检查的启示,人在直立或坐姿时,由于重力作用,钡剂迅即流经食管而进入胃中,因此,在治疗食管疾病(包括炎症、溃疡、憩室炎)时,欲冀药物在食道停留时间延长,力求能起直接作用,他创"糊剂卧位服药法"。具体使用方法是:汤药要求浓煎,头煎和二煎各得药液 150ml 左右,分别加入藕粉 1~2 匙,如无藕粉,亦可代以山药粉、首乌粉或米粉,充分调匀后,于文火上边煮边搅,煮沸后成薄糊状,盛小碗中,放置床边,服时患者解衣卧床,左侧卧、平卧、右侧卧、俯卧各咽 1~2 汤匙,余药取仰卧时吞服,服药毕,温水漱口吐去,平卧床上半小时,可稍稍翻身,但不可饮水,亦不可进食。若是晚间服药,服完后即睡,作用尤佳。如患食道憩室炎症,按 X 线或胃镜所示,卧位服药时向憩室凸向的一侧睡,腰臀部稍垫高,10~20 分钟后,向对侧卧 20 分钟,此时抽去枕头,使头部位置低,20 分钟后,复加枕头,这样可使药物充分作用于憩室炎症部位,并使之得以流出。若患者胸骨后隐痛、刺痛,部位固定,证见瘀滞者,可在药糊中调入三七粉,每次 1~1.5g,或云南白药,每次 0.5~1g。卧位服药,加上药糊的黏性,有利于直接作用于患病之所,且停留时间较长。此外,藕粉清热凉血,熟后黏滞,尚有"护膜"之功。至于患者嫌药味较苦,可加少量白糖调匀后服,但舌苔白或苔腻,胸闷较甚,有痰咯出者,以不加白糖为好。将这些经验运用于临床,明显提高了食管病的治疗效果。特别是对许多采用西医治疗,经久未效的患者,运用此法,坚持服药,均可收功。该法发表于《中医杂志》1989 年第 2 期以后,曾有许多同道反馈信息,言及运用此法不仅治疗有效,还可用于胃镜检查后食管受损、出血的防治。

西医有胃心综合征、胆心综合征,临床经常可见因胃疾、胆疾而诱发冠心病心绞痛的病例。对于老年胃痛、胆结石兼有心脏疾病的患者,他强调胃心同治、胆心同治。对于胃心同病,中医早有论述。《灵枢·厥病》篇谓:"厥心痛,腹胀胸满,心尤痛者,胃心痛也。"这是对胃心同病的最早描述。心居胸中,胃居膈下,两者以横膈相邻,经脉络属,关系密切,如《素问·平人气象论》曰:"胃之大络,名曰虚里……出于左乳下,其动应衣,脉宗气也。"指出虚里之搏动,即心脏之跳动,其源于胃之大络。《灵枢·经别》篇又云:"足阳明之正……上通于心。"指出了胃之大络与足阳明经别都与心脏相通,说明了心与胃相通的经脉络属关系。《素问·经脉别论》曰:"食气入胃,浊气归心,淫精于脉,脉气流经……"说明饮食入胃,经过消化吸收、转输精气,注入于心,流入经脉,胃气和调,气血充足,则心脉通畅。而心主血脉,为五脏六腑之大主,胃的受纳、腐熟、通降等功能同样有赖于心血的濡养和心神的主宰。如宿有胃疾者,脾胃升降失常,气机阻滞,痰瘀内停,心络闭阻,每于胃病发作之时则可出现胸痹心痛;若脾胃受戕,生化乏源,气(阳)血(阴)不足,心失所养,则可见心悸怔忡不寐等症;而心气不足,心血瘀阻的患者,气血运行不畅,食少不易消运,临床在心悸怔忡,甚则心痛、胸痹发作之时,往往可出现胃部的症状,特别是某些冠心病心绞痛或心肌梗死患者是以胃脘疼痛为主症前来就诊的。因此,他强调,对胃脘部或左上腹疼痛的患者,应认真诊察,从疼痛的部位、性质、程度和全身情况,结合年龄、病史等加以鉴别。对心病、心痛预后的严重性要加以警惕,如有危重征象出现(如面色苍白、汗出、脉细或数疾或结代、肢冷等),要采取积极的抢救措施,切勿麻痹大意。

溃疡性结肠炎是目前世界的难治病,徐景藩联系该病的特点,大多以左半结肠为主,经过反复思考,多次临床试验,认为除辨证治疗外,当结合中药煎剂浓缩保留灌肠,可使药液直达病所。所用方药以地榆30g,石菖蒲20g,仙鹤草30g为主,浓煎成150ml。于晚上8时令患者排便后,先取左侧卧位,臀部垫高约20厘米,肛管插入约15厘米,将药液保持40℃,以60滴/分速度灌入肠中。灌肠毕,拔去肛管,左侧卧5分钟,再平卧5分钟,再右侧卧5分钟(如回盲部也有病变则右侧卧10~15分钟),以后平卧。按此法一般均可保留较长时间,药液几可全被肠腔吸收。每日1次,连续5日,停1~2天,再灌5天,一般灌肠20~30次即可。如溃疡较大,加入云南白药或其他药粉适量,务使溶散在药液中,不使阻塞管腔。凡经服药加保留灌肠者,有效率较单纯服药者明显提高,因此,他也常常教导学生,临床要多思考、多分析,目的就是为了提高中医的临床疗效,中医的生命力,疗效是关键。

此外,他常将现代中药药理学的研究成果,应用于临床,起到了很好的效果。如对于溃疡性结肠炎的治疗,西医常需激素控制病情,他认为在活动期可用生甘草,缓解期则用炙甘草,在腹胀、湿热证不是很明显时,用量可稍大,因为现代药理研究发现甘草有肾上腺皮质激素样作用、抗炎及抗变态反应的作用,却无激素的副作用,对于本病是非常适合的。他如甘草还有抗溃疡、抑制胃酸、解痉、保肝降酶、镇咳化痰等多种作用,因而对消化性溃疡、肝炎、咳嗽等病人,如能在辨证的基础上结合现代药理作用选择,每可提高疗效。又如对免疫性肝病出现的黄疸,他擅用秦艽治疗,秦艽乃祛风除湿、和血舒筋、清虚热之品,但他通过阅读大量的古代文献,认为秦艽用于治疗黄疸早有记载,疗效确切,《本草纲目》则将秦艽列为治疗黄疸的主要药物,位于茵陈、白鲜皮后,大黄之前,有其深意。现代药理研究证实,秦艽有显著的抗炎作用,能促进肾上腺皮质激素的分泌,这一机制对免疫性肝病的治疗甚是相合。对于一些常用于治疗脾胃病的中药,都能进行深入的研究验证,如苡仁,常用于胃病夹有湿浊者,胃炎兼有息肉,或疣状胃炎而舌苔浊腻者,每用苡仁20~30g煎服,或以苡仁米与大米等量煮粥食之,常获良效,治愈者甚多。对于萎缩性胃炎胃窦部病变部位广而脘痛久发不愈,见舌苔白腻,湿浊甚明显者,常配用苡仁与陈皮泡水代茶,亦可取效。现代研究还表明,苡仁有显著的抗肿瘤作用。

再如,《金匮》治惊悸之方,立"火邪者,桂枝去芍药加蜀漆牡蛎龙骨救逆汤主之"。心悸为何用常山、蜀漆(乃常山之嫩枝叶)?何以有救逆之效?盖因用量较多时,常致恶心呕吐,出现此反应,也常常是产生效果的标志。临床上常常遇到卒发重症心悸患者,心悸不宁,气短,四肢不温,脉来疾数,往往不易计数(如心率>160次/分),心电图报告为室性或室上性阵发性心动过速,往往用中西药一般治疗措施不能控制。因无蜀漆,遂用常山,急煎服之,药液入胃,初时恶心呕吐,吐出痰涎及部分药汁,心动旋即恢复正常,心悸顿失,诸症均减。

由此可见,徐景藩在临床上从不将中西医决然分开,也从一个侧面反映了他博览群书,衷中参西,西为中用的治学特点。

(五) 殚心竭虑研脾胃,师古不泥有创新

徐景藩作为一个优秀、全面的中医内科医生,潜心于脾胃病的诊治研究已60余年。他一生从医,学用一致,勤于实践,不断探索,日积月累,医疗经验日臻丰富,对食管、胃肠、肝、胆、胰腺等脏腑病证形成了自己独特的辨治方法,发表有关脾胃学术方面的论文80余篇,代表性的如:"对食道功能性疾病的证治体会"、"食管疾病用药体会"、"胃能磨谷论"、"关于

胃府形态病理—胃下的证治"、"慢性胃脘痛的辨证鉴别诊断"、"略论老年人胃病的证治特点"、"妇女更年期慢性胃脘痛的诊疗特点"、"治胃病八法"、"略论胃病与湿"、"略论胃痛与血瘀"、"胃病用药体会"、"脾胃疾病治法梗要"、"脾病病因病机探讨"、"简述脾阴虚的证治体会"、"诊治胆石症的几点体会"、"关于胆胃同病的证治梗要"、"肝性昏迷的病机证治探讨"、"重症肝炎的病机证治体会"、"肝气郁滞及疏肝法的临床运用"等,这些深有见地的学术论文,在业内引起了很大反响,深得同行敬佩。并且,在他古稀之年,集毕生经验体会心得,写成《徐景藩脾胃病治验辑要》专著,已多次重印,仍供不应求。

食管位于咽与胃之间,质柔而薄,古称"胃之系"。凡气郁、痰滞、里热、血瘀等病理因素累及食管,通降失常,可致炎症、溃疡,甚则转成顽症,津液亏乏,干涩阻塞。贵在早期发现,及早诊治。根据食管"柔空"的生理特点,对于食管病的治疗,实者疏瀹(理气、解郁、化痰、清热、行瘀),虚者润养,虚实兼夹者,宜疏润合法。临床上,气郁证治宜理气解郁,和胃降逆;肝胃郁热证宜清泄肝胃,佐以降逆;痰气交阻证治宜理气化痰散结;气滞血瘀证治以行气化瘀。凡用汤剂,采用一日多次服法。散剂可用噙化之法,亦可佐用代茶频饮之法。他常据证而配用一些宣通之品如母丁香、鹅管石、娑罗子、通草、橘络、威灵仙、王不留行、急性子等,择其1~3味,可增其效。

徐景藩认为,脾不仅指解剖的脾脏,还包括胰,在功能上广及消化、吸收、体内新陈代谢、免疫功能,并与血液、中枢神经包括自主神经系统相关。认为脾的病机多以虚为本,以实为标。虚证以气虚为基础,实证以湿浊、气滞多见。根据《素问·宣明五气》"五脏所藏······脾藏意"及《难经·三十四难》"脾藏意与智"所论,联系临床,他认为脾与"意"、"智"确实关系密切,脑为髓之海,但需气血的濡养。而脾为气血生化之源,故脾胃功能不足达到一定程度时,自然会影响到"意"与"智"等精神活动。脾虚者常可伴有"意"和"智"的不足,例如小儿弱智或"五迟",病因与脾虚有一定的关系。若参用补脾健脾方药和饮食调治,使脾气健旺,"意"与"智"亦相应可以得到改善。

他认为,胃的生理功能和特点是:胃主纳而能磨谷,体阳用阴,多气多血。一胃三脘,上清下浊,主降宜和。针对古人脾喜刚燥,胃喜柔润之说,他根据多年临床体会,认为胃之喜性或润或燥,各有所好,应当根据辨证投润用燥,不可拘泥古训。诊治胃病,主张应辨别脏腑病位,分清虚实,在气在血,属寒属热,是否兼夹食滞、湿浊、痰饮、瘀血。诊查时重视运用腹部切诊方法,并积累了丰富的经验,尤其强调腹部分部的重要意义,既利于辨证,又利于辨病,可避免误诊误治。对胃脘痛创立"三型论治",分中虚气滞、肝胃不和、胃阴不足证,执简驭繁,将兼证分为湿阻证、血瘀证、胃寒证、食滞证,灵活变通。根据多年临床经验,他还总结了一套相应的治疗方药,如疏肝和胃汤、调中理气汤、养胃理气汤、清肠抑肝汤、通噎和中汤、疏利肝胆汤等,便于掌握。对妇女更年期慢性胃痛、胃痞,以肝胃不和占多。且多气郁或兼营卫、冲任之失调,当全面诊查,随证治之,注重解郁、调营、调冲等治法。老年人气血不足,阴液易亏,既患胃病,胃气易虚,胃阴亦每不足,脾胃功能受损,易兼痰、湿、热、食滞、血瘀。尚有肺胃、胆胃、心胃等同病。治疗常须气阴兼顾,然益气勿过温补,养阴勿过滋腻,化湿勿过辛燥,清热勿过苦寒,重视护膜宁络,防其损络出血。如有脾胃气虚而兼肝阳上亢化风者,须用培土宁风之法。他认为,"胃下"自古即有此病,并非纯属中气下陷。对幽门不全性梗阻导致的呕吐,主张运用祛饮、利小便及宣通行瘀方药。诊治残胃炎症,常用通补结合、降胆和胃之法,以自拟残胃饮(炒白术、炒枳壳、制香附、五灵脂、石见穿、刀豆壳、柿蒂等)治疗,疗效卓著。

对久泻顽疾，他认为久泻脾必虚，脾虚肝易侮，脾虚可及肾，故治当从脾、肝、肾三经考虑。脾虚生湿，湿郁可以成热，并易兼从口而入之湿热病邪，治宜重视清化之法。此外，顽疾久泻，可及于血，可配加行瘀，若腹痛痛位较固定，大便中夹有暗红血者，配加赤芍、紫草、三棱、地榆等品。他常用苦以燥湿，寒能制热的黄连，配加补骨脂温肾止泻，对久泻腹痛不著者颇有良效。自拟"连脂清肠汤"，治疗溃疡性结肠炎，辅以"菖榆煎"保留灌肠，临床有较好疗效。关于治疗久泻的剂型和给药的途径，一般习用汤剂口服。而《圣济总录》谓："散者，渐清而散解，其治在中。""中"主要是指脾胃。据此，徐景藩在临床上常配用散剂治疗久泻。一般脾虚患者，以淮山药、党参、白术、茯苓、甘草、煨木香等药，研成极细末，加入等量米粉，酌加白砂糖少许。根据病情确定剂量，用温水调匀，边煮边搅，煮熟成糊状服用，比单纯汤剂内服的效果为优。用之临床，历试不爽。

在肝病的诊治方面，徐景藩早在20世纪50年代后期，得益于已故名医邹良材先生的指导，运用中医中药按热郁、湿蒙、痰闭、阴虚辨证治疗，鼻饲给药，汤、散、针刺并进，抢救治疗肝性昏迷，成功者不少。对阴虚证肝硬化腹水的患者，根据"真水虚，邪水盛"的病机，运用养阴利水方，取得良好的疗效，并对肝硬化腹水的中医病因病机作了较为深入、系统的探讨。根据临床实践，在诊治肝脏疾病方面探索出一套辨证论治的方法，他总结出来的诊治肝病的方药，在临床上取得良好疗效。以这些经验和理论为基础，申报了多项科研课题，并一直指导着江苏省中医院中医肝胆疾病的临床治疗。

胆囊炎、胆结石是消化系统的常见病、多发病，徐景藩认为发作而症著者以肝胆湿热占多数，慢性期一般有肝郁气滞或脾虚肝郁而兼湿热。肝宜疏，胆腑宜通，湿热应及早、持久予以清化，脾虚宜运宜补。也有部分患者由于素体脾阳不振，易生内寒，与湿相合，或因在病程中曾用过苦寒药物，脾胃受损，阳气内虚，升降斡旋失常，肝胆经络阻滞，认证为湿从寒化，运用温通之法，药如制附子配柴胡、白术、姜黄，见黄疸者，制附子配茵陈、鸡金、海金沙，上腹右胁痛位广者，制附子配苡仁、败酱草。大便不畅，腑实内寒，寒热兼夹者，制附子配大黄。结石未排出者，制附子配皂角刺、路路通、三棱、赤白芍等。治胆病按"腑宜通"，"胆随胃降"的原则，常配用大黄，后下或开水泡焖后，取汁与另外所煎之液相合而服。如大便次数不多，疼痛未消者，另加大黄粉，装入大号胶囊吞服。但若属于脾虚肝郁证者，当健脾运脾，运中有通，不用大黄，防损脾气。若胆总管结石或肝内胆管结石者，在辨证施方的基础上，酌配皂角刺、王不留行、路路通、通草、当归须、泽兰等。

急性胰腺炎在住院或急诊过程中，重症一般均采取中西药兼用之法。徐景藩认为，一是以清化通腑消滞法为基本治法，禁食期间，也可服汤药小量(30～50ml)每6小时一次，及时服药可以提高治效，缩短疗程。二是配用外治法，芒硝打碎，加肉桂粉，布包外敷上腹，每日一次，敷20小时，稍稍清洗皮肤，歇3～4小时再敷，连用7天，颇有良效。结合现代医学的观点，这一疗法对减轻胰腺水肿、渗出有明显的改善作用，目前也是西医治疗急性胰腺炎的方法之一。至于慢性胰腺炎或伴假性囊肿，上腹时有隐痛，脾虚肝胆湿热之证者，治以健脾疏肝利胆清化之剂，但不可苦寒过度。脾虚内寒者，同样也应加入制附子，与白术、淮山药、苡仁、良姜、败酱草等同用。治疗胰胆之疾，当认真辨证，若确有内寒，必须"温通"、"温化"，及时用附子。

他还非常重视类药在脾胃病治疗时的选用，讲究在辨证的基础上，强调要因人、因时制宜,认为对于功用相似的药物,要认真反复比较,择其所长,避其所短,方可不断提高疗效。如党参和太子参同为补益脾胃之药,但党参甘平,为补益脾胃要药;太子参微甘,补益脾胃之力弱,但补气而不滞气,并有健胃养胃作用。

对脾胃病的治法,根据脾胃的生理病理特点和多年临床实践,他将其归纳为"升降、润燥、消补、清化"八字。其间各有特异,又互有联系,具体选用得宜与否,直接影响防治效果。此外,他重视疏肝法、化湿法及配合外治疗法等,这些方法,是中医特色、优势的最好体现。

徐景藩师古不泥,不断创新,有关脾胃的认识和诊治经验,进一步丰富和完善了中医脾胃病学的理论和临床。

(六) 临床疗效是根基,深入科研求发展

徐景藩长于总结经验,亦重视科研,强调中医科研应以临床为基础,并为临床服务,坚持实事求是的态度。早在20世纪80年代,他就带领研究生对胃脘痛的病因病机和辨证客观化、脾虚证、食道炎、残胃炎症、慢性结肠炎等展开了一系列科研工作,勤求学术发展,提高临床疗效。

慢性胃病病因多端,徐景藩带领研究生进行了近千例病因学调查,找出其中几种主要的病因,并研制了动物模型,通过动物实验进一步确认了这些致病因素。为了对中医"证"的实质进行研究,徐景藩和病理科、胃镜室密切合作,进行了"胃脘痛证型与病理"的课题研究,该成果获1988年江苏省卫生厅科技进步甲级奖。由于在中医发病学中微生物作用的研究尚属空白,因此,他又与病理科的专家通力合作,开展了慢性胃炎中虚气滞证与幽门螺杆菌感染关系的研究,应用组织病理学、幽门螺杆菌特异的生化反应—尿素酶试验,观察到中虚气滞证组中幽门螺杆菌感染率、感染程度、侵犯深度及幽门螺杆菌所在部位黏液细胞的坏死崩解、中性白细胞浸润等均与其他证型组间存在显著性差异。提示"证"与"菌"及"菌"与组织学变化间存在一定联系。此外电镜下直接观察到幽门螺杆菌对寄居上皮细胞微绒毛、紧密连接及进入细胞内引起的损伤性变化,也进一步证实了它对该证型的致病作用。普通人群中约有50%左右的感染率,但仅有少数人表现出不同程度的症状,大多数人无症状,甚至组织学检查也正常,提示幽门螺杆菌可能是一种条件致病菌,在研究其致病性时,不仅要重视细菌的作用,还要发挥中医特色,注意宿主整体免疫反应及局部微环境的动态变化。在病因治疗时,除选择杀灭幽门螺杆菌的药物外,还应通过中医"扶正",达到清除或抑杀幽门螺杆菌的目的,这一研究结果,对中医药治疗幽门螺杆菌感染具有重要意义。

他与放射科的同事们开展了X线征象与胃脘痛中医辨证分型的关系研究,共收集1000余例病人,研究显示有92%的病例均有不同程度的异常X线表现。中虚气滞证病例的胃动力功能呈亢进征象,同时伴有胃张力偏高,中虚气滞的主要病机是脾虚,与以往多数学者发现脾虚患者的胃肠功能亢进一致,均认为是由于副交感神经兴奋性增强所致。而肝胃不和证者却完全相反,胃动力功能表现为减弱的征象,同时胃的张力也偏低,肝胃不和型的主要病机涉及肝、胃二经,由于肝失疏泄,横逆犯胃,属于"木克土"范畴,与多数学者对肝郁、肝阳的临床研究结论相符,均认为由于交感神经兴奋性增强所致。由此可见胃肠的动力功能状况可作为中医二大主要辨证分型时的一项重要客观指标。湿阻证病例空腹胃内储留液明显多于其他型,可以此作为有无湿阻证的一项参考指标。从西医对胃癌所描述的临床表现与中医辨证分型中血瘀证所列举的主证颇为相符,受此启发,徐景藩常常告诫学生,若患者

舌质暗紫,胃痛日久,当注意复查胃镜,有无恶性病变的可能。

20世纪80年代初,他在国内率先开展了脾虚证与唾液淀粉酶活力的相关性研究,研究表明,脾虚患者唾液淀粉酶活力差多为负值,而随着脾虚症状的好转,酶活力差可上升为正值。因此,酶活力差的检查对于脾虚的诊断和治疗,有一定的参考价值。特别是一些脾虚证不典型,或有它证夹杂不易辨认时,可提供辨证的参考。此外,有助于观察疗效,患者随着病情的好转,酶活力差可由负值上升到正值。脾虚症状明显改善,提示方药对证。否则,可根据证情,考虑进一步调整方药或药量。在当时的条件下所开展的这一研究,对临床诊断治疗有很大的指导意义。

此外,徐景藩根据《灵枢·五癃津液别》"脾为之卫"及《灵枢·师传》"脾者主为卫"的记载,认为"卫"指人体抗御外邪的功能。脾主运化,为后天之本,气血生化之源,与抗病能力密切相关。证诸临床,凡脾虚之人,若不慎寒温,常易感受外邪。曾开展了血液体液免疫功能指标如IgG、IgA、IgM、C3等的研究,获得了客观的数据,证实经补脾治疗后,病情好转,这些数值增加,说明脾气健旺,抗御外邪的功能亦相应提高。从而提示在外感疾病的预防措施中,应重视维护和提高脾胃功能。在复杂或重症外感疾患的病程中,亦应注意勿使脾胃气阴受损并及时予以调治,俾正气充盛,邪气自祛。在热病恢复期的善后调治中,如能重视脾胃功能,有助于早趋康复,避免复发或再感外邪。

根据自己多年临床经验,徐景藩认为,慢性结肠炎病位主要在脾,可涉及肝、肾,而形成脾肝肾三脏同病,治疗慢性结肠炎当采用三脏同调,温清并用,对部分临床病人尚须配合中药保留灌肠,创立"连脂清肠汤"和灌肠液,申报了省级课题,从临床、实验两方面进行了系统、科学的研究。动物实验证明,该方对肠平滑肌有明显的抑制作用,且呈量效关系。由于该方能缓解肠痉挛所致的腹痛,抑制肠肌活动,使肠蠕动减弱,食糜停留时间延长,水分吸收增加,从而使大便变干,起到止泻作用。这与临床疗效完全相符合。连脂清肠汤具有拮抗乙酰胆碱和氯化钡对肠管的兴奋作用,也呈量效关系,提示可能通过阻断神经受体而解除肠痉挛,而且对肠平滑肌还具有抑制作用。实验还证实,酚妥拉明能解除肾上腺素对肠管抑制作用,但不能解除连脂清肠汤和中药灌肠液对肠平滑肌的作用,说明其作用并非通过兴奋 α-受体而起作用的。该研究成果获国家中医药管理局科技进步三等奖。以临床为基础,结合动物试验、现代药理研究结果,重视开拓中医诊疗研究工作,这是提高中医科研水平和中医临床疗效的方法。

(七) 大医精诚多奉献,淡泊明志忠职守

徐景藩非常注重医德,认为医德与医术都关系到治疗的质量和效果,就二者的关系而言,应当是以德统才,方为良医。每遇重危疾病,他常引孙思邈的话:"不得瞻前顾后,自虑吉凶,护身异命。见彼苦恼,若己有之,深知凄怆,勿避险巇,昼夜寒暑,饥渴疲劳,一心赴救,无作功夫形迹之心,如此可为苍生大医,反此则是含灵巨贼。"以此告诫学生和勉励自己。

1987年至1995年期间,在医院组织的对贫困灾区希望工程的捐赠和对洪涝、旱灾地区的多次援助活动中,尽管自己的经济条件并不宽裕,但他总是医院捐款最多的人。平时病人的吃请从不参加,从不收受赠送的财物,廉洁行医,处处为患者考虑,他就是这样从点点滴滴做起,把对病人的一片爱心融化在自己的实际工作中。

20世纪60年代末到70年代初,他曾先后四次参加农村医疗队,奔赴缺医少药的贫困地

区。在诊疗期间与农民同吃、同住、同劳动。特别是在江苏高淳县巡回医疗时,他所在的医疗点是固城乡最偏僻的贫困村,生活条件极为艰苦。他克服了生活上的种种困难,满腔热情地为广大农村患者服务。白天,他不辞辛劳地和赤脚医生一起深入田间、农户,为广大患者解除疾苦;晚上,又常常深入农家探病问苦,或辅导农村医生,传授医术。"十年动乱"刚开始,医院就被迫停诊。病重或外地来诊而无法行走的病人共计 20 余人,医院全力将这些患者送到 3 公里外的幼儿园,作为临时病房。院领导派徐景藩和几名护士、药师、炊事员在那里工作,医生就他一个人,整整 45 个昼夜,诊治抢救病人,没有回过一次家,直到这些病员全部出院。

江苏省中医院建院初期,他一个人曾主管 30 多张病床,而当时他所负责的病区,大多收治的是肝病和内科杂病。为了突出中医治疗疑难病的特色和疗效,使中医为更多患者解除痛苦,作为年轻医生,他把全部精力投入到为病人的服务中去。同事们回忆,那几年,医生少,病人多,繁重的医疗任务使他没有休息时间,不分昼夜地工作。一个月中有半个月是在病房值班,有时连续数日不能返家,24 小时在病房观察处理抢救病人。当时,他家离医院很远,上下班很不方便,一次,院长家访,发现他妻子因眩晕发作已整整卧床四天,孩子没人照料,院长急忙回医院通知他,而他为了抢救病人已在医院连续工作了三个日日夜夜。回家望着躺在床上形容憔悴的妻子,望着泪水涟涟的幼女,他一面安慰家人,一面为妻子诊治,稍有好转,又回到病房工作。由于他的敬业精神和卓越的医技,使许多重症患者转危为安。随着岁月的流逝,黑发变白发,而他对患者的一份爱心,对中医事业的执着追求仍然是壮心不已。本市和省内的疑难病例会诊他从不推辞,安排的专家门诊和病区查房,从不让盼诊的病人失望,即使自己身体不适,也暗自服点药坚持应诊。他常常对身边的医务人员说:"病人是医生最好的老师,多贴近病人才能多增长知识。"正是本着这种精神,他把整个身心都融入了所钟爱的中医事业。

徐景藩常教导年轻的医务人员说:"医者,仁术也。对病人当一视同仁,不分贫富贵贱。"早年在急诊室工作期间,值夜班时他总要带些米去,煮稀饭当作夜餐,而每次他总是小心翼翼地把上面的米汤一勺勺舀出,喂给重症病人。中医历来注重"得谷者昌,失谷者亡,谷养胃气,治病当步步固护胃气"的治疗原则。这一勺勺米汤不但渗透着深刻的中医医理,更重要的是凝聚着一位医生的一片真情。1982 年 8 月的一天,一位家贫的溧水县溃疡性结肠炎患者因贫血、脓血便、消瘦,多方医治不愈,极度虚衰,卖掉了农家赖以生存的耕牛,满怀希望,慕名从乡下来到南京请徐景藩医治。可是,屋漏偏逢连雨下,这位病人的钱物不慎在门诊被窃。面对这位被重病和失窃折磨不堪的患者,他心情沉重,从自己并不富裕的家中,取来二百元钱,送到病人手中,亲自为他安排住院,施以精心的治疗,病情好转出院时,患者流下了感激的眼泪,连称徐景藩是"救命恩人"。

有一年冬天,安徽某青年农民,胆囊术后,原有慢性胃肠炎症复发加重,一吃就泻,形瘦骨立,卧床不起。在住院期间,徐景藩多次为其精心诊治,病人病情逐渐有所好转。当他得知患者经济极为困难,回家缺少路费时,他悄悄地送给病人一封信,里面是路费和一纸鼓励其顽强战胜疾病,树立信心的"座右铭"。事后,病房里的不少同志知道了此事,大家深为感动,深受教育。有的门诊病人,开了一些必需检验的单子,复诊时,他发现仍未检查,当得知是由于经济有困难时,他慨然帮助病人,支付检验费,使病人及时明确诊断,及时得到治疗。

在诊室里,他自己备有茶杯。有些病人远道来诊,为了赶时间,吃些干点心,诊病时发现舌苔有食物残渣。他总是亲自倒开水请病人喝,他说一则是濡润胃腑,二则是便于看清舌苔本色。发现候诊室有重病、年迈虚弱的患者,总是提前为他们诊治,还常常为他们倒好茶水。病人感激地说,喝的不仅是茶水,也是徐景藩对病人的一片片爱心。

徐景藩数十年如一日,人们总是见他不知疲倦地工作。只要他上门诊,诊室前总是人头攒动。他看病的特点是认真细致,重视病史及现症的全面分析,除施以中药内服外,尚推崇中医外治疗法,以及心理疏导。对疑难病症,总是认真诊治,细致耐心地搜集病史和诊查资料,还常常发函随访,取得反馈的信息,作为判断临床疗效的重要参考。即使病人再多,也从不敷衍草率,这样,他经常早上班,迟下班,耐心地诊治完最后一个病人才离开诊室。在过去行医的六十余年中,他到底治疗了多少疑难病症,拯救了多少个生命,已无法确切地统计。粗粗算来,总不下数万人次。在这数万人次中,都是他对每一位患者尽心尽责的诊治,对患者无微不至的关怀。他常说:"选择了医生这个职业,就是选择了奉献。"这种对工作极端负责,对人民极端热忱的精神,赢得了广大患者的崇敬和爱戴。

20 世纪 70 年代后期,徐景藩负责脾胃肝胆病区的医疗,他和同事们一起,从病历书写、查房讨论、中药使用率及病区管理等方面均按中医规范化要求严格执行,成为全国中医院的示范病区,外省市的兄弟医院来此参观、进修者络绎不绝,盛赞这样的病房才是名符其实的中医院阵地。1983 年,作为学有建树的专家,他被上级任命为江苏省中医院院长兼江苏省中医研究所所长。

到任后,如何处理好管理与业务的关系?如何使医院在改革开放中加速发展?成为他全部生活的中心和孜孜追求的目标,同时,他还要完成必要的医教研任务。他以超出常人的工作负荷,不辞劳苦地工作。制定了医院的发展规划,重点抓中医人才培养和中医专科建设,多方奔波筹措,争取政府支持,改善就医条件。如医院目前的 72 个重点专科(病)门诊中有 3/4 就是他在任期间巩固、调整、发展和建立起来的,适应了广大病员和社会的需求,显著突出了中医专科的特色。只要有空,他总是往病房跑。为提高全院病历质量,他组织各科病区负责人和护士长参观示范病区的医疗,要求医护病历按规范书写,如必须要四诊详细,个人史中要记载病人生活起居、饮食嗜好等与中医病因有关的内容;妇女要有经带胎产的内容,专列一段"临床分析",内容包括四诊综合要点,结合病人具体情况,引经据典地进行病因病机分析,诊断与鉴别诊断,提出治则治法,选用方药,对病情转归作出相应的判断,并提出防治对策等。这些要求能充分反映书写者对中医理法方药的理解和认识水平,也是督促医生不断提高中医实践能力的途径。与此同时,他带头积极探索并开展中医综合治疗措施。即使现在,他仍然坚持在查房时检查住院医生书写的病历质量。对危重病人,他总是亲临病床,了解病情,组织会诊。在他的倡导下,医院始终坚持以中为主,能中不西的办院方针,他组织妇、儿、外、伤等科互相观摩、讨论,结合各科病种特点,制定相应措施,认真贯彻实行。如外科病房即使是手术患者,在术前、术后也都能配合中医中药治疗。就这样,他强调从实际出发,实事求是,使全院的中医中药使用率始终保持在 70% 左右。

1984 年,在他的带领下,医院取得了全国省级中医院医疗质量综合检查评比第二名。同年医院被列入"七五"期间国家重点投资扩建的七所省级中医院行列。为医院的发展及创建三等甲级中医院和全国省级示范中医院奠定了坚实的基础。他积极倡导学科分化,1986 年,在原脾胃、肝胆病组的基础上成立了中医消化科,他坚持"多方位研究、多学科结合",使其先后成为"国家中医药管理局脾胃病重点专科和重点学科"、"江苏省中医消化临床医学中心"，而如今，该科也成为"十一五"期间全国唯一的脾胃病临床研究基地建设单位。

徐景藩以他学术上的造诣、高尚的医德，在江苏中医界享有较高的声誉，可谓德高望重。但他并没有因此而自得，总是谦虚地说："工作是大家做的，是集体力量的结晶。多多报道、奖励年轻人吧！他们才是医院的未来和希望。"为了医院的发展，他的心愿只有一个，积极鼓励和培养年轻人才。他的头衔很多，而名片上只印有寥寥数字：江苏省中医院主任医师、教授。他的名片也正反映了他的为人——朴实无华。徐景藩还十分重视一个党员、一个医生、一所医院的良好声誉，绝不为个人一点利益而破坏医院的规定，多次谢绝外单位的邀请，从不"走穴"，从不到别的医疗单位上"专家门诊"，他也拒绝参加任何带有药品广告性质的义诊，不接受任何带有商业行为的药品推销；在参加科研成果鉴定、医疗事故鉴定中坚持讲科学、讲真话，绝不违心地随波逐流，或为人情所驱使。相反，为了支持地方中医事业的发展，对于一些偏远地区中医院开诊、联合办院、义诊或周年庆典，则不辞辛苦地欣然前往。虽然路途遥远，有时甚至要在崎岖不平的公路上颠簸大半天才能到达目的地，但他每每稍事休息便全身心地为病人诊病开方，各地群众，有口皆碑。

在生活上他也没有特殊要求，永远是朴素的。1996 年，在省政府的关怀下，医院建起了一幢高知楼，徐景藩完全有资格分到房子，但为了缓解医院的分房矛盾，为了改善中年知识分子的住房条件，他主动放弃无论是生活设施，还是采光条件都要好的高知楼住房，仍旧住在 17 年前建造的老房子里。他常说的一句话就是"淡泊名利，多作贡献。"

在几十年静静流淌的岁月和平凡的工作中，在看似永恒不变的日日夜夜里，徐景藩以他自己的方式默默地奉献着，像春蚕吐丝，像雪燕筑巢，义无反顾。年过八旬的他从来没有停止奋斗，为了他深切关怀的病人，为了他所钟爱的中医事业，为了他寄予厚望的后来人，他真是呕心沥血，壮心不已！江苏省中医院目前已发展成为规模较大，拥有 2300 多张病床，中医专科特色显著，医、教、研全面发展的综合性中医院。近几年来，门急诊量均列江苏省各大医院首位，日门诊量在一万五千人次左右，床位使用率在 110% 左右。先后成为江苏省首家三级甲级等中医院、全国省级示范中医院，1994 年获卫生部卫生单位先进集体光荣称号，在全国中医界具有一定的地位和影响。可以说江苏省中医院事业辉煌发展的今天，凝聚了建院以来以徐景藩为代表的几代人的努力，他的事迹，正是集中反映了这一代中医学专家对中医事业发展作出的不懈努力。徐景藩在平凡的岗位上为人民的健康孜孜不倦、默默耕耘的事迹，体现的就是白求恩精神的深厚底蕴——无私的奉献！

（八）饮食有节贵坚持，养生有道保康健

徐景藩早年患有高血压、室性心动过速、胆结石等疾，但他从未住过院、打过针、挂过水，自己开方服药而获改善。现虽已年逾八旬，仍能坚持日常医疗、教学、科研和学术性工作，不能不说是得益于他养生有道，持之以恒。

他认为食谱宜广，食量适当，做到食不甚饱，适可而止，绝不贪一时之"口福"。谷、肉、果、菜四大类的品种都要吃，并随不同时期、不同季节而有所改变。此外，在饮食方面，要保持清淡、五味适度，不过甜，少吃糖，勿过咸、过辣、过酸。少量饮酒，既有利于调剂生活，品尝菜肴，又有利于流通血脉，消除疲劳，对老年人来说，颇有裨益。但他告诫饮酒切勿过量，切莫贪杯，明代李时珍《本草纲目》中曾有"多饮烧酒，烂人肠胃"的记载，可不慎乎？再有一

点，饮白酒前先喝些茶水或其他饮料，一者使咽喉、食道黏膜得到"濡润"，二者使胃中增加适量液体，起到稀释作用。否则，易灼伤咽喉、食道和胃的黏膜，其危害也就立竿见影。

喜、怒、忧、思、悲、恐、惊，合为"七情"，是人体正常的精神情志活动，过则有害，可以致病。《内经》提出要"恬淡虚无"，但他认为恬淡可以学、可以做，"虚无"二字只是形容、加强之意，"虚无"并不是摒弃一切正常的欲望。随着年龄的增长，能不断完善个性的涵养，勿使"五志过极"而影响健康。

例如，要做到勿过怒，首先要学会自我克制，一个"耐"字起的作用很大。他治家从严，对孩子教育抓早、抓好，言教身教。夫妇之间要和谐、协调，遇事多商量，有不同意见时协商。互敬、互让、互爱、互谅、互信，不断培养夫妻感情。若这些预防工作做好了，加上严于律己，凡事谦虚、谨慎，令人发怒之事便可在无形之中避免了。在单位，令人发怒的事也常会碰到，但"怒"不能解决问题，而且大家都是同事，都是同志式的平等关系，他认为要始终相信群众，依靠群众。

"满招损，谦受益"，"三人行，必有吾师"，"生也有涯，知也无涯"，他时刻保持着"谦"，并常常因此而受"益"。"闻道有先后，术业有专攻，如此而已"，鼓励学生"青出于蓝而胜于蓝"。"谦"是他数十年养成的习惯，也是一生中信奉的"座右铭"。"谦"可使人心志和平；"谦"可使人戒骄戒怒；"谦"可使人消除抑郁；"谦"可令人心情愉悦；"谦"能与人为善；"谦"能使人以诚相待。

读书是徐景藩一生中最快乐的事。特别是对中医经典著作，反复阅读，温故知新，每读一遍，他都会有"如遇故人"之感，并有新的体悟，其中乐趣，难以言表。

尤其值得一提的是，徐景藩和老伴盛祖英，当年婚嫁时，都是小学毕业的文化，尽管时代变迁，生活、思想、观念都有所变化，然而，他俩的爱情，不仅没有丝毫退变，相反，经过长期的培养、滋润，更加牢固，坚如磐石。真是六十二年和谐的钻石般的伴侣！

注意劳逸结合。徐景藩每天午饭后总有午睡的习惯，人说饭后不宜即卧，他却在饭后20分钟即上床躺下，三五分钟入睡。但他强调勿吃太饱，饭后少谈话，饭后少思考，少看书报。养成了这种习惯，不愁劳后无逸。良好的睡眠，是最有效的"逸"。在他的一生中，从来没有失眠，他说，这恐怕是最大的福分。一日之劳，午睡、夜寐，就是很好的逸。读书、写文章时做到看、读、写约一个小时，眼"劳"了，就望望窗外天空，闭闭眼，养养神，再看，再写。这是眼和脑的劳逸结合。傍晚前的散步，则是一日间最好的"逸"。不仅有益于消除白天工作、学习的疲劳，对医生这种"伏案久坐"的职业者来说，通过散步，舒筋活络，流通气血，是"动静结合"的最好运动方式。尤其是和老伴一起散步，彼此年龄相同，志趣相近，走走说说，既是一大乐趣，又是继续培养感情的好机会，真是一举而数得。

徐景藩自小喜爱音乐，在他的一生中，没有离开过乐器，也从没停止过拉拉、弹弹、吹吹。学习、工作之余，自我调节，自我欣赏，又可休闲取逸，有益身心。到了老年，他改学电子琴，自得其乐，以资晚年消遣娱乐。在生活中，有了音乐，能使人激起心灵深处的青春余波，保持年青人的心态。

文娱、体育，互有联系，文娱可使精神生活丰富多彩，体育则使形体强壮，气血流通。体育的内容、方法和力度，必须因时、因年龄制宜。如今，他人到老年，仍然重视体育运动，每天天亮起床，进食少量泡饭，然后快步行走。他认为年老之人，以快走为宜，所以，从65岁以后，他就以快走为主，一分钟走100米左右较为适宜。

根据经验,徐景藩认为,老年人体育锻炼还应注意以下要点:

一是活动必须"对称",例如左右对称,上下肢对称,前后对称,蹲起和弹跳对称等等。"对称"的活动可避免因动作不当而引起肢体和关节的不适甚至损伤。

二是宜于练"呼呼吸"气功。站稳后双手合抱,两目远望,凝神静气地呼气。当呼气结束时,再收腹、提肛。略俯上身,再行呼气,把两肺的残气尽量吐出。然后慢慢挺胸,两鼻自然地吸气。吸气毕,稍停几秒钟,接着再呼、再呼。如此周而复始,可使肺活量增加,通气功能改善。由于横膈有序的"升降",可起到"内脏按摩"的作用,并能防治老年人前列腺增生和痔疮等病。

三是晨练必须事先进食,可饮约 200ml 水和 50 克稀饭,随身还要带少量糖果或饼干,万一出现头晕黑矇,心悸汗出,应立即坐下,吃一点糖果或饼干,可以缓解低血糖等紧急状况。

"流水不腐,户枢不蠹",徐景藩通过养生锻炼,仍以健康的身体和心态,继续为人民健康、为中医事业竭尽绵力。不辜负祖国和人民对他的培养,不负此生,使人生旅程平安、宁静,善始善终。

(陆为民 徐丹华 罗斐和)

二、徐景藩教授治学精神简介

吾师徐景藩教授,江苏省吴江县人,出生于中医世家,家传师承相兼,从医已 40 余载。自 1957 年来院迄今,一直从事中医医疗、教学、科研工作,始终以临床为主,在门诊、病房第一线为广大病员服务,誉满省内外。他学验俱丰,治学态度严谨。现就吾师有关治学精神择要介绍数端,以窥一斑。

(一) 勤学博采,发皇古义

徐老探求医理,孜孜不倦,诊务之余,勤于自学,利用一切空隙时间,读书、撰文,数十年如一日。他常说,中医经典著作,要反复认真阅读,"眼到,心到,手到",还要经常复习,做到温故知新。对历代经典及有关各家脾胃病的医籍论著、医刊,积有读书笔记十余万字,文摘卡片千余张。并对各种学说,反复探讨,取其所长,为己所用。对叶天士、喻嘉言等的学术思想,均进行深入的研究,融合诸家之精华为徐老所用。李东垣详于治脾,药以甘温居多,叶桂重视养胃,补前人之不足,各有所长。但认为片面地以"脾喜刚燥,胃喜柔润"为常法,对胃家之疾一概投以滋阴柔养,势必矫枉过正,同样会犯偏执之弊。

叶桂《未刻本叶氏医案》全书 1175 案,其中属于脾胃疾病者计 179 案,占 15.2%;徐老对其潜心摘录,加以分析研究。归纳其论点为:①治胃着眼宣通,治脾重在运化;②肝木犯中,疏抑调畅;③温肾摄脾,药治灵活;④湿热蕴中,苦辛开泄。并结合临床众多病例,实事求是,分析归纳,从中找出脾胃病的辨治规律。

关于治疗久泻的剂型和给药的途径,一般习用汤剂口服。《圣济总录》谓:"散者,渐清而散解,其治在中"。"中"主要是指脾胃。据此,徐老在临床上常配用散剂治疗久泻,一般脾虚患者,以淮山药、党参、白术、茯苓、甘草、煨木香等药,研成极细末,加入等量米粉,酌加白砂糖少许。根据病情确定剂量,用温水调匀,边煮边搅,煮熟成糊状服用,比单纯汤剂内服的效果为优。用之临床,历试不爽。

(二) 勤奋实践,融会新知

衷中参西,融会新知,是徐老治学的另一特点。他在医疗实践中不拘前人之陈说,着重于医疗实践中总结经验。如对喻嘉言之"上脘多气,下脘多血,中脘多气多血"之论述,能参合现代医学进行分析。认为上脘部包括胃底部位,气体自多,从上腹部切诊叩之成鼓音,X线钡透检查为胃泡气体之影可证实;下脘拟指胃角以下,胃窦与胃幽门等处,存留胃液食糜,液质常存,犹如"浊阴"。将此论点运用于临床,提高了胃病的治疗效果。

再如,《金匮》治惊悸之方,立"火邪者,桂枝去芍药加蜀漆牡蛎龙骨救逆汤主之"。心与症迥然,为何均用常山、蜀漆(乃常山之嫩枝叶),何以有救逆之效?盖因用量较多时,常致恶心呕吐,出现此反应,也常常是产生效果的标志。临床上常常遇到卒发重症心悸患者,心悸不宁,气短,四肢不温,脉来疾数,往往不易计数(如心率>160次/分),心电图报告为室性或室上性阵发性心动过速,往往用中西药一般治疗措施未能控制。因无蜀漆,遂用常山,急煎服之,药液入胃,初时恶心呕吐,吐出痰涎及部分药汁,心动旋即恢复正常,心悸顿失,诸症均减。

对于一些常用于治疗脾胃病的中药,都能进行深入的研究验证,如对苡仁,常用于胃病夹有湿浊者,胃炎兼有息肉,或疣状胃炎而舌苔浊腻者,每用苡仁20~30g煎服,或以苡米与米等量煮粥食之,常获良效,治愈者甚多。对于浅表性胃炎胃窦部病变部位广而脘痛久发不愈,见苔白腻,湿浊甚明显者,常配用薏仁与陈皮泡水代茶,亦可取效。

(三) 勤于著述,启迪后学

徐老通过长期临床实践,积累了许多宝贵的经验,虽年逾花甲,仍然勤于笔耕,一方一药之效,无不认真记录,善于总结,著书立说。对脾胃病强调定(病)位、定性,重视腹诊。总结研究治脾胃病八法:升、降、消、补、润、燥、清、化。创食管病用糊剂卧位服药之法,提高了治疗效果。除编写教材外,还撰写了脾胃病学术论文,发表在国内外医刊者130余篇,其中获奖8篇,著作有《脾胃病治验辑要》等。这些不仅是经验方面的积累,而且有理论方面的新意,所写的论文,能深思熟虑,不落前人窠臼,思路敏捷宽广,文笔流畅严谨。

他十分注重临床研究,对一些现代医学尚无满意疗效,中医治疗也颇感棘手的疾病,在借鉴前人经验的基础上,潜心研究,逐渐形成了自己的用药风格和独到见解。如对萎缩性胃炎、非特异性溃疡性结肠炎等进行了深入的探索,并取得了满意的疗效。

他在总结临床经验的基础上,自拟连脂清肠汤和中药保留灌肠液治疗慢性非特异性结肠炎,有效率达到92%。经过动物实验,该方对肠平滑肌有明显的抑制作用,且呈量效关系。由于该方能缓解肠痉挛所致的腹痛,抑制肠肌活动,使肠蠕动减弱,食糜停留时间延长,水分吸收增加,从而使大便变干,起到止泻作用。这与临床疗效完全相符合。连脂清肠汤具有拮抗乙酰胆碱和氯化钡对肠管的兴奋作用,也呈量效关系,提示可能通过阻断神经受体而解除肠痉挛,而且对肠平滑肌还具有抑制作用。实验还证实,酚妥拉明能解除肾上腺素对肠管抑制作用,但不能解除连脂清肠汤和中药灌肠液对肠平滑肌的作用,说明其作用并非通过兴奋 α-受体而起作用的。以临床为基础,结合动物试验、现代药理研究结果,重视开拓中医诊疗研究工作,这也是他的治学特点之一。

他极为重视和关怀青年一代中医人才的成长,并寄希望于年轻一代,积极热情地通过传、帮、带培养中医研究生和来自全国各地的进修人员。亲临教学第一线,认真备课、讲课、带教学生,前后授课多门。每上一节课,都能深入浅出,语言生动,条理清楚,说理透彻。将自己的治学方法和宝贵经验,毫无保留地传授给学生。

(单兆伟)

三、徐景藩教授谈中医读书方法

徐景藩教授,全国白求恩奖获得者,国家中医药管理局首批 500 名全国名老中医药专家学术继承指导老师之一,从医 70 年,秉承家传,通晓古今,学贯中西。徐老的成才之路告诉我们:"冰冻三尺,非一日之寒,滴水石穿,非一日之功",学习中医需要付出更加艰辛的努力,诚如徐老自己所言:"梅香苦寒来,医海苦作舟"。本人有幸参加国家中医药管理局第三批"全国名老中医药专家经验继承工作",侍诊左右,受益颇丰,2005 年起又参加十五攻关课题"徐景藩学术思想及临证经验研究",体会益深。本文冀通过总结徐老的中医读书方法,从一个侧面反映徐老的成功经验。

(一) 选书原则

1. 熟读经典

徐老认为,所谓"经典","经"者"纵"也,"典"者可查考也。经典著作是中医学术之源泉,熟读经典乃中医学习之门径,不读经典,就成了无本之木,无源之水。徐老认为必读的经典著作有《内经》、《伤寒论》、《金匮要略》、《温病条辨》、《温热论》、《神农本草经》等,泛读与精读相结合,选择性地背诵一些重要的条文,做到读熟、读透,并在自己的临床工作中不断体悟,加深理解。

2. 涉猎各家

徐老说,很多初学医者,自以为读书不少,有"初学三年,可行天下"之感,而时间日久及至遇到复杂症候,则往往穷于应付,始知自己的疏陋贫乏,正所谓"再学三年,寸步难行"。许多医家集一生之心血,把毕生的经验都溶入到了自己的著作中,并有创新发展。因此,徐老强调,除经典以外,尚须涉猎各家,博采众长,去芜存精,为我所用,不断拓宽自己的临证思路。但由于中医书籍众多,而人的时间、精力有限,因此,徐老认为,读书也应有选择的阅读,分必读和选读,必读的如有《医宗必读》、《临证指南医案》(每个病证医案后面的"按语"都是各个病证病机证治、经验要领的概括)、《脾胃论》、《丹溪心法》、《类证治裁》等等。选读的如《景岳全书》、《兰台轨范》、《张氏医通》和丁甘仁、张聿青、柳选四家、陈莲舫等人的医案等。

3. 兼读文史

中医是根植于中国传统文化的一门特殊的医学,博大精深,若没有深厚的文化底蕴,很难在中医学方面有所成就,历代名医无不通晓天文、地理、哲学、历史等,有的甚则还精通诗书琴画,他们不仅是个医家,也是文学家、史学家、哲学家,究其因,徐老认为所有中国传统的东西实乃同出一源,有其相通的地方,可谓一通百通。因此,中医界才会有弃文从医、弃官从医的现象,并能成为一代宗师。这都缘于他们都有着深厚的中国传统文化功底。

徐老从自己的学医经历中也深深地体会到这一点,徐老从上小学开始,就学习了《百家姓》、《千字文》、《千家诗》、《幼学琼林》等启蒙教学,早晚写字、读书,坚持不懈,徐老的文化基础特别是古汉语文言文有了较快的提高。小学时又有机会学习了一些音乐知识,并读了四书、五经,如《论语》、《孟子》、《老子》、《大学》、《中庸》等,五、六年级的课余时间,又读了《三国志》、《列国志》、《东汉演义》、《水浒》等,并补习自学《古文观止》等,这些对自己的学医有非常大的帮助。

(二) 读书步骤

1. 循序渐进

徐老强调,学习中医理论,必须循序渐进,读书要一本一本地读,不可急于求成。徐老自己的读书步骤是先读《药性赋》,参考《本草从新》、《本草纲目》、《中医临证药物学》等。《药性赋》字少,易读易记。两个月读完背熟后,读《汤头歌诀》,在此期间和以后较长的时间里,仍然阅读中药学方面的参考书,就像滚雪球那样,越积越多。随后读《内经知要》,参考《黄帝内经·素问》、《灵枢经》、《难经集注》等。读《伤寒论》、《金匮要略》时,也阅读相应诸家的参考书籍。

2. 坚持临床

临证实践是学医的重要步骤,也是学习中医的主要特点。徐老从学医的第一天起,到学成之日止,天天实践,年年临证,贯彻始终。在随父临证学习期间,除了春节过年三、五天病人较少外,一年365天,越是大冷、大热天,越是忙碌,总是在看病、抄方,重点病人另作记录,父亲在诊病时重点提示、讲解,传道、授业、解惑。即使是现在,徐老仍坚持工作在门诊、病房的第一线,临床遇到许多复杂、疑难问题,还及时翻阅、查阅相关书籍,找到答案,读后理解并有所创新和突破。读书只有与临床相结合,才能不断提高自己的理论和实践水平。没有临床,一心只读"圣贤"书,则尤如空中楼阁,空有理论,是解决不了临床实际问题的。

(三) 读书方法

1. 边抄边读

徐老的读书方法,是沿用前辈的方法,把练毛笔字和朗读的原文、条文结合起来。读第一本书时,边抄边读,并抄写第二本书的原文、条文。读第二本书时,抄写第三本书。这样,读的书都是手抄书,自己写的字,亲切、易读、易记。抄写的方法是一张一张单页毛边纸,工笔蝇头小楷,抄写毕后,装订成册。读时用鹅毛管蘸红印泥点断,作为标点。这些抄写本,至今尚保存完好,常常温习、诵读,温故而知新。从中也可以看出不同时期,先后写字的进步情况,还可以作为教育子女、学生的教具,鼓励年轻后学者树立"恒心",写好字,读熟必读的医书,打好中医理论基础。

2. 老师指导

学习中医基础理论时，父亲就是老师，其教学方法是：一是订进度，大致按每本书需读的时间，作出规定，徐老总是略为提前完成；二是讲解，启蒙书讲的细一点，如对《内经》则重点地讲解，并联系临证实际加以指导、分析，并提出哪些必背，哪些可以不背；三是背诵和提问，按时进行考核、"验收"；四是指导读哪些参考书籍。这种教学方法虽然是"祖传"的，却是比较科学、正规的启发式、渐进式教学法，也是中医师承教育比较切实有效的方法。父亲以启发、督促为主，徐老则以按时读好，参阅他书，加深理解，自学为主。由于思想上贯穿一个"恒"字，加上徐老自己勤奋刻苦的精神，所以在中医理论方面打下了坚实的基础。

3. 医教相长

1959年秋，徐老就参加并筹建了内科教研组。当时，《中医内科学》教材分为四段，每人一段，在临床工作的基础上，进行备课、试讲、评议讨论。并要求从临床实际出发，广找参考资料，充实教材内容。课堂教学都是分班小教室上课。讲课期间有见习，讲完后有教学实习，讲课期间还要轮流到教室里参加"夜自修"答疑、辅导。为保证教学质量，避免理论与实际脱节，采取的是"一贯制"的教学模式，也就是既讲课，又答疑，谁讲什么课，谁负责这些病种的见习和教学实习的带教工作。这种"一贯制"的方法，老师虽然辛苦一些，但教学效果很好。通过医疗、教学工作的实践，工作与读书、教学相结合，这样，在工作中遇到的难点，如疑难病、重病，或常见病、一般的病证，如何提高疗效、缩短病程和防止复发等问题，在临证时必须对每个病例、同类病证，认真地思考，联系理论，加以分析，详加辨证，确立治法，常法与变法妥善结合处理，内服与外治有目的地相互配用。凡是有效或无效的病例，有点滴经验、体会或教训之处，及时用专门的笔记加以记录。如此反复，理论和实践均可不断地有所提高，使自己的思路逐渐得到拓宽，引证的依据逐渐充实。

多年来，徐老通过讲课、编写教材，搜集了大量文献和临床资料，对中医的许多病证进行了系统研究、探讨。通过医疗与教学工作密切结合，医教相长，在中医的理论与实践方面均有较大提高。时至今日，徐老仍鼓励我们要多参加课堂教学，特别是在附属医院工作的医生，更应重视课堂教学，教学的过程，是理论与临床相互提高的过程，医教能够相长。

4. 勤于笔记

"不动笔墨不读书"，数十年来，徐老养成了多动笔、勤于记的习惯，他总是对学生说："好记心不如烂笔头"，作笔记的好处有很多，它不仅是收集、积累材料的重要手段，也是提高分析能力的好方法。因为作笔记的过程，必定要对材料进行咀嚼、消化，反复进行思考，所以它可以促使人们学得透、记得牢、想得深。作笔记又是发现问题、分析问题，以至于解决问题的过程。可以说它是实践、学习的总结与提高。谈及怎样才能做好笔记，徐老认为有以下几点：

（1）要持之以恒，坚持到底。虎头蛇尾，一曝十寒是做不出成绩的。只要勤于作笔记，那怕点点滴滴，天长日久也会集腋成裘，聚沙成塔。

（2）要精益求精，一丝不苟。有人虽然也写了很多笔记，但多是漫不经心，东鳞西爪，事后连自己都懒得翻阅，这种笔记用处不大。

（3）要分类编排，便于随时翻检。资料多了就有一个检索的问题，最好能做到按图索骥，一查即得。可以分类摘抄，也可以先抄入流水簿里，然后再分类整理，也可以抄入活页纸，及时加以编排，还可以把每一条拟出小标题，再按标题上的文字排列。此外为了便于核对、引用，增加材料的可靠性，还应较详细注明材料的来源（作者、书名、版本、卷页等）。

（4）做卡片。小的卡片，可随身携带，分门别类，徐老自己做的卡片有数千张，放在口袋里，随时查阅，非常方便。

5. 虚心求教

徐老至江苏省中医院工作时，当时内科上级医师，都是从沪宁各地特别是苏、锡、常一带聘来的知名中医，如孟河马培之的传人马泽人，无锡的肾病学家邹云翔，吴门曹氏传人曹鸣高，丹阳名医张泽生、颜亦鲁先生等等，他们均乃江苏两大中医流派的传人，有着扎实的中医理论基础和丰富的临床经验，除了在日常工作中，如查房、讨论病例、讲座等等活动中虚心向他们学习以外，徐老还一一登门商借各位老师的"门诊方笺存根"，回来认真阅读、摘录，再对照《临证指南医案》、《丁甘仁医案》、《医醇賸义》等名著，找出各家的学术经验特长。向各位老师借阅方笺学习，真是非常宝贵的活教材，是中医临床工作中学习提高的好方法。

6. 熟读精思

徐老体会，学习中医除了要多读书，还要多背书、熟读书，该背的要背，特别是对经典著作要扎扎实实地下功夫，熟读、嚼透、消化。"书读百遍，其义自见"。读一遍有一遍的收获，背得熟和不熟大不一样。比如对《内经》、《金匮要略》、《伤寒论》、《温病条辨》等如果能做到不假思索，张口就来，在临床应用时，就成了有源头的活水。不但能触机即发、左右逢源，还可熟能生巧、别有会心。"熟读唐诗三百首，不会作诗也会吟"，其理则一。此外，读书还要精于思考，不可一味地相信书本，要通过自己独立的思考去判断，所谓"学而不思则罔，思而不学则殆"，强调"尽信书不如无书"。所以，读书要有选择地去读，读好书，读有用的书。

7. 温故知新

孔子云："温故而知新，可以为师矣"，又云："学而时习之，不亦乐乎"。徐老常以此作为自己读书的座右铭。但徐老认为"温故"不是简单地复习已经学过的东西，而是要在反复阅读的基础上，不断思考琢磨，一步步由浅入深，从知其然到知其所以然，从感性到理性，最终达到融会贯通，并通过临床实践来验证之，而且要能在"温故"的过程中"知新"，发现新问题，树立新观点，解决新问题。当然"知新"还要有树立终身学习的观念，养成追求新知识的良好习惯，不断完善认知结构；要关注医学科学的发展变化，要让自己的知识常新，跟上时代的步伐。徐老是这样说的，也是这样做的。即使年过八旬，徐老每年都会利用节假日的休息时间来反复阅读经典及其他相关著作，每读一遍，徐老都会有"如遇故人"之感，并有新的体会。

8. 坚持自学

医生需要终身学习，数十年来，徐老从小就养成了自学的好习惯，徐老在行医的头 3 年中，病人不多，但能坚持"坐冷板凳"，坐得住。诊余之时，订立计划，紧张地阅读了很多中医古籍,继续学习"古文观止"、"四书"等文学书,还补习了英语、数学。后来又参加华东人民广播电台"俄语广播学校",连续不断地收听、读写,一个人自学,既有恒心,又有兴趣。所以徐老虽然没上过中学,但他以顽强的毅力靠自学学完了中学的全部课程,也正是有了这样的基础,当有机会来临之时,才不至于错过。1952年参加了卫生部中医研究班的招考,以优异成绩录取。以后在临床工作中,仍坚持自学,不断汲取前人学术精华和现代医学的最新进展,丰富自己的知识,提高自己的临证水平。

以上总结介绍了徐老的中医读书方法,冀对中医传承、教育、学习及后学者有所启迪和帮助。

(陆为民　罗斐和)

四、徐景藩教授临证心法概要

1. 首明医理

徐老认为作为一名称职的临床医生,首先要"明理","理"字含意甚广,泛指一切医理,包括生理、病理、舌理、脉理,以及病家之心理。对医理一定要精通,且能熟练掌握,若要明理清,非得下苦功。治病不外乎理,推理及病,因病施治,这是祖国医学的主要精神,"明理"就是要领会和掌握祖国医学的理论付诸实践,接受实践的检验,不断提高医技水平。

2. 识病宜细

中医识病主要是通过四诊所得来判断,也是一个医生临床经验的体现,徐老之所以能深得病家欢迎和信赖,就是因为他具有丰富的临床经验以及超群的医疗技术,识病精准,辨证用药灵活,疗效显著。对年轻医生来说,如连疾病都不认识,就根本谈不上什么辨证求因了,为弥补经验上的不足,徐老强调临证时一定要开动脑筋,多看、多听、多问,要将书本上的理论与临床实践相结合,做到融会贯通,切忌照搬照抄,只有不断深化对疾病本质的认识,才能不断地提高诊治疾病的本领。

临证识病,徐老认为问诊非常重要,如《景岳全书·十问》云:"十问者,乃诊治之要领,临证之首务也。明此十问,则六变俱存,而万病形情俱在吾目中矣……"。问症宜细,指在临床实践采集病史、四诊时,要仔细认真,一丝不苟,注意到症状自身的特点和患者描述这些症状特点所应用语言之间的差异。只有这样,才能察微索隐,为辨证分析提供可靠的临床资料,否则将可能忽视关键的症状或症状特点,得出不适当的辨证结论。

3. 析证宜精

析证宜精,指在对临床中通过四诊所收集的症状体征及临床资料进行分析的时候,要选用合适的理论来解释错综复杂的临床表现。只有医理与临床资料相一致,才能使辨证结果符合临床实际,否则将可能得出不适当的结论。

辨证求因是中医治病的关键所在,掌握不易,祖国医学将人看成是一个有机的整体,某个脏器发生病变可累及到全身或其他脏器,而全身的状况,又能影响到局部病理的变化过程,只有全面地、辨证地认识和妥善处理这种局部与整体的关系,透过现象,抓住本质,方能正确认识疾病。有时临床上碰到的病人,症候往往错综复杂,并非像书本上所罗列的症状那样典型,故给辨证求因带来一定的困难,此时要巧思善辨,重点在望诊、舌诊,然后结合病史,四诊合参,如辨证不清,则易致误治,后果不堪设想。

4. 守法守方

徐老临证十分重视理法方药的一致性,而"法"上以应证,下以统方,故对"法"颇为重视,他认为"法"有活法与守法两端。所谓"活法",即法随证转;所谓"守法",即治疗原则相对恒定,它适用于病程较长,病情较稳定者,此类患者,病邪或深入脏腑,入于经络;或阴阳乖违,气血亏损。对其治疗,若频改法度,杂施妄投,必欲速不达。只有谨守病机,持续给药,俾药力渐增,病邪日挫,气血得复,阴阳获调,沉疴痼疾始可拔除。

"守法",是对治疗原则的坚持,但非一成不变,甚至不排除分阶段诊治。"守法"可法同方异,而"守方"则可一方到底。方具体体现了法,因而对证更具针对性。坚持守方,意义有二:一是病邪胶柱,难以速图,需要持续给药,以积渐收功。二是防止药品毒副作用。轻量久施,以扬药之长。如仲景用葵子茯苓散治妊娠气化受阻。冬葵子利窍,与茯苓同用可通窍利水,使阳气布散,小便通利。而该药有滑胎之弊,不可重用,只好轻量持续服用。

当然,徐老强调守法守方俱以辨证为前提,若病情已逆变而不知改弦更张,则会酿成大祸。并强调选方择药要慎之又慎,使方药与病证相对应,保持理法方药的一致性,不能随意加入与病证无关的药物。只有这样,才能取得预期的临床疗效,否则可能适得其反。

5. 重视素体

素体即人之体质,徐老认为临床具有重要意义。首先,它与疾病易感性有关,如《医理辑要》云:"易风为病者,表气素虚;易寒为病者,阳气素弱;易热为病者,阴气素衰;易伤食者,脾胃必亏;易劳伤者,中气必损"。其次,病后传变受其影响,故陈修园说:"所受之邪,每从其人之脏气而为寒化热化。"再次,是机体自和力的基础。如壮实之人患小恙可不治自愈。故仲景特举"病发于阳"和"病发于阴"两种不同素体的人,病后的不同治法和转归加以强调。

患者素体如何,徐老认为可从以下几方面加以判别:

(1)饮食习惯:如一贯喜烫恶冷者,常为中寒;好饮酒浆者,每多湿热。

(2)疾病史:如动辄感冒,多为卫阳虚体质;常有鼻血者,多阴虚体质。

(3)用药史:如有的重用姜附,并无温燥反应,表明体质偏寒;有的稍服姜桂,则鼻血不止,可知体质偏温。

(4)体型:如"肥人多痰,瘦人多火"等。

所有这些,均有助于辨证选药。

6. 知常达变

知常达变是中医临证论治之要诀,临证中每一位患者的病情在同类疾病中既有共性,又因其致病原因及体质状况等诸多因素的不同而具有个性,即特殊性。因此,徐老强调在掌握疾病共性的基础上,对其特殊性加以细心观察研究,对一些常法治疗乏效的病例,应考虑变通治之。病有寒热虚实之分,证有阴阳错杂之变,而有常法之策,更有变法之治,在治疗上既要掌握常法,又要随机应变地运用变法。若不能见著知微,举一反三,而执一拘泥,则会辨证失误。如徐老对顽固性失眠久治乏效者,常用王清任血府逐瘀汤加减治疗,收效甚佳,此也谓变法也。临证之时,只有明辨病证,审证求因,圆机活法,知常达变,才能取得更好的疗效。

7. 针药并举,内外并施

针灸与药物同为临床治疗手段,即各有千秋,协同使用更有相得益彰之效。因此,古代医家多针药兼通,临床常针药并用。《伤寒论》不仅有针药同用和独选针灸的条文,在论治坏病时常将药误与针误并提,反映了仲景时代针灸和药物联合运用之普遍。而仲景本身就是既精药治,又精针治,针药并重的典范。

徐老认为,针灸作为一种取效迅速,操作简便的治法,不仅对某些急症具有十分重要的使用价值,是药物和其他治法不能代替的,而且许多慢性疾病也可配合针灸,用之得当,提高疗效。徐老在诊治消化系疾病时,常配合针刺治疗,如胃脘疼痛者可选用中脘、足三里等穴位针刺,或结合耳针治疗。可惜在分工较细的今天,内科医生中掌握针灸技术的人是越来越少,失去了一个非常简便实用的治疗手段,也不被年轻医生所重视,这是件非常遗憾的事。

外治法,徐老在临证时也常使用,所谓“外治之法,即内治之法”,内外并施,可提高疗效,如胃脘痛,创腹舒膏外敷,或丁桂散加胶布外贴;肝硬化、肝癌患者使用肝舒膏;胆囊炎、胰腺炎急性发作,用芒硝外敷;肝癌、胃癌、胰头癌等消化系恶性肿瘤包块,自觉疼痛或按之痛者,可用蟾蜍皮外敷;溃疡性结肠炎用“菖榆煎”灌肠、消化系多种疾病泡足等等。体现了中医治疗手段的多样性,也是中医的特色和优势所在。

8. 西为中用

徐老自幼学习中医,又经北京医学院五年西医的系统学习,认识到中西医各有所长,当相互取长补短。他认为任何科学都需要不断吸收外界营养以强壮自己,中医学也不例外,故在热情培养西学中人才的同时,还不断虚心学习西医,并将之同中医理论联系起来,开拓思路,丰富治法。如徐老所创“糊剂卧位服药法”治疗食管疾病,收效甚佳,即是受西医上消化道钡餐检查方法的启示而来的。

徐老常谓,中医精于气化粗于形质,而西医则精于形质的解剖。参考理化检查并非丢掉中医特色,反可增加我们“四诊”的手段,如 B 超、CT 可以让我们的望诊得到补充,而胃镜检查则让我们似可洞察脏腑,这些对辨证用药治疗都有帮助。中医学在自己的形成和发展过程中,历来都不是固步自封的,今天更应吸取其他学科(包括西医)知识,以不断丰富、发展自己。

(陆为民 徐丹华)

五、徐景藩教授诊治胃食管反流病的经验

胃食管反流病(gastroesophageal reflux disease,GERD)发病率高,严重影响患者的生活质量,部分患者病情历经数载,反复不愈,痛苦不堪,如有食管的长期炎症、溃疡或 Barrett 食

管,则有癌变可能。兹就徐景藩教授证治经验总结介绍如下,供同道参考。

(一) 病因多端,症状不一

食管自咽至胃,《难经集注》称为"胃之系"。赵献可《医贯》指出:"咽系柔空,下接胃本","柔空"二字,确切地表述了食管的解剖生理特点。导致 GERD 的病因多端,徐老归纳如下:酒食填脘,胃降不及;禀赋不足,体弱胃薄;多药伤胃,升降失常;忧患嗜欲,营泣卫除;情志不畅,肝郁犯胃;形瘦胃下,下管不利;胆液逆胃,不随胃降;腹大腘厚,久坐少动;肺失宣肃,胃气上逆;妊娠后期,胎气上逆。以上诸因,常有相兼。

反流一症,当属胃气上逆。咽中不适,主要为痰气交阻。烧心,有灼热感,以气郁化热为多。嘈杂得食即缓者属中虚,食后辄发者常由气郁于中,胃失和降或气郁化火所致。气郁可致疼痛、吞咽不利。总之,本病初起以气病为主,气机郁滞,津液敷布失常,聚而成痰,肝郁气滞日久可化热,甚则气滞血行不畅,瘀血内停。若痰、气、瘀交阻,则由噎而可致膈。个别患者可有食管外表现,尤以咳嗽为多,此乃胃失和降,肺失宣肃,肺胃同病。

(二) 证分四类,据证施治

本病轻重及症状表现不一,常见者主要有 4 类证候,当据证而施治。

(1) 气郁证:症见嗳气频多,以此为苦,兼有胸闷、反流,舌苔薄白,脉象细弦或正常,情志不畅或烦劳紧张后症状尤著。治以理气解郁,和胃降逆。方选木香调气散、吴氏新制橘皮竹茹汤、解郁合欢汤加减。

《素问》谓:"肝欲散,急食辛以散之。"方中的薄荷、姜汁等正是辛散宣通气郁之品。如因心肝气郁,心神失养者,可佐甘草、小麦、大枣以甘缓养心。嗳气频多,可用和胃降逆之品,如橘皮、枳壳、刀豆壳、沉香、柿蒂、代赭石等。除汤剂外,可配用"磨饮法",用沉香或刀豆子水磨服之,药末粉子细小,作用较好。不用沉香,亦可代以乌药、白檀香等。

(2) 痰气交阻证:症见咽中不适,如有物阻,咯之不出,咽之不下,时有反流,饮食觉噎。舌苔薄白,脉小滑。症状的发作与加重,常与情绪有关。治以理气解郁,化痰散结。方选半夏厚朴汤加减。厚朴也可用花(厚朴花),并可加桔梗、枳壳、青皮或陈皮以调升降气机。如有咽干而痛,咽弓充血者,去厚朴、紫苏,配加射干、挂金灯、金果榄等清热利咽。

(3) 肝胃郁热证:症见嗳气多,反流,口干或兼口苦,大便干结。舌质红,脉小弦或细数。治以清泄肝胃,和胃降逆。方选左金丸、大黄甘草汤、济生橘皮竹茹汤等加减。口苦、反流味苦,胆热逆胃者,酌配青蒿、黄芩、海金沙等。胃热偏盛,大便干结者,配加大黄。

(4) 气滞血瘀证:病史较久,临床表现除气郁之证外,常伴见胸骨后刺痛,食少无力,舌质紫暗。治当行气化瘀。可用血府逐瘀汤、解郁合欢汤化裁,此类患者主诉症状多且杂,宜随证加减,切勿偏执一方一法。

以上四类证候,常以气郁为先导,由气郁而致郁热、痰聚、血瘀。其病变程度则以气郁为轻,血瘀为重,尚有少数患者痰瘀互见,更应辨分主次,妥为调治。

(三) 润宣升降,治疗要点

针对 GERD 的症状及食管"柔空"的生理特点,临床上当注意以下施治原则和方药的配伍,以提高治效。

（1）润燥

尤在泾《金匮翼》曾提出"虚者润养,实者疏瀹"的治疗原则。凡阴液不足,食管失于濡润者,当用滋阴生津;营血亏虚者,并宜养血和营。如有气滞、热郁、痰阻或血瘀等,治法理气、清热、化痰、行瘀,均属疏瀹范畴。食管病经久不愈者,每多虚实兼夹,用润用燥必须妥为兼顾。如自觉食管部位灼热而兼嘈杂,甚则吞咽有干涩不利之感、口干、舌质红者,需用润剂,据证选用麦门冬、玉竹、生地、杏仁、白蜜等品,兼血虚者配用当归、白芍、枸杞子、首乌、桑椹子之类。润剂之中,还当酌加枳壳、川朴花、橘皮等微辛理气药物,俾气机调畅,胃得和降,有利于润剂更好地发挥药效。

若证属气滞为主,自宜疏理气机,行气化痰。可于上述方中加入白芍之酸柔、芦根之甘润,俾刚中有柔,刚柔相济,润燥相合。若食管有炎症或溃疡者,加入白及、山药、藕节等品,清润而兼护膜。

（2）升降

对食物反流患者,在辨证基础上宜取辛、苦以降之,生姜、沉香、砂蔻仁、丁香、半夏、陈皮等药均有不同程度的辛味,黄连、厚朴等均具苦味。据证而配入,可提高治效。

对一般病例投以理气降气之剂,可渐见改善。但遇久病顽疾或反复发作者,治效尚不满意,需从升降二字推敲用药,如枳壳配桔梗,沉香配升麻,杏仁配瓜蒌,竹茹配刀豆壳,桔梗配牛膝(一般用怀牛膝,伴咽际及胸骨后隐痛者用土牛膝),木蝴蝶配柿蒂,等,均属升降相配之剂。升中有降,降中有升,升降得宜,对本病的治疗甚为重要,能注重升降法度,配伍恰当,常可提高治疗效果。

（3）宣通

前述理气、化痰等药均有宣通之功。此外,徐老在临床上常选加鹅管石、娑罗子、橘络、通草、急性子、威灵仙、王不留行等宣通药。鹅管石治胸膈痞满,《宣明论方》焚香透膈散中早有记载,徐老早年随朱春庐学习,治噎膈病常用鹅管石配母丁香,每见良效,谓有"扩张食管"之作用。娑罗子行气而宽胸膈,且能宣通心脉、宣通食管,对胸骨后隐痛、刺痛,用之甚验。橘络宣通气血,善疗膈上疾患,轻清而行,久服无弊。通草入肺、胃,甘淡而凉,凉而不寒,亦是食管病具有宣通功用之辅助药。急性子,《本草纲目》载:"治噎膈,下骨鲠",破瘀、软坚,对吞咽不利、困难者,短期用之有效。威灵仙走而不守,宣通十二经络,历来用治骨髓在咽喉。王不留行行水化瘀,对食管疾患痰瘀互结者可用之。

（四）汤药频服,生活调摄

治疗梅核气之半夏厚朴汤原方载:"分温服,日三夜一服",提示 GERD 服用汤剂以多次频饮为宜。每日1剂,煎2次,每次药液分2~3次服,包括晚间睡前服1次。如用沉香,最好加少量冷开水在粗糙的陶器或石上磨,使磨成混悬液状,少量频服,效果较好。也可用沉香粉极少量置于舌上(或舌下)含化,使药物作用较持久。总之,应注意恰当的服药方法。如果白昼多次服药不方便者,可配用"代茶剂",如用橘皮3g,桔梗2g,木蝴蝶3~5g,开水泡后加盖闷几分钟,代茶饮服。厚朴花也可泡服,每日用3~5g。如兼肝胃郁热者,加麦冬10~15g,生甘草2g。

临床许多 GERD 的患者病情缠绵,反复不愈,治疗棘手,个别患者对抑酸剂依赖,无法停药,生活质量明显下降,因此,徐老强调,除药物治疗外,生活调摄尤为重要,如进食要慢,每口的量要少,食物宜软、温,忌辛辣、油炸、肥腻、坚硬的食物,甜酸之品也要避免,以减少对食道的刺激和磨损;戒烟、戒酒,避免减低下食管括约肌张力的食品,如巧克力、脂肪、咖啡、浓茶等;夜间睡前不进食;对体重超重的患者,尤要控制体重;加强锻炼,徐老常指导患者做腹式深呼吸,认为此法有助于恢复脾胃的升降功能,使胃气上逆的病理状态得到改善;睡眠时,将床头垫高 3～5cm 即可,10～15cm 似嫌太高,临床并非适宜,特别是一些心脑血管病的患者,容易诱发心脑缺血而致生他变。此外,还应给予精神上的宽慰,鼓励病人保持乐观的情绪,努力做到"移情易性",力戒躁怒、抑郁,树立治愈的信心。

(五)浓煎糊剂,卧位服药

凡是食管有炎症(包括食管憩室炎)、溃疡,治疗药物力求能在食管稍稍停留,使药物对食管黏膜直接起作用。徐老从临床实践中总结出了"糊剂卧位服药法"。

根据病证而处方,汤药要求浓煎,头煎和第二煎各浓煎成150ml 左右。每次药液中加入藕粉 1～2 匙。如无藕粉,可用山药粉或米粉代替。充分调匀后,文火加热,边煮边搅,煮沸而呈薄糊状半流质药,盛于碗中,置于床边。病人解衣卧床,左侧卧、平卧、右侧卧、俯卧各咽药 1～2 匙,余下的药可以仰卧时吞服。服药毕,温水漱口吐出,卧于床上,稍稍翻身,半小时内不饮水,不进任何食品,若是晚间服药,按上法服完后即睡,作用尤佳。

人在直立或坐位时服药,迅即经食管而入于胃中,改为卧位服药,加上粉糊的粘性,可有利于直接作用于病所。藕有清热凉血之功,藕粉性粘,兼能护膜。若患者胸骨后隐痛、刺痛,痛位固定,证兼瘀滞者,还可在药糊中调入参三七粉每次 1～1.5g,或云南白药每次 0.5g。如诊断为食管憩室炎症,可按 X 线片上所示,卧位服药后向憩室突向的一侧睡,腰臀部稍垫高。10～20 分钟后转向对侧卧 20 分钟。此时抽出枕头,使头部位置低,20 分钟后再加枕头。这样,可使药物先作用于憩室部位,再使之流出。按上述方法服药,对食管炎症、溃疡等疾患,可以提高疗效。

(陆为民 徐丹华 周晓波)

六、徐景藩教授运用和法治疗胃食管反流病经验

(一)治法概说

徐老认为,本病病位在食管,与脾胃密切相关,涉及肝肺。脾主运化,得阳始运,以升为常;胃主受纳腐熟,得阴则安,以降为顺。若脾胃升降有序,相互协调,则能正常运化水谷;若脾胃不和,清不得升,浊不得降,气机阻滞,郁阻胸膈,胃气上逆发为本病。此外,肝气横逆,影响脾胃升降,易成肝胃不和,肝气犯胃而发病;脾失健运,水液停滞,聚而成痰,影响肺的宣发肃降,则可出现咳喘等症。反之,肺失宣肃同样导致脾胃的运化失常,肺脾不和而发病。可见"不和"乃本病病机关键之一。既然"失和",就当"和"之。

和法乃中医学治病八法之一,现广泛用于肝脾(胃)不和、脾胃不和、肺脾(胃)不和等证。徐老认为,本病既有正气不足的一面,又有实邪相加的一面;既有湿痰凝聚的一面,又有阳郁化热的一面,而治疗本病的关键即在一个"和"字。使心神和,使脾胃和,使肝脾和,使升降和,凡病兼虚者,润而和之,兼滞者,宣而和之等。"和法"之意实质即是"和谐、平衡",

临证之时,其体现甚为广泛。

(二) 具体运用

1. 身心相和,治神为先

《素问·举痛论》曰:"思则心有所存,神有所归,正气留而不行,故气结矣。"忧思伤脾,影响脾之功能,脾气郁结,失于输布津液,聚而成痰,而致痰气交阻,逆而不降,阻于食道,郁而化热,故见烧心、胸闷、呕吐痰涎等症状。另有郁怒伤肝,肝气失于疏泄,肝木乘土,横逆犯及脾胃,脾胃升降失常,清阳不升,浊阴上逆,致使肝胃不和、肝脾不和而发为本病。徐老经60余年的临床观察发现,就诊患者约一半以上有不同程度的心理问题,或因郁致病,或因病致郁。可见心理因素是引发本病的重要原因之一。因此,临床治疗仅仅依靠药物治疗是不够的,应心身同治,即心理疏导与药物治疗相结合。徐老主张医生在与患者接触中,需耐心倾听患者的诉说,使其发泄出内心积郁及情感,向患者解释疾病的原因,使其对医生信任及就诊时心情放松,让患者相信只要与医生配合,疾病是可以逐步治愈和恢复的,鼓励患者保持乐观的情绪。总之,在治疗的过程中要尽可能调动患者的主观能动性,建立其对治疗的信心。同时辅以疏肝理气、养心怡神之柴胡、郁金、百合、夜交藤、合欢皮或合欢花、木蝴蝶等药物调和之。嘱患者平时可常食黄花菜,黄花菜又称金针菜,原名萱草,古称"忘忧草",《本草图说》载其能"安五脏,补心志,明目",西晋·嵇康《养生论》云:"合欢蠲忿,萱草忘忧。"但要注意的是,黄花菜要用干品,鲜黄花菜含秋水仙碱素,炒食后能在体内被氧化,产生一种剧毒,一般食后30min~7h出现中毒症状,轻者恶心、呕吐,重者腹痛、腹泻,严重时会出现血尿血便。此外,黄花菜是近于湿热的食物,肠胃湿热及平素痰多,尤其是哮喘病者,不宜食用。

2. 脾胃相和,治本为首

《医贯》载:"咽系柔空,下接胃本,为饮食之路。"食管的功能是通过蠕动将食团运进胃,为传化物而不藏,以通降为顺,故应属"胃"的范围。胃气以降为顺、以通为用,只有胃气和降,才能使食管传输的食团顺利入胃。脾与胃通过经脉相互络属而构成表里关系,共居中州,为人体气机升降之枢纽。"脾宜升则健,胃宜降则和","脾为胃行其津液",只有脾胃升降相因、燥湿相济、阴阳相和,才能完成饮食物的传化过程,这种生理功能失调,就会导致气机逆乱,脾胃升降失调,胃气上逆,则见嗳气、呕吐、泛酸等反流症状。故本病的病机关键是脾胃升降失调,以胃失和降,胃气上逆为主。治疗应以调和脾胃,恢复气机升降为先。徐老治以开泻法,宣畅气机,通降下泄。开宜用辛,泄宜用苦,苦辛相合,以宣畅气机而达通降之目的。方选杏蔻橘桔汤合六君子汤加减。此方苦辛各半,微苦微辛,而不若黄连、干姜之苦寒辛温,宣通胃气而不戕伤脾胃。配合六君子汤健脾和胃,不仅具流通气机,达脾升胃降之功;且脾气健则清气得升,运化有力,胸阳可展;胃气和则浊阴得降,膈气随胃气而降;又可宣通肺气,使肺脾相和,更显徐老用药之精湛。

3. 生克相和,事半功倍

肝主疏泄,是调畅全身气机,推动血和津液运行的一个重要环节。肝属木、脾胃属土,正常情况下木土相和。木旺或土虚时,会发生木乘土;土旺或木虚时,则会发生土侮木。《素问》曰："土得木而达。"《血证论》曰："木之性主于疏泄，食气入胃，全赖肝木之气以疏泄之，而水谷乃化；设肝之清阳不升，则不能疏泄水谷，渗泄中满之症，在所不免。"可见肝气疏泄条达有助脾之运化而升发清阳之气，可助胃之受纳腐熟而降浊阴之气，即"土得木而达"。如果情志失于畅达，肝气失于疏泄，肝木乘土，横逆犯及脾胃，脾胃升降失常，清阳不升，浊阴上逆，或饮食失节，嗜酒无度，损伤脾胃，或久病劳倦伤脾，脾运失健，土虚木乘，致使肝胃不和、肝脾不和而出现反酸、嗳气等。故徐老认为，治疗本病离不开疏肝柔肝，代表方为柴胡疏肝散合左金丸化裁。主方由黄连、吴茱萸、紫苏梗、青皮、陈皮、柴胡、枳壳、法半夏、茯苓、甘草、郁金、六曲、炒谷芽、炒麦芽等组成。若症见胸脘嘈热、进食噎塞、脘胁灼痛、嗳气泛酸、口干口苦、性情急躁、心烦不寐、大便干结、舌红苔黄、脉弦细数等肝郁日久化火，灼伤胃阴，肝胃郁热之症，治以清肝和胃，代表方为化肝煎合增液汤化裁。方由青皮、陈皮、川贝母、白芍、牡丹皮、栀子、玄参、麦冬、生地黄等组成。肝脾胃相和，气机通畅则诸证悉除。脾属土，肺属金，母子相生。水谷入胃，经过腐熟，再经小肠的泌别清浊，由脾进一步消化吸收，上输于肺，由肺宣发到达全身，以供人体生命需要。全身的血液，都是通过经脉聚会于肺，通过肺的呼吸，进行气体交换，然后再输布到全身。《素问》曰："食气入胃，浊气归心，淫精于脉，脉气流经，经气归于肺，肺朝百脉，输精于皮毛。"可见肺是调节气的升降出入及津液的输布运行的关键。脾虚多影响到肺脏，而肺虚也可影响到脾脏。脾为生痰之源，肺为贮痰之器。脾气虚损，常导致肺气不足；脾失健运，津液代谢障碍，水液停滞，聚而生痰，多影响肺的宣发肃降，故本病常出现如肺气虚咳嗽、哮喘等症。肺病日久也可影响到脾，致脾的运化功能失常、脾气虚等，从而使气机升降失常，清阳不升，浊阴上逆，出现嗳气、纳差、腹胀等病理表现。徐老认为，临证时每佐以宣开肺气之药，常可获得良效。宣肺药常选用：前胡、白前、远志、桔梗。若病久，痰浊郁而化热，则当泻肺清肺，常选用：桑白皮、葶苈子。

4. 宣润升降，随症变法

徐老认为，凡病兼气郁者，升降而和之；虚者，润而和之；兼滞者，宣而和之。若患者嗳气明显，甚则食物可随气而出，情志不畅后诸症尤著，取升降之药同时并用，使升中有降，降中有升，升降相配而和，常用桔梗配枳壳、沉香配升麻、竹茹配刀豆壳等。胃食管反流病经久未愈，或存在食道炎症及（或）溃疡，往往病及阴分，气滞、血瘀、痰凝与阴虚，虚实夹杂。郁热而久病及阴分，或素体营阴不足、自觉食管部位有灼热或热感，甚者吞咽有干涩不利的感觉，口干、舌红者，当遵"虚者，润而和之"之旨，常选用麦冬、玉竹、北沙参、生地黄、石斛、苦杏仁等；兼血虚者配用当归、白芍、枸杞子、何首乌之类。若痰瘀痹阻，出现胸骨后疼痛，部位固定，舌紫暗，脉涩等症，当宣而和之，常用半夏厚朴汤加减以化痰、血府逐瘀汤加减以化瘀，再选用鹅管石、娑罗子、橘络、通草、威灵仙等宣通之品，以达宣通食道之功效。

（梅雨玫　陆为民）

七、徐景藩教授论治慢性萎缩性胃炎的经验

（一）三型论治，执简驭繁

中医对慢性萎缩性胃炎的分型论治，目前一般参考中华中医药学会脾胃病分会2009年

制定的"中医诊疗共识意见",但其分型论治,证型较多,甚为复杂,临床不易掌握。徐老认为CAG的主要证型有三,即中虚气滞证、肝胃不和证及胃阴不足证。这三个证型与患者的体质状况密切相关,在CAG的治疗过程中可以一直存在,不易改变,所以,即使在疾病的稳定期,也应按此辨证服药,可望取得逆转之疗效。

1. 中虚(脾胃气虚)气滞证

临床以胃脘痞胀不适,嘈杂,甚则隐痛,均于空腹时占多,如夜间、黎明、进食之前,舌质偏淡为主要表现。自拟调中理气汤治之,常用炒党参(或太子参)10～15g,炒白术10g,黄芪10～20g,炒山药10～20g,云茯苓15～20g,炙鸡金10g,三棱10g,当归10g,炙甘草3～5g,炒陈皮5～10g,煨木香10g,红枣5枚等。如兼有畏寒怕冷、舌淡白、脉沉细等阳虚证,酌加干姜、桂枝(或肉桂)、草豆蔻等温脾暖胃;兼腹部坠胀,小溲频而色清,便后脱肛等脾气下陷者,配用炙升麻、柴胡、荷叶等升提举陷。

2. 肝胃不和证

临床以胃脘痞胀(或兼隐痛)及胁或及背,食后尤甚,嗳气多,舌质淡红,苔薄白,或见舌有紫点为主要表现。自拟疏肝和胃汤治之,常用炙柴胡5～10g(或苏梗10g),炒白芍10～20g,炒枳壳10g,佛手片10g,橘皮络各6g,制香附10g,广郁金10g,茜草10g,红花6g,炙鸡金5～10g,甘草3～5g等。如胃气上逆,嗳逆泛恶,酌加法半夏、公丁香、柿蒂、煅赭石、刀豆壳等和胃降逆;若兼咽中不适、胸膺隐痛,可配加木蝴蝶、八月札;情志不畅显著,加合欢花、香附;脘痛、胁痛较著,加延胡索、川楝子;气滞久而化热,胃脘有灼热感、嘈热、口干、泛酸,舌质微红者,可酌加丹皮、山栀、象贝母、黄芩、蒲公英、左金丸等清泄肝胃郁热。

3. 胃阴不足证

临床以舌质红,口干,饮食少,脉小数,胃脘痞胀不适,甚者可兼有嘈热之感为特征。自拟养胃理气汤治之,常用北沙参10g,麦冬10g,石斛(金石斛、川石斛或枫石斛)10g,川百合20g,玉竹10g,炙乌梅10g,生地10g,山药15g,绿萼梅6g,佛手片10g,佛手花6g,木蝴蝶5g,紫丹参10～15g,青木香10g,丹皮10g等。脘痛较著者,酌加绿萼梅、佛手片、青木香等;阴虚郁热较著者,酌加蒲公英、石见穿、黄芩、知母、山栀等;大便干结者,酌加瓜蒌、麻子仁等。

在以上方药中均可结合辨病,胃黏膜腺体萎缩、肠化、异型增生等,可参用石见穿、仙鹤草、半枝莲、白花蛇舌草、八月札、薏苡仁、蚤休等等,一般选其2种,必要时3种。

(二)把握兼证,灵活变通

CAG病程迁延,反复不愈,由于饮食、情绪、气候、季节等因素的影响,容易兼夹湿阻、食滞、寒邪、郁热、瘀血等。徐老认为,胃寒多见于中虚证,郁热可见于肝胃不和及胃阴不足证。食滞在患者的病程中一般短时出现,经治疗并注意饮食后,症状即可缓解。惟有血瘀证和湿阻证二者,既可见于各主要证型患者,而且持续存在的时间也长,因此,这二者是主要的兼证。

1. 湿阻

症见胃脘痞胀,甚则隐痛,食欲不振,口黏或甜,不欲饮食,身体困倦。舌苔白腻,脉细、濡。治法兼以芳香化湿。常用药如藿香5～10g,佩兰10g,炒陈皮5～10g,配入处方中。如苔白厚腻,胸闷,腹胀,加苦温化湿如炒苍术10g,厚朴10g等。胸痞脘痞不畅,加砂仁2～3g,蔻仁2～3g,炒薤白5～10g。口渗清涎,可加益智仁;脘胀便溏,配加炒白术、茯苓、炒薏仁、焦建曲等;舌苔白滑不易化,不欲饮水者,短期加入草豆蔻,舌苔腻色已化,湿浊渐祛,即撤去化湿药;胃阴不足而夹湿,舌红苔腻,病机矛盾较著,宜加芦根、薏苡仁、橘皮、冬瓜子等,酌用藿香、厚朴。若患者舌苔厚腻,久治不化,此类证候,预后堪虑,应随证细心辨证调治,并及时复查胃镜,慎防癌变。

2. 血瘀

症见胃脘痛经久时发,隐痛、刺痛,痛位固定,舌质紫色(点状或成片)、舌下膜络明显紫色,或有黑粪史。治法兼以化瘀通络。常用药如当归10g,赤芍10g,五灵脂10g,延胡索10g,另吞服参三七粉1～2g。并可据证选配莪术、蒲黄、九香虫等,酌加香附、枳壳等行气药物,旨在气行则血畅。凡中虚气滞证而兼血瘀证者,参用健脾益气方药。若原属胃阴不足证,兼见血瘀征象,为防其里热损络,可加丹皮、制大黄、地榆等。此外,徐老强调,若患者舌质紫暗,舌苔苍老厚腻,更应重视胃镜的复查。

3. 胃寒

多见于中虚气滞证的病程中,症见胃中冷痛,痛势较重,喜热喜暖明显,舌苔薄白。治兼温中暖胃。常用药如高良姜5～10g,香附10g,白檀香5～10g,桂枝3～6g(或肉桂2～3g,后下),吴茱萸1～3g。如值气候骤冷,头痛、畏寒,兼外寒者,可酌加紫苏叶或苏梗、生姜、白芷、防风等;如兼胸痞气窒,或泛涎水,酌加姜半夏、蔻仁、炒薤白等;脘痛甚者酌加甘松、荜茇、沉香等。

4. 郁热

多见于肝胃不和及胃阴不足的病程中。一般可见如胃脘痛具有烧灼感,嘈热,口干,或口臭、口疮,牙龈肿痛,进食热的饮食则胃中烧灼感更明显,大便干或秘结。兼有脘痛及胁,嗳气频多,性躁善郁,脉弦小数者,属肝胃不和,气滞化热(火)。舌质红,食少形瘦,胃阴不足者,多由阴虚生热。气滞久而化热,可酌加丹皮、山栀、象贝母、黄芩、蒲公英、左金丸等清泄肝胃郁热;阴虚郁热较著者,酌加蒲公英、石见穿、黄芩、知母、山栀等。

胃中郁热的患者,虽具有上述症状,但是胃脘部一般都喜温暖而怕寒冷,临床几乎没有一个病人在冬寒时令,喜欢解上衣使胃部吹冷风而觉舒服的。此乃由于中宫胃腑需要一定的温度,才能腐熟水谷,脘部体表温度降低,有碍腐熟功能。因此,有时易被误诊为“胃寒证”,临证之际,尤当慎重。

5. 食滞

病程中因饮食不当,食滞中宫,使胃痛、痞胀等症发作或加重,食欲不振,甚则不欲食,舌有腻苔或薄腻苔。胃中食滞兼寒者舌苔白腻,食滞兼热者舌苔黄腻。大便不畅或秘结。治法以消食和胃。常用药如神曲、山楂、麦芽、鸡内金、陈皮等。脘腹胀痛明显者,加莱菔子、槟榔、枳实等,大便不通,酌加芒硝、生大黄,但这些均只可短时用之,免伤脾胃;食滞夹湿者,加制川朴、法半夏等;兼胃热者加黄连、黄芩等;瓜果所伤,加肉桂、丁香或七香饼(《临证指南医案》方:丁香、香附、甘松、砂仁、广皮、莪术、益智仁)等;伤于酒者,酌加葛花、枳椇子、砂仁、蔻仁等;因食油脂食品或乳制品过多者,重用山楂;甜味食品所伤,加佩兰、干姜、茯苓等;心下痞胀疼痛,按之不适,还可用皮硝(或芒硝)30g,布包敷腹(脐或脘痛处)。在此期间,原属中虚气滞者,不可再用参芪等滞气之品。

(三) 重视调摄,心理疏导

部分患者为体检发现 CAG 伴肠化或异型增生,临床症状不著,年龄偏大,舌上无腻苔,确属无证可辨者,考虑其病机可能由于中焦脾胃气血不调,阳气不振,气血有不同程度瘀滞。总以气虚与血瘀是导致胃黏膜病损的主要病理因素,可以参照上述第一类主证——中虚气滞证的治法方药,也可运用如下"便方"调治。①黄芪 10g,当归 10g,丹参 10g,石见穿 15g(或仙鹤草 15g),橘皮 6g,红枣 5 个。煎服代茶,每日 1 剂,2 次分服。②黄芪口服液 10ml,每日 2~3 次,餐前 1~2 小时服。并以石见穿(或仙鹤草)15g,纱布袋装,开水闷泡代茶饮服,每日 1 剂。

另外,平时要注意改变不良的生活方式,根据四时季节寒温变化,适时增减衣服,尤其要重视胃脘部的保暖。饮食方面,勿太烫以免灼伤胃、咽黏膜,勿太冷以免寒凝气滞,宜进食易于消化的食品,进食宜慢,勿食辛辣、香料(辛温的调料),勿饮白酒,少油脂肥腻,勿过甜、过咸。

此外,目前临床上有许多医生,一遇 CAG,即告知患者有癌变可能,常常使得患者心中恐惧,甚则夜不能寐,其实,现代研究证实,紧张的情绪比 CAG 本身危害更大,更易患肿瘤。因此,医者切忌"草木皆兵",而应耐心与患者说明、解释,切勿让病者日夜"恐癌",控制并防止情志因素对疾病的不良作用。即使是大肠型上皮化生,中度异型增生,也应一面治疗,一面根据病人具体症情、体质,及时复查观察,宽慰病人,嘱其注意按时服药,调节生活起居。近年来,通过中医中药治疗而使病理检验改善或显著改善者不在少数,医者应树立信心,勤思考,勤学习,勤实践,认真研究,努力提高治效。再次,CAG 毕竟是临床难治性疾病,肠化、异型增生属癌前病变,因此,治疗过程中,仍当密切观察病情,及时复查胃镜,以早期发现癌变之可能。

(陆为民 徐丹华)

八、徐景藩教授治疗慢性萎缩性胃炎胃阴不足证的经验

徐景藩教授认为慢性萎缩性胃炎(CAG)一旦出现胃阴不足,说明其病程较长、病情较重、病变较深,治疗更为困难,所谓"阴虚难复"。兹就其论治经验,简介如下,供同道参考。

(一) 病因多端,病机复杂

胃分阴阳,胃阴者,胃之津液也,乃胃腑根本,胃之受纳腐熟必赖胃阴的濡润。CAG 以中老年患者尤多,经云:"人年四十而阴气自半",因此,CAG 胃阴不足证也为临床常见证型之一,然该病反复缠绵,其病因多端,病机复杂。徐老认为其病因病机主要可概为以下几方

面：一是内热炽盛，伤及胃阴。吴鞠通云"热之所过，其阴必伤"，内热首先缘于饮食，如过食辛辣煎炸炙炒之品，吸烟、饮酒亦加剧本病的形成；其次是社会生活节奏加快，各种压力增大，使一部分人情绪长期处于紧张、焦虑状态，加之本病有癌变倾向，常常造成患者情绪不畅，肝气郁结，郁久化热，耗伤胃阴；三是久病不治或失治、汗吐下误治、有恙服用温燥苦寒等药损及胃阴。徐老特别指出现今各类药酒、壮阳之品充斥市场，误导患者长期服用是其常见致病因素之一；四是与体质有关，如素体阴虚之人，胃阴也亏，这与本病有一定的遗传性非常吻合；五是思虑过度耗伤脾阴，久则脾病及胃。诸多因素，均可致胃土阴伤，络脉失和，通降不能，得患本证。

（二）辨证之要，重在察舌

CAG胃阴不足证常见有胃脘部痞满，或隐痛，或灼痛，嘈杂似饥，干呕噫气，食少乏味，心烦不寐，口干咽燥，渴不多饮，形体消瘦，大便干结等诸多症状，然徐老认为临床辨析CAG之胃阴不足证，重在观察舌象，如舌干红，苔薄欠润或苔少无津，或舌体干裂，或苔花剥，或舌光如镜，其中以舌红，少苔或无苔为主，其他症状不必悉俱，充分体现了徐老遵循叶天士诊治胃病"皆以察舌"为依据的辨证思想。

（三）甘凉濡润，治疗大法

徐老认为，胃的主要特性之一是"体阳用阴"。"体阳"是指胃的组织结构和生理功能具有温热、运动的特性；"用阴"是指胃需腐熟水谷所赖的主要物质，具有液状而濡润的特点。胃阳与胃阴共同完成胃所特有的消化功能，并借以维持人体各脏腑间的动态平衡。

由于胃阴是消化腐熟水谷的重要物质基础，所以胃阴的存耗关系到整体的生理功能。五脏皆禀气于胃，只有胃阴充足，人体津液才有化生之源。故前贤治疗外感温热疾病，处处要维护胃阴，胃津亏虚与否，直接影响到病情的预后，因而前人对热病胃津不足者提出"救阴"之法。内伤疾患也要注意维护胃阴，一旦出现胃阴不足的征象，就应及时滋养而使胃阴尽快恢复。

胃为阳土，喜润恶燥，故治疗CAG胃阴不足之证，当以甘凉濡润为主，诚如吴瑭所说："欲复其阴，非甘凉不可"；叶氏云："宜用甘药以养胃之阴"，"甘凉益胃阴以制龙相，胃阴自立"（《临证指南医案》）；《类证治裁》云："治胃阴虚，不饥不纳，用清补，如麦冬、沙参、玉竹、杏仁、白芍、石斛、茯神、粳米、麻仁、扁豆子"；"脾胃阴虚，不饥不食，口淡无味者，宜清润以养之，如沙参、扁豆子、石斛、玉竹、当归、白芍、麻仁、粳米、大麦仁，若消导则耗气劫液，忌枳、朴、楂肉"。甘凉的治法能滋胃用而养胃体，甘能入脾胃二经，凉能制其郁热，甘凉相合能滋养脾胃。不仅如此，甘凉也能作用于肺，养阴而清金。由于脾胃是后天之本，脾胃津液得充，精微气血就能上奉于肺。"凉"不属于寒，或者说是次于寒，故对胃阴不足证候甚为适合，不致于寒凝气滞，也不会因寒而败胃。

甘凉的方剂，徐老宗前人之说，常用如益胃汤（沙参、麦冬、冰糖、细生地、玉竹）及沙参麦冬汤（去冰糖、生地，加天花粉、桑叶、扁豆、甘草）之属。甘凉药物参用酸味药物如乌梅、白芍、木瓜、五味子等，属于酸甘法，因具有化生阴液的效应，故亦属酸甘化阴法的范畴。由于酸甘相合，养阴敛气，气阴兼顾，兼能柔肝制木，消除或防止肝经对胃腑的病理因素。在上述方药中根据病情加入太子参、怀山药、白术、莲肉等品，增其甘药，符合酸甘化阴的要求，在临床上运用得当,常获良好的效果。

(四) 滋阴养胃,胃喜为补

清·王孟英说:"凡是治胃者,须审胃汁之盛衰,斯为善治。"对于胃阴亏虚之证,应注重益胃养阴,以资充阴津,沃润燥土,然而此类药物均为甘平、甘凉、甘寒之属,如遣用大队滋阴养津之品,常致黏腻胃腑,使胃土呆滞不通,受纳不能。徐老平素临床用药多施轻少,不可大量拥堆。再则可于滋阴药中少佐理气健脾助运之物,以制其弊,如沙参麦冬汤中之扁豆,麦门冬汤中之半夏等,均是此意,徐老平常喜用鸡内金、谷麦芽等和胃助运之品。

此外,若胃中兼有气滞,则宜佐以理气和胃之品,助胃气以运药,理气而兼补益,使养阴药物更好地发挥治疗作用。若片面强调补益而不顾胃中气滞,药后反致滞气、滋腻,病人诉说脘胀、纳呆、不知饥,嗳气多,胃所不受,岂能达到补益的作用。所以,医生应尊重病人的主诉,及时调整处方用药,切忌过于主观武断。人以胃气为本,用药治病,饮食营养,均当根据脾胃运化功能。时刻想到"多药伤胃"之诫,投滋阴养胃方药时应以"胃喜为补"为原则。

(五) 养阴理气,勿过香燥

脾胃乃气机升降之枢纽,胃阴不足,胃失润降之性,脾气不升,郁而成滞,所以临床中胃阴不足证又常夹伴气机郁滞之证,而气有余便是火,如不及时疏理气机,气郁益甚,郁久化热则胃阴更伤,所以常需佐以理气之品。徐老告诫,此时当牢记"忌刚用柔"之训,宜选质轻、性平之理气药,如佛手(花)、枳壳、香橼皮、陈皮、合欢花、川朴花、绿萼梅等,切忌香燥太过而更伤胃阴,亦不可大队遣用理气之品,以免喧宾夺主。

(六) 养阴清热,勿过苦寒

阴虚则生内热,因此,胃阴不足证常会出现虚火内灼之候,此时,可少佐苦寒以泄其热、清其火,火热得除则胃阴易复。然在运用苦寒药物时,药味的选择、剂量的轻重、药汁的温度等尤其重要,切忌太过苦寒败伤胃气,药量宜轻,少佐而折其势。徐老临证喜用少量黄连,除有清热之功外,尚有坚阴开胃助食之功,其他,如蒲公英、仙鹤草也常用于 CAG 阴虚内热之证。对于药汁服用的温度,亦有讲究,此证所施药物,宜温温而饮,温服可纠其药物寒凉之偏。

(七) 养阴生津,稍佐甘温

徐老认为,孤阳不生,独阴不长,遣方用药应注重脏腑阴阳气血之间的平衡与协调,祖国医学认为气血阴阳互根互生,阴虚日久,必然损及气与阳,亦可导致血虚。徐老临证根据"阴伤气耗,气能生津;阴虚阳损,阳生阴长;阴伤血亏,阴血同源"之论点,常常于养阴生津同时,稍稍佐入甘温益气、辛甘温阳或养血之品,诚如《景岳全书》云:"善补阴者,必于阳中求阴,则阴得阳升,而泉源不竭",徐老认为,如此用药,也符合"胃为阳土,喜润喜燥"的特点。

(八) 阴虚夹湿,治当兼顾

临床上有的 CAG 患者,胃阴已虚,却又夹湿,治疗用药颇为棘手。阴虚夹湿,一般症状较多,其中具有特征意义的征象之一,就是舌质红而干、舌苔腻。既然阴津亏虚,为何又有湿浊,徐老认为,这类患者有三种可能性:一是整体属阴虚,也包括胃阴虚,局部脏腑有湿浊,一般源于脾胃;二是由于肝胃气滞而生郁热,久则耗伤阴液,气滞津凝而成湿浊;三是由于药物因素,辛燥过度,或某些化学药品"制酸"太过,导致阴虚,而原有部分湿浊尚未尽化所致。

体素阴虚而脾胃有湿者,可以先从化湿为主,湿祛后重在养阴。气滞化热伤阴夹湿者,宜行气清热、佐以化湿。热清、湿祛而阴未复时,再予养阴。药物所致阴虚而尚有余湿者,停服原来之药,先复其阴,阴液渐充,再化其湿。上述治则步骤,在某些患者的治程中,还当根据具体症状,灵活掌握。

胃阴虚,需养阴,有湿浊,应化湿。用药必需注意养阴勿过于滋腻,化湿勿过于辛燥,以免滋阴助湿,燥湿伤阴。养阴以甘凉为宜,如麦门冬、沙参、芦根等,佐以甘平、甘酸,如山药、白芍、甘草等品。鲜石斛(铁皮石斛或金石斛)甘凉微寒,生津之效著而不致碍于化湿,枫石斛亦擅生津养阴,实在无药,暂用川石斛干货,但养阴之力甚微。若湿渐祛而胃阴尚亏者,可据证参用玉竹、乌梅、生地黄等。化湿以微辛微苦为主,炒陈皮(或橘皮、橘白)、法半夏、川朴花、佩兰等为一般常用之品。参以甘淡的苡仁、芦根、茯苓、川通草之类。湿浊经久难化者,可用石菖蒲宣窍化湿(按《灵枢》所述,胃亦有窍),此外,如藿香芳香化湿,鼓舞脾胃,益智仁温脾化湿,均可据证配入。

汤剂以外,也可配合"代茶剂"。如用麦冬 10 ~ 20g,苡仁 20g,陈皮 2 ~ 3g。每日 1 次,开水泡焖,代茶饮服,可以加强治效。至于胃阴虚而又夹湿浊者的饮食调护,尤为重要,总以清淡而富营养为主,戒除烟酒,饮茶勿过浓。舌质干红而舌苔白厚,经治少效,舌象依然,症状不见改善,进食日少者,提示预后严重,应复查胃镜,以及时发现不良转归。

(九) 长期治疗,参以健脾

"纳食主胃,运化主脾。脾宜升则健,胃宜降则和。太阴湿土,得阳始运。阳明燥土,得阴始安。"(《临证指南医案·脾胃》),脾胃同居中焦,相为表里,胃病可及脾,脾病亦可累胃。如胃阴不足日久,不能受纳和降,必致脾伤,主要表现为脾之气阴两虚,不得升清。CAG 治疗时间长,胃病经治,阴伤得复,然脾虚尚未得复,故后期调理,必须脾胃同治,尤以治脾为主。如脾健得以升清,则气血生化有源,气旺津生而胃阴充养不绝,阳土之胃则纳降如常,共同完成纳运水谷,吸收精微,益气生血,滋养脏腑四肢百骸之用,有助于胃阴不足恢复的疗效巩固。所以徐老常以参苓白术丸、资生健脾丸、香砂六君丸等以健脾和运而善后。

(陆为民　徐丹华)

九、徐景藩教授治疗胆汁反流性胃炎经验

胆汁反流性胃炎是由于幽门功能紊乱或胃手术导致胃的解剖和功能异常,使含有胆汁的十二指肠内容物反流入胃,破坏了胃黏膜屏障,造成胃黏膜充血、水肿,甚至糜烂、出血。1991 年,悉尼会议明确把胆汁反流列为慢性胃炎的内镜分类之一。胆汁反流性胃炎占同期胃镜检出率的 9.9% ~ 24.2%。现将徐老治疗胆汁反流性胃炎经验总结如下。

（一）病位主要在胆胃，与肝脾关系密切

《难经》在二十四难中记载："胆在肝之短叶间……盛精汁三合"，故《灵枢·本输》曰："胆者，中精之腑"，《脉经》曰："肝之余气，泄于胆，聚而成精汁。"古人对胆的解剖部位，生理功能已经有了非常详细的了解，认为胆附于肝，贮存胆汁，胆汁由肝之余气所化生，汇集于胆，泄于小肠，参与饮食物的消化。胃主受纳，腐熟水谷，故将胃称为"水谷之海"，如《灵枢·玉版》曰："人之所受气者，谷也；谷之所注者，胃也；胃者，水谷气血之海也"。主通降，以降为和，胃气通降与胆汁的排泄关系密切，《灵枢·本输篇》谓："胆随胃降"。若胃失和降，气机上逆，可以引起胆汁反流。《灵枢·四时气》亦曰："善呕，呕有苦……邪在胆，逆在胃，胆液泄则口苦，胃气逆则呕苦，故曰呕胆"。

肝为刚脏，体阴用阳，与胆相连，肝胆同应春生之气，肝为乙木，胆为甲木，肝为阴，胆为阳，一阴一阳共主疏泄。肝胆在生理与病理上密切相关，肝疏泄正常，则胆汁能正常分泌和排泄，有助于脾胃的运化功能，肝失疏泄，就可影响胆汁的分泌与排泄，导致胆汁反流，胃失和降。脾主运化，升清，与胃同居中焦，为气机升降运动之枢纽，脾气不升，则胃气不降，而且可以影响肝胆的疏泄功能，土壅木郁，导致胆汁排泄失常。

（二）气机升降失常，胆汁上逆为主要病机

胆胃同为六腑，以通为用，肝胆疏泄正常，脾胃升降有度，则肝随脾升，胆随胃降，胆汁排泄正常。若经常抑郁愤怒，肝胆之气失于疏泄，木郁不能疏土，或饮食不节，嗜食肥甘煎炸之品，酿生湿热，既伤于胃，尤易损及肝胆，使肝胆湿热逐渐滋长，疏泄失常；或经常烦劳，脾主四肢，劳则伤脾，常可影响胃腑功能，或胃手术后，瘀血内留，胃失和降，导致胃中气滞，升降失司，胆汁上犯，出现脘胁疼痛、痞胀、食欲不振、口苦等症状。

本病除气机升降失常、胆汁上逆这一基础病理外，实证有湿阻、热郁、血瘀、食滞；虚证有气虚、阴虚、气阴俱虚之证。胆胃同病之际，或呈胃实，或呈胃虚，但病久者每多虚实相兼。发时标实为主，平时本虚标实，因人因时各有侧重。

（三）辨证施治，结合降胆和胃

本病发病虽有特点，临证仍需辨证施治，徐老论治胃病常分为3个主要证型，即中虚气滞证、肝胃不和证、胃阴不足证。还常见湿阻、血瘀、热郁、食滞4个兼证。其治疗大法及主方可参见本书相关章节。

而胆胃通降失常是本病主要病理基础，胆胃有病，均有气滞，所以在辨证施治同时，需重视运用理气之品，一般选用苏梗、枳壳（或枳实）、青皮、陈皮、广木香、佛手片、香附等微辛微温药以理气，配用白芍、甘草，一则酸柔、和缓，制其辛温之味，以免耗气，二则舒挛定痛，可解脘胁之痛。加用刀豆壳、柿蒂、旋覆花、代赭石、怀牛膝降胆和胃，有很好疗效，有些顽固性病例，在降逆药中加入桔梗，降中有升，以降为主，可以改善疗效，对于部分由于胃手术损伤胃络，而致瘀血内阻患者，还需配合活血化瘀药物。

（四）病案举隅

张某，女，60岁，南京人，办事员。

2005 年 3 月 17 日初诊:2005 年 3 月 9 日胃镜查见萎缩性胃炎,肠化(++),胆汁反流,幽门螺杆菌阴性。现症胸脘痞胀不适,时有灼热感,口苦而干,大便 2 日 1 行,舌暗红少苔,脉细弦。胃阴不足,气滞郁热,拟法养胃理气泄热。

处方 麦冬 15g,白芍 15g,甘草 5g,木蝴蝶 6g,橘皮络各 10g,黄连 1.5g,刀豆壳 30g,竹茹 10g,鸡内金 10g,佛手 10g,石见穿 15g,谷芽 30g,麦芽 30g,薏苡仁 30g,白蒺藜 12g。

2005 年 4 月 11 日二诊:胸脘痞闷灼热感已改善,口干,夜间尤甚,大便通畅,舌微红,苔少,久病性情急躁,经常头昏,夜寐欠佳,有动脉硬化。治参原法再进。

处方 麦冬 15g,石斛 10g,白芍 10g,甘草 3g,白蒺藜 12g,木蝴蝶 6g,鸡内金 10g,佛手 10g,合欢皮 10g,麦芽 30g,仙鹤草 15g,建曲 15g,刀豆壳 20g。

按:本病胃镜示慢性萎缩性胃炎,伴肠化,胆汁反流,有胸骨后烧灼感、胸闷,可能还有胃食管反流。患者久病心情急躁,肝气郁滞,疏泄失职,气郁化热,木横克土,故胸脘痞胀、有灼热感、口苦,胃热阴伤,津不上承则口干,舌红少苔、脉细乃胃阴不足之证,所以辨证为胃阴不足,气滞郁热证,拟法养胃理气,泄热。方中用麦冬、白芍养阴柔肝敛肝,橘皮络、白蒺藜、佛手片、合欢皮、木蝴蝶疏肝理气,黄连清肝胃郁热,鸡内金、建曲、麦芽消食助运,刀豆壳、竹茹和胃降逆,石见穿活血化瘀。药后症状明显改善,在原方中加入仙鹤草治疗萎缩性胃炎。

本案系肝胃不和、胃阴不足证的复合证型同时兼有郁热证,辨证基础上加用了和胃降胆,活血化瘀药物,症状缓解非常明显,反映了徐老治疗胆汁反流性胃炎用药特点。

(叶　柏)

十、徐景藩教授论治残胃炎症经验

残胃炎症是临床常见病、疑难病。吾师徐景藩教授于长期医疗实践中潜心研究,在本病的形成机理、辨证论治等方面积累了丰富的经验,据证遣方,每获良效。

(一) 关于病机

1. 中虚邪伐为致病之根本

《难经·四十二难》载:"胃大一尺五寸,径五寸,长二尺六寸,横屈受水谷三斗五升"。此乃古代对正常人胃的大小、形态、容量的描述。胃有"横屈受水谷"、"纡曲屈伸"的特点,有利于食物在胃中停留一定时间以便充分磨谷腐熟。然而残胃病人,胃已大部分切除,残留的胃较正常胃明显变小,形态明显改变。由于胃体已小,胃腑受纳、腐熟的饮食水谷必然相应减少,胃的形态已非"横屈"、"纡曲屈伸",食物在胃中或停留过短,或滞留过长,难以充分腐熟。运化乏力导致精微化生不足,因而气虚血少。加之患者术前大多久病,脾胃素虚,或早期胃癌,或顽固性消化性溃疡久治不愈,甚或合并上消化道出血等。术中又难免失血伤气,致脾胃更弱,生化亏乏,气血俱损。故残胃炎患者除见有胃脘疼痛痞胀等局部症状外,常伴有头昏乏力、面色少华、脉细弱等气血不足之征象。一般术前胃气虚者,气虚尤甚,且易致阳虚;而术前胃阴不足者,术后每易气阴俱虚,体力恢复缓慢,正气得不到充养而日渐虚弱,邪气每易侵犯机体。残胃炎症患者或因情志不舒,郁怒忧思,劳倦过度而伤脾;或因饮食不节,饥饱失常,酒辛过度,进食过快,或食粗糙干硬食物而损胃;或因外感寒邪,避之不及,寒凝气滞,脾胃升降失常而发病。证多虚实夹杂,以虚为本,以实为标。故中虚气血不足、内伤外感诸邪,是本病的基本病机。

2. 胆液逆胃是重要病理环节

肝主疏泄,胃宜通降,肝胃关系密切。胆附于肝,与胃相邻,为"中精之腑",内藏胆汁,胆汁系"肝之余气泄于胆,聚而成精",藉肝之疏泄,助脾胃以化物。又因胃气通降下行之力而使之下泄,即所谓"土气冲和,则肝随脾升、胆随胃降"。因此,肝气条达、胃气和降,则胆汁分泌、排泄正常,脾胃升降运化功能得以协调。

吾师认为,胃大部切除术后,尤其是毕氏Ⅰ式术后,由于丧失幽门,脾胃本弱,更易致气机阻滞,肝气郁结,横逆犯胃,致升降窒滞,胆胃同病。胃气不降而上逆,则呕恶噫嗳吞酸;脾气不升反降,浊阴填塞中焦,则脘痛痞胀便泄。胆胃通降失常,肝之"余气"胆液上逆于胃,则见口苦、呕吐胆汁。术后胆汁反流,其反流程度一般与残胃炎症的发生及轻重呈正相关。因而,肝失疏泄,胃失和降,胆液上逆,是本病重要病理环节。

3. 瘀滞湿食为其病理产物

由于残胃胃腔已小,气血不足,蠕动乏力,进食后水谷腐熟不及,运化失常,以致胃中气滞。若饮食过于粗糙干硬,则易损伤胃络;或嗜食辛辣,脾胃蕴热,热甚灼伤胃络;或手术之时,血溢脉外,留而成瘀,影响气化功能,致腹中血瘀气滞,更致脾胃升降受碍,运化无权,磨谷无力,水易成湿,谷反为滞,而致瘀、滞、湿、食,兼夹为患。若素体偏于阴虚阳盛,则易使邪从热化,郁热内生;若素体偏于阳虚阴盛,则易使邪从寒化,寒湿内生。但总以中虚为本,以瘀滞湿食邪实为标,虚虚实实可致病程缠绵,难获骤效。

(二) 关于治疗

针对残胃炎的病理特点,吾师在治疗上每以健脾益气、扶正祛邪、疏肝安胃、利胆降逆为主要治则,临证常用以下四法。

1. 益气和中法

适用于中虚气滞证。症见胃脘痞胀隐痛,得食痛缓,多食则疼痛加重,伴头昏乏力,面色少华,舌质偏淡,苔薄白,脉细弦。常用药如炒白术、炒党参、茯苓、炙甘草、炒山药、炒陈皮、煨木香、白檀香等。若食欲尚可,脘痛不著,可酌加炙黄芪、炒当归益气养血;若中阳不振,胃寒喜暖,可酌加干姜或炮姜、肉桂;寒甚者加制附子温中散寒;痞胀较甚者,配用炒枳壳、佛手片理气和胃。兼有胃阴亏虚者,配沙参、麦冬、石斛养阴益胃。用药注意补而勿过滋腻,理气勿过辛燥伤阴,应消补兼施,刚柔相济。

2. 疏肝降胆法

适用于肝失疏泄,胆液逆胃证。症见胃脘痞胀牵及右胁,伴恶心、口苦,甚则呕苦,嗳气胸闷,脉小弦。常用药如柴胡、白芍、姜半夏、青陈皮、广郁金、茵陈、枳壳、刀豆壳、柿蒂、公丁香等。舌苔薄黄,口干而苦,酌加浙贝母、黄芩、山栀、蒲公英清肝泄热;恶心呕吐显著者,加黄连、生姜和胃止呕;舌苔薄白,口干不著,胸脘痞满明显者,去柴胡,加苏梗、沉香、煅赭石理气降逆宽胸。疏肝降胆用药应注意降中有升,升降相宜,利于气机调畅。

3. 化瘀泄热法

适用于胃络瘀阻,郁而化热证。症见胃脘隐隐刺痛、灼痛,痛位固定,按之痛甚,口干欲饮,大便干结,舌有紫气或瘀点、瘀斑,舌下静脉增粗迂曲。常用药如丹皮、赤芍、丹参、三棱、石见穿、青木香、黄芩等。手术后脘腹均有隐痛,腹留瘀滞者,酌加延胡索、败酱草、生蒲黄、黑丑等清热化瘀泄浊。热灼血络,兼有黑便出血者,加地榆、水牛角片清络止血,另以三七粉、白及粉合藕粉调成糊状,卧位服之。具有清热化瘀止血和保护胃膜作用。用药注意不过于峻猛。化瘀而勿破血,同时配用养血益气之品,如党参、白术、甘草、当归等,以利虚损恢复,气旺则血可行,瘀可化。

4. 化湿消食法

适用于湿困脾胃,食滞不化之证。症见食欲不振,脘痞腹满,舌苔腻,口黏不渴。常用药如法半夏、炒陈皮、佩兰、炙鸡金、炒枳壳、山楂、神曲、炒苡仁等。若苔白腻,兼寒湿者,酌加苍术、厚朴、藿香芳化寒湿;舌苔黄腻,口干,属湿热者,加炒黄连、炒黄芩,清热化湿。此外,可配用芒硝(或皮硝)30g,布包平摊,置于脐上,外加胶布固定,再用布带围裹,敷12小时取下,每晚1次,根据病情,连用2~4次,颇有良效。

由于残胃消化功能不良,食滞之证常见,此证不同于一般,既可无暴饮暴食病史,亦不一定由于进食很多。常因饮食稍有不当,包括进餐稍快,未经细嚼,或质不甚软、量稍偏多,消化功能受其影响,即可呈食滞之证。消滞药物的运用亦需根据症状轻重、所滞食物品种而斟酌选用,药量一般不必过大,当症状获得改善后,可再参用几味,以期巩固,寓防于治。

上述四法,在临床运用时还需注意:①补而勿滞,注意补消兼施。②用温药时防过于辛燥,必要时温中寓清,刚柔兼投。③行瘀而勿破血,药不过峻,养血与行瘀相伍,或益气与化瘀相合。④以和降胃气为主,还当注意降中有升,升降相需,以冀调畅气机,利于恢复消化吸收功能。

在药物治疗的同时,吾师还十分重视服药方法及调养护理。由于残胃丧失幽门功能,易致胆汁反流,故应嘱病人注意采用左侧卧位,床头略垫高,以利胆汁下泄小肠。服药后应坐歇片刻,以利药物在胃中藉胃气以行药力,能提高疗效。此外,应嘱病家调情志,节饮食,慎起居,避风寒,切勿劳累过度,以免诱发。为减少发病,临床应严格掌握手术指征,考虑改进手术方式,防止胆汁反流。同时还当加强随访,定期复查,以便及时发现病情变化,及时治疗。

(周晓波)

十一、徐景藩教授论治溃疡性结肠炎的经验

溃疡性结肠炎（Ulcerative Colitis，UC）是一种原因尚未完全明确的炎症性肠病，因其治愈难度较大，病程缓慢，反复发作，迁延不愈，与结肠癌关系密切，严重影响患者的身体健康和生活质量，被世界卫生组织列为现代难治性疾病之一。徐景藩教授根据本病的临床表现，认为其病名介于"泄泻"、"痢疾"之间，诊为"下利"较为实际。"下利"病名始见于《金匮要略》，若病程在三个月以上，又可称为"久利"。兹就其论治经验总结如下。

（一）脾虚为本，病及肝肾，湿、热血瘀滞肠中

徐老认为，生理上脾居中焦，与胃相合，为后天之本，气血生化之源。若脾失健运，则水反为湿，谷反为滞，清浊相混，水走肠间而为下利泄泻。故景岳谓"泄泻之本，无不由于脾胃。"若湿邪内蕴，肠腑传导失司，通降不利，气血窒滞，脂膜、血络受损，则便泄带有赤白黏冻，状如"痢疾"。本病病程较长，迁延不愈，久病脾气必虚，所以脾虚是本病的病理基础。脾虚不能运化，水湿内生，脾喜燥恶湿，湿邪困遏中土，二者互相影响，互为因果，以致脾胃日益衰弱，病久迁延难愈。肝属木，主疏泄，喜条达，恶抑郁，有调畅气机的功能。脾属土，其运化、升清需赖肝之疏泄，故有"土得木而达"之说。若情志抑郁，肝失条达，气机郁滞，横逆犯脾，则可使脾运失职，而致下利。脾为后天之本，肾为先天之本，命门之火能助脾胃腐熟水谷。若肾阳不足，命火虚衰，则不能温煦脾土，运化失职，引起下利。景岳谓"肾为胃关，开窍于二阴，所以二便之开闭，皆肾脏之所主，今肾中阳气不足，则命门火衰……。阴气极盛之时，即令人洞泄不止也。"本病脾虚日久，下利反复发作，导致肾阳亦虚，脾肾两虚，温运失司，则下利日重。因此，徐老指出，脾虚生湿，运化失职为本病的病机关键，而肝木乘脾，脾病及肾又是不可忽视的病理变化。久羔不愈，病机错杂，肝脾肾三脏互相影响，最终导致三脏同病。

UC 患者由于脾胃虚弱，不能运化水谷，而水湿内生，湿邪久蕴肠腑，每易郁而化热，湿热内蕴，滞于肠中，肠络失和，脂络受损，血败肉腐，内溃成疡，倾脂刮膜，则可出现黏液脓血便，或纯为血便，并伴有口苦、舌红、舌苔黄腻等，为本病的活动期。病理因素有湿、有热，或湿热并重，或热重于湿，或湿重于热。若湿热内伤血络，或湿热阻滞，气机不畅，血行受阻，或"气虚不足以推血，则血必有瘀"，或"久病必瘀"，则瘀滞肠腑，乃致便血腹痛缠绵难愈。徐老认为，本病大便有血，血色初为鲜红，继为暗红，痛位比较固定，病及于血，血热、血瘀也是两大病理因素。

（二）健脾为先，抑肝温肾，清化行瘀相兼施

徐老认为，病理上久利脾必虚，脾虚必有湿，尽管有兼肝气侮中、命门不足等证，然终以脾虚为本，因此，必须以健脾为先，拟有黄芪香参汤、连脂清肠汤等。常用黄芪，为补脾之要药，功擅补气托毒排脓，收敛生肌，对痈疽气虚久溃不敛者尤效，如《珍珠囊》曰："黄芪甘温纯阳，其用有五：补诸虚不足，一也；益元气，二也；壮脾胃，三也；去肌热，四也；……活血生血……，五也。"黄芪甘温纯阳、走而不守，扶正并能祛邪，有一举两得之妙；白术、茯苓健脾化湿；山药补而不滞，益肺气而滋脾肾，且可防止化湿药过燥伤阴；焦楂曲健脾消食助运。

UC可由脾虚而及肝肾,导致肝脾肾同病。徐老指出,对病久症情复杂,仅从健脾化湿治疗难以建功的久利患者,必须与疏肝温肾兼筹并顾。疏肝使肝木条达,气机调畅也。有助于脾胃功能恢复;温肾使肾阳得充,脾阳得以温煦,则脾运自健,水湿能除,不仅对病及肝肾者有效,即使尚未及于肝肾者,稍稍佐用,也有俾益。如连脂清肠汤中用白芍和营柔肝,与甘草相配,缓急止痛,泻利咸宜;与山药相合,能补益脾肝之阴,防过燥伤阴。防风辛散,可协助白芍、白术以舒肝脾。且由于"风药能胜湿",防风还有化湿止泻之功。补骨脂辛苦温,入肾经,温肾止泻,李时珍称其能"治肾泻,通命门,暖丹田,敛精神"(《本草纲目》)。

活动期由于肠腑湿热,治疗不宜纯从补脾温肾而不顾标实,必须标本兼顾,寒热并用。如黄芪香参汤中用苦参苦寒,入大肠、小肠、胃、肝、心经,功擅清热燥湿,祛风杀虫,木香苦辛温,入脾、胃、大肠经,功能行气止痛,醒脾开胃,两药合用,取叶天士《临证指南医案·种福堂公选良方》香参丸意,清热行气止痢,且黄芪得木香,补而不滞,苦参伍黄芪,寒温并用,消补兼施。而连脂清肠汤中则用黄连苦寒,入心、肝、胃、大肠经,有泻火燥湿,清热解毒之功。徐老认为,黄连配补骨脂止泻而不敛邪,坚阴而不过温。临证见湿重者加藿香、苍术;热重者加黄芩、败酱草。

UC病及于血,血热、血瘀既为两大病理因素,则凉血、行瘀必须贯彻治疗始终。凉血如地榆、侧柏、槐花、丹皮等,均为常用之品。仙鹤草亦名泻痢草,既能凉血止血,又擅行瘀补虚,对本病急性期和缓解期均可适量运用。症著时每日30g,症渐回愈时一日15g。紫草凉血行瘀,用常规凉血药效欠著者,加入紫草,常获良效。病情好转后,仍可间断用之,以防复发,利于肠黏膜组织溃疡病变的愈合。大便解而不畅时,可参用桃仁、当归、制大黄。发作症重,腹痛显著者,可在辨证基础上加用红藤、丹皮、败酱草,清肠凉血行瘀。另如白槿花、大红鸡冠花炭,治下利便血也有良效。若见舌质紫、腹痛痛位固定,徐老常配加红花、三棱、参三七等化瘀药物。总之,不忘治血,相机参用血药,实乃要法之一。能善于运用血药,有利于控制症状,防止反复发作。而黄芪、白术健脾益气与行瘀活血之品相配,则能使气旺血行,瘀祛络通而不致伤正。

(三)久利伤阴,益养调中,脾阴胃阴当分辨

徐老认为,久利诚然多表现为气、阳不足,但往往累及脾胃之阴亦虚。正如《景岳全书·泄泻》所云:"虚寒之泻,本非火有余,实因水不足。"可见阴阳两虚是本病病机变化的两个方面,未有阳虚而阴不虚,只是程度不同,表现症状先后主次不一。他指出,久利脾阴虚有一定的特点,其一,脾阴虚证的基础是脾气虚。久利脾气必虚,长期不愈,脾津日亏,导致脾阴虚馁。或脾气虚进一步致脾阳虚,由阳虚而发展到阴虚。其二,素体阴分不足之人,久利多伤脾胃之阴。如肺病经久,肺阴亏虚;肝病迁延,肝阴不足;肾阴久虚,精气耗伤;诸脏阴亏,脾胃之阴相继受损,加之久泄,脾(胃)阴更易虚衰。其三,久利脾阴虚多兼胃阴虚。脾合胃,为后天之本,在生理、病理上密切关联,不可分割,原发病位或在脾或在胃,一旦出现阴虚证,一脏一腑,常相继或兼见。

至于久利脾阴虚其证,一般下利不重,便意虽急但量不多,腹中不舒,口干欲饮,食少纳呆,心烦神倦,唇红干裂,肌肤干燥,舌红少苔,甚则红绛光剥,脉细数。对此,千万不可视而不见,置阴伤于不顾,沿习常法,而一味益气温阳。宜养脾阴而振脾阳,俾阴阳逐步达到相对平衡,才是治本之图。

有关滋养脾阴之药，徐老常以淮山药、太子参、扁豆（或扁豆衣）、石莲子等为主，白芍、石榴皮、甘草为辅，神曲、谷芽为佐。观其所用药物，大多兼具补益气阴之功。他认为，脾阴亏虚一般尚兼有脾气不足，治疗上在补脾阴的同时，必须顾及补益脾气，俾补脾阴而不过于滋腻，补气而不过于温燥，脾气健旺，有利于脾阴来复，脾阴滋生，亦有助于脾气转输。淮山药甘平，健脾气，养脾阴，补而不滋，健而不燥，气轻性缓，故列为首选。太子参甘润，补脾气而又生津。扁豆健脾和中，清暑止泻，若腹胀较甚者，可以扁豆衣代之，均须炒用为好。石榴皮味酸而涩，敛阴而治久利，故适用于脾阴亏虚之下利。若胃阴亏虚者，酌加沙参、麦门冬、川石斛、乌梅等药，甘凉为主，配以甘平，佐以酸味，既利于养阴敛液，又能酸甘化阴，有助于阴虚的恢复。若阴虚有郁热者，酌配黄芩、蒲公英、石见穿等，并可加入白及以护膜宁络。鉴于脾胃阴虚者，消运不力，常兼气滞，故宜佐以理气而不耗阴之品，如佛手花、绿梅花、橘皮等。

（四）风药胜湿，化痰治利，肺与大肠相表里

久利脾必虚，脾虚湿自生，脾为湿困，清浊不分，并走肠间则为下利。故健脾化湿为久利的基本治法。由于风药多燥，燥能胜湿，古人取象比类而喻之为"风能胜湿"。《素问·风论》早有"久风入中，则为肠风飧泄"之记述。由于风性善动，肠管蠕动增强，水气在肠腔相搏，产生肠鸣及便泄，此现象即是"风"。所以，徐老主张在健脾药中佐以羌活、防风、秦艽等风药，每可提高疗效。蝉衣与僵蚕均可祛风而抗过敏，猝然发作（或复发）而腹鸣、腹痛、下利有血，肠中有"风"，也可用之。风药多气轻微香而偏燥，不仅能鼓舞振奋脾阳，驱风胜湿，脾之清气得升，浊气得降，三焦通利水湿不易停留。同时，风药能祛肠中之"风"，可使肠管蠕动减慢，从而改善消化、吸收功能，缓解肠鸣、下利等症。若脾阴不足，肝阴亦虚，祛风之药配用白芍、乌梅、莲肉、炒木瓜等品，润燥相伍，祛湿敛阴，相互兼顾，不致有过燥之弊。

临床上还有一些久利的患者，大便黏液较多，或兼有慢性咳嗽痰喘之候。徐老认为，此乃《医学入门》之"痰泻"。这类患者治疗颇为棘手，往往黏液不除，下利难以缓解。徐老提出了"化痰治利"的观点，即在辨证的基础上，配合化痰法。他认为痰、饮、水、湿本属同源，桔梗、半夏、陈皮、茯苓等化痰止咳之品，不仅可治肺疾咳痰，亦可祛除大便中黏液，或脓液，有利于控制久利，这是徐老对"肺与大肠相表里"的另一种诠释。而《千金要方》黄昏汤用一味合欢皮，治疗肺痈脓已尽时，可以促使肺部病灶的愈合，徐老根据肺与大肠相合，结肠溃疡，将合欢皮用于本病缓解期脓血黏液消失、腹痛不著的患者，可以协同他药止泻而利于溃疡的愈合，颇有异曲同工之妙。真知灼见，临床用之，颇有效验。

（五）中药灌肠，直达病所，结合散剂增疗效

对于 UC 所引起的久利，徐老常采用中药煎剂浓缩液保留灌肠的方法，对于肠道局部炎症、溃疡的愈合有较好的疗效。徐老常用方药以地榆 30g、石菖蒲 20g、白及 10g 三药相合，具有清热解毒，凉血止血，收敛生肌之效。脓血便明显者，加黄柏 15g、败酱草 30g、紫草 15g；腹泻次数过频者，加石榴皮 20g、秦皮 10g；大便干结有血者，加生大黄 10g。具体方法：将上述药物浓煎至 100~150ml，温度在 38~40℃，晚上 8 时让患者排空大、小便后，取左侧卧位，臀部垫高 20cm，用 60 滴/分速度滴入灌肠液，肛管插入深度不少于 15cm，灌肠毕，左侧卧 5 分钟后平卧 5 分钟，再右侧卧 5 分钟，最后平卧，尽可能保留 6~8h，每日 1 次，连续治疗 5d，

休息 2d,再继续灌肠。一般灌肠 20～30 次即可。如溃疡较大,加入云南白药、三七粉、锡类散或其他药粉适量,务使溶散在药液中,不使阻塞管腔。徐老认为药液灌肠有利于直达病所,提高疗效。实为脾胃病治疗方法上的一大补充。

久利一般习用汤剂煎服,如次数较多者,药需浓煎,减少液量。根据久利脾虚生湿的病理特点,在临床上徐老常常配用散剂以增疗效。一般脾虚证患者,处方用山药、党参、白术、茯苓、甘草等药总量约 500g,同炒,研极细末,过筛。另嘱病家备米粉 1000g,分别贮于干燥瓶罐中,加盖密闭防潮。每次取药粉约 30g,米粉约 60g,再加白糖适量,加水调匀,边煮边搅拌,煮熟呈糊状服下,每日 1～2 次。这种剂型的优点是在胃、肠各部易发挥药效,健脾益胃止泻,既提高疗效,又节省药材且有滋养作用,若以红枣煎汤代水则尤佳。诚如《诸证辨惑》论散剂治泻之比喻,谓"譬如地中有窟之水,用燥土掺之,其水自散。反用水浇,岂不助其湿乎?"颇为确切而生动。

(陆为民　周晓波　徐丹华)

十二、徐景藩教授论治腹泻型肠易激综合征的经验

肠易激综合征(Irritaboe Bowel Syndeone,IBS)是以腹痛、腹胀、排便习惯改变、大便性状异常、黏液便等为主要症状的临床综合征,缺乏特异性形态学、生化和感染性原因。本病易反复发作,严重影响患者的生活质量,是一种最常见的肠道功能性疾病,目前尚缺乏有效的治疗手段。在我国,IBS 的发病率逐年增加,其中以腹泻型多见,占 60%～70%。腹泻型 IBS(IBS-D)可归属于中医学"泄泻"、"腹痛"范畴。兹就徐老论治经验,简介如下,供同道参考。

(一) 肝郁脾虚,互为因果

IBS-D 以腹痛急迫、痛则即泻、泻后痛减为临床特点,乃"痛泻"之证。肝脾二脏在生理上相互协调,相互为用,在病理上则相互影响,互为因果。脾为阴土,主运化水谷、水湿,其性阴滞,须依赖肝之疏泄,始能运化有度,此为"土得木而达"(《素问·宝命全形论篇》);肝为刚脏,体阴用阳,其性疏泄条达,有赖于脾之生化气血以滋养,才能刚柔相济,即"脾土营木"。若土虚木乘,肝脾气滞,脾运失常,则腹痛泄泻,诚如吴昆《医方考》所云:"泻责之脾,痛责之肝;肝责之实,脾责之虚,脾虚肝实,故令痛泻。"

IBS-D 的发病及症状的加重与情志失调密切相关,而精神情志的调节则由肝所主。若情志失畅,肝木不达,失于疏泄,横克中土,气机郁滞,不通则痛,则令腹痛,如《医学求是》曰:"腹中之痛,称为肝气,……木郁不达,风木冲击而贼脾土,则痛于脐下。"情志失调可引起泄泻,此乃肝气失和,脾主运化水湿功能不得肝气之条达,水湿并走肠道,传导失司所致,先贤对此早有所论,宋代陈无择在《三因极一病证方论》云:"喜则散,怒则激,忧则聚,惊则动,脏气隔绝,精神夺散,以致溏泄。"《血证论》曰:"木之性主于疏泄,食气入胃,全赖肝木之气以疏泄之,而水谷乃化,设肝之清阳不升,则不能疏泄水谷,渗泄中满之证,在所不免。"叶天士云:"肝病必犯土,是侮其所胜也,克脾则腹胀,便或溏或不爽。"因此,"痛泻"均可由肝失疏泄所致,非独"痛"也,诚如清代李冠仙在《知医必辨》所云:"肝气一动,即乘脾土,作痛作胀,甚者作泻。"

若素体虚弱,劳倦内伤或长期饮食不节,脾胃受戕,脾胃虚弱,脾胃运化失司,则小肠无以分清泌浊,大肠无以传导变化,水反为湿,谷反为滞,合污而下,则发生泄泻,如《素问·脏气法时论》曰:"脾病者,……虚则腹满肠鸣,飧泄食不化。"《景岳全书·泄泻》所说:"泄泻之本,无不由于脾胃。""饮食失节,起居不时,以致脾胃受伤,则水反湿,谷反滞,精化之气不能输化,乃至污浊下降而泻利作矣。""使脾气本强,即有肝郁,未必能入,今既易伤,则脾气非强可知也。"可见脾虚是 IBS-D 发病之本。

综上所论,徐老认为 IBS-D 当以肝郁为标,脾虚为本,肝郁脾虚相互影响,互为因果,是为病机关键,导致病情缠绵,反复不愈。

(二) 肠风内扰,发病之机

风与肝相应,风为木气,通于肝。外感风邪可导致腹痛、腹胀、肠鸣、泄泻等,众人皆知,《素问·风论》早有"久风入中,则为肠风飧泄"之记述。徐老认为,从临床症状上看,IBS-D 患者多突然发病,发作迅速,出现腹痛,腹鸣,呈疼挛性、阵发性,痛势急迫,痛则欲便,便后即缓,或如常人,其机理主要是肠管痉挛、蠕动增强,水气在肠腔相搏所致,这样的发病过程和特点,与风性善行数变,风胜则动的致病特点有着高度的一致性。而此风非外感之风,实乃内风,为肠中之风扰动也。从中医病机来看,则也有其内在基础。肝郁脾虚为本病的主要病机,肝郁则肝失条达之性,疏泄失职,肝气旺盛,朱丹溪云:"气有余便是火",说明肝气有余可化火化风,虽然临床上患者除腹痛腹泻肠鸣外,其肝火肝风之症不一定明显,但 IBS-D 患者多数存在性格急躁、抑郁焦虑、失眠易怒的特征,均与肝之风火密切相关。再者,脾主肌肉,徐老认为,肠管有环形肌、纵形肌等,属土,同样由脾所主,脾虚则肌肉失于濡养,而见挛急,此即脾虚生风。而叶天士在《临证指南医案·泄泻》中则有较完整的内风致泄及熄风治泻之记载:"盖阳明胃土已虚,厥阴肝风振动内起,久病而为飧泄""入夜咽干欲呕,食纳腹鸣即泻,此胃口大伤,阴火内风劫烁津液……又……腹鸣溺浊。五液消烁,虚风内风扰于肠胃""腹鸣膜胀,清晨瘕泄,先以熄风"。现代医学认为 IBS-D 的发生与长期精神紧张导致肠道应激性增强有关,应激反应引起组织胺释放增多,刺激肠蠕动增强,甚至产生痉挛。痉者强直也,《素问·至真要大论》云:"诸暴强直,皆属于风"。因此,肝郁、脾虚两者导致 IBS-D 的发病,与现代医学"肠道高敏感性"、"神经—体液功能"等发病机制有异曲同工之处,反应出中医学和西医学在发病及病因学认识上的一致性,也是本病常被称为"结肠过敏"的原因所在,而中医认为,风邪乃"过敏"的主要病理因素之一。因此,徐老认为,肠风内扰实为本病发病之关键。

(三) 寒热虚实,变化多端

徐老认为 IBS-D 虽责之于肝郁脾虚,但其病机演化多端,寒热虚实转变,诸症丛生。若气郁脾虚日久,全身气机紊乱,易生痰湿瘀血等病理产物,或病变累及它脏。脾运不健,水湿内停,成痰化饮,痰饮流注肠腑可致泄泻多黏液之"痰泻";湿蕴日久化热,湿热互结,下注肠腑,可成肠道湿热之证;湿从寒化则为寒湿之证;肝气郁结,气机阻滞,血行受阻,或湿阻气滞日久,血行不畅,或脾气亏虚,推动无力,瘀血内停,则泄泻之疾更是缠绵难愈。诚如叶天士《临证指南医案》所云:"初病气结在经,久病则血伤入络",而李东垣在《脾胃论》也有"脾胃不足,皆为血病"之论。

此外，徐老认为，痛泻日久，脾气虚弱，久延不愈可致脾阴虚，或脾气虚发展至脾阳虚，阳虚及阴，致脾阴虚。脾为后天之本，赖肾阳之温煦，IBS-D初起多为脾气虚，而气属阳，脾气虚不能复，脾阳渐亏，久病累及于肾，命门火衰，无以暖土，水谷不化而加重泄泻，即《素问·厥论篇》云："少阴厥逆，虚满呕变，下泄清"。因此，临证之际，当明察秋毫，详询病情，辨证准确，随证治疗。

（四）抑肝扶脾，标本同治

本病病机为肝郁脾虚，虚实夹杂，本虚标实，遵治病求本之旨，治当是抑肝扶脾，标本同治。《会约医镜》云："一曰平肝，木旺侮土……其病在肝，宜平肝，乃可补土也"，《景岳全书》曰："故治此者，当补脾之虚，而顺肝之气，此故大法也"。如此，则肝脾调和，各司其职，气机条达，运化复常，痛泻之症可除。徐老擅以痛泻要方加味，常用药物有炒白术、炒白芍、陈皮、炒防风、太子参（或党参）蝉衣、乌梅、黄连、煨木香、茯苓、炙甘草等。

全方既能行肝脾之滞，又能助运中焦，共凑肝脾同调、虚实并治之效，为肝郁脾虚之痛泻而设。王旭高《西溪书屋夜话》有治肝三十法："一法曰缓肝，如肝气甚而中气虚者，当缓肝，炙草、白芍、大枣、橘饼、淮小麦。"方用白术苦温刚燥，味甘补脾，助脾胃之健运以促生化之源，古有"脾旺而不受邪"之说，气血充盛则诸疾难生，《本草汇言》云："白术乃扶植脾胃，散湿除痹，消食除痞之要药也，脾虚不健，术能补之，胃虚不纳，术能助之"。白芍酸寒柔润，微苦能补阴，略酸能收敛，敛肝之液，收肝之气，而令气不妄行，为养肝柔肝，缓急止痛之要药，《本草纲目》有言："白芍药益脾，能于土中泻木"。白术先安未受邪之地，白芍敛肝之气，肝气既收，则木不克土，土安脾健，二药配合，一阳一阴，刚柔相济，柔肝安脾。陈皮辛苦而温，舒畅气机，理气燥湿，醒脾和胃，助白术恢复脾运；防风具升散之性，辛能散肝郁，香能舒脾气，且能胜湿以助止泻，合白芍使其敛而勿过，疏泄复常。四药相合，可以健脾胜湿而止泻，柔肝理气而止痛，使脾健肝柔，痛泻自止，诚如汪昂《医方集解·和解之剂》所云："此足太阴、厥阴药也。白术苦燥湿，甘补脾，温和中，芍药寒泻肝火，酸敛逆气，缓中止痛，防风辛能散肝，香能舒脾，风能胜湿，为理脾引经要药，陈皮辛能利气，炒香尤能燥湿醒脾，使气行则痛止。数者皆以泻木而抑土也。"

徐老认为，痛泻要方虽药味精简，然健脾抑肝之力尚嫌不足，因此，徐老增太子参或党参、茯苓、甘草，与白术成四君子汤，助健脾益气以祛湿止泻。乌梅酸涩平，归肝脾肺大肠经，既能助白芍敛肝收肝，又能"涩肠止痢"（《日华子本草》），如《本草经疏》所云："下痢者，大肠虚脱也……酸能……固肠脱，所以主之也。"蝉衣甘寒，入肝脾肺经，功善祛风除热解痉，徐老用此，认为有助于平熄肠中之风，能缓解肠管痉挛，抗结肠过敏。白芍、乌梅、蝉衣、防风、陈皮共用，以增敛肝缓肝祛风之功；黄连与木香相伍，取香连丸之意，能清热燥湿，行气止痛，乃治疗泄泻之经典，徐老认为，脾虚湿邪内生，蕴久则有化热可能，即使临床表现热像不著，也不能完全排除"潜在"之热，香连丸重用黄连，但徐老仅小剂量用之，一般用1～3g，取其清热燥湿、厚肠止泻之功，配伍木香行气止痛，助缓解痛泻之功。此外，徐老还强调用药的炮制方法，如白术、白芍等炒用，防风、木香则用煨为好，因炒、煨能助其入脾也。

若有寒热虚实之变，临床当随证加减，不能一味局限于抑肝扶脾，若肝郁明显时可用青皮换陈皮，盖青皮疏肝之功胜于陈皮，也可加用郁金、合欢等以疏肝解郁，或加柴胡、炒枳壳、炒当归等成逍遥散之意；若见肢冷畏寒，可加炮姜、制附片等以温脾阳；凌晨即欲便，属肾阳亏虚者,可加补骨脂、肉豆蔻、煨诃子、吴茱萸、益智仁等温肾助阳;湿盛加藿香、草果等芳香醒脾化湿;湿热明显加败酱草、车前草等清肠化湿;久病入络,腹痛部位较固定,则可加三棱、莪术、三七、延胡索等活血化瘀之品。

(五) 善用风药,兼以平肝

风药用于泄泻的治疗,早在张仲景时代即有体现,如常用的葛根芩连汤之用葛根,而后有人参败毒散、升阳除湿汤、白术芍药散(痛泻要方)等方皆如是也。《内经》云:"清气在下,则生飧泄",故治当升举脾之清阳。而本病运用风药,徐老认为其理有三:一方面,风药有"下者举之"之效,因风药多辛温而升散,为理脾引经之要药;其二可升发肝胆之气,令木可疏土;再者,风能胜湿以祛湿于体表,其苦温之性,又能助健脾之药燥湿于体内,俾湿去脾健,泄泻自愈。诚如李中梓《医宗必读》所云:"气属于阳,性本上升,胃气注迫,辄而下陷,升、柴、羌、葛之类,鼓舞胃气上腾,则注下自止。又如地上淖泽,风之即干,故风药多燥。且湿为土病,风为木病,木可胜土,风亦胜湿,所谓下者举之是也。"其对风药治疗泄泻机理的阐述,甚是精辟。一般而言,临床用于治疗泄泻的风药有羌活、防风、白芷、独活、升麻、柴胡、葛根等,但这些药单独用于治泻者较少,应结合临床辨证,与散寒、清热、抑肝、化湿、健脾、温肾等参合用之。

此外,徐老认为,肝木过旺乃本病主要病机之一,因此,对肝旺的患者,除常用抑肝缓肝及上述风药外,还常用蝉衣、白蒺藜、钩藤等平肝熄风之品,庶可提高疗效。

然风药多燥,燥易伤阴,对于已有脾阴不足或肝阴亏虚者,徐老强调,风药剂量减小,使用时间不宜过长,待阴虚来复,再适量佐以治之,或于风药中伍白芍、乌梅、木瓜等敛阴之品,润燥相济,以防阴伤过度,临床不可不知。

(陆为民 徐丹华 周晓波)

十三、徐景藩教授辨治消化道肿瘤经验

徐景藩教授不仅对消化病的中医药治疗有很深造诣,而且对胃肠道肿瘤疾病的治疗亦积累了丰富经验,现将徐老诊治胃肠道肿瘤的学术思想探析如下。

(一) 病因病机

脾胃为后天之本、水谷之海,为气血生化之源,是人体正气的重要组成部分。脾为阴土,胃为阳土,脾宜升,胃宜降,脾喜燥恶湿,胃喜润恶燥。徐老提出"胃主磨"的观点,为全国学界认可。他认为胃的生理功能和特点有:①主纳,能磨谷物;②体阳用阴,多气多血;③上清下浊,主降宜和。发展了脾胃学说。一旦这种生理机制和平衡被打破,则疾病由生。如《灵枢·五变》曰:"肠胃之间,寒温不节,邪气稍至,蓄积留止,大聚乃起,由寒气在内所生也。气血虚弱,风邪搏于脏腑,寒多则气涩,气涩则生积聚也。"《景岳全书·反胃》曰:"以酷饮无度,伤于酒湿,或以纵食生冷,败其真阳……总之,无非内伤之甚,致损胃气而然。"《医宗必读·反胃噎膈》曰:"大抵气血亏虚,复因悲思忧患,则脾胃受伤……脾胃虚伤,运行失职,不能腐熟水谷,变化精微,朝食暮吐,暮食朝吐,食虽入胃,复反而出,反胃所成也。"《疡科心得

集》曰:"癌瘤者,非阴阳正气所结肿,乃五脏瘀血浊气痰滞而成。"胃癌在中医文献中属胃脘痛、胃反、反胃、噎膈、积聚、伏梁等范畴。徐老根据前人理论,结合自己的多年临证经验认为,胃肠道肿瘤的发生是在内外不良因素,包括不良环境、饮食失节、情志失调、脾胃损伤及慢性胃肠疾病等长期刺激和作用下,阴阳失衡,气血失调,升降失常,气结痰凝,瘀滞毒聚,邪胜正虚,最后发展形成肿瘤。根据脾胃的生理病理特点和肿瘤的发生机理,肿瘤形成后,在脾易伤气(阳),在胃易伤阴(血),后期可渐至气血两亏和脾肾阳虚,故病机主要是气阴两虚,气结痰凝,湿热蕴郁,瘀滞内阻,癌毒内聚。虽病在胃(肠),实际与脾密切相关,故病位在脾胃,并与肝肾密切联系,属本虚标实,气阴两虚、血瘀贯穿疾病全过程。其中,中虚气滞、痰瘀交阻、热毒蕴结是病机关键。

(二) 辨证要点

胃肠道肿瘤的辨证既要以辨证论治为主导,又应结合辨病论治。要根据消化道肿瘤的特点,既重视全身正气,即脏腑和气血阴阳的虚损,又重视局部痰、瘀、湿、毒、热的轻重缓急;既重视中医症状、证候的辨证,又借鉴现代医学各种检查和实验的结果,扬长避短,互为补充。

1. 辨脏腑病位

根据主证明确病位所在:以胃脘疼痛为主,或兼呕吐,则病位在胃脘;以肢体乏力、便溏为主,则病位在脾;若两胁肋疼痛,牵及后背,或兼见尿黄、黄疸,则病位在肝胆;若腹痛,或兼脓血便,则病位在肠;如以胸骨后不适、吞咽不利,甚则如有噎塞者,病位在咽管食道,并依据理化病理等检查确定诊断。

2. 辨病性之寒热虚实,在气在血

脾胃为仓廪之官,脾主运,胃主磨,互为表里,升降相因,易受饮食、环境、情志等因素影响。特别是在肿瘤发展过程中易出现邪正相争、寒热错杂、虚实互见、阴阳交损的局面,且在疾病发展不同阶段表现侧重有所不同。故应详辨其阴阳虚实及寒热错杂程度,初病在气,久病入血。早期以邪实为主,兼正虚,病机变化在气分,表现为肝胃不和,气滞痰凝等;病情进展则气滞血瘀,热毒内聚;晚期以虚为主,兼邪实,气阴(血)双亏或脾肾阳虚或阴竭。临床上除全身辨证外,徐老尤重视腹诊,强调腹诊分部的重要意义。如上脘压痛,属胃,多为气滞,以实证为主;中脘附近疼痛属胃或肠,有虚有实,多虚实夹杂;下脘压痛多属肠,如固定局限,多为血瘀。此法既辨证又辨病。

3. 辨症状和舌脉

辨恶心呕吐:呕吐物秽臭,为毒聚,腑气不通,当降逆通腑;呕吐物酸腐,乃饮食不化;恶心频频,舌苔花剥,乃胃阴已伤。辨胃脘痛:胃脘胀痛,时轻时重,为气滞;疼痛固定,伴呕血、黑便,为血瘀;胃痛隐隐,喜温喜按,乃脾胃虚寒。辨舌脉:舌淡白,为气血不足;舌淡胖有齿痕,为脾气虚,水湿停滞;舌红或绛,为内有郁热毒火;舌暗或紫,舌面有瘀斑、瘀点,或舌下静脉迂曲紫暗,为挟有瘀血;舌苔白,为有湿或寒;苔腻,为湿;灰黑水滑苔,属阳虚;苔花剥或光红无苔,为阴虚。脉濡缓,为脾虚;若脉弦大,为邪实病进;脉滑数,为热毒内蕴;若脉细弱,为

气血亏虚。

4. 辨湿、热、食滞、痰饮等兼证

舌苔白腻,伴口黏或甘,脘腹痞胀,不思饮食,困乏或便溏者,为兼有湿困脾胃;胃脘灼痛、嘈杂,大便黑,舌红,脉数为热毒内盛;若胃脘辘辘有声,局部喜暖畏寒,或呕吐涎沫、清水,或头眩,多兼痰饮;若饮食不节,胃脘痞胀或疼痛,不思饮食,脘腹拒按,舌苔垢腻,多兼夹食滞。

(三) 论治和立法用药

胃肠道肿瘤既然是本虚标实之证,就应标本兼顾。因为气阴亏虚是矛盾的内因和主要方面,所以,益气养阴,健脾扶正是根本大法。同时要根据肿瘤不同阶段和证候表现以及邪正双方态势:早期以祛邪为主,佐以扶正;中期祛邪扶正并重;晚期则扶正固本为主,兼顾祛邪。并应结合西医科技成果综合治疗,以人为本,扬长避短,获取最大疗效,提高病人生存质量。

1. 益气养阴,健脾扶正治本虚

胃为阳土,体阳用阴,多气多血,性喜润恶燥,主降,故湿热癌毒易伤其气阴;脾胃相表里,胃肠病必损及脾,脾为阴土,体阴用阳,喜燥恶湿,主升,故易伤及气(阳)。故治当脾胃兼顾,益气养阴,健脾扶正。益气健脾用黄芪、党参、太子参、白术、茯苓、炙甘草,养阴用玉竹、石斛、麦冬、北沙参、白芍、山药、黄精等,主要用于胃肠道肿瘤各期,作为基础药物。中焦虚寒或兼气血亏虚可用黄芪、桂枝、白芍、饴糖、炙甘草、太子参、薏苡仁、白术、当归、莪术等。脾肾阳虚加干姜、桂枝、附子、补骨脂等。血虚明显可加熟地、当归、阿胶、枸杞子、何首乌、鸡血藤等。

2. 理气化痰,散瘀解毒抗癌治标实

脏腑阴阳、气血失调,正气不足,邪气盘踞,导致痰浊、瘀血、湿热、瘀毒积滞搏结,而成标实之候,反过来又导致气血阴阳和正气的进一步耗伤,故祛除标实为肿瘤治疗的重要方法。徐老常用炒柴胡、枳壳、郁金、佛手疏肝理气,半夏、浙贝母、瓜蒌等化痰浊,黄连、黄芩、秦皮清热燥湿,三棱、莪术、丹参、桃仁、五灵脂、蒲黄化瘀,山慈菇、夏枯草、海藻、海浮石等软坚散结,红藤、败酱草、龙葵、白花蛇舌草、半枝莲、石见穿、藤梨根、薏苡仁等清热解毒抗癌。但忌用大苦大寒药。以上两法应根据邪正的多寡不同结合应用。

3. 分期治疗,各有侧重

(1) 早期邪实正气未虚,以理气活血祛瘀解毒为主,症见脘腹疼痛,痞闷不适,形体未衰者,以理气逐瘀为法。用药如当归、赤白芍、川芎、枳壳、香附、制大黄、五灵脂、乌药、桃仁、三棱、龙葵、半枝莲等。兼有气虚者,加黄芪、党参。小便不利加泽兰、泽泻、冬葵子、玉米须等。夹有湿热者,宜清化湿热。

(2) 中期邪实正气已虚,当健脾调营为主,兼理气活血清瘀。气虚为主者,常见于手术切除或介入化疗后,神疲乏力,腹部隐痛或后背疼痛,泄泻,舌微红、苔薄白,以健脾调营为

主,兼理气活血清瘀。据证选用党参、茯苓、炙甘草、黄芪、黄精、枸杞、谷芽、香附、五灵脂、败酱草、半枝莲、薏仁等。兼有黄疸可选用水牛角、茵陈、茅根、通草、路路通、王不留行、三七粉等清利通瘀。兼有湿滞者,可选用陈皮、半夏、鸡内金、藿香、炒防风等。便溏加益智仁、石榴皮等。

气虚及阴,气阴不足者,如术后化疗,舌红、苔薄白,益胃汤合六君子汤主之。常选用麦冬、石斛、苏梗、白术、茯苓、炙甘草、陈皮、法半夏、谷芽、建曲等。泛酸加煅瓦楞,阴虚夹热加石见穿、蒲公英。

(3)消化道肿瘤晚期,正气亏损,当以顾护脾胃为先。肿瘤晚期甚则已扩散无法手术切除,此期虽邪实,但正气亏虚,故以顾护脾胃为先,酌用少量活血化瘀之品。据证选用太子参、山药、茯苓、炙甘草、石斛、黄精、鸡内金、谷芽等药以益气养阴,蛇舌草、薏仁、莪术、鸡血藤等清热解毒、活血化瘀。不思饮食,食入欲吐者,加陈皮、法半夏、佩兰、佛手健脾开胃。

肿瘤晚期常见阴虚湿热重浊,气滞血瘀证。临床表现心下痞胀灼热,食欲不振,脘胁或后背隐痛,舌苔腻、黄白相间,脉细数,拟清化和中、理气行瘀为先。常选用黄连、法半夏、陈皮、石菖蒲、藿香、佩兰、石见穿、刀豆壳、鸡内金、谷芽。舌苔燥腻少津,加麦冬、枇杷叶、木蝴蝶。

4. 重视胃气,注意运脾

胃肠道肿瘤脾胃本虚,且抗癌中西药多易伤脾胃,故治疗时常须顾及胃气,即"有胃气则生,无胃气则死"。常于主方中辅以炒谷麦芽、鸡内金、焦山楂、焦神曲、佛手等和胃健脾。若胃气(腑气)不畅或上逆,必降逆或通腑,用姜半夏、姜竹茹、代赭石、大黄、枳实等。此外,长期服用益气养阴药容易滋腻碍脾,健脾尤当运脾,除适当运用和胃药外,尚可宗参苓白术散之义,用太子参、白术、山药、薏苡仁、扁豆、仙鹤草等甘平微温之药健运中气,俾脾旺而邪自却。

5. 重视克服手术、放化疗不良反应,用中药减毒增效

手术大伤元气,放疗易伤阴津,化疗戕伤气血,故应注意避免。徐老认为,用中药治疗可起到较好的减毒增效作用。如放疗期间可配用生地、玄参、麦冬等,化疗期间配用党参、黄芪、当归、枸杞子、黄精、阿胶、女贞子、鸡血藤,手术后配合冬虫夏草、人参、黄芪、当归、白芍等,冀祛邪而不伤正。

6. 重视心理、针灸、外治等综合疗法

徐老传统文化底蕴深厚,学贯中西。在临床中,他注意观察人的相貌、性格,采用心理疏导等方法。同时对慢性病、肿瘤病人尤其重视针灸、外治(如足浴、敷脐)等方法的运用,改善病人的整体状况,常能收到较好效果。

(董 筠 庄 鹰)

十四、徐景藩教授以柔养肝阴法治疗慢性肝炎经验

慢性肝炎(以下简称慢肝)以病程长,症状迁延,肝功能不同程度受损为其特点。笔者

曾跟随南京中医学院附属医院徐景藩副教授襄诊慢肝多例,深感其论治肝病能顺其体用之性,重视安正祛邪,尤其对慢肝颇注重柔养肝阴。兹将本人获益的初步体会整理如下。

(一) 肝阴宜充,唯恐不足

肝居膈下,藏血而主疏泄。《素问·经脉别论》曰:"食气入胃,散精于肝。"周澂之曰:"精有四,曰精、血、津、液也。"可知肝既藏血而又蓄津含液。血与津液皆为有形物质属阴,充于肝体之中,故有肝阴之称。徐老师说:"肝阴宜充而唯恐不足。"盖阴血充足,方能化气为用,职司疏泄之权。而阴虚则火旺,火旺则液亏,正不御邪,病难痊愈。

徐老师认为,慢肝多呈阴虚邪恋之候,阴虚则病长,阴足则邪退。一般慢肝常由湿热邪毒久羁致病。热为阳邪,阳盛每易伤阴,湿郁经久生热,亦必伤津耗液,况慢肝多由急性病毒性肝炎转变而来,病之早期,或因过用苦寒,或多用辛燥,亦常导致伤阴;也有素体阴虚之人,初感湿邪亦易从热化,故慢肝表现为阴虚证型者每为多见。

(二) 肝阴宜养,法在柔润

肝阴宜养,法在柔润,取药宜甘。盖阴主内,性静,喜柔。"柔"者缓也,柔能制刚,"润"可生津,津液足则血有源;"甘"能补能守,其性和缓,能缓肝之急,助肝之用,益肝之体。

徐老师认为,慢肝临床若见头晕耳鸣,目涩口干,胁肋隐痛,夜寐多梦,溲黄便干,舌红苔薄,脉细或数者,已示肝阴亏虚。可用柔养之法。即使以上症状不著,只要湿不重,苔不腻,大便不溏,无明显湿盛脾阳受遏者,均可辨证用之。如肝阴明显不足,采用柔养肝阴法多时无效,舌质仍干红有裂者,则示预后不佳。

柔养肝阴,徐师方取一贯煎和费伯雄"调营敛肝饮"加减。崇古而不泥古,取义而不拘其方,选药轻灵,甘润而不滋腻,常用药有当归、白芍、枸杞子、女贞子、稆豆衣、北沙参、石斛等。

"阴无骤补之法,非多服药不效"。徐师认为只要辨证正确,养阴法可以守方稳进,常可取得较好效果。

(三) 着眼整体,善为配伍

徐师既注重柔养肝阴,又重视整体,对气血、脏腑、正邪之间的关系全面考虑,主次分明。在方药的配伍上,体现了养阴不忘调气,治肝不忘实脾,扶正不忘祛邪的整体观点。

(1) 配用调气疏肝:肝以阴为体,以阳为用。气郁化火则伤阴,阴亏血少则气滞。气行则血行,气和则阴顺。慢肝多兼气郁之证。徐师主张柔中兼疏,以使气血调和,同时亦可避免阴药碍胃之弊。取药轻疏柔和而不伤阴,常用者有郁金、合欢花、绿萼梅、生麦芽等。其中生麦芽甘咸微寒,既可疏肝又可健胃,药性平和,为临床惯用之品。

(2) 配用益气健脾:肝主疏泄,脾主运化,乃气血生化之源。肝之阴血赖脾之资生,养肝之药需脾之运化吸收,故徐师主张于养阴之时,配合健脾之品,常用山药、太子参、白术、炙甘草、大枣、鸡内金等。其中山药甘平,既益气又养阴,健而不燥,补而不腻,为理虚要药,尤为常用。大枣既益气又能生津、和阴、调营,亦为配伍之佳品。

(3) 配用清热解毒:慢肝的病理过程表现为邪正之间的斗争及其消长变化,存在着虚实兼夹的矛盾。徐师主张扶正祛邪,而不是置邪于不顾。当虚多邪少时,以扶正为主,佐以祛邪,遇到邪实反复为主要矛盾时,还当以祛邪为主。常用清热解毒剂为自拟经验七草方:蒲公英、凤尾草、紫草、夏枯草、石见穿、半枝莲、败酱草。根据病情,选用三、四味。如此养阴用甘、清热用寒,既可生津又能清热,柔中济刚,补中兼泄,促使邪去正安。

(王骁权)

十五、徐景藩教授诊治肝硬化经验撷要

(一)病名多种兼见,臌胀、癥积为多

肝硬化临床主要表现为胁痛、左胁下肿块、腹水、皮肤巩膜黄染、呕血、黑便、齿、鼻衄血等症状,属中医"胁痛、臌胀、癥积、黄疸、血证"范畴,而且上述症状往往同时兼见,如臌胀兼有癥积、胁痛、癥积兼有血证、臌胀、黄疸兼有臌胀、癥积,但其中以臌胀、癥积最有代表性,也最常见。早期肝硬化即代偿期肝硬化往往无临床表现,其他部分患者可以出现一些非特异性表现,如乏力、恶心、体重减轻、胁痛,体检发现脾肿大、经理化检查诊断为肝硬化,这时最具有特征性的临床表现是胁痛和脾肿大,所以应属于中医"胁痛"、"癥积"范畴。《难经·五十六难》云:"肝之积名曰肥气,在左胁下如覆杯,有头足……"。《难经》把肝之积认为是左胁下的肿块,命名为"肥气",这与我们今天认为肝硬化往往有脾脏肿大的观点完全一致,非常难得,而且脾肿大在肝硬化整个病程中,始终存在,逐渐增大,越来越明显,是肝硬化主要特征之一。虞搏《医学正传·或问》说:"大凡腹中有块,不问积聚癥瘕,俱为恶候,切勿视为寻常等疾,不求医早治,若待胀满已成,胸腹鼓急。"指出了癥积可以引起臌胀,阐明了癥积与臌胀的关系,也符合肝硬化的病情发展,对临床有指导意义。

大多数来就诊的患者往往是已经进入肝硬化失代偿期,腹大胀满,腹壁静脉显露,少数病人还有皮肤巩膜黄染,也有一些病人是因为便血、呕血就诊而被查出肝硬化。《内经·水胀篇》云:"臌胀何如? 岐伯曰:腹胀,身皆大,大与肤胀等也,色苍黄,腹筋起,此其候也。"这里不仅指出臌胀有腹大,而且肤色黄,腹筋显露,即腹壁静脉曲张,这与肝硬化腹水的临床特征也完全相同,可见故人在二千年前对臌胀已有很深刻认识。《金匮要略·黄疸病脉证并治十五》指出黄疸病"腹满者难治","腹如水状不治",不仅指出了黄疸与臌胀可以同时出现,而且指出臌胀合并黄疸预后不良,也符合今天的学说观点。

(二)病位主要在肝脾,尚可涉及肺肾

肝硬化病位主要在肝脾,可以由于酒食不节,伤肝损脾,忧郁恼怒,肝脾气结,虫毒感染,阻塞经隧,病后续发,肝脾受戕,导致肝失疏泄,气滞血瘀,进而横逆乘脾,脾主运化,脾病则运化失健,水湿内聚,进而土壅木郁,以致肝脾俱病。在肝脾两脏之间,张仲景有"肝病传脾、四季脾旺不受邪"之说,叶天士认为"肝为起病之源,胃为传病之所"。徐老认为:肝病伐脾有古训,脾虚肝郁是主因。脾胃虚弱,不仅可以导致肝木乘侮,而且脾气衰败,土败木贼,脾不制水,所以腹胀较甚,腹水持续增长,甚至水湿泛滥而成水肿,水气凌心犯肺而为喘促、心悸、神烦、惊厥等症。由于肝肾乙癸同源,脾肾为先后天之本,所以病久可以及肾,肾关开合不利,水湿不化,则胀满愈甚。脾与肺是母子关系,土能生金,土不生金,可以导致肺气肺阴亏虚,脾失健运,痰湿内生,上贮于肺,则肺失宣肃;肺与肝主要表现在气机升降方面,肺主降而肝主升,两者相互协调对于全身气机调畅是一个重要环节。肝升太过气火上逆,可

以出现咳嗽、咯血,肺失清肃,燥热内盛,亦可致肝失调达。

(三)病理因素以湿热为主,可以兼有气滞血瘀

肝硬化病理因素以湿热为主,湿热既可外感,又可内受,平素脾胃功能不足者,易感外湿,往往外内合邪。湿热蕴结肝胆,气机阻滞,则为胁痛;胆热液泄,不循常道,入于血分,溢于肌肤,则为黄疸;湿浊内困脾胃,运化失健,胃气壅滞,气机升降失调,以致食欲不振,恶心呕吐;肝脾失调,气滞湿阻,渐至水停、血瘀错杂为患,则成臌胀;病延日久,累及于肾,肾关开合不利,水湿不化,则胀满愈甚。湿热内蕴,阻滞气机,气病及血,渐成癥积。兼夹温热病邪者,若邪热势盛,充斥三焦,及于营血,则身热时起,有汗不解,伴出血征象。湿伤气分,热伤阴津,病势日重而气阴日益耗伤,再加出血则营血尤亏,所以正虚矛盾也几乎从病程一开始就存在,病邪愈甚则正虚亦甚。

(四)调肝疏柔养清,运脾化湿宣泄

肝为刚脏,喜条达,恶抑郁,主疏泄,具有调畅气机,调节情志活动和疏土助运的功能。所以调肝首先要疏肝理气,调畅气机。常用的有柴胡、香附、川芎、川楝子、青皮、陈皮、枳壳,若肝区疼痛加桔络、丝瓜络,肝气犯胃,胃脘疼痛加陈皮、木香,阴虚用四花汤(白残花、绿梅花、代代花、佛手花),心肝气郁加郁金、合欢皮。又由于肝藏血,体阴用阳,故调肝时应顺肝之体阴特性,以具有育阴养血的药物,养肝体而制肝用,徐老认为养肝最好的是五味子、乌梅、杞子,其次为山茱萸、潼蒺藜。《岳美中论医集》中指出:"肝性多郁……内寓相火,极易变动。"所以肝病极易出现郁热,常用山栀、黄芩、苦参、白花蛇舌草、夏枯草、凤尾草、蒲公英、败酱草、升麻、鸡骨草清热以祛邪,而且必须早期配用清营之品,如水牛角、赤芍、丹皮、生地,因为肝藏血,肝病往往营血有热。为了达到祛邪而不损伤脾胃,注意酌配和胃理脾之品,或根据热邪的甚衰,而随时调整苦寒、甘寒、咸寒等药物品类及药量,此外服药前稍饮米粥,有助于维护胃气。脾主运化,脾胃虚弱,运化失健,水湿内生,所以运脾重在化湿,常需苦温,如平胃散,药用苍术、厚朴等,或微辛微温,如陈皮、半夏,同时应重视分利,使病邪有下泄之机,运用四苓散、车前子、滑石、通草,若湿滞较深,宜注意运用宣泄,如上中二焦湿甚,可据证而用藿香、佩兰,并可佐以蔻仁、桔梗、枳壳、菖蒲、杏仁、紫菀、延胡索宣肺达邪。为避免伤阴,可在刚中添柔,刚柔相济。

(五)治肺重在清宣,滋肾需佐温通

本院已故名老中医邹良材先生创"清金制木法",徐老认为肝病患者,往往肝经郁热炽盛,横逆莫制,每见犯肺刑金之征象,此时宜采用清肺之法,借制肝木,或以清肝与清肺相伍,以冀相得益彰,清金包括清肺与养肺两法,清肺常用桑丹汤,养肺常用沙参麦冬汤;肺主宣肃,为水之上源,对湿浊内蕴者,可提壶揭盖,宣肺利水。

肝肾乙癸同源,肝病日久可以及肾,导致肾元亏虚,而肾阴肾阳为一身阴阳之根本,肾阴虚,水不涵木,又可导致肝失所养,形成恶性循环,肾阳虚,开合不利,水湿内停,肿胀愈甚。所以滋肾之法,虽以补肾阴为主,但常需佐以温阳,以期阳生阴长,用济生肾气丸或金匮肾气丸加减。

(叶 柏 陈 静)

十六、徐景藩教授论治肝性胃病经验

慢性肝病易造成胃部疾患,表现胃部不适,疼痛,甚至出现呕血,黑便或便血。现认为肝病门脉高压常并发上消化道出血,是由于消化性溃疡或急性胃黏膜病变所引起。至于门脉高压合并食管、胃底静脉曲张,更是常见。一些肝病,特别是肝硬化伴门脉高压时,胃与十二指肠部位发生溃疡,常引起急性出血或穿孔,现代医学称之为肝性溃疡病。其原因是由于肝功能异常及门脉高压,导致攻击因子增强及胃黏膜对各种致病因子的抵抗力下降,应激能力减弱所致,故临证中亦应引起重视。现重点论述徐老对肝性胃病的中医认识。

(一) 病因病机

肝与胃腑之病,多与气滞、湿浊、血瘀、阴虚有关。胃为水谷盛纳之器,脾主运化精微。徐老认为,肝病患者,常不能正确对待疾病,情绪忧郁,忧思伤脾,再加上饮食不节、起居失常,年长日久,皆可耗其阴守,衰其阳运,清者不升,浊者不降,故致胃疾。

(二) 临床主症

1. 肝病表现

肝病常兼湿邪,其主要症状为:①肝区疼痛。其致痛原因不外乎有二,一为湿邪入络,此由阳明之湿,入于肝络,以致血络失于流畅,不通则痛;二是由于营阴内虚,肝脉失养,这种疼痛多见于肝炎较久,迁延不愈的患者,此由脾胃功能不足,不能使水谷精微化生营血,肝失涵养而作痛。上述两种因素又往往同时存在,如肝硬变之肝区隐痛,既有血络瘀阻,又有肝络失养。②腹胀。多与气滞有关。

2. 胃病表现

胃部不适、疼痛,甚至呕血,黑便,除气滞外,多与气虚(脾气虚)、气阴两虚(肝脾阴虚)、血瘀、郁热等有关,常虚实夹杂。临证当有所侧重。

(三) 治疗

肝胃同病,当分急性、慢性。急性肝病,有胃脘不适,甚至呕吐等症状,当以治肝为主,清热化湿解毒,佐以和胃。胃部症状随着肝病的改善,能自行好转。慢性肝病,治疗时当辨证,根据病变阶段,分别施治。若脾胃功能强健,肝病亦常常得以稳定。

1. 辨证选方

虚证,徐老常选用归芍六君汤加减,正如叶天士所说:"肝为刚脏,非柔润不能调和,养肝之体,即可柔肝之用。"王旭高说:"疏之更甚者,当养阴柔肝。"亦是说此证不可滥用疏肝行气药。气滞证,则可用柴胡疏肝饮合平胃二陈之意加减。二者均可加用赤芍药、当归、丹参、郁金等治肝活血。

2. 治疗特点

（1）治肝区疼痛，其活血化瘀常是治本之道，如当归、桃仁、丹参、地鳖虫、五灵脂、生大黄、九香虫等，但需兼加理气药。常分步走：一步活血化瘀，二步加九香虫，三步加五灵脂、制乳香。

（2）肝胃同病之腹胀，端在于气，这种气滞乃由瘀血在肝所产生，和胃肠道的气滞不同，故一般行气、理气、下气、破气之类的药物，如木香、槟榔、青皮、陈皮、厚朴、香附、苏叶、苏梗、砂仁、白豆蔻、枳实、枳壳、莱菔子等，作用不大。这种气胀，只能从三焦这条"元气之所始"的"气道"中加以驱除。三焦为孤腑，上通于肺，下达膀胱。所以常选用开利肺气之药物，达到通"三焦"之目的，如用桔梗、紫菀行气道，若因气滞而出现水停，可加葶苈子、椒目以通利水道，使三焦发挥其另一功能——行水的通道。

（3）肝胃同病之食欲不振，徐老认为胃的纳食反常，原因不外两端，一是实证，一是虚证。实证由于风寒湿热等外邪，阻塞胃气，而发生食欲不振；虚证则多由胃气不通或胃气衰败。肝病早期，多由湿热之邪阻滞胃气，因此治宜清其湿热，既可清肝退黄，又达湿去则食欲自开。如黄疸消退而仍食欲不振，则多属热去湿存，湿邪困脾，治疗应"芳香化浊"或"理脾燥湿"，必须改善其食欲，否则饮食少进，或食入不化，令脘腹胀满，逐渐导致脾气衰弱。胃气衰败的食欲不振，多发在肝病晚期，证属"土败木贼"，预后不良，其治常用芳香开胃法，以四逆散或平胃散加减；食欲不振亦可由胃阴不足引起，当运用养胃开胃法，方药如沙参麦冬汤、养胃汤等。

（邵　铭）

十七、徐景藩教授诊治肝性胸水的经验

肝性胸水在肝硬变病人所占的比例并不多，在肝硬变合并腹水病人中的发病率约为10%，女性高于男性。肝性胸水以右侧多见，但也见于左侧或两侧。1938年Worrow首次描述肝硬变合并胸水，并命名为肝性胸水。无心肺疾患的肝硬变患者中出现胸水，不论其伴有或不伴有腹水，均称之为肝性胸水。但一旦出现，是病情多已进入晚期的标志，肝性胸水的治疗在肝硬变的治疗中，较腹水更难，效果亦差。而徐老对此证有其自己的见解，认为胸水乃饮邪在肺，皮里膜外，肺与肝，为金为木，所以朱丹溪在《丹溪心法》中创清金制木之理论。《金匮》有云："病痰饮者，十枣汤主之。"宋《三因方》将十枣汤去芫花加白芥子，名控涎丹，祛痰逐饮，治痰饮伏在胸膈上下。另有葶苈大枣泻肺汤、泻白散、椒目瓜蒌汤均可泻肺饮，治胸水。

病案举例

案一 贾某，男，45岁。肝硬变腹水伴右侧胸腔积液（中等量），症状不著，运动后时有气喘，口干不著，脉弦。治疗养阴清肺，通调水道。

处方 川椒目3g，川通草5g，白芥子6g，杏仁、葶苈子、桑皮、丝瓜络各10g，全瓜蒌、北沙参、麦冬、玉竹、石斛各15g，百合、车前子、冬瓜子、薏仁各30g。

服用以后，症状渐平，胸水减少，出院后仍以此方为基础巩固。

按语 胸腔属心肺(胸腔为心肺所廓),肺主一身之气,附心主血,肺阴不足,失于通调水道,以致水溢流滞于皮里脉外。

案二 候某,男,34 岁。因肝硬变失代偿期,呕血,腹水,胸水收治入院。入院后经治出血止,腹水亦退,唯胸水未退。治法泻肺利水,养肝健脾。

处方 生甘草3g,葶苈子、杏仁、炙鸡内金、焦白术各10g,桑叶、桑皮、地骨皮、麦冬、石斛、炒山药各15g,芦根、白茅根、苡仁、冬瓜子各30g。配合抽水。

2 周后,胸水减少,但未尽,徐老在原方的基础上加芫花2g,白芥子6g,全瓜蒌30g。药后要求患者保持大便每天2 次为度,药后患者无明显不适,尿量增加,5 天后复查,胸水消失。

按语 该患者右侧大量胸水,徐老认为与患者平素嗜酒,酒性伤肝,肝经郁遏,络伤出血,气滞血瘀,兼有悬饮,病在肝脾肾多脏器损害。

(邵　铭)

十八、徐景藩教授治疗胆囊炎、胆石症六法

(一) 清利通导法

适用于肝胆湿热证,这是胆囊炎、胆石症最常见的一个证型,据徐老统计约占60%,常见于慢性胆囊炎急性发作期。湿热的产生多与脾胃有关,饮食不节,偏嗜油腻,嗜酒辛辣,戕伤脾胃,运化失健,积湿生热,蕴于肝胆,或平素心情烦躁,肝经郁热,化火犯胃,与脾湿相合,湿热互结,缠绵不解。其中有湿重于热,热重于湿和湿热并重不同,以热重于湿为多,主症右胁心窝疼痛,呈阵发性加剧,按之疼痛,连及右肩背,身有寒热或但热不寒,小溲黄,大便秘结不畅,部分患者兼有目黄,舌红、苔黄腻,脉弦滑数。治拟清利通导。在胆囊炎、胆石症的治疗中,徐老特别重视通导腑气,因为胆为六腑之一,"六腑以通为用",上腹右胁疼痛显著,反复不已,大便欠畅或秘结者,徐老常用大黄,必要时配芒硝,除汤剂外还可加服大黄粉1 ~ 2g,每日2 次。方选大柴胡汤加减。湿重于热,选柴平汤加减;热重于湿用蒿芩清胆汤化裁,用药如柴胡、黄芩、枳实、厚朴、法半夏、白芍、生大黄(后下)、金钱草等。有黄疸加茵陈、炙鸡金、海金沙;伴恶心呕吐者加陈皮、生姜、黄连;热盛者加银花、青蒿、虎杖、蒲公英等;脘痞、苔腻加苍术、厚朴、茯苓;大便不通加芒硝(冲入),另用皮硝(或芒硝)包敷右上腹痛处,胶布固定,每日1 次,腹胁疼痛缓解后3 日停药。

(二) 疏肝理气法

适用于肝郁气滞证。《难经·四十二难》谓:"胆在肝之短叶间……盛精汁三合",肝之余气泄于胆而为胆汁,胆附于肝,有经脉互相络属,而为表里,肝之疏泄功能直接控制和调节着胆汁的排泄,肝失疏泄,导致胆汁排泄不利,胆汁郁结,肝胆气机不利,还可影响脾胃气机,出现右胁上腹胀痛,痛及肩背,胸胁痞闷,嗳气则舒,或兼微热,舌苔薄白,脉弦或细弦。据徐老统计此证型占28.8%。方选柴胡疏肝散合香苏饮加减,药用炙柴胡、苏梗、白芍、香附、枳壳或枳实、青皮、木香、金钱草等。右胁痛著加姜黄、延胡索、川楝子;气郁甚者加合欢花、绿梅花、广郁金;疼痛屡发有刺感加三棱、莪术、丹参、当归、红花、王不留行、皂角刺。徐老认为

理气药与活血药同用,能增强解痉、定痛、消炎、利胆作用;舌苔浊腻夹有湿浊者加炒苍术、厚朴、陈皮、薏仁等。

(三) 疏肝健脾法

适用于肝郁脾虚证。肝有排泄胆汁,疏土助运功能,故有"土得木而达"(《素问·宝命全形论》)之说,木不疏土,可以导致脾胃虚弱,脾运失健,表现为脘腹痞胀,食少神倦,大便经常溏泄,舌质稍淡、苔薄白,脉细弦或濡,常同时兼有肝郁气滞证的表现。这类患者据徐老统计约占11.2%。治拟疏肝利胆,健脾和胃。方选逍遥散加减。药用炙柴胡、炒白芍、炒白术、炙甘草、炒当归、云茯苓、香附、炙内金、炒陈皮等;痛久不已,状如针刺,舌质淡暗,加红花、莪术;脾虚较著,腹胀、便溏不实,加炒党参、炒山药、焦神曲。

(四) 降胆和胃法

适用于胆胃不和证,临床胆胃同病者胃病兼有胆病者占35%,胆病兼胃炎、消化性溃疡者占40%,临床上很多上腹痛的患者,运用多药治胃不效,查B超发现胆囊炎、胆石症,经利胆和胃治疗,胃痛很快缓解,还有慢性胃炎伴胆汁反流性也是常见病,需要降胆和胃治疗。徐老认为:胆胃同病的病因都有饮食不节,情志失调,饮食不节既伤胃又伤胆,往往两者同时受损,而情志因素则是肝胆先病,继及于胃。胆病与胃病,均有气滞的病理基础,这与两者的生理功能、病理特点和两者之间关系有关,肝胆气滞,木横克土,或脾胃失和,土壅木郁,由于肝随脾升,胆随胃降,所以胆胃不和更多地表现为胆胃和降失常;由于气滞可以导致津停,饮食不节可致湿浊内生,湿郁日久可以化热,湿热内蕴不仅可引起肝胆失疏,更能导致胆结石形成,所以湿热是重要病理因素;气行血行,气滞血瘀,胆汁反流性胃炎很多患者有胃切除术史,术后多留瘀,所以常兼有湿热、血瘀的病理因素。临床上常见胃脘疼痛,及于右胁、肩部,疼痛性质为隐痛、胀痛,发作明显时有剧痛、绞痛,伴嗳气,口苦,食欲差,脉象弦。疼痛发作和加重常与饮食不节、情志不畅、劳累等因素有关。治拟降胆和胃,结合清热化湿,活血通瘀,针对残胃炎后胆汁反流创制了降胆通瘀颗粒(江苏省中医院院内制剂)。常用药物有:苏梗、枳壳(或枳实)、青皮、陈皮、广木香、佛手片、香附、白芍、甘草、大黄、柿蒂、刀豆壳、旋覆花、代赭石、怀牛膝等。胃病脾胃气虚者治以补益脾胃,佐以消滞理气,胃阴不足,宜滋养胃阴,常配用川朴花、佛手花、广郁金、绿萼梅等理气利胆,微辛不燥不致伤阴之品;若肝病及胆,肝阴不足酌配枸杞子、炒生地、紫丹参、当归、川楝子等。

(五) 寒温并用法

适用于寒热错杂证,胆囊炎、胆石症属热证居多,但也有部分患者或因素体脾阳不足,寒从中生,或因过用苦寒药物伤及脾胃阳气,导致寒热错杂的病理变化。如不注意辨证,妄投苦寒清利之品,使阳气更伤,不仅不能缓解疼痛,而且愈发加重病情,需要特别加以注意。这类患者临床表现如舌质淡,苔黄白相间,脉象沉细,上腹右胁下痛处喜暖,大便易溏,口干口苦不欲饮,投以通腑药则便泄不已。常用药物为制附子、高良姜、干姜,附子具有温通的作用,其性善走,每剂用量为5~10g;若痛甚配姜黄,并加重木香的用量。内寒之源主要在脾,故用制附子配炒白术,舌苔白腻较著者,配炒苍术。胁痛、黄疸者附子配茵陈、炙鸡金、海金沙、通草等;胁痛、上腹痛而按之不适,部位较广,附子配薏苡仁、败酱草;大便不通,腑实内寒,以附子配大黄。

(六) 利胆通心法

适用于胆心同病的患者,这类患者临床亦常能见到。《灵枢·经别》谓:"足少阳之正……循胸里属胆,散之上肝贯心",《灵枢·经脉》也说:"手厥阴心包络之脉,起于胸中……其支者循胸出胁"。说明胆与心及心包络均有关,临床上很多胆囊炎、胆石症的患者可以出现心悸、胸痹,类似西医所说胆心综合征,这时不仅要治胆,而且要治心,根据《内经》"间者并行,甚者独行"原则,胆心同治,利胆养心通络,或先治心,保护生命安全;反之遇到心痛、胸痹时发的患者,也要注意检查有无胆囊炎、胆石症,及时治疗有助缓解心痛、胸痹。

(叶 柏 陈 静)

十九、徐景藩教授诊治肝内胆管结石的经验

肝内胆管结石以往不很常见,但随着临床检测技术及手段的不断提高,特别是 B 超、CT 的广泛运用以来,加上人们生活中饮食结构的改变,近来发病率有明显上升之趋势。徐老根据自己丰富的临床经验与体会,对其理论与治法提出了自己较为完善的认识,择要介绍如下。

(一)对病机的认识

肝内胆管结石是胆道结石的一种类型,其成因大致与胆道结石相同,主要与肝胆、脾胃有关。胆附与肝,同具疏泄功能,为清净之府,以通降为顺,贵在流畅通。此外,胆汁的流畅,有助于进一步消化,共同完成脾胃的升降运化,这是胆的主要功能。

由于种种原因,如情志因素、抑郁或忿怒,或寒温失调,喜食肥甘辛辣,虫积等造成肝失疏泄或脾土不运,导致胆汁排泄不畅,湿热蕴结不解,可以酿成结石。其中结石留于胆囊为胆囊结石,留于胆总管为胆总管结石,留于肝内胆管则为肝内胆管结石。其临床表现为反复的右上腹痛,发作时疼痛尤为剧烈,常放射至右肩背,或伴巩膜或皮肤黄染,有些患者还表现为反复发热(以高热为主),黄疸。而肝内胆管结石,病人症状偏重且持续,治疗上较其他类型更为复杂棘手。

一般来说,肝外胆道(包括胆囊)有一定的舒缩功能,即使施行手术,亦较易行,而肝内胆管,密布于肝内,管壁肌层较薄,舒缩性很小,一旦产生结石,手术也难以开展,特别是肝内多发性结石,往往是手术的禁忌症。针对这一难题,患者多助于中医中药治疗。

徐老通过长期临床实践,认为"肝者干也",肝内小干密布,肝气不得行其正常之疏泄功能,加之湿热内留,气滞久则血瘀,湿热与瘀相合,渐成砂石,B 超、CT 所见,补望诊之不足。采用疏利肝胆,清化行瘀通络的治法。

(二) 对治法的探究

1. 疏利肝胆

肝为五脏之一,与胆互为表里,藏血而主疏泄。徐老认为:"疏泄"即是疏通畅泄之意。

所谓"木性调达",就是指肝胆具有疏泄畅达的功能,亦即疏泄之功能,而肝内胆石之形成,如上所云,与肝之疏泄、胆汁之通降,脾胃之升降密切相关,故而治则首以疏利肝胆为要。徐老用药较为严谨,认为肝内胆管结石以右胁疼痛为主为肝本经的表现,宜用柴胡、延胡索、香附、枳壳、青皮、陈皮等药,此外"六腑以通用",腑中有滞,理宜导之,有积宜消,有食滞宜化,大黄常用药,但需根据病情,掌握药量,以腑气通畅为度。制大黄清热导瘀,药量适当,与芍药甘草相伍,既无苦寒损脾之弊,又兼缓肝柔化之功。若病人表现口苦或呕吐苦汁等症,根据《灵枢·四时气》所云:"邪在胆,逆在胃",在疏利的同时,徐老常配用降胆和胃之法,根据中医的传统"胆随胃降"的理论。"利"、"降"同用则上下通畅,使"肝内胆管结石"易于下行,配用刀豆壳、柿蒂、代赭石等,颇有验效。

2. 清化通络

肝内胆管结石一般形成时间较长,气郁化热,湿郁化热,故多"湿热"滞留。另外气郁日久必致血瘀,"气行则血行,气滞则血滞"。因此湿热、瘀血是常存的 2 个因素。湿热交阻、薰蒸,胆汁不循常道或瘀热日久,所以此类患者除表现为疼痛外,可有发热、黄疸的反复发作。根据这些特点,徐老又提出了清化通络的治疗法则。"清"是清利肝胆湿热,常用茵陈、青蒿、黄芩、山栀、虎杖等,病情重者,可用水牛角。对于黄疸、身痒者,徐老还常加用秦艽、白鲜皮等除湿祛风退黄之药,徐老认为秦艽除湿能治湿热发黄,白鲜皮祛风燥湿清热解毒,能治黄疸身痒,两药亦是治疗黄疸的良药。"化"徐老认为有二重含义:一是常用的"清化"即"三金汤"(金钱草、海金沙、鸡内金)、"四金汤"(三金汤加郁金)之意;二是"化坚",因肝内胆管结石较为固定,可加用化坚散结之药,常用如皂角刺、鳖甲等。"通络"则除常用的活血通络外,还常用攻窜通络法及温经通络法:①活血通络法:一般血瘀轻者,用郁金、延胡索、当归须、川芎、泽兰等;血瘀重者常用三棱、莪术等。②攻窜通络法:一般结石此法不常用,因顾及伤害正气,然对肝内胆管结石较多或稍大者,不失为一种行之有效的也配伍法,攻窜之药有加强疏通功能,以冀加速胆汁的流动,达到利胆除石的目的。徐老常配王不留行、蜣螂虫或炮山甲、地鳖虫、九香虫等。③温通法:大部分患者表现以湿热为重,但临床中亦不可忽视部分患者往往在感受寒凉之后发作,或少数患者湿从寒化。临证时遇到此类患者,自当加以温通,轻者用木香、香附等,重者亦可运用制附子(附子温通十二经),此法往往可使这些患者症状得以缓解。

(邵 铭)

二十、徐景藩教授诊治胆囊术后疏泄太过经验

泄泻是常见疾病,一般病例按常见证候分类立法用药即可。然而,常见病中颇多疑难之例。如胆囊切除术后,因胆石症等原因而行胆囊切除术者,临床越来越多。从现代医学的角度上来讲,胆囊切除后临床症状复杂的"胆囊术后综合症"其中包括残留结石、结石再生、慢性胆管炎、胆汁反流性胃炎、胆源性腹泻等。其中胆囊术后,由于胆盐对结肠的刺激增强,而造成结肠癌的高发。其中有些病人,术后经常泄泻,以此为苦,导致精微气血不足,体力疲乏,甚至伴发或继发他疾,严重地影响健康。分析这部分术后泄泻的病因、病机,十分必要。

（一）病因病机

1. 情志失调

妇女，尤以更年时期，因情志不畅，肝胆失于疏泄，或兼湿热蕴结，日积月累，胆囊引起炎症或及结石。手术期间，又加情绪不宁，疾病的痛苦，手术的种种顾虑，甚或有不同程度的恐惧心理，以致肝郁不达的程度加重，虽经胆囊顺利切除，肝气失疏或疏泄太过这一病机，较术前在程序上进一步加重。肝病及脾，导致泄泻。

2. 原有脾胃疾病

因胆病发作，饮食减少，术中禁食，术后意在增加营养，饮食不当，以致脾运失职，引起泄泻。再因治疗护理不尽恰当，泄泻成为慢性。久病脾虚及肾，脾失健运，肾失温煦。

3. 湿热未尽

术前之肝胆湿热较甚，且因湿热内蕴不仅在胆道，而是涉及整个消化系统。故虽切除胆囊，但胆道、胃、肠之湿热未尽。术前主要病位在胆，而且已知有胆病，饮食比较注意，胆囊术后，肝脏形成的胆液，缺乏胆囊的贮留浓缩，迁行流入肠内，对肠腔内的容量与胆盐的质量变化未能适应，在一定程序上可看作是"湿热"病理因素，以致泄泻发作或加重。

此外，胰腺与胆道相邻，肝胆湿热病邪易及于胰，胆虽切除，贻留于胰的"湿热"（炎性病变）迁延未愈。胰属脾（《难经·四十二难》所言"脾……有散膏半斤"），湿热内留，运化不力，大便亦易溏泄。

综上所述，胆囊切除术后持续便泄者，病机以肝之疏泄失常（不及或太过），脾之运化失职和湿热内蕴等为多见。其间有兼夹而各有侧重，有先后而互为影响。应根据病史、症状，结合性别，体质和既往史等各种临床资料，辨证施治。很多病例，经常服药治疗而效果不满意，究其原因，就在于此类病例具有术后的特殊性，尚兼有气滞、血瘀，尤需注重疏泄太过这一病机。

（二）肝气失调、疏泄太过证的特点

主症胁痛或及于下胸、背、肩，与情志不畅如抑郁、恼怒等因素有关。伴有嗳气，胃脘痞胀等症。病史较久，术前肝胆气滞，疏泄不及，由不及而逐渐转化为太过，其原因大致有：

（1）气郁经久，郁热内生，热耗阴津，络脉失于濡养。

（2）服疏肝理气诸药如辛热、苦寒之品过多、过久。辛热伤阴耗液，苦寒苦燥碍胃，津液不濡，饮食减少，精微不足，营阴暗亏。

（3）肝胆湿热兼夹，胆不随胃降，胁痛寒热便秘。经清利湿热，通腑导滞，湿热消长，大便溏泄，降有余而升不足，升降失常，精微与糟粕俱下，下之过度不仅脾胃气阴不足，肝体亦亏，疏泄太过。

（4）术前若胆病并发胰腺炎症，禁食多日，术后气阴有不同程度耗损，肝阴不足，津亏液少，相对性疏泄太过。

上述诸因，导致直接或间接的疏泄太过，以致手术后泄泻经久不愈，泻不止则正气亏虚，疏泄太过亦随之加重。

（三）治法宜敛肝止泻兼养阴

患者张某,女,62岁,初诊2005年5月18日。患者2002年4月因胆囊结石行胆囊切除术,术后4日出现大便泄泻,日行少则2~3次,多则4~6次,质稀无脓血,腹鸣,腹痛不著,右胁不适,口苦,纳少,乏力,舌质红,苔薄白,脉细,常服黄连素、氟哌酸等药,症状无明显改善,2005年4月查:脂肪肝,乙状结肠息肉(已摘除),辩证:胆囊摘除后,胆汁失去浓缩、贮藏的作用,胆液直泻于肠,胆盐刺激肠管,脂肪消化不及,胆为中精之腑,胆附于肝,肝主疏泄,疏泄太过,脾病及肾,肾阳不振,治宜敛肝健脾,温肾养阴。处方:乌梅炭15g、炒木瓜10g、山茱萸10g、炒白芍15g、焦白术10g、淮山药15g、云茯苓15g、炙甘草3g、五味子5g、益智仁10g、石榴皮10g、藿香10g、黄连2g、焦查曲各15g。二诊:每日一剂煎两次服,药后两周,大便日行一次,基本成形,口苦改善,舌质微红,苔薄黄,脉细,治宗原法再进,原方加黄芪15g、淮山药改20g、炒苡仁30g、去石榴皮,继服一月症状基本消失,随访半年未见复发。

方中用药炒白芍、乌梅炭、炒木瓜、五味子、山茱萸、石榴皮等敛肝治泻。其中山茱萸味酸性平,入肝、肾,功擅补肝肾而涩精气,为敛肝之要药,《本草求原》早有"治久泻"的记载,《本草新编》中也曾收载治泻单用山茱萸一味为末,米饭为丸,服后即效的验方。近代药理研究表明,山茱萸含有山茱萸甙、苹果酸、鞣酸等成份,山茱萸甙有拟副交感神经的作用。山茱萸煎剂在体外有抑菌(金黄色葡萄球菌,志贺氏痢疾杆菌等)作用。古今合参,足见山茱萸对胆道术后泄泻属于疏泄太过之证,甚为适合。至于此症兼有脾虚、湿热等主证夹杂者,当审证而参以健脾、清化之品。健脾摄涎用益智仁,化湿用藿香,祛风以胜湿用防风、秦艽等药,诸药相配,用量恰当均对胆囊切除后泄泻有良效。此系徐教授多年临床经验,仅供参考。

（徐丹华）

二十一、徐景藩教授治疗脾胃系疾病十法

脾胃系疾病是临床之常见病,往往病程较长,迁延难愈。中医辨证论治在防治脾胃系疾病方面有其独特的优势。全国名中医徐景藩教授,临床尤善脾胃系疾病的中医诊治,笔者从师徐教授数十年侍诊左右,受益匪浅,谨就其诊治经验总结如下。

（一）疏肝和胃法

疏者通也,疏通畅泄乃治肝之主要治则。和者顺也、谐也,其义甚广,治胃宜和降其胃气。常用方如柴胡疏肝散,然其临床应用,徐师反复指出必须随证加减,方药变通。

疏肝如苏梗、香附、炙柴胡、橘叶等。凡有脘腹痛症者加白芍。解郁则加郁金,合欢花(或皮),久郁心神失养者加百合、炙甘草、淮小麦等。通络如橘络、丝瓜络、炒川芎、归须、路路通等,胸胁疼痛者亦可酌加旋覆花、猩绛等。凡肝胆失疏,胆热逆于胃府或湿热内蕴者,治宜疏肝利胆,药如柴胡、枳壳、黄芩、青蒿、海金沙、金钱草等。胆液反流至胃者,酌加刀豆壳、柿蒂、赭石、制军等。

胃气不和而上逆者,酌加半夏(姜半夏或法半夏)、生姜、陈皮、茯苓。胃中有热则选加

黄连、黄芩、蒲公英。肝热犯胃者加丹皮、山栀。腑行不畅则配大黄、瓜蒌。

胃气不和，内有湿浊者，苍术、厚朴、佩兰、藿香、苡仁、草豆蔻、石菖蒲等，随证选用。

胃气久滞及血，或因出血后血瘀内留者，治当和胃行瘀。药如当归、丹参、赤芍等，痛者宜延胡索，五灵脂，兼寒者配加降香，九香虫。

胃与食管相连，胃与食管同病者甚多，治宜和胃利咽。属痰气交阻者，半夏厚朴汤加减，法半夏、厚朴或厚朴花、茯苓、苏梗。有热者酌配挂金灯、射干、蚤休、黄连等。每常佐以石斛、麦冬、玉竹等润剂疏润结合。咽管不利者，常加桔梗、枳壳以调升降气机。木蝴蝶利咽疏肝，亦常作为佐使。

徐师常说苏梗药性平和，功擅疏肝理气解郁，"梗能主中"凡胸脘闷胀甚则隐痛之肝胃气滞证尤为适用。《本草崇原》早就盛赞苏梗"气味辛平"，"能使郁滞上下宣行，凡顺气诸品，惟此纯良，宽胸利膈，疏气而不迅下"。他数十年来常用此药，深有体会，确有良效。临床常用疏肝和胃的基本方药为：苏梗、制香附、炒枳壳、炒陈皮、佛手片、炙内金、炒白芍、炙甘草计八味，其余随证加减，前已述及。

值得一提的是，妇女尤其在更年期年龄段患者有胃炎者，肝胃气滞证甚为常见，运用疏肝和胃方药的同时，注意几点：

（1）凡有胸闷、脘胁胀痛、情怀不畅、起病或症状加重与情志关系较为显著者，在疏肝和胃法的基础上着重考虑解郁方法，如香附、广玉金、合欢皮及花、百合、生麦芽等。如月经不调，量少不畅者，添入茺蔚子、凌霄花、炒川芎，经期不准加月季花、橘叶、当归。

（2）兼有血虚肝郁者，酌加当归、枸杞子、女贞子、白蒺藜等。

（3）情志不乐，多虑多疑，酌加百合四花饮，药如百合、淮小麦、绿梅花、合欢花、佛手花、玫瑰花、甘草、大枣等，寐少易惊者，酌加龙齿、琥珀（粉剂，睡前蜂蜜调服）。

（4）反复进行心理疏导、劝慰，必要时晓以利害。

具有疏肝理气的药物甚多，如柴胡、苏梗、川芎、香附、青皮、陈皮、广玉金、延胡索、乌药、橘叶、广木香、青木香、麦芽、枸橘李、荔枝核、丝瓜络、竹茹、枳壳、砂仁等。尚有不少花类药物具有疏畅气机的功用，如合欢花、代代花、玫瑰花、白残花、佛手花、月季花、厚朴花、旋覆花、葛花、夏枯花等。可根据病情，选择运用。凡具有微辛微温之性味者，可配以白芍，或酌加山茱萸或当归或枸杞子等柔养之品。一则刚柔相济，以免久用耗津，二则既疏通畅泄，又可使横逆之气有所敛涩，气阴兼顾，提高治效。

（二）健脾和胃法

饮食不节，劳倦过度均为脾胃病常见而主要的病因，脾胃气虚亦是常见的证候。表现为胃脘痞胀、隐痛、食欲不振、大便易溏、乏力神倦、舌质偏淡、舌苔薄白、脉细或濡等证。治宜健脾和胃。

常用方如六君子汤、香砂六君子汤等。常用药如炒党参、炒白术、云茯苓、炙甘草、炒陈皮、法半夏、砂仁（或砂壳）、煨木香、炙内金、神曲、谷麦芽等。凡有胃脘隐痛者，必加白芍，术芍同用。

太子参清养胃气，尤对久病、妇女，可代党参。夏季汗出口干，津气易损，一般亦用太子参。

脾胃气虚较著者，添加黄芪、淮山药。兼中气下陷者，加炙升麻、荷叶等以升阳举陷。胃纳减少,食后脘痞较著,消化不良,可加重炙内金、谷芽、炒麦芽等。

脾虚者易生内湿,有湿浊者常表现苔腻。白而薄腻者轻,白而黏腻或白厚腻者湿重,应根据湿浊程度而选用苦温、辛温的化湿药。

脾虚久则可及于肾,脾肾之阳气不足,一般表现如舌质淡白较著,晨起面浮、日晡跗肿、腹胀、便溏或泄、畏寒乏力或兼腰酸。应兼投温肾之品,如益智仁健脾温肾摄涎,颇为简捷有效。兼有晨泄者,参用煨肉蔻、补骨脂等,并加炮姜或炭。

脾胃气虚,常兼气滞,简称"中虚气滞",故当以健脾和胃方中配加理气之品。徐老常用基本方为炒党参、炒白术、炙甘草、云茯苓、炒山药、炒陈皮、煨木香、佛手片、焦建曲等随证加减。

(三)养胃理气法

素体阴虚之胃病患者,胃阴易虚。久嗜酒醴者,常食烫、麻、辛辣、油炸食物者,胃阴易损,脾胃气虚经久,饮食少,气虚可及于阴。经手术创伤出血,或禁食多日者,亦易导致脾胃阴虚。癌症经放、化疗者,胃阴亦必不足。

形瘦、舌红、脉细或兼小数、食欲不振,常欲进半流食,口干、胃脘痞胀或兼隐痛等症,为临床常见胃病阴虚而兼气滞之证。治宜濡养胃阴、兼和胃气。药如北沙参、麦门冬、石斛、白芍、佛手片、绿梅花、炙内金、谷麦芽、炙甘草、橘皮等。阴虚显著,可酌加玉竹、百合、生地、乌梅等。山药与太子参兼益脾胃之气阴,亦常可参用。

阴虚若有郁热之症,可参加入黄芩、蒲公英、石见穿等,大便干结者,酌加麻仁、瓜蒌。

胃阴虚而气滞血瘀,胃脘疼痛较著,重用白芍、甘草,可选加青木香、香附、五灵脂、陈香橼、八月札、当归等药。

(四)化湿清热

脾胃运化功能失常,往往引起湿浊内生,湿郁可以化热,形成湿热互蕴。肝胆与脾胃密切相关,"肝者干也",胆附于肝,内藏精汁,湿热蕴于肝胆,以致疏泄失常,湿热凝聚可以结为砂石,阻于肝络或胆道,湿热瘀郁,胆液不循常道,可以发为黄疸。湿热在肠腑,导致传化失常,可致泻利,甚或泄利与便秘交作。湿困脾运则身重、头昏如蒙。胃湿与痰饮相伍,中焦阳气不振,胃气或滞或逆,可致痞满、呕逆、眩晕、胃中辘辘有声。故诊治脾胃病应重视湿热症,重视化湿、清热的治法方药。

1. 化湿法

此法针对湿浊,亦即祛湿法。湿属阴,属寒。祛湿、化湿药性需温,或辛温,或辛苦温,根据湿蕴程度,选择不同程度的温性药。

陈皮(或橘皮)、制半夏为脾胃病最常见的化湿药。消胀满、化湿浊,必用制川朴,配用炒苍术,二味苦辛温化湿,对舌苔白腻、口黏、食少、脘腹痞胀者,均属常用之品。用此若效不著,舌白滑腻或垢腻不化者,可配用草豆蔻。苍术与草豆蔻燥湿祛浊,湿去十之六七,即可撤去,不可久用。

藿香辟秽除湿,鼓舞脾胃,常可据证配用,尤以夏秋之际,更为适宜。佩兰除脾湿,祛"脾瘅",开胃助食,藿佩二药相合,尤增其效。

祛湿应利小便,使湿浊有下泄之机,故化湿药宜配用淡渗之品,如茯苓、薏苡仁等。湿盛者加车前子、泽泻,阴虚夹湿者宜猪苓、芦根、玉米须等。

因脾虚而生湿,故常于化湿药中配健脾药。化湿应利气机,气行则湿易祛,故前述陈皮、厚朴均为理气化湿之品。藿香、佩兰亦能调畅中气,此外如枳壳、青皮、香附、乌药等药,亦可据证配用。

在临床上感到棘手之阴虚夹湿证,阴虚需濡养,有湿应祛湿,滋阴碍湿,燥湿尤防耗阴。诸凡舌质红或红绛,舌苔白腻或垢腻者,常感用药两难。徐老认为,可根据具体病情考虑两法兼用,或先行化湿善后滋阴,或先养阴而后化湿。化湿与养阴药物相机而择,随证选用,机圆法活,庶得获效。

2. 清热法

阳盛之体,胃热易生,脾胃运化失常,湿自内生,湿遏可以化热。肝胆郁热,与湿相合,亦常酿为瘀热。夏秋之际,湿热外邪入侵,经口鼻而入,阳明为必由之路。肠腑湿热,导致气血失调,以致下利似痢。诸如上述,热证必须清热,有湿自当化湿,湿热交阻者,化湿清热并用,视其孰轻孰重,侧重而又兼顾。

黄连苦寒,入心、肝、胃、大肠、脾经,清热有又燥湿,《本草经疏》曾谓:"黄连能涤除肠、胃、脾三家之湿热",实为脾胃(消化道)疾病热证的常用良药。

食管炎症(或溃疡),胸骨后有灼热感,嘈热,隐痛,舌苔薄黄,口干,黄连配麦门冬、杏仁、枇杷叶、木蝴蝶,舌苔薄白或薄黄,咽中不适,有痰不易咯出,寒热兼夹,痰气交阻者,黄连配苏梗、法半夏、厚朴花,吞咽欠利者,通草、王不留行、急性子、石见穿、鹅管石等,随证选用。

慢性胃炎或溃疡病,心下痞胀不适,按之痛或自觉隐痛,伴恶心、泛酸、食欲不振、舌苔薄黄,气滞郁热,黄连配法半夏、吴茱萸、煅瓦楞。

胆病而及于胃,上腹胀、痛,痛及后背、口苦,黄连配广郁金、海金沙、刀豆壳、黄芩、茵陈。

胰腺炎症,急性期上腹痛剧拒按,据证用黄连加入大柴胡汤,慢性患者腹隐痛,大便溏,每常寒热兼夹,可据证用黄连配制附子、白术、败酱草、薏苡仁。

便泄似痢,炎性肠病,具有腹痛、下利、舌黄等症者,黄连常为主要药物,诸如香连丸、芍药汤、白头翁汤等方中均有黄连,他如藿香正气散、痛泻要方等方药中,亦常可据证配用黄连。

黄连配苏叶或苏梗、半夏、干姜、白芍、白术、大黄、附子、补骨脂、肉桂等等,用之得当,常获良效而事半功倍。

常用剂量一般为 2~6g。急性病期,症状显著者,短期内药量可较大些,慢性病期,症状相对较轻者,药量应小些。有时为求"反佐"则用量更应小些。

黄连量小可以醒脾开胃,增进食欲。量大而服时较长可致败胃。苦寒过度,伤及脾胃。药材是否道地,炮制是否合度,均将关系到用药的效果。

治疗脾胃(消化系统)病热证的清热药,除黄连以外,清胃热如黄芩、蒲公英(简方"芩蒲饮")、知母、芦根等。清肝胆之热如丹皮、山栀、青蒿、黄芩、茵陈、夏枯草、垂盆草、龙胆草、白薇等。清肠腑之热如大黄、败酱草、秦皮、白头翁、马齿苋、苦参、紫草、仙鹤草等,它如咽管有热可选用蚤休、射干、马勃、金果榄、挂金灯。肝胆热盛者,尚可选加水牛角、鲜生地、青黛、熊胆等。

湿与热密切相关,应根据证侯,权衡湿热轻重、主次、缓急,选用上述化湿药物与清热药物。有些药物具有化湿(或利湿)与清热的相兼作用,选用时尤为方便。不少具有清热解毒的药物且具防治恶性肿瘤及抗菌、抗病毒等作用,根据病证而选加一至数味药物,常能起到多方面的作用。

此外,徐老还指出尚有清肺方药,用于肺肝阴虚,肝横侮中,表现为胁胀、胁痛、腹胀、舌红、脉弦、性躁、口干、甚则咳逆、泛恶、胸痹等症,治宜参以清肺药物,"清金以制肝木",如黄芩、南沙参、枇杷叶、桑白皮等。

(五) 养血活血化瘀法

脾胃为人体升降之枢纽。脾胃有病,运行失常,气机不畅,气滞久则常致血瘀。如饮食减少,水谷精微不足,久则营血亏虚,若有出血,亦致血虚。气虚血虚则尤易致血瘀。尚有因病禁食,手术切割,亦常导致气血不足而兼血瘀。李杲《脾胃论》"脾胃盛衰论"中早有"脾胃虚弱,乃血所生病……脾胃不足,皆为血病"之说,临床上屡见血虚之人,脾胃易病,脾胃久病,气血不足,可见治脾胃病用血药的重要性。

养血化瘀,常用如桃红四物汤,据证加用其他活血化瘀如参三七、莪术、三棱等。"久病入络"行瘀而兼理气定痛者如五灵脂、九香虫、元胡索、乳香、降香、广郁金等。

出血而兼血瘀者,治当止血行瘀如三七、地榆、茅花、茅根、藕节、制军、山栀、赤芍、丹皮,配以白及粉宁络止血。

石见穿为唇形科紫参的全草,辛苦而平,此药具有清热、祛风、行瘀的功用,治疗胃病虽常作佐药,凡肝胃气滞,气郁化热,或胃阴不足而郁热内生,瘀热内结,以致胃脘灼痛刺痛,胸骨后嘈痛,痛位较固定者,用之甚佳。

养血之品,除地黄、当归以外,尚有枸杞子、女贞子、首乌养肝血,阿胶养血补血而又护膜宁络(入煎剂亦可用阿胶珠)。

(六) 消导解醒法

饮食不当、酒食不节,常是导致脾胃(消化系统)疾患的重要病因。饮食不当,包括暴饮、暴食、饥饱失常、肥腻炙煿过多,嗜辛嗜烟所伤等。除饮食质量异常以外,尚有进食温度过烫过冷或饮食过快,未能细嚼,均可影响消化功能,使胃气窒滞、蠕动失常。胃津不足或有余,尤以酒醒过多,伤胃伤肝,损胃膜,损肝络。气滞津凝,酿湿生热,轻则胃痞、胃痛、胁痛,重者噎证、反胃、黄疸,久则瘀热内留,甚至结成癥积或酿成膈证。

清除食滞的药物,常用如神曲、山楂、麦芽、莱菔子等。若因食品过冷,寒滞食伤,舌苔白腻者,加炒苍术、草豆蔻。瓜果所伤者,可用丁香、益智仁、肉桂等。豆制品所伤,宜用莱菔汁(或莱菔子),虚人可用莱菔英。如因食滞而导致脘腹胀痛拒按,腑行不畅,舌苔黄或腻者,可配用大黄、枳实、芒硝等导滞通腑。

饮酒过度,损伤脾胃肝胆,历来医家均有告诫,并积有丰富的诊疗经验,尤如饮酒致成噎膈者,有"酒膈"之称,饮酒致黄者,称为"酒疸"。黄酒、烧酒,过量或久饮,均为致病之因,尤以高浓度白酒,辛热而燥烈,常可灼伤食管和胃膜,致成食管、胃炎症、溃疡,损及肝脏而成酒精性脂肪肝,肝炎等病损。李杲《脾胃论》早有"葛花解醒汤"治伤酒之证。葛花、枳椇子为主要的解醒之药,一般均可据证参用。例:三年前曾诊庄某患者,男性、47岁、栖霞区粮食局,门诊病历号 0163,患者年轻时务农,因迎风喷洒农药,引起肝损害、黄疸、肝功能异常。屡经多方治疗,病情难以好转,但血胆红素居高不下已历数年。徐老在健脾养肝方剂中,也加入葛花、枳椇子、绿豆衣、人中黄等解毒药,治疗四月,血胆红素渐降至正常,迄今未发作,工作起居如常人。

据徐老的经验认为,"酲"乃酒毒之概称,包括乙醇、甲醛等化学物质。此外如苯,酚等有机物致病者,葛花、枳椇子配以银花、甘草(或人中黄)、绿豆衣、灶心土,亦具有一定的解毒作用。

(七) 温中祛寒法

胃之主要功能为"腐熟水谷",腐熟必须温、暖,一旦因外寒尤以冬春寒潮降临之际,气温骤降,容易诱发或加重胃痛、腹痛。此时患者畏寒喜暖,得温则舒,常伴舌白,大便易溏等症,治宜温中祛寒。若有表寒者,适当予以疏表散寒,药如苏叶或苏梗、桂枝、防风之类,并加生姜为引。

脾胃受损,中阳不振,每常表现内寒之证。脘痛之际,喜热饮,喜热物熨腹,治法应据证参用温中方药,常用如良附丸(良姜、香附)、吴萸、桂枝(或肉桂)、檀香等均可选用。苏梗宽胸利膈,亦为常用之品。他如甘松、荜茇、沉香,对脘痛寒甚者,亦可短时酌配用之。

据徐老经验,胃病纯属寒证者极少。中虚气滞与肝胃不和证均可兼寒,在调中理气、疏肝和胃方药中,不少药物具有辛、温性味,据证参用上述温中之品一、二味即可。胃阴不足证,舌红口干、脘痛或有灼热感,病人可能亦诉胃部喜暖怕冷,当从整体考虑,不可擅用辛温燥热之品。待胃阴渐复,胃气得振,症状亦常相应缓解。否则,误以为胃寒,投以桂枝、荜茇等辛温药,可能因动血,损膜而导致络伤出血。

晚近普遍采用纤维内窥镜检查,如胃中出血点,糜烂较明显,病人虽诉畏寒,温药亦必须慎用或少用。胃、十二指肠如有溃疡,在活动期及愈合初期,辛温药亦应慎用。四诊应参以胃镜肉眼及病理检查所见,全面整体认真辨证,庶更全面。切勿轻信主诉胃部畏寒一症即擅用辛温药,导致药物的不良副反应。

附子辛温,散寒除湿通经,能去沉寒痼冷之顽症。脾胃(消化系统)病凡确属里寒,腹痛畏寒,得温痛减,舌白,脉沉而细者,据证而参用制附子 3～10g,每见疗效。临床上如胰胆疾患,在急性期湿热内蕴之际,迭进苦寒药物,用量较大,治日较多。特别是在有些禁食病人,数日不进水谷,胃虚气弱,寒滞中焦,急性危象虽得缓解,以后腹中冷痛不已,应及时适当添用温药,制附子与炒白术、白芍同用,温通肝脾。它如肠粘连腹痛属里寒,兼有气滞血瘀者,制附子配当归、五灵脂、延胡索、赤白芍、便秘者加大黄。诚如《本草正义》所言:"附子辛温大热,其性善走,故为通行十二经纯阳之要药,里则达下元而温痼冷,彻内彻外。凡三焦经络,诸脏诸腑,果有真寒,无不可治。"类此论说,迄今对临床实践仍有重要参考指导意义。

(八) 散结消坚法

消化道的生理要求,包括上下畅通,黏膜濡润,管道滑利无阻,反之则诸病丛生。

食管下端为贲门,该部如失去弛缓的正常功能,心下痞胀如塞,欲嗳不遂,得嗳则常伴食物反流,或见呕恶吐涎等症,甚则心痛及背。胃气失于和降,治宜和胃降逆,但参考物理诊断,知其贲门确有痉挛者,可参加通噎之法,药如鹅管石、王不留行、急性子、威灵仙、通草等,配用白芍、甘草缓急舒挛,参三七、莪术消瘀散结。若伴有食管炎症或溃疡者,可用药液调藕粉,待文火煮开后,调入参三七粉,胸咽部疼痛显著,必要时加少量云南白药(一般用0.5g),卧位服下糊剂,服后躺睡,俾药达病所,常可提高疗效。

肝、胆系结石病,如肝内胆管结石或胆总管结石,(尤以胆囊摘除术后),主症右胁上腹疼痛,常及于背。若已确知有结石内留,可据证在清利肝胆湿热的同时,参用散结消石。药如皂角刺、芒硝、急性子、路路通、三棱,配以枳壳(或枳实)、大黄、柴胡、芍药等药。服药后取右侧卧位,一小时后轻捶后右下背,行走或上下楼梯,以助结石下行。

结肠息肉而非新生物者,临床上以中老年人为常见,一般以乙状结肠与直肠为多。多枚或蒂基广者,摘除为难,诊疗时应参合四诊,在辩证的基础上,配用苡仁、王不留行,鸡内金等散结消坚,并参用黄芪、丹参、三棱、地榆、仙鹤草等益气、化瘀之品。

(九) 涩肠止泻法

大便异常,次多质稀,经久未愈而求治者不少。其中有属慢性泄泻,有的伴腹痛下利赤白、里急后重、状如久痢,或泻或痢,诊断在泻痢之间。导致上述症状的病位,主要在脾,并常及于胃、肝、肾。病因多端,即使是久病者,也每与外感风、寒、暑、湿有关,且常因饮食不当、情志不畅等因素而诱发或加重。当详为诊查,辨证施治。治法方药不一,诚如李中梓所提出的治泻八法,八法之中常需相参兼用,均为医家所熟知,兹不赘述。

大便溏泄,经久未愈者,必然属于脾虚,脾气虚弱,运化失常。伴有腹痛而易因情志不畅而诱发加重者,肝脾同病,应同治肝脾。健脾助运的常用药为炒党参、炒白术(或焦白术)、炒山药、云茯苓、炙甘草,气虚下陷者加黄芪,炙升麻、荷叶(或焦荷蒂)。抑肝如炒白芍、炒防风、乌梅炭、合欢花、皮等。

大便有白色黏液较多者,考虑由于痰、湿所致,治参化湿祛痰,药如炒陈皮、法半夏、炒苡仁、冬瓜子、桔梗等。黏液黄白相兼者,中有湿热,参用厚朴、黄连。

大便带血,提示肠中络损,良由郁热所致,治参清络宁血,药如荆芥炭、地榆、槐花炭、仙鹤草、炮姜炭、紫草、丹皮、赤芍等随证选加。血色污浊,似脏毒之证,可参用炒当归、赤小豆、龙葵、白花蛇舌草等。

赤白杂见者,上述化湿、清络两法据证参用。并可酌加鸡冠花炭、白头翁、秦皮、马齿苋、败酱草、凤尾草、地锦草(斑地锦)、红藤、苦参、木槿花等。

病损在结肠、直肠,汤剂内服以外,尚可配用保留灌肠法,据证酌选上述药物,大致取三到六味药,用量约为内服量的3~5倍,药液浓煎成100ml左右。也可调入药粉(如三七粉、儿茶粉或成药锡类散)。若已见效,赤白黏液已基本消失时,可加白及入煎。

保留灌肠,必须严格掌握药液量、温度、缓滴、卧位等方法,是否得当,常可直接影响治疗效果。

关于治疗运用温肾、涩肠法方药的徐老经验如下:

不少久泻患者,大便次多质稀,频频如厕,腹部鸣响不适而无明显腹痛,大便如稀水状而无明显脓血,甚则黎明辄泻,完谷不化,舌苔不腻,病由脾虚及肾,灶中少火,水谷不熟,可参用温肾、涩肠止泻方药如四神丸(从《证治准绳》)、真人养脏汤(《局方》)加减。

温肾止泻药如益智仁、补骨脂、煨肉蔻、诃子肉等。涩酸止泻药主要为乌梅炭、石榴皮、五味子、白芍炭、罂粟壳等。益智仁温肾健脾摄涎,不仅可列为治久泻脾肾俱虚的首选药,且有醒胃、祛寒、开发郁气的功用。因瓜果所伤的一般脾胃病,亦常可配用。罂粟壳酸涩而性微温,对久泻次多而肠腑无积滞者,用后常可控制症状。但必须掌握一无邪滞,二为权宜暂用(一般用药3~10日)这两项原则。一般用量为3~10克。配用乌梅炭,炒白芍,可增其效。

临床上尚有一些患者腹泻与便秘交替发生,病人不堪其苦,治疗也较棘手,据徐老经验,可掌握几项要点:

(1)嘱病人保暖,防止感受外邪,避免精神紧张、抑郁,严格饮食卫生,注意合理膳食。

(2)可根据病史,各阶段症状,拟定平时缓解期、泄泻及便秘时三个处方,供患者在不同情况下及时服用。

(3)平时缓解期,可大致以益脾阴,补脾气为主,方选慎柔养真汤加减,药如炙黄芪、炒山药、炒党参、炒白术、云茯苓、炙甘草、白芍、五味子、莲肉、麦冬、炙内金、焦建曲等。泄泻时,用药不过于酸涩。便秘时不过于通降。

(十)清肝养肝法

肝藏血而主疏泄,木能疏土,土能荣木。脾胃之疾,可涉及于肝,肝病可以传脾,故在生理病理上息息相关。治肝之法其多,与脾胃病关系密切者,主要如疏肝、清肝、养肝等法,疏肝一法。前已述及,兹就后者二法加以概述。

1. 清肝

清肝和胃,适用于肝经郁热犯胃,主症如脘痞灼痛、口苦、食欲不振、嗳逆、泛酸、性燥易怒、脉有弦象,常用药如黄芩(或黄连)、白芍、煅瓦楞、青陈皮、白蒺藜等。

清肝解毒,适用于肝经热毒内蕴,传染性肝炎急性或慢性活动期,乏力、食欲不振、右胁肝区不适或隐痛、舌苔薄黄、脉弦,肝功能异常(主要如 ALT 升高),病毒指标检测为阳性,常用药如柴胡、黄芩、茵陈、山栀、夏枯草、垂盆草、鸡骨草、过路黄、败酱草等,肝经郁热者酌配丹皮、水牛角、茅根、紫草、地榆、赤芍、生地、石斛等药。病久不愈或病重及血,肝经气血瘀滞者,治当清肝行瘀,佐以当归、三棱、莪术、炙鳖甲、虫、丹参、泽兰等药。但需处处时时顾护脾胃。临床上此等患者轻重不等,邪毒与正气消长不一,权衡祛邪与扶正,治脾治胃,当随时辨证辨病处理,兹难一一细及。

2. 养肝

肝为刚脏,全赖水涵血濡,故治慢性肝病当重视养肝。如当归、芍药、女贞子、楮实子、生地、首乌、枸杞子、山茱萸、料豆衣、黑大豆、玉竹、石斛、百合等药均有养肝之功用,当根据病情选用。

慢性肝病,(包括慢性肝炎,代偿期肝硬化),邪毒势衰不盛,脾气虚而肝阴亦渐不足者,常用养肝健脾之剂,归芍六君子汤不失为常用良方,可在此方基础上,据证加减运用。

以上十法,仅择其要而述。法可相伍,如二法合用或三法参治。选药应恰当,不可过杂过多,按《素问·至真要大论》所言:"君一臣三佐九,大之制也",古以十三味药为大方,迄今仍有指导意义。

(徐丹华)

二十二、徐景藩教授运用升降理论诊治脾胃病的经验

人体要进行正常的生理活动,维持其动态平衡,离不开气机的正常升降。而气机升降学说中关于脾胃升降的理论尤为重要,认为脾胃是气机升降的枢纽,是维持机体相对平衡的重要调节机制。脾胃病的发生与气机升降之间有着重要的关系。全国首届国医大师徐景藩教授,数十年来致力于脾胃病研究,对运用升降理论治疗脾胃病积累了丰富经验,兹简介如下,供同道参考。

(一)升降理论的起源与发展

关于升降理论,徐老认为,早在《内经》中即有记载,如"非出入,则无以生长壮老已;非升降,则无以生长化收藏"(《素问·六微旨大论》)。脾气不可一日无升,胃气不可一日无降,升降不及、升降太过或升降反作,都会导致疾病的发生。如《素问·阴阳应象大论》提到"清气在下,则生飧泄;浊气在上,则生䐜胀"。李东垣在此基础上阐发而出:"清阳出上,清阳实四肢,浊阴为地",说明正常阴升阳降的规律,也说明了脾胃为全身脏腑升降之枢纽。《滇斋遗书·阴阳脏腑》说:"胃气为中土之阳,脾气为中土之阴,脾不得胃气之阳则多下陷,胃不得脾气之阴则无运转",比较全面的描述了脾升胃降的相辅相成的关系。

(二)脾胃为升降之枢

1. 脾胃升降的生理功能

徐老认为脾胃共居中焦,以膜相连,一脏一腑,互为表里,为后天之本。脾为气血生化之源,主运化;胃为水谷之海,主受纳,能磨谷。脾性主升,升则为阳,才能将水谷精微上输于心肺,并在心肺作用下布散于全身;胃性主降,降则为阴,才能正常受纳,腐熟水谷,推动糟粕下行排出体外。如《脾胃论》所言:"盖胃为水谷之海,饮食入胃,而精气先输脾归肺,上行春夏之令,以滋养周身,乃清气为天者也。升已而下输膀胱,行秋冬之令,为传化糟粕转味而出,乃浊阴为地者也。"两者一阴一阳,一脏一腑,升清降浊,共同完成对饮食物的消化吸收及传输。同时,脾胃升降还主持着肝、心、肺、肾四脏的升降。肝主升,然"肝气宜升,然非脾气之上行。则肝气不升。"说明肝之升有赖于脾之升。反之,脾胃的正常功能也有赖于肝胆的正常疏泄,疏泄才能生生不已,此所谓肝和脾升,胆和胃降。肺主降,肺与大肠相表里,肺之降有赖于大肠之通降,胃腑降则大肠之气通畅,故肺之降也有赖于胃之降。心在上焦,属火,心火必依脾胃枢机下降之势下温肾水;肾在下焦,属水,肾水须赖脾胃枢机之上升之趋上滋心火,制约心阳,这样心肾之间才能阴阳相和,水火相济。

2. 脾胃升降的病理变化

徐老认为,概括脾胃病的病因病机,不论是饮食失调、外邪入侵、七情所伤等,最终导致的都是脾胃升降失调,清阳之气不能敷布,后天之精不能归藏,饮食水谷无法摄入,糟粕无法排出,从而导致各种脾胃病的发生,继而变生他症。脾胃升降的机能失调,临床上以脾升不及、脾虚下陷、胃降不及和胃气上逆多见。徐老认为若脾不升清,则失其运化功能,气血生化

无源,水湿停滞中焦,可出现神疲乏力、头目眩晕、肢困体倦、脘胀纳呆等症。脾气不升,中气下陷,更见脘腹坠胀、泄泻、脱肛、内脏下坠等。胃不降浊,则浊汁不能及时下传肠腑,留滞中州变生他病。胃中气滞则可见脘痛、胀满、纳差、便秘等,胃气上逆则可见嗳气、呃逆、反胃、恶心、呕吐等。脾升胃降是相对的,脾既病,胃不能独行津液,胃既病,脾无所禀受,脾胃为病常相互影响,故临床健脾与和胃常相兼为用,但须分清标本主次。脾胃气机升降失调,还可致痰、饮、水、湿等病理产物形成或进一步堆积。如《医门法津》:"痰饮之患,未有不从胃起者也。"同时脾胃运纳升降的运动一旦遭到破坏,也将波及其他脏腑,心肺肝肾均将受其影响。

(三) 运用升降理论治疗脾胃病

治脾必知其欲升,治胃必知其欲降。徐老认为升清、降浊为脾胃病治疗的重要大法,就升与降的关系而言,一般以降为基础及前提,没有降就无所谓升,同时两者相辅相成,升中有降,降中寓升。

1. 降

胃以降为和,不降则滞,反升则逆,降的功能失常,则气机壅滞,水反为湿,谷反为滞,形成气滞、食积、湿阻、血瘀、火郁等病理因素。临床上胃肠道疾病多以气滞最为普遍,胃中气滞则见胃脘痛胀、痞满等;气滞而上逆,则见嗳气、呃逆、恶心,重者呕吐等。

降法主要有降气和通腑两类,因腑行不通,气滞往往成为重要的病因,故以降气为主。同时胃中气机是否调畅,与肝的疏泄功能密切相关,《血证论》指出:"木之性主于疏泄,食气入胃,全赖肝木之气疏泄之,而水谷乃化"。故降气药常与理气药同用,如枳壳(或枳实)、青皮、陈皮、佛手片、檀香(或降香、沉香)等。对于胃气上逆者,可配以刀豆壳、柿蒂、法半夏、煅赭石、旋覆花、公丁香等。仲景治呕吐,善用姜夏以和降胃气,两者相伍,温中降逆而止呕,如小半夏汤。同时肺的通降,对于通腑和降亦有促进作用,"大肠所以能传导者,以其为肺之腑,腑气下达,故能传导,是以理大便,必须调肺气也"。临床上亦用降肺气法治疗呕吐,如旋覆代赭汤就是用旋覆花降肺气而止呕。

降法还包括化湿、降火、消食、化瘀等,这些病理因素常相兼为病,如湿郁可化热,形成湿热互结;湿邪还易于食滞互生互长,日久不通,还可致瘀。故运用化湿法时应注意配伍清热、消滞及活血化瘀之品,同时可适当配伍养阴药以防温燥伤阴。

2. 升

脾为体阴而用阳,喜燥恶湿,得燥而升,以升为健。脾不升清,则气血生化无源,水湿积聚中焦,可导致神疲乏力、头晕、食少便溏、肛门脱坠等症。

升法主要有补气升阳及升阳举陷,由于清阳不升,脾易生湿,故适当配用"祛风胜湿"法,也属升法范畴。气虚则无力升阳,补气升阳重在补益脾气,临床常用黄芪、党参、白术、甘草、山药、茯苓等;气虚日久常兼气陷,故常在补气中佐以升阳举陷,配升麻、柴胡、荷叶等。祛风胜湿如羌活、防风、藁本等。临床采用升降之法治疗疾病时应注重辩证,审证求因,对证治疗。如《脾胃论》之饮食劳倦所伤始为热中论篇,李东垣认为此火为脾胃气虚下陷所致的阴火上冲,忌用苦寒药损伤脾胃,当以补中益气汤治疗,以黄芪、甘草、人参配伍升麻、柴胡补气升阳,甘温除热,则阴火得降,而病可愈。

升降虽为矛盾的两法,但两者有相辅相成之功。胃降而脾得以升,脾升而胃得以降。升降并用,升中寓降,降中有升,两者相伍,可提高疗效。如脾虚又兼气滞者,以参芪补气为主,可配伍枳壳、木香以理气。如胃阴不足,兼有气滞者,可于滋阴养胃中加入调升降之品,如木蝴蝶配佛手片,杏仁配青皮等。如越鞠丸中苍术为阳明经药,燥湿运脾,开发水谷之气;香附是阴血中行气药,下气解郁。两者配合,一升一降,可散其郁、和其中,而致气血冲和。

升降理论起源于《内经》,并在后世中得到继承与发展,已成为中医药理论的重要组成部分。脾胃是气机升降的枢纽,脾升胃降,升降正常,则脾胃功能正常,升降失常,则会引起各种疾病。故治疗脾胃病时当分其阴阳,知其升降,才能抓住脾胃功能的要点,使之恢复正常。如李东垣之言:"若不达升降沉浮之理,而一概施治,其愈者幸也"。

(耿燕楠 陆为民)

二十三、徐景藩教授运用足疗方治疗脾胃病的经验

徐景藩教授治疗脾胃病常采用外治疗法,如中药足疗、灌肠、外敷等,灌肠主要用于大肠疾病,如溃疡性结肠炎、缺血性肠炎等,外敷多用于腹胀、腹痛等症,而中药泡脚则运用非常广泛,取得了很好的疗效,现介绍如下。

(一)中药足疗的沿革与作用机理

足部疗法在我国有几千年的历史,唐·孙思邈对足部疗法有很深的研究,提出了"足下暖"的观点。俗云:"树枯根先竭,人老脚先衰"。民间总结出"春天洗脚,升阳固脱;夏天洗脚,暑湿可祛;秋天洗脚,肺润肠蠕;冬天洗脚,丹田温灼"。这些为后世开展中药足疗研究提供了理论依据。

人体是一个有机整体,双足通过经络系统与全身各脏腑之间密切相连,构成了足与全身的统一性。在人体十二正经中,足三阴经和足三阳经均分布到足部。足部为足三阴经之始,又是足三阳经之终。这六条经脉又与手之三阳经、三阴经相连属,循行于全身。奇经八脉的阴跷脉、阳跷脉、阴维脉、阳维脉,也都起于足部,冲脉也有分支到足部,从而加强了足部与全身组织、器官的联系,且人体五脏六腑在脚上都有相应的投影。因此通过中药足疗可以疏通经络、行气活血,调节和恢复人体脏腑功能,使疾病康复。现代药理研究表明,浸洗皮肤的药液中的某些成分可经皮肤、汗腺、毛囊吸收、渗透进入体内,从而产生药效。

(二)足疗方的配伍原则与使用方法

徐老认为,中药足疗方不仅可以与内服药同用,以增加疗效,更重要的是有补偏纠弊作用,对不方便服药者可采用中药泡脚的方法,扩大了中药的使用范围。使用中药足疗方时要注意以下几方面:①根据吴师机《理瀹骈文》"外治之理,即内治之理"的原理,使用外用药也要辨证施治,采用"虚则补之,实则泻之"的治疗原则;②以温经通络、透皮吸收为原则,要选用一些温热性药物和行气活血药物,如干姜、肉桂、川芎、红花、莪术、当归等,能够活血通络,还可加几滴"风油精",以帮助药物透皮吸收;③辨病用药,如肿瘤用仙鹤草、蛇舌草、龙葵

等,胰腺炎用虎杖、败酱草、黄柏等;④颜色要恰当,不要太黑,不要太清。如溃疡性结肠炎可用仙鹤草、地榆各 30g,红花 6g,虎杖 15g,泡脚。虎杖色黄,红花色红,地榆色黑,黄红黑三色,煎煮后颜色较好。⑤药味不宜多,3～6 味即可,用药量要比口服药量大,因为不需要经胃吸收,不会对胃产生刺激性。

使用中药足疗的具体操作方法,徐老亦有很丰富的经验,具体方法是泡脚的水温要控制在 30～43℃为宜,最好不要超过 45℃,在浸泡过程中,不断加热水,以保持温度。浸泡双脚时,水量以淹过脚踝为好,自行用两脚掌和脚背互相搓擦,动作要缓和、连贯,轻重要适度,每次 20～30 分钟,每日 2 次,饭前、饭后 30 分钟内不宜进行足疗。

(三) 中药足疗在脾胃病中的运用

1. 溃疡性结肠炎

徐老认为溃疡性结肠炎活动期,症见大便夹有黏液、脓血,腹痛,里急后重等,属中医"痢疾"范畴,病机主要为湿热壅滞肠腑,气血失调,所以治疗当依据刘河间"行血则便脓自愈,调气则后重自除"原则,侧重调气行血,凉血止血。对热毒盛者加用清热解毒药。常用方:地榆、仙鹤草、白头翁、鸡冠花、鬼针草各 30g,虎杖、当归各 15g,川芎 10g。

如治吕某,女,15 岁。2009 年 3 月 25 日初诊。病起一年半,大便出血,血色暗红。舌质淡红、苔薄白、脉沉细。证属脾虚湿热,肠腑阴络受伤。治拟健脾清化行瘀。处方:白茅根 30g,山药、黄芪各 20g,丹皮、阿胶珠、人中白、焦山楂、焦六曲、白术各 10g,黄连 3g,仙鹤草、紫草、赤芍、白芍、荷叶、地榆各 15g,炙甘草、升麻各 5g。每日 1 剂,水煎服。4 月 8 日二诊:经肠镜复查示横结肠有大片黏膜剥脱坏死样组织。因禁食无粪便,大便有血,苔薄腻,黄多白少。证属肠腑湿热瘀滞,阴络内伤,治拟原法出入再进。处方:赤小豆、薏苡仁、山药、仙鹤草各 30g,黄连 3g,藿香、紫草、蒲黄炭、败酱草、鸡冠花、焦神曲、银花炭各 15g,荆芥炭、焦白术、丹皮、水牛角、人中白、人中黄各 10g。每日 1 剂,水煎服。泡脚方:仙鹤草、当归各 15g,鸡冠花 30g,水煎泡脚,每日 2 次。经选用健脾清化、凉血止血治疗半月余,便血渐止,患者出院继续门诊治疗。

按:本例患者病史一年半,曾经用中药加 5-氨基水杨酸治疗,病情一度缓解,后因肝功能损伤而停用 5-氨基水杨酸,便血再度发作,加用激素治疗仍不能缓解。徐老根据患者病史较长,反复便溏,大便夹有脓血,辨证为脾虚湿热,阴络受损,本虚标实,采用健脾清化、凉血行瘀的治疗方法。药后便血未止,方中加人中黄、银花炭等清热解毒,水牛角等凉血止血,并配合用仙鹤草、鸡冠花清热止血,当归辛温活血,泡脚治疗半月余,病情逐渐好转。本案脾虚为本,湿热血瘀为标,久病不愈实为瘀热毒盛,徐老采用凉血解毒方法治疗,清其瘀毒,配合中药泡脚,使顽症缓解,为治疗溃疡性结肠炎一个很好范例。

2. 胰腺疾病

胰属脾,《难经·四十难》谓:"脾重二斤三两,广扁三寸,长五寸,有散膏半斤"。胰病往往与胆病相关,胆为甲木,胆汁郁结,疏泄不利,可以犯脾,影响脾胃运化功能,而脾运失健,湿浊内生,郁而化热,又可以影响胆汁排泄。徐老治疗胰腺病的足疗方常由活血化瘀、清热化湿药组成,常用方:红花、虎杖、苍术、川芎各 15g,败酱草 10g。如为胰腺癌则加用仙鹤草

50g,龙葵 30g。

如治杨某,女,62 岁。2009 年 3 月 18 日初诊。患者患尿路感染已 8 年,少腹外阴胀痛不适,久治未愈,服药甚多,药物伤胃,形体肥硕,湿热逗留于中下二焦,中气不足,胃气受戕,肝胆失疏。5 年前因患胆囊结石而行胆囊摘除术。1 月前因饮食不当,出现上腹痛,呕吐,诊断急性胰腺炎,抢救多日,现虽脱离险境,但神倦乏力,胃脘隐痛,二便不利。舌苔厚腻、两边白腐、中间微黄、脉沉细。B 超示胰头假性囊肿。纵观病情,系湿热为标,脾虚为本,胰属脾,脾为湿困,胃气上逆,失于和降。治拟化湿泄浊为主,佐以清热,和降胃气,治湿必利小便,故方中必有分利之品,苦温甘淡相合。处方:苍术、厚朴、藿香、佩兰、姜半夏各 10g,鸡内金15g,黄连 3g,黄柏 6g,薏苡仁 50g,冬瓜仁、刀豆壳、玉米须各 30g,草豆蔻 5g,带皮苓、代赭石各 20g。每日 1 剂,水煎服。泡脚方:知母、黄柏各 15g,肉桂 5g,萹蓄 30g,虎杖 20g。水煎泡脚。治疗 1 周后,上腹痛基本缓解,苔腻渐化,原方去草豆蔻、代赭石,继续治疗 3 日后出院。

按:本例患者为重症胰腺炎恢复期,有胰腺假性囊肿形成,经治疗后,虽脱离险境,但仍有胃脘隐痛,神倦乏力,二便不利,舌苔厚腻,黄白相间,脉沉细。纵观病情,湿热逗留于中下二焦,中气不足,胃气受戕,肝胆失疏,拟方化湿泄浊为主,佐以清热,和降胃气,选用平胃散加减,方中草豆蔻、藿香、佩兰、厚朴、苍术化湿祛浊,半夏、代赭石、刀豆壳和胃降逆,黄连、黄柏清化湿热,薏苡仁、冬瓜仁、带皮苓、玉米须、鸡内金健脾利湿。另加药物泡脚,泡脚方中知母、黄柏、肉桂为滋肾通关丸,功能清下焦湿热;萹蓄也有清利下焦之作用;虎杖活血通经,清热解毒,利湿退黄。徐老常用其治疗胆囊炎、胰腺炎等,取得较好的疗效。

3. 胃癌

胃癌晚期者大多没有手术机会,故来院希望改善生活质量,延长生存期,还有些患者希望改善化疗后的反应,这时患者往往饮食难进,内服药很难下咽,而中药足疗则可以起到一定的治疗作用。徐老往往采用活血化瘀和抗癌解毒药同用,并适当加用一些辛温药物,帮助透皮吸收,常用方:虎杖、延胡索各 20g,川芎、姜黄、莪术、当归各 10g,仙鹤草、蛇舌草、半枝莲、龙葵各 30g,红花 6g,丹参、地鳖虫、苍术各 15g。

如治孙某,男,69 岁。2009 年 5 月 20 日初诊。患者左寸脉迂曲,右脉弦而数,舌质微红少苔,以往嗜酒烦劳,胃气受戕,6 年前行胃癌根治术,术后气滞血瘀,吻合口狭窄,虽经扩张治疗,梗塞感依然存在。近来心下痞胀如塞,有气攻动,食少,体重下降,夜寐不安。病属噎膈,治拟通噎降胃,清化瘀热。处方:麦冬 30g,王不留行、急性子、通草、降香各 5g,姜半夏、青皮、陈皮各 10g,黄连 2g,水牛角、制军各 6g,枇杷叶、刀豆子各 20g,半枝莲、蛇舌草、石斛各15g。每日 1 剂,水煎服。泡脚方:红花 5g,川芎 10g,虎杖、干姜各 15g,仙鹤草 30g。水煎,泡脚。经治疗后,症状有明显改善。

按:本例患者系胃癌术后复发,吻合口狭窄,支架置入术后,仍有进食困难,病属噎膈,徐老辨证为瘀热内阻,胃失通降,治拟通噎降胃,清化瘀热。在内服药同时加用中药泡脚治疗,泡脚方用红花、川芎、干姜温通活血,透皮吸收;仙鹤草、虎杖清热解毒抗癌。从本案可以看到徐老运用足疗治疗肿瘤的经验。

(叶 柏)

二十四、徐景藩教授运用古方经验举隅

徐景藩教授为江苏省中医院主任医师,从事临床、教学工作 60 余载,临床经验丰富,现将其运用古方经验总结如下。

(一) 二金汤治疗肝胆湿热证

二金汤出自《温病条辨》,由鸡内金、海金沙、厚朴、大腹皮、猪苓、通草组成,具有清利肝胆湿热作用。《温病条辨》谓:"由黄疸而肿胀者,苦辛淡法,二金汤主之"。徐老常用其治疗胆囊炎、胆石症、黄疸患者。该方鸡内金性味甘平,《医学衷中参西录》谓:"不但能消脾胃之积,无论脏腑何处有积,鸡内金皆能消之"。海金沙性味甘淡寒,功用清热解毒,利水通淋排石,两药相合,有清利湿热、消积排石作用,为君药。厚朴、大腹皮理气消胀,通腑导滞;猪苓、通草清利湿热,徐老认为,通草能通利九窍,有助于排石,四药共为臣药。全方共奏清利湿热、行气排石作用。徐老认为,胆囊炎、胆石症以肝胆湿热证为最多,常以大柴胡汤合二金汤加减治疗。

例 1:何某,男,45 岁。2005 年 2 月 17 日初诊。以往常大量饮酒,现症见右上腹隐痛刺痛及背,饮食尚正常,大便 1 ~ 3 日一行,舌苔薄白,脉细,时有头昏,形盛脂厚。2005 年 2 月 15 日 B 超示:肝脏血管瘤(4.9cm×3.5cm),局灶性钙化,肝囊肿(1cm×1.8cm),胆石症(2.2cm×1.6cm),慢性胆囊炎。良由湿热不清,气滞血瘀,拟法清利行瘀消石。处方:炙柴胡 6g,枳壳 10g,黄芩 6g,鸡内金 10g,海金沙 15g,金钱草 15g,郁金 10g,制大黄 5g,陈皮 10g,丝瓜络 10g,通草 3g,皂角刺 10g,王不留行 5g,丹参 10g,白芍 15g,炙甘草 5g。药后胁痛减轻,口苦目胀,左侧肩酸痛,治参原法再进,旬日而愈。

按:徐老根据患者形盛脂厚,右胁疼痛,长期饮酒,辨证为肝胆湿热之证,选用柴胡疏肝散合二金汤加减。鉴于患者病程已久,右胁刺痛,断为湿热不清,气滞血瘀,拟方清利行瘀消石,原方加入王不留行、皂角刺。徐老认为,疏肝理气药与活血化瘀药配伍,能增强解痉、定痛、消炎、利胆作用,王不留行、皂角刺对胆结石未出者,有促进排石作用。

(二) 慎柔养真汤治疗脾阴虚证

慎柔养真汤出自明·胡慎柔所著《慎柔五书》,由党参、白术、黄芪、山药、茯苓、白芍、莲子、五味子、麦冬、甘草等药物组成。该方用党参、黄芪益气健脾为君药;白术、山药、莲子助党参、黄芪补气健脾,山药和莲子还有养脾阴作用;茯苓健脾利湿;白芍、麦冬敛阴生津共为臣药;五味子收敛止泻为佐药;使以甘草调和诸药。全方补气健脾,益气养阴,燥润相济,补涩并用,健脾化湿而不伤阴,养阴收涩而无生湿留邪之弊。徐老认为临床脾阴虚者不少见。脾阴虚有以下几个特点:①脾阴虚往往兼有胃阴虚,常有口干欲饮、大便干结、舌红少苔、脉细等症状。②脾阴虚往往兼有脾气虚,有四肢无力、少气懒言、饮食减少、大便稀溏等表现。③脾阴虚患者由于脾虚运化失健,水谷不化,下趋肠道则便溏,脾阴不足,肠腑失濡则大便干,所以经常出现大便干稀不调症状。④治疗脾阴虚可以使用益气养阴药,但要注意脾阴虚的发病特点,健脾化湿而不伤阴,养阴收敛而不碍脾留邪。常用方为参苓白术散和慎柔养真汤。常用的养脾阴药物为党参、白术、山药、莲子、白芍、薏苡仁、扁豆、五味子等。

例2：毛某，男，62岁。2005年6月1日初诊。4年前曾行胃癌手术，现症见腹鸣便泻，次多量少，夜间尤甚，口干欲饮，舌红有紫斑、苔灰黄，脉弦细数，脉来歇止，高年术后气阴两虚，脾胃之气亏虚，脾阴不足，夹湿热内留，拟方健运脾胃，益肾清化。处方：党参10g，焦白术10g，白芍15g，山药15g，五味子5g，黄连3g，益智仁10g，补骨脂10g，藿香10g，焦山楂、神曲各15g，荷叶10g，鸡金10g，泽泻15g，诃子10g。服21剂后，大便日行1～2次，已成形。

按：经云："泄泻之本，无不由于脾胃"，泄泻病位主要在脾，久泻也可及肾，出现肾阳虚弱。健脾需辨脾气虚、脾阴虚、脾阳虚，分别采用益气、养阴、温中治法。本病不仅有脾气虚，同时还有脾阴虚，而且高年久病肾阳不足，肠腑湿热内蕴，寒热虚实错杂。徐老据证采用慎柔养真汤加减。用党参、白术、茯苓、泽泻健脾益气化湿；用白芍、山药、五味子、诃子养脾敛阴止泻；用黄连、藿香清热化湿；焦山楂、神曲、鸡内金健脾助运止泻；补骨脂、益智仁温肾涩肠。该方化湿不伤阴，养阴不碍脾运，寒温并用，虚实同调。

（三）化肝煎治疗肝胃郁热证

化肝煎出自《景岳全书》，由青皮、陈皮、牡丹皮、白芍、栀子、泽泻、川贝母组成。秦伯未在《谦斋医学讲稿》中对本方做了精辟的方解，谓："本方重在治肝，用白芍护肝阴，青、陈皮疏肝气，丹、栀清肝火，宜于肝脏气火内郁所致的胸胁满痛，或气火上逆犯肺的咳吐痰血等症，因气火能使湿痰阻滞，故加川贝母、泽泻化痰解郁。"徐老常用本方治疗肝胃郁热证胃痛、烧心，认为方中贝母不仅有清热化痰散结作用，而且能够保护胃黏膜，泽泻能利湿引热下行。

例3：赵某，女，58岁。2005年1月17日初诊。胃病宿疾近发3个月，胸脘痞胀隐痛，时有灼热感及吞咽不利，咽干不欲饮水，大便日行一次，因家务劳累、情志不畅诸多因素，以致气郁于肝胃，久郁化热，舌质红、苔薄白、咽充血。既往嗜辛辣。2004年12月胃镜示：贲门炎、浅表性胃炎。拟法疏肝和胃，疏润结合。处方：青皮、陈皮各6g，木蝴蝶6g，牡丹皮10g，黄连6g，制香附10g，麦冬15g，鸡内金6g，麦芽30g，佛手10g，刀豆壳20g，白芍15g，浙贝母10g，炙甘草5g，石见穿15g，合欢花10g。另外，以三七粉2g，藕粉适量，温开水调服。半月后复诊，胸咽部灼热感已改善，痞闷已除，偶有隐痛，原方加石斛10g，继服6剂，以善其后。

按：胃为水谷之海，主受纳腐熟水谷，以降为和。偏嗜辛辣，热积于胃，复因家务劳累、情志不畅而伤肝，肝气郁滞，郁久化热，横逆犯胃，而成肝胃郁热之证，热伤阴液，胃失濡养，气失和降而致胸脘痞胀隐痛、时有灼热感及吞咽不利、咽干、舌质红、脉细诸症蜂起。治疗当疏肝和胃，疏润结合。方用麦冬、石斛、白芍养阴柔肝，用青皮、陈皮、佛手、合欢花、木蝴蝶等微辛药物，疏肝理气而不伤阴，用黄连、牡丹皮、石见穿清肝胃郁热，用麦芽、鸡内金消食助运，浙贝母清热护膜。药后肝胃郁热渐清，胃阴得复，胃气得降，胀痛灼热感明显减轻，正应了叶天士"阳明燥土，得阴自安"之说。莲藕有清热凉血之功，藕粉兼能"护膜"，在药糊中加入三七粉，有行瘀止痛作用，可以提高食管炎、贲门炎、消化性溃疡等疾病的疗效。

（四）五香丸治疗气滞血瘀证

五香丸出自《卫生鸿宝》，由五灵脂、香附、牵牛子、沉香组成。功能消积化痞，宽胸止痛。主治胸膈痞满，两胁胀满，气郁腹痛。方中香附性味辛平，具有行气疏肝，调经止痛作用，是治疗气郁之代表药；五灵脂甘温，活血散瘀止痛，用于瘀血凝滞引起的胃痛、胸痛等，与香附配合行气活血、消痞止痛,为君药。沉香行气止痛、降逆止吐为臣药。牵牛子泻下逐水、杀虫消积为佐药。腹胀多属气机阻滞,病久气病及血,可以导致瘀血阻络,加重气滞。五香丸用香附、五灵脂调和气血;牵牛子、沉香降气泄浊,对顽固性腹胀、腹痛有很好疗效。

例4:张某,男69岁。2005年3月24日初诊。患萎缩性胃炎,幽门螺杆菌(+),曾服乌梅丸等辛开苦降类方剂未效,转用化肝煎加减,患者胃脘痞胀嘈杂未见改善,时有灼热感,而畏寒喜暖,嗳气有食物反流,大便日行一次,舌尖红、苔右边腻,脉弦。证属阴虚阳亢,胃气窒滞,寒热夹杂,久病入络,治当养胃理气、泄浊行瘀。处方:石斛10g,黄连2g,蒲公英15g,制香附10g,五灵脂(包)10g,牵牛子5g,莱菔英15g,刀豆壳20g,厚朴花10g,槟榔10g,当归10g,石见穿15g,麦芽30g,百合30g,石菖蒲5g,合欢花10g。半月后复诊,脘腹不适症状明显改善,咳痰,加杏仁10g,石上柏15g,继服10剂而痊愈。

按:本例患者先后在门诊、病房治疗很长时间,中西药服遍,仍未改善。徐老详察病情,细揣病机,乃阴虚阳亢、胃气窒滞、寒热夹杂、久病入络,治从养胃理气、泄浊行瘀,用五香丸加减泄浊行瘀;用合欢花、刀豆壳、厚朴、槟榔疏肝和胃,理气消胀;用石斛、百合养阴益胃;用黄连、蒲公英清肝胃郁热,当归、石见穿活血行瘀,麦芽、莱菔英消食助运,石菖蒲开窍醒胃,由于药证相合,终起沉疴。

（叶　柏）

二十五、徐景藩教授膏方经验谈

国医大师徐景藩教授,业医六十余载,以诊治消化系统等内科杂病见长。徐老每逢冬令时节,常以膏方调治疾病,疗效颇佳。徐老认为,膏者,膏滋也。膏滋药有滋补、保健、强身、延年之功效,因膏剂黏稠,在体内吸收慢,停留时间长,比其他剂型更能发挥滋养作用。膏方的处方原则,以补气、补血、滋补肝肾为主,常用方剂可选四君子汤、四物汤、六味地黄丸等化裁,根据侧重,平调阴阳,兼顾辨病,并注意运脾助消化。

（一）益气养血,调补五脏

《灵枢·五癃津液别》曰:"五谷之津液,和合而为膏者,内渗入于骨空,补益脑髓","人之所有者,血与气耳",气血所生,脾与胃也,亦赖于肝肾的化生,"肾主骨,肝主筋",凡气血不足,五脏亏损,体质虚弱,或因外科手术,产后以及大病、重病、慢性消耗性疾病恢复期出现各种虚弱诸证者,均可通过膏方补益气血,调补肝肾,提高机体的抵御病邪能力,延缓衰老。补气者,以四君为主;补血者,以四物为主;补肝肾者,以六味地黄为主。

（二）辨识体质,平调阴阳

膏方的使用,须与体质的辨识相结合。体质的辨识,早在《内经》中就有阴阳二十五人等体质分类,近代王琦教授也提出了"平和质、气虚质、阳虚质、阴虚质、痰湿质、湿热质、血瘀质、气郁质、特禀质"九种体质分类和辨识法,拟制膏方时可参考应用。气虚体质重在补气;阳虚体质重在温阳;阴虚体质重在滋阴;血虚体质重在养血;痰湿体质注意运脾化湿;血瘀体质注重活血通络;气郁体质注重调肝解郁。一言以蔽之:"谨察阴阳所在而调之,以平为期。"

(三) 辨证辨病,结合互参

随着中药药理学研究的不断深入,对于具有明显现代药理作用的如抗肿瘤、降压、降血脂、降糖、抗炎等作用中药,可以作为膏方的辨病选药新的依据。在开具膏方时,可以辨证为主,辨病为辅,结合互参,提高临床疗效。如高脂血症患者可据辨病选用决明子、荷叶、泽泻、山楂、制首乌、生蒲黄等;糖尿病患者可选用黄连、地锦草、地骨皮、玉竹等;肿瘤患者可选白花蛇舌草、藤梨根、半枝莲、猪苓、蜀羊泉等;高血压患者可选用钩藤、罗布麻根、野菊花等;高尿酸血症患者可选土茯苓、伸筋草、车前草等;慢性胆囊炎胆结石患者,可选用虎杖、郁金、金钱草、莪术等。

(四) 顾护脾胃,助运消食

脾之与胃互为表里,为气血生化之源。《素问·灵兰秘典论》云:"脾胃者,仓廪之官,五味出焉。"人体所需之水谷精微有赖于脾胃的运化。饮食入胃,胃主受纳,脾主运化。脾主升,则水谷精微得以输布;胃主降,则水谷及糟粕得以下行。如饮食失节,食滞胃肠,脾虚湿困,胃失和降,影响脾之升清降浊,进而影响脾胃的运化吸收功能。膏方的组成,大多含有补益气血阴阳的药物,其性黏腻难化,若一味峻补,则厚味碍胃,重浊困脾,出现腹胀、脘闷、腹泻、纳呆等脾胃气机郁滞的症状,导致"虚不受补"。因而制定膏方时必须顾护脾胃,于众多滋腻补品中加入健脾运胃、行气助运之品,如陈皮、半夏、枳壳、鸡金、神曲、山楂、谷麦芽、砂仁等药物,既可消除补药滋腻之性,又可起到助脾运吸收的功效,使膏方滋而不腻,收效更宏。

(五) 特殊用药,点滴积累

在膏方处方中,常会涉及到一些特殊用药,如人参、冬虫夏草、糖等。据徐老经验,人参常用的有红参、生晒参、西洋参等,可选一、二种,总量一般不超过100g;胶性药物如阿胶、鹿角胶、龟版胶等,用量一般不超过300g;对于冬虫夏草,肺肾虚弱者多用,一般20~30g,若阴虚较甚者则不宜,因其昂贵,亦可用仙茅、仙灵脾、百合、黄精替代。关于膏方的药味,一般在25~35味,平均每味药量约120g。对于用糖,可酌情而定,血糖增高者,可选用木糖醇等,糖的用量,一般为250g,如蔗糖150g,则可再加蜂蜜100g。无论是糖还是蜂蜜,都不宜太多,因甘能令人满,满者胀而不适。另外,对于阴虚者,不用红枣,可选用银耳、莲子。如肺热可加生梨1000g。女性可调入珍珠粉30~40g,以起到补钙、美容之功效。

(朱 佳 吴龙传)

二十六、徐景藩教授治脾胃病运用附子经验举隅

徐景藩教授临床治疗脾胃系疾病注重辨证论治与辨病论治相结合,以法统方治疗各种脾胃系疾病,获得了较好的疗效。兹将其临床诊治脾胃病运用附子之经验介绍如下。

（一）胃痛属寒可配附子

胃主纳，腐熟水谷，体阳用阴，以降则和。诸凡饮食生冷过多，外寒侵袭，胃脘疼痛，畏寒喜暖，舌白而淡，口不渴，脉沉或濡者，用一般温中暖胃之剂（如良姜、香附、苏叶、荜茇、九香虫等），而不能见效时可参用附子。

现胃镜检查已甚普遍，幽门螺杆菌（Hp）阳性病例亦不少，见有充血、糜烂，均用苦寒，见有 Hp 阳性，连投苦寒之剂，不重视辨证，畏惧温药，此状目前已较普遍。殊不知苦寒久服，胃阳日衰，胃中沉寒痼冷不去，脘痛难除。

（二）胰胆之疾莫忘附子

胰属脾，急性胰腺炎症常见病因以饮食不当为主，与劳倦、受寒、情志不畅亦有关，病理因素以食滞、湿热、气滞为主，但也有伴有寒郁，尤以阳虚之体，寒凝气滞与食积互结。故兼有寒证，治宜温清并投，通腑导滞，拘泥于湿热热盛而纯用苦寒通导。至于慢性胰腺炎症，常见有脾胃不和，肝脾失调，肝胆湿热等症。其中，脾胃不和证患者有属于脾胃阳虚、寒邪久郁者，亦应选加温运之品，以振中阳。如症见久泄，脾虚及肾，火不暖土者，治当健脾温肾，温肾之品，如益智仁、补骨脂等品，有时配加附子，收效颇良。

胆石症，医者熟知由于肝胆湿热互蕴，胆腑之湿多从热化，与热相传，互相滋长，互相黏凝，可以成石，故治疗该病常以祛湿与清热相合，理气降胆。然而，也有少数患者病因有寒，或因服苦寒之药过多，中阳受损，湿从寒化，故当以温药治之，附子温通，配用得当则见效尤著。

（三）腹痛、背痛寒证宜用附子

腹痛属寒者甚多，自《金匮》"腹满寒疝宿食病"篇所列附子粳米汤、大黄附子汤、抵当乌头桂枝汤等方证以来，医者在临床上用附子已较熟悉。据《素问·长刺节论》谓"病在少腹，腹痛不得大小便，病名曰疝，得之寒"。主要是指以少腹寒性疼痛。临床常见男子腹部手术后肠粘连，腹股沟斜疝轻度嵌顿，痛甚而腑行不通，舌白，脉细而缓，时时畏寒，据证配用附子，每得缓解。

关于背痛一症，值得深入研究。背为躯体的一大部分，内廓心、肺，膈下有胃、胰、肝、胆，后下为肾之外腑。《灵枢·背腧》谓"五脏之腧出于背者"有肺、心、脾（胃）、膈、肝、肾等，《灵枢·经脉》谓人体结构认为"骨为干，脉为营，筋为刚，肉为墙"。背部筋脉众多，人体气血津液及脏腑在病理状态下，均有可能出现背部的症状，最常见者为程度不等的背痛（或胀）。从躯体背部而言，有"背为阳，腹为阴"之说，但如背部淋雨、受湿，尤以劳作过度，体位不正，筋骨经脉寒凝气滞，表现为背痛、背胀，遇寒尤甚，喜温畏寒，舌白，脉细等症，徐老常配用附子，治效即获改善。叶氏《临证指南医案》创有"温经补督"之法，重在"温"字，确系从实践中总结所得。

另外，上背背痛与食管疾病有关。中部背脊附近痛均与胃痛有关，左下背痛应考虑胰腺之疾，右下侧背痛常见于肝胆之病，均应及时诊查，利于早期诊断，确有寒证，亦当配用附子。切勿误认为"炎症"，必热而畏温热之药，前已论及，兹不赘言。

附子首载自《本经》，系毛茛科乌头的旁子块根，辛温有毒。功擅回阳补火，散寒除湿，治心腹冷痛、脾泄冷痢、风寒湿痹等一切沉寒痼冷之疾。历来医家积有丰富的治疗经验，只要辨证正确，用量恰当，煎煮时间较长，用制附子效良而毒副反应甚少。

附子其性善走，为通行十二经纯阳之要药（《本草正义》）。"通则不痛"，故附子可用于"真寒"之痛症。徐老有深切体会，凡消化系统诸多疾患，只要偏于脏腑有寒之证，常可获得意外之效。现列举数端，以供参考。消化系统疾病运用附子并不多见，徐老平时结合病例，常提及如何运用，个人体会此亦独特经验之一，记录整理如上。

（徐丹华）

二十七、徐景藩教授运用石菖蒲的经验

石菖蒲为天南星科多年生草本植物石菖蒲的干燥根茎，味辛微温，入心肝脾胃经，气薄清香，辛开芳化，温胜湿寒。功能化痰开窍、醒神益智、化湿行气、和中开胃、辟秽泄浊，临床应用广泛。徐老认为本品虽属开窍药范畴，但在消化系统疾病中也常使用，笔者师从徐老，获益良多，兹就徐老临床使用石菖蒲经验浅述如下。

1. 纳呆、食欲不振

《本草纲目》云其能"润五脏，裨六腑，开胃口。"《本草备要》谓其："辛苦而温，芳香而散"，"除痰消积，开胃宽中。"《药性考》称其能"除烦止吐，舒脾开胃"，一般用于脾胃湿浊壅盛而纳呆不思饮食，徐老认为本品化湿醒脾开胃作用甚好，常配以佩兰、陈皮，对药物性胃炎而脘痞纳差属湿浊中阻者投此药尤宜。此外，有此患者湿邪不著，胃脘也无明显胀痛，惟诉食欲不振，持续日久，不知饥，饮食甚少，胃纳呈呆滞状态，因而体重减轻，神倦无力，运用石菖蒲大有"醒胃"之功，若配佩兰、谷芽、鸡金、石见穿等药，其效尤佳。

2. 胃脘痛

《别录》提出其能"温胃肠"，《滇南本草》载其"治九种胃气，止疼痛"，缪希雍《本草经疏》曰："其味苦辛，其气大温"，"此通利心脾二经之要药也"，"气味辛温，气厚发热，故温胃肠。"徐老认为湿浊内盛，舌苔白腻，经久难化，口中黏，可在平胃散、不换金正气散等方中配用本品，以增其效；寒湿中阻，舌苔白腻或薄白，胃脘胀痛而受寒加重者，一般用温中化湿药后见效尚不快者，用石菖蒲与薤白、肉桂配伍，颇有良效，为治胃痛之变法；寒湿甚者，石菖蒲还可酌配草豆蔻、荜茇；湿浊郁而化热者，可与黄连、黄芩配用，化湿清热而兼苦辛通降之功。有的因情志不畅而诱发胃痛，心情抑郁，气滞不解，气郁津凝，成为湿浊者，也可用石菖蒲，或配用合欢花、郁金等，每可奏效。胃炎兼有食管炎症，脘痞，胸骨后不适，胸膈胀闷，善太息，于辨证方中加用石菖蒲，颇有良效。贲门失驰缓症，或幽门不完全梗阻，食入呕恶，或朝食暮吐，前者属噎膈，后者似反胃。可据证选方，配加石菖蒲、通草，徐老认为具有通胃窍的作用。胃下垂、慢性胃炎脘腹有如水击气之声，病人在松弛、收缩腹肌时其声甚显，旁人亦可闻之，可用石菖蒲配防风，化湿祛风相伍；如不效，则配加茯苓、泽泻、白术等加强健脾利湿。现代研究证明石菖蒲水提液对胃肠肌电活动呈抑制作用，其作用是通过阻断胆碱能 M 受体及迷走神经非胆碱能受体实现的，而与肾上腺素能 α 受体和 β 受体无关。此实验结果为石菖蒲

在临床上对胃脘胀痛的治疗作用提供了一定的药理学依据。

3. 泻痢、腹痛

《日华子本草》谓其"除风下气，……，止心腹痛，霍乱转筋。"《本草备要》云其能"疗噤口毒痢。"徐老认为石菖蒲治疗久泻腹鸣，尤为适用，可选参苓白术散、升阳除湿汤、痛泻要方，配用石菖蒲；久痢则与仙鹤草配用；久泻久痢，大便有赤白黏冻，腹痛隐隐，如慢性结肠炎、慢性菌痢、溃疡性结肠炎等疾患，宜用本品配伍治疗，也可用石菖蒲 20～30g 加仙鹤草、地榆浓煎保留灌肠。肠功能紊乱，每遇进餐后辄欲大便，大便易溏者，石菖蒲亦有效。

4. 不寐、郁证

《本草汇言》谓"石菖蒲能通心气，……，达肝气，……，通透五脏六腑十二经十五络之药也。"《重庆堂随笔》谓"石菖蒲，舒心气、畅心神、怡心情、益心志，妙药也"，"清解药用之，赖以祛痰秽之浊而卫宫城，滋养药用之，借以宣心思之结而通神明。"徐老认为对于不寐，据证加入石菖蒲，白昼服药，通脑醒神；睡前服药，怡心宁神，对调节中枢神经系统的兴奋和抑制，具有良好的作用。治郁证，尤其是状如"脏躁"证者，用石菖蒲与甘麦大枣汤相配，解郁而畅心神，可增其疗效，临床用之，屡有佳效。

5. 头面诸疾

《本经》云石菖蒲能"开心孔，补五脏，通九窍，明耳目，出声音。"徐老认为石菖蒲可用治偏头痛、瘀血头痛，后者由于痛久入络或外伤跌仆之后，脑髓受震，局部络脉瘀滞，不通则痛，常用王清任通窍活血汤为主方，由于目前麝香难以取得，徐老常以石菖蒲代之，其效也良。面痛（三叉神经痛）配加石菖蒲亦具通络散风定痛之功。《别录》称其能"主耳聋"，《药性论》则称其能"治耳鸣"，因此，徐老认为对耳鸣重听，闭气不适，耳窍不通，随症配加石菖蒲、通草，其效尤良；对气闭耳鸣耳聋，徐老用通气散（柴胡、川芎、香附）加石菖蒲，颇有效验。其他如头额痛，鼻不能闻香臭，善嚏易感冒，副鼻窦炎或过敏性鼻炎，石菖蒲也是良药。

6. 益智

《本经》云石菖蒲"久服轻身，不忘，不迷惑，延年"。《别录》谓其"聪耳目，益心智。"《本草新编》云其"能开心窍，善通气，……除烦闷，能治善忘。"《本草正义》云："菖蒲味辛气温……且清芬之气，能助人振刷精神，故使耳目聪明，九窍通利。"《医学入门》用菖蒲丸治小儿口软语迟。徐老认为小儿智力低下、发育迟缓及老年记忆力减退，甚则老年痴呆症，一般属脾肾两虚者为主，在辨证用药的基础上，配伍石菖蒲可提高开窍益智的作用，若兼痰湿蒙蔽清窍者，则其效尤著。现代药理研究也证实，石菖蒲水提醇沉液对正常小鼠的学习记忆有促进作用，还能明显改善东莨菪碱、亚硝酸钠所致小鼠记忆获得和记忆巩固障碍，能明显改善亚硝酸钠、氰化钾和结扎两侧颈总动脉所致小鼠的缺氧状态，从而改善小鼠因大脑缺氧造成的记忆巩固障碍。

（陆为民）

二十八、《徐景藩脾胃病临证经验集粹》整理后记

国医大师徐景藩教授,从事临床诊疗已六十五载,德高望重,经验丰富,为当代中医脾胃病专家。笔者有幸侍诊多年,又于2003年确定为第三批全国老中医药专家学术经验继承徒弟,结业已多年,仍留在研究室学习、工作,深刻感受到徐老治学广博严谨,经验淳厚实用与时俱进,衷中参西。与陆为民主任等一起参与整理《徐景藩脾胃病临证经验集粹》,已于2010年8月由科学出版社刊行,现将整理学习老师学术思想的体会撷要简述于下,以供学者参考。

(一) 师古重在阐发

关于脾的生理功能,徐老归纳为1 主运化、2 统血、3 与抗病功能有关、4 脾与涎和意、5 脾小则安等五项。各项均详述其临床实践指导意义。

例如"3",根据《灵枢·五癃津液别》"脾为之卫","师传:脾者主为卫"的记载,认为"卫"指人体抗御外界致病因素的功能,通过观察血液体液免疫功能指标 IgG、IgA、IgM、C3 等数值旁证,认为在外感疾病的防治措施中,应重视维护和提高脾胃功能;在复杂或重症感染疾患的病程中,亦应注意勿使脾胃气阴受损并及时予以调治,俾正气充盛,邪气自衰;在热病恢复期的善后调护中,重视脾胃功能,有助于早趋康复,避免复发或重感外邪。

又如"4"项,根据《素问·宣明五气篇》所载"五脏化液,脾为涎"联系所观察30 例脾虚患者治疗前后唾液淀粉酶测定,其活性差由负值升至正值的对比,提示脾虚患者经健脾药物治疗后,在症状改善的同时,其自主神经系统功能亦能得到改善,从而促进消化腺的分泌趋于正常。对脾气虚多涎,脾阴虚少涎的治疗,也具有实践指导意义。

关于胃的生理特点,归纳为:①胃主纳,能磨谷,②体阳用阴,多气多血,③上清下浊,主降则和,④胃气为本,喜润喜燥等。第"3"项,联系喻嘉言《寓意草》所述:"一胃分为三脘,上脘清阳居多,下脘浊阴居多"结合临床诊疗,胃脘疼痛如在上脘,以气滞为主,有助于辨证和治疗。

《灵枢·本藏》曾谓:"肉䐃不称身者胃下"、"肉䐃么者胃薄"、"胃下者,下管约不利"。"胃下"之疾,经近代 X 线钡餐检查与胃下垂颇为相似。部分患者表现为腹部坠胀、食少、便溏、神倦气怯、舌淡白、脉细濡,或伴脱肛等症属脾胃气陷之证,可适用于补中益气汤。然而,不少病人却因"下管约不利"亦即幽门管排空不利,胃中潴留液过多而出现痰饮内停,肝胃气滞之证,故徐老认为不能把胃下垂与中虚气陷之间划上"等号",应重视理气和降,温阳化饮等治法,使气滞得降,痰饮渐化,排空加快,症状改善,饮食渐增,胃下得以改善,临床诊例甚多,不可以补中益气法通治此病。这一见解,具有实践启迪意义。

(二) 傍通博采众长

徐老数十年来,潜心研究内难、伤寒金匮东垣等经典理论,同时还参读诸家学说,其中有关明清一些医学家如叶桂、吴塘、马培之、喻嘉言、张聿青等医论、医案,从中取其精华,用于临床,扩充临证辨治思路,提高治疗效果。《脾胃病临证经验集粹》一书第一篇"医论第五章"即有上述诸家论述11 节,加以阐发,博采众长。例如"论析叶桂治脾胃病经验"一篇,概

括为"治胃着眼宣通,治脾重在运化;肝木犯中,疏抑调畅"、"温肾涩涩,药治恰当"、"苦辛开泄,配伍精巧"、"脾胃阴虚,治以滋养"等五节中加以论述。对叶桂《临证指南医案》中"郁证"和"木乘土"、"痞"等篇专门另加研讨论说,又将叶氏"痞"案与《张聿青医案》"痞气"案两者对痞证经验特色加以类比分析,撷其经验,举一反三,触类旁通,而又不胶柱鼓瑟,读之取益非浅。喻嘉言《寓意草》中曾有"胃中空虚,风自内生"之论说,见于医案呕吐之后篇,徐老认为,"空谷生风"可供临床诊疗的参考大致有三,其一、呕吐量多,胃津受耗,可以导致虚风内动,当先设法镇吐,继须滋养胃津,以息其风;如内风已成则培土宁风,并警惕中风卒中之可能。二则若有便泄腹中鸣响较著,符合"风胜则动"之理论,可投以驱风之剂,风以胜湿,参配用防风、羌活、秦艽等药,有些"胃中风炽,餐已即泄",肠易激惹,功能紊乱的患者,而可配用祛风方药取得治效。

徐老在研究叶桂《临证指南医案》"郁证"38 例 43 案的分析中,归纳始病在肝,及于心脾;气郁与火、痰、瘀;郁久可以成痨,防治必须结合等观点。治法主以条达宣畅;窍络不利者治以利窍;脉络不通者宜宣通脉络;肝郁化火者宜以苦辛泄降。总的原则为不损胃、不破气、不滋腻。联系自己经验,详述郁证在脾胃诸多病证中的辨证治疗方药。

吴塘诊治外感温热病,十分重视甘凉、甘寒以养胃阴,认为"十二经皆禀气于胃,胃阴复而气降得食,则十二经皆可复矣。""滋阴不嫌频繁"。擅于用甘凉、甘酸之剂,滋阴胃阴,敛益津气。徐老宗叶桂、吴塘之意,从实践中运用养胃理气方药,治疗慢性萎缩性胃阴虚气滞证,用酸甘化阴、抑肝和胃健脾之法,治疗肝肾阴虚、肝邪乘脾证的慢性胃炎兼患慢性结肠炎或肠易激综合征或小肠吸收不良综合征等,从而取得良效。仿吴塘经验,用乌梅丸加减治疗胃寒停饮、寒热错杂之呕吐。认为"食入即吐是无火",吴塘之论可以补充仲景"食已即吐者,大黄甘草汤主之"的不足。贵在辨证,不应拘泥。

《马培之医案》胃痛 17 案例,凡用当归、丹参者达 17 例,调营和血,柔肝体而制横逆之性,徐老联系李杲《脾胃论》"脾胃不足,皆为血病"、"脾胃虚弱,乃血所生病",认为诊治胃疾当重视营血,参用血药。取各家之说,集思广益,治气辅以治血,机圆法活,思路得宽。

(三)诊病务必周详

该书第一篇有"论脾胃病诊法",介绍徐老对运用四诊的经验,临床思考分析,参考理论检测,辨证方法等内容计 12000 字。反应他诊病周详的特点。例如问诊,必须详询主诉,与主症相关的伴随症状时间,诊治经过,其他病史,最后还应询问一句:"还有什么不舒服?还有什么要补充?"稍待须臾,病员无言,问诊才算初步完成。望诊一节中,谈到如舌上一侧有腻苔,应观其腻苔之上,有无缺齿,不拘泥于前人对左右舌面脏腑隶属之说。望舌下之血络,测知其血瘀病理因素及其轻重程度。细观舌下系膜,以便及早发现黄疸。望鱼际之色,掌侧指尖之色,了解其是否有瘀热、浊毒等病理因素。

徐老在书中介绍了切脉之道,他认为形盛、形瘦之人与脉形浮沉、大小,互有影响。关脉的异常,对脾胃疾病的诊断,颇为重要。辨认各种弦脉对病机的关联。他认为涩脉常细而至数欠清,须潜心推寻。对脾胃(消化系)病人切脉之外,必须做好腹部切诊,对腹诊的方法、经验,都有宝贵的经验介绍。

临床思考分析,亦即临床思维,也是中医诊疗的基本技能,运用正确、熟练与否,不仅反映医者的业务水平,还常直接影响到治疗效果。如何恰当地参考当前临床物理、化学各种检测结果,有助于辨证、疾病诊断、判别预后等等内容,书中也均有简要的介绍,反映徐老与时俱进的学术思想。

徐老对临床常见病慢性胃脘痛的辨证,注意到痛与不痛、痛与时令气候变化,痛与饮食五味等等诸种关系。对中老年患者,还必须联系胃与心、胃与肝胆胰等脏腑病证的有无相兼,其间的主次、轻重。着重介绍了胃心同病与胆胃同病的诊治要领,妇女更年期胃病,老年胃病的辨证治疗经验。

早期胃癌,胃、十二指肠溃疡复杂难治病例或合并上消化道出血等疾患,经胃次全切除后,常伴发残胃炎症、吻合口炎症,临床上常可遇到。残胃容量小,功能衰减,气血精微不足,而又常兼气滞、郁热、血瘀等病理因素,本书"医论"中有"残胃炎症"专篇,系统介绍他的诊疗经验。

"医话"篇中,尚有关于诊断方面的点滴经验介绍,如情志不调与胃病,胃痛部位的辨证,药物引起胃病的辨证,关于螺杆菌、肠化、异型增生的诊疗,背痛的辨证,溃疡性结肠炎复发的诊断与对策,术后肠粘连诊疗,等等。从以上简述,可以窥见徐老在脾胃(消化系)疾患诊病之周详,为临床所实用。

(四) 选方择药在精

诊断已明,辨证基本确定后,如何选方择药,常常是重要的一环,也是直接影响治效的关键。基本的常用方药,在内科学教材上均有记载。然而,临床上不少复杂、疑难病证的治疗方药,必须随证而定,加以推敲,广为补充,比类分析,才能应变而切中病情。

徐老对脾胃气虚证选用《医方集解》六君子汤,四君子汤加黄芪、山药,健脾胃之气,寓山药柔养之性,补气而又护阴。脾气脾阴俱虚之证,选用《慎柔五书》养真汤,方中有山药、莲肉、白芍、五味子、麦冬敛润脾胃真阴,优于参苓白术散。胃痛、胃痞这类常见病肝胃气滞证,常用方为《景岳全书》柴胡疏肝散,据徐老的经验体会,脘痛痞胀以上脘周围为主者,用苏梗"主中"而不用柴胡,在此方柴胡下面添加"或及苏梗"。按《本草崇原》所载,谓"苏梗气味辛平,能使郁滞上下宣行,凡顺气诸品,唯此纯良宽胸利膈,疏气而不迅下"他常首选苏梗。

对食管炎症、功能障碍的气郁证候,表现为胸骨后不适,胸闷,嗳气,食物反流,舌苔薄白,脉细弦,情志不畅或烦劳紧张等症状加重者,治以理气开郁,和胃降逆,从《丹溪心法》木香调气散(木香、丁香、蔻仁、砂仁)《医醇賸义》解郁合欢汤(合欢皮、柴胡、白芍、薄荷、茯神、沉香等),《温病条辨》新制橘皮竹茹汤(橘皮、竹茹、柿蒂、姜汁)等方中,据证选用。食管炎症较著者,用藕粉调入药液文火煮成糊状,卧位服药的方法,提高治疗效果。

他如肝胆湿热蕴结而致黄疸、腹胀者,选加《温病条辨》二金汤(鸡内金、海金沙、厚朴、大腹皮、猪苓、通草)。肝硬化阴虚臌胀配加《邹良才经验方》兰豆枫楮汤(泽兰、黑料豆、枫树果、楮实)。诸如此类,精选方剂,针对不同证候,提高治效。

该书《医论》有"胃病用药选择",篇中列举了徐老对功用相似而又须据证选择的经验体会,如党参与太子参,认为太子参微甘,补气而不滞气,健胃养胃,对胃阴不足又兼气虚,妇女更年期脾胃气虚,或夏季胃病虚实兼夹等症,宜用太子参等作了详细的说明。还有黄芪与山药、陈皮与佛手、薤白与草豆蔻、黄芩与蒲公英、乌贼骨与瓦楞子、木蝴蝶与八月札、丁香与柿蒂等15组功用相似药物的选用要领。

"医话"第 24 篇"溃疡性结肠炎复发之对策"中,徐老介绍了如何用黄连,用多少为适当,怎样配伍等方法。对腹痛下利,抑肝抗过敏一法,认为《景岳全书》引刘草窗方痛泻要方"抑肝"功效较弱,可以据证参配蝉衣、僵蚕、乌梅炭、合欢皮等品,如何选用的方法,以利于提高防治效果。

又如"胃病与湿"这篇用药经验中,徐老对藿香、石菖蒲、草果仁、薏仁、芦根等各种药物的适应症、功用、配伍等均有详细的论述。"胃病与血瘀"篇中,论述了瘀血的形成、发展等机理,提出健脾益气化瘀、养阴益胃化瘀、疏肝行气化瘀和凉血化瘀等每种治法的药味、功用主治异同及其配伍等经验。肝胆管道结石疾患,如何在清利肝胆湿热的基础上,选加王不留行、皂角刺、通草、路路通、蜣螂等药化瘀散结通利之品,均源于他多年来认真研究方药微妙出入之处而获得效果的宝贵经验。

书中第四篇医案篇,列述 108 则案例,多数属脾胃(消化系)的疑难病证,理论联系实际,对诊疗研究工作,均有实践指导及参考意义。跟师学习多年,再经协助整理此书,不仅提高了业务水平,也进一步学到了传承名老中医学术经验的方法和要领。必须要持之以恒、细心领悟、存真取精,取舍严谨,实事求是,在平凡的工作中不懈努力。但限于水平,对徐老该专著的特色,尚难免挂一漏万,很不全面,还请广大同仁多加指正。

(徐丹华)

附　篇

附篇一 学习《金匮要略》有关消化系病证内容的体会

张机所著《金匮要略》（以下简称《金匮》），为中医学经典著作之一，尤其是内科医生，更宜熟读，温故知新，学用结合。此书内容丰富，计二十二篇，其中涉及消化系统如食管、胃、肠、肝、胆疾病的证治者不少。现据个人体会，将上述有关条文列出，简要叙述有关体会，书供参考。凡教材已有全面系统的释义叙文者，不再重复。有些条文次序，整理归类时稍有更动。涉及以脉测证的条文从略。方剂未专门抄录原文，但用药及剂量、煎服法有特色者，仍予以叙及。

脏腑经络先后病篇

问曰：上工治未病，何也。师曰：夫治未病者，见肝之病，知肝传脾，当先实脾，四季脾旺不受邪，即勿补之。中工不晓相传，见肝之病，不解实脾，惟治肝也。夫肝之病，补用酸，助用焦苦，益用甘味之药调之……肾气微弱则水不行……肺被伤则金气不行，金气不行则肝气盛……（第1条）

这里所提"上工治未病"是引申《素问·上古天真论》所述"是故圣人不治已病治未病，不治已乱治未乱"之旨。《素问》所言"治未病"，是指通过养生保健而预防疾病的发生。仲景所言"治未病"，似指某脏已病，为防传至他脏以免疾病增重，并通过脏腑之间的联系，治疗他脏而利于原来有病之脏得以改善。虽然同为"治未病"，其内涵略有不同之处，但两者均有临床实践意义，都是极其宝贵的经验和学术思想。

肝与脾关系密切，前人以"土能荣木"，"木能疏土"，概括两脏生理上的相互依赖，用五行之喻，颇为生动。肝既有病，可及于脾，脾既有病，肝易乘侮。清·叶桂《临证指南医案·肝风》篇按语中，进一步阐明了肝的生理病理与他脏及精血的关系谓"肝为风木之脏，因有相火内寄，体阴用阳，其性刚，主动主升，全赖肾水以涵之，五液以濡之，肺金清肃之令以平之，中宫敦阜之土气以培之，则刚劲之质得为柔和之体，遂其条达畅茂之性，何病之有。"此虽为肝风机理而论，但对肝与脾肺肾等脏之间的相互联系，叙述极为精辟，贻益后人，贡献卓著。

征诸临床，不论是胁痛、黄疸、癥积、臌胀，抑或是眩晕、中风，治肝之际，不忘治脾，均为医者所熟知。

肝实治肺，清金以制肝木。《金匮》本条文中所言"金气不行则肝气盛"，也有指导临床的实践意义。后人朱丹溪对此亦有阐发，为诊治肝病拓宽了思路，提高了治效。个人治肝实用清肺，治肝阴亏虚而随证兼养肺阴，体会确能提高疗效，故认为"肝实治肺"，似可改为"肝病治肺"，肝实肝虚均可随证而治肝，补虚泻实，灵活运用。

关于"四季脾旺不受邪"一语，历来解释不一。按《素问·太阴阳明论》谓："脾者土也，治中央,常以四时长四脏,各十八日寄治,不得独主于时也。"春夏秋冬,每季 3 月,季末的 18 日为脾所主,一年共 72 日,如此则与每季相同。凡见肝之病而须实脾者,在脾土所主之日期,脾气自旺,意即可不必实脾。然而,此语不必过于纠缠"四季"二字,当以临床病征为重。如脾胃确尚健旺,可以不必补脾。平时重在固护脾胃,脾胃功能正常,也是预防肝病或其他疾患的重要措施。关键在于使人"脾旺"则邪不可干,亦即"不受邪"之意。

夫病痼疾,加以卒病,当先治其卒病,后乃治其痼疾也。(第 15 条)

痼同"锢",为久、坚之疾,痼疾是指经久难以治愈的病证。卒病是指突发的疾患。按一般标本先后的治病原则,当先治其突发的、新生的病,待卒病向愈,再治其原有的痼疾。此理甚明,为医者无不知之,似属老生常谈。然而,临床上却常可遇到一些"明知故犯"的诊例。

一病者有慢性胃脘痛(胃十二指肠溃疡、炎症),胃痛经常发作,常请某大夫诊治。此日上腹又觉疼痛,就诊后手持处方,理气调中之品,配药 7 剂。殊不知夜间腹痛甚剧,黎明急诊,经检查为阑尾炎,当即手术,发现阑尾已经化脓,行将穿孔,事后发生医疗纠纷。某大夫年逾五旬,经验比较丰富,但长时间在门诊工作,望闻问切,切脉认真,却疏于按腹。病人诉上腹痛发作,大夫总以为仍是"痼疾",殊不知乃是肠痈卒病初起。若能按腹诊查,右下腹当有压痛。如确定为肠痈,大黄牡丹皮汤加减,先开 2 剂,交代清楚,留观察或住院保守先治,必要时即行手术,这样处理就比较恰当。"卒病"可以是外感热病,也可以是脏腑之病,尤其是在"痼疾"病痛之所,又加卒病,容易被人疏忽。某医对按腹诊查太不重视,只知切脉,不知诊腹,四诊不全,诊断失误,医之过也。

仅以上腹部疼痛而言,不仅仅是胃家之疾。胃病未愈,如伴发心、肝、胆、胰等疾患,也常具有上腹疼痛之症。医者必须时时警惕,详细诊查,千万不能因有旧病而忽略"卒病"。

清邪居上,浊邪居下,大邪中表,小邪中里,𩟝饪之邪,从口而入者,宿食也。五邪中人,各有法度,风中于前,寒中于暮,湿伤于下,雾伤于上……食伤脾胃,极寒伤经,极热伤络。(第 13 条)

此条文"𩟝饪"是指经煮熟有香味的饮食物。由于饮食的质、量等不当,从口而入,发生疾病,这种因素,称为"食伤脾胃"之"食伤",与风、寒、湿、雾并列为五邪之一,可见前人十分重视病从口入的病因,把饮食不洁,受污染以及进食质、量、温度等不符合卫生要求的因素列为病因之一。

"食伤"不能理解为单纯的食滞所伤,除了食滞未化,影响脾胃消磨运化等功能以外,还可能包括经口而入的外邪所伤,属感受外邪,口鼻为主要途径,口气通于胃,诚如吴鞠通在《温病条辨·寒湿》中所说"湿之入中焦,伤脾胃之阳者,十常八九。"阳不足而阴有余,每呈寒湿之证,如胃热内盛或寒郁化热,或素体阳旺者,湿邪即从热化,不论寒化、热化,多出现脾胃症象,且可及于肝、胆,甚则可以流注经络,及于他脏,充斥三焦,犯及营卫。为此,个人体会此文中所言伤食这一病因,应全面警惕饮食致病的广泛性和重要性。即使已经"煮熟"而具有香味的食品,任何一个环节有了问题,同样可以构成致病之"邪"。

百合狐蜮阴阳毒病篇

百合病者,百脉一宗,悉致其病也。意欲食,复不能食,常默默,欲卧不能卧,欲行不能行,饮食或有美时,或有不用闻香臭时,如寒无寒,如热无热,口苦,小便赤,诸药不能治,得药则剧吐利,如有神灵者,身形如和,其脉微数……

"合"有会、聚之意。百合病的症状多,似属诸症会聚,莫可名状,不易诊断的疾病。却又是"身形如和",意即形体当无明显的病态。因难以看出其疾之实质和病因,而又呈时轻时重的发作性,故喻之为"如有神灵"作祟。

据上文百合病情的描述,与《素问·疏五过论》所载因尝贵后贱,尝富后贫而"五气留连,病有所并,医工诊之,不在脏腑,不变形躯,诊之而疑,不知病名"颇有相似。按启玄子注谓:"病由想恋所为……因情念所起",说明这类情志病古即有之,奈"不知病名"。而仲景名之为"百合病",以百合及其类方治之,显然是有所发展。时至今日,这类因情志所伤而致病者,形形色色,更多更复杂,为医者尤当用心识之,善为治之。

临床上常可见到一些患者胸闷不畅,短气神怠,心下痞胀,食后如塞,或如蚁行,或觉瘙痒,动则汗多,夜不得眠,妇人月事不调,乳房胀,肢体麻,头常眩,身常痛等等症状,绪紊不一。经多方诊治,可查见慢性胃炎,但投胃药治之罔效,遍历多家医院,求治高明医生,按病理报告,胃炎实属一般,何竟如此难治。须知成人患胃炎者十有七八,查到胃炎却并非仅此胃疾,尚有心理障碍。情怀不畅,隐情曲意不伸,必须耐心、关心、语言疏导。药治参以甘缓、疏郁、和胃之品,并投以百合,药食相兼,结合暗示,晓以古有验方,专治尔疾,心病心药,可获不等之效果。

有的妇女胃病经久,虚实兼夹,脾胃之气不足,肝胃之气不和,补之参术黄芪则痞胀加重。百合清养肺胃,甘缓其中,不失为一味可用之药。但切不可以为百合乃治胃之灵丹,若有气滞失降、湿阻、热郁、食积、醒毒等病理因素者,重用百合均非所宜。为医者必须达理,详为辨证,全面考虑,不可偏执一方一药,以不变应万变。

血痹虚劳病篇

脉弦而大,弦则为减,大则为芤,减则为寒,芤则为虚,虚寒相搏,此名为革,妇人则半产漏下,男子则亡血失精。(第12条)

"血痹虚劳病"是血虚络脉痹阻和气血亏虚疾患两个病。此条条文主要指出血量较多可见芤脉、革脉。芤脉中空而大,状如葱管。革脉乃芤与弦相合之象,此条主要是谈芤脉。妇女半产出血,经来量多如屋之漏,或男子内脏出血,卒然而量多者,可见芤脉。如脉大而空,似有弦象,又非弦脉,重取无力,称为革脉,状如皮革。

内脏出血,血已离经。如积于体内而尚未离体,医者贵在能及时发现,及时诊断而救治。患者此时可有疼痛、头晕、心悸、面白、脉芤等症象。如测血压,则卒然低降,若疑有肝脾等脏破裂,则可从腹腔穿刺得血。前人以芤脉列为出血较多的征象,是从实践中获得的经验。据个人体会,一生中切脉见芤象者极少。一次是在1979年国庆值班,黄昏时分巡视病房,发现一位肝硬化病人原来晦黄的面容突然转白,一搭脉呈现中空而大的芤脉,即测血压,已见低降。当即惊觉其内有出血且量不小,一面嘱咐护士输液,一面联系备血。不出所料,一会儿病人呕血,继而大便色黑,水冲之见红。由于及时抢救,采取多种措施,幸得控制病情。在诊得芤脉约 5 分钟以后,多次诊脉均为细数脉象。可能因卒然使血容量减少,血管代偿不及之刹那间,脉显芤象,血管一经收缩,芤脉迅即消失。如果认为出血病人经常出现大而中空的芤脉,这可能属于想当然的推理,是不符合实际的。

虚劳里急,悸衄,腹中痛,梦失精,四肢酸痛,手足烦热,咽干口燥,小建中汤主之。(第13 条)

虚劳里急诸不足,黄芪建中汤主之。(第 14 条)

本条文是论述阴阳两虚之虚劳病证治,因脾胃为气血生化之源,脾胃功能不足,气血阴阳亏虚而出现上列诸症,治法宜建其中气,用甘温之剂健运脾胃,调和营卫。然据上列症状,若偏于阳虚者,此方较为适合。

由于叙述比较含糊,13 条所述的症状看不出孰是主症,孰为兼症,冠以"虚劳里急",谅系慢性虚损性疾患。"里急"二字颇为费解,尤怡《金匮要略心典》解释为"里虚脉急,腹为引痛"。可能是腹中很不舒服,令人不安,简称为"里急"。有人认为是腹痛而大便次数多,大便溏泄,下利似痢,似不符合原意。

小建中汤从用药物组成而论,乃桂枝汤倍芍药加胶饴,胶饴即饴糖。桂枝辛温温阳,芍药甘草缓急止痛,姜枣调和气血营卫。据方义来看,里急与腹痛相联系,可以理解为腹中阵阵疼痛,病人很不舒服而焦急不安。正因为如此,芍药倍量,且加饴糖,以甘缓疏收而定其急与疼痛。饴糖由麦、米等粮食经发酵糖而成,甘而微温,缓中补虚,生津润燥,气阴兼顾,这正是小建中汤的特色所在。现今药房常无饴糖,可代以软糖,烊化后入汤药中服之,可治中焦虚寒所致的胃脘挛痛,喜热喜按,得食可减,或虚劳发热,心悸虚烦,或产后腹中痛,舌质偏淡,脉或细等症。

14 条气虚甚者,加黄芪,即黄芪建中汤。按仲景原文药量,桂枝、甘草、生姜均为三两,黄芪一两半,可知黄芪并非君药,临床用此,可增其量。该条文所说"诸不足",意即诸虚不足或因虚而伴有的诸种症状,在 13 条中已有所述,故不赘述。

饴糖有软硬之分,软饴如流浸膏状,供药用。时下中药房已无饴糖供应,市上也不易购到,故现在处方也少用此药,医生对此也渐淡忘,虽用建中汤而已失其原意。小建中无饴糖,殊难奏"建其中气"之效,于是黄芪建中汤中加重黄芪,使原来的臣药成为君药。确系脾胃虚寒证候,脘痛隐隐,得食可缓,喜热喜按者,效果良好。若气滞胃中,肝胃不和,或兼郁热、湿阻,或胃阴已虚者,桂枝黄芪均非所宜。朱震亨《丹溪心法·心腹痛》告诫医者"诸痛不可补气",恐也考虑到心腹(包括胃脘)痛之疾纯属虚寒证者不多,擅用黄芪等补气药物,非徒无益,反增其病痛,对此不可不慎之又慎。

五劳虚极羸瘦,腹满不能饮食,食伤、忧伤、饮伤、房室伤、饥伤、劳伤,经络营血气伤,内有干血,肌肤甲错,两目黯黑,缓中补虚,大黄䗪虫丸主之。(第 18 条)

本条叙述内有干血所致病证及其治法方药。"干血"即是久留的瘀血。瘀血久留,是导致虚劳久病的病理因素之一。瘀血不去,新血不生,气血虚衰,瘀血不消而尤增,故治法宜缓中补虚而化其瘀血。

　　临床上常见的肝硬化失代偿期患者，"腹满不能饮食"，往往同时具有臌胀、癥积、黄疸等病征，亦即属于虚劳。这类病人，一般病史较久，病位在肝脾与肾，其本气阴当有不足，其标常由气滞、血瘀、水留，特别是血瘀久留，内结癥积。脾脏裹血过多，瘀血不去，新血不生，大黄䗪虫丸可以据证配用。但方中有水蛭、虻虫、䗪虫等破血之品，有出血或出血倾向者，不用或慎用。条文虽亦"缓中补虚"，方中惟生地黄、芍药、甘草滋阴缓急，可能指运用活血破瘀之法，瘀血祛而其虚可以渐复，但临床实践中还当妥为权衡益气、养阴与活血、利水等方药相伍。由于该类病情复杂而较重，显然决非大黄䗪虫丸一方所能概其全。

　　另如腹腔藏块，属肝癌、胃癌等恶性肿瘤晚期，手术已不适应，本虚标实，可据证配用大黄䗪虫丸，有关报导不少，然此方亦属综合治疗措施之一。

腹满寒疝宿食病篇

　　病者腹满，按之不痛为虚，痛者为实。可下之，舌黄未下者，下之黄自去。（第2条）
　　按之心下满痛者，此为实也，当下之，宜大柴胡汤。（第12条）
　　腹满不减，减不足言，当须下之，宜大承气汤。（第13条）

　　这三条都是针对腹部满痛的诊治要领，"满"意即胀满。腹部按触，亦即是切诊之一，对诊断虚实十分重要。按之痛（亦即压痛）者为实，按之不痛甚至喜按者为虚。这是辨别虚实的主要依据之一。其次是望诊舌有黄苔，乃里有热积之征。

　　第2条是叙述心下满痛实证，宜用大柴胡汤。"心下"是指上腹剑突下胃脘（上、中、下脘穴位处）的部位，该部位自觉痛和压痛，可见于急性胃炎、胆管炎、胆石炎症、胰腺炎等常见疾患。大柴胡汤已成为以上腹痛为主尤其是肝胆胰脾急腹症初起保守治疗的主要方药。也从而可知仲景《金匮》源于临床实践的可贵之处。人们常以"古方可治今病"为喻。实际上辨证是关键。有其证即可用此方，证不符合，即不适此方。柴胡疏利，枳实除满，大黄泻实。此方以三药为主，对急腹症胃、肝、胆、胰患者均为适用。掌握时机，及时辨明证候，即用此方，随证加减，其效卓著。

　　第13条是指大承气汤的运用，腹部满痛持续存在的痞满燥实证，即使有时稍有减轻，如这种改善的程度是极轻微的，仍须果断地用下法，病邪不从下泄，腹痛腹满不会缓解。当然必须辨知确属里实之证。联系第2条所述"舌黄"这一征象，腹满按之疼痛而舌有黄苔，如经投以下法，症状减轻，舌黄亦当相应改善。若舌上仍有黄苔，腹满减不足言，也正是仍须运用下法的适应证。

　　腹中寒气，雷鸣切痛，胸胁逆满呕吐，附子粳米汤主之。（第10条）
　　胁下偏痛，发热，其脉紧弦，此寒也，温药和之，宜大黄附子汤。（第15条）

　　这两条都是适用附子的中寒痛证。第10条胃肠虚寒证，早在《灵枢·五邪》篇即有描述，谓"邪在脾胃，阳气不足，阴气有余，则中寒肠鸣腹痛"。《金匮》所言"雷鸣"，实即腹中鸣响，或称肠鸣。"切痛"意即疼痛较著而频发之意。兼有胃气上逆，故胸胁逆满呕吐。方用附子温阳除寒，半夏和胃降逆，粳米、甘草与大枣均为调和脾胃，甘以缓之。此方对胃炎寒证急性发作，或胃肠痉挛、不全性肠梗阻寒盛之证，用之甚效。粳米入药共煎，古来如此，既养胃气，又缓解附子之毒。时下已极少遵此原方，不用粳米，深为不解。

第15条是寒热夹杂而以寒实为主的证候,虽有胁痛、发热而"其脉紧弦",乃阴寒内结之证,故当用温下之法,但与纯寒无实之证不同。

临床上不少胆道感染性疾病反复发作之时,胁痛,身有寒热,畏寒,舌白,脉细或沉,腑气不畅,胁下按之疼痛,用大柴胡汤加减而不瘥。当审其是否内有寒证,勿误以为"炎"即是热,感染就必是纯热。须知里实兼寒,寒热夹杂者,非用温药不可。故此条文及前后相关的叙述,是属于寒证而主以温药的条文,可以互参,融会贯通,强调里寒之证在急腹症辨治时应予重视。

寒从何来?其因可能有三:一是素体阳气不足;二是兼感外寒,寒邪入里,与湿热相合,寒热兼夹;三是病后用药苦寒过度,中阳受损,使湿从寒化。

文中所用大黄附子汤,药用大黄、附子、细辛,属温下之剂。仲景另有大黄附子泻心汤,后世《本事方》有温脾汤,均为大黄附子汤之类方,可以互参,据证斟酌,加减变通。但附子温通,逐其寒,振其阳,大黄荡涤肠腑,去其里实,均为主药。对急腹症能善于运用温药,运用温下,常可收事半功倍之效。

附述 本篇17条、18条、19条均记述关于"寒疝"的诊治内容。疝,说文谓:"腹痛也"。按《素问次注》所释,认为是由于"寒气结积之所为也。"故寒疝之病泛指下腹骤然疼痛性疾患。但以腹外疝为多见,是腹腔内脏器通过腹壁薄弱点或缺损区向体表突出的疾病。如常见的斜疝、直疝和股疝,一旦疝内容物发生嵌顿,可出现较剧烈的疼痛和肠梗阻症状。古代因未明其病变实质,认为是因阴气积结不散,寒气内盛,腹痛上下无常。巢氏《诸病源候论》有厥、癥、寒、气、盘、胕、狼疝等"七疝"之分。宋《直指方》有"疝、奔豚、小肠气、膀胱气,皆是物也"之说。描述其发作症状较详,且尚有狐疝之称,癫疝之名。自古此类疾患不少,积累了可贵的诊治经验。

"寒疝"之病,也包括腹外疝以外的寒性腹痛。例如现代腹腔手术后的肠粘连、腹腔淋巴结炎以及神经血管性疼痛等疾患。内科治疗辨证为中寒沉积,具有舌白、脉细、畏寒、腹喜热、喜按者,据证配用附子,可以温中散寒,通经定痛。《金匮》所用乌头汤、大乌头煎、乌头桂枝汤,君药为乌头,为毛茛科植物乌头的块根,其旁生块根(子根)即是附子。附子经炮制,毒性降低,迄今临床均用附子、制附片,用量5~10g,煎药时间较久,一般2小时左右,安全而有效。

胸腹满,发热十日,脉浮而数,饮食如故,厚朴七物汤主之。(第9条)
痛而闭者,厚朴三物汤主之。(第11条)

第9条腹满,发热,表里同病,表未解而里已化热,故用桂枝汤去芍药而加厚朴三物汤,表里双解。11条无表证而实热内积,故单用厚朴三物汤。

以上两方,均以厚朴为方名,为君药,治腹部满痛而大便闭者。厚朴三物汤与小承气汤药味相同,惟厚朴与枳实之量均较多。按原方用量析:

	厚朴	大黄	枳实	桂枝	甘草	生姜	大枣
厚朴七物汤	半斤	三两	五枚	二两	三两	五两	十枚
厚朴三物汤	八两	四两	五枚	—	—	—	—
小承气汤	二两	四两	三枚	—	—	—	—

厚朴苦辛、温,入脾、胃、大肠,功擅温中、下气、燥湿,为脾胃病湿阻气滞证之常用良药。

《本草汇言》谓："厚朴宽中下气,平胃气之药也。"《医学衷中参西录》更认为"且能入肝,平肝之横恣,以愈胁下掀疼……。"

五脏风寒积聚病篇

肝着,其人常欲蹈其胸上,先未苦时,但欲热饮,旋覆花汤主之。(第 7 条)

此篇中除"肝着"以外,还有"肾着"。"着"与"贮"通,《广注》谓"居"也,即指风寒等外邪留贮于肝、肾而致病。篇中已有"肝中风"(第 4 条)及"肝中寒"(第 5 条),却又另立"肝着",意即肝着不同于中风、中寒。风寒久留,虽经治疗,风寒之邪已祛,但病未得愈,转化为内伤病证。肝藏血,胸胁膈膜等部,血行不畅,气滞血郁,故出现胸胁不适,欲捶打,欲任重物,治以旋覆花汤。方中用旋覆花、新绛及葱三味药物,功用为下气散结,活血通络。后世王清任《医林改错》血府逐瘀汤主治适应证中有"胸不任物,胸必任物",与本条"常欲蹈其胸上"相似,也是旋覆花汤证治的创新及发展。

趺阳脉浮而涩,浮则胃气强,涩则小便数,浮涩相搏,大便则坚,其脾为约,麻子仁丸主之。(第 15 条)

《金匮》书中很多条文记述脉象。趺阳脉在足背部,在一般疾病的诊治过程中,后世均以寸口脉(桡动脉)为主。不少学者在研究或注释是书时认为,多数以脉测证的条文疑为后人掺入,故个人意见,本条之脉象不必过信,可以略而不论,何况所述浮而涩脉实际上是互有矛盾,不可并见的。

"胃气强"与"大便坚"是本方的适应证。胃气强意即饮食尚可,或者说消化功能尚可。然而大便干坚,是由于脾的约束。尤氏《金匮要略心典》认为"约,小也,胃不输精于脾,脾乃干涩而小也",这样解释尚无不可。肠腑失濡,虽亦属脾之虚,但并非纯虚之证。故麻子仁丸重用麻子仁以润下,佐以杏仁,二仁相合,加强润下之功。并以大黄、枳实、厚朴以通腑除满,芍药以缓急舒挛,更以炼蜜为丸,治疗便秘颇有良效。直至今日,麻仁丸仍然生产供应,深入群心。至于"小便数"一症并不重要,不必牵强解析。

师曰:热在上焦者,因咳为肺痿。热在中焦者,则为坚;……大肠有寒者,多鹜溏;有热者,便肠垢。小肠有寒者,其人下重便血,有热者,必痔。(第 19 条)

这一条是说热在三焦所致的疾病。中焦为脾胃所居,有热则易致大便"坚",即便秘。大肠有热则"便肠垢"及"痔"。"便肠垢"是指大便排出污浊腐败物溏,"痔",《说文》谓"后病也",又谓"隐疮",包括内外痔、脱肛、肛瘘、肛周脓肿等直肠肛门疾患。有寒则大便溏泄或"下重便血"。

便秘者以热居多,便肠垢者常因肠腑(特别是左半结肠,包括直肠)郁热留结,脂膜严重受损所致,亦即后世所谓"脏毒"。临床上往往看到一些长期便秘病人,日久出现脏毒,大便排出污血如垢,故对便秘者应警惕肠垢之继发。痔疾属热者多,排便不畅,热迫于下,可致肠风便血。故上述三者互有关联,中年以上之人,应及时查治,药以清热去滞,凉血解毒,濡润肠腑为要,内服与外治相结合。如发现恶性变则及早手术切除病灶。

"鹜溏"为大便稀溏,多由脾运失职,脾虚湿自内生,治法当以健运脾胃,温中化湿为宜。

本条"小肠有寒者,其人下重便血"有解释为"小肠能腐不能化,故下重,阳不化则阴下流,故便血。"有认为后重便血,似是寒痢。

……积者,脏病也,终不移;聚者,腑病也,发作有时,展转痛移,为可治。罄气者,胁下痛,按之则愈,复发为罄气。诸积大法,脉来细而附骨者,乃积也……(下面有积在胸中、喉中、脐旁、心下、少腹、中央等部的脉象)(第20条)

本条提出积、聚、罄气三种疾患的鉴别诊断要点。积者有形不移。聚者时有时无,呈发作性,痛无定所。"罄气"意即饮食不当,积滞致病,脘胁觉痛,手按觉舒。

后世以积为癥,以聚名瘕。癥者征也,有物可征,按之有形,血瘀凝聚。瘕者假也,气病为主,聚散无常,两者轻重明显不同。癥积在腹腔者,手可触之。一般肝脾显著肿大者,属于癥积。很多腹腔恶性肿瘤,也属于癥积范畴。现在通过多种物理检查,可以早期发现,早期治疗,不必等到以手触知才确定。物理检测助补触诊之不足,但仍不可忽略按腹或其他病所的切诊。"罄气"之病名,后世已不用,在此条文中,似以对比轻重疾患之鉴别而已。

黄疸病篇

寸口脉浮而缓,浮则为风,缓则为痹,痹非中风。四肢苦烦,脾色必黄,瘀热以行。(第1条)

这一条叙述黄疸和四肢苦烦二项特征,及其主要病理因素。"四肢苦烦"即困倦乏力之意。"瘀热以行"是发生黄疸的主要机理,四字甚为概括。个人理解,是指肝胆湿热的瘀积,以湿为先,郁而化热,湿热瘀结。肝为藏血之脏,胆液不循常道,溢于营络,周流全身,发为黄疸。五色中黄色内应脾土,提示脾病可以发生黄疸,故谓"脾色必黄"。在出现黄疸的同时,常有食欲不振,肢软乏力等脾胃病症,故黄疸既是肝胆瘀热所致,又与脾胃关系密切。条文开始,以脉论病,疑为后人所掺。有云"缓则为痹"之痹是瘅字之讹。

黄疸之病,当以十八日为期,治之十日以上瘥,反剧为难治。(第11条)

这条指出黄疸的一般病程与预后的关系。大致经旬日以上而黄疸持续加重者,说明病情较重,治疗较困难。一般的黄疸病通过诊治,约二旬好转或逐渐向愈者,预后良好,这与临床实际也是大致符合的。

提出"十八日为期"的依据是什么?尤氏认为联系首篇"脏腑经络先后病"中所述,"四季脾旺不受邪",春夏秋冬每季之末各十八日,为脾所寄治,黄色应脾,脾病与其主时相联系,故提出十八日,由于一般黄疸经二旬左右可见好转,所以找出十八日脾主之日数作为依据。可能这是巧合而已,因为其他与脾相关之诸多疾病,均未见有十八日为期的记载。

……风寒相搏,食谷即眩,谷气不消,胃中苦浊,浊气下流,小便不通,阴被其寒,热流膀胱,身体尽黄,名曰谷疸。(第2条)

谷疸之为病,寒热不食,食即头眩,心胸不安,久久发黄为谷疸,茵陈蒿汤主之。(第13条)

这两条有关谷疸的症状及主要方药,亦即成为后世"阳黄"的证治依据之一。病因与饮食不当有关,或兼外感风寒。起病后食欲不振,胸脘不适,食后尤甚,故名"谷疸"。黄疸、小便不畅而色黄,或初起尚有寒热,治疗以茵陈蒿汤为主方,药用茵陈、栀子、大黄。茵陈为君,清利肝胆湿热,药后"小便当利,尿如皂角汁状,色正赤,一宿腹减,黄从小便去也。"

……心中懊憹而热,不能食,时欲吐,名曰酒疸。(第 2 条)
夫病酒黄疸者,必小便不利,其候心中热,足下热,是其证也。(第 4 条)
酒黄疸,心中懊憹或热痛,栀子大黄汤主之。(第 15 条)

这三条记述酒疸(酒黄疸)的证治。过量饮酒致病,历代医著中均有论说。经常酗酒固然可以致病,偶尔大醉,或过量服用"药酒",也都有害。酒性辛热,尤以高浓度的白酒,俗称"烧酒",多饮则灼伤食管及胃之络膜,损害肝、肾之功能。由于伤酒而导致黄疸者,前人称为酒疸,包括肝细胞性、阻塞性、混合性黄疸。凡具有心中懊憹或热痛、不能食、时欲吐、小便不利、目黄、肤黄等症,治宜清利,方用茵陈蒿汤、栀子大黄汤。前者药用茵陈、栀子、大黄,后者加用枳实、豆豉,利湿、清热、和胃、除烦。凡黄疸热重于湿者,二方可以随证用之。

酒中的乙醇,经胃肠进入血液,在肝脏转化为乙醛,有的黄酒中尚含甲醛,这些有害物质,古称"醒毒"。李杲《脾胃论》有专方葛花解醒汤治饮酒太过之疾。李时珍《本草纲目》中所列解酒药尚有不少,如白茅根汁、葛根汁、秦艽、苦参、地榆、菊花、赤豆花、水萍、绿豆等。"寒以胜热,解其酒害",如确属酒伤后卒病黄疸者,也可考虑短期内参用之。

酒疸下之,久久为黑疸,目青面黑,心中如啖蒜齑状,大便正黑,皮肤爪之不仁,其脉浮弱,虽黑微黄,故知之。(第 7 条)
黄家日晡所发热,而反恶寒,此为女劳得之。膀胱急,少腹满,身尽黄,额上黑,因作黑疸。其腹胀如水状,大便必黑,时溏,此女劳之病,非水也。腹满者难治。硝石矾石散主之。(第 14 条)

这二条文字主要论说"黑疸",是指"额上黑","虽黑微黄",以面部黯黑,黑中带黄为特征,是黄疸多日不退而反加重的病证。文中所说"酒疸下之,久久为黑疸"。巢氏《诸病源候论·黑疸候》曾谓"夫黄疸、酒疸、女劳疸,久久变为黑疸",不独是"下之"才致黑疸。血液中胆红素浓度高,时间久,肤色、面色会逐渐由黄转深绿至灰黑。其中既有肝损害的疾患,更有阻塞性黄疸重症尤其是胰、肝、胆或壶腹部梗阻的癌性黄疸。总之,黑疸是预后严重的病证,单用硝石矾石散不可能治愈此类重病。

"女劳"是指房室所伤之致病因素,尤其是已患疾病,不知节欲,伤于房事,使黄疸加深,故有"女劳疸"之称。从两条文字所述,似乎是黑疸与女劳相联系,可能由于黑疸面黑,黑属肾,肾伤由于房室,故名女劳。从摄生养生而言,固然应注意节制房事,但导致黑疸重症,并非单纯由于房室所伤。

诸病黄家,但利其小便,假令脉浮,当以汗解之,宜桂枝加黄芪汤主之。(第 16 条)

此条指黄疸兼有恶寒发热的表证,治法当用解表发汗祛邪。"假令脉浮"四字,是概括有表证之意。按仲景著作中,常以桂枝汤作为解表之代表方,黄疸兼有表证,虑其正气不足以祛邪,故加黄芪扶正以托邪。此条说明有表证者应先解表,至于表证属风寒还是风热,自应根据具体病情,辨证治之。

唐《外台》所载许仁则疗急黄麻黄五味汤,治表实无汗而内热又重,发汗以泄黄疸,方用麻黄、葛根、石膏、茵陈、生姜,其意其方,可供参考。

> 黄疸病,小便色不变,欲自利,腹满而喘,不可除热,热除必哕。哕者,小半夏汤主之。(第20条)

> 诸黄,腹痛而呕者,宜柴胡汤。(第21条)

20条主症是腹满而喘,欲自利,如仍用苦寒清利之剂而发生哕逆、恶心,显然是黄疸重症。21条主症腹痛而呕,黄疸而伴有这些症状,可能是肝外阻塞性黄疸、胰胆疾患。这样的重症,宜用小半夏汤、柴胡汤,提示非单纯用茵陈蒿汤可以胜任。小半夏汤仅半夏与生姜二味,必须据证加入他药。"柴胡汤"意即轻者用小柴胡汤,重者用大柴胡汤。后方治疗胰胆疾患阻塞性黄疸急性实证有效,迄今尚沿用。例如急性胰腺炎由于胆源性者占多,清胰汤这一运用多年的方剂,即以大柴胡汤为基本方而扩充的良方。

> 男子黄,小便自利,当与虚劳小建中汤。(第22条)

这一条似属虚黄,"虚劳小建中汤"虚劳二字,赅指慢性虚证疾患。虚黄包括各种原因引起的贫血,面色萎黄而目不黄,小便不黄而自利的虚证,小建中汤缓中而调和营卫,强调虚黄应补虚的治则,至于具体方药,当根据临床病情而定。

惊悸吐衄下血胸满瘀血病篇

> 衄家不可汗,汗出必额上陷,脉紧急,直视不能眴,不得眠。(第4条)
> 亡血不可发其表,汗出即寒慄而振。(第9条)

这二条是说出血患者,不可发汗,即使有表证也忌过于发汗。消化系统疾患中常见有上消化道出血,出血后或因兼外感而发热。多数因血后瘀热,体温升高,本非外感表证,不可发汗。若误用发汗之剂,一则辛温药动血伤络,可导致再度出血,二则血出之后,阴液已亏,再行发汗,阴液尤伤。因此,作为消化道出血之戒律,颇有实践指导意义。

> 病人胸满,唇痿舌青,口燥,但欲漱水不欲咽,无寒热,脉微大来迟,腹不满,其人言我满,为有瘀血。(第10条)

此条提出内有瘀血的有关症状、体征,是仲景对瘀血证治卓有贡献的论述之一。舌色的紫青,是瘀血的重要征象。舌紫包括舌质和舌下络膜,一般而言,舌上紫色的部位大、紫色著、舌下络膜隆起显著,紫色深者,反映血瘀的程度较为严重,反之则较轻。其次,是"腹满",自言腹满而外形不满,应想到内有瘀血。满即胀满,腹部胀满往往以气滞气胀为先,继则可致水胀,气滞久则血瘀,气滞久则水留,故对腹满之治则,治气、治血,当随证而定,各有侧重,互有联系。

临床上常可见到一些腹水腹胀病人,腹胀殊甚,因胀妨食,因胀而不敢饮水,口中干燥之际,饮水含漱而不敢咽下,联系此条文中所述颇为生动之症状,在辨证分析病机的时候,应该考虑血瘀的病机。

吐血不止者,柏叶汤主之。(第 14 条)

心气不足,吐血衄血,泻心汤主之。(第 17 条)

这二条都是吐血的方药。14 条"吐血不止"指出血量较多,或多日不止,中气已虚,不能摄血,柏叶汤用柏叶止血,干姜、艾叶温养中气,增强人体摄血功能。如无马通汁,后世用童便,滋阴降火,凉而不凝。全方寒温并用,引血归经。

17 条以清热降火的泻心汤止血,这是指导临床实践迄今仍常运用的经典处方。方用大黄、黄连、黄芩三味,"顿服"意即一次服下,药力较专。"泻心"即是泻火之意。"心气不足"有解释为心气不定,可能是由于吐血衄血而兼心悸不宁,脉象常数。

一般而言,卒然吐血,血色鲜红。或血在胃中,移时吐出,血色渐暗或杂有未消化食物。总属血热妄行,阳络内损,故治法当以清热凉血为主。清胃络用泻心汤,凉血止血则常加丹皮、水牛角、茅花、茅根、鲜生地之类。

下血,先便后血,此远血也,黄土汤主之。(第 15 条)

下血,先血后便,此近血也,赤小豆当归散主之(第 16 条)

这二条均指便血的证治,以距离肛门远近之病位而分远血、近血。其血色也随之而不同。远血色暗,甚至色黑如漆,现称"柏油样便"。古人认为远血出于胃,属于上消化道,包括食管下端、贲门、胃与十二指肠的出血。近血为直肠或近肛门之处,包括乙状结肠,特别是痔疮出血,最为常见。把上、下消化道的出血以"远"与"近"概括而称,简单明了。

上消化道出血以黑便为主,属于气虚不能摄血者,治以温脾摄血。方中黄土即伏龙肝,配以白术、附子温中健脾,以复统血之功。地黄、阿胶,养血止血,加黄芩以制温燥之性。甘草调和诸药。伏龙肝为灶心之土,现代炊薪土灶已甚少,临床如无伏龙肝,可用炙黄芪,或加山药以代之,也可考虑用赤石脂代之。

近血血出肛周,血色鲜红,素有"肠风下血"之称,因湿热蕴于胴肠,迫血下行所致。治以赤小豆当归清利湿热,活血行瘀。

消化道出血与痔血肠风,均可配地榆、丹皮、紫草、仙鹤草、槐花炭、参三七、白及等止血行瘀药。三七与白及也可用粉剂。晚近采用内窥镜下止血法,也可用中药浓缩液和粉剂直接涂敷止血。

呕吐哕下利病篇

呕吐为胃气上逆之征象,哕即呃逆。下利包括泄泻与痢疾,临床上典型者易分清,不典型者,又似泄泻,又时呈痢症,故名之为"下利",总属排便次多而质异常之病证。本篇计 47条,现择其中涉及证治者列出。

病人欲吐者,不可下之。(第 6 条)

欲吐是指恶心而即将呕吐之征,可伴有心胸懊恼,胃脘胀满等症,如有食滞、气逆、痰阻等病理因素。按"其高者,因而越之"的治则,应令其吐,驱邪外出,故此时不可用下法,待呕吐、欲吐症状缓解后,再根据具体症情而治之。

哕而腹满,视其前后,知何部不利,利之即愈。(第7条)

哕是呃逆之古名,轻微偶然的呃逆,不足为奇,若持续性呃逆,患者极为难忍,有时可能提示其严重预后。

产生呃逆的病因不一,诸凡胃气上逆,肺气失降,肠腑积滞,关格重证,热病邪盛,横膈上下多种疾病,使膈肌及其他呼吸肌发生阵发性痉挛。消化系统疾病中如食管下段、贲门幽门、肠间病变均可导致呃逆,此条所言兼有腹满而大小便不利者,通过通腑导滞,利小便等治法,腑行通畅,小便增多,有利于缓解呃逆症状,这是从临床实践中获得的极为宝贵的经验之一。至于症情属寒属热,有虚有实,是否有气滞、血瘀、毒邪等病机,还得全面诊查而确定治法方药。

呕而胸满者,茱萸汤主之。(第8条)
干呕,吐涎沫,头痛者,茱萸汤主之。(第9条)

此二条都叙述运用吴茱萸、人参、生姜、大枣汤的方证。从药物功用主治而论,当属胃中有寒,或夹有肝气上逆之证。方中茱萸为君,此药辛温,入肝、胃经,温中理气,擅治胃寒呕逆。然《别录》与《药性论》均谓"有毒",诚如《本草经疏》所云:"一切阴虚之证及五脏六腑有热无寒之人,法所咸忌。"运用时还需善于掌握适应证。丹溪方左金丸,黄连与吴萸用量为6:1,也提示即使肝胃郁热导致呕逆吞酸,用吴萸为反佐,药量极轻,临床不可不慎。

呕而肠鸣,心下痞者,半夏泻心汤主之。(第10条)

本条主症是心下痞。历来对"痞"的解释为病结、气隔不通,腹内结、胀、痛等,有认为心下痛者为结胸,不痛者为痞。"心下"为上腹胃脘、剑突下的部位。心下痞闷、胀、痛,多数为胃病,少数为肝、胆疾患。晚近以慢性胃炎、消化性溃疡疼痛不著而胀满不适者,称为"胃痞"。半夏泻心汤方用半夏、干姜辛以降逆止呕,黄芩、黄连苦以清热,人参、甘草、大枣养中而缓急,属寒温并用,苦辛通降,止呕治痞的经典处方。其适应证为上腹剑下痞胀不适,伴有恶心呕吐,食欲不振,舌苔薄黄,属于慢性胃炎、溃疡病、胆道炎症等具有上述症状者,均可随证加减用之。

关于"泻心"二字,为泻心下痞满之意。历来有"名为泻心,实为泻胃"及"名为泻心,实为泻胆"之说,意即祛除、清泻位于上腹心下之病邪。《伤寒论》有泻心汤,柯韵伯《伤寒来苏集·伤寒附翼》论述其要谓:"正气夺则为虚痞,杂用甘补辛散苦泄寒温之品以和之。邪气盛则为实痞,用大寒大热大苦大辛之味以下之。和有轻重之分,下有寒热之别,同名泻心,而方剂不同如此。然五方中诸药味数份两,各有进退加减,独黄连定而不移者,以其苦先入心,中空外连,能疏通诸药之寒热,故为泻心之主剂。"其意甚赅。

诸呕吐,谷不得下者,小半夏汤主之。(第 12 条)

本条较明确指出"诸呕吐",不论寒热虚实之证,均可用小半夏汤。故本方可作为呕吐病症的通用或基本方,根据不同证候而配加他药。"谷不得下"是由于胃气上逆而呕吐所致,显然不属主症。

小半夏汤药仅半夏与生姜二味,原方谓"二味,以水七升,煎取一升半,分温再服"。当是浓煎而小量频服,半夏降逆止呕,燥湿化痰,消痞散结。生姜散寒止呕,历来认为是止呕之"圣药"。二味均辛温,千百年来,公认为治呕良药,临床与实验均得到证实。

痰饮咳嗽病篇第 28 条"呕家本渴,渴者为欲解,今反不渴,心下有支饮故也,小半夏汤主之。"第 30 条"卒呕吐,心下痞,膈间有水,眩悸者,小半夏加茯苓汤主之。"此两条可以互参,呕吐常有水液,吐后饮水复吐,吐后引起心悸、头眩,故认为病机有饮(痰饮、水饮)。

关于方名"小半夏汤",一则因药仅二味,属于小方、小制,《素问·至真要大论》谓"君一臣二,制之小也……",二则与大半夏汤相区别,故冠以"小"字。

呕吐而病在膈上,后思水者解,急与之。思水者,猪苓散主之。(第 13 条)
胃反吐而渴欲饮水者,茯苓泽泻汤主之。(第 18 条)

猪苓散用猪苓、茯苓、白术,杵为散,健脾利水。茯苓泽泻汤方用茯苓、白术、泽泻、桂枝、甘草,健胃和胃降逆而利水。二方均属利水止吐之法,由于呕吐而小便不利,故利小便可治呕,呕止而小便亦随之而增加。这是前人从实践中获取的可贵经验,临床迄今仍用之有效。

胃反呕吐者,大半夏汤主之。(第 16 条)

"胃反"亦称反胃,第 5 条所言"脾伤则不磨,朝食暮吐,暮食朝吐,宿谷不化,名曰胃反,脉紧而涩,其病难治。"第 16 条提出处方,大半夏汤用半夏、人参、白蜜。本方的特点是和胃补虚,降逆润燥。煎煮方法要求:将水与白蜜"扬之二百四十遍,煮药",水与蜜之比为12:1,水蜜充分搅匀稀释,呈稀薄之蜜水。

茯苓泽泻汤配以大半夏汤治疗幽门不全梗阻引起的呕吐,如属幽门邻近组织因炎性病变水肿渗出,效果良好。临床上尝遇多例消化性溃疡所致的呕吐,待吐后服药,取右侧半卧位,使药液在幽门梗阻部位起作用,炎性病灶逐渐改善,饮水不吐,渐而小便增多。若因溃疡恶变而导致幽门梗阻者,药效不著,当考虑外科治疗。故在一定程度上,用上方治疗也利于鉴别诊断之参考。

食已即吐者,大黄甘草汤主之。(第 17 条)

此条是指胃热上冲所致的呕吐,食后当即吐出,不受水谷。方用大黄、甘草两味,原文药量为 4:1。此方可适用于下列病症:一是贲门食管炎症性疾病;二是食积伤胃,胃气上逆;三是神经性呕吐。这三种食已即吐,属于胃热上干,具有舌黄口干,大便干等症者,用大黄甘草据证配加半夏等他药,常可取得良效。

呕而发热者,小柴胡汤主之。(第 15 条)

此条指出发热、呕吐常是邪在少阳之症,故以小柴胡汤治之,和解少阳,借以治呕。

呕而脉弱,小便复利,身有微热,见厥者,四逆汤主之。(第 14 条)

本条呕吐而脉弱、见厥,是属重症,由于阴寒内停,虚阳外越,阴盛阳衰,与一般痰饮或胃热导致的呕吐不同,用四逆汤回阳救逆,暖脾胃以治呕。药用附子、干姜,加甘草以安中缓急。至于"小便复利"一症,应根据病情理解,若吐水而致水液丢失,小便何能复利,这可能仅从痰饮中阻,呕吐而小便不利这一点来考虑,提出小便复利作为与一般痰饮呕吐的鉴别而已。"身有微热"属于浮阳外越,与小柴胡汤证应作区别,但亦并非主症。

干呕,吐逆,吐涎沫,半夏干姜散主之。(第 20 条)
病人胸中似喘不喘,似呕不呕,似哕不哕,彻心中愦愦然无奈者,生姜半夏汤主之。(第 21 条)

这二条是补充 3 条、12 条小半夏汤证的症状和用药。第 20 条是说有时干呕,有时呕吐,有时吐涎沫,都是胃中有寒,胃气上逆所致,用干姜温胃。不用生姜而用干姜,与半夏二药杵散煎药,以便更好发挥药效。21 条是说明病人欲吐未吐,似哕,似喘,胸脘不适,十分难受之状,故用半夏煮液加入生姜汁直接饮服,辛味较重,展舒胸脘之阳气,并以"日三夜一服",频频多次服药,以冀祛寒降逆而吐、哕、喘诸证可得缓解。

临床上常遇呕吐之证,可令其口中咀含生姜片,知辛为度,可防再吐,或服药前后咀嚼生姜片,防其吐出药液。或服药时针内关,服药后针廉泉、承浆,必要时再取天突等穴。药入胃中,不致吐出,才能使药物更好地发挥治疗作用,以上方法防治呕吐,方便快捷而无副反应。

哕逆者,橘皮竹茹汤主之。(第 23 条)
干呕哕,若手足厥者,橘皮汤主之。(第 22 条)

这二条是说干呕、哕的方药。哕主要指干呕,但也包括呃逆,都出现一定的声响。前条主要是指呃逆,胃有虚热而胃气上逆,故用橘皮生姜以降逆,竹茹甘寒以清胃热,人参、甘草、大枣以补虚。22 条用橘皮、生姜二味,降气止哕。至于"手足厥",应根据具体症情,此处可能指的轻症,以橘皮、生姜宣通阳气,呕哕一止,厥亦好转。若是重症,当用四逆汤或散。

治呃之方,后世续有发展,如《济生方》丁香柿蒂汤,《医级》刀豆散等,可与橘皮竹茹汤参用。若呃逆而有实邪,大小便不利者,当通其大便或利小便,本篇第 7 条中已有述及。

关于刀豆治呃,《本草纲目》载谓:"有人病后呃逆不止,声闻邻家,或令取刀豆子烧存性,白汤调服即止,此方亦取其下气归元而逆自止也。"刀豆子磨汁频呷之,止呃之效亦佳。

干呕而利者,黄芩加半夏生姜汤主之。(第 11 条)

热利下重者,白头翁汤主之。(第 43 条)

11 条是指热利并见干呕之症,用黄芩清热和中,半夏、生姜治呕,芍药、甘草缓急止痛。43 条热利下重,当指湿热痢疾、下利腹痛、里急后重,主以白头翁汤。白头翁清热凉血,黄连、黄柏清肠解毒,秦皮泻热而兼收涩,本方迄今仍为湿热下利(包括菌痢、溃疡性结肠炎和炎症性肠病)的常用效方。

气利,诃黎勒散主之。(第 47 条)

气利,是指大便随矢气而出的泄泻病症,常是泄泻经久不愈,脾虚及肾,火不暖土,飧泄滑脱之症。诃黎勒又名诃子,原产印度、缅甸,故其名有地域特征,异于他药。诃子苦酸而温,入肺、大肠、肾经,功擅敛肺、涩肠,后世常与四神丸、真人养脏汤参合运用。临床上凡遇下利随矢气而出者,即为诃子的适应证,用之有效。

下利便脓血者,桃花汤主之。(第 42 条)

《伤寒论》"少阴病,下利便脓血者,桃花汤主之",与本条相同,当属虚寒之利,其所下脓血常暗而不鲜。药用粳米之甘,以补正气,干姜之辛以温中祛寒,煮至米熟,以汤调赤石脂粉清肠止血止泻,临床常用赤石脂布包煎煮,其效相当。

下利清谷,里寒外热,汗出而厥者,通脉四逆汤主之。(第 45 条)

此条所指下利次多,汗出而厥,常是因泄泻而至水电失衡,血容量不足而出现休克虚衰的症象,故用附子、干姜、甘草回阳救逆。与第 14 条呕吐重症而见厥,用四逆汤相类似。两方药同,而通脉四逆汤倍用干姜,温阳之功尤著。临床遇此类病证,通过及时输液配合治疗,可以提高防治效果。

下利三部脉皆平,按之心下坚者,急下之,宜大承气汤。(第 37 条)

此条是指急性痢疾实热证的治法,当与 38~41 条所述脉迟而滑、复发、谵语、有燥屎等互参,均系中有实热,肠腑积滞,故用大黄、枳实、厚朴、芒硝以泻其邪热,为"通因通用"之法。治痢疾初起,有"痢无补法"之诫,以通下为先,可以缩短病程,提高治效。若不明此理,早用兜涩,邪留于中,反致诸变。后世常用方如木香槟榔丸治痢,也有大黄、芒硝与黑丑、枳壳、槟榔等药相伍,亦即宗仲景之意而化裁发展。

趺蹶手指臂肿转筋阴狐疝蛔虫病篇

蛔厥者,当吐蛔,令病者静而复时烦,此为脏寒,蛔上入膈故烦,须臾复止,得食而呕又烦者,蛔闻食臭出,其人当吐蛔。(第 7 条)

蛔厥者,乌梅丸主之。(第 8 条)

这两条论蚘厥的证治。一是说明古时即有蛔虫病,而且可出现呕吐、烦、厥等症,"烦"的含意可能有腹部难受、胀、痛等症,甚则吐蚘。二是所立乌梅丸治蛔虫、蚘厥,运用苦、辛、酸相合,是指导临床实践的可贵治则。方用乌梅为君,杀虫安蛔,黄连、黄柏苦寒清热,蜀椒温中杀虫,桂枝、附子、细辛、干姜辛温散寒回阳救逆,人参、当归补气行血,扶其中气,温脏驱蛔。迄今用治胆道蛔虫病、蛔虫性肠梗阻,仍为效方之一。

妇人杂病篇

妇人咽中如有炙脔,半夏厚朴汤主之。(第5条)

本条描述咽中不适,如有物阻,犹如炙脔,以妇人为多见。临床常见食道上段功能障碍,由痰气交阻所致者,投以半夏厚朴汤加意,效果良好。若口咽干者,佐用麦冬,如咽物欠利,可参用鹅管石、通草、黄芩之类。此类病常见,患者以此为苦,五官科医生诊查,常谓慢性咽炎,外科诊查谓食管无器质病变。俗称"梅核气",然"炙脔"二字,更为确切。有此病,有此方,方中苏叶也可改用苏梗,梗能主中,疏肝行气而利膈。

原方谓此汤应"分温四服,日三夜一服",应遵此意,令病人频服。也可加作为代茶剂,先含漱咽部,然后吞下,比一日二服为好。

以上摘自经典著作辅导讲座的部分备课资料,属个人体会,很不全面,仅供参考。

附篇二 关于《金匮》教学的几点体会

张仲景《金匮要略》(以下简称《金匮》)记载着杂病诊断治疗的丰富经验,历来为学习中医者必读之书,也是从事内科临床、教学、科研工作者的重要参考医籍。个人在担任部分《金匮》教学和医疗实践中,教学相长,现对《金匮》教学的初步体会,归纳几点,以供参考。

(一) 概括介绍每篇内容特点

《金匮》各篇条文多少不一,在讲课时一般可先将该篇内容特点,略加概括,或提示重点,以明要领。如"中风历节病脉证并治"篇,可概括其重点为:①根据症状,确定中风病位深浅,作出经络脏腑的分类,并指出患侧喝僻不遂的机理。②论述历节的证候特点和乌头汤、桂枝芍药知母汤一主寒、一主风寒兼郁热的方证。又如"呕吐哕下利病脉证治"篇的内容特点为:①包括呕吐、反胃、呃逆、泻、痢,是讨论胃肠道常见病的证治专篇。②条文多(47条),方剂多(23方)。文虽多,意简而明;方虽多,可归类记忆。这样,把每篇总的特点先作扼要介绍,使学者对该篇有一概括轮廓,学习时便于明确重点或注意方法,学习后印象较深。

(二) 深入领会原文

《金匮》很多条文看似简要易解,但若不深入领会,是不能提高学习效果的。例如"惊悸吐衄下血胸满瘀血病脉证并治"篇第一条:"寸口脉动而弱,动即为惊,弱则为悸"。据个人理解,本条的要点有三:①指出惊与悸的关系,一般以因惊而悸者为较轻,不惊自悸者为重,悸者易惊,两者关系密切。②动脉、弱脉,均可见于心悸患者。惊则气乱,脉动不宁,可见于心悸卒然发作之时;弱脉无力,气血不足,常见于心悸久病之人。③动脉的出现,与情绪激动、突遭惊怖、巨响等刺激有关,故应避免这些诱发因素,以防心悸发作或加重。

又如该篇第四条谓:"衄家不可汗……",《素问》亦早有"夺血者无汗"之论述,其机理不难理解。但应进一步领会仲景为什么提出此戒语?如果"衄家"没有发热之症状,就不存在可汗不可汗的问题。临床所见,失血量多的患者,常在血后伴见发热,有属瘀血发热,有属气虚、阴虚而发热,如误用辛温发汗,将导致伤阴伤阳,甚至损络动血之弊。并可联系临床实例说明。这样就可引导学者进一步领会"衄家不可汗"的实践意义,对误汗引起的症象,也能举一反三地去认识,不必受"额上陷,脉紧急……"所限。

(三) 比类归纳和分析研究

《金匮》很多篇中可以见到类似病证,论列数方。如"胸痹心痛短气病脉证治"篇中用薤白之方有三。比类而分析之,瓜蒌薤白白酒汤功擅通阳散结,豁痰下气;瓜蒌薤白半夏汤于上方减薤白而加半夏,兼以逐饮降逆;枳实薤白桂枝汤功用为除满降逆,通阳开结,其证里虽有寒而阳气尚不虚衰。

又如"腹满寒疝宿食病脉证治"篇中,厚朴七物汤与厚朴三物汤两方,前者为表里同病,里重于表而设,后者适用于实热内积,气滞不通之证。厚朴三物汤与小承气汤,均由厚朴、大黄、枳实三药组成,差别就在于前后二方中厚朴用量比例分别为8：3,枳实用量分别为5：3,前者行气通下,其证腹满重于积滞;后者清热通腑,其证腑实痞满。

再如仲景治呕吐有三首方,均由半夏与姜二味药组成。小半夏汤用生姜;生姜半夏汤用生姜汁;半夏干姜散用干姜杵散煮服。三方俱用姜,但有生与干之别,剂型有单煎、打汁再煮、为散再煮之不同,服法有分温再服、日三夜一服、顿服之异。治呕吐七方中俱用半夏,其量有半升,有二升,其间相差四倍。仅从这些方药的比较分析,可以看出仲景治病用药,辨证明确,配伍恰当,量有轻重,煎、服方法有不同。以示后学,获益非浅,引导学者用分析研究的方法去读书、实践,务求切合病情,机圆法活,提高医疗效果。

(四) 联系实际加深理解

《金匮》是仲景医疗经验的总结,具有指导实践的价值,大多数方药均可在临床上验证而获效。教师在讲课时,可以适当列举实例治验,以资印证,加深理解。并可适当介绍治验的体会,丰富课堂内容。但必须紧紧围绕课程内容,举例简要确切,占时不可过多。

例如治惊悸之方,仲景在该篇仅立"火邪者,桂枝去芍药加蜀漆牡蛎龙骨救逆汤主之"与"心下悸者,半夏麻黄丸主之"两方。后方治水饮心悸,较易理解。前方冠以"火邪"二字,近代已早不用火劫发汗之法。且方中用蜀漆,前有治疟的蜀漆散(蜀漆、云母、龙骨)。疟与悸病证不同,蜀漆何以能治惊悸?方名"救逆",能否有"救逆"之效?类似这样的问题,常为学者所费解。按蜀漆为常山之嫩枝叶,常山、蜀漆均早列入《本经》,俱为历来治疟之良药,《本草正义》曾认为"本是一物"。如用量稍多,常致恶心呕吐,出现此反应,也常是产生效果的标志。临床上尝遇有些卒发重症心悸不宁,气短,四肢不温,脉来疾数,往往不易计数(如心率>160次／分,心电图检查为室性或室上性阵发性心动过速),往往用中西医一般治疗措施而未能控制。曾用本方通阳镇惊安神,因无蜀漆,遂用常山,急煎服之,药液入胃,移时恶心呕吐,吐出痰涎及部分药汁,心动旋即恢复正常,心悸顿失,诸症均减。继以加减出入为方,巩固以防再发。体会到桂枝去芍药加蜀漆牡蛎龙骨救逆汤能满意地控制心动过速,确有"救逆"之功。后方半夏麻黄丸配以附子、炙甘草、太子参等药,曾用治心悸(病态窦房结综合征),胃中不适,畏寒,神怠,脉迟的病例而奏效。初步体会到仲景此处两方,正是实践经验所得。在辨证的基础上,从脉的至数而论,桂枝去芍药加蜀漆牡蛎龙骨救逆汤大致适用于脉象疾数的心悸;半夏麻黄丸(加味)可用治脉象迟缓的心悸,两方正是治悸良剂。当然,治惊悸还当审证而参用其他方药。这样联系临床实践,可加深理解。

以上肤浅体会,不当之处,还乞斧正。

附篇三　对"无黄疸型传染性肝炎的辨证论治"一文的几点意见

　　江苏中医 1961 年第七期刊登了陶君仁等医师的论著"无黄疸型传染性肝炎的辨证论治"一文,运用祖国医学理论深入地阐明病机并详细列举了辨证分型的治疗方药,又有典型病案的介绍,从临床实践出发,畅谈经验,探讨理论,提出作用自己的看法,是值得我们很好学习的资料。本人水平有限,经验肤浅,由于同样参加本病的临床工作,读后获益非鲜,体会很多,但有几点不成熟的意见,本着学习请益的心情,提出来讨论。

一

　　该文对病因病机的归纳是:"外因并不是主要的,而最主要的还是取决于内因之七情六郁与生活饮食失节等因素","本病的产生主要在于肝脏本身阴阳的失调","肝病往往会影响及脾胃,以致出现多种消化道症状"。我们探讨病机,主要以临床症状为基础,无黄疸型肝炎一般以疲乏无力,食欲不振,右上腹季肋部不适或兼疼痛,腹胀等症状为多见,根据症状,结合舌苔脉象腹诊的体征和病人的体质发病因素综合起来,才能分析出正确的病机。病机是包括从病因如何作用于人体——整体和脏腑的过程以及发生病变产生症状的机理。按中医脏腑证候来看,无黄疸型肝炎却往往从脾胃病开始,亦即以脾胃病候为主,由于脾胃有病,土虚而肝木乘侮,肝病属于继发的病变脏器者多,常先有脾胃湿阻证候(无力、肢倦、食思不振、食后脘腹不适等症),继而出现肝郁现象,是属脾胃先病然后肝乘之。从急性迁延至慢性期,脾胃症状始终可见,因此个人对论著中以肝病为主,肝病及脾胃的意见有不同的看法。又如该文所说:"盖肝之体为阴,用为阳",缘肝是风木之脏,相火内寄,主动主升,肝经的病理改变大致有肝气肝火肝风,三者又有相互联系,特别是肝气可以发展至肝火,火盛亦可以生风。无黄疸型肝炎的肝气证候群既非一起病就非常显著,而且很少因气有余而产生肝火,更罕见有肝风的证候。文中又提到:"再由肝阳肝气的亢盛或郁结而化火生痰,停积结瘀……"此语亦应商榷,因为肝炎病程中肝阳证候极少看到,痰与瘀的形成也不是主要由肝病引起,可能由于著者对本病病机过于强调了肝,所以有类似的论点。

　　再从该文"在实践中考虑过的资料加以总结"的临床分型内容来看,所分外感、湿阻、气滞、瘀热、癥积、脏躁、肝虚等七个类型。作者认为"第一型属本病的外因"、"2-7 型则属于内因,我们从祖国医学的角度出发,认为本病属实质上是一种内伤病,针对第一型初期表象的治疗固然可以影响本病的进程,但不能解决本病,换言之,2-7 型对本病矛盾的解决处于支配地位。"意即无黄疸型传染性肝炎是一种内伤病,外因固然在发病过程中起了些作用,但当外因已经不再起作用时,本病的矛盾尚未解决,所以内因才是决定本病发生发展的主要问题。这种看法实质上是正确的。但作者在文章中将"第一型属本病的外因"、"2-7型则属于内因",把一个整体疾病的病因,由于病期不同而分割开来,会让人感到属于外因引起的仅仅是少数,而且只表现为一种类型,属于内因的占多数,可以表现出六种临床类型,作者对七个类型之间的关系交待得不够明确,却把各型间的病因分割开来,如果是由于表达未畅,语焉不详,应该加以补充说明。倘作者对病因的认识确是这样分割内因外因的话,则可以讨论一下。

病因学说对于疾病的防治具有实践指导的意义,前人一再指出机体的内在防御机能——"正气"(包括整体和各脏腑的正常功能)在发病过程中起着极其重要的作用,从人体发生疾病的原因来看,外因是致病的条件,外因必须通过内因才能起作用(《矛盾论》:"外因是变化的条件,内因是变化的根据,外因通过内因而起作用")。从致病的因素来分,有外因(外感六淫)、内因(情志等)与不内外因之不同,以上所说内因外因是从不同角度提出的,后者的内因外因不内外因基本上都属于前者外因的范畴。该文所讨论的病因是属后者致病因素。"外因主要为六淫之邪,内因则以七情六郁与饮食生活失节为主"指出:"外因并不是主要的,而最重要的还取决于内因七情六郁与生活饮食人节等因素"。无疑这些因素都能削弱人体内在防御机能而足以招致疾病的发生,而且这些因素又往往不是孤立无联系的。所以在一种具体疾病发生的过程中很难把它们截然分开。临床医生探讨病人具体病因时常从病史症状二方面入手,症状既是病机的反应表象,而病机在一定程度上又决定于病因,所以习惯上有"从症测因"之说。症状与病因关系之密切于此可见。但在整个疾病过程中症状是有变化的。有不少疾病开始表现明显的外感表证,使人们容易认识到这是外因六淫作用于人体后反应,然而外因作用于人体,经一定时期后所引起脏腑机能内在环境的改变却越来越明显,此时表现的症状较复杂多样,而不是属于外感证候了。如果我们很直观地说这个病人的病因在前一阶段是外因六淫,后一阶段是七情六郁生活饮食失节。若此则把整个疾病与病因分割起来对待了。该文既说外感型"一般地只局限在病程的最初阶段",也就意味着外感证候解除后在本病的以后阶段可以出现2-7型证候,既如此就不能认为"第一型属于本病的外因","2-7型则属于内因"了。

论著中提到第二型湿阻型说:"这一类型在无黄疸型病人中最为多见,为本病的前驱症状",文中没有详细阐明湿阻的由来及机转,但根据所述症状如:"一般不发热,有骤起之倦怠无力,食欲减退,中脘痞闷……",这确是湿阻脾胃的现象,形成这种湿的原因可包括外因和内因,外界气候多湿或生活环境中有湿的因素,是即外湿入侵,加以脾胃功能失健,运化不良,则内湿滋生,内湿外湿相杂,则湿之症征尤著。该文第一型外感型中所分两类:①寒湿类;②温邪夹湿类,这二类均有外湿存在,亦足以说明外湿在发病过程中的重要性,外湿亦为六淫之一,湿性濡滞,如外内合邪则病多淹缠,按文中描写第二型湿阻之症状为"骤起"的,很可能夹有外湿的因素。况且有外湿因素致病的第一型"一般地只局限在病程的最初阶段",那末在以后阶段中自难认为与外湿无关,亦即不能将外感型以外概属内因。

二

疾病分类的方法甚多,诚如该文"辨证分型"一节所述,论著中是"从本病发病过程的内在规律性出发",把无黄疸型肝炎分为七种类型,所说内在规律性,大概是从病因作用于人体产生病理机转使脏腑气血发生异常后所表现的症状为主要根据的。但所分七种类型却包含着四种方法范畴在内：

（1）按疾病广义的病因范畴分：如外感型（与内伤相对而言）。

（2）按病因病机分：如湿阻型、气滞型、瘀热型。

（3）按脏腑虚实分：如肝虚型。

（4）按病名分：如癥积型、脏躁型。

对一个疾病同时混合运用多种分类方法来表示，容易令读者无所适从，虽然作者意图"从本病发病过程的内在规律性出发"，似乎不同于其他文献的三种分类方法。然由于症状病机均密切关系到疾病的内在规律，所以基本上也未能提出与当前各地所用的三种以外的分类方法。该文既认为外感型只局限在病程的最初阶段，湿阻型又是："在无黄疸型肝炎病人中最为多见，为本病的前驱症状"。那么，是否可以前后阶段病期为纲，病机证候为目。或者概以病机来分，以资统一。此外，第六型脏躁型是否即《金匮要略》之"脏燥"，《金匮要略·妇人杂病篇》原文："妇脏燥，喜悲伤欲哭，象如神灵所作，数欠伸，甘麦大枣汤主之"。似属肝气郁结而兼营血不足之症，甘麦大枣汤能养心肝，止燥缓急，偕安脏气，符合经旨"肝苦急，急食甘以缓之"之义。论著所列脏躁分为"火炽"、"痰盛"、"痰火并重"，并又着重指出："在本型中所见大多为痰火痰热，与因血虚所致之怔忡以及由于肾阴不足、水不涵木所致的肝阳症状不可同日而语"，如此则可直称为"痰火型"，再具体说明偏火重及偏痰盛的特点。将痰火证候冠以"脏躁"之名，在其他文献中未曾看到过，且从《金匮》原意及甘麦大枣汤所立之证候也难与痰火二证相吻合。如果认为："当他们在普查中被证实患有肝炎后由于精神上的顾虑而出现了典型的脏躁症状"，为什么在这种情况下产生脏躁的症状只限于痰火实证，而没有其他痰火以外夹虚的证候呢？所用龙蠔汤（龙胆草、黑山栀、炙五味、生牡蛎、珍珠母、生白芍、生甘草、生麦芽、炙远志、炒枣仁、柏子仁）又特别指出："其中龙胆草、黑山栀、炙五味、生牡蛎四味则坚守不移"，此方既有龙胆草、山栀之苦泄，又有生白芍、枣仁之滋柔，五味子酸咸味温性敛，在实证痰盛者恐不太适合，希望在介绍方药时与前面证候密切结合，否则将龙蠔汤用于"胸膈痞满痰多，体多肥胖，脉濡，舌白腻之痰盛患者"，即使加入二陈枳实竹茹等药，亦恐非所宜。（这仅仅是本人的体会，希陶君仁同志对龙蠔汤临床运用的经验更详细的介绍。）

论著在"讨论"中认为本病"真正属虚的只是少数"，个人颇有同感。然而著者在后段文章中说："按无黄疸型肝炎的病程，据江绍基等氏的统计称：'在一般情况下病起三个月后，肝脏几乎完全复原'，很可以说明本病不是久病而是暂病，既非虚劳，又非久病，自可以从实从热施治"。这种论点是比较片面的。因为：①该文内容既很明确地包括急性与慢性无黄疸型肝炎，所引江绍基氏三月后肝脏几乎完全复原之说是指的急性型，慢性肝炎历数年不复原者所见极多，岂止三月。可能作者对急性慢性的病程病型没有分清楚。②认为三月左右可愈之病就："不是久病是暂病"尚可，然由此而得出结论说："既非虚劳，又非久病，自可以从实从热施治"，这是不合中医辨证原则，亦是不合逻辑的，为什么不是虚劳不是久病，就可以"从实"尤其是"从热"论治？如果是以证候为依据的话，本病绝不是始终都有热证，（这与该文前面列述的证治亦自相矛盾）。如果从中医病因病机来分析的话，更不可能理解其一定会发展为热证，因此论著中提出"自可以从实从热施治"的结论是没有充分根据的。可能文章还没有把话说完，也可能原著者认为肝有"炎症"就等于是"热证"，所以要"从热施治"

以消此炎症,如果真是这样的动机,那和文章题目"辨证论治"原则是不符合的。

其他如文中第七型肝虚型下分阴虚阳虚及阴阳并虚,说:"以上所称阴虚是指肝阴虚,阳虚则为脾阳虚"。既是脾阳虚的证候群,为何冠以肝虚型之名,肝与脾是两个脏器,肝虚不等于脾虚,肝脾不一定同时俱虚,是否因为是"肝炎"就一定不能离开肝而不能直说脾病?

应该肯定,原著对本病提供了极为可贵的临床经验,是值得我们很好学习的资料,尤其是陶院长积有丰富的经验和很高的理论水平,盼望继续著文将经验传授给后学。现在我提出某些不同的意见和看法,尽管这种意见是片面的甚至是错误的,但本着知无不言,各抒己见的精神,愿意提出来讨论请益。